Letzel • Schmitz-Spanke • Lang • Nowak (Hrsg.)

Klinische Symptome in der Arbeitsmedizin

Leitfaden für die Differenzialdiagnostik in Praxis und Klinik

D1731976

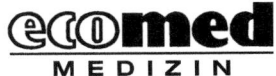

MEDIZIN

Bibliografische Informationen der Deutschen Nationalbibliothek

Die Deutsche Nationalbibliothek verzeichnet diese Publikation in der Deutschen Nationalbibliografie; detaillierte bibliografische Daten sind im Internet über <http://www.dnb.de> abrufbar.

Bei der Herstellung des Werkes haben wir uns zukunftsbewusst für umweltverträgliche und wiederverwertbare Materialien entschieden.

Hinweis: Bezeichnungen mit Bezug auf männliche bzw. weibliche Personen beziehen jeweils das andere Geschlecht ein bzw. sind geschlechtsunabhängig zu sehen.

ISBN 978-3-609-10542-0

E-Mail: kundenservice@ecomed-storck.de
Telefon: 089/2183-7922
Telefax: 089/2183-7620

Titelbild: https://stock.adobe.com/de/

Letzel • Schmitz-Spanke • Lang • Nowak (Hrsg.)
Klinische Symptome in der Arbeitsmedizin
© 2022 ecomed MEDIZIN, ecomed-Storck GmbH, Landsberg am Lech

Der Verlag bedankt sich bei der BGW für die finanzielle Unterstützung beim Druck des Buches.

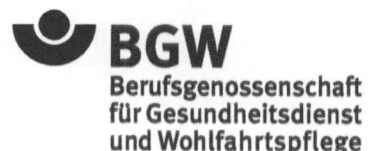

BGW
Berufsgenossenschaft
für Gesundheitsdienst
und Wohlfahrtspflege

www.ecomed-storck.de
www.ecomed-medizin.de

Projektmanagement: Dr. med. Aleksandra Herold
Satz: WMTP Wendt-Media Text-Processing GmbH, Birkenau
Druck: CPI books GmbH, Leck

Inhalt

Vorworte und Geleitworte

Vorwort der Herausgeberinnen und Herausgeber

Wir freuen uns, Ihnen dieses Buch als Nachschlagewerk an die Hand geben zu können, in dem Ärztinnen und Ärzte aller Fachrichtungen für mögliche arbeitsbedingte Gesundheitsgefährdungen sensibilisiert werden sollen und betriebsärztlich tätige Kolleginnen und Kollegen konkret ihr Wissen vertiefen können. Denn sowohl in der kurativen als auch in der präventiven Medizin ist die Anamneseerhebung zentraler Baustein der medizinischen Diagnostik. Wichtige Fragen, die hierbei unter anderem regelhaft berücksichtigt werden müssen, sind:

* Welche Symptome und Beschwerden bestehen?
* Seit wann bestehen diese Symptome und in welcher Intensität?
* Wann und wie häufig treten diese Symptome auf?
* Durch was werden diese Symptome verstärkt oder gelindert?

Sind die Symptome ausreichend geklärt, ergeben sich aus der Beantwortung der aufgeführten Fragen das weitere diagnostische Vorgehen und entsprechende differenzialdiagnostische Überlegungen. Um vom Symptom zur Diagnose und ggf. anschließenden Behandlung bzw. zu qualitätsgesicherten Maßnahmen der Primär-, Sekundär- und Tertiärprävention zu kommen, braucht es fundierte medizinische Kenntnisse.

Da die klinischen Symptome im Mittelpunkt der weiterführenden ärztlichen Maßnahmen stehen, haben die Herausgeberinnen und Herausgeber für das diesjährige Buch, das zur 62. Jahrestagung der Deutschen Gesellschaft für Arbeitsmedizin und Umweltmedizin (DGAUM) erscheint, dieses wichtige Thema aufgegriffen. Bezogen auf einzelne relevante klinische Symptome werden deren Definition, Physiologie und Pathophysiologie, Klassifikation sowie Diagnostik dargestellt, bevor auf arbeitsbedingte Einflussfaktoren eingegangen wird.

Der Bezug der einzelnen Symptome zu möglichen arbeitsbedingten Einflussfaktoren zeigt, wie wichtig die Arbeitsanamnese im ärztlichen Alltag ist. Jede Ärztin und jeder Arzt müssen daher über allgemeine Kenntnisse zu den Wechselbeziehungen zwischen Gesundheit, Arbeitsfähigkeit, Beschäftigungsfähigkeit, Leistungsfähigkeit und Krankheiten einerseits sowie Anforderungen, Bedingungen und Organisation der Arbeit andererseits verfügen. Fachärztinnen und Fachärzte müssen zudem auf ihrem Fachgebiet über detaillierte Kenntnisse zu den entsprechenden fachspezifischen Berufskrankheiten verfügen. Letztendlich sind zunächst im klinischen Alltag folgende gezielte Fragen zu berücksichtigen:

- Können die geschilderten Symptome von Arbeitsplatzeinflüssen herrühren?
- Können die Arbeitsplatzeinflüsse die Symptome und die anschließend diagnostizierte Erkrankung verursacht oder verschlimmert haben?
- Können Beschäftigte mit ihren Symptomen oder sogar Krankheiten an ihrem bisherigen Arbeitsplatz verbleiben, ohne sich und ggf. andere weiter zu gefährden?

Die entsprechende gezielte Arbeitsanamnese kann strukturiert in relativ kurzer Zeit erhoben werden. Sollten sich hierbei Hinweise auf einen Bezug zur Arbeit ergeben, sind – ggf. in einer zusätzlichen Sprechstunde/Konsultation – weitere Punkte abzuklären. Eine Rücksprache – selbstverständlich unter Einhaltung der ärztlichen Schweigepflicht mit Zustimmung der betroffenen Person – mit der/dem zuständigen Betriebsärztin/Betriebsarzt wäre bei arbeitsbedingten Einflüssen auf die Symptome dringend zu empfehlen.

Werden relevante Arbeitsplatzeinflüsse bei klinischen Symptomen nicht berücksichtigt, so geht das in der Regel primär zu Lasten der Patientinnen und Patienten und der Solidargemeinschaft. Unter Umständen können sich hieraus eine richtungsweisende Verschlimmerung bestehender Erkrankung, längere Arbeitsunfähigkeitszeiten, ein Arbeitsplatzverlust, bei den Voraussetzungen für die Anerkennung einer Berufskrankheit fehlende Sozialleistungen und ggf. auch die Gefährdung weiterer Beschäftigte im selben Arbeitsbereich ergeben.

Als Herausgeberinnen und Herausgeber hoffen wir, dass Ihnen das Buch für Ihr jeweiliges Tätigkeitsfeld in der Klinik und Praxis sowie bei der Prävention wertvolle Anregungen geben kann, und wünschen Ihnen viel Freude beim Lesen. Den Autorinnen und Autoren sowie Frau Dr. Herold vom Verlag ecomed-Storck und Frau Fischer vom Verlagsservice Fischer sei an dieser Stelle ganz herzlich für ihre Bereitschaft, an der Gestaltung des Buches mitzuwirken, gedankt.

Mainz, Erlangen, Aachen, München, im März 2022

Stephan Letzel
Simone-Schmitz-Spanke
Jessica Lang
Dennis Nowak

Geleitwort der Deutschen Gesellschaft für Arbeitsmedizin und Umweltmedizin

Liebe Kolleginnen und Kollegen,

eine gute Anamnese ist die Basis jeglicher ärztlicher Tätigkeit und insbesondere in der Arbeitsmedizin eine essenzielle Grundlage für eine kompetente Beratung und Indikationsstellung für Untersuchungen im Rahmen der Vorsorge. Gerade wenn die arbeitsmedizinische Vorsorge hin zu einer „ganzheitlichen Vorsorge" entwickelt wird, sind Kenntnisse zu symptomorientierten differenzialdiagnostischen Überlegungen über die eigentlichen Vorsorgeanlässe hinaus gehend für Arbeitsmedizinerinnen und Arbeitsmediziner wichtiger denn je. Dazu leistet das folgende Werk einen wichtigen und hervorragend ausgearbeiteten Beitrag. Es kann sowohl als Nachschlagewerk in der betriebsmedizinischen Praxis als auch als Lektüre in der Weiterbildung zum Facharzt dienen. Den Autoren sei gedankt für ihre klar strukturierte und didaktisch ausgefeilte Ausarbeitung zu den vielfältigen Symptomen, mit denen wir in der arbeitsmedizinischen Praxis zu tun haben.

Viel Spaß bei der Lektüre!

Im März 2022

Thomas Kraus
Präsident DGAUM

Geleitwort der Österreichischen Gesellschaft für Arbeitsmedizin

Arbeitsmedizinerinnen und Arbeitsmediziner erbringen auf Basis ihres ärztlichen Sachverstands eine Dienstleistung in Form der Beratung von Unternehmen in allen Fragen der Gesundheit und Leistungsfähigkeit des Menschen. Sie haben den gesetzlichen Auftrag, Arbeitgeber bei der Erfüllung ihrer Pflichten auf dem Gebiet des Gesundheitsschutzes, bei der auf die Arbeitsbedingungen bezogene Gesundheitsförderung und bei der menschengerechten Arbeitsgestaltung zu unterstützen.

Im Vordergrund der arbeitsmedizinischen Tätigkeit steht die umfassende und multidimensionale Begleitung des Unternehmens in gesundheitlichen Belangen. Arbeitende Menschen werden durch die Minimierung gesundheitsbeeinträchtigender Einflussfaktoren geschützt sowie durch Vermittlung von Gesundheitskompetenz zu eigenverantwortlichem gesundem Verhalten motiviert und in ihren persönlichen Gesundheitsressourcen gestärkt.

Arbeitsmedizinerinnen und Arbeitsmediziner sind trotz ihrer präventivmedizinischen Ausrichtung als medizinische Expertinnen und Experten bedeutende und niederschwellige Ansprechpersonen für die Abklärung von Gesundheitsbeschwerden von arbeitenden Menschen.

Die Differentialdiagnostik bei vorliegenden Symptomen führt zu einem hohen Anspruch an den Wissensstand der tätigen Arbeitsmedizinerinnen und Arbeitsmediziner. Die Erhebung einer Anamnese ist ein aktiver Vorgang der Arbeitsmedizinerinnen und Arbeitsmediziner, um zu einer diagnostischen Hypothese zu gelangen, die durch weitere klinische Untersuchungen bzw. weitere diagnostische Hilfsmittel verifiziert oder falsifiziert werden muss.

Das vorliegende Buch „Klinische Symptome in der Arbeitsmedizin" wird Arbeitsmedizinerinnen und Arbeitsmedizinern helfen, diese Anforderungen in der Abklärung von – insbesondere arbeitsbedingten – Beschwerden zu erfüllen. Mit der Herangehensweise über die klinische Symptomatik schaffen es die Autoren, uns ein Fachbuch für die tägliche Praxis in die Hand zu geben, das unser Wissen sicherlich vertiefen wird.

Im Sinne der tätigen Arbeitsmedizinerinnen und Arbeitsmediziner in Österreich danke ich den namhaften Autorinnen und Autoren, dass sie sich die Mühe gemacht haben, ihr geballtes Wissen zusammenzutragen und in diesem Buch zu veröffentlichen.

Im März 2022   Karl Hochgatterer (Präsident ÖGA)

Geleitwort des Verbandes Deutscher Betriebs- und Werksärzte

Die Arbeitswelt ist sich immer rascher entwickelnden Veränderungsprozessen unterworfen – die Arbeitsmedizin damit auch. Arbeitsmedizin fühlt den Puls der arbeitenden Bevölkerung und auch der Unternehmen. Daher ist die qualifizierte Weiterbildung nach den Berufsordnungen der Ärzte eine wesentliche Grundlage, aber es kommt immer auch auf die aktuelle Fortbildung an. In den Anfangsjahren nach dem Erlass des Arbeitssicherheitsgesetzes von 1974 gab es wenige qualifizierte Arbeitsmediziner, und daher waren die berufsgenossenschaftlichen Empfehlungen für die Vorsorgeuntersuchungen eine wichtige Basis. Dies hat sich wesentlich geändert: Wir haben heute in der Bundesrepublik über 9 000 qualifizierte Arbeitsmediziner und Arbeitsmedizinerinnen. Und der Veränderungsprozess führt auch dazu, dass es nicht nur um die Verhütung von Berufskrankheiten und arbeitsbedingten Erkrankungen geht, sondern im Sinne einer ganzheitlichen Vorsorge auch um den Erhalt der Beschäftigungsfähigkeit – ein wichtiges Ziel der Verordnung zur arbeitsmedizinischen Vorsorge. Dieses Buch füllt daher eine Lücke. In der Medizin hat es lange Tradition, klinische Symptome mit Diagnosen zu verknüpfen. Und dies gelingt mit diesem Buch über alle wesentlichen klinischen Erscheinungen. Dies ist sicher ein wichtiger Beitrag zu dem Thema „ganzheitliche Vorsorge in der Arbeitsmedizin".

Im März 2022

Wolfgang Panter
Präsident VDBW

Geleitwort der Schweizerischen Gesellschaft für Arbeitsmedizin – Société Suisse de Médecine du Travail

Als ich von Herrn Professor Letzel die vorgesehene Kapitelgliederung dieses Werkes zum ersten Mal durchlas, entfuhr mir beinahe ein „Wow – genau das brauchen wir, das gibt es in dieser Form bisher nicht!". Eine kurze Internetsuche auf Deutsch und Englisch mit den Stichworten aus dem Werktitel bestätigte mir diese spontane Einschätzung: eine das Spektrum der häufigsten klinischen Beschwerden umfassende Quelle förderte die Suchmaschine nicht zutage. Dabei liegt der Vorteil einer solchen Darstellung doch auf der Hand und entspricht dem Prozess, wie Arbeitsmedizinerinnen und Arbeitsmediziner im klinischen Setting Ihre Beurteilungen beginnen, wenn ihnen Beschäftigte individuelle Beschwerden präsentieren. Zunächst geht es darum zu klären, wann und mit welchem Symptom denn die Geschichte begonnen hatte, die den Arbeitnehmenden zur Arbeitsmedizinerin, zum Arbeitsmediziner führt.

Verbunden damit ist der hohe Stellenwert der Anamnese, um zu einer korrekten Differenzialdiagnose zu kommen, in der Arbeitsmedizin sicher nicht weniger als in der sonstigen klinischen Medizin. Gerade wir Arbeitsmediziner haben oft das Privileg, mehr Zeit zum aufmerksamen Zuhören zu haben, als ein Grundversorger in der Praxis. Weil es immer wieder ein unsicher machendes Symptom ist, welches den Arbeitnehmer zum Arbeitsmediziner in die Wunschvorsorge führt, ist die genaue Erfassung dieses Leithinweises, den uns das Gegenüber selbst gibt, so wichtig. Davon ausgehend kommen wir dann auf der Basis unseres Wissens, unserer Erfahrung und – hoffentlich - vor allem aus der Kenntnis der konkreten Arbeitsverhältnisse zu einer guten und zutreffenden Beurteilung. Diese dient sowohl dem betroffenen Individuum als auch dem ganzen Kollektiv der Arbeitnehmenden, die identische Expositionen haben und die es dann zu modifizieren gilt.

Im Schweizerischen Arbeitsschutzrecht gibt es sowohl im Arbeitsgesetz als auch im Unfallversicherungsrecht die Vorgabe: „Liegen Hinweise vor, dass die Gesundheit eines Arbeitnehmers durch die von ihm ausgeübte Tätigkeit beeinträchtigt wird, so ist eine arbeitsmedizinische Abklärung durchzuführen." Leider wird diesem Grundsatz und dieser Forderung an die Arbeitgeber bei weitem noch nicht genügend Rechnung getragen. Symptome geben Hinweise, treten solche vor allem am Arbeitsplatz auf und sonst nicht oder weniger ausgeprägt, so besteht ein starker Anfangsverdacht auf eine arbeitsassoziierte Gesundheitsstörung. Aber auch bei Arbeitnehmenden, die von sich annehmen „gesund" zu sein, führt die Kenntnis der Arbeitstätigkeit und der damit verbundenen Expositionen den Arbeitsmediziner dazu gezielt nach Symptomen zu fragen, beispielsweise bei Untersuchungen im Rahmen der Pflichtvorsorge. Somit war es höchste Zeit für diese Veröffentlichung.

Ich gratuliere dem Verlag, den Herausgebern und den Autoren für dieses wichtige Werk!

Schwyz im März 2022

Klaus Stadtmüller
Präsident SGARM

1 Husten

DENNIS NOWAK

Zusammenfassung

Husten ist Leitsymptom zahlreicher Atemwegs- und Lungenerkrankungen. Die attributablen Anteile berufsbedingter Einflüsse auf Atemwegs- und Lungenerkrankungen liegen bei 10 bis 30 %. Bei obstruktiven Atemwegserkrankungen ist eine medizinische Dokumentation besonders zu Zeiten der atemwegsbelastenden Tätigkeit im Vergleich zu arbeitsfreien Zeiten erforderlich. Auch bei Rauchern kann eine chronisch obstruktive Lungenerkrankung (COPD) berufsbedingte (Teil-)Ursachen haben. Bei berufsbedingten Infektionskrankheiten stand bis 2019 die Tuberkulose im Vordergrund, die Corona-Pandemie hat COVID-19 zur häufigsten Berufskrankheit gemacht. Für die arbeitsmedizinische Beurteilung interstitieller und maligner Lungenerkrankungen können Anamnese-unterstützende Checklisten hilfreich sein.

1 Allgemeiner Teil

Im allgemeinen Teil dieses Kapitels wird vorrangig auf die Leitlinie „Husten" der Deutschen Gesellschaft für Allgemeinmedizin und Familienmedizin (DGAM 2014) und die „Leitlinie der Deutschen Gesellschaft für Pneumologie und Beatmungsmedizin (DGP) zur Diagnostik und Therapie von erwachsenen Patienten mit Husten" (2019) Bezug genommen. Erstere ist formal abgelaufen und befindet sich schon seit längerem in der Überarbeitung, gleichwohl enthält sie wichtige und dauerhaft gültige Information. Beide Leitlinien haben unterschiedliche Schwerpunkte und sind insofern komplementär, als sich die DGAM-Leitlinie an die Primärärztin/den Primärarzt richtet, die DGP-Leitlinie hingegen in erster Linie an Pneumologinnen und Pneumologen, denen Patientinnen und Patienten mit Husten zur Abklärung überwiesen werden.

1.1 Definition

Husten (lateinisch Tussis) bezeichnet das willkürliche oder aufgrund eines Hustenreizes über den Hustenreflex ausgelöste explosionsartige Ausstoßen von Luft, bei dem sich die Stimmritze öffnet und die durch den Hustenreiz ausgestoßene Luft eine hohe Geschwindigkeit erreicht.

Das Wort Husten hat onomatopoetischen Charakter, d.h. mit der Phonation des Wortes wird der Hustenvorgang gewissermaßen imitiert. Etymologisch gesehen kommt bereits im Althochdeutschen das Wort „huosto" vor und in noch früherer Zeit „hwuostan", dem das altenglische „hwosta" und das englisch-mundartliche „whoost" entsprechen. Im Englischen gibt es auch das mundartliche „hooze", das aber eher im Sinne von Keuchen verwendet wird (Ulmer et al. 1987).

1.2 Epidemiologie

Husten zählt in der Hausarztpraxis zu den häufigsten Beratungsanlässen bei Erwachsenen.

Chronischer Husten tritt weltweit mit einer Prävalenz von 9,6 % auf (Husten > 3 Monate bei 7,9 %), häufiger in Europa (12,7 %) und Amerika (11 %) als in Asien (4,4 %) und Afrika (2,3 %) (Song et al. 2015). Ein ethnischer oder genetischer Unterschied im Hustenreflex ist wohl nicht allein verantwortlich, sondern Umweltfaktoren wie Urbanisierung und Lebensstil können die regionalen Unterschiede in der Prävalenz des chronischen Hustens teilweise erklären (Janson C et al. 2001, Kauffmann u. Varraso 2006, Song et al. 2015).

Die Prävalenz des Hustens ist auch von Alter und Geschlecht abhängig. Die Sensitivität des Hustenreflexes nimmt im Kindesalter und in der Pubertät zu, ist bei Mädchen und Frauen stärker ausgeprägt als bei Jungen und Männern und nimmt im hohen Lebensalter wieder ab (Kanezaki et al. 2010, Ebihara et al. 2011). Eine Fragenbogenerhebung in Großbritannien zeigte, dass in 66 % der Fälle – außer dem chronischen Husten – den Betroffenen keine anderen potenziell zugrundeliegenden Krankheiten bekannt waren (Everett et al. 2007).

1.3 Physiologie

Husten wird über sensible Nervenfasern vermittelt, die im Nervus vagus bilateral aus den beiden vagal sensiblen Ganglien (Ganglion jugulare und Ganglion nodosum) stammen und den Pharynx, die Trachea, die Carina und die beiden Hauptbronchien bis in die kleinen Bronchiolen innervieren. Diese vagal-sensiblen Nervenfasern unterscheiden sich voneinander sowohl in ihren anatomischen, embryonalen, chemischen, mechanischen als auch in ihren physiologischen Eigenschaften. Deren Nervenendigungen, die sog. Husten-Rezeptoren, die sich überall im Epithel des Atemtraktes, in der Nase, dem Rachen, dem Kehlkopf, der Luftröhre und Bronchien befinden, werden durch mechanische und chemische Reize sowie durch freigesetzte Entzündungsmediatoren (Bradykinin und Prostaglandine) aktiviert. Der Reiz gelangt über die Aδ- und C-Fasern durch den Nervus vagus zum Hirnstamm. Die Husten-Rezeptoren lassen sich hinsichtlich ihrer elektrophysiologischen Konfiguration in drei Gruppen unterteilen, nämlich in die beiden mechanosensitiven, säureempfindlichen, myelinisierten Aδ-Faser-Typen „schnell adaptierende (RAR) Mechanorezeptoren" und „langsam adaptierende (SAR) Mechanorezeptoren" (Leitgeschwindigkeit von 14–23 m/s bzw. 3–5 m/s) und die nicht myelinisierten C-Fasern (Leitgeschwindigkeit (0,3–2 m/s). Die Perikarya der Mechanorezeptoren befindet sich im Ganglion nodosum, die der C-Fasern im Ganglion jugulare.

Zum einen wird der Hustenreflex *zentral* reguliert: Über die verschiedenen Husten-Rezeptoren der Aδ- und C-Fasern des Nervus vagus gelangt der Hustenreiz zum Hirnstamm, zuerst hauptsächlich in den Nucleus tractus solitarius. Unter dem Einfluss und der Modulation des zentralen Mustergenerators (ZMG), einer Ansammlung von inspiratorischen und exspiratorischen, in der Medulla oblongata gelegenen Neuronen, wird über die Motorneurone reflexartig Husten induziert. Neben den sensorischen, motorischen und kognitiven kortikalen Zentren beeinflussen auch die subkortikalen Regionen wie die Insula, als auch das anteriore Cingulum den Husten. Der Einfluss dieser Hirnareale, z.B. des zerebralen Cortex, zeigt sich beim willkürlichen Husten bzw. bei der Unterdrückung des Hustens und bei Fehlen des Hustens während einer Vollnarkose.

Zum anderen existiert aber auch eine *extrapulmonale* Regulation des Hustenreflexes: Obwohl Nase und Nasennebenhöhlen über keine vagale Afferenz verfügen, können allergische, virale und bakterielle Rhinitiden sowie virale und bakterielle Sinusitiden Husten verursachen. Der konventionell angenommene Pathomechanismus ist das Herunterlaufen von Schleim in Rachen und Larynx (Postnasal drip), wobei die dort vorhandenen Hustenrezeptoren aktiviert werden. Die heute bevorzugte Hypothese ist eine Aktivierung von trigeminalen sensiblen Nervenfasern der Nasen- und Nasennebenhöhlenschleimhaut, die die Schwelle des zentralen Hustenreflexes beeinflussen.

Weiterhin wird den Transient Rezeptor Potential (TRP)-Ionenkanälen, den N-Methyl-D-Aspartat (NDMA)-Rezeptoren und der Gamma-Aminobuttersäure (GABA) als Neurotransmitter eine pathophysiologische Rolle beim Hustenreflex zugeordnet.

Auch Entzündungsmediatoren wie Tachykinine, Bradykinin und Prostaglandine, die bei viralen oder bakteriellen Entzündungen vermehrt in der Schleimhaut produziert werden, können die Erregbarkeit vagal-sensibler Nervenfasern erhöhen.

Eine gesteigerte Empfindlichkeit der Hustenrezeptoren in peripheren Afferenzen bei entzündlichen Prozessen und/oder veränderte zentrale Hustenprozesse können zu einer Hypersensitivität des Hustenreflexes führen. Bei der zentralen Hypersensitivität spielen neuronale Veränderungen, die sog. Plastizität des Hustenreflexes – deren genauere molekulare Pathophysiologie bisher noch wenig bekannt ist – eine zentrale Rolle (DGP 2019).

1.4 Klassifikation

Eine Klassifikation des Symptoms „Husten" wird einerseits nach zeitlichem Verlauf, andererseits nach der Hustenqualität (trocken, mit Auswurf) vorgenommen:

1.4.1 Zeitlicher Verlauf (akut, subakut, chronisch)

Eine Klassifikation des Hustens in akut (< 2 Wochen), subakut (2–8 Wochen) und chronisch (> 8 Wochen) hat sich in der Mehrzahl der internationalen Leitlinien durchgesetzt (DGP 2019).

Folgt man dieser Klassifikation, ergeben sich die wichtigsten Beispiele in der *Tabelle 1*:

Tab. 1: Wichtige Hustenursachen, differenziert nach zeitlichem Verlauf (DGP 2019)

akut (< 2 Wochen)	subakut (2–8 Wochen)	chronisch (> 8 Wochen)
Erkrankungen der Atemwege: • obere Atemwege: – (virale) Erkältungsinfekte – allergische Rhinokonjunktivitis • Asthma • Aspiration: oft Kinder 1–3 Jahre • inhalative Intoxikation: Unfälle, Brände **Erkrankungen der Lungen/Pleura:** • Lungenembolie • Pneumothorax **extrapulmonale Ursachen:** • kardiale Erkrankungen mit akuter Lungenstauung	**Erkrankungen der Atemwege:** • postvirale Rhinosinusitis • postinfektiöser Husten mit vorübergehender bronchialer Hyperreagibilität • Pertussis, Adenoviren- oder Mykoplasmeninfekt **Erkrankungen der Lungen/Pleura:** • Pneumonie • Pleuritis	**Erkrankungen der Atemwege/der Lungen:** • Erkrankungen der oberen Atemwege • chr. nicht obstruktive Bronchitis, COPD • eosinophile Erkrankungen: Asthma, NAEB • Lungentumoren • obstruktives Schlafapnoe-Syndrom • Infektionen, z.B. Tuberkulose • diffuse Lungenparenchymerkrankung – Systemerkrankung/Lungenbeteiligung • inhalative Ereignisse (Aspiration RADS) • Bronchiektasen, Bronchomalazie • zystische Fibrose • seltene lokalisierte Erkrankungen des Tracheobronchialsystems **extrapulmonale Ursachen:** • gastroösophageale Refluxkrankheit • medikamentös ausgelöster Husten: z.B. ACE-Hemmer • kardiale Erkrankungen • alle mit Lungenstauung • Endokarditis **chronischer idiopathischer Husten**
ACE = Angiotensin converting enzyme COPD = Chronisch obstruktive Lungenerkrankung (chronisch obstruktive Bronchitis und Lungenemphysem) NAEB = Nicht-asthmatische eosinophile Bronchitis RADS = Reactive Airways Dysfunction Syndrome		

1.4.2 Hustenqualität

Man unterscheidet trockenen (Reiz-)Husten von produktivem Husten mit einer Sputumproduktion von mehr als 30 ml (entsprechend 2 Esslöffeln) in mehr als 24 Stunden. Allerdings wird der Reizhusten – eine Folge der Hypersensitivität der Hustenrezeptoren – vom Patienten oftmals primär als „Verschleimung" berichtet.

Es können weitere Differenzierungen des Sputums vorgenommen werden:

• mukös: schleimig, bezüglich der Viskosität und Elastizität verändert
• serös – schaumig: bei hohem Flüssigkeitsgehalt des Sekrets, z.B. bei Lungenödem; gelegentlich bei chronischer Bronchitis („Bronchorrhoe")

- purulent oder putrid (gelb und grün): bei Infektionen, aber auch bei Asthma oder eosinophiler Bronchitis, Bronchiektasen
- blutig (Hämoptoe, Hämoptyse): bei Infektionen, Nekrosen, Tumor, Bronchiektasen, Gerinnungsstörung
- Bronchialausguss: allergische bronchopulmonale Aspergillose, Bronchiektasen, unkontrolliertes Asthma sowie chronisch obstruktive Lungenerkrankung (COPD)

1.5 Diagnostik

Die häufigste Ursache des Hustens ist eine akute, spontan abklingende virale Erkrankung der oberen und/oder der unteren Atemwege im Sinne eines Erkältungsinfekts. Sofern die Ärztin oder der Arzt aufgesucht wird, sollen nur eine Anamneseerhebung und eine körperliche Untersuchung erfolgen.

Diagnostische Algorithmen zur Abklärung des akuten, subakuten und chronischen Hustens finden sich in den *Abbildungen 1–3*. Wichtig ist, auch bei akutem und subakutem Husten Alarmzeichen etwaiger bedrohlicher Befunde zu beachten, wie sie in den *Abbildungen 1 und 2* aufgeführt sind (DGP 2019). Die willkürlich gezogene Grenze von acht Wochen zur Differenzierung des subakuten vom chronischen Husten markiert den obligatorischen Start der ausführlichen Diagnostik.

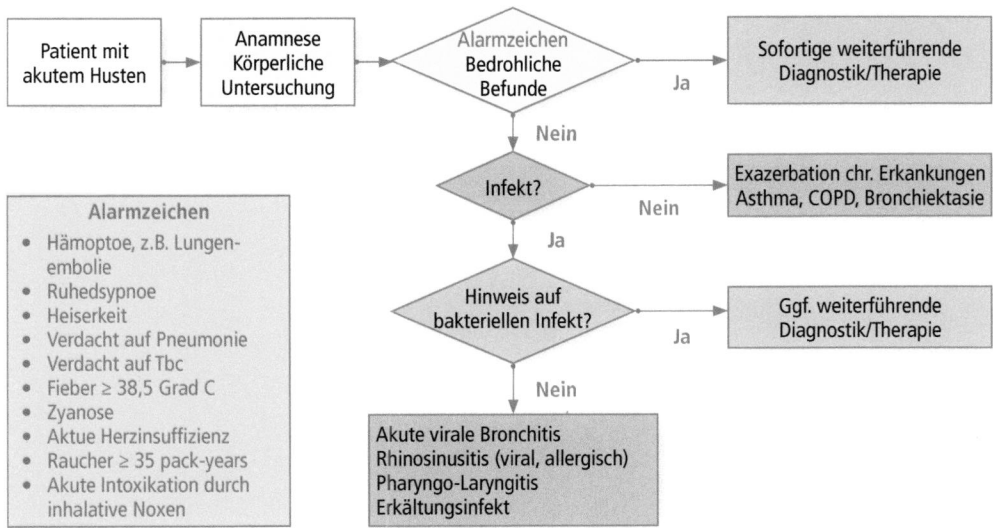

Abb. 1: Diagnostischer Algorithmus zum Vorgehen bei akutem Husten (< 2 Wochen, DGP 2019)

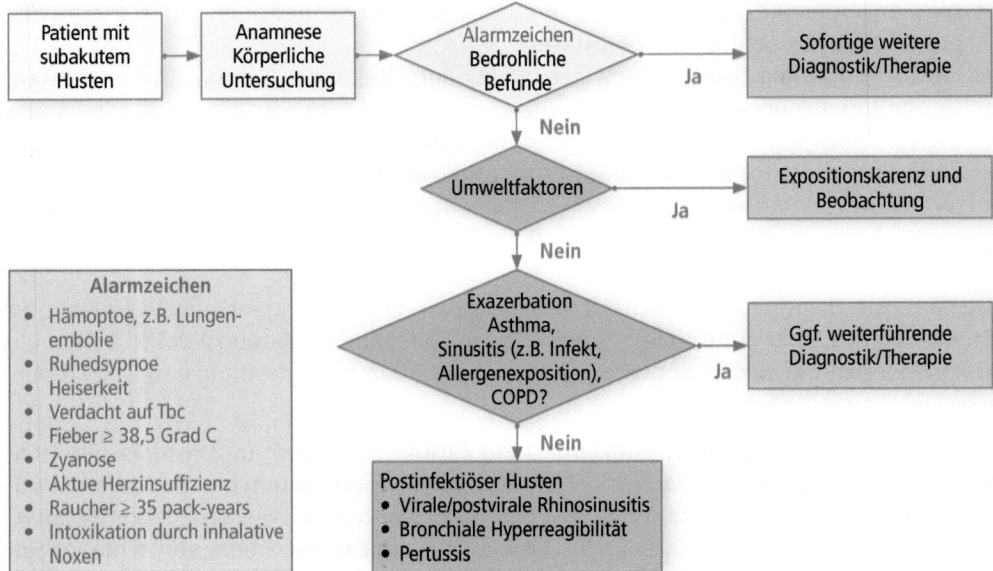

Abb. 2: Diagnostischer Algorithmus zum Vorgehen bei subakutem Husten (2–8 Wochen Dauer, DGP 2019)

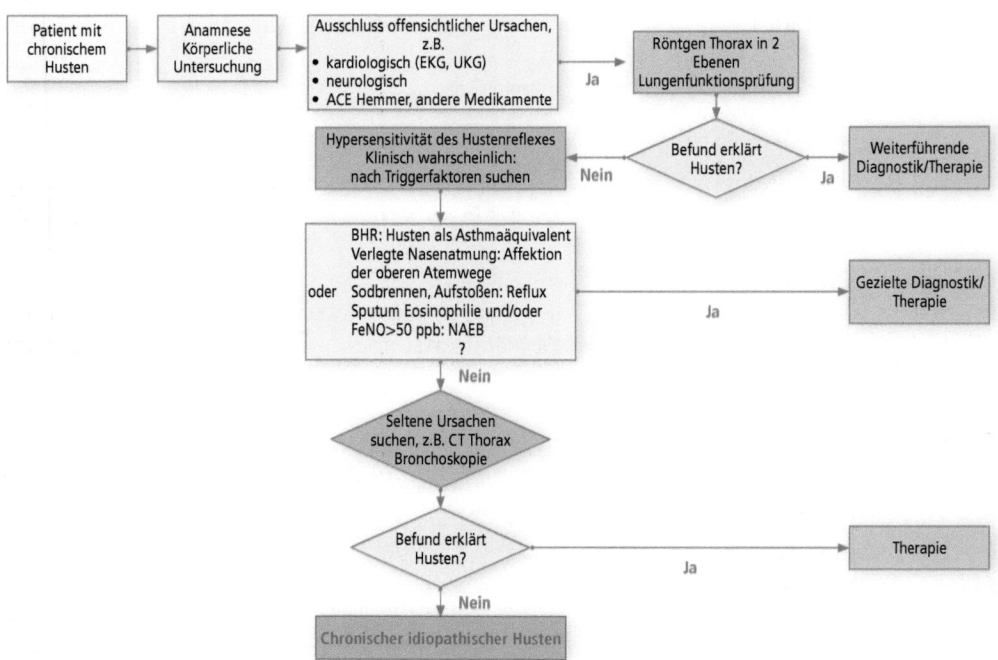

Abb. 3: Diagnostischer Algorithmus zum Vorgehen bei chronischem Husten (> 8 Wochen Dauer, DGP 2019)

2. Spezieller Teil

Der folgende spezielle Teil, der im Wesentlichen auf Husten als Symptom im Zusammenhang mit tätigkeitsassoziierten und im engeren Sinne berufsbedingten Atemwegs- und Lungenerkrankungen fokussiert, lehnt sich teilweise an eine kürzlich erschienene Übersicht an (Nowak et al. 2021) und ergänzt diese. Auf weitere, internationale Übersichtsarbeiten zum Thema „Husten mit Arbeitsbezug" sei verwiesen (Moscato et al. 2014, Tarlo et al. 2016a, 2016b).

2.1 Obstruktive Atemwegs- und Lungenerkrankungen mit Arbeitsbezug

Husten ist ein Leitsymptom obstruktiver Atemwegserkrankungen ohne und mit Arbeitsbezug. Da der arbeitsmedizinischen/betriebsärztlichen Diagnostik und Beratungsfunktion bei obstruktiven Atemwegserkrankungen, insbesondere noch zu Zeiten der Tätigkeit unter Exposition, eine wesentlich größere Bedeutung zukommt als bei den Infektionskrankheiten und den interstitiellen Lungenerkrankungen sowie den malignen Erkrankungen der Atemwege und Lunge, werden die obstruktiven Krankheitsbilder hier wesentlich ausführlicher abgehandelt als die letztgenannten, bei denen es arbeitsmedizinisch im Wesentlichen um eine Unterstützung der retrospektiven Kausalitätsbeurteilung geht, ggfs. auch um gutachterliche Bewertungen, die den Rahmen dieses Kapitels bei weitem übersteigen.

2.1.1 Asthma bronchiale

Asthma ist eine heterogene, multifaktorielle, meist chronisch-entzündliche Erkrankung der Atemwege, die meist durch eine bronchiale Hyperreagibilität und/oder eine variable Atemwegsobstruktion charakterisiert ist und sich klinisch durch respiratorische Symptome (Husten, Luftnot, Brustenge, Giemen) wechselnder Intensität und Häufigkeit äußern kann. Chronischer trockener Husten als Hauptsymptom oder gar als einziges Symptom führt häufig erst spät zur Stellung der Diagnose „Asthma" im Sinne eines Cough variant Asthma (Buhl et al. 2017).

Ätiologie

Bei 16 % aller Asthmaerkrankungen spielen Arbeitsplatzeinflüsse eine (mit)verursachende Rolle (Blanc et al. 2019). Das Berufsasthma stellt mit einer Inzidenz von 2 bis 5 Betroffenen pro 100 000 Einwohnern und Jahr (De Matteis et al. 2017) die häufigste berufsbezogene Atemwegs- und Lungenerkrankung dar. Bei der Diagnose „Asthma" sind zur medizinischen „Beweissicherung" für ein etwaiges Berufskrankheitenverfahren besonders Zeiten der exponierten Tätigkeit relevant. Daher erfolgt hier die im Vergleich zu den anderen behandelten Krankheitsbildern eine ausführlichere Darstellung.

Risikofaktoren für ein Berufsasthma sind einerseits arbeitsplatzbezogen, andererseits individuell (Ochmann und Nowak 2017): Arbeitsplatzbezogen ist die Expositionsintensität der sensibilisierend oder irritativ wirkenden Noxen entscheidend, daher sind primär Arbeitsschutzmaßnahmen sinnvoll, die die Expositionshöhen minimieren können. Für einige atemwegsirritative Noxen existieren Arbeitsplatzgrenzwerte (AGW), die für gesunde Berufstätige festgelegt wurden, die aber möglicherweise die individuelle Suszeptibilität, insbesondere bei vorbestehendem Asthma, nicht berücksichtigen. Wichtige individuelle Risikofaktoren sind die arbeitsplatzbezogene Rhinitis (je nach Literaturstelle haben zwischen 20 und 78 % der Patienten mit Berufsasthma zuvor bereits eine berufliche Rhinitis gehabt, im Mittel 5–6 Monate vor Beginn der Atemwegssymptome), Genetik und Atopie (bei Exposition gegenüber hochmolekularen Allergenen). Landwirtschaftliche Tätigkeiten der Mutter während der Schwangerschaft können das Atopierisiko signifikant und anhaltend bis in das Erwachsenenalter senken.

Berufliche Tätigkeiten/Expositionen, die zu asthmatischen Atemwegserkrankungen führen können:

- *Berufsallergene*
  Berufsallergene sind meist Inhalationsallergene natürlichen Ursprungs, Proteine und biologische Agenzien. Grundsätzlich können fast alle ubiquitären Inhalationsallergene zu Berufsallergenen werden. Mehle, Isocyanate, Latex, Persulfate, Aldehyde, Tierallergene, Holzstaub, Metallsalze und Enzyme sind für 50–90 % aller Berufsallergien der Atemwege verantwortlich; bislang sind etwa 400 unterschiedliche Berufsallergene für die Atemwege bekannt.
- *Atemwegsirritative Berufsnoxen*
  Die Expositionshöhe ist für gesundheitlich adverse Effekte entscheidend. Für die Verursachung eines irritativ-toxischen Asthmas sind meist längere Expositionen oberhalb des Arbeitsplatzgrenzwertes erforderlich. Irritativ-toxische Effekte von Berufsstoffen, meist Chemikalien, sind den Sicherheitsdatenblättern zu entnehmen. Auch Expositionsspitzen können bei grundsätzlich dauerhafter Einhaltung von Arbeitsplatzgrenzwerten zu Asthmaerkrankungen beitragen.

Diese Noxen können in Form von Gasen, Dämpfen, Stäuben oder Rauchen vorkommen. Ihr Wirkmechanismus wurde u.a. von Nowak (2002) beschrieben. Eine Checkliste potenzieller Auslöser findet sich bei Sandage et al. (2021). Sie lassen sich folgendermaßen gruppieren:

- Leicht flüchtige organische Arbeitsstoffe: z.B. Acrolein, Ethylenimin, Chlorameisensäureethylester, Formaldehyd, Phosgen u.a.
- Schwer flüchtige organische Arbeitsstoffe: z.B. einige Härter für Epoxidharze, bestimmte Isocyanate, Maleinsäureanhydrid, Naphthochinon, Phthalsäureanhydrid, p-Phenylendiamin u.a.
- Leicht flüchtige anorganische Arbeitsstoffe: z.B. Nitrosegase, einige Phosphorchloride, Schwefeldioxid u.a.
- Schwer flüchtige anorganische Arbeitsstoffe: z.B. Persulfat, Zinkchlorid, Beryllium und seine Verbindungen, Cadmiumoxid, Vanadiumpentoxid u.a.

Diagnostik

Sicherung der Diagnose „Asthma": Bei der Anwendung der Standardkriterien „asthmatypische Anamnese" sowie „Nachweis einer reversiblen bronchialen Obstruktion oder einer bronchialen Hyperreagibilität" ist zu berücksichtigen, dass bei fehlender Einwirkung der ursächlichen Noxe die Atemwegsempfindlichkeit auch normal sein kann. Abwesenheit der ursächlichen Noxe ist dabei nicht nur an arbeitsfreien Tagen möglich, sondern kann auch durch das Ausüben unterschiedlicher Tätigkeiten bedingt sein. Eine detaillierte Arbeitsanamnese ist daher unerlässlich, um zu detektieren, welche beruflichen Tätigkeiten zu welchen Expositionen führen können und wann diese Tätigkeiten ausgeübt werden.

Sicherung des Arbeitsplatzbezugs, dieser basiert auf folgenden Bausteinen:

*   *Anamnese:* Wenngleich die Screeningfrage „Werden die Atemwegsbeschwerden in arbeitsfreien Zeiten besser?" eine gute Orientierung gibt, so ist sie zwar sensitiv, aber nicht spezifisch. Eine umfangreiche Evaluation der beruflichen Expositionen, ggf. inklusive Einsicht in die Sicherheitsdatenblätter der verwendeten Stoffe, ist notwendig, um mögliche Ursachen zu detektieren. Neue Allergene, das Auftreten von Noxen bei für harmlos eingeschätzten Tätigkeiten oder auch komplexe Arbeitsbedingungen, die von den Betroffenen nicht detailliert beschrieben werden, können die Evaluation erschweren. Eine Zusammenarbeit mit den zuständigen Betriebsärztinnen und -ärzten, die die Arbeitsplätze und deren Expositionen beurteilen können, ist hilfreich.
*   *Unspezifische bronchiale Provokation:* Der Nachweis einer bronchialen Hyperreagibilität hat primär zunächst eine geringe Spezifität von 48–64 % (Vandenplas et al. 2017) und eine Sensitivität von 84 % für die Diagnose eines Berufsasthmas. Die serielle Messung kann die Spezifität deutlich erhöhen: Eine signifikante Änderung der Atemwegsempfindlichkeit zwischen Messung unter fortbestehender Exposition im Vergleich zur Messung nach 2- bis 3-wöchiger Expositionsfreiheit mit Reduktion der für die Verdopplung des spezifischen Atemwegswiderstands notwendigen kumulierten Methacholindosis um den Faktor 3, gemessen mit der gleichen Methode, zeigt einen relevanten Einfluss der beruflichen Exposition. Eine negative unspezifische bronchiale Provokation unter Exposition schließt das Vorliegen eines Berufsasthmas weitgehend aus. Dies unterstreicht die Wichtigkeit einer zeitnahen Diagnostik noch unter der angeschuldigten Exposition (Pralong et al. 2016).
*   *Peak-flow-Messungen am Arbeitsplatz:* Hierfür sollten mindestens 14 Tage mit der angeschuldigten Exposition und zum Vergleich 14 Tage ohne Exposition gemessen werden. An allen Messtagen müssen über den Tagesverlauf verteilt mindestens 5 Dreifachmessungen erfolgen. Parallel muss ein Tagebuch mit Dokumentation der Exposition, Beschwerden und Medikamenteneinnahme geführt werden. Eine Änderung des Peak-Flow um mindestens 20 % wird als signifikant angesehen. Die Methodik ist sehr aufwändig und kann nur bei guter Compliance der Betroffenen angewendet werden. Confounder sind neben nicht ausreichender Mitarbeit wiederum Atemwegsinfekte und außerberufliche klinisch relevante Typ-I-Sensibilisierungen. Die Sensitivität liegt bei 64 %, die Spezifität bei 77 % (Sigsgaard u. Heederik (2010).

- *Immunologische Untersuchungen:* Bei beruflicher Exposition gegenüber sensibilisierenden Arbeitsstoffen kann der Nachweis einer Typ I-Sensibilisierung ein wichtiger Brückenbefund sein.
- *Biologische Marker:* Die Variabilität des exhalierten Stickstoffmonoxids (Fraction Expiratory Nitric Oxide, FeNO) und die Eosinophilenzahl im induzierten Sputum, insbesondere über die Zeit mit und ohne berufliche Exposition aufgetragen, können weitere Bausteine sein. Bei etwa einem Fünftel der Patienten mit vermutetem Berufsasthma birgt die serielle FeNO-Bestimmung zusätzliche Information, die zu einer positiven diagnostischen Einordnung führt (Lemiere et al. 2014, van Kampen 2019). Die serielle FeNO-Messung ist damit zu einem wichtigen diagnostischen Baustein in der Diagnostik des Berufsasthmas geworden.
- *Spezifische Expositionstestung:* Sie gilt als Goldstandard in der Diagnostik des Berufsasthmas, ist wegen ihres Aufwandes aber vorrangig gutachterlichen Fragestellungen vorbehalten. Während bei atemwegsirritativen Noxen ausschließlich eine Sofortreaktion zu erwarten ist und auch bei hochmolekularen Allergenen meist eine sofortige, seltener eine duale Reaktion eintritt, sind bei niedrigmolekularen Allergenen isolierte späte oder auch untypische Reaktionen beschrieben. Die Leitlinie „Arbeitsplatzbezogener Inhalationstest" der DGAUM, DGP und DGAKI beschreibt das Vorgehen im Detail (Preisser et al. 2021).

Ein diagnostisches Ablaufschema für die Diagnostik asthmatischer Erkrankungen mit Arbeitsplatzbezug findet sich in *Abbildung 4* (aus Nowak u. Ochmann 2021).

Berufskrankheiten-Relevanz

An folgende Berufskrankheiten ist zu denken:

- **BK 4301:** Durch allergisierende Stoffe verursachte obstruktive Atemwegserkrankungen (einschließlich Rhinopathie) (seit 1.1.2021 ohne Unterlassungszwang)
- **BK 4302:** Durch chemisch-irritativ oder toxisch wirkende Stoffe verursachte obstruktive Atemwegserkrankungen (seit 1.1.2021 ohne Unterlassungszwang)
- **BK 1315:** Erkrankungen durch Isocyanate

Bei den Berufskrankheiten 4301 ist das allergische Asthma bronchiale und die allergische Rhinitis subsumptionsfähig, bei den Berufskrankheiten 4302 und 1315 wird keine Differenzierung zwischen Asthma und COPD gefordert, beide Krankheitsbilder können anerkannt und entschädigt werden.

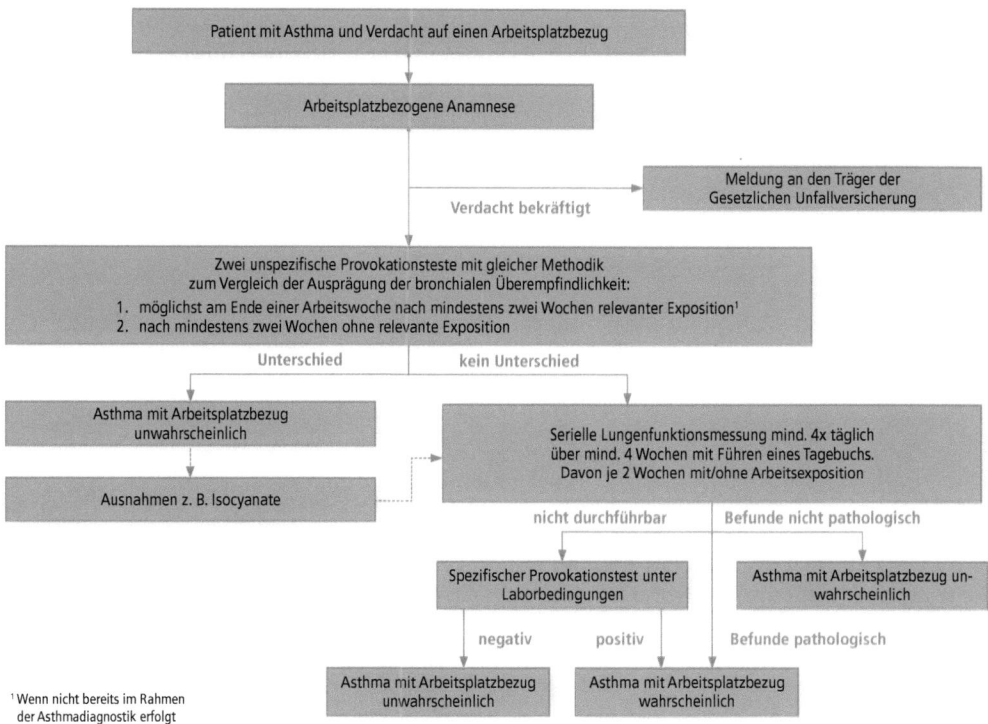

Abb. 4: Diagnostischer Algorithmus bei Patienten mit Asthma und Verdacht auf Arbeitsplatzbezug des Asthmas (Nowak und Ochmann 2021)

2.1.2 COPD

Die chronisch obstruktive Lungenerkrankung (COPD) ist charakterisiert durch eine persistierende und meist progrediente Atemwegsobstruktion. Viele (aber bei weitem nicht alle) Patienten mit COPD haben auch Symptome einer chronischen Bronchitis. Die chronische Bronchitis ist nach der World Health Organization (WHO) definiert als das Vorhandensein von Husten und Auswurf über mindestens 3 Monate in jedem von 2 aufeinanderfolgenden Jahren (Vogelmeier et al. 2018).

Ätiologie

Bei 14 % aller COPD-Erkrankungen spielen Arbeitsplatzeinflüsse eine (mit)verursachende Rolle (Blanc et al. 2019).

Dämpfe, Gase, Stäube und Rauche als arbeitsbedingte Noxen sind bei Nichtrauchern die Ursache für ein mehr als verdreifachtes Risiko für die Entwicklung einer COPD. Langjährige

Expositionen unter ungünstigen lüftungstechnischen Voraussetzungen und Grenzwert-überschreitungen können eine beruflich bedingte COPD begründen (Preisser 2015):

- Anorganische Stäube/Rauche
Bergbautätigkeiten (Kohle, Quarz) mit kumulativem Dosismaß von in der Regel 100 Feinstaubjahren [(mg/m³) x Jahre], bei Nierauchern von 86 Feinstaubjahren (BK 4111), Tunnelbauer, Metallschmelzprozesse, Koksofenarbeiter, Asphaltarbeiter, Zementarbeiter, Schweißer, Cadmiumarbeiter, Passivrauchexponierte (Gastronomie), Personen mit beruflicher Exposition gegenüber Dieselmotoremissionen.
- Organische Stäube
Landwirtschaft (Schweine-, Putenmast, seltener Milchviehwirtschaft), Textilindustrie, Arbeiten mit Rohbaumwolle (u. a. Endotoxine), Arbeiten mit Flachs, Jute (u. a. Endotoxine), Arbeiten in der Getreideverladung (u. a. Endotoxine).
- Irritativ wirksame Gase
  - Ozon, Schwefeldioxid, Chlorgas, Ammoniak, Alkohole, Formaldehyd
  - siehe Auflistung „atemwegsirritativer Berufsnoxen" *im Abschnitt 2.1.1 „Asthma bronchiale"*

Eine COPD kann auch Folgeerkrankung der Silikose (BK 4101), der Asbestose (BK 4103), der exogen-allergischen Alveolitis (BK 4201), nach Einwirkung von organischen Stäuben – Byssinose (BK 4202) und nach Einwirkungen von Metall(verbindung)en: Vanadium (BK 1107), Aluminium (BK 4106), Cadmium (BK 1104), evtl. Chrom (BK 1103) oder Nickel sein.

Genannt sei hier noch die Byssinose (BK 4202): Typisch ist eine „Montagssymptomatik" (pathophysiologisch: Endotoxintoleranz nach mehrmaliger Exposition) in Form von Kurzatmigkeit und Allgemeinbeschwerden beim Reinigen und Verarbeiten der Rohfasern von Baumwolle, Rohflachs oder Rohhanf. Langfristig entwickeln sich gehäuft eine Atemwegsüberempfindlichkeit und eine obstruktive Bronchitis.

Diagnostik

Die arbeitsbezogene Expositionsanamnese ist der Schlüssel zur Verdachtsdiagnose einer beruflichen COPD. Die Expositionsanamnese bei COPD-Patienten hört nicht bei der Erhebung des Raucherstatus auf, sondern auch ein Raucher kann eine COPD als Berufskrankheit haben. Die Funktionsdiagnostik unterscheidet sich nicht von derjenigen nicht berufsbedingter COPD-Formen. Um die Diagnose COPD zu stellen, soll neben der Erhebung der Anamnese und der körperlichen Untersuchung in jedem Fall eine Lungenfunktionsprüfung durchgeführt werden, um die Obstruktion zu dokumentieren. Die globale Initiative GOPLD definiert die persistierende Obstruktion bei COPD anhand einfach zu messender spirometrischer Kriterien: der postbronchodilatorisch gemessene Tiffeneau-Index (FEV1/FVC) < 70 % oder alternativ FEV1/FVC < als die untere Normgrenze (lower limit of normal, LLN). Bezüglich weiterer Details sei auf die entsprechende Leitlinie verwiesen (Vogelmeier et al. 2018).

Berufskrankheiten-Relevanz

Im Wesentlichen ist an folgende Berufskrankheiten zu denken:

- **BK 4302:** Durch chemisch-irritativ oder toxisch wirkende Stoffe verursachte obstruktive Atemwegserkrankungen (seit 1.1.2021 ohne Unterlassungszwang)
- **BK 4111:** Chronische obstruktive Bronchitis oder Emphysem von Bergleuten unter Tage im Steinkohlebergbau bei Nachweis der Einwirkung einer kumulativen Dosis von in der Regel 100 Feinstaubjahren [(mg/m³) x Jahre]

Zusätzlich kommen die im *Abschnitt „Ätiologie"* genannten Berufskrankheiten **4101, 4103, 4201, 4202, 1107, 1107, 4106, 1104** und **1103** in Frage, wenn es um die Einschätzung einer COPD als Berufskrankheit bzw. Folge/Komplikation anderer Berufskrankheiten geht.

2.2 Infektionskrankheiten mit Arbeitsbezug

Unter den pneumologisch relevanten Infektionskrankheiten, die mit subakutem oder chronischem Husten einhergehen können (*siehe Tabelle 1*), kommen seit jeher der Tuberkulose und – seit 2020 im Zusammenhang mit der SARS-CoV2-Pandemie – der COVID-19-Erkrankung besondere Bedeutung zu. Diese Infektionskrankheiten können als Berufskrankheit oder Arbeitsunfall auftreten, wobei die damit häufig assoziierte Symptomatik „Husten" naheliegenderweise ohne direkten Arbeitsplatzbezug ist.

Ätiologie

Ein beruflich erhöhtes *Tuberkulose*-Risiko findet sich insbesondere in folgenden Bereichen:

- Tätigkeiten auf Tb-Stationen
- Laboratorien für Sputumproben
- Bronchoskopie, Intubation, Absaugen
- Notfallaufnahme, Rettungswesen
- Betreuung von Hochrisikogruppen (Gefängnisinsassen, Flüchtlinge aus Ländern mit höherer Tb-Prävalenz)
- pflegerische Maßnahmen
- Atemtherapie, Logopädie
- zahnärztliche Untersuchungen/Interventionen
- HNO-ärztliche Untersuchungen/Interventionen
- Obduktion, Pathologie
- 8-stündiger Raumkontakt/kumuliert 40 h (bei mikroskopisch positiver Indexperson)

Verallgemeinerbare Einschätzungen des beruflichen Tuberkulose-Risikos, die auf empirischen Erhebungen beruhen, finden sich bei Nienhaus et al. (2017) und seien wie folgt zusammengefasst (*siehe Tabelle 2*):

Tab. 2: Tätigkeiten, kategorisiert nach Tuberkulose-Infektionsgefährdung, und mit Hinweis darauf, ob Index-patient für Anerkennung als BK erforderlich ist (aus Nienhaus et al. 2017).

	Kategorie A	Kategorie B	Kategorie C	Kategorie D
Tätigkeit/ Einsatz-bereich	Tb-Station, Lun-genfachklinik, Lungenfachpraxis (Pneumologie), mikrobiologische Labors, die Spu-tum untersuchen	Bronchoskopien, Kehl-kopfspiegelung, Notfall-intubation, Sektionen, Atemtherapie, Tätigkeit auf Infektionsstation, im Rettungsdienst, in Notfall-aufnahme, in Geriatrie und Altenpflege (falls der Anteil pflegebedürftiger Patienten in der Altenpfle-ge überwiegt), Betreuung von Risikogruppen, Aus-landseinsätze in Gebieten mit hoher Inzidenz	Allgemeinkranken-häuser, Allgemein-arztpraxen, Zahn-arztpraxen	alle anderen Tätig-keiten im Gesund-heitsdienst und in der Wohlfahrts-pflege
Indexperson erforderlich	nein	nein	ja, Ausnahmen sind möglich	ja
Begründung	spezifisches Patientengut	epidemiologische Begründung ausreichend	epidemiologische Begründung nicht ausreichend	kein epidemiolo-gisch begründetes Risiko

Hinsichtlich des Übertragungsweges von *Coronavirus SARS-CoV-2* und *COVID-19* besteht eine Vergleichbarkeit mit dem Mycobacterium tuberculosis. Es bietet sich bei COVID-19 daher an, in Anlehnung an die für die Tuberkuloseinfektion vorliegenden Erkenntnisse bei bestimmten Tätigkeiten bzw. in bestimmten Bereichen von einer besonderen über das normale Maß hinausgehenden Infektionsgefahr auszugehen. Hinzu kommen Cluster be-ruflich exponierter Personen, wie beispielsweise in der Fleischindustrie. Für Details bezüg-lich des Coronavirus SARS-CoV-2 und COVID-19 als Berufskrankheit oder Arbeitsunfall sei auf Nowak et al. (2021) und Wicker et al. (2021) verwiesen.

Die *Legionellose* kann im Einzelfall unter der BK 3101 subsummiert werden oder auch Ar-beitsunfall sein.

Zoonosen mit typischer oder gelegentlicher Lungenbeteiligung im Sinne der Legaldefini-tion der BK 3102, übertragen durch Kontakt zu Haus-, Nutz- und Wildtieren, finden sich in *Tabelle 3* (nach Nowak und Ochmann 2018):

Tab. 3: Zoonosen mit Lungenbeteiligung, übertragen durch Kontakt zu Haus-, Nutz- und Wildtieren

Erkrankung (Erreger)	Inkubationszeit	Reservoir	Gefährdung	Symptomatik
Echinokokkose	< 5 bis 15 Jahre	alveolär: Fuchs, Katze, Feldmaus (E. multilocularis) Zystisch: Hund (E. granulosus)	mit Kot kontaminierte Nahrung	Zysten in Leber, Lunge, Gehirn
Ornithose (Chlamydophila psittaci und pneumoniae)	1–4 Wochen	Vögel, Rinder, Schafe, Katzen, Hunde	aerogen, direkter Kontakt, in Exkrementen, Sekreten, Federn	grippeähnlich, uncharakteristisches Exanthem, interstitielle Pneumonie, Splenomegalie
Pasteurellose		Katze, Hund, Nagetiere, Schwein	Bisse, aerogen (Staub)	Wundinfektion, Bronchitis, Pneumonie
Q-Fieber	2–4 Wochen	Nager, Zecken, Schaf, Ziege, Rind, Wildtiere	aerogen (Staub), direkter Kontakt zu Ausscheidungen	hohes Fieber, retrobulbärer Kopfschmerz, atypische Pneumonie
Rindertuberkulose (mycobacterium bovis)	unklar, wie bei mycobacterium tuberculosis	Rinder	aerogen bei Lungenbefall der Rinder	wie bei Infektionen mit mycobacterium tuberculosis
Toxokarose (Spulwurm)		Hund, Fuchs, Katze	Schmierinfektion (Fäzes), orale Aufnahme Eier	oft asymptomatisch, selten viscerales oder okuläres Larva migrans Syndrom
Tularämie	1–14 Tage	Nagetiere, Wildtiere, Haus- und Nutztiere	direkter Kontakt zu infizierten, (toten) Tieren, zu Tiermaterial. Aerogen (Staub, Aerosole)	grippeähnliche Symptome, Pneumonie, Lymphadenopathie, (Schleim) hautinfektionen

Diagnostik

Die Diagnostik arbeitsbedingter Infektionskrankheiten weist gegenüber derjenigen nicht-arbeitsbedingter Infektionskrankheiten keine Besonderheiten auf. Vorrangig sind die aktuellen Leitlinien der AWMF (Arbeitsgemeinschaft Wissenschaftlicher Medizinischer Fachgesellschaften) anzuwenden, zu finden unter https://www.awmf.org/leitlinien/leitlinien-suche.html. Zusätzlich ist ggfs. an die Beweissicherung in Form von Dokumentation der Infektionsquelle/des Indexpatienten zu denken.

Berufskrankheiten-Relevanz

- **BK 3101:** Infektionskrankheiten, wenn der Versicherte im Gesundheitsdienst, in der Wohlfahrtspflege oder in einem Laboratorium tätig oder durch eine andere Tätigkeit der Infektionsgefahr in ähnlichem Maße besonders ausgesetzt war
- **BK 3102:** Von Tieren auf Menschen übertragbare Krankheiten

2.3 Interstitielle Lungenkrankheiten mit Arbeitsbezug

Ätiologie

Entsprechend der bereits mehrfach zitierten Arbeit (Blanc et al. 2019) sind bei 26 % aller Erkrankungen an idiopathischer Lungenfibrose Arbeitsplatzeinflüsse (mit)ursächlich verantwortlich. Nimmt man den Begriff der idiopathischen (!) Lungenfibrose wörtlich, sollte dieser Prozentsatz gleich Null sein. Die insofern überraschenden Daten von Blanc et al. (2019) können in zwei Richtungen erklärt werden:

1. In relevantem Umfang sind Pneumokoniosen nicht erkannt worden
2. Berufliche Exposition gegenüber Dampf/Gas/Staub/Rauch stellt einen Trigger für die Entstehung einer idiopathischen Lungenfibrose dar, ohne dass eine Pneumokoniose im klassischen Sinne vorliegt. Dann stellt sich die Frage, in welchem Ausmaß dies durch chronische Exposition oder durch etwaige Expositionsspitzen verursacht worden sein kann.

Diagnostik

Initial sind auch hier die Leitlinien der AWMF anzuwenden, wiederum aufzufinden unter https://www.awmf.org/leitlinien/leitlinien-suche.html.

Drei Aspekte sind von besonderer Relevanz: Anamnese, Bildgebung und Histopathologie.

- **Anamnese:**
  Bei interstitiellen Lungenerkrankungen gilt es, mittels Erhebung der Arbeitsanamnese durch Arbeitseinflüsse verursachte Krankheitsbilder herauszuarbeiten, um ggfs. weitere schädliche Arbeitseinflüsse zu eliminieren, um die gesetzlich vorgeschriebene Berufskrankheiten-Verdachtsanzeige zu erstatten und um ggfs. die Gefährdung weiterer potenziell exponierter Personen zu reduzieren. Der hohe Anteil Arbeits-attributabler Ursachen bei der vordergründig „idiopathischen" Lungenfibrose (*siehe Abbildung 1*) ist Mahnung zu konsequenteren arbeitsanamnestischen Erhebungen.
  Ein wichtiges Anamnese-Hilfsmittel ist der Patientenfragebogen zur Erfassung der Ursachen interstitieller und seltener Lungenerkrankungen (Kreuter et al. 2018).
  Der Kombination aus Expositionsanamnese, Klinik und Bildgebung kommt im interdisziplinären Konsil für interstitielle Lungenerkrankungen („ILD-Board") eine Schlüsselfunktion zu.

- **Bildgebung:**
  Auf Grund der im Vergleich zu anderen Lungenerkrankungen geringen Häufigkeit der interstitiellen Lungenkrankheiten und auf Grund der Verschiedenartigkeit von Erscheinungsbild, Verlauf und Prognose dieser Erkrankungen erscheint es besonders wichtig, die radiologischen Verfahren zu deren bildlicher Darstellung, Unterscheidung und Verlaufsbeurteilung möglichst weitgehend zu vereinheitlichen. Hier sei auf die ausführlicheren radiologischen Ausführungen in Müller-Lisse (2016) und Nowak et al. (2021) verwiesen.
  Vergleichbar mit der ILO (International Labour Organisation)-Klassifikation bei der konventionellen Radiographie gibt es auch für die hochauflösende Computertomographie (HRCT) bzw. die Niedrigdosis-MDCT (Multidetektor Computertomographie) des Thorax eine seit 2004 international verwendete Klassifikation zur Kodierung der Befunde an Lunge und Pleura sowie an den übrigen abgebildeten anatomischen Strukturen des Thorax, die ICOERD („International Classification of Occupational and Environmental Respiratory Diseases"). Mit der ICOERD sollen die Forderungen der Versicherten und der Berufsgenossenschaften erfüllt werden, im Entscheidungsfall auf reproduzierbare und vergleichbare Befunde zurückgreifen zu können (Hering u. Hofmann-Preiss 2014, Hering et al. 2014).
  Sowohl die Begriffe der ILO-Klassifikation als auch die der ICOERD-Klassifikation beruhen auf den einschlägigen Begriffsbildungen der Fleischner-Society, so dass eine international durchgängige Terminologie für die Thorax-Bildgebung geschaffen worden ist (Hansell et al. 2008), welche inzwischen auch in die deutsche Sprache übersetzt wurde (Wormanns u. Hamer 2015).
- **Histopathologie**
  Eine sehr überschaubare Zahl histopathologischer Labore ist hierzulande auf dem Gebiet der Pneumokoniosen ausgewiesen. Hier wird im Individualfall zu entscheiden sein, wann eine energiedispersive Röntgenmikroanalyse eine ätiopathogenetische Zusatzinformation liefern kann. Der lediglich Elementnachweis zur Bestätigung der Arbeitsanamnese hilft meist in der Kausalitätsbeurteilung nicht weiter.

Berufskrankheiten-Relevanz

Anorganische Pneumokoniosen, die hierzulande relevant sind, finden sich tabellarisch mit Bezug zur jeweiligen BK-Nummer in *Tabelle 4*.

Auch wenn viele der Expositionen altbekannt und durch arbeitstechnische Vorkehrungen vermeidbar sind, ist es erschreckend zu beobachten, dass beispielsweise Asbestosen weltweit zunehmen (Yang et al. 2020) und Silikosen durch das Sandstrahlen von Jeans und das Schleifen und Schneiden künstlicher Quarz-basierter Küchenplatten in den letzten Jahren in neuen Szenarien wieder aufgetreten sind (Hoy u. Chambers 2020).

Tab. 4: Anorganische Pneumokoniosen *(Forts. siehe rechte Seite)*

Erkrankung (BK-Nummer)	Exposition	Klinik, allg. Diagnostik	Lungenfunktionsmuster
Silikose, Bergarbeiter-pneumokoniose (BK 4101), ggfs. Siliko-tuberkulose (BK 4102)	freie kristalline Kieselsäure (Quarz = SiO_2) in Kohleberg-bau, Steinbruch-, Keramik-, Glasindustrie, Stahl- und Eisenindustrie, Gießereien, Stollenarbeiter, Mineure	oftmals gering trotz ausgedehnter Röntgen-befunde, Bronchitis, Belastungsluftnot. Zei-chen der Bronchitis und des Emphysems. Selten: akute Silikose	initial normal, später Restriktion und Obstruk-tion
Asbestose (BK 4103)	Serpentinasbest (Chrysotil) und Amphibolasbest (Krokydolith, Amosit und Anthophyllit): Fasern = Länge: Dicke ≥ 3:1. Mahlen, Vertrieb, Isolierung, Herstellung/Ver-wendung von Asbesttextilien, -zement, -papier, Werftindus-trie etc., *siehe auch Tabelle 6*	Belastungsluftnot, Husten, Knisterrasseln, Uhrglasnägel	Restriktion, Minderung der Lungendehnbarkeit
Siderose (keine BK, aber §3-Präventionsmaßnah-men für BK 4115)	Eisen beim Elektroschweißen	allenfalls Bronchitis	Normalbefund
Siderofibrose (BK 4115)	Eisen beim Elektroschweißen	Belastungsluftnot, Husten	Restriktion
Talkose	Talkstaub	Belastungsluftnot	Restriktion, Obstruktion
Berylliose (BK 1110)	Herstellung von Glühkörpern, Reaktortechnik, Raumfahrt, Mahlen von Beryllium	wie Sarkoidose. Voran-gegangen mitunter toxische Be-Pneumonie. B-Lymphozytentransfor-mationstest oft positiv	Restriktion, teilweise Obstruktion
Aluminose (BK 4106)	Al-Pulverexposition (Pyro-Feinschliff), evtl. Schmelzen	Husten, Belastungsluft-not	Restriktion
Hartmetallfibrose (BK 4107)	nur (!) gesinterte Karbide von Wolfram, Tantal, Titan, Niob, Molybdän, Chrom und Vanadium; Kobalt und Nickel als Bindemittel	Husten, Belastungsluft-not. Bei Exposition oft Schleimhautreizung, ggf. Bronchiolitis obliterans	Restriktion
Thomasphosphatlunge (BK 4108)	Thomasschlacke (Stahlerzeu-gung), gemahlen als Thomas-mehl: Düngemittel	akute Bronchitis	ggf. Obstruktion

Röntgenmorphologie	Therapie	Prognose, Komplikationen
reiner Quarzstaub: rundliche Knötchen bis 2 mm (Schrotkornlunge). Mischstäube mit geringerem Quarzanteil: größere, unschärfere Knoten (Schneegestöberlunge), Ober- und Mittelfelder betont, Ausbildung von Koaleszenzen durch Verschmelzung von staubhaltigen Knötchen; Schwielenbildung durch Konfluenz; Eierschalenhili durch Quarzstaub-Ablagerungen in hilären und mediastinalen Lymphknoten	antiobstruktiv, Therapie der Komplikationen	Komplikationen durch Tuberkulose, Rechtsherzbelastung, Caplan-Syndrom, Karzinome. Einschmelzung von Schwielen → Phthisis atra
unregelmäßige kleine Schatten, Parenchymbänder und curvilineare Linien, vorrangig in den Unterlappen, besonders subpleural; bei zunehmender Fibrose und Traktion ist Lungendistorsion möglich; Kaudalverlagerung des horizontalen Interlobiums; im Spätstadium ist ein UIP-artiges Fibrosemuster möglich. Oftmals Koinzidenz mit Pleura-Plaques (verkalkt und unverkalkt)	Therapie der Komplikationen	oft nur langsame Progredienz. Typische Komplikationen: benigne Asbestpleuritis, oftmals mit Einrollatelektase. Lungenkarzinom und Pleuramesotheliom nach Latenzzeiten von im Mittel 25 und 35 Jahren
ähnlich unkomplizierter Silikose: rundliche kleine Fleckschatten	keine	Prognose sehr gut (reversibel nach Expositionskarenz), selten: Siderofibrose
Retikulonoduläres Muster bei Fibrose	Therapie der Komplikationen	heterogen bis hin zur Transplantation
noduläre Zeichnung, Mittelfelder, teilweise retikulär bei Fibrose	ggf. antiobstruktiv	eher günstig, Komplikationen ggf. durch Kontamination des Talks mit Asbest
wie Sarkoidose	Steroide? (nicht belegt)	Progression langsam
Frühstadium: milchglasartige, unscharf begrenzte Fleckschatten oder Knötchen mit Durchmessern bis ca. 3 mm, bevorzugt in den Lungenoberfeldern Spätstadium: ausgeprägte Fibrosierungen (retikulonoduläres Muster) und Lungenschrumpfung	Therapie der Komplikationen	Komplikationen: Pneumothoraces
retikulonoduläres Muster bei Fibrose	Therapie der Komplikationen	heterogen
ggf. Pneumonie	Therapie der Komplikationen	Ausheilung der Bronchitis

Unter organischen Pneumokoniosen ist vorrangig die Exogen-allergische Alveolitis (EAA) zu nennen. Die Diagnosekriterien von Quirce et al. (2016), deutschsprachig zitiert bei Koschel et al. (2018), haben die älteren deutschen Diagnosekriterien (Sennekamp et al. 2007) wegen ihrer besseren Differenzierung nach akuten/subakuten und chronischen Verlaufsformen weitgehend abgelöst. Sie sind in *Tabelle 5* aufgeführt.

Tab. 5: Diagnosekriterien der akuten und chronischen Exogen-allergischen Alveolitis (EAA) (aus Koschel et al. 2018, nach Quirce et al. 2016)

Eine akute/subakute EAA kann diagnostiziert werden, wenn folgende Kriterien erfüllt sind:
1. Exposition gegenüber potenzieller Antigenquelle
2. rezidivierende Symptome 4–8 h nach Exposition
3. erhöhte spezifische IgG-Antikörper
4. Nachweis einer Sklerophonie (Knisterrasseln) bei der Auskultation der Lunge
5. HRCT-Befund vereinbar mit einer akuten/subakuten EAA
Fehlt eines der oben genannten Kriterien, so kann dieses durch eines der folgenden ersetzt werden:
6. Lymphozytose in der BAL
7. histopathologischer Befund mit akuter/subakuter EAA zu vereinbaren
8. positiver inhalativer Expositions- oder Provokationstest, bzw. positiver Karenztest
Eine chronische EAA kann diagnostiziert werden, wenn mindestens vier Kriterien erfüllt sind:
1. Exposition gegenüber potenzieller Antigenquelle
2. a) erhöhte spezifische IgG-Antikörper oder b) Lymphozytose in der BAL
3. DLCO eingeschränkt und/oder PaO$_2$ in Ruhe und/oder bei Belastung erniedrigt
4. HRCT-Befund vereinbar mit einer chronischen EAA
5. histopathologischer Befund mit chronischer EAA zu vereinbaren
6. positiver inhalativer Expositions- oder Provokationstest, bzw. positiver Karenztest

Arbeitsbedingte Auslöser einer Alveolarproteinose sind vorrangig Quarz, aber auch Indium-Zinnoxid und andere Arbeitsstoffe (Kumar u. Cummings 2021).

An neuen international publizierten interstitiellen Lungenerkrankungen seien hier nur die Popcorn-Lunge und die Beflockungslunge erwähnt. Bei der Popcorn-Lunge handelt es sich um eine Bronchiolitis obliterans, ausgelöst durch Aromastoffe wie Diacetyl (2,3-Butadion) und 2,3-Pentandion in der Herstellung von Popcorn, Aromastoffen und in der Kaffeeproduktion (Hubbs et al. 2019). Die Beflockungslunge ist eine interstitielle Pneumonie mit nodulären peribronchovaskulären interstitiellen Infiltraten mit lymphozytärer und eosinophiler Bronchiolitis, ausgelöst durch geschnittene Kunstseidefasern (Kern und Crausman 2020). Rückfragen bei den Unfallversicherungsträgern ergaben, dass aufgrund technisch anderer Herstellungsverfahren solche Krankheitsbilder hierzulande nicht zu erwarten seien.

2.4 Krebskrankheiten der Lunge und der Atemwege mit Arbeitsbezug

Husten ist bei einem weiten Spektrum von 8 bis 75 % der Patienten mit Lungenkarzinom Leitsymptom (Leitlinie Lungenkarzinom 2018). Insbesondere die Änderung der „Hustenqualität" bei Patienten mit einem erhöhten Lungenkarzinom-Risiko (Raucher, berufliche

Karzinogen-Exposition, familiäre Disposition) muss Ärztinnen und Ärzte hellhörig machen und eine qualifizierte CT-Diagnostik und Bronchoskopie indizieren.

Ätiologie

Für das Lungenkarzinom als Beispiel eines besonders durch exogene inhalative Kanzerogene induzierten Organtumors wurden attributable Anteile zwischen 10 und über 30 % bei Männern, was hierzulande vermutlich einer Überschätzung entspricht, und 2 bis 5 % bei Frauen veröffentlicht (Nowak u. Huber 2020). Beim Mesotheliom als Signaltumor einer arbeitsbedingten Asbesteinwirkung wurden attributable Anteile von 83 % für Männer und von 42 % für Frauen beschrieben (Lacourt et al. 2014).

Im vorliegenden Artikel werden vorrangig die arbeitsanamnestischen Schwerpunkte, bezogen auf das „Daran denken", und diagnostische Besonderheiten, die über die alltägliche Funktions-, Bildgebungs- und pathologisch-anatomische Diagnostik hinausgehen, aufgeführt. Darüber hinaus wird auf die entsprechenden Berufskrankheiten in der deutschen Liste der Berufskrankheiten Bezug genommen.

Diagnostik

Bei Krebserkrankungen der Lunge gilt es, neben dem leicht und rasch erhobenen und routinemäßig quantifizierten Faktor „Rauchen" eine qualifizierte Arbeitsanamnese zu erheben. Da das Vorkommen der karzinogenen Arbeitsstoffe oft wenig bekannt ist, kann es nützlich sein, diese von Seiten der Arbeitsstoffe her mit den Patienten zu ermitteln. Hierzu soll *Tabelle 6* dienen.

Tab. 6: Berufliche Kanzerogene entsprechend der Liste der Berufskrankheiten

Berufskrankheit (Lungenkrebs-erzeugender Arbeitsstoff, BK-Nummer und Legaldefinition)	Exposition
Asbest **BK 4104:** Lungenkrebs, Kehlkopfkrebs oder Eierstockkrebs • in Verbindung mit Asbeststaublungenerkrankung (Asbestose) • in Verbindung mit durch Asbeststaub verursachter Erkrankung der Pleura oder • bei Nachweis der Einwirkung einer kumulativen Asbestfaserstaub-Dosis am Arbeitsplatz von mindestens 25 Faserjahren $[25 \times 10^6\{(\text{Fasern/m}^3) \times \text{Jahre}\}]$	• Asbestaufbereitung • Herstellung und Verarbeitung von Asbesttextilprodukten (Garne, Zwirne, Bänder, Schnüre, Seile, Schläuche, Tücher, Packungen, Kleidung etc.) • Tragen unbeschichteter Asbestarbeitsschutzkleidung • Herstellung von Asbestzementprodukten, speziell witterungsbeständiger Platten und Baumaterialien, z. B. für Dacheindeckungen, Fassadenkonstruktionen, baulichen Brandschutz, sowie deren Bearbeitung und Reparatur, z. B. Sägen, Bohren, Schleifen • Herstellung und Bearbeitung von asbesthaltigen Reibbelägen, speziell Kupplungs- und Bremsbelägen, z. B. Tätigkeiten wie Überdrehen, Schleifen, Bohren, Fräsen von Bremsbelägen in Kfz-Reparaturwerkstätten

Tab. 6:   Berufliche Kanzerogene entsprechend der Liste der Berufskrankheiten *(Forts.)*

Berufskrankheit (Lungenkrebs-erzeugender Arbeitsstoff, BK-Nummer und Legaldefinition	Exposition
BK 4114: Lungenkrebs durch das Zusammenwirken von Asbest-faserstaub und polyzyklischen aromatischen Kohlenwasserstof-fen bei Nachweis der Einwirkung einer kumulativen Dosis, die einer Verursachungswahrscheinlichkeit von mindestens 50 Prozent nach der Anlage 2 entspricht	• Herstellung, Anwendung, Ausbesserung und Entsorgung von asbesthaltigen Spritzmassen zur Wärme-, Schall- und Feuerdäm-mung (Isolierung) • Herstellung, Verarbeitung und Reparatur von säure- und hitze-beständigen Dichtungen, Packungen etc., z. B. im Leitungsbau der chemischen Industrie • Herstellung, Be- und Verarbeitung von Gummi-Asbest(IT)-Produk-ten, asbesthaltiger Papiere, Pappen und Filzmaterialien • Verwendung von Asbest als Zusatz in der Herstellung von Anstrich-stoffen, Fußbodenbelägen, Dichtungsmassen, Gummireifen, Ther-moplasten, Kunststoffharzpressmassen etc. • Entfernen, z. B. durch Abbrucharbeiten, Reparaturen etc. sowie Beseitigung der vorgenannten asbesthaltigen Produkte • Umgang mit Mineralien, z. B. Speckstein (Talkum), Gabbro, Diabas etc., die geringe Asbestanteile enthalten (bis 1985 mit Talkum gepu-derte Handschuhe im Gesundheitsdienst) **Exposition gegenüber polyzyklischen aromatischen Kohlenwasser-stoffen:** siehe auch BK 4110, 4113 weiter unten in dieser Tabelle
BK 4112: Lungenkrebs durch die Einwirkung von kristallinem Siliziumdioxid (SiO_2) bei nach-gewiesener Quarzstaublungener-krankung (Silikose oder Siliko-tuberkulose)	• Staubentwicklung bei der Gewinnung, Be- oder Verarbeitung von Festgesteinen, Schotter, Splitten, Kiesen, Sanden, Sandstein, Quarzit, Grauwacke, Kieselerde (Kieselkreide), Kieselschiefer, Quarzitschiefer, Granit, Gneis, Porphyr, Bimsstein, Kieselgur und keramischen Mas-sen • Gießereien, insbesondere beim Aufbereiten von Formsanden und Gussputzen • Glasindustrie (Glasschmelzsande), nach dem Aufschmelzen ist das SiO_2 im Glas nur noch im amorphen Zustand vorhanden, dieses ist nicht kanzerogen! • Emaille- und keramische Industrie (Glasuren und Fritten, Feinkera-mik) • Herstellung feuerfester Steine sowie die Schmucksteinverarbeitung • Quarzsand bzw. Quarzmehl als Füllstoff (in Farben, Lacken, in kera-mischen Fliesenmassen, Bestandteil von Einbettmassen für Dental-, Schmuck- und anderen Präzisionsguss, in Gießharzen, Gummi, Farben, Dekorputz, Waschpasten), als Filtermaterial (Wasseraufbe-reitung) • Rohstoff, z. B. für die Herstellung von Schwingquarzen, Silizium-carbid, Silikagel, Silikonen und bei der Kristallzüchtung • Schleif- und Abrasivmittel (Polier- und Scheuerpasten) oder als Strahlmittel • Erz- (einschließlich Uranerz-) Bau, Schachthauer sowie Gesteins-hauer (auch im Steinkohlenbergbau), Tunnelbauer, Gussputzer, Sandstrahler, Ofenmaurer, Former in der Metallindustrie

Tab. 6: Berufliche Kanzerogene entsprechend der Liste der Berufskrankheiten *(Forts.)*

Berufskrankheit (Lungenkrebs-erzeugender Arbeitsstoff, BK-Nummer und Legaldefinition)	Exposition
BK 2402: Erkrankungen durch ionisierende Strahlen	• Erzgewinnung und -verarbeitung insbesondere in Sachsen-Anhalt, Thüringen, Sachsen (v. a. SDAG Wismut) • Arbeiten mit Uran und Thorium • zu Heilzwecken betriebene Radonbäder
BK 4110: bösartige Neubildungen der Atemwege und der Lungen durch Kokereirohgase **BK 4113:** Lungenkrebs oder Kehlkopfkrebs durch polyzyklische aromatische Kohlenwasserstoffe bei Nachweis der Einwirkung einer kumulativen Dosis von mindestens 100 Benzo(a)pyren-Jahren $[(\mu g/m^3) \times Jahre]$	**Kokereirohgase klassischerweise in folgenden Betrieben/Betriebsteilen:** • Schwelung (450–700 °C) und Verkokung (über 700 °C) von Kohle • Füllwagenfahrer, Einfeger (Deckenmann), Steigrohrreiniger, Teerschieber • Druckmaschinen-, Kokskuchenführungswagenfahrer, Koksüberleitungsmaschinist • Löschwagenfahrer, Türmann, Rampenmann • Wartung von Rohgasleitungen, bei Möglichkeit des Freiwerdens von Gasen • Teerraffinerien, Elektrographitindustrie, Aluminiumherstellung • Eisen-, Stahlerzeugung, Gießereien, Straßenbau, Dachdecker, Schornsteinfeger **Polyzyklische aromatische Kohlenwasserstoffe in zahlreichen weiteren Branchen (alphabetisch):** Abbruchbetriebe, Asphaltmischanlagen, Aluminiumindustrie, Bauindustrie, Bootsbau, Böttchereibetriebe, Braunkohlenteer-Raffinerien, Braunkohlenschwelereien, Brikettherstellung, Chemieindustrie, Dachpappenherstellung, Dachdeckerbetriebe, Druckindustrie, Elektrographitindustrie, Feuerungsbau, Feuerfestindustrie, Fischnetzherstellung, Fugenverguss, Gaserzeugung, Gießereiindustrie, Gummiindustrie, Hafenbetriebe, Holzimprägnierung, Hüttenindustrie, Isolierbetriebe, Kfz-Schlosser-Betriebe, Korksteinherstellung, Lackiererreien, Metallindustrie, Mineralölraffinerien, optische Industrie, Parkett- und Holzpflasterverlegung, Räuchereien, Schornsteinfeger, Schuhmacher, Stahlerzeugung, Steinkohlenkokereien, Steinkohlenteerraffinerien, Straßenbau, Textilindustrie

Tab. 6: Berufliche Kanzerogene entsprechend der Liste der Berufskrankheiten *(Forts.)*

Berufskrankheit (Lungenkrebs-erzeugender Arbeitsstoff, BK-Nummer und Legaldefinition	Exposition
BK 4109: bösartige Neubildungen der Atemwege und der Lungen durch Nickel oder seine Verbindungen	• Aufbereitung und Verarbeitung von Nickelerzen zu Nickel oder Nickelverbindungen (auch Arbeiten an nachgeschalteten Staubfiltern) im Bereich der Raffination • elektrolytische Abscheidung von Nickel unter Verwendung unlöslicher Anoden • Herstellen und Verarbeiten von Nickel und Nickelverbindungen in Pulverform • Herstellen nickelhaltiger Akkumulatoren und Magnete • Lichtbogenschweißen mit nickelhaltigen Zusatzwerkstoffen in engen Räumen oder ohne örtliche Absaugung in ungenügend belüfteten Bereichen • Plasmaschneiden von nickelhaltigen Werkstoffen • thermisches Spritzen (Flamm-, Lichtbogen-, Plasmaspritzen) mit nickelhaltigen Spritzzusätzen • Schleifen von Nickel und Legierungen mit erheblichem Nickelgehalt • Elektrogalvanisation (elektrolytisches Vernickeln von z. B. Eisenoberflächen) • Fabrikation von nickelhaltigen Spezialstählen (z. B. Ferronickel) • Plattieren (mechanisches Vernickeln) • Verwendung von feinverteiltem Nickel als großtechnischer Katalysator in der organischen Chemie (z. B. bei der Fetthärtung) • Nickeltetracarbonyl: Herstellung von Nickel nach dem MOND-Verfahren
BK 1103: Erkrankungen durch Chrom oder seine Verbindungen	• Aufschluss von Chromerzen und Herstellung von 6-wertigen Chromverbindungen • Glanz- und Hartverchromung in der Galvanotechnik • Anstricharbeiten mit chromhaltigen Korrosionsschutzmitteln in Spritzverfahren • Brennschneiden, Schweißen und Schleifen von Blechen mit chromhaltigen Anstrichstoffen • Herstellung und Verwendung von Chrom(VI)-Pigmenten, insbesondere Zink- und Bleichromat, in der Lack-, Farben- und Kunststoffindustrie • Verwendung von Chrom(VI)-Oxid und Alkalichromaten, z. B. Lithografie, fotografische Industrie, Textil-, Teppich-, Glas- und keramische Industrie • Herstellung von Feuerwerkskörpern und Zündhölzern sowie von Pflanzenleimen • Holzimprägnierung, Beizen und Reinigen von Metallen, Gerben von Leder • Herstellung und Verwendung von Schneidölen, gefärbten Natronlaugen zum Bleichen von Ölen, Fetten und Wachsen, Oxidationsmitteln • Zement und Bauxit enthalten kleine Mengen 6-wertigen Chroms.

Tab. 6:   Berufliche Kanzerogene entsprechend der Liste der Berufskrankheiten *(Forts.)*

Berufskrankheit (Lungenkrebs-erzeugender Arbeitsstoff, BK-Nummer und Legaldefinition	Exposition
BK 1108: Erkrankungen durch Arsen oder seine Verbindungen	• Verhüttung und Rösten arsenhaltiger Mineralien • Verwendung arsenhaltiger Ausgangsstoffe in der Pharmazie, in der chemischen, keramischen und Glasindustrie • Gerbereien, Kürschnereien (Beizmittel), zoologische Handlungen • Herstellung und Verwendung arsenhaltiger Schädlingsbekämpfungsmittel • Beizen von Metallen mit arsenhaltiger Schwefel- oder Salzsäure und Nassbearbeitung von Erzen, Schlacken oder Metallspeisen • Einwirken von Feuchtigkeit auf Ferrosilicium, das mit Arsen und Phosphiden verunreinigt ist • Arsentrichlorid zum Beizen und Brünieren von Metallen
BK 1110: Erkrankungen durch Beryllium oder seine Verbindungen	• Herstellung hochfeuerfester Geräte und Materialien sowie keramischer Farben • Herstellung von Aluminium-Schweißpulver, Spezialporzellan Glühkörpern, Leuchtstoffen • Kernreaktor- und Raketentechnik • Verarbeiten trockener, staubender Berylliumverbindungen, hauptsächlich das Mahlen und Abpacken, in etwas geringerem Maße das Gewinnen des Berylliums aus seinen Erzen und Zwischenprodukten • Gefährdung auch an Arbeitsplätzen, an denen Beryllium oder seine Verbindungen in Dampfform auftreten
BK 1104: Erkrankungen durch Cadmium oder seine Verbindungen	• als Nebenprodukt bei der Zinkgewinnung • Legierungszusatz beim galvanischen Metallisieren und Akkumulatorenfabrikation • Herstellung von Kontrollstäben in Atomreaktoren, Cadmiumlegierungen • Herstellen von Nickel-Cadmium-Akkumulatoren (Stahlakkumulatoren), Cadmiumfarbstoffen (Cadmiumgelb, Cadmiumrot), Cadmiumüberzügen mittels Elektrolyse • Schweißen, Schmelzen und Schneiden von mit Cadmium überzogenen, legierten sowie verunreinigten Metallen • Goldschmieden
BK 1310: Erkrankungen durch halogenierte Alkyl-, Aryl- oder Alkylaryloxide	• Zwischenprodukte in chemischer Industrie, z. B. für Expoxidharze (Epichlorhydrin) • Chloralkylierungsmittel (Monochlordimethylether, Dichlordiethylether) • Pflanzenschutzmittel (Chlorphenole, Chlorkresole), Desinfizientien (Chlorphenole) • Holzkonservierungsmittel (z. B. Pentachlorphenol) • unerwünschtes Nebenprodukt, z. B. Tetrachlordibenzo-p-dioxin bei der Herstellung von Trichlorphenol, Dichlordimethylether, Monochlordimethylether

Tab. 6: Berufliche Kanzerogene entsprechend der Liste der Berufskrankheiten *(Forts.)*

Berufskrankheit (Lungenkrebserzeugender Arbeitsstoff, BK-Nummer und Legaldefinition	Exposition
BK 1311: Erkrankungen durch halogenierte Alkyl-, Aryl- oder Alkylarylsulfide	• Kampfstoff Schwefellost. Angehörige von Munitionsbergungs- und -beseitigungstrupps: 2,2-Dichlordiethylsulfid auch heute noch gelegentlich als Fundmunition geborgen und vernichtet • gelegentlich Pilzbekämpfungsmittel, Milbenbekämpfungsmittel (halogenierte Aryl- und Alkylarylsulfide)
BK 4116: Lungenkrebs nach langjähriger und intensiver Passivrauchexposition am Arbeitsplatz bei Versicherten, die selbst nie oder maximal bis zu 400 Zigarettenäquivalente aktiv geraucht haben	Als langjährige berufliche Passivrauchexposition gilt eine Expositionsdauer von 40 Jahren. Als intensiv wird eine berufliche Passivrauchexposition angesehen, wenn eine Nikotinkonzentration in der Raumluft von mindestens 50 µg/m³ ermittelt wird. Vornehmlich Gastgewerbe.

Der Übersichtlichkeit halber sind hier nur die jeweiligen Berufskrankheiten und die klassischen zugehörigen Expositionen genannt.

In der Diagnostik unterscheiden sich Lungenkrebserkrankungen durch arbeitsbedingte Noxen weder radiologisch noch histopathologisch von Lungenkrebserkrankungen durch ubiquitäre Noxen bzw. das Rauchen. Bezüglich Besonderheiten der histopathologischen Diagnostik bei Asbest-bedingten (Kraus et al. 2021) und Quarz-bedingten (Baur et al. 2016) Lungenkrebserkrankungen sei auf die jeweilige Leitlinie verwiesen.

2.5 Mit Husten assoziierte auch pneumologische Syndrome mit Arbeitsbezug

Es gibt eine ganze Reihe von Syndromen mit Arbeitsplatzbezug, bei denen schwerpunktmäßig, aber nicht nur, pneumologische Symptome benannt werden. Deren fundierte Abhandlung würde diesen Artikel sprengen, genannt seien daher nur drei quantitativ bedeutsame Syndrome. Weiterführende Literatur ist bei Nowak et al. (2020) zitiert.

2.5.1 Arbeitsassoziiertes „irritable larynx syndrome"

Beim arbeitsassoziierten „irritable larynx syndrome" handelt es sich um eine hyperkinetische Reaktionsbereitschaft des Kehlkopfs als Reaktion auf berufliche Irritantien. Die Symptome sind Dysphonie, Husten, Luftnot und Globusgefühl. Die klinische Diagnose kann schwierig vom Asthma abzugrenzen sein. Die Bestimmung der Hustenschwelle (mittels Capsaicin oder hypertoner Kochsalzlösung) und funktionelle Endoskopie können hilfreich sein. Gastrooesophagealer Reflux kann eine Rolle spielen. Psychologische Faktoren können das Phänomen unterhalten (Anderson 2015, Denton u. Hoy 2020).

2.5.2 Sick Building Syndrom

Der Begriff ist insofern problematisch, als die Gebäudenutzer und nicht das Gebäude Krankheitssymptome äußern. Es wird ein breites Spektrum Gebäude-bezogener unspezifischer Schleimhaut-, Haut-, Atemwegs- und Allgemeinsymptome geäußert. Im Gegensatz dazu umfasst der Begriff der „building-related diseases" klare nosologische Entitäten wie die Gebäude-bezogene Legionellose, exogen-allergische Alveolitis wie das Befeuchterfieber, oder klare toxikologische Expositionsfolgen. In Gebäuden mit Klimaanlagen ist die Symptomatik häufiger, auch wenn hier einschlägige Empfehlungen für Raumluftqualität oft eingehalten werden. Soziale Faktoren (weibliches Geschlecht, niedrige Hierarchieebene, ungünstige Arbeitsatmosphäre) spielen eine Rolle. Ein biopsychosoziales Modell ist angemessen. Verbesserte Belüftung, verbesserte Reinigung und verbesserte Interaktion zwischen Betroffenen und Führungskräften können oft helfen. Frühzeitiges Tätigwerden der verantwortlichen Führungskräfte ist anzuraten.

2.5.3 Symptome durch Druckeremissionen

Laserdruckeremissionen führen zu einer erhöhten Belastung der Innenraumluft mit Nanopartikeln. Unzureichender Luftwechsel scheint zu irritativen Symptomen beizutragen (Gu et al. 2020). Kontrollierte Expositionsstudien (Herbig et al. 2018, Karrasch et al. 2017) ergaben keine Anhaltspunkte für objektiv messbare pathophysiologische Prozesse, die mit den berichteten Beschwerden korrespondierten. Gleichwohl ist unter Präventivaspekten der Einsatz gering emittierender Geräte sinnvoll.

2.5.4 Fume events, Aerotoxisches Syndrom

In Flugzeugen sind „fume and smell events" besorgniserregende Zwischenfälle, besonders während Start und Landung. Sie gehen mit Geruchsereignissen („alte Socken") und teilweise sichtbarem Rauch einher. Das sogenannte aerotoxische Syndrom beinhaltet HNO- und respiratorische sowie neurologische Symptome, Hauterscheinungen und Übelkeit. Toxikologische Untersuchungen fokussieren auf Trikresylphosphat. Biomonitoring-Untersuchungen erlauben keine eindeutige Zuordnung einer Noxe. Der molekulare/biochemische Mechanismus ist nach wie vor unklar.

Literatur

Anderson JA (2015). Work-associated irritable larynx syndrome. Curr Opin Allergy Clin Immunol 15: 150–155

Baur X, Heger M, Bohle RM, Hering KG, Hofmann-Preiß K, Nowak D, Tannapfel A, Teschler H, Voshaar T, Kraus T (2016). Diagnostik und Begutachtung der Berufskrankheit Nr. 4101 Quarzstaublungenerkrankung (Silikose) der Berufskrankheitenverordnung. https://www.awmf.org/uploads/tx_szleitlinien/020-010l_S2k_Diagnostik-Begutachtung-Quarzstaublungenerkrankung-Silikose_2016-12.pdf (Zugriff: 31.5.2021)

Blanc PD, Annesi-Maesano I, Balmes JR, Cummings KJ, Fishwick D, Miedinger D, Murgia N, Naidoo RN, Reynolds CJ, Sigsgaard T, Torén K, Vinnikov D, Redlich CA (2019). The occupational burden of non-malignant respiratory diseases – An Official American Thoracic Society and European Respiratory Society Statement. Am J Respir Crit Care Med 199: 1312–1334

Buhl R, Bals R, Baur X, Berdel D, Criée C-P, Gappa M, Gillissen A, Greulich T, Haidl P, Hamelmann E, Kardos P, Kenn K, Klimek L, Korn S, Lommatzsch M, Magnussen H, Nicolai T, Nowak D, Pfaar O, Rabe KF, Riedler J, Ritz T, Schultz K, Schuster A, Spindler T, Taube RC, Taube K, Vogelmeier C, von Leupold A, Wantke F, Weise S, Wildhaber J, Worth H, Zacharasiewicz A (2017). S2k-Leitlinie zur Diagnostik und Therapie von Patienten mit Asthma. Pneumologie 71: 849–919

De Matteis S, Heederik D, Burdorf A, Colosio C, Cullinan P, Henneberger PK, Olsson A, Raynal A, Rooijackers J, Santonen T, Sastre J, Schlünssen V, van Tongeren M, Sigsgaard T on behalf of the European Respiratory Society Environment and Health Committee (2017). Current and new challenges in occupational lung diseases. Eur Respir Rev 26: 170080

Denton E, Hoy R (2020). Occupational aspects of irritable larynx syndrome. Curr Opin Allergy Clin Immunol 20: 90–95

Deutsche Gesellschaft für Allgemeinmedizin und Familienmedizin (2014) Husten. DEGAM-Leitlinie Nr. 11. https://www.awmf.org/uploads/tx_szleitlinien/053-013l_S3_Husten_2014-02-abgelaufen.pdf (Zugriff: 11.6.2021)

Deutsche Gesellschaft für Pneumologie und Beatmungsmedizin (2020). S2k-Leitlinie der Deutschen Gesellschaft für Pneumologie und Beatmungsmedizin zur Diagnostik und Therapie von erwachsenen Patienten mit Husten. https://www.awmf.org/uploads/tx_szleitlinien/020-003l_S2k_Diagnostik-Therapie-erwachsene-Patienten-mit-Husten_2019-12.pdf (Zugriff: 11.6.2021)

Ebihara S, Ebihara T, Kanezaki M, Gui P, Yamasaki M, Arai H, Kohzuki M (2011). Aging deteriorated perception of urge-to-cough without changing cough reflex threshold to citric acid in female never-smokers. Cough 2011; 7: 3

Everett C, Kastelik J, Thompson R, Morice AH (2007). Chronic persistent cough in the community: a questionnaire survey. Cough; 3: 5

Gu J, Karrasch S, Salthammer T (2020). Review of the characteristics and possible health effects of particles emitted from laser printing devices. Indoor Air 30: 396-421

Hansell DM, Bankier AA, MacMahon H et al. (2008). Fleischner Society: glossary of terms for thoracic imaging. Radiology 246: 697–722

Herbig B, Jörres RA, Schierl R, Simon M, Langner J, Seeger S, Nowak D, Karrasch S (2018). Psychological and cognitive effects of laser printer emissions: A controlled exposure study. Indoor Air 28: 112–124

Hering K, Hofmann-Preiß K (2014). Pneumokoniosen erkennen und klassifizieren. Radiologe 54: 1189–1198

Hering K, Hofmann-Preiß K, Kraus T (2014). Update: Standardisierte CT-/HRCT-Klassifikation der Bundesrepublik Deutschland für arbeits- und umweltbedingte Thoraxerkrankungen. Radiologe 54: 363–384

Hoy RF, Chambers DC (2020) Silica-related diseases in the modern world. Allergy 75: 2805–2817

Hubbs AF, Kreiss K, Cummings KJ, Fluharty KL, O'Connell R, Cole A, Dodd TM, Clingerman SM, Flesher JR, Lee R, Pagel S, Battelli LA, Cumpston A, Jackson M, Kashon M, Orandle MS, Fedan JS, Sriram K (2019). Flavorings-related lung disease: A brief review and new mechanistic data. Toxicol Pathol 47: 1012–1026

Janson C, Chinn S, Jarvis D, Burney P (2001) Determinants of cough in young adults participating in the European Community Respiratory Health Survey. Eur Respir J 18: 647–654

Kanezaki M, Ebihara S, Nikkuni E, Gui P, Suda C, Ebihara T, Yamasaki M, Kohzuki M (2010) Perception of urge-to-cough and dyspnea in healthy smokers with decreased cough reflex sensitivity. Cough 6: 1

Karrasch S, Simon M, Herbig B, Langner J, Seeger S, Kronseder A, Peters S, Dietrich-Gümperlein G, Schierl R, Nowak D, Jörres RA (2017) Health effects of laser printer emissions: a controlled exposure study. Indoor Air 27: 753–765

Kauffmann F, Varraso R (2011) The epidemiology of cough. Pulm Pharmacol Ther 24: 289–294

Kern DG, Crausman RS (2020) Flock worker's lung. Uptodate https://www.uptodate.com/contents/flock-workers-lung?search=flock%20worker's%20lung&source=search_result&selectedTitle=1~5&usage_type=default&display_rank=1 (Zugriff: 28.12.2020)

Koschel D, Nowak D, Seidenberg J. Exogen-allergische Alveolitis (2018). In: Klimek L, Vogelberg C, Werfel T (Hrsg.) Weißbuch Allergologie in Deutschland. Springer Verlag, Berlin Heidelberg

Kraus T, Teschler H, Baur X, Alberty J, Bocks S, Bohle R, Duell M, Hämäläinen N, Heger M, Heise B, Hofmann-Preiss K, Kenn K, Koczulla R, Nothacker M, Nowak D, Özbek I, Palfner S, Rehbock B, Schneider J, Tannapfel A (2020). Diagnostik und Begutachtung asbestbedingter Berufskrankheiten. Interdisziplinäre S2k-Leitlinie der Deutschen Gesellschaft für Pneumologie und Beatmungsmedizin e.V. und der Deutschen Gesellschaft für Arbeitsmedizin und Umweltmedizin e.V. https://www.awmf.org/leitlinien/detail/ll/002-038.html (Zugriff: 31.5.2021)

Kreuter M, Ochmann U, Koschel D, Behr J, Bonellas F, Claussen M, Costabel U, Jungmann S, Kolb M, Nowak D, Petermann F, Pfeifer M, Polke M, Prasse A, Schreiber J, Waelscher J, Wirtz H, Kirsten, D. (2018) Patientenfragebogen zur Erfassung der Ursachen interstitieller und seltener Lungenerkrankungen Pneumologie 72: 446–457

Kumar A, Cummings KJ. Pulmonary alveolar proteinosis secondary to occupational exposure (2021). Current Pulmonology Reports 10: 30–39

Lacourt A, Gramond C, Rolland P, Ducamp S, Audignon S, Astoul P, Chamming's S, Gilg Soit Ilg A, Rinaldo M, Raherison C, Galateau-Salle F, Imbernon E, Pairon JC, Goldberg M, Brochard P (2014). Occupational and non-occupational attributable risk of asbestos exposure for malignant pleural mesothelioma. Thorax 69: 532–539

Leitlinie Lungenkarzinom (2018). https://www.awmf.org/leitlinien/detail/ll/020-007OL.html

Lemiere C, Nguyen S, Sava F, D'Alpaos V, Huaux F, Vandenplas O (2014). Occupational asthma phenotypes identified by increased fractional exhaled nitric oxide after exposure to causal agents. J Allergy Clin Immunol 134: 1063–1067

Moscato G, Pala G, Cullinan P, Folletti I, Gerth van Wijk R, Pignatti P, Quirce S, Sastre J, Toskala E, Vandenplas O, Walusiak-Skorupa J, Malo J-L (2014). EAACI Position Paper on assessment of cough in the workplace. Allergy 69: 292–304

Müller-Lisse UG (2016). Grundlagen der Röntgendiagnostik des Thorax mit CT-Korrelation einzelner Fälle. Kapitel 1.11 in: Pneumologie – Lehrbuch für Atmungstherapeuten. Esche B, Geiseler J, Karg O (Hrsg.). Deutsche Gesellschaft für Pneumologie und Beatmungsmedizin, Berlin: S. 107–121

Nienhaus A, Brandenburg S, Teschler H (Hrsg.) (2017) Tuberkulose als Berufskrankheit. Ein Leitfaden zur Begutachtung und Vorsorge. 4. Auflage. ecomed Medizin, Landsberg

Nowak D (2002). Chemosensory irritation and the lung. Int Arch Occup Environ Health 75: 326–331

Nowak D, Huber RM (2020). Berufliche Risikofaktoren, Berufskrankheit, arbeitsmedizinische Begutachtung. In: Tumorzentrum München (Hrsg.): Manual Tumoren der Lunge und des Mediastinums. 12. Auflage, 396–425

Nowak D, Ochmann U (2018). Arbeitsmedizin – Das Wichtigste für Ärzte aller Fachrichtungen. Elsevier Verlag, München

Nowak D, Ochmann U (2021). Arbeitsmedizinische Aspekte in der Pneumologie. In: Kroegel C, Costabel U (Hrsg.), Klinische Pneumologie. 2. Auflage. Thieme Verlag, Stuttgart

Nowak D, Ochmann U, Brandenburg S, Nienhaus A, Woltjen M (2021). COVID-19 als Berufskrankheit oder Arbeitsunfall: Überlegungen zu Versicherungsschutz und Meldepflicht in der gesetzlichen Unfallversicherung. DMW 146: 198–204

Nowak D, Ochmann U, Müller-Lisse U (2021). Arbeitsbedingte Lungen- und Atemwegserkrankungen. In: Seltene Lungenerkrankungen, Kreuter M, Costabel U, Herth F, Kirsten D (Hrsg.). Springer Verlag, Berlin Heidelberg (im Druck)

Nowak D, Ochmann U, Müller-Lisse U (2021). Berufskrankheiten der Atemwege und der Lunge. Internist

Nowak D, Rakete S, Suojalehto H (2020) Indoor environment. In: Feary J, Suojalehto H, Cullinan H (Eds.) Occupational and environmental lung disease. European Respiratory Society Monograph 89: 317–334

Ochmann U, Nowak D (2017). Berufsbedingtes Asthma. Der Pneumologe 12: 164–173

Porru S, Carta A, Toninelli E, Bozzola G, Arici C (2016). Reducing the underreporting of lung cancer attributable to occupation: outcomes from a hospital-based systematic search in Northern Italy. Int Arch Occup Environ Health 89: 981–999

Pralong JA, Lemière C, Rochat T, L'Archevêque J, Labrecque M, Cartier A (2016). Predictive value of nonspecific bronchial responsiveness in occupational asthma. J Allergy Clin Immunol 137: 412–416.

Preisser A (2015) Chronische obstruktive Atemwegserkrankung als Berufskrankheit. Pneumologe 12: 300–307

Preisser AM, Koschel D, Merget R, Nowak D, Raulf M, Heidrich J, DGAUM (Deutsche Gesellschaft für Arbeitsmedizin und Klinische Umweltmedizin), DGP (Deutsche Gesellschaft für Pneumologie und Beatmungsmedizin und DGAKI (Deutsche Gesellschaft für Allergologie und Klinische Immunologie) (2021): Leitlinie Arbeitsplatzbezogener Inhalationstest. https://www.awmf.org/leitlinien/detail/ll/002-026.html

Quirce S, Vandenplas O, Campo P, et al. (2016). Occupational hypersensitivity pneumonitis: an EAACI position paper. Allergy 71: 765–779

Reynolds C, Feary J, Cullinan P (2020) Occupational contributions to interstitial lung disease. Clin Chest Med 41: 697–707

Sandage MJ, Ostalt ES, Allison LH, Cutchin GM, Morton ME, Odom SC (2021). Irritant-induced chronic cough triggers: A scoping review and clinical checklist. Am J Speech-Language Pathology 30: 1261–1292

Sennekamp J, Müller–Wening D, Amthor M, Baur X, Bergmann K-Ch, Costabel U, Kirsten D, Koschel D, Kroidl R, Liebetrau G, Nowak D, Schreiber J, Vogelmeier C (2007). Empfehlungen zur Diagnostik der exogen–allergischen Alveolitis. Arbeitsgemeinschaft Exogen–Allergische Alveolitis der Deutschen Gesellschaft für Pneumologie und Beatmungsmedizin e.V. (DGP) und der Deutschen Gesellschaft für Allergologie und Klinische Immunologie (DGAKI). Pneumologie 61: 52–56

Sigsgaard T, Heederik D (Hrsg) (2010). Occupational asthma. Basel: Birkhäuser Verlag.

Song WJ, Chang YS, Faruqi S, Kim JY, Kang MG, Kim S, Jo EJ, Kim MH, Plevkova J, Park HW, Cho SH, Morice AH (2015) The global epidemiology of chronic cough in adults: a systematic review and meta-analysis. Eur Respir J 45: 1479–1481

Tarlo S, Altman KW, French CT, Diekemper RL, Irwin RS (2016 a). Evaluation of occupational and environmental factors in the assessment of chronic cough in adults. Chest 149: 143–160

Tarlo S, Altman KW, Oppenheimer J, Kaiser Lim K, Vertigan A, Prezant D, Irwin RS, on behalf of the CHEST Expert Cough Panel (2016 b). Occupational and environmental contribution to chronic cough in adults. Chest 150: 894–907

Ulmer WT, Barth J, Hoffarth HP, Höltmann B, Schött D, Sieveking CF (1987). Husten. Ätiologie – Pathophysiologie – Klinik – Differentialdiagnose – Epidemiologie – Therapie. Kohlhammer Verlag, Stuttgart

Van Kampen V, Brüning T, Merget R (2019). Serial fractional exhaled nitric oxide measurements off and at work in the diagnosis of occupational asthma. Am J Ind Med 62: 663–671

Vandenplas O, Suojalehto H, Aasen TB, Baur X, Burge PS, de Blay F, Fishwick D, Hoyle J, Maestrelli P, Muñoz X, Moscato G, Sastre J, Sigsgaard T, Suuronen K, Walusiak-Skorupa J, Cullinan P; ERS Task Force on Specific Inhalation Challenges with Occupational Agents (2014). Specific inhalation challenge in the diagnosis of occupational asthma: consensus statement. Eur Respir J 43: 1573–1587

Vandenplas O, Suojalehto H, Cullinan P (2017). Diagnosing occupational asthma. Clin Exp Allergy 47: 6–18

Vogelmeier C, Buhl R, Burghuber O, Criée CP, Ewig S, Godnic-Cvar J, Hartl S, Herth F, Kardos P, Kenn K, Nowak D, Rabe KF, Studnicka M, Watz H, Welte T, Windisch W, Worth H (2018) Leitlinie zur Diagnostik und Therapie von Patienten mit chronisch obstruktiver Bronchitis und Lungenemphysem (COPD). Pneumologie 72: 253–308

Wicker S, Behrens P, Gottschalk R (2021). COVID-19 – die arbeitsmedizinische Sicht und die Sicht des Öffentlichen Gesundheitsdienstes. Internist 62: 899–905

Wormanns D, Hamer OW (2015). Glossar thoraxradiologischer Begriffe entsprechend der Terminologie der Fleischner Society. RoeFo Fortschr Röntgenstr 187: 638–661

Yang M, Wang D, Gan S, Fan L, Cheng M, Yu L, Wang B, Li W, Ma J, Zhou M, Chen W (2020). Increasing incidence of asbestosis worldwide, 1990–2017: results from the Global Burden of Disease study 2017. Thorax 75: 798–800

2 Dyspnoe

PETER DEIBERT UND DAIANA STOLZ

Zusammenfassung

Dyspnoe bezeichnet das Gefühl der Atemnot und ist in der Praxis häufig anzutreffen. Die Ursachen können vielfältig sein und sind durch eine gute Anamnese und klinische Untersuchung einzugrenzen. Eine akut aufgetretene Dyspnoe ist immer als Notfall einzustufen und bedarf umgehender Abklärung, da ihr potenziell lebensbedrohliche Ursachen wie beispielsweise Lungenembolie oder Herzinfarkt zugrunde liegen können.

Bei einer chronischen Dyspnoe ist die Differenzialdiagnose weit und umfasst pulmonale, kardiale, vaskuläre, muskuloskelettale oder auch psychische Erkrankungen.

1 Allgemeiner Teil

1.1 Definition

Dyspnoe beschreibt vereinfacht eine subjektiv unnormale unangenehme Wahrnehmung der Atmung. Die American Thoracic Society hat die Definition wie folgt vorgenommen: Dyspnoe ist ein Begriff für die Beschreibung der subjektiven Wahrnehmung von Atembeschwerden, die sich zusammensetzt aus qualitativ verschiedenen Empfindungen unterschiedlicher Intensität. Die Wahrnehmung hängt von Interaktionen zwischen verschiedenen physiologischen, psychologischen, sozialen und Umgebungsfaktoren ab und kann zu sekundären physiologischen Antworten und Verhaltensänderungen führen (Parshall et al. 2012).

1.2 Epidemiologie

Dyspnoe ist ein häufiges Symptom. In der hausärztlichen Sprechstunde gibt jeder 10. Patient Luftnot beim Gehen in der Ebene an, ca. 25 % klagen über Dyspnoe beim Treppensteigen. In der Notaufnahme klagen 2,7–9 % der Patienten über Dyspnoe (Takagi et al. 2020). Bei unterschiedlichen bevölkerungsbasierten Querschnittstudien in verschiedenen Ländern gaben ca. 15 % der Befragten Luftnot bei Belastung an. Als führende Ursache der chronischen Dyspnoe (länger bestehend als 4 Wochen) wird die chronisch-obstruktive Lungenerkrankung (COPD) angesehen. Diese weist eine globale Prävalenz von 11,7 % auf, in einer deutschen Registerstudie berichteten 83 % der Patienten über eine Belastungsdyspnoe und 18 % über eine Dyspnoe bereits in Ruhe (Worth et al. 2016, Halpin et al. 2021).

1.3 Pathophysiologie

Eine Atemnot kann durch unterschiedliche Pathomechanismen bedingt sein. Afferente Signale des respiratorischen Systems können das zentrale Nervensystem (Hirnstamm und/oder Cortex) über periphere Chemorezeptoren im Glomus caroticum oder Aortenbogen und zentrale Chemorezeptoren in der Medulla oblongata beeinflussen. Diese reagieren auf Hypoxämie, Hyperkapnie oder pH-Verschiebungen und können das Gefühl eines „Lufthungers" initiieren. Darüber hinaus können Mechanorezeptoren in den oberen Atemwegen, der Lunge (u.a. Dehnungsrezeptoren, perikapillär liegende J-Rezeptoren und vagale C-Fasern im Lungenparenchym) sowie der Thoraxwand (Dehnungssensoren in Muskeln und Sehnenorganen) afferente Signale senden. Sie reagieren bei erhöhter Atemarbeit, die aufgrund eines erhöhten Atemwegswiderstands (z.B. bei Asthma oder COPD) oder verminderter Dehnbarkeit der Lunge oder der Thoraxwand entsteht (z.B. Lungenfibrose oder Kyphoskoliose). Weitere afferente Signale können aus den Sensoren in den Gefäßen des Lungenstrombettes oder der Skelettmuskulatur stammen, wobei erstere Änderungen des pulmonalen Druckes wahrnehmen, letztere wohl eher Änderungen des biochemischen Milieus.

Efferente Signale werden vom Zentralnervensystem (Motorkortex und Hirnstamm) an die Atemmuskulatur aber auch an den sensorischen Kortex gesendet. Vermutlich geben sie dabei die Empfindung der Atemanstrengung (oder der „Atemarbeit") weiter und vielleicht auch die Wahrnehmung des „Lufthungers", insbesondere als Reaktion auf eine erhöhte Atemarbeit bei Krankheiten wie der COPD.

Der Regelkreis der Atemregulation ermöglicht eine Rückkopplung der Atemleistung an die jeweiligen metabolischen Erfordernisse, aber auch das Auslösen von Atemschutzreflexen (Husten, Niesen) oder die Anpassung der Atmung an das Schlucken oder Erbrechen.

Darüber hinaus können Furcht oder Angst das Gefühl der Dyspnoe verstärken, indem sie die zugrundeliegende physiologische Störung weiter durch eine erhöhte Atemfrequenz oder ein gestörtes Atemmuster verstärken. Die unterschiedlichen Steuerungsmodule zur Entstehung der Dyspnoe haben sich in den letzten Jahren zu einem multidimensionalen Modell der Dyspnoe entwickelt.

1.4 Objektivierung und Graduierung der Dyspnoe

Die Beschreibung der Symptome und deren Wahrnehmung unterliegen starken subjektiven Schwankungen, daher ist die Objektivierung schwierig und bisher nicht mit allgemein akzeptierten Tools möglich. Es existieren unterschiedliche Verfahren zur Einschätzung der Intensität (zum Beispiel visuelle Analogskala, Lickert-Skala, Borg-Skala) bis hin zu strukturierten Fragebögen, wie sie die GOLD 2021 Kriterien bezüglich der COPD empfehlen (Modified Medical Research Council Dyspnoe Scale MMRC). Die MMRC-Skala, die in unterschiedlichen Modifikationen verwendet wird, differenziert die Dyspnoe mittels 4 Stufen *(Tab. 1)* (Fletcher et al. 1959, GOLD Reports 2021).

Tab. 1: Graduierung pulmonaler Dyspnoe nach den modifizierten Vorschlägen des Medical Research Council (MRC)

Grad	Beschreibung
0	„Ich habe nie Atemnot, außer bei starker Anstrengung"
1	„Ich habe Atemnot beim schnellen Gehen oder beim Bergaufgehen mit leichter Steigung"
2	„Ich gehe beim Gehen in der Ebene langamer als Gleichaltrige oder benötige bei selbst gewählter Geschwindigkeit Pausen"
3	„Ich benötige eine Pause wegen Atemnot beim Gehen in der Ebene nach 100 m oder wenigen Minuten"
4	„Ich bin zu kurzatmig, um das Haus zu verlassen oder mich an- oder auszuziehen"

Dyspnoe kann innerhalb von Sekunden bis Minuten auftreten, kurz oder lange anhalten, oder auch schnell wieder verschwinden. Eine akut auftretende Dyspnoe tritt entweder anfallsweise oder als isoliertes Ereignis auf und wird bei Erstmanifestation oft als bedrohlich wahrgenommen. Daher geht das Ereignis oft mit emotionalen Faktoren einher (Panik, Angst, Erstickungsgefühl) und kann dabei aber auch durch eine ängstliche Erwartungshaltung weiter unterhalten bzw. ausgelöst werden. In der akuten Situation gilt es, die Bedrohlichkeit einerseits einzuschätzen und ggf. Notfallmaßnahmen einzuleiten, aber auch die auslösende Situation gut abzuschätzen, um richtungsweisende diagnostische Maßnahmen initiieren zu können. Die Einschätzung der vitalen Bedrohung steht dabei an erster Stelle. Zur Einteilung der Symptomatik gibt *Tabelle 2* eine Hilfestellung.

Tab. 2: Einteilung der Symptomatik (modifiziert nach Berliner et al. 2016)

zeitlich	• akutes Auftreten vs. chronisch • akute Verschlechterung einer vorbestehenden Symptomatik • intermittierend vs. permanent • anfallsweise , ggf. in zeitlichem Zusammenhang mit anderen Ereignissen/Situationen
situativ	• in Ruhe • bei körperlicher Anstrengung • bei psychischer Belastung • in manchen Körperpositionen (Orthopnoe, Platypnoe) • bei spezieller Exposition (Kontakt zu Allergenen, toxischen Substanzen)
ursächlich	• Pathologie im Bereich des respiratorischen Systems (Atemsteuerung, Atemwege, Gasaustausch, Gastransport) • Pathologie im Bereich des kardiovaskulären Systems (Herzinsuffizienz, intrakardialer Shunt, Rhythmusstörungen, pulmonale Hypertonie) • gemischt kardial-pulmonale Ursachen • weitere Ursachen (Anämie, Schilddrüsenerkrankung, muskuloskelettale Erkrankungen, muskuläre Dekonditionierung) • psychische Ursachen

1.5 Anamnese und Untersuchungsbefund

Durch den subjektiven Eindruck und wenige gezielte Fragen muss geklärt werden, ob es sich um einen akuten, bedrohlichen Zustand handelt oder eine Situation, die ambulant beherrscht werden kann. Dabei geben Aspekt und Zustand des Patienten wesentliche Hinweise: Verwirrtheit, ausgeprägte Zyanose, Sprechdyspnoe und respiratorische Erschöpfung weisen auf eine kritische Situation hin. Hierbei müssen gezielte Fragen bei akuter Dyspnoe die Differenzialdiagnose zu Lungenarterienembolie, Herzinfarkt und Pneumothorax klären und die parallele Bestimmung der Vitalparameter (Blutdruck, Herzfrequenz, Sauerstoffsättigung, Atemfrequenz) ist obligat.

Ein stechender Schmerz kann ein Hinweis auf einen Pneumothorax sein, zumal bei vorhergehender transthorakaler Punktion oder bronchoskopischer Biopsie oder Anlage eines zentralen Venenkatheters. Eine plötzliche Dyspnoe mit Hämoptyse, atemabhängigen Thoraxschmerzen, evtl. begleitet von Schwindel oder Kollapsneigung, kann ein Hinweis auf eine Lungenarterienembolie sein. Gelegentlich sind ähnliche Ereignisse schon mehrfach aufgetreten. Der Beginn der Beschwerden nach einem Essen in Verbindung mit Husten kann ein Hinweis auf eine Aspiration sein. Periorales oder akrales Kribbeln bis hin zu Parästhesien und Verkrampfung in den Fingern können auf eine Hyperventilation hindeuten. Eine Schwellung der Lippen oder Zunge tritt im Rahmen eines Quincke-Ödems auf. Weitere Symptomkonstellationen zur Differenzialdiagnose sind in *Tabelle 3* zusammengefasst.

Tab. 3: Differenzialdiagnose Dyspnoe (modifziert nach Ewert u. Gläser 2015)

allge-mein	Abgeschlagenheit, allgemeine Schwäche, Leistungsintoleranz, Muskelschwäche	Anämie, Kollagenosen, maligne Erkrankungen, z.B. Bronchialkarzinom, neuromuskuläre Erkrankungen
	Bewusstseinsstörung	psychogene Hyperventilation, zerebrale oder metabolische Störungen, Pneumonie
	Blässe, graues Hautkolorit	Anämie, Raucheranamnese (COPD), Niereninsuffizienz (Anämie, Überwässerung)
	Heiserkeit	Erkrankungen der Glottis oder der Trachea, Rekurrensparese
	Schwindel, Synkopen	Vitien (z.B. Aortenklappenstenose), hypertrophe und dilatative Kardiomyopathien, ausgeprägte Anämie, Angststörung, Hyperventilation
	vegetative Symptome (Zittern, Kaltschweißigkeit etc.)	respiratorische Insuffizienz, Angststörungen, akuter Myokardinfarkt, metabolische Entgleisung
	Fieber	pulmonale Infekte, z.B. Pneumonie oder akute Bronchitis, exogen allergische Alveolitis, thyreotoxische Krise
	Husten	unspezifisch, vor allem bei Atemwegserkrankungen und interstitiellen Lungenerkrankungen
	Urtikaria	Angioödem
	Zyanose	respiratorische Insuffizienz (akut) Herzfehler mit Rechts-links-Shunt, Eisenmenger-Syndrom (chronisch)
	Schmerzen • atemunabhängig	Myokardinfarkt, Aortenaneurysma, Roemheld-Syndrom, Nieren- oder Gallenkolik, akute Gastritis
	• atemabhängig	Pneumothorax, Pleuritis/Pleuropneumonie, Lungenembolie
	Hirnstammsymptome, neurologische Ausfallerscheinungen	Hirntumoren, zerebrale Blutung, zerebrale Vaskulitis, Enzephalitis

Tab. 3: Differenzialdiagnose Dyspnoe (modifziert nach Ewert u. Gläser 2015) *(Forts.)*

Atem-wege	Atemgeräusche vermindert oder fehlend	COPD, schweres Asthma, (Spannungs-) Pneumothorax, Pleuraerguss, Hämatothorax
	Einsatz der Atemhilfsmuskulatur	Lungenversagen/akutes Lungenversagen, schwere chronische obstruktive Lungenerkrankung, schweres Asthma
	Giemen	(exazerbiertes) Asthma bronchiale, chronische obstruktive Lungenerkrankung, akut dekompensierte Herzinsuffizienz, Fremdkörper
	Rasselgeräusche	Pneumonie, akut dekompensierte Herzinsuffizienz, akutes Lungenversagen
	Hämoptoe	Bronchialkarzinom, Lungenembolie, Bronchiektasen, chronische Bronchitis, Tuberkulose
	Hyperventilation	Azidose, Sepsis, Salicylatvergiftung, Angst, psychogen
	Belastungsabhängige Luftnot, intermittierend-variabel	Asthma bronchiale
	Orthopnoe	akute Herzinsuffizienz, toxisches Lungenödem
	Platypnoe	hepatopulmonales Syndrom, intrapulmonale Shunts
	Stridor • inspiratorisch	Krupp, Fremdkörper, bakterielle Tracheitis
	• exspiratorisch/kombiniert	Fremdkörper, Epiglottitis, Angioödem, vocal chord dysfunction
kardio-vaskulär	Bradykardie	SA-/AV-Blockierungen, Überdosierung bradykardisierender Medikamente
	Halsvenenstauung • mit pulmonalen Rasselge-räuschen	akut dekompensierte Herzinsuffizienz, akutes Lungen-versagen
	• ohne auskultatorischen Lungenbefund	Perikardtamponade, Lungenarterienembolie
	hepatojugulärer Reflux	akut dekompensierte Herzinsuffizienz
	Herzgeräusch	Herzklappenvitium
	Ödeme	Herzinsuffizienz
	pathologische Kreislaufsituation • hyperton	hypertensive Krise, Panikattacke, akutes Koronarsyndrom
	• hypoton	Herzinsuffizienz mit Vorwärtsversagen, metabolische Störun-gen, septische Zustände, Lungenarterienembolie
	Pulsus paradoxus	Rechtsherzversagen, Lungenarterienembolie, kardiogener Schock, Perikardtamponade, exazerbiertes Asthma bronchiale

1.6 Diagnostik

Neben der Erfassung der Vitalparameter sind diagnostische Tests und technische Untersuchungen erforderlich, um die Ursache der Dyspnoe rasch einzugrenzen. Eine Verzögerung der korrekten Diagnose geht mit einer erhöhten Mortalität einher (Ray et al. 2006).

1.6.1 Elektrokardiographie

Die Ableitung eines 12-Kanal-EKGs ist obligatorisch. Hierdurch sind kardiale Ursachen oft schon abgrenzbar, wie z.B. eine Linksherzdekompensation durch Tachyarrhythmia absoluta oder Herzinfarkt. Bei nicht eindeutig pathologischem EKG darf eine Nicht-ST-Hebungsgefahr nicht als ausgeschlossen gelten! Weiterhin kann das EKG Hinweise auf eine strukturelle Herzerkrankung oder auch chronische Links- oder Rechtsherzbelastung geben.

1.6.2 Blutgasanalyse

Die Blutgasanalyse ist vor Ort im Gegensatz zum Pulsoxymeter zur Bestimmung der Sauerstoffsättigung in der Regel nicht vorhanden und gehört mit zur ersten diagnostischen Maßnahme in der Notaufnahme. Ein Anstieg des pCO_2 weist auf eine primäre Ventilationsstörung (Restriktion oder Obstruktion) hin. Störungen der Diffusion, wie z.B. bei Pneumonie, interstitieller Lungenerkrankung oder Lungenödem oder eine kompromittierte Perfusion (Lungenembolie) verringern zunächst den pO_2. Die entsprechenden metabolischen Kompensationsmaßnahmen zeigen sich im pH, Basenüberschuss und Standardbicarbonat.

Ein entsprechend reduzierter pO_2 und erhöhter pCO_2, vor allem bei einer Azidose (pH-Wert des Blutes < 7,35), bestimmen die Beatmungspflichtigkeit.

1.6.3 Biomarker

Natriuretische Peptide

Die Messung des brain natriuretic peptide (BNP) bzw. seiner biologischen Vorstufe, des N-terminalen pro-BNP gehört heute zur notfallmäßigen Standarduntersuchung bei akuter Dyspnoe. Es wird von den Myozyten des linken Vorhofs bei Volumenbelastung gebildet und erhöht die Diurese. Zu beachten ist dabei, dass die Grenzwerte altersabhängig sind und bei Niereninsuffizienz falsch-hohe Werte zu erwarten sind. Die Aussagekraft des pro-BNP bezieht sich daher auf die Volumenüberladung des linken Ventrikels, zumeist bei einer Herzinsuffizienz. Es kann zum Ausschluss einer Herzinsuffizienz dienen, der negativ-prädiktive Wert wird dabei mit 0,94–0,98 angegeben (McDonagh et al. 2021). Positive Befunde sind ebenfalls mit allen Formen der Herzbelastung (COPD mit Cor pulmonale, pulmonale Hypertonie, Überwässerung) assoziiert.

Troponine

Die Bestimmung des kardialen Troponins (Troponin T) ist beim akuten Koronarsyndrom ein wichtiges Kriterium. Mit hoher Sicherheit kann eine myokardiale Ischämie ausgeschlossen werden, wobei die Troponin-Werte bereits 1 Stunde nach Symptombeginn steigen (bei hochsensitiver Messung). Der positive prädiktive Wert von Troponin bei wiederholter Bestimmung wird mit 75–80 % angegeben. POCT-Testungen weisen dabei eine niedrigere Sensitivität auf (Collet et al. 2021). Erhöhte Werte kommen im Rahmen von COPD-Exazerbationen häufig vor und sind hier prognostisch mitbestimmend (Høiseth et al. 2011).

D-Dimere

Der Spiegel der D-Dimere ist bei einer akuten Thrombose aufgrund der gleichzeitigen Aktivierung der Koagulation und Fibrinolyse erhöht. Der negative prädiktive Wert der D-Dimer-Testung ist hoch, und ein normaler D-Dimer-Spiegel macht eine Lungenembolie oder tiefe Beinvenenthrombose unwahrscheinlich. Auf der anderen Seite ist der positive Vorhersagewert gering, und eine Testung zur Untermauerung des Verdachts auf eine Lungenembolie nicht sinnvoll (Konstantinides et al. 2020). D-Dimere sind unspezifisch bei allen Formen von entzündlichen Erkrankungen, bei Malignomen, bei hospitalisierten Patienten und während der Schwangerschaft erhöht. Auch hier haben POCT-Systeme eine niedrigere Sensitivität und einen negativen Vorhersagewert im Vergleich zu Laboranalysesystemen.

1.6.4 Röntgenaufnahme des Thorax

Die Röntgenaufnahme des Thorax ist ein Standardverfahren zur Abklärung der Dyspnoe. Sie soll im Röntgenbild erkennbare Ursachen aufdecken und Anlass zu einer gezielten weiteren Diagnostik geben. Dabei ist es wichtig, durch Anamnese und Befund bereits eine gewisse Vortestwahrscheinlichkeit zu erzielen. Im Idealfall wird eine Aufnahme im Stehen in zwei Ebenen durchgeführt. Hierbei können Herzgröße und -konfiguration, Stauungszeichen und Veränderungen des Lungenparenchyms erkennbar werden. Bei kritisch Kranken kann häufig nur eine Aufnahme im Sitzen oder Liegen durchgeführt werden, was die Aussagekraft der Untersuchung schmälert. Allein für die Diagnose einer Lungenembolie ist die Röntgenaufnahme der Lunge entbehrlich und wird auch nicht in den ESC-Leitlinien erwähnt (Konstantinides et al. 2020).

1.6.5 Computertomographie des Thorax

Als Alternative zur Röntgenaufnahme des Thorax kann die Computertomographie als genauere Methode zur Darstellung der Thoraxstrukturen in Betracht gezogen werden. Die Computertomographie des Thorax scheint für die Diagnose der ambulant erworbenen Pneumonie sensitiver zu sein als das konventionelle Röntgenbild. Dementsprechend führte diese Untersuchung bei 50 % der Fälle von Atemwegsbeschwerden in der Notaufnahme zu einer Änderung der Pneumonie-Wahrscheinlichkeit (Claessens et al. 2015). Insbesondere im Zusammenhang mit der COVID-19-Epidemie sollte das CT-Screening zur Verdachtsdiagnose aufgrund seiner besseren diagnostischen Aussagekraft (statistisch signifikante mittlere Steigerung der Sensitivität der CT gegenüber dem Röntgen von 29 %) der konventionellen Radiographie vorgezogen werden (Borakati et al. 2020).

1.6.6 Spirometrie und Ganzkörperplethysmographie

Die Spirometrie ist eine einfache Messung von dynamischen Lungenfunktionsparametern sowie Atemflüssen am Mund und zumeist auch in der arbeitsmedizinischen Praxis verfügbar. Sie sollte entsprechend der Standards der Deutschen Gesellschaft für Pneumologie und DGAUM durchgeführt werden (Criée et al. 2015). Die dabei gemessenen Kenngrößen umfassen die Vitalkapazität (VC), das forcierte Exspirationsvolumen in der ersten Sekunde der Ausatmung (FEV1) sowie den Tiffeneau-Index als Verhältnis FEV1/FVC.

Eine obstruktive Ventilationsstörung ist durch eine Verminderung des Tiffeneau-Index (FEV1/FVC) auf Werte unterhalb des 5. Perzentils (entsprechend dem unteren Grenzwert, lower limit of normal LLN) definiert. Eine verminderte Vitalkapazität (FVC) kann Ausdruck einer restriktiven Ventilationsstörung sein, die durch eine Verminderung der totalen Lungenkapazität (TLC) auf Werte unterhalb des 5. Perzentils (LLN) definiert ist. Zur Differenzialdiagnose einer Lungenüberblähung ist daher eine bodyplethysmografische Messung der TLC notwendig (Criée et al. 2015). Bei Verdacht oder nachgewiesener Obstruktion kann ein Bronchospasmolyse-Test durchgeführt werden.

Folgende Fragen kann die Spirometrie beantworten:

- Liegt eine Atemwegsobstruktion vor?
- Ist eine nachgewiesene Atemwegsobstruktion nicht, teilweise oder vollständig reversibel? (Reversibilitätstest mit Bronchodilatatoren)
- Besteht eine gesteigerte Reagibilität des Bronchialsystems? (Provokation mit nichtspezifischen Pharmaka bzw. spezifischen Substanzen)
- Liegt eine Verringerung der spirometrischen Volumina vor? (Hinweis auf Restriktion)
- Wie verhalten sich die Funktionswerte unter Therapie? (Verlaufskontrolle)

Die Bodyplethysmographie ergänzt die Untersuchung um bedeutsame Kenngrößen wie z.B. den Atemwegswiderstand und das Lungenvolumen (totales Lungenvolumen und die funktionelle Residualkapazität als verbleibendes Volumen am Ende der normalen Ausatmung). Für die vollständige pneumologische Abklärung mit Bestimmung der statischen Lungenvolumina ist die Bodyplethysmographie zwingend erforderlich. Die Form der Atemschleife gibt differenzialdiagnostische Hinweise auf COPD, Asthma bronchiale sowie weitere Erkrankungen. Darüber hinaus kann bei entsprechender Ausstattung die Diffusionskapazität für Kohlenmonoxid mit der Einatemzugmethode einfach ermittelt werden. Weiterführend kann die NO-Konzentration in der Ausatemluft gemessen werden. Dies ist bei der Differenzialdiagnose von Asthma bronchiale und COPD hilfreich.

1.6.7 Echokardiographie

Bei der Echokardiographie kann ohne Strahlenbelastung der Zustand und die Funktion des Herzens beurteilt werden. Limitierende Funktion durch eine erschwerte Schallbarkeit sind stark dyspnoeische Patienten, Adipositas, Thoraxdeformitäten und Emphysem. Eine Echokardiographie ist obligat, sofern sich die Dyspnoe nicht pulmonal erklären lässt. Ebenso sollte eine Echokardiographie bei erhöhtem BNP bzw. NT-proBNP durchgeführt werden. Dabei werden die Herzhöhlen vermessen, die Ejektionsfraktion beurteilt sowie die Morphologie und Mobilität der einzelnen Herzklappen einschließlich Quantifizierungen von Stenosen und Insuffizienzen. Bezüglich der Myokardfunktion können Narben bzw. Hypokinesien oder Aneurysmenbildung auf eine koronare Herzerkrankung hinweisen. Auch können sich Hinweise auf eine hypertensive Herzkrankheit, pulmonale Hypertonie oder Kardiomyopathie ergeben. Ergänzend kann ein hämodynamisch wirksamer Perikarderguss ausgeschlossen oder nachgewiesen werden. Natürlich können in der Echokardiographie auch Pleuraergüsse erkannt werden. Gerade bei Vorliegen einer Lungenembolie ist die Echokardiographie entsprechend der Leitlinien das erste einzusetzende bildgebende Verfahren (Konstantinides et al. 2020). Anhand entsprechender Kriterien können die Prognose abgeschätzt und damit auch die Therapiemodalitäten beeinflusst werden.

1.6.8 Weitere Bildgebung

CT-Pulmonalisangiographie

In der CT-Pulmonalisangiographie wird eine Vergrößerung des rechten Ventrikels als Indikator für eine rechtsventrikuläre Dysfunktion nachgewiesen. Oftmals lassen sich auch Thromben in den Pulmonalarterien direkt darstellen. Eine mosaikartige Schattierung unterschiedlicher Lungenparenchymabschnitte weist auf geographische Variation der Perfusion und damit auf weitere (ältere?) Thromben hin.

Ventilations-Perfusions-Szintigraphie

Bei Verdacht auf eine chronisch thromboembolische pulmonale Hypertonie (CTEPH) ist eine Ventilations-Perfusions-Szintigraphie oder Singlephotonen-Emissionscomputertomographie (SPECT) indiziert. Im Vergleich der Nuklidanreicherung in der Ventilation mit der Aufzeichnung bei blutgängigen Markern weist ein Mismatch mit gestörter Perfusion und vorhandener Ventilation auf eine Lungenembolie hin. Die Sensitivität der Szintigraphie ist bei CTEPH höher als die der CT-Angiographie. Im akuten Fall einer Lungenembolie hat das Verfahren seine Bedeutung jedoch verloren.

1.6.9 Spiroergometrie

Die Spiroergometrie ist ein nicht-invasives Verfahren zur objektiven Beurteilung der kardiopulmonalen Leistungsfähigkeit (American Thoracic Society and American College of Chest Physicians 2003). In Ruhe und unter (steigender) Belastung werden neben Herzfrequenz, EKG, Blutdruck und peripherer Sauerstoffsättigung auch Parameter der Atmung und des Gasaustausches gemessen, um die kardialen und pulmonalen Anpassungen an die körperliche Belastung zu quantifizieren. Neben der Ermittlung und Objektivierung der Leistungsfähigkeit eignet sich dieses Verfahren auch zur Erkennung und Beurteilung von Herz- und Lungenerkrankungen. Primäre Messwerte sind das Atemminutenvolumen ($\dot{V}E$), das Atemzugvolumen ($\dot{V}t$), die Sauerstoffaufnahme ($\dot{V}O_2$) und die Kohlendioxidabgabe. ($\dot{V}CO_2$) sowie die endexspiratorischen Partialdrücke für O_2 ($PETO_2$) und CO_2 ($PETCO_2$). Alle weiteren diagnostisch relevanten Parameter werden automatisiert aus diesen primären Größen berechnet.

Das Verfahren wird zur Differenzialdiagnostik bei Dyspnoe eingesetzt und kann auch in der Verlaufsbeurteilung wertvolle Hinweise geben. Bei unterschiedlichen Erkrankungen des kardiovaskulären oder pulmonalen Systems ist hierdurch auch eine prognostische Einschätzung möglich.

2 Spezieller Teil

2.1 Atemwegs- und Lungenerkrankungen

2.1.1 Asthma bronchiale

Die Atemnot beim Asthma tritt typischerweise anfallsartig, oftmals auch nachts, auf und wird zuweilen auch als „thorakales Engegefühl" beschrieben. Bei chronischem Verlauf wechselt die Intensität der Beschwerden. Anamnestisch ist nach entsprechenden Auslösern zu fahnden, wobei neben Allergenen aus dem Haushalt und Umfeld, auch Arbeitsstoffe in Frage kommen. Ein rasches Ansprechen auf β2-Mimetika unterstützt die Verdachtsdiagnose.

2.1.2 Chronisch-obstruktive Lungenerkrankung (COPD)

Die chronisch obstruktive Lungenerkrankung wird durch anhaltende respiratorische Symptome und Beeinträchtigung der Lungenfunktion, die nicht voll reversibel ist, definiert (www.goldcopd.com). Im Rahmen andauernder Entzündungsprozesse der Bronchien kommt es zur Verengung der Atemwege und Destruktion des Lungenparenchyms mit Abnahme der Gasaustauschfläche und der elastischen Rückstellkräfte sowie konsekutiver Lungenüberblähung. Insbesondere bei Belastung nimmt die totale Lungenkapazität durch eine dynamische Überblähung zu und führt zu einer zunehmenden Beanspruchung der Atemmuskulatur. Neben der erst spät auftretenden Erhöhung der Atemfrequenz erhöht sich das Residualvolumen mit konsekutiver Einschränkung des Inspirationsvolumens, was das subjektive Gefühl der Dyspnoe verstärken kann.

Typisch sind Exazerbationen im Rahmen von Infekten oder aufgrund von Dekompensationen der Komorbiditäten.

2.1.3 Pneumonie

Eine ambulant erworbene Pneumonie ist die wichtigste, zur Hospitalisation führende Erkrankung. Neben Dyspnoe treten Atemwegssymptome wie Husten mit oder ohne Auswurf sowie häufig atemabhängige thorakale Schmerzen (bei Begleitpleuritis) auf. Allgemeinsymptome wie Fieber oder Hypothermie, allgemeines Krankheitsgefühl („Malaise"), „grippale" Symptome wie Myalgien, Arthralgien, Cephalgien, Palpitationen, Kreislaufbeschwerden, Diarrhoen können begleitend vorkommen. Insbesondere bei älteren Menschen treten auch neurologische Symptome wie Desorientiertheit auf. Auskultatorisch geben inspiratorische Rasselgeräusche bzw. Bronchialatmen und ggf. ein abgeschwächter Klopfschall über dem Thorax bei Infiltrationen und/oder einem parapneumonischen Pleuraerguss weitere Hinweise. Zur Abklärung ist ein Röntgen-Thorax oder Ultraschall obligat (AWMF 2021).

2.1.4 Interstitielle Lungenerkrankungen

Unterschiedlichste Bedingungen können zu diffusen parenchymalen Lungenerkrankungen führen, die in Ausmaß von Entzündung und Fibrose variieren. Hierunter fallen neben der idiopathischen Lungenfibrose (IPF) auch die Sarkoidose, die Lungenfibrose bei Kollagenose (v.a. systemische Sklerose) oder auch Pneumokoniosen. Endstadium ist eine progrediente Fibrosierung des Lungenparenchyms mit vornehmlich restriktiver Ventilationsstörung und Gasaustauschstörung. Häufig besteht begleitend eine pulmonal-arterielle Hypertonie. Die Diagnose einer interstitiellen Lungenerkrankung wird durch eine hochauflösende Computertomographie oder auch bioptisch gestellt. Auch hier sind Exazerbationen möglich und beeinträchtigen die Prognose erheblich: nach einer Exazerbation sterben ca. 50 % der Patienten innerhalb von 3 Monaten und 80–90 % innerhalb des nächsten Jahres.

2.1.5 Maligne Lungen- und Pleuraerkrankungen

Weiterhin ist das Bronchialkarzinom weltweit der häufigste Krebs des Mannes und der fünfthäufigste der Frau. Als häufigster Risikofaktor lässt sich ein Nikotinkonsum eruieren, dabei besteht eine Dosis-Wirkungs-Beziehung: die Verdoppelung der täglich gerauchten Zigaretten verdoppelt auch das Erkrankungsrisiko. Verdoppelt sich die Zahl der gerauchten Jahre, so steigt das Risiko für Lungenkrebs auf das Fünf- bis Sechsfache. Synergistisch wirken manche Berufsnoxen. So steigt das relative Risiko, am Bronchialkarzinom zu erkranken, bei Asbestexposition auf das 60fache. Ein synergistischer Effekt wird auch bezüglich Radon beschrieben. Während die Symptomatik meist durch Husten (ggf. produktiv durch die Tumorstenose und den poststenotischen Verhalt), langsam progrediente Dyspnoe und eine B-Symptomatik bestimmt wird, kann ein neu aufgetretener Pleuraerguss auch relativ rasch zu einer neu aufgetretenen Dyspnoe führen.

Die Inzidenz des malignen Mesothelioms der Pleura hat nach dem Verwendungsverbot von Asbest in Deutschland 1993 derzeit ihren Höhepunkt mit jährlich ca. 3 000 anerkannten BK-Fällen erreicht. In Europa wurde Asbest erst 2005 verboten, so dass über weitere Jahre eine anhaltend hohe Krankheitslast zu erwarten ist. In den frühen Stadien der Erkrankung herrscht meist eine Dyspnoe vor, mit Progress kommt es zu einer tumorbedingten Einschränkung der Lungenbeweglichkeit und Einwachsen in die Thoraxwand, was starke thorakale Schmerzen verursachen kann.

2.1.6 Pleuraerguss

Ein Pleuraerguss führt zur Einschränkung der Vitalkapazität und je nach Volumen zu Dyspnoe. Die Punktion dient einerseits zur differenzialdiagnostischen Zuordnung (Transsudat/Exsudat, Tumorzellnachweis) und gleichzeitig zur Linderung der Dyspnoe, sofern sich die Lungen entfalten. Ursächlich können entzündliche Prozesse (Pneumonie, rheumatische Erkrankung) oder auch hydrostatische Ursachen (Linksherzinsuffizienz, Leberzirrhose) neben einem Malignom in Frage kommen.

2.1.7 Pneumothorax

Als primärer Pneumothorax wird ein Spontanpneumothorax des nicht lungenkranken Patienten bezeichnet. Er entsteht typischerweise aus der Ruhe heraus und wird durch akut einsetzende Luftnot und atemabhängigen Schmerz bemerkt. Klinisch imponieren eine verminderte Atemexkursion und ein abgeschwächtes Atemgeräusch auf der betroffenen Seite. In wenigen Fällen entwickelt sich ein sog. Spannungspneumothorax mit lebensbedrohlicher Beeinträchtigung des kardiovaskulären Systems.

Liegt eine Lungenerkrankung vor, spricht man von einem sekundären Spontanpneumothorax. Bei mehr als der Hälfte der Patienten liegt eine COPD zugrunde. Andere Grunderkrankungen können zystische Fibrose, Bronchialkarzinom, Pneumonien, interstitielle Lungenerkrankungen, Lungenabszess, Tuberkulose, thorakale Endometriose u.a. sein.

2.1.8 Reizgasinhalation

Durch die Inhalation von korrosiv oder ätzend wirkender Substanzen kann eine Reizung der Atemwege hervorgerufen werden, die durch Hustenreiz bis Hämoptoe und Dyspnoe gekennzeichnet sein kann. Man unterscheidet dabei Reizgase vom Soforttyp mit hoher Wasserlöslichkeit, die bereits im oberen Respirationstrakt abgefangen werden und eine hohe Warnwirkung haben. Typische Symptome bestehen in einem sofortigen Brennen in Mund und Nase, Husten und eventuell Stridor. Bei hoher Konzentration bzw. längerer Exposition können auch tiefere Abschnitte der Atemwege mit betroffen sein. Typische Vertreter dieser Substanzgruppe sind Ammoniak, Formaldehyd, Schwefeldioxid, Chlorwasserstoff, Fluorwasserstoff, Acrolein und Tränengase.

Reizgase vom Latenztyp haben eine geringe Wasserlöslichkeit (z.B. Chlor, Nitrosegase (NOx), Phosgen (Carbonylchlorid, $COCl_2$), Isocyanate). Initial verursachen diese oft wenig Beschwerden, dringen aber in die tieferen Atemwege ein und führen zu einer Schädigung der Alveolen. Zeitlich verzögert kann nach einer Latenzzeit von bis zu 24h ein toxisches Lungenödem auftreten.

2.2 Kardiovaskuläre Erkrankungen

2.2.1 Herzinsuffizienz

Dyspnoe ist ein typisches Symptom bei (Links-)Herzinsuffizienz. Dabei kann Atemnot und mangelnde Leistungsfähigkeit sowohl bei Herzinsuffizienz mit reduzierter Ejektionsfraktion (HFRER) oder auch bei erhaltener Ejektionsfraktion (HFPEF) auftreten. Oft liegt der eingeschränkten linksventrikulären Funktion eine KHK zugrunde, so dass sich in dieser Gruppe mehr Männer, Raucher oder Patienten nach Herzinfarkt finden. Die HFPEF-Patienten sind häufiger weiblich, älter, adipös und weisen häufiger ein metabolisches Syndrom mit Diabetes und Nierenschädigung oder Vorhofflimmern auf. Gerade bei Diabetikern kann eine Dyspnoe jedoch auch als Anginaäquivalent auftreten. Die Echokardiographie ist ein zentraler Baustein in der weitergehenden Abklärung, das weitere Vorgehen sollte entsprechend der ESC-Leitlinien erfolgen (McDonagh et al. 2021). In der Akuttherapie sind Diuretika wirksam.

Erwähnenswert ist zudem, dass unter Ticagrelor als typische Nebenwirkung eine Dyspnoe auftreten kann, die nach Absetzen des Präparates (bzw. Umsetzen auf eine andere Form der Thrombozyteninhibition) innerhalb weniger Tage reversibel ist.

Bezüglich weiterer Ursachen und Formen der kardialen Funktionseinschränkung wird auf die einschlägige Literatur verwiesen.

2.2.2 Pulmonale Hypertonie

Bei der pulmonalen Hypertonie findet sich eine Erhöhung des arteriellen Druckes und des Gefäßwiederstandes im Lungenstrombett. Zu den typischen Zeichen gehört eine langsam progrediente Belastungsdyspnoe. Im Gegensatz zu Asthma sind die Patienten häufig in Ruhe beschwerdefrei. Synkopen, die am Ende einer kurzen aber fordernden Belastung auftreten, werden als Warnzeichen eingestuft. Auch bei dieser Erkrankung stellt die Echokardiographie eine entscheidende diagnostische Maßnahme dar (Galiè et al. 2016). Ätiologisch wird die pulmonal-arterielle Hypertonie, deren Ursache im vaskulären Bett der Lunge liegt, von anderen Formen der pulmonalen Hypertonie abgegrenzt, die als Folge von Linksherzerkrankungen, chronischen Lungenerkrankungen, thromboembolischen Ereignissen oder anderen Erkrankungen auftreten können.

2.3 Sonstige Erkrankungen

2.3.1 Anämie

Als weitere Ursachen kann eine Anämie eine Dyspnoe, insbesondere unter Belastung, hervorrufen. Bei sich langsam entwickelnder Anämie können oft erstaunlich spät Symptome wahrgenommen werden.

2.3.2 Ursachen im Hals-Nasen-Ohren-ärztlichen Bereich

Erkrankungen im Bereich der oberen Atemwege gehen oftmals mit einem Stridor einher. Hier ist die exakte Zuordnung zu den Atemphasen hilfreich (exspiratorisch bei bronchopulmonalen Engstellen, inspiratorisch bei supraglottischen Verengungen, biphasisch bei einer Enge im glottisch-subglottischen Bereich). Eine vocal chord dysfunction kann anfallsweise oder bei entsprechender Irritation oder Belastung auftreten und asthmaähnliche Beschwerden hervorrufen (Verwechslungsgefahr). Typisch ist ein eher inspiratorischer Stridor durch fehlende Öffnung der Stimmritze, oft nur kurz andauernd. Dies kann zu einem Globusgefühl oder auch zur Beeinträchtigung der Sprachfähigkeit führen und Panik auslösen. Typischerweise betrifft das Phänomen Frauen im Alter zwischen 20 und 40 Jahren, die Diagnose erfolgt durch Atemflussmessungen und Laryngoskopie (idealerweise auch im „Anfall" oder bei entsprechender Provokation).

Auch laryngeale Infektionen können eine Dyspnoe verursachen. Bei akuter Epiglottitis besteht meist hohes Fieber, inspiratorischer Stridor und eine kloßige Sprache.

Akute Schwellungen aufgrund allergischer (histaminvermittelter) oder nichtallergischer (kininvermittelter) Ödeme der Mundhöhle, des Pharynx und des Larynx können zu einer Beeinträchtigung der Atmung führen. Irritationen durch berufliche Noxen sind als „irritable larynx syndrome" beschrieben, aber auch saurer Reflux kann im Rahmen einer Refluxerkrankung kann die Beschwerden auslösen. Auf allergische Auslöser können eine begleitende Urtikaria, Quaddelbildung, Pruritus und Hautrötung hinweisen. Weitere Auslöser können mechanische Faktoren (Druck, Kälte, Licht etc.), Intoleranzen und Medikamente (Acetylsalicylsäure, ACE-Hemmer) oder auch Allergene sein. Auch (vermeintliche) Belastungen durch Irritantien, vorwiegend bei neu bezogenen Räumen, können ähnliche Beschwerden verursachen (sog. sick building syndrome).

2.3.3 Neurogene oder muskuloskelettale Ursachen

Neuromuskuläre Erkrankungen wie Muskeldystrophien, Myasthenie, amyotrophe Lateralsklerose oder auch das Guillain-Barré-Syndrom können über die Beeinträchtigung der Atemmuskulatur zu insuffizientem Gasaustausch und Dyspnoe führen.

Eine extreme Thorakoskoliose kann ebenfalls über eine gestörte Atemmechanik zu einer insuffizienten Belüftung, vor allem bei körperlicher Beanspruchung, führen. Ebenso kann eine extreme Trichterbrust eine Beeinträchtigung der Herzfüllung mit Entstehen einer Belastungsdyspnoe verursachen.

Bei Zunahme der mechanischen Beeinträchtigung (z.B. durch vermehrte Kyphosierung der Wirbelsäule bei Osteoporose) können die Beschwerden progredient sein.

2.3.4 Psychische Ursachen

Dyspnoe begleitet häufig die Attacken einer Panikstörung. Sehr häufig kommt es dabei zu einer Hyperventilation, die die Atemnot verstärkt und weitere beängstigende Symptome (Kribbeln, Pfötchenstellung) hervorrufen kann.

Auch im Rahmen einer Somatisierungsstörung kann eine Atemnot das vorrangige Symptom oder auch als Begleitsymptom vorgebracht werden. Die Diskrepanz zwischen subjektiv als lebensbedrohlich erlebter Atemnot und einer wiederholt unauffälligen Diagnostik sollte an eine psychische Störung denken lassen.

2.4 Arbeitsmedizinische Relevanz

Die meisten unter Abschnitt 2 aufgeführten Erkrankungen können ursächlich sowohl durch arbeitsbedingte als auch außerberufliche Faktoren ausgelöst werden. Bei der Einhaltung der sozialrechtlichen Randbedingungen (u.a. versicherte Tätigkeit, zweifelfrei gesicherte berufliche Exposition, zweifelfrei gesicherte ärztliche Diagnose, keine wesentlichen außerberuflichen Einflussfaktoren) können einzelne dieser Erkrankungen als Berufskrankheit anerkannt und ggf. entschädigt werden.

Zudem kann Dyspnoe, die durch außerberufliche Faktoren verursacht worden ist, durch berufliche Einflüsse verschlechtert werden. Daher ist – wie bei einer Vielzahl von Symptomen – auch bei Dyspnoe die Erhebung einer Arbeitsanamnese unverzichtbar. Wichtig dabei ist u.a. abzufragen, welche relevanten beruflichen Tätigkeiten unter welchen Arbeits- und Expositionsbedingungen durchgeführt werden bzw. wurden sowie insbesondere bei akut auftretender Dyspnoe der zeitliche und örtliche Zusammenhang mit der beruflichen Tätigkeit und ggf. Besserung der Beschwerden in arbeitsfreien Intervallen (z.B. Wochenende, Urlaub, …).

Die weiterführende Diagnostik von arbeitsbedingter bzw. arbeitsmitbedingter Dyspnoe unterscheidet sich nicht wesentlich von den unter 1.6 aufgeführten Verfahren. Ggf. kann es zur Objektivierung und Quantifizierung beruflicher Einflussfaktoren erforderlich sein, weiterführende spezielle Untersuchungen (z.B. Biomonitoring) durchzuführen. Zur Beurteilung der jeweiligen Untersuchungsergebnisse sollte jedoch die entsprechende arbeitsmedizinische Expertise vorliegen bzw. eingeholt werden

In *Tabelle 4* sind die wichtigsten Berufskrankheiten aufgelistet, bei denen Dyspnoe u.a. gehäuft als Symptom auftreten kann.

Tab. 4: Beispiele für Berufskrankheiten mit arbeitsmedizinischer Relevanz für Dyspnoe

BK-Nr.	Legaldefinition der Berufskrankheit
Asthma bronchiale und Chronisch-obstruktive Lungenerkrankung (COPD)	
1315	Erkrankungen durch Isocyanate
4101	Chronische obstruktive Bronchitis oder Emphysem von Bergleuten unter Tage im Steinkohlebergbau bei Nachweis der Einwirkung einer kumulativen Dosis von in der Regel 100 Feinstaubjahren [(mg/m³) × Jahre]
4201	Exogen-allergische Alveolitis
4202	Erkrankungen der tieferen Atemwege und der Lungen durch Rohbaumwoll-, Rohflachs- oder Rohhanfstaub (Byssinose)
4301	Durch allergisierende Stoffe verursachte obstruktive Atemwegserkrankungen (einschließlich Rhinopathie)
4302	Durch chemisch-irritativ oder toxisch wirkende Stoffe verursachte obstruktive Atemwegserkrankungen
Pneumonie	
3101	Infektionskrankheiten, wenn der Versicherte im Gesundheitsdienst, in der Wohlfahrtspflege oder in einem Laboratorium tätig oder durch eine andere Tätigkeit der Infektionsgefahr in ähnlichem Maße besonders ausgesetzt war
3102	Von Tieren auf Menschen übertragbare Krankheiten
3104	Tropenkrankheiten, Fleckfieber
Erstickungsgase	
1201	Erkrankungen durch Kohlenmonoxid
1202	Erkrankungen durch Schwefelwasserstoff
Reizgasinhalation	
1315	Erkrankungen durch Isocyanate
4302	Durch chemisch-irritativ oder toxisch wirkende Stoffe verursachte obstruktive Atemwegserkrankungen
Pneumokoniosen und durch anorganische Stäube verursachte Atemwegserkrankungen	
4101	Quarzstaublungenerkrankung (Silikose)
4102	Quarzstaublungenerkrankung in Verbindung mit aktiver Lungentuberkulose (Siliko-Tuberkulose)
4103	Asbeststaublungenerkrankung (Asbestose) oder durch Asbeststaub verursachte Erkrankungen der Pleura
4104	Lungenkrebs, Kehlkopfkrebs oder Eierstockkrebs • in Verbindung mit Asbeststaublungenerkrankung (Asbestose) • in Verbindung mit durch Asbeststaub verursachter Erkrankung der Pleura oder bei Nachweis der Einwirkung einer kumulativen Asbestfaserstaub-Dosis am Arbeitsplatz von mindestens 25 Faserjahren {25 x 10⁶ [(Fasern/m³) x Jahre]}
4105	Durch Asbest verursachtes Mesotheliom des Rippenfells, des Bauchfells oder des Perikards
4106	Erkrankungen der tieferen Atemwege und der Lungen durch Aluminium oder seine Verbindungen
4107	Erkrankungen an Lungenfibrose durch Metallstäube bei der Herstellung oder Verarbeitung von Hartmetallen

Tab. 4: Beispiele für Berufskrankheiten mit arbeitsmedizinischer Relevanz für Dyspnoe *(Forts.)*

BK-Nr.	Legaldefinition der Berufskrankheit
4108	Erkrankungen der tieferen Atemwege und der Lungen durch Thomasmehl (Thomasphosphat)
4109	Bösartige Neubildungen der Atemwege und der Lungen durch Nickel oder seine Verbindungen
4110	Bösartige Neubildungen der Atemwege und der Lungen durch Kokereirohgase
4111	Chronische obstruktive Bronchitis oder Emphysem von Bergleuten unter Tage im Steinkohlebergbau bei Nachweis der Einwirkung einer kumulativen Dosis von in der Regel 100 Feinstaubjahren [(mg/m³) x Jahre]
4112	Lungenkrebs durch die Einwirkung von kristallinem Siliziumdioxid (SiO$_2$) bei nachgewiesener Quarzstaublungenerkrankung (Silikose oder Siliko-Tuberkulose)
4113	Lungenkrebs oder Kehlkopfkrebs durch polyzyklische aromatische Kohlenwasserstoffe bei Nachweis der Einwirkung einer kumulativen Dosis von mindestens 100 Benzo[a]pyren-Jahren [(µg/m³) × Jahre]
4114	Lungenkrebs durch das Zusammenwirken von Asbestfaserstaub und polyzyklischen aromatischen Kohlenwasserstoffen bei Nachweis der Einwirkung einer kumulativen Dosis, die einer Verursachungswahrscheinlichkeit von mindestens 50 Prozent nach der Anlage 2 entspricht
4115	Lungenfibrose durch extreme und langjährige Einwirkung von Schweißrauchen und Schweißgasen (Siderofibrose)
4116	Lungenkrebs nach langjähriger und intensiver Passivrauchexposition am Arbeitsplatz bei Versicherten, die selbst nie oder maximal bis zu 400 Zigarettenäquivalente aktiv geraucht haben
Chemische Stoffe	
1103	Erkrankungen durch Chrom oder seine Verbindungen
1104	Erkrankungen durch Cadmium oder seine Verbindungen
1105	Erkrankungen durch Mangan oder seine Verbindungen
1107	Erkrankungen durch Vanadium oder seine Verbindungen
1108	Erkrankungen durch Arsen oder seine Verbindungen
1110	Erkrankungen durch Beryllium oder seine Verbindungen
1302	Erkrankungen durch Halogenkohlenwasserstoffe
1315	Erkrankungen durch Isocyanate
1319	Larynxkarzinom durch intensive und mehrjährige Exposition gegenüber schwefelsäurehaltigen Aerosolen

Literatur

American Thoracic Society and American College of Chest Physicians (2003). ATS/ACCP Statement on Cardiopulmonary Exercise Testing. American Journal of Respiratory and Critical Care Medicine 167(2): 211–277

AWMF (2021). Behandlung von erwachsenen Patienten mit ambulant erworbener Pneumonie. https://www.awmf.org/leitlinien/detail/ll/020-020.html

Berliner D, Schneider N, Welte T, Bauersachs J (2016). Differenzialdiagnose bei Luftnot. Deutsches Ärzteblatt: 16

Borakati A, Perera A, Johnson J, Sood T (2020). Diagnostic Accuracy of X-Ray versus CT in COVID-19: A Propensity-Matched Database Study. BMJ Open 10 (11): e042946

Claessens Y-E, Debray M-P, Florence Tubach F et al. (2015). Early Chest Computed Tomography Scan to Assist Diagnosis and Guide Treatment Decision for Suspected Community-Acquired Pneumonia. American Journal of Respiratory and Critical Care Medicine 192 (8): 974–982

Collet J-P, Thiele H, Barbato E et al. (2021). 2020 ESC Guidelines for the Management of Acute Coronary Syndromes in Patients Presenting without Persistent ST-Segment Elevation. European Heart Journal 42 (14): 1289–1367

Criée C-P, Baur X, Berdel D et al. (2015). Leitlinie zur Spirometrie. Pneumologie 69 (03): 147–164.

Ewert R, Gläser S (2015). Dyspnoe: Von der Begrifflichkeit bis zur Diagnostik. Der Internist 56 (8): 865–871

Fletcher CM, Elmes PC, Fairbairn AS, Wood CH (1959). The Significance of Respiratory Symptoms and the Diagnosis of Chronic Bronchitis in a Working Population. British Medical Journal 2 (5147): 257–266

Galiè N, Humbert M, Vachiery J-L et al. (2016). 2015 ESC/ERS Guidelines for the Diagnosis and Treatment of Pulmonary Hypertension: The Joint Task Force for the Diagnosis and Treatment of Pulmonary Hypertension of the European Society of Cardiology (ESC) and the European Respiratory Society (ERS)Endorsed by: Association for European Paediatric and Congenital Cardiology (AEPC), International Society for Heart and Lung Transplantation (ISHLT). European Heart Journal 37 (1): 67–119

GOLD Reports (2021). Global Initiative for Chronic Obstructive Lung Disease – GOLD. https://goldcopd.org/2021-gold-reports/ (Zugriff: Januar 2022)

Halpin DMG, Criner GJ, Papi A et al. (2021). Global Initiative for the Diagnosis, Management, and Prevention of Chronic Obstructive Lung Disease. The 2020 GOLD Science Committee Report on COVID-19 and Chronic Obstructive Pulmonary Disease. American Journal of Respiratory and Critical Care Medicine 203 (1): 24–36

Høiseth AD, Neukamm A, Karlsson BD et al. (2011). Elevated High-Sensitivity Cardiac Troponin T Is Associated with Increased Mortality after Acute Exacerbation of Chronic Obstructive Pulmonary Disease. Thorax 66 (9): 775–781

Konstantinides SV, Meyer G, Becattini C et al. (2020). 2019 ESC Guidelines for the Diagnosis and Management of Acute Pulmonary Embolism Developed in Collaboration with the European Respiratory Society (ERS). European Heart Journal 41 (4): 543–603

McDonagh TA, Metra M, Adamo M et al. (2021). 2021 ESC Guidelines for the Diagnosis and Treatment of Acute and Chronic Heart Failure. European Heart Journal 42 (36): 3599–3726

Parshall MB, Schwartzstein RM, Adams L et al. (2012). An Official American Thoracic Society Statement: Update on the Mechanisms, Assessment, and Management of Dyspnea. American Journal of Respiratory and Critical Care Medicine 185 (4): 435–452

Ray P, Birolleau S, Lefort Y et al. (2006). Acute Respiratory Failure in the Elderly: Etiology, Emergency Diagnosis and Prognosis. Critical Care (London, England) 10 (3): R82

Takagi K, Miró Ò, Gayat E et al. (2020). Safety of Diuretic Administration during the Early Management of Dyspnea Patients Who Are Not Finally Diagnosed with Acute Heart Failure. European Journal of Emergency Medicine 27 (6): 422–428

Worth H, Buhl R, Criée C-P et al. (2016). The „real-Life" COPD Patient in Germany: The DACCORD Study. Respiratory Medicine 111: 64–71

3 Heiserkeit

Rudolf Reiter

Zusammenfassung

Heiserkeit (Dysphonie) hat eine Prävalenz von etwa 1 % im allgemeinen Krankengut. Die Ursachen, Diagnostik und Therapieoptionen sollen in diesem Kapitel dargestellt werden, arbeitsmedizinische Aspekte werden dabei berücksichtigt. Neben akuten und chronischen Laryngitiden, funktionellen Stimmstörungen, gut- sowie bösartigen Tumoren können auch neurogene Ursachen wie Stimmlippenparese, die physiologische Altersstimme und psychogene Faktoren ursächlich sein. Gelegentlich wird eine Manifestation internistischer Erkrankungen beobachtet. Eine Heiserkeit sollte beim Vorliegen von Risikofaktoren umgehend laryngoskopisch abgeklärt werden. Eine stimmtherapeutische Therapie wird für funktionelle und organische Stimmstörungen empfohlen. Eine phonochirurgische Therapie sollte bei Tumoren und insuffizientem Stimmlippenschluss angewandt werden. Medikamentös kann lediglich eine Antirefluxtherapie bei einer chronischen Laryngitis mit Refluxzeichen empfohlen werden. Von einer probatorischen Gabe von Antibiotika oder Cortikoiden wird bei Heiserkeit abgeraten.

1 Allgemeiner Teil

1.1 Einleitung

Stimmstörungen (Dysphonien) mit dem Kardinalsymptom Heiserkeit haben eine Prävalenz von etwa 1 % im allgemeinen Krankengut und eine Lebenszeitprävalenz von etwa 30 % (Roy et al. 2005, Cohen et al. 2012, Reiter et al. 2015).

Mit Dysphonie ist jedoch nicht nur eine Sprechklangveränderung (Heiserkeit), sondern auch eine Einschränkung der stimmlichen Leistungsfähigkeit sowie eine Sprechanstrengung gemeint. Stimmgestörte Patienten beklagen außerdem häufig noch unspezifische Halsschmerzen (sog. Halssensationen) und eine Räusperneigung.

Pathophysiologisch kommt es bei muskeltonusbedingtem irregulärem Schwingungsverhalten der Stimmlippen aufgrund einer funktionellen Stimmstörung, bei Massezunahme (z.B. tumorbedingt) oder bei inkomplettem Glottisschluss (z.B. bei Stimmlippenlähmungen) zu Heiserkeit. Psychische Belastungssituationen können sich ebenfalls in Stimmproblemen äußern.

Die Ursachen für Heiserkeit sind vielfältig: Akute und chronische Laryngitiden (42 % bzw. 10 %), funktionelle Stimmstörungen (30 %), gut- sowie bösartige Tumoren (11–31 % bzw. 2–3 %) sowie neurogene Ursachen wie Stimmlippenparese (3–8 %), die physiologische Altersstimme (2 %) und psychogene Faktoren (2 %). Gelegentlich sind auch Manifestationen internistischer Erkrankungen am Larynx mit Heiserkeit zu beobachten (Reiter et al. 2015, *Tab. 1*).

Tab. 1: Ätiologische Einteilung der Stimmstörungen, typische Symptome bzw. Charaktaristika der Heiserkeit sowie Therapie in Anlehnung an (Reiter et al. 2015). Der prozentuale Anteil an der Gesamtheit der Stimmstörungen ist in Spalte 3 aufgeführt. *(Forts. siehe rechte Seite)*

Pathologie		Anteil
1. Funktionelle Stimmstörungen	überwiegend hyperfunktionelle Stimmstörung	30 %
2. Organische Stimmstörungen	**2.1 Laryngitiden**	
	akut	42,1 %
	chronisch	9,7 %
	2.2 Benigne Tumore	10–24 %
	Sekundärmanifestation funktioneller Stimmstörungen = Stimmlippenknötchen	
	Polypen, Zysten, Reinkeödeme, Papillome	
	2.3 Stimmlippennarben	k.a.
	2.4 Presbyphonie	2 %
	2.5 Internistische Erkrankungen	
	laryngopharyngealer Reflux	inkludiert in chronische Laryngitis (9,7 %)
	Tuberkulose	k.A.
	rheumatischer Formenkreis (Rheumatoide Arthritis, Kollagenosen z.B. syst. Lupus erythem., Vaskulitiden z.B. M. Wegener, Sarkoidose)	k.A.
	Amyloidose	k.A.
	COVID-19-Infektion	k.A.
	2.6 Malignome	2,2–3 %
	2.7 Neurologische Erkrankungen	
	Stimmlippenparesen	2,8–8,0 %
	spasmodische Dysphonie	k.A.
3. Psychogene Stimmstörungen		2 %

k.A. = keine Angaben
PPIs = Protonenpumpeninhibitoren

Mit phonochirurgischer Therapie ist ein stimmverbessernder Eingriff gemeint, der üblicherweise über transoral eingesetzte Laryngoskope mit Mikroinstrumenten und ggf. auch mit dem Laser durchgeführt wird.

typische Symptome	Therapie
Heiserkeit mit Sprechbelastung	Stimmtherapie
Heiserkeit, Infekt	
	keine medikamentöse Therapie, selbstlimitierend
konstante Heiserkeit, Dysphonie, Halssensationen, Räusperzwang	Noxenkarenz, laryngostroboskopische Kontrollen
Heiserkeit, reduzierte Stimmlautstärke, Stimmermüdung	
	Stimmtherapie (Phonochirurgie)
	Phonochirurgie (Immunisierung bei Papillomen)
Heiserkeit	Stimmtherapie (Phonochirurgie)
Heiserkeit, hoher Stimmklang	Stimmtherapie (Phonochirurgie)
kaum Heiserkeit, Halssensationen vor allem nachts, Dyspnoe, Husten	bei Refluxzeichen PPIs
	ohne Refluxzeichen keine PPIs
Heiserkeit, Dyspnoe oder Dysphagie, je nach Lokalisation	tuberkulostatitisch
je nach Lokalisation (Dysphonie/Dyspnoe)	antirheumatisch (Phonochirurgie)
je nach Lokalisation (Dysphonie/Dyspnoe)	Phonochirurgie/internistische Therapie
je nach Lokalisation (Dysphonie/Dyspnoe)	Stimmtherapie (Phonochirurgie)
Heiserkeit als Frühsymptom	(Laser-)chirurgische Therapie, Radiotherapie
Heiserkeit, gestörte Sprechatmung	Stimmtherapie (Phonochirurgie)
massive Heiserkeit und Sprechanstrengung	Botulinumtoxin-Applikation
plötzliche Heiserkeit (Stunden–Tage)	psychologisch, psychosomatisch, psychotherapeutisch

Eine Abklärung der Heiserkeit mittels der indirekten Laryngoskopie, d.h. einer endoskopischen Kehlkopfuntersuchung am wachen Patienten, ist umgehend, wenn der V.a. auf eine ernste zugrundliegende Erkrankung besteht, indiziert oder bei Persistenz von unklarer Heiserkeit länger als 3 Wochen (Schwartz et al. 2009).

1.2 Funktionelle Stimmstörungen

Bei etwa $1/3$ der Patienten mit Heiserkeit liegt eine funktionelle Stimmstörung zu Grunde. Ohne spezifische morphologische Stimmlippenveränderungen entwickeln Patienten (Frauen sind vermehrt betroffen) (van Houtte et al. 2010) mit hyperfunktionellen Stimmstörungen, d.h. mit unphysiologischer Tonusvermehrung der Stimmlippen bei Phonation (bzw. einer unphysiologischen Sprech- und Atemtechnik) bereits im Anfangsstadium eine deutliche Heiserkeit mit Sprechanstrengung. In der stroboskopischen Untersuchung erkennt man ein tonusbedingt eingeschränktes Schwingungsverhalten der Stimmlippen mit Ausbildung eines Ödems bzw. einer Sanduhrglottis im weiteren Verlauf *(Abb. 1 und 2)*. Eine stimmtherapeutisch konservative Therapie mit dem Fokus, schädliche Stimmüberlastung abzubauen, wird durch verschiedene Verfahren (z.B. Sprech- und Atemtechniken, Entspannungsübungen und Stimmhygiene) bewirkt und als first line Therapie empfohlen (Schwartz et al 2009, Chang et al. 2012). Die Prognose ist unter stimmtherapeutischen Maßnahmen günstig und führt in bis zu 90 % (Carding et al. 1992, 1999) zu einer deutlichen Stimmverbesserung. Es existieren hierzu jedoch nur wenige randomisierte kontrollierte Studien mit kleinen Kollektiven und keine Langzeitstudien (Bos-Clark u. Carding 2011, Reiter et al. 2015).

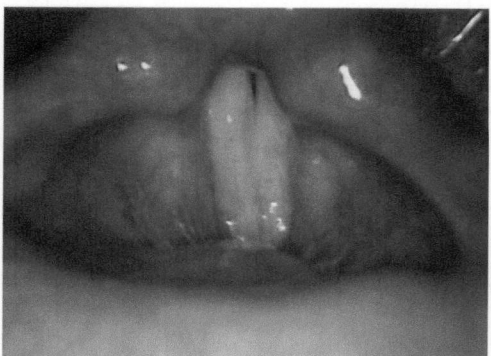 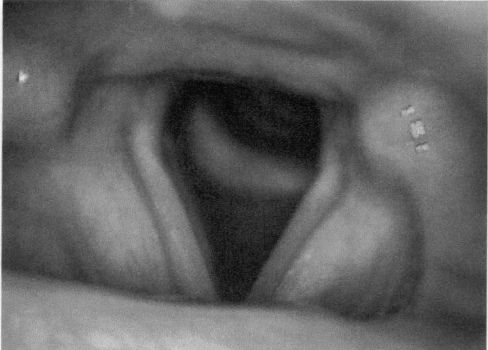

Abb. 1:   Laryngoskopisches Bild der Stimmlippen in Respirationsstellung, d.h. bei Einatmung und in Phonationsstellung, d.h. bei der Stimmgebung (links: Phonation = Stimmbildung, rechts: Respiration = Atmung)

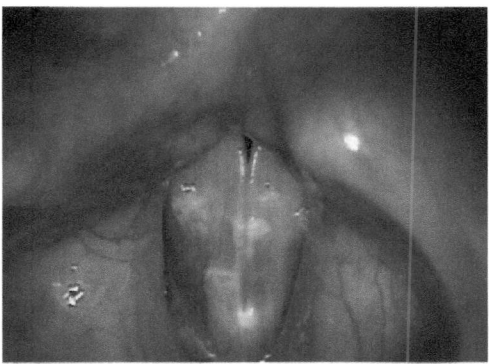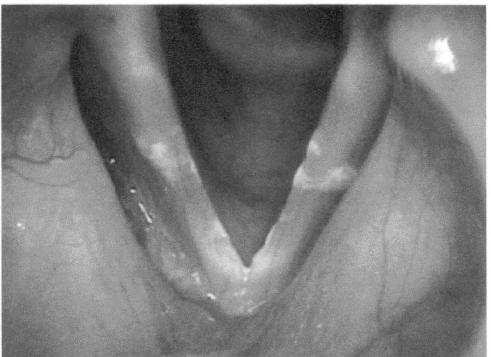

Abb. 2:   Laryngoskopisches Bild von Stimmlippen bei einer Patientin mit einer hypertonen Dysphonie. Es zeigt sich ein Stimmlippenödem mit Sekretauflagerungen im Bereich der maximalen Belastung am Übergang vorderes-mittleres Stimmlippendrittel bei Phonation.

1.3   Organische Stimmstörungen

1.3.1   Laryngitiden

Eine akute Laryngitis ist mit über 40 % die häufigste Ursache einer Heiserkeit (Cohen et al. 2012, Reiter et al. 2015). Sie ist üblicherweise viral bedingt als Begleiterkrankung im Rahmen eines Infektes der oberen Atemwege und heilt selbstlimitierend üblicherweise nach 1–2 Wochen folgenlos aus (Schwartz et al. 2009).

Stimmschonung wird angeraten, jedoch keine absolute Stimmruhe, um Fehlkompensationen (bis hin zur Aphonie) vorzubeugen (Dworkin 2008). Eine routinemäßige antibiotische Therapie ist obsolet (Reveiz u. Cardona 2013, Schwartz et al. 2009) und ist nur Einzelfällen wie z.B. einer bakteriellen Superinfektion vorbehalten. Eine (in-)direkte Laryngoskopie ist in solchen schwerwiegenden Fällen vorab indiziert. Corticosteroide werden bei akuten Laryngitiden nicht (routinemäßig) eingesetzt (Schwartz et al. 2009). Die chronische Laryngitis (Inzidenz 3,5/1 000 Einwohner) ist eine Vorstufe des Stimmlippenkarzinoms (Reiter et al. 2009, Schultz 2011, Leitlinie Larynxkarzinom 2019, Heyduck et al. 2021). Ätiologisch werden Nikotinabusus, inhalative Corticoidtherapie, inhalative Umweltnoxen und ein gastroösophagealer Reflux mit laryngopharyngealer Beteiligung diskutiert.

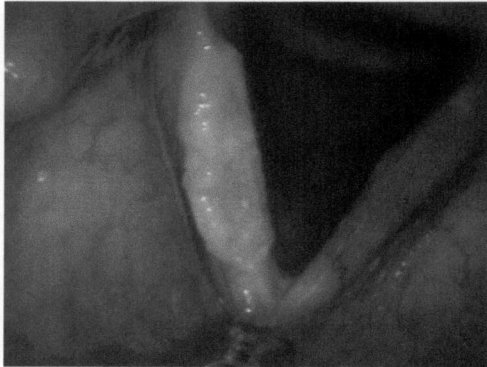

Abb. 3:   Flächige Leukoplakie der rechten Stimmlippe als Folge einer chronischen Laryngitis bei einem starken Raucher

Die Stimmlippen sind häufig leukoplakisch verändert *(Abb. 3)*. Klinisch finden sich Dysphonie, Halssensationen oder Räusperzwang (Stein u. Noordzij 2013). Therapeutisch stehen die Noxenkarenz sowie regelmäßige laryngostroboskopische Kontrollen im Vordergrund, um eine mögliche Malignisierung frühzeitig zu erkennen (Dworkin 2008, Reiter et al. 2009; Heyduck et al. 2021). In Metaanalysen zeigte sich eine Progression einer laryngealen Dysplasie/Leukoplakie zum Malignom bei 3,6–30,4 % der Patienten, wobei ein Carcinoma in situ bzw. eine schwere Dysplasie in 30,4 % dazu neigt (Heyduck et al. 2021).

1.3.2 Benigne Tumore

Organische Sekundärmanifestation einer funktionellen Stimmstörung (Stimmlippenknötchen)

Man unterscheidet die juvenile (sog. „Schreiknötchen") und die adulte (sog. „Sängerknötchen") Form *(Abb. 4)*. Schreiknötchen bevorzugen das männliche und Sängerknötchen das weibliche Geschlecht. Diese Stimmlippenveränderungen entstehen sekundär aufgrund einer nicht therapierten hyperfunktionellen Stimmstörung. Als Korrelat findet man an der medialen Stimmlippenkante am Übergang zwischen vorderem und mittlerem Stimmlippendrittel, dem Ort der höchsten Beanspruchung bei Phonation, zunächst eine reaktive Phonationsverdickung, d.h. eine reversible Gewebsvermehrung mit Ödembildung (weiche Knötchen), die schließlich nach Fibrosierung in harte Stimmlippenknötchen übergehen (Kunduk et al. 2009). Hieraus resultiert eine Schlussinsuffizienz der Stimmlippen im Knötchenbereich (Sanduhrglottis). Therapeutisches Mittel der Wahl ist die Stimmtherapie (Schwartz et al. 2009, Syed et al. 2009), nur selten ist bei Erwachsenen im 2. Schritt eine mikrochirurgische Abtragung erforderlich (Schwartz et al. 2009, Syed et al. 2009). In > 80 % kann mittels alleiniger Stimmtherapie eine normale Stimmqualität erreicht werden (Reiter et al. 2015). Rezidivraten werden nach Stimmtherapie in 30 %, nach zweizeitiger phonochirurgischer Abtragung in 13 % der Fälle beschrieben (Wendler et al. 1974). Bei Kindern

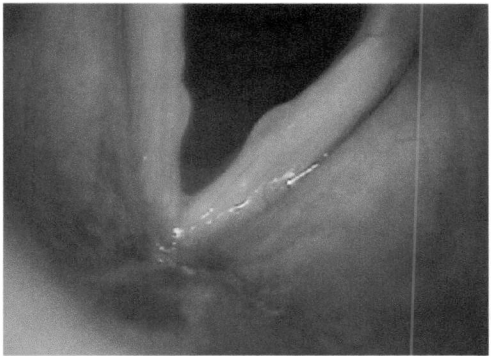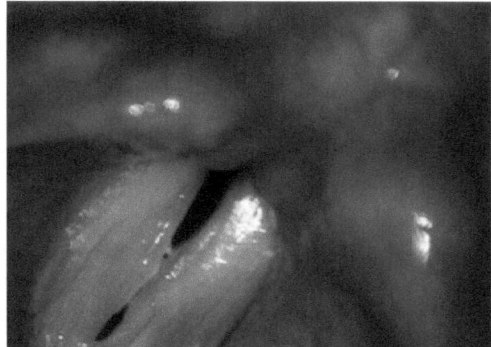

Abb. 4: Beidseitige Stimmlippenknötchen bei einer Patientin mit langjähriger stimmlicher Überlastung bzw. als Folge einer hypertonen Dysphonie

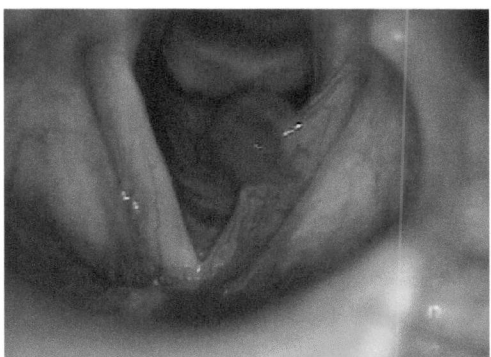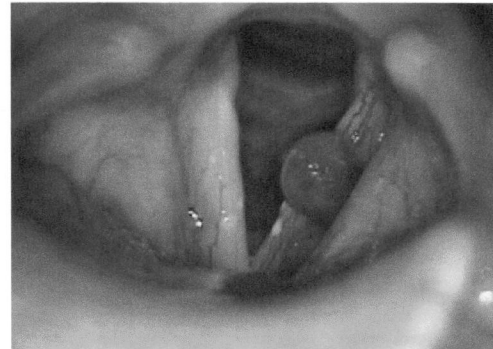

Abb. 5: Stimmlippenpolyp der linken Stimmlippe, die ein Phonationshindernis darstellt

beobachtet man häufig eine Spontanremission nach dem Stimmwechsel (> 90 % bei Jungen und ca. 50 % bei Mädchen), so dass auf eine stimmtherapeutische Therapie bei Kindern oft verzichtet werden kann (de Bodt et al. 2007, Schwartz et al. 2009, Chang et al. 2012).

Stimmlippenpolypen und Stimmlippenzysten

Stimmlippenpolypen sind unilaterale Gewebvermehrungen am freien Stimmlippenrand *(Abb. 5)* und stellen damit ein Phonationshindernis dar. Begünstigende Faktoren sind Rauchen (51–90 %) (Martins et al. 2011), eine chronische Laryngitis und ein Phonationstrauma, d.h. ein mikrovaskuläres Trauma mit lokalen ödematösen Umbauprozessen und Begleitentzündung als Folge eines Stimmmissbrauchs. Retentionszysten entstehen bei Obstruktion eines Ausführungsganges einer Schleimdrüse. Symptomatisch sind neben der Heiserkeit eine reduzierte Stimmlautstärke und Stimmermüdung. Therapie der Wahl ist die phonochirurgische Entfernung des Polypen an der Basis, die Zyste hingegen muss in toto mit der Kapsel entfernt werden (Altman 2007).

Reinkeödem

Das Reinkeödem ist die hyperplastische Form einer chronischen Laryngitis *(Abb. 6)* und entsteht vor allem durch Tabakrauch. Frauen (80 %) sind im Alter zwischen 40–60 Jahren bevorzugt betroffen (Zhukhovitskaya et al. 2015). Durch phonochirurgisches Abtragen der Ödeme verbessern sich vor allem Stimmhöhe und -klang, aber auch die stimmliche Belastbarkeit. Viele Patientinnen äußern vor allem dann einen OP-Wunsch, wenn ihre Stimme derartig tief klingt, so dass sie nicht mehr sicher dem weiblichen Geschlecht zugeordnet werden kann. Dysplasien finden sich in diesem Zusammenhang sehr selten (< 1 %) (Lim et al. 2014). Nikotinkarenz ist unerlässlich, auch wenn dadurch keine deutliche Rückbildung zu beobachten ist (Mau 2010). Ggf. sollte zusätzlich wie auch bei Polpyen oder Zysten postoperativ eine Stimmtherapie zum Abbau einer stimmlichen Fehlfunktion erfolgen (Schwartz et al. 2009).

Rezidivierende Papillomatose

Hier wird zwischen der juvenilen und adulten Form (Juvenile Onset Respiratory Papillomatosis, JORPP bzw. Adult Onset Respiratory Papillomatosis, AORPP) unterschieden *(Abb. 7)*. Die JORPP manifestiert sich vor dem 12. Lebensjahr und ist eine wichtige Ursache von Heiserkeit und auch Dyspnoe im Kindesalter (Venkatesan et al. 2012, Derkay u. Wiatrak 2008). Gerade die mögliche Manifestation einer juvenilen Form erfordert eine laryngoskopische Abklärung auch beim Kleinkind bzw. Baby mit Heiserkeit. Die adulte Form zeigt ihre klinische Erstmanifestation üblicherweise in der 2. bis 4. Dekade (Langer et al. 2019). Es existieren > 100 verschiedene humane Papillomaviren (HPV)-Typen, wobei die Typen HPV 6, 11, 16 und 18 die wichtigsten sind (Benedict u. Dercay 2021). Vor allem die Infekton mit HPV 6 und 11 ist am Larynx zu beobachten (Langer et al. 2019). Bei der Erwachsenenform ist Heiserkeit das führende Symptom. Eine Assoziation von HPV mit dem Larynxkarzinom wurde selten ca. 1,5 % beschrieben (Dedo u. Yu 2001). Der genaue Übertragungsmodus ist unklar (Venkatesan et al. 2012). Die primär benignen blumenkohlartigen Gewebeneubildungen finden sich meist im Bereich der Stimmlippen sowie extralaryngeal in der Trachea, den Bronchien oder der Lunge (Derkay u. Wiatrak 2008). Der klinische Verlauf einer Papillomatose reicht von einem stabilen Stadium bis hin zum aggressiven Progress, der wiederholte Eingriffe erfordert. Papillome werden mikrochirurgisch üblicherweise nach Vorbehandlung mit dem Laser abgetragen (Schwartz 2009). Zur Anwendung einer aktiven Immunisierung (z.B. mit Gardasil 9) gegen HPV bei laryngealer Papillomatose existieren erfolgreiche Studien. Die Rezidivrate bzw. das Ausmaß des Befalls konnte durch eine Immunisierung von Patienten mit einer rezidivierenden Papillomatose gemindert werden (Rosenberg et al. 2019, Yiu et al. 2019, Matsuzaki et al. 2020).

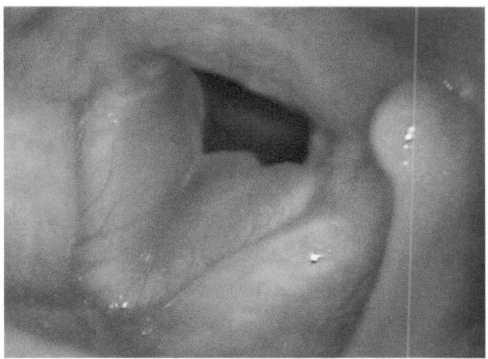

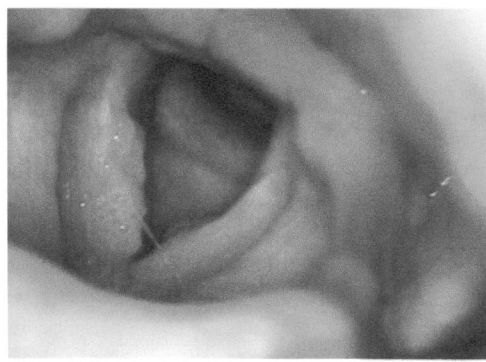

Abb. 6: Massives bds. Reinkeödem bei einer starken Raucherin

Abb. 7: Papillomatoseherde, die die rechte und auch Anteile der linken Stimmlippe rasenartig befallen. In der feingeweblichen Aufarbeitung ließ sich HPV 6 nachweisen.

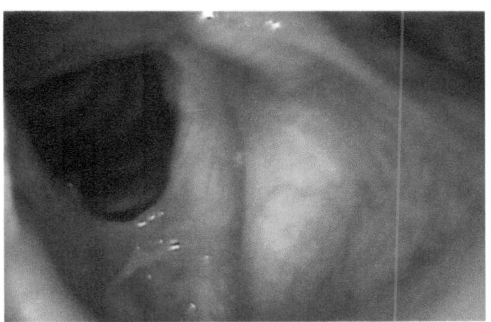

Abb. 8: Ausgedehnte Synechie bzw. Narbe der Stimmlippen nach vorangegangener laserchirurgischer Malignomabtragung

1.3.3 Stimmlippennarben

Ein sog. Sulcus glottidis ist eine narbige Verwachsung zwischen Stimmlippenepithel und Musculus vocalis, die beispielsweise als Folge einer tiefgreifenden Laryngitis oder nach (phono)-chirurgischen Eingriffen entsteht und schon frühzeitig mit Heiserkeit vergesellschaftet ist. V.a. nach ausgedehnten Tumor-Resektionen im Bereich der Stimmlippen resultiert häufig eine deutliche Vernarbung der Stimmlippe bzw. sogar eine Glottisschlussinsuffizienz bei großem Gewebeverlust *(Abb. 8)* (Allen 2010). Die Stimme ist oft stark intensitätsgemindert und klingt konstant heiser, ggf. behaucht bei inkomplettem Glottisschluss. Neben der stimmtherapeutischen Behandlung, die jedoch häufig an die Grenzen des Machbaren stößt, stellt auch die chirurgische Therapie zur Narbenlösung bzw. Behebung einer Glottisschlussinsuffizienz eine Herausforderung dar. Ergebnisse beruhen meist auf eigenen Erfahrungen und prospektive Studien fehlen, die eine evidenzbasierte Therapieempfehlung ableiten könnten (Friedrich et al. 2013, Reiter et al. 2020).

1.3.4 Presbyphonie (Altersstimme)

Dysphonie als Folge des natürlichen Alterungsprozesses wird Presbyphonie genannt. Sie wird als Ursache von Heiserkeit bei etwa 25 % der > 65-Jährigen angenommen (Bradley et al. 2014). Pathophysiologisch bewirkt ein Untergang der Schleim produzierenden Zellen der Stimmlippe eine Erhöhung der Viskosität des Oberflächenfilms, was den Stimmklang negativ beeinflusst. Zusätzlich atrophieren die Stimmlippen, wodurch typischerweise ein ovalärer Stimmlippenspalt bei der Stimmbildung entsteht. Nicht selten ist bei diesem Patientengut auch eine eingeschränkte Lungenfunktion als Comorbidität anzutreffen (Desjardins et al. 2020). Führendes Symptom ist eine intensitätsgeminderte, schwache z.T. überhöhte Stimme mit deutlicher Sprechanstrengung. Stimmtherapie zur Tonusregulierung und Verbesserung des subglottischen Anblasedrucks kommt neben phonochirurgischen Maßnahmen zur Verbesserung des Glottisschlusses in Frage (Kaneko et al. 2021, González-Herranz 2021).

1.3.5 Manifestation internistischer Erkrankungen

Laryngopharyngealer Reflux (LPR)

Refluxbedingte Schleimhautirritationen des Larynx und Pharynx mit chronischer Laryngitis, Kontaktgranulomen bzw. -ulkus sind bei bis zu einem Viertel der Bevölkerung beschrieben (Schreiber et al. 2009, Reiter at al. 2018). Eine gastroösophageale Refluxerkrankung wird in diesem Zusammenhang als Risikofaktor für einen laryngopharyngealen Reflux angesehen (Lechien at al. 2020). Mögliche Symptome eines LPR sind Heiserkeit, Räuspern, Globusgefühl und unspezifische Schluckbeschwerden (Schreiber et al. 2009, Hom u. Vaezi 2013). Am Larynx findet sich üblicherweise ein Stimmlippenödem, Schleimhauterythem oder Schleimhauthyperplasie mit Fältelung der Interarytenoidregion im hinteren Larynxabschnitt ("Laryngitis gastrica") als Zeichen der Refluxbelastung *(Abb. 9)* (Hom u. Vaezi 2013). Eine probatorische Protonenpumpeninhibitorentherapie ist von diagnostischer Bedeutung (Koop et al. 2014). Eine Antirefluxtherapie zur Behandlung der Heiserkeit

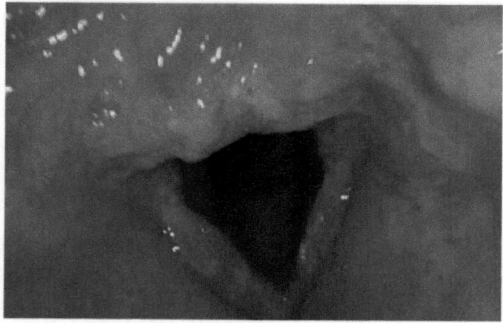

Abb. 9:   Livide bzw. leukoplakisch verfärbte hyperplastische Stimmlippen mit deutlicher Fältelung der Interarytenoidregion bei einem Patienten mit gastrolaryngealem Reflux

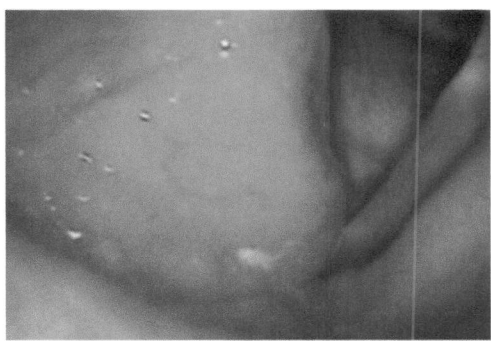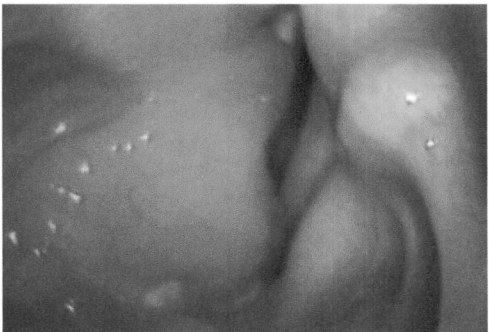

Abb. 10: Amyloidoseablagerungen in der rechten Taschenfalte mit Kontakt zur rechten Stimmlippe und konsekutiver Heiserkeit

bei einer chronischen Laryngitis mit Refluxzeichen stellt eine Therapieoption dar, wird jedoch bei Heiserkeit ohne Refluxzeichen abgelehnt (Chang et al. 2012, Reiter et al. 2015). Bei Vorliegen von refluxassoziierten Kontaktgranulomen kann eine Antirefluxtherapie hilfreich sein (Heyduck et al. 2021).

Internistische Erkrankungen mit seltener Manifestation am Larynx

Bei den folgenden internistischen Erkrankungen wurde eine Manifestation am Kehlkopf u.a. anhand von Kasuistiken beschrieben: Tuberkulose (Lim et al. 2006, Shim et al. 2021), Erkrankungen des rheumatischen Formenkreises (wie rheumatoider Arthritis (Izuka et al. 2021), systemischer Lupus erythematodes (Reiter et al. 2011), Morbus Wegener (Lee et al. 2017), laryngeale Sarkoidose (Mwroka-Kata et al. 2010), Amyloidose *(Abb. 10)* (Reiter et al. 2013, Harris et al. 2021) und Lymphome (Smith 2013, Zhao et al. 2019), *siehe Tabelle 1.* Bei diesen Erkrankungen ist eine (gemeinsame) internistische Diagnostik und Therapie anzustreben (Pickhard et al. 2013, Reiter et al. 2015).

COVID-19-Infektion

Heiserkeit ist im Rahmen einer Coronavirus-Erkrankung (COVID-19) in bis zu 80 % der Patienten anzutreffen, wobei eine Stimmermüdung im Rahmen der akuten Erkrankung dominiert, die sich jedoch nach überstandener Erkrankung üblicherweise wieder bessert (Regan et al. 2021, Watson et al. 2021, Dassie-Leite et al. 2021, Neevel et al. 2021). Im Verlauf kann es vor allem bei ehemals beatmeten Patienten zu Intubationsschäden wie Stimmlippennarben, Stenosen der Glottis und Granulationen als Ursache für eine Stimmstörung kommen (Watson et al. 2021) *(Abb. 11)*. In einer aktuellen Fallsersie von 24 Patienten, die sich mit Heiserkeit nach einer durchgemachten Covid-Infektion vorstellten, waren 20 davon hospitalisiert und 18 endotracheal intubiert (im Mittel 14 Tage). Die Hauptsymptome waren Heiserkeit mit 79 %, 50 % hatten eine Stimmlippenmotilitätsstörung, 39 % eine frühe Glottisschädigung, 22 % eine subglottische oder Trachealstenose und 17 % eine posteriore Glottisstenose. Patienten, die nicht intubiert werden mussten, hatten in 67 % eine funktionelle Stimmstörung (Neevel et al. 2021). Als Therapieverfahren kommen die Stimm-therapie bzw. phonochirurgische Verfahren in Frage.

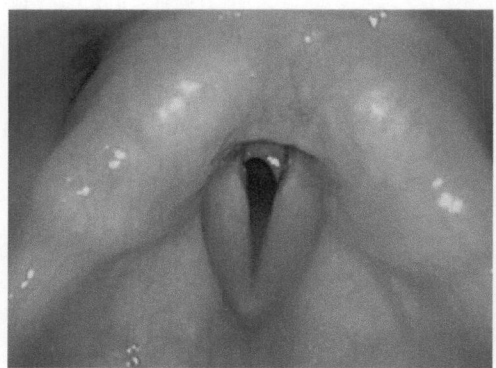 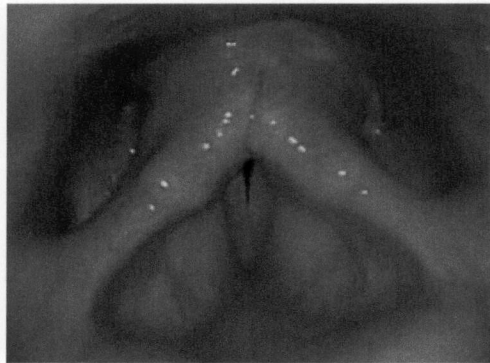

Abb. 11: Interarytenoidfibrose mit eingeschränkter Stimmlippenmotilität und konsekutiver Heiserkeit nach Langzeitbeatmung bei COVID-Infektion

Eine COVID-19-Erkrankung (Nr. 3101 der Berufskrankheitenliste) kann grundsätzlich einen Versicherungsfall der gesetzlichen Unfallversicherung darstellen, v.a. bei Personen, die infolge ihrer Tätigkeit im Gesundheitsdienst mit dem Coronavirus SARS-CoV-2 infiziert werden und deshalb an COVID-19 erkranken (Corona-Virus, SARS-CoV-2, DGUV, 06.2020).

1.3.6 Stimmlippenmalignome

Die altersstandardisierte Inzidenzrate beim Larynxkarzinom lag in Deutschland im Jahr 2012 bei 5,4 pro 100 000 bei Männern und bei 1,0 pro 100 000 bei Frauen (Leitlinie Larynxkarzinom 2019). Das Larynxkarzinom hat mit knapp 30 % den größten Anteil an den malignen Kopf-Hals-Tumoren, wobei etwa $^2/_3$ der Befunde im Bereich der Stimmlippen lokalisiert sind *(Abb. 12)*. Meist handelt es sich um Plattenepithelkarzinome (> 90 %) (Schultz 2011). Risikofaktoren sind eine chronische Laryngitis, z.B. bei Nikotinabusus bzw. auch Asbestexposition (S3-Leitlinie Larynxkarzinom 2019). Bei Nachweis einer relevanten beruflichen Asbestexposition kann ein Larynxkarzinom auch als Berufserkrankung nach Ziffer BK-Nr. 4104 anerkannt werden (DGUV 2011). Weitere mit einem Larynxkarzinom assoziierte Arbeitsstoffe sind Chrom VI-Verbindungen (BK 1103), Halogenierte Alkyl-, Aryl- oder Alkylaryloxide (v.a. Senfgas) (BK 1310), Ionisierende Strahlung (BK 2402), selten Nickel (BK 4019), Kokereirohgase (BK 4110), Schwefelsäuredämpfe und schwefelsäurehaltige Aerosole (BK 1319) und polyzyklische aromatische Kohlenwasserstoffe (BK 4113) (https://www.unimedizin-mainz.de/asu/krebs-als-berufskrankheit/betroffene-organe-und-erkrankungen/kehlkopf.html). Das Frühsymptom ist die Dysphonie. Ein aufgehobenes Feinschwingungsverhalten der tumorinfiltrierten Stimmlippenstrukturen wird in der Mikrolaryngostroboskopie „phonatorischer Stillstand" genannt (Schultz 2011). Das (glottische) Larynxkarzinom wird aufgrund der rasch auftretenden Heiserkeit bei 30–35 % der

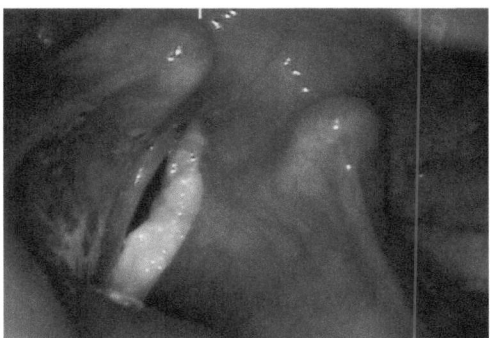
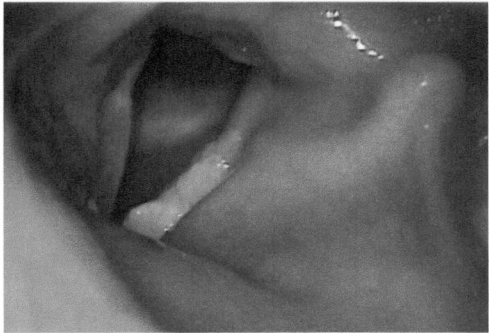

Abb. 12: Stimmlippenkarzinom der linken Stimmlippe in den vorderen $^2/_3$. Der Patient ist ein starker Raucher

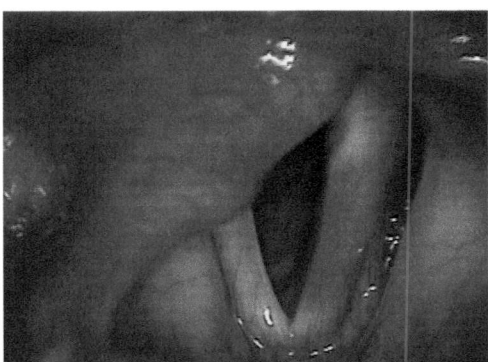
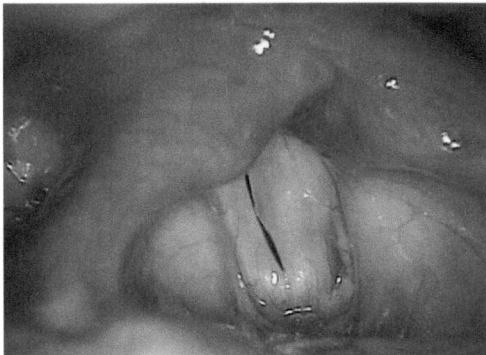

Abb. 13: Stimmlippenparese rechts nach einer Strumaoperation mit Stimmlippenstillstand paramedian und einer Glottisschlussinsuffizienz von 1–2 mm. Die Stimme klingt behaucht und schwach.

Fälle in einem frühen Stadium diagnostiziert (Robert Koch-Institut 2015/16). Entsprechend ist die Rate an Lymphknoten- und Fernmetastasen bei Erstdiagnose gering (5-Jahres-Überlebensrate nahezu 100 %). Therapeutisch wird eine transorale (Laser-)Resektion bzw. primäre kleinvolumige Bestrahlung angewandt. Nach erfolgter Therapie kann Heiserkeit aufgrund von Vernarbungen oder einer Glottisschlussinsuffizienz bei Gewebeverlust auftreten. Hier ist eine Stimmtherapie ein zielführender Ansatz (van Gogh et al. 2006).

1.3.7 Neurogene Ursachen

Stimmlippenlähmungen

Einseitige Stimmlippenparesen (ESP) sind mit ca. 8 % eine häufige Ursache für Heiserkeit, wie eine umfassende Literaturrecherche an Patienten zeigte, die einen Arzt mit Heiserkeit aufsuchen (Reiter et al. 2015). Sie treten bei (Teil-)Schädigung des N. laryngeus recurrens bzw. N. vagus auf und können eine Stimmstörung aufgrund eines inkompletten Glottisschlusses *(Abb. 13)* oder irregulären Schwingungsverhaltens der Stimmlippen verursachen.

Ätiologisch sind die Mehrzahl der Stimmlippenlähmungen (in 24–79 % der Fälle) auf eine iatrogene Ursache wie Operationen bzw. Traumata im Bereich des N. vagus/recurrens zurückzuführen (Reiter et al. 2015). Hierbei spielen Eingriffe an der Schilddrüse eine besondere Rolle (0,5–2,3% permanente Parese; Jeannon et al. 2009, Takano et al. 2012, Rayes et al. 2014, Reiter et al. 2014). Auch herz-/aortenchirurgische Eingriffe, Halswirbelsäulenoperationen über einen transcervikalen Zugang oder thoraxchirurgische Eingriffe können zu Stimmlippenlähmungen führen (Takano et al. 2012, Reiter et al. 2014). Stimmlippenparesen können auch als Erstsymptom eines Malignoms vorkommen, in bis zu 1,6 % bei einem Schilddrüsen- und in bis zu 43 % bei einem Bronchialkarzinom (Takano et al. 2012, Reiter et al. 2015). Bei 2–41 % bleibt die Ursache nach der Diagnostik unklar (idiopathische Parese) (Reiter et al. 2014 u. 2015).

Trotz einer Spontanremissionsrate in ca. $^2/_3$ der Fälle innerhalb von ca. 6 Monaten (Sulica 2008, Husain et al. 2019, Reiter et al. 2015 u. 2020) leiden diese Patienten nicht selten an einer Stimmstörung. Zunächst sollte eine logopädische Therapie erfolgen (Schwartz et al. 2009). Bei Vorliegen einer Glottisschlussinsuffizienz stößt eine konservative Stimmtherapie oft an ihre Grenzen, so dass ein phonochirurgischer Eingriff wie z.B. eine Stimmlippenunterfütterung zur Ermöglichung eines kompletten Glottisschlusses als Voraussetzung für eine physiologische Phonation indiziert sein kann (Reiter et al. 2012 u. 2020, Francis et al. 2016). Stimmverbessernde Eingriffe waren jedoch nur bei ca 6 % der Patienten mit einer Stimmlippenlähmung indiziert, wie eine eigene Untersuchung zeigte (Reiter et. al. 2015 u. 2014).

Spasmodische Dysphonie

Die spasmodische Dysphonie, eine fokale Dystonie, ist eine sehr seltene Ursache für Heiserkeit, manifestiert sich fast ausschließlich im Erwachsenenalter und betrifft vorwiegend Frauen (Murry 2014).

Diese schwere Stimmstörung führt zu unwilkürlichen Spasmen der Larynxmuskulatur mit verstärkter Adduktion oder Abduktion der Stimmlippen, je nach Unterform. Die sensomotorische Larynxkontrolle ist dabei, mutmaßlich aufgrund einer Neurotransmitterstörung, beeinträchtigt. Die spasmodische Dysphonie vom Adduktortyp (90 % der Patienten) ist durch ein verstärktes Anpressen der Stimmlippen bei Phonation gekennzeichnet. Dabei kommt es zu kurzen Stimmabbrüchen beim Sprechen („Vokalstottern") und knarrender Stimme (Lagos et al. 2021). Therapeutisch wird das neurotoxische Protein Botulinumtoxin in die betroffenen Stimmlippenmuskeln in Vollnarkose oder örtlicher Betäubung injiziert (Schwartz et al. 2009, Biello 2021). Da die Wirkung dieses Medikaments nur für ca. 4 Monate anhält, ist eine wiederholte Applikation erforderlich.

1.4 Psychogene Stimmstörungen

Psychogene Stimmstörungen sind Ausdruck einer Somatisierungsstörung. Sie betreffen bevorzugt das weibliche Geschlecht zwischen dem 20. und 40. Lebenjahr (Bader u. Schick

2013, Kosztyła-Hojna et al. 2018). Die Patienten beklagen eine plötzliche starke Heiserkeit bis hin zur akuten Aphonie, wohingegen der Kehlkopfklang, der nicht zur Kommunikation genutzt wird, wie geräuschvolles Husten oder Räuspern, möglich ist. Laryngoskopisch stellen sich reizlose Verhältnisse dar, z.T. mit (tonusbedingt) eingeschränkter Adduktion der Stimmlippen während der Phonation (Kosztyła-Hojna et al. 2018). Diese werden häufig als akute Laryngitis fehldiagnostiziert bzw. therapiert (Bader u. Schick 2013, Reiter et al. 2013). Anhand einer eigenen Untersuchung an 40 Patienten konnte gezeigt werden, dass es sich oft um eine akute Manifestation handelt, der ein einschneidendes, psychisch belastendes Ereignis vorangeht. Therapeutisch hilfreich ist eine psychotherapeutische Verhaltenstherapie. Eine alleinige Stimmtherapie ist vollkommen wirkungslos (Baker 2002, Reiter et al. 2013).

2 Spezieller Teil

2.1 Berufliche Einflussfaktoren

Stimmstörungen, v.a. hyperfunktionelle Stimmstörung, sind bei 25–31 % der Lehrerinnen und Lehrer zu beobachten (Meuret et al. 2015, Nusseck et al. 2020). Vor allem das weibliche Geschlecht, hohes Alter, das Arbeiten an einer Grundschule sowie eine fehlende Sprecherziehung während der Ausbildung waren als Risikofaktoren zu nennen (Meuret et al. 2015, Nusseck et al. 2020). Call-Center-Arbeiter sind ebenfalls deutlichen stimmlichen Anforderungen am Arbeitsplatz ausgesetzt. Gemäß einer aktuellen Übersichtsarbeit waren 27 % zum Untersuchungszeitpunkt von einer Stimmstörung betroffen (Chandini et al. 2021).

Im Allgemeinen tragen ungünstige Rahmenbedingungen am Arbeitsplatz wie große Klassenstärken mit entsprechend hohem Umgebungslärm, große hallige Räume sowie unzureichende Pausen bzw. fehlende Stimmruhephasen und beruflicher Stress dazu bei, aufgrund der stimmlichen Überlastung im Beruf eine funktionelle Stimmstörung auszubilden (sog. ponogene Dysphonie) und im weiteren Verlauf eine sog. „Organische Sekundärmanifestation einer funktionellen Stimmstörung" *(siehe Abschnitt 1.3.2 Stimmlippenknötchen)* (Nair 2021).

Gemäß einer systematischen Übersichtsarbeit mit 2 371 Artikeln zu Stimmstörungen bei Sängerinnen und Sängern zeigte sich in der Gesamtgruppe eine subjektiv empfundene Stimmstörung bei 46 %. Differenziert man zwischen verschiedenen Gruppen, so war eine Stimmstörung bei Studenten in 22 %, bei Lehrern in 55 %, bei Personen mit klassischem Gesang in 41 % und bei nicht klassischen Sängern in 47 % anzutreffen (Pestana et al. 2017).

Als Berufskrankheiten können diese Stimmstörungen – auch bei Berufsprechern oder Sängern – nicht anerkannt werden, da keine von außen einwirkende berufsbedingte Schädigung vorliegt. Sie sind vielmehr Ausdruck dafür, dass die Stimme den besonderen Anforderungen nicht gewachsen oder nicht genügend dafür ausgebildet ist (Nawka u. With 2008).

Stimmstörungen im Rahmen einer COVID-19-Infektion bzw. eines Laryxkarzinoms können jedoch unter Umständen bei entsprechender Exposition als Berufskrankheit nach den Ziffern BK Nr. 3101 bzw. BK 1103, BK 1310, BK 1319, BK 2402, BK 4019, BK 4104, BK 4110 oder BK 4113 anerkannt werden *(siehe hierzu Abschnitte 1.3.5 „Manifestation internistischer Erkrankungen" und 1.3.6 „Stimmlippenmalignome")*.

2.2 Kernaussagen

* Die Ursachen der Heiserkeit sind vielfältig.
* Eine Heiserkeit sollte beim Vorliegen von Risikofaktoren umgehend laryngoskopisch abgeklärt werden.
* Eine stimmtherapeutische Therapie wird für funktionelle und kombiniert bei organischen Stimmstörungen empfohlen, eine phonochirurgische Therapie bei Tumoren und insuffizientem Stimmlippenschluss.
* Von einer probatorischen Gabe von Antibiotika wird bei Heiserkeit streng abgeraten.
* Bei seltenen Differenzialdiagnosen ist ein interdisziplinäres Management erforderlich.

Literatur

Allen J (2010). Cause of vocal fold scar. Curr Opin Otolaryngol Head Neck Surg 18: 475–480
Altman KW (2007). Vocal fold masses. Otolaryngol Clin North Am 40: 1091–1108
Bader CA, Schick B (2013). Psychogenic aphonia. A challenging diagnosis? HNO 61: 678–682
Baker J (2002). Psychogenic voice disorders – heroes or hysterics? A brief overview with questions and discussion. Logoped Phoniatr Vocol 27: 84–89
Benedict JJ, Derkay CS (2021). Recurrent respiratory papillomatosis: A 2020 perspective. Laryngoscope Investig Otolaryngol 6 (2): 340–345
Biello A, Volner K, Song SA (2021). Laryngeal Botulinum Toxin Injection. In: StatPearls (Internet). StatPearls Publishing, Treasure Island
Bos-Clark M, Carding P (2011). Effectiveness of voice therapy in functional dysphonia: where are we now? Curr Opin Otolaryngol Head Neck Surg 19: 160–164
Bradley JP, Hapner E, Johns MM 3rd (2014). What is the optimal treatment fo presbyphonia? Laryngoscope 124: 2439–2440
Carding PN, Horsley IA (1992). An evaluation study of voice therapy in non-organic dysphonia. Eur J Disord Commun 27: 137–158
Carding PN, Horsley IA, Docherty GJ (1999). A study of the effectiveness of voice therapy in the treatment of 45 patients with nonorganic dysphonia. J Voice 13: 72–104
Chang JI, Bevans SE, Schwartz SR (2012). Otolaryngology clinic of North America: evidence-based practice: management of hoarseness/dysphonia. Otolaryngol Clin North Am 45 (5): 1109–1126
Cohen SM, Kim J, Roy N, Asche C, Courey M (2012). Prevalence and causes of dysphonia in a large treatment-seeking population. Laryngoscope 122: 343–348
Corona-Virus (SARS-CoV-2). COVID-19 als Berufskrankheit – Informationen für Beschäftigte im Gesundheitswesen (2020). Deutsche Gesetzliche Unfallversicherung e.V. (DGUV).
Dassie-Leite AP, Prestes Gueths T, Veis Ribeiro V, Pereira EC, do Nascimento Martins P, Riedi Daniel C (2021). Vocal Signs and Symptoms Related to COVID-19 and Risk Factors for their Persistence. J Voice S0892-1997(21)00253-8. doi: 10.1016/j.jvoice.2021.07.013. Online ahead of print

De Bodt MS, Ketelslagers K, Peeters T et al. (2007). Evolution of vocal fold nodules from childhood to adolescence. J Voice 21: 151–156

Dedo HH, Yu KC (2001). CO2-laser treatment in 244 patients with respiratory papillomas. Laryngoscope 111: 1639–1644

Derkay CS, Wiatrak B (2008). Recurrent respiratory papillomatosis: a review. Laryngoscope 118: 1236–1247

Desjardins M, Halstead L, Simpson Patrick Flume A, Shaw Bonilha H (2020). Voice and Respiratory Characteristics of Men and Women Seeking Treatment for Presbyphonia. J Voice S0892-1997(20)30339-8. doi: 10.1016/j.jvoice.2020.08.040

Dworkin JP (2008). Laryngitis: Types, causes and treatments. Otolaryngol Clin North Am 41: 419–436

Empfehlung fur die Begutachtung asbestbedingter Berufskrankheiten (Lungenkrebs bzw. Kehlkopf-krebs (BK-Nr. 4104) (2011). Falkensteiner Empfehlung, Deutsche Gesetzliche Unfallversicherung (DGUV)

Francis DO, Williamson K, Hovis K, Gelbard A, Merati AL, Penson DF, Netterville JL, Garrett CG (2016). Effect of injection augmentation on need for framework surgery in unilateral vocal fold paralysis. Laryngoscope 126 (1): 128–134

Friedrich G, Dikkers FG, Arens C et al. (2013). Vocal fold scars: current concepts and future directions. Consensus report of the Phonosurgery Committee of the European Laryngological Society. Eur Arch Otorhinolaryngol 270: 2491–2507

González-Herranz R, Navarro-Mediano A, Hernández-García E, Plaza G (2021). Autologous Adipose Tissue Injection of Vocal Cords in Presbyphonia. Otolaryngol Head Neck Surg. 194599821104 5292. doi: 10.1177/01945998211045292. Online ahead of print

Gregory ND, Chandran S, Lurie D, Sataloff RT (2012). Voice disorders in the elderly. J Voice 26(2): 254–258

Harris G, Lachmann H, Hawkins P, Sandhu G (2021). One Hundred Cases of Localized Laryngeal Amyloidosis – Evidence for Future Management. Laryngoscope 131 (6): E1912–E1917

Heyduck A, Brosch S, Pickhard A, Hoffmann TK, Reiter R (2021). The Efficiency of (videolaryngo) stroboscopy in Detecting T1a Glottic Carcinoma and Its Preliminary Stages. Ann Otol Rhinol Laryngol. 34894211026732. doi: 10.1177/00034894211026732.

Heyduck A, Pickhard A, Olthoff A, Hoffmann T, Reiter R (2021). Therapeutic success of proton pump inhibitors in the therapy of contact granulomas. Laryngorhinootologie 100 (3): 202–206

Hom C, Vaezi MF (2013). Extraesophageal manifestations of gastroesophageal reflux disease. Gastro-enterol Clin North Am 42: 71–91

https://www.unimedizin-mainz.de/asu/krebs-als-berufskrankheit/betroffene-organe-und-erkran kungen/kehlkopf.html

Husain S, Sadoughi B, Mor N, Sulica L (2019). Time Course of Recovery of Iatrogenic Vocal Fold Para-lysis. Laryngoscope 129 (5): 1159–1163

Izuka S, Kaneko S, Harada T, Sakai H, Takahashi Y, Yamashita H, Kaneko H (2021). Cricoarytenoid arthritis in rheumatoid arthritis. Rheumatology 60 (8): 3955

Jacob J. Benedict MD, Craig S. Derkay MD (2021). Recurrent respiratory papillomatosis: A 2020 perspective. Laryngoscope Investigative Otolaryngology 6: 340–345

Jeannon JP, Orabi AA, Bruch GA, Abdalsalam HA, Simo R (2009). Diagnosis of recurrent laryngeal nerve palsy after thyroidectomy: a systematic review. Int J Clin Pract 63: 624–629

Kaneko M, Sugiyama Y, Fuse S, Mukudai S, Hirano S (2021). Physiological Effects of Voice Therapy for Aged Vocal Fold Atrophy Revealed by EMG Study. J Voice. S0892-1997(21)00303-9

Koop H, Fuchs KH, Labenz J, Lynen Jansen P, Messmann H, Miehlke S et al. (2014). S2k-Leitlinie 021/013 Gastroösophageale Refluxkrankheit, Stand 05.2014, 85–88

Kosztyła-Hojna B, Moskal D, Łobaczuk-Sitnik A, Kraszewska A, Zdrojkowski M, Biszewska J, Skorupa M (2018). Psychogenic voice disorders. Otolaryngol Pol 72 (4): 26–34

Kunduk M, McWhorter AJ (2009). True vocal fold nodules: the role of differential diagnosis. Curr Opin Otolaryngol Head Neck Surg 17: 449–452

Lagos AE, García-Huidobro FG, Ramos PH, Bustos P, León NI, Napolitano CA, Badía PI. Spasmodic Dysphonia (2021). Standardized Spanish Tool for Ambulatory Consult Diagnosis. J Voice 35 (5): 809.e7–809.e10

Langer C, Wittekindt C, Wolf G (2019). Rezidivierende respiratorische Papillomatose: Laryngo-Rhino-Otol 98: 577–587

Lechien JR, Barillari MR, De Marrez LG, Hans S (2021). Dysphonia in COVID-19 patients: Direct or indirect symptom? Am J Otolaryngol 43 (1): 103246

Lechien JR, Bobin F, Muls V, Eisendrath P, Horoi M, Thill M-P, Dequanter D, Durdurez J-P, Alexandra Rodriguez, Saussez S (2020). Gastroesophageal reflux in laryngopharyngeal reflux patients: Clinical features and therapeutic response. Laryngoscope 130 (8): E479–E489. doi: 10.1002/lary.28482.

Lee PY, Adil EA, Irace AL, Neff L, Son MB, Lee EY, Perez-Atayde A, Rahbar R (2017). The presentation and management of granulomatosis with polyangiitis (Wegener's Granulomatosis) in the pediatric airway. Laryngoscope 127 (1): 233–240

Lim JY, Kim KM, Choi EC, Kim YH, Kim HS, Choi HS (2006). Current clinical propensity of laryngeal tuberculosis: review of 60 cases. Eur Arch Otorhinolaryngol 263: 838–842

Lim S, Sau P, Cooper L, McPhaden A, Mackenzie K (2014). The incidence of premalignant and malignant disease in Reinke's edema. Otolaryngol Head Neck Surg 150: 434–436

Martins RH, Defaveri J, Domingues MA, de Albuquerque e Silva R (2011). Vocal polyps: clinical, morphological, and immunohistochemical aspects. J Voice 25 (1): 98–106

Matsuzaki H, Makiyama K, Hirai R, Suzuki H, Asai R, Oshima T (2020). Multi-Year Effect of Human Papillomavirus Vaccination on Recurrent Respiratory Papillomatosis. Laryngoscope 130 (2): 442–447

Mau T (2010). Diagnostic evaluation and management of hoarseness. Diagnostic evaluation and management of hoarseness. Med Clin North Am 94: 945–960

Meuret S, Fuchs M, Lemke S, Hentschel B (2015). Vortrag: Fall-Kontroll-Studie zu berufsbedingten Dysphonien bei Lehrern. 32. Wissenschaftliche Jahrestagung der Deutschen Gesellschaft für Phoniatrie und Pädaudiologie (DGPP). 24.09.–27.09.2015, Oldenburg

Mrówka-Kata K, Kata D, Lange D, Namysłowski G, Czecior E, Banert K (2010). Sarcoidosis and its otolaryngological implications. Eur Arch Otorhinolaryngol 267:1507–1514

Murry T (2014). Spasmodic Dysphonia: Let's Look at That Again. J Voice 28: 694–699

Nair CB, Nayak S, Maruthy S, Krishnan JB, Devadas U (2021). Prevalence of Voice Problems, Self-Reported Vocal Symptoms and Associated Risk Factors in Call Center Operators (CCOs): A Systematic Review. J Voice S0892-1997(21)00261-7. Online ahead of print

Nawka T, With G (2008). Stimmstörungen. 5. überarbeitete Auflage. Deutscher Ärzteverlag, Köln

Neevel AJ, Smith JD, Morrison RJ, Hogikyan ND, Kupfer RA, Stein AP (2021). Postacute COVID-19 Laryngeal Injury and Dysfunction. OTO Open 24; 5 (3): 2473974X211041040. doi: 10.1177/2473974X211041040. eCollection Jul-Sep 2021

Nusseck M, Spahn C, Echternach M, Immerz A, Richter B (2020). Vocal Health, Voice Self-concept and Quality of Life in German School Teachers. J Voice 34 (3): 488.e29–488.e39

Pestana PM, Vaz-Freitas S, Conceição Manso M (2017). Prevalence of Voice Disorders in Singers: Systematic Review and Meta-Analysis. J Voice 31 (6) :722–727

Pickhard A, Smith E, Rottscholl R, Brosch S, Reiter R (2012). Disorders of the larynx and chronic inflammatory diseases. Laryngorhinootologie 91: 758–766

Rayes N, Seehofer D, Neuhaus P (2014). The surgical treatment of bilateral benign nodular goiter: balancing invasiveness with complications. Dtsch Arztebl Int 111: 171–178

Regan J, Walshe M, Lavan S, Horan E, Gillivan Murphy P, Healy A, Langan C, Malherbe K, Flynn Murphy B, Cremin M, Hilton D, Cavaliere J, Curley J, Moloney A, Flanagan G, Whyte A (2021). Dysphagia, Dysphonia, and Dysarthria Outcomes Among Adults Hospitalized With COVID-19 Across Ireland. Laryngoscope. doi: 10.1002/lary.29900. Online ahead of print

Reiter R, Brosch S (2009). Chronic laryngitis--associated factors and voice assessment. Laryngorhino-otologie 88: 181–185

Reiter R, Brosch S (2012). Laryngoplasty with hyaluronic acid in patients with unilateral vocal fold paralysis. J Voice 26: 785–789

Reiter R, Brosch S, Rottscholl R, Smith E (2013). Dysphonia as a symptom of an amyloidosis. Laryngorhinootologie 92 (8): 541–542

Reiter R, Brosch S, Smith E, Froboese N, Barth TF, Pickhard A (2015). Manifestation of rheumatic diseases in the larynx. Laryngorhinootologie 94 (3): 189–195

Reiter R, Heyduck A, Seufferlein T, Hoffmann T, Pickhard A (2018). Laryngopharyngeal Reflux. Laryngorhinootologie 97 (4): 238–245

Reiter R, Hoffmann TK, Pickhard A, Brosch S (2015). Hoarseness-causes and treatments. Dtsch Arztebl Int 112 (19): 329–337

Reiter R, Pickhard A, Heyduck A, Brosch S, Hoffmann TK (2020). Update on vocal fold augmentation. HNO 68(6): 461–472

Reiter R, Pickhard A, Smith E, Hansch K, Weber T, Hoffmann TK, Brosch S (2015). Vocal cord paralysis – analysis of a cohort of 400 patients. Laryngorhinootologie 94 (2): 91–96

Reiter R, Rommel D, Brosch S (2013). Long term outcome of psychogenic voice disorders. Auris Nasus Larynx 40: 470–475

Reiter R, Stier KH, Brosch S (2011). Hoarseness in patient with systemic lupus erythematosus. Laryngorhinootologie 90: 226–227

Reveiz L, Cardona AF (2013). Antibiotics for acute laryngitis in adults. Cochrane Database Syst Rev 28 (3)

Robert Koch-Institut, Zentrum für Krebsregisterdaten, Krebs in Deutschland 2007/2008, 12. Ausgabe 2015/6: 56–59

Rosenberg T, Philipsen BB, Mehlum CS, et al. (2019). Therapeutic use of the human papillomavirus vaccine on recurrent respiratory papillomatosis: a systematic review and meta-analysis. J Infect Dis 219 (7): 1016–1025

Roy N, Merrill RM, Gray SD, Smith EM (2005). Voice disorders in the general population: prevalence, risk factors, and occupational impact. Laryngoscope 115: 1988–1995

S3-Leitlinie. Diagnostik, Therapie und Nachsorge des Larynxkarzinoms (2019). Langversion. AWMF-Registernummer: 017/076O

Schreiber S, Garten D, Sudhoff H (2009). Pathophysiological mechanisms of extraesophageal reflux in otolaryngeal disorders. Eur Arch Otorhinolaryngol 266: 17–24

Schultz P (2011). Vocal fold cancer. Eur Ann Otorhinolaryngol Head Neck Dis 128: 301–308

Schwartz SR, Cohen SM, Dailey SH et al. (2009). Clinical practice guideline: hoarseness (dysphonia). Otolaryngol Head Neck Surg 141 (3 Suppl 2): 1–31

Shim B, Songmen S, Xenakis J, Sapire J (2021). Laryngeal involvement in a patient with active post-primary tuberculosis: Case report of a rare extrapulmonary manifestation. Radiol Case Rep 16 (5): 1169–1172

Smith E, Rottscholl R, Brosch S, Reiter R (2013). Malignant lymphoma in the larynx. Laryngorhino-otologie 92: 381–388

Stein DJ, Noordzij JP (2013): Incidence of chronic laryngitis. Ann Otol Rhinol Laryngol 122: 771–774

Sulica L (2008). The natural history of idiopathic unilateral vocal fold paralysis: evidence and problems. Laryngoscope 118 (7): 1303–1307

Syed I, Daniels E, Bleach NR (2009). Hoarse voice in adults: an evidence-based approach to the 12 minute consultation. Clin Otolaryngol 34: 54–58

Takano S, Nito T, Tamaruya N, Kimura M, Tayama N (2012). Single institutional analysis of trends over 45 years in etiology of vocal fold paralysis. Auris Nasus Larynx 39: 597–600

van Gogh CD, Verdonck-de Leeuw IM, Boon-Kamma BA, Rinkel RN, de Bruin MD, Langendijk JA et al. (2006). The efficacy of voice therapy in patients after treatment for early glottic carcinoma. Cancer 106 (1): 95–105

van Houtte E, van Lierde K, D'Haeseleer E, Claeys S (2010). The prevalence of laryngeal pathology in a treatment-seeking population with dysphonia. Laryngoscope 120: 306–312

Venkatesan NN, Pine HS, Underbrink MP (2012). Recurrent respiratory papillomatosis. Otolaryngol Clin North Am 45 (3): 671–694

Watson NA, Karagama Y, Burnay V, Boztepe S, Warner S, Chevretton EB (2021). Effects of coronavirus disease-2019 on voice: our experience of laryngeal complications following mechanical ventilation in severe coronavirus disease-2019 pneumonitis and review of current literature. Curr Opin Otolaryngol Head Neck Surg. doi: 10.1097/MOO.0000000000000768. Online ahead of print

Wendler J, Seidner, Nawka T (1974). Sprache Stimme Gehör. Thieme Verlag, Stuttgart

Yiu Y, Fayson S, Smith H, Matrka L (2019). Implementation of Routine HPV Vaccination in the Management of Recurrent Respiratory Papillomatosis. Ann Otol Rhinol Laryngol 128 (4): 309–315

Zhao P, Zhou Y, Li J (2019). Primary laryngeal lymphoma in China: a retrospective study of the last 25 years. J Laryngol Otol 133 (9): 792–795

Zhukhovitskaya A, Battaglia D, Khosla SM, Murry T, Sulica L (2015). Gender and age in benign vocal fold lesions. Laryngoscope 125: 191–196

Ziegler A, Verdolini Abbott K, Johns M, Klein A, Hapner ER (2014). Preliminary data on two voice therapy interventions in the treatment of presbyphonia. Laryngoscope 124 (8): 1869–1876

4 Atemgeräusch

NICOLA KOTSCHY-LANG

Zusammenfassung

Die Auskultation der Lunge mit einem Stethoskop ist ein wenig aufwendiger, leicht durchzuführender Bestandteil der körperlichen Untersuchung. Jeder Arzt sollte sie beherrschen. Neben der Anamnese ist sie das Kernstück des diagnostischen Prozesses bei der pneumologischen Erstbeurteilung. Die Geräuschphänomene der Atemwege erschließen sich auch heute nur einer geschulten Wahrnehmung. Mithilfe der Differenzierung akustischer Geräusche über der Lunge kann auf die zugrundeliegende Erkrankung geschlossen werden. Dies trifft insbesondere auch auf die Diagnosestellung von berufsbedingten obstruktiven Atemwegserkrankungen und berufsbedingten interstitiellen Lungenerkrankungen zu.

1 Allgemeiner Teil

Die Lungenauskultation mit einem Stethoskop während der Inspiration und der Exspiration ist ein Kernstück der pneumologischen Erstdiagnostik. Sie ist eine günstige, nichtinvasive, sicher und leicht durchzuführende Untersuchung des praktizierenden Arztes, um verschiedene Lungenerkrankungen zu diagnostizieren. Zusammen mit der Anamnese und einer detaillierten Untersuchung der Lunge mit Inspektion, Palpation und Perkussion, ist die Auskultation weiterhin ein essenzieller Bestandteil der klinischen Untersuchung. Sie beinhaltet die Beurteilung der verschiedenen Atemgeräusche und der Atemnebengeräusche.

1.1 Geschichte der Auskultation

Hippokrates führte erstmals die Lungenauskultation durch, indem er ein Ohr auf die Brust eines Patienten legte, um die Atemgeräusche zu hören. Er beschrieb dies als eine Methode der direkten Auskultation.1816 erfand der französische Arzt Laënnec das Stethoskop und publizierte 1819 seine Arbeit „De l´auscultation médiate ou traité du diagnostic des maladies des poumons et du coeur". Zunächst benutze er ein gerolltes Papier und später einen Holzzylinder. Gegen die Jahrhundertwende wurde das heute gebräuchliche Stethoskop mit binauraler, flexibler Auskultation entwickelt.

Als technische Weiterentwicklung gibt es jetzt elektronische Stethoskope mit Verstärker und der Möglichkeit einer digitalen Verarbeitung des Signals. Diese teureren Geräte haben sich allerdings im klinischen Alltag bisher nicht durchgesetzt, vermutlich auch aufgrund der fehlenden Konsequenz in der Geamtbeurteilung. Für die Forschung haben die Frequenzanalysen inzwischen einen hohen Stellenwert.

1.2 Lungenauskultation

Durch die Auskultation der Lunge während der In- und Exspiration können für die Differentialdiagnose wichtige Befunde erhoben werden.

Die Auskultation mit dem Stethoskop erfolgt am entkleideten Oberkörper. Der Patient kann sitzen oder stehen. Eine vorgewärmte Membran des Stethoskops lässt das Arzt-Patienten-Verhältnis nicht abkühlen. Der Patient atmet mit leicht geöffneten Mund bei normaler Atemfrequenz ein und aus. Die Dauer der Auskultation umfasst pro Auskultationspunkt mindestens eine ganze Atemphase. Der Vergleich beider Seiten ist essenziell. Die beiden Oberlappen sind nur von ventral, die Lingula und der Mittellappen nur von lateral zu auskultieren *(siehe Abb. 1).*

In Notfallsituationen können Differentialdiagnosen wie ein exazerbiertes Asthma bronchiale, eine dekompensierte Linksherzinsuffizienz mit Lungenödem oder ein Pneumothorax schnell festgestellt werden.

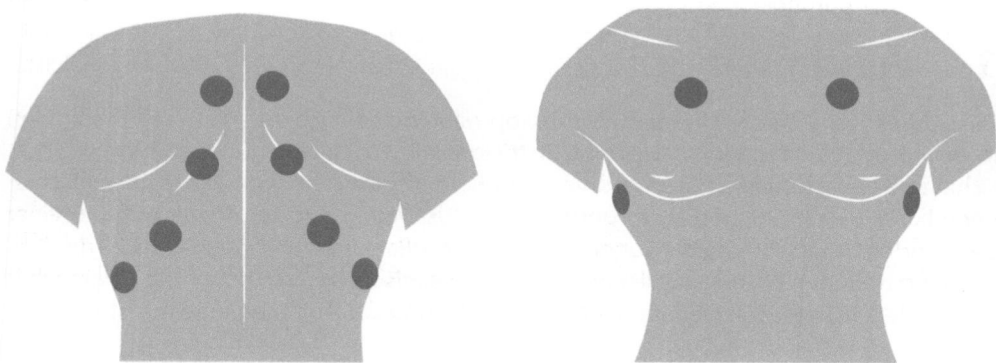

Abb. 1:   Auskultationspunkte (Bürgi u. Huber 2015)

1.3 Definition der Atemgeräusche

Die Begrifflichkeit „Geräusch" bezeichnet ein Gemisch zahlreicher Töne mit wechselnden Frequenzen und Amplituden. Schallwellen sind charakterisiert durch die Anzahl von Schwingungen pro Sekunde (Frequenz) und den maximalen Schwingungsausschlag (Amplitude). Die Frequenz bestimmt die subjektive Wahrnehmung der Tonhöhe, die Amplitude diejenige der Lautstärke.

Lungengeräusche haben normalerweise Frequenzspitzen unter 100 Hertz.

1.4 Nomenklatur der Atemgeräusche

Aus der Zeit von Laënnec hat sich bis heute auch der Begriff „Vesikuläratmen" erhalten. Ursprünglich bezeichnete Laënnec das normale Atemgeräusch über den Lungen als Vesikuläratmen, um es gegenüber dem Auskultationsbefund über der Trachea abzugrenzen. Aus heutiger Sicht ist dieser Begriff obsolet, da das Atemgeräusch in den größeren Atemwegen entsteht. In den Alveolen ist die Strömung laminar und es entsteht dort kein Atemgeräusch. Trotzdem wird dieser Begriff ungeachtet dessen weiter verwendet – auch von Pneumologen. Daran hat auch das internationale Symposium über die Lungenauskultation von 1987 nichts geändert.

1.5 Entstehung der Atemgeräusche

Das normale Atemgeräusch entsteht entlang der Trachea und den größeren Bronchien. Aber nicht jeder Luftstrom in der Lunge erzeugt ein Atemgeräusch. Nur turbulente und wirbelnde Luftströme produzieren Atemgeräusche. Laminare Strömungen finden sich bei geringen Luftströmungen parallel zu den Wänden und sind still *(siehe Abb. 2)*. In den Alveolen werden die Gasmoleküle mittels Diffusion bewegt. Die kleinen Atemwege (< 2 cm) sind kein Ort der Entstehung der Atemgeräusche, da dort der Luftstrom laminar und damit still ist.

Turbulente Strömungen entstehen in den großen Atemwegen mit hoher Luftströmungsgeschwindigkeit, insbesondere in unregelmäßigen Atemwegen, wie z.B. in der Trachea, in den Bronchien oder bei den Teilungen des Bronchialbaumes und sind für die Entstehung des normalen Atemgeräusches verantwortlich. Im Gegensatz zur laminaren Strömung hat die turbulente Strömung keine hohe axiale Luftströmung *(siehe Abb. 3)*. Die turbulente Strömung ist vielmehr desorganisiert und chaotisch. Sie hängt überwiegend von der Dich-

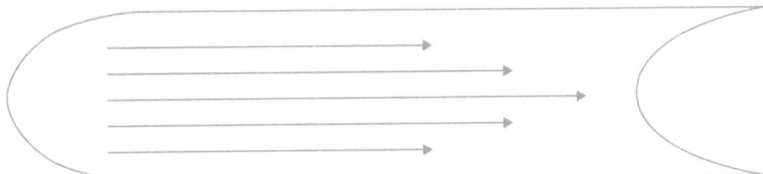

Abb. 2:   Laminare Strömung (Sarkar et al. 2015)

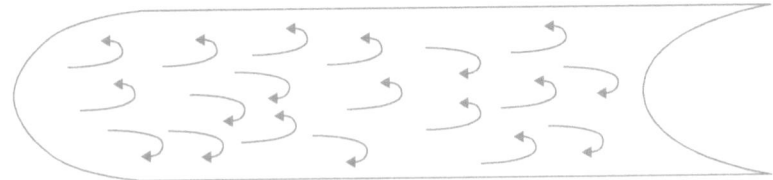

Abb. 3:   Turbulente Strömung (Sarkar et al. 2015)

te der Luft ab. Wenn die Luftmoleküle miteinander und mit den Atemwegen kollidieren, entsteht ein Geräusch. Ob ein Luftstrom laminar oder turbulent ist, hängt von der Reynoldsschen Zahl ab. Turbulenzen entstehen bei einer Reynoldsschen Zahl über 2 000.

Wirbelnde Luftströmungen haben ihren Ursprung in der 5. bis 13. Generation der Bronchien.

Atemgeräusche an der Brustwand werden durch die Lunge und die Brustwand abgeschwächt. Diese agieren als Low-pass-Filter und lassen keine höheren Frequenzen durch. Deshalb besteht das Atemgeräusch über der Brustwand überwiegend aus niedrigen Frequenzen.

1.6 Atemgeräusche und Nebengeräusche

1.6.1 Atemgeräusche

Bei der Lungenauskultation mit dem Stethoskop unterscheidet man Atemgeräusche und Nebengeräusche. Man geht davon aus, dass der Entstehungsort des inspiratorischen Atemgeräusches die lobären und segmentalen Bronchien sind. Das exspiratorische Atemgeräusch stammt hingegen von den zentralen Atemwegen. Dies ist ein physiologischer Prozess. Das Atemgeräusch kann normal, vermindert oder verstärkt sein (Bronchialatmen). Typisch für das normale Atemgeräusch ist die wesentlich geringere Intensität während der Ausatmung, die aufgrund einer niedrigen Strömungsgeschwindigkeit mitt- und endexspiratorisch leise bleibt. Ein sehr leises Atemgeräusch wird durch eine leicht forcierte Atmung besser erkennbar.

Das Atemgeräusch kann pathologisch abgeschwächt oder auch verstärkt sein. Eine Abschwächung kommt durch ein partielles Wegfiltern der Geräuschquelle durch veränderte Gewebequalitäten zwischen der Geräuschquelle und dem Stethoskop zustande. Dies können Luft-oder Flüssigkeitsansammlungen oder solides Gewebe sein.

Eine Verstärkung des Atemgeräusches (Bronchialatmen) entsteht, wenn die schallisolierenden Alveolen mit Material gefüllt sind und so die Filterwirkung der lufthaltigen Alveolen wegfällt, z.B. bei einer Pneumonie. Das zentral generierte Atemgeräusch ist dann auch peripher gut auskultierbar. Das Bronchialatmen ist laut, hohl und höher frequent.

1.6.2 Atem-Nebengeräusche

Von den Atemgeräuschen sind die Nebengeräusche abzugrenzen, die nahezu immer pathologisch sind. Man unterscheidet hierbei im Wesentlichen

- Pfeifen, Giemen und Brummen
- Rasselgeräusche
- Pleurareiben
- Stridor

Nebengeräusche wie Pfeifen, Giemen oder Brummen entstehen durch Oszillationen der Bronchialwände bei genügender Flussgeschwindigkeit (Gesetz von Bernoulli). Dieser Prozess hat seinen Ursprung zwischen der 2. und 7. Generation im Bronchialbaum. Die Tonlage dieser Oszillationen ist abhängig von den physikalischen Eigenschaften der Bronchialwände (Wanddicke, Biegsamkeit und Längsspannung). Die Lautstärke ist von der Flussgeschwindigkeit abhängig und entspricht nicht dem Ausmaß der Obstruktion.

Die Entstehung der Rasselgeräusche ist weniger gut untersucht. Bis auf wenige Ausnahmen (moribunde Patienten, Patienten mit reichlich Sekret) entstehen die Rasselgeräusche vermutlich nicht durch das Bronchialsekret.

Feinblasige Rasselgeräusche entstehen wahrscheinlich durch die plötzliche Wiedereröffnung von peripheren Atemwegen, welche während der Exspiration komprimiert wurden.

Grobblasige Rasselgeräusche erklärt man sich mit dem Durchtritt von kleinen Luftmassen durch die Bronchien, die intermittierend offen bzw. verschlossen sind.

1.7 Physiologische Befunde der Atmung

Die Atmung besteht aus der In- und Exspirationsphase. Die Inspiration ist in Ruhe ein aktiver Vorgang, die Exspiration ein passiver. Das Verhältnis zu In- und Exspiration beträgt 2:3. Bei obstruktiven Atemwegserkrankungen verlängert sich die Ausatmung.

Die Atemfrequenz ist das pulmonale Vitalzeichen. Sie beträgt bei gesunden Erwachsenen 8–20/Minute. Das Auszählen muss beim abgelenkten Patienten erfolgen. Abhängig vom Atemmuster geschieht dies vorzugsweise mittels Inspektion oder Auskultation.

1.8 Pathologische Atem- und Nebengeräusche

1.8.1 Pathologische Atemgeräusche

Vermindertes Atemgeräusch: Der häufigste pathologische Befund ist ein vermindertes Atemgeräusch. Dies kann entweder durch eine abgeschwächte Geräuschquelle und/oder eine gestörte Schallleitung bedingt sein (Bürgi u. Huber 2015).

Abgeschwächte Geräuschquelle: Eine abgeschwächte Geräuschquelle entsteht durch verminderten Fluss, wie z.B. bei:

- eingeschränkter Kooperation
- zentraler Atemdepression (z.B. Opiate)
- Verlegung der Atemwege durch einen Tumor oder Fremdkörper
- schwerer Bronchialobstruktion (Asthma bronchiale, COPD)

Eingeschränkte Schallleitung: Einer eingeschränkten Schallleitung liegen pulmonale oder extrapulmonale Ursachen zu Grunde. Extrapulmonale Ursachen sind:

- Adipositas
- Thoraxdeformitäten (Kyphoskoliose)
- eine viszerale Ausdehnung, wie sie bei Aszites beobachtet wird

Pulmonale Gründe für eine verminderte Schallleitung sind:

- ein Emphysem (häufigste Ursache für ein vermindertes Atemgeräusch)
- Pleuraerkrankungen wie z.B. Pneumothorax, Pleuraerguss, Hämatothorax, entzündliche oder maligne Pleuraprozesse

Verlegte Atemwege: Eine Konsolidation des Lungenparenchyms macht nur eine Verminderung des Atemgeräuschs, wenn zusätzlich die Atemwege verlegt sind, z.B. durch:

- eine ausgeprägte Entzündungsreaktion
- zähes Sekret
- Tumoren

Sind die Atemwege offen, kommt es zum verstärkten Atemgeräusch („Bronchialatmen"). Letzteres ist der Fall bei pneumonischen Infiltraten oder selten bei Tumoren. Ein Bronchialatmen findet sich auch bei komprimiertem Lungengewebe über einem Pleuraerguss. Es wird dann auch als „Kompressionsatmen" bezeichnet (Bürgi u. Huber 2015).

1.9 Pathologische Atemnebengeräusche

1.9.1 Stridor

Vom Atemgeräusch gilt es Nebengeräusche abzugrenzen. Sie sind fast immer pathologisch *(Tab. 1)*. Ohne Stethoskop erkennbar ist der Stridor. Er ist gegenüber einem Giemen oder Pfeifen abgrenzbar, da er mit bloßem Ohr hörbar und in der Auskultation im Halsbereich lauter ist als über dem Thorax. Bei extrathorakaler Stenose entsteht ein inspiratorischer Stridor, liegt die Stenose intrathorakal, entsteht ein exspiratorischer Stridor (Bürgi u. Huber 2015).

1.9.2 Pfeifen, Giemen, Brummen

Die im Englischen als „wheezing" bezeichneten, hochfrequenten Nebengeräusche entsprechen im Deutschen dem Pfeifen und Giemen, die tieffrequenten „rhonchi" dem Brummen. Sie entstehen bei Atemwegsobstruktionen. Ein generalisiertes Wheezing liegt bei Asthma bronchiale oder COPD vor, ein lokalisiertes Wheezing bei Tumor, Schleimpfropf („mucus plug") oder Fremdkörperaspiration. Auch eine Herzinsuffizienz kann über eine vermehrte Flüssigkeitskollektion (interstitielles Ödem) in der Bronchialschleimhaut eine Obstruktion verursachen und zu Giemen und Pfeifen führen („Asthma cardiale"). Ein Giemen oder Pfeifen während der gesamten Inspiration und Exspiration kann auf eine fixierte Stenose oder einen Fremdkörper hinweisen (Bürgi u. Huber 2015).

Ein exspiratorisches Pfeifen entsteht, wenn der maximale exspiratorische Fluss (Peak flow) durch eine Obstruktion unter 50 % fällt. Die beste Korrelation zwischen Auskultationsbefund und dem Ausmaß der Obstruktion zeigt der Anteil des Pfeifens am Atemzyklus. Die Korrelation ist aber zu ungenau, als dass man auf eine Lungenfunktion verzichten könnte. Die Lautstärke korreliert, wie oben erwähnt, nicht mit dem Ausmaß der Obstruktion.

1.9.3 Rasselgeräusche

Rasselgeräusche können gemäß ihrem Entstehungsort in fein- und grobblasige Rasselgeräusche unterteilt werden. Grobblasige Rasselgeräusche zeigen sich bei:

- Linksherzinsuffizienz
- Bronchiektasen
- Pneumonie

Sklerosiphonie – Knisterrasseln – feinblasige Rasselgeräusche

Vor allem bei fibrosierenden Lungenerkrankungen, aber auch bei Alveolitiden, kann man ein inspiratorisches, oft auch endinspiratorisch betontes Knisterrasseln über den basalen und latero-basalen Lungenabschnitten auskultieren. Dieser oft symmetrische Befund sollte nicht in erster Linie an eine Stauung oder Pneumonie, sondern eher an eine ILE (Interstitielle Lungenerkrankung) denken lassen. Der Auskultationsbefund einer Sklerosiphonie begründet immer den Verdacht auf eine ILE (interstitielle Lungenerkrankung) und wird in fast 80 % bei IPF gefunden (Behr et al. 2015, Behr 2018):

- idiopathische pulmonale Fibrose (IPF)
- idiopathische nicht-spezifische interstitielle Pneumonie (NSIP)
- Asbestose
- Lungenfibrose bei Kollagenosen
- Hypersensitivitätspneumonitis (exogen allergische Alveolitis).

Die Sklerosiphonie ist im Zusammenhang mit fibrosierenden Lungenerkrankungen und der exogen allergischen Alveolitis ein Leitsymptom. Der Nachweis einer Sklerosiphonie stellt sogar ein Diagnosekriterium der exogen allergischen Alveolitis dar (Quirce et al. 2016, Koschel et al. 2018). Er geht den konventionell-radiologisch sichtbaren Lungenparenchymveränderungen voraus. Das zeitliche Auftreten während der Inspirationsphase kann ein Hinweis für die Ursache sein *(siehe Tab. 1)*.

Rasselgeräusche bei Linksherzinsuffizienz

Rasselgeräusche können auch ein Zeichen für eine kardiale Dekompensation sein:

- Bei linksventrikulärer Dekompensation treten sie ab einem pulmonal-arteriellen Wedgedruck von 20–25mmHg auf (PAWP, „wedge pressure"; Norm <15mmHg).
- Die basoapikale Ausdehnung der Rasselgeräusche beim kardialen Lungenödem kann als Verlaufsbeurteilung einer Therapie verwendet werden (Bürgi u. Huber 2015).

2 Spezieller Teil

Der Lungenauskultationsbefund ist bei einer Vielzahl berufsbedingter Atemwegs- und Lungenerkrankungen wie den obstruktiven Atemwegserkrankungen sowie den interstitiellen Lungenerkrankungen ein Leitsymptom.

2.1 Berufsbedingte obstruktive Atemwegserkrankungen

Ein Giemen, Pfeifen und Brummen über der Lunge ist Ausdruck auch einer berufsbedingten obstruktiven Atemwegserkrankung wie beim Asthma bronchiale und der COPD. Bei der betriebsärztlichen/arbeitsmedizinischen Diagnostik können diese Auskultationsbefunde im Rahmen der körperlichen Untersuchung leicht erhoben werden und eine weitere Diagnostik mit Lungenfunktionsprüfung kann angeschlossen werden.

In der deutschen Liste der Berufskrankheiten sind folgende obstruktive Atemwegserkrankungen aufgeführt:

- **BK 4301:** Durch allergisierende Stoffe verursachte obstruktive Atemwegserkrankungen (einschließlich Rhinopathie; seit 01.01.2021 ohne Unterlassungszwang),
- **BK 4302:** Durch chemisch-irritativ oder toxisch wirkende Stoffe verursachte obstruktive Atemwegserkrankungen (seit 01.01.2021 ohne Unterlassungszwang),
- **BK 1315:** Erkrankungen durch Isocyanate,
- **BK 4111:** Chronische obstruktive Bronchitis oder Emphysem von Bergleuten unter Tage im Steinkohlebergbau bei Nachweis der Einwirkung einer kumulativen Dosis von in der Regel 100 Feinstaubjahren ([mg/m³] × Jahre)

Bei der Einschätzung der Minderung der Erwerbsfähigkeit (MdE) infolge dieser Berufskrankheiten ist der Auskultationsbefund wie Giemen, Pfeifen, Brummen sowie ein verlängertes Exspirium ein Teilbereich (MdE-Tabelle Reichenhaller Empfehlung 2012).

2.2 Berufsbedingte interstitielle Lungenerkrankungen

Zu den berufsbedingten interstitiellen Lungenerkrankungen zählen die häufigsten anorganischen Pneumokoniosen wie die Asbestose (BK 4103 BKV) und die Silikose (BK4101 BKV). Insbesondere bei der Asbestose sind häufig beidseits basal feinblasige Rasselgeräusche – Sklerosiphonie – Knisterrasseln – auskultierbar. Dieser Auskultationsbefund Knisterrasseln stellt wiederum einen Teilaspekt in der Bewertung der MdE infolge der Berufskrankheit Asbestose dar (siehe Falkensteiner Empfehlung, AWMF-Leitlinie). Der Auskultationsbefund bei einer Asbestose kann mit Giemen, Pfeifen und Brummen auch auf eine Begleit-COPD hinweisen.

Auch bei einer Silikose können Giemen, Pfeifen und Brummen im Falle einer Begleit-COPD auskultiert werden. Bei einem Begleit-Emphysem ist das Atemgeräusch oft abgeschwächt.

Tab. 1: Differenzialdiagnose der Auskultationsbefunde (modifiziert nach Bürgi u. Huber 2015)

	Befund	Differenzialdiagnose
Atemgeräusch	normal	
	abgeschwächt	pulmonal: • Emphysem • Pleuraerguss • Hämatothorax • Pleuratumor • Pneumothorax extrapulmonal: • Adipositas • Kyphoskoliose • Aszites Konsolidation mit obstruierten Atemwegen
	verstärkt (Bronchialatmen)	Pneumonie
Nebengeräusch	Stridor	• Larynxödem • Spasmus • Tumor • VCD • Fremdkörper
	Giemen/Brummen	Generalisiert: • COPD • Asthma • Herzinsuffizienz Lokalisiert: • Fremdkörper • Mucus plug • Tumor

	feinblasige/grobblasige Rasselgeräusche	a) frühinspiratorisch:
		  – obstruktive Atemwegserkrankung
		b) mittinspiratorisch:
		  – Bronchiektasen
		c) endinspiratorisch:
		  – Lungenfibrose; z.B.
		    – IPF/NSIP
		    – Asbestose
		    – ILD bei CTD (NSIP, UIP, COP)
		    – EAA
		  – Pneumonie
		  – Herzinsuffizienz
		  – Passager: bei Gesunden

EAA	= Exogen allergische Alveolitis
COP	= Cryptogenic organizing pneumonia
COPD	= Chronic obstructive pulmonary disease
CTD	= Connective tissue disease
ILD	= Interstitial lung disease
IPF	= Idiopathic pulmonary fibrosis
NSIP	= Non specific interstitial pneumonia
UIP	= Usual interstitial pneumonia
VCD	= Vocal cord dysfunction

Unter den organischen Pneumokoniosen ist vorrangig die exogen allergische Alveolitis zu nennen (BK 4201 BKV). Der Nachweis einer Sklerosiphonie stellt hier sogar ein Diagnosekriterium der exogen allergischen Alveolitis dar.

Wie oben bereits aufgeführt, begründet der Auskultationsbefund einer Sklerosiphonie immer den Verdacht auf eine ILE (interstitielle Lungenerkrankung) und wird in über 80 % bei IPF gefunden. Der Auskultationsbefund ist ein wichtiges Hilfsmittel, um einen Teil dieser Patienten schon frühzeitig zu identifizieren. Blanc et al. haben 2019 eine Berechnung zur Abschätzung der Krankheitslast durch berufsbedingte nicht maligner Atemwegs- und Lungenerkrankungen vorgelegt. Dabei stellte sich ein überraschend hoher Anteil beruflicher Risiken bei der idiopathischen Lungenfibrose heraus (26 %). Deshalb sollte bei Verdacht auf ILE die Anamnese insbesondere den beruflichen Werdegang des Patienten, Vorerkrankungen und Vormedikationen sowie häusliche Expositionen gegenüber Tieren (z.B. Ziervögeln) und Schimmelpilzen umfassen.

Literatur

Baur X, Heger M, Bohle RM, Hering KG, Hofmann-Preiß K, Nowak D, Tannapfel A, Teschler H, Voshaar T, Kraus T (2016). Diagnostik und Begutachtung der Berufskrankheit Nr. 4101 Quarzstaublungenerkrankung (Silikose) der Berufskrankheitenverordnung. https://www.awmf.org/uploads/tx_sz leitlinien/020-010l_S2k_Diagnostik-Begutachtung-Quarzstaublungenerkrankung-Silikose_ 2016-12.pdf

Behr J (2018). Von der Asbestose bis zur idiopathischen Lungenfibrose – interstitielle Lungenerkrankungen: Was muss der Hausarzt wissen? MMW Fortschritte der Medizin 160: 38–41

Behr J, Kreuter M, Hoeper MM, Wirtz H, Klotsche J, Koschel D, Andreas S, Claussen M, Grohé C, Wilkens H, Randerath W, Skowasch D, Meyer FJ, Kirschner J, Gläser S, Herth FJ, Welte T, Huber RM, Neurohr C, Schwaiblmair M, Kohlhäufel M, Höfken G, Held M, Koch A, Bahmer T, Pittrow D (2015). Management of patients with idiopathic pulmonary fibrosis in clinical practice: the INSIGHTS-IPF registry. Eur Respir J 46 (1): 186–96

Blanc PD, Annesi-Maesano I, Balmes JR, Cummings KJ, Fishwick D, Miedinger D, Murgia N, Naidoo RN, Reynolds CJ, Sigsgaard T, Torén K, Vinnikov D, Redlich CA (2019). The occupational burden of non-malignant respiratory diseases – An Official American Thoracic Society and European Respiratory Society Statement. Am J Respir Crit Care Med 199: 1312–1334

Bohadana A, Izbicki G, Kraman SS (2014). Fundamentals of Lung Auscultation. N Engl J Med 370: 744–751

Bürgi U, Huber LC (2015). Die Lungenauskultation – Erkenntnisse und Irrtümer. Dtsch Med Wochenschr 140: 1078–1082

Dalmay F, Antonini MT, Marquet P, Menier R (1995). Acoustic properties of the normal chest. Eur Respir J 8(10): 1761–1769

Koehler U et al. (2016). Atemgeräusche und Atem-Nebengeräusche – Nomenklatur und visuelle Darstellung. Pneumologie 70: 397–404

Koschel D, Nowak D, Seidenberg J (2018). Exogen allergische Alveolitis. In: Klimek L, Vogelberg C. Werfel T (Hrsg.) Weißbuch Allergologie in Deutschland. Springer Verlag, Berlin, Heidelberg

Kraus T, Teschler H, Baur X, Alberty J, Bocks S, Bohle R, Duell M, Hämäläinen N, Heger M, Heise B, Hofmann-Preiss K, Kenn K, Koczulla R, Nothacker M, Nowak D, Özbek I, Palfner S, Rehbock B, Schneider J, Tannapfel A (2020). Diagnostik und Begutachtung asbestbedingter Berufskrankhei-

ten. Interdisziplinäre S2k-Leitlinie der Deutschen Gesellschaft für Pneumologie und Beatmungsmedizin e.V. und der Deutschen Gesellschaft für Arbeitsmedizin und Umweltmedizin e.V.
https://www.awmf.org/leitlinien/detail/ll/002-038.htm

Kraus T, Baur X, Teschler H et al. (2011). Empfehlung für die Begutachtung asbestbedingter Berufskrankheiten – Falkensteiner Empfehlung. www.dguv.de/publikationen

Meslier N, Charbonneau G, Racineux J-L (1995). Wheezes. Eur Resp J 8: 1942–1948

Montinari MR, Minelli SJ (2019). The first 200 years of cardiac auscultation and future perspectives.
J. Multidiscip Health 12: 183–189

Nowak D, Ochmann U, Müller-Lisse U (2021). Berufskrankheiten der Atemwege und der Lunge. Internist. Aug 13 : 1–12

Pasterkamp H, Brand PL, Everard M et al. (2016). Towards the standardisation of lung sound nomen-
clature. Eur Respir J 47: 724–732

Pasterkamp H, Kramann SS, Wodicka GR (1997). Respiratory sounds – Advances beyond the
stethoscope. Am J Respir Crit Care Med 156: 974–987

Quirce S, Vandenplas O, Campo P, Cruz MJ, de Blay F, Koschel D, et al. (2016). Occupational hypersensitivity pneumonitis: an EAACI position paper. Allergy 71: 765–779

Reichenhaller Empfehlung (2012). www.dguv.de/publikationen

Sarkar M, Madabhavi I, Niranjan N et al. (2015). Ausculation of the respiratory system. Ann Thorac
Med 10: 158–168

Sovijärvi AR, Malmberg LP, Charbonneau G et al. (2000). Characteristics of breath sounds and ad-
ventitious respiratory sounds. Eur Respir Rev 10: 591–596

5 Nasenatmungsbehinderung und Rhinorrhoe

GERHARD GREVERS

Zusammenfassung

Behinderte Nasenatmung und Rhinorrhoe sind die häufigsten Leitsymptome bei Erkrankungen der Nasenhaupt- und -nebenhöhlen (NHH und NNH). Am häufigsten treten sie sicherlich im Zusammenhang mit einem banalen Schnupfen im Rahmen eines grippalen Infektes auf. Demgegenüber ist der Anteil rein rhinologischer Krankheitsbilder mit arbeits- bzw. umweltmedizinisch relevantem Hintergrund grundsätzlich überschaubar. Dennoch, NHH und NNH bilden die Eintrittspforte zu den Luftwegen und entsprechend können rhinologische Krankheitsbilder wie die allergische Rhinitis oder die Berufsrhinitis (Anerkennung als BK 4301, Liste der Berufskrankheiten, in Analogie zum allergischen Berufsasthma) durchaus auf die tieferen Atemwege übergreifen und beispielsweise zu Asthma oder sinu-bronchialem Syndrom führen. Häufig suchen die Patienten auch erst wegen dieser Folgeerkrankungen einen Arzt auf. Bei Tumoren der NNH ist das Adenokarzinom durch Stäube von Eichen- und Buchenholz als Berufskrankheit in der Liste der Berufskrankheiten unter der BK 4203 aufgeführt (Liste der Berufskrankheiten, s.a. Kap. 2, Abschn. 2.4).

1 Allgemeiner Teil

Im ersten Teil dieses Kapitels werden die spezielle Anatomie und Physiologie der NHH und NNH dargestellt. Des Weiteren beschreiben wir die Leitsymptome „behinderte Nasenatmung" und „Rhinorrhoe" und ihre Bedeutung im Zusammenhang mit rhinologischen Krankheitsbildern. In Abhängigkeit von ihrer individuellen Ausprägung und Dauer (permanent oder temporär) können beide Symptome auch zu krankhaften Folgeerkrankungen in den unteren Atemwegen führen, da der Mensch als „obligater Nasenatmer" nur über die Nase und deren spezielle Schleimhautauskleidung eine adäquate Aufbereitung der Luft für die unteren Atemwege mittels Reinigung, Befeuchtung und Anwärmung erreichen kann. Des Weiteren können die genannten Symptome durch Störungen der Mittelohrbelüftung über die Eustachische Röhre zu Druckgefühl im Mittelohr, Druckausgleichsproblemen (Tubenventilationsstörungen) und undulierender oder persistierender Hörminderung führen.

1.1 Definition

Der Terminus „behinderte Nasenatmung" beschreibt den Zustand eines unzureichenden Luftstromes durch die Nase. In Abhängigkeit von der Ursache kann die Behinderung einseitig, doppelseitig oder wechselseitig, permanent oder temporär auftreten.

Unter „Rhinorrhoe", umgangssprachlich gerne auch „laufende Nase" genannt, versteht man zunächst ganz allgemein den wahrnehmbaren und damit „pathologischen" Sekretfluss in oder aus der Nase. Die normale Schleimproduktion der Nasenschleimhaut ist physiologisch und wird nicht bewusst wahrgenommen. Bezüglich der Konsistenz des Sekrets unterscheidet man zwischen wässrig-seröser und schleimig-muköser Rhinorrhoe. Auch Blutbeimischungen oder purulentes bzw. putrides Sekret können ätiologische Hinweise liefern.

1.2 Anatomie

1.2.1 Makroskopische Anatomie der inneren Nase

Den Nasenhaupthöhlen (NHH) ist beidseits das Vestibulum nasi vorgeschaltet, dessen dorsale Begrenzung durch die innere Nasenklappe (Limen nasi) zwischen dem Hinterrand des Flügelknorpels und dem Vorderrand des Dreiecksknorpels gebildet wird. An dieser Stelle befindet sich der geringste Querschnitt innerhalb der Nase. Hinter dem Limen nasi wird das Naseninnere durch die Nasenscheidewand in zwei Haupthöhlen geteilt. Das Septum ist aus einem vorderen knorpeligen und zwei hinteren knöchernen Anteilen zusammengesetzt. An der seitlichen Nasenwand unterscheiden wir neben den Nasenmuscheln sowie den ihnen zugeordneten Nasengängen vor allem die Verbindungen zu den Nasennebenhöhlen und die Mündung des Tränen-Nasenganges im unteren Nasengang. Die untere Nasenmuschel bildet einen selbstständigen Knochen, der mit der medialen Kieferhöhlenwand verbunden ist. Schwellungszustände der unteren Nasenmuschel spielen klinisch im Rahmen einer Entzündung der Nasenschleimhaut, z.B. bei allergischer Rhinitis eine Rolle, da sie durch Volumenzunahme eine Einschränkung des Lumens der NHH zur Folge haben. Eine wichtige funktionelle Bedeutung besitzt auch die mittlere Nasenmuschel, da sie den mittleren Nasengang medial begrenzt, über den ein Großteil der Drainagewege der Nasennebenhöhlen mündet.

1.2.2 Mikroskopische Anatomie der Nasenschleimhaut

Grundsätzlich wird in der Nase zwischen respiratorischer und olfaktorischer Schleimhaut unterschieden. Das Epithel der respiratorischen Schleimhaut besteht aus Flimmerzellen, Becherzellen und Basalzellen und bildet eine erste mechanische Abwehrbarriere. Gemeinsam mit einem die Zilien umspülenden Sekretfilm, der aus mukösen und serösen Bestandteilen zusammengesetzt ist, gewährleistet das Flimmerepithel im Rahmen des mukoziliaren Transportes die mechanische Reinigung der Luft.

1.3 Physiologie

Bei der Inspiration trifft die Atemluft zunächst als laminare Strömung von unten auf den Naseneingang. Nachdem sie das Limen nasi als Region des geringsten Querschnitts passiert hat, wird die NHH sehr viel größer, sodass ein Diffusoreffekt resultiert, der die laminare in eine turbulente Strömung überführt; entsprechend kommt es physikalisch zu einer Verwirbelung verschiedener Luftschichten. Parameter, die den Grad der Änderung der Strömungscharakteristik beeinflussen können, sind vor allem die speziellen anatomischen Gegebenheiten im Naseninneren wie Septumdeviation, Hyperplasie der unteren Nasenmuscheln (z.B. bei allergischer Rhinitis) oder eine Septumperforation. Funktionell führt diese spezielle Strömungscharakteristik zu einer Verlangsamung der Flussgeschwindigkeit der inspirierten Luft und damit intensiverem Kontakt mit der Nasenschleimhaut – entscheidende Voraussetzungen für die Reinigung, Befeuchtung und Erwärmung der eingeatmeten Luft.

Wichtigster Bestandteil der mechanischen Abwehr der Nasenschleimhaut ist der mukoziliare Apparat, bestehend aus den Zilien des respiratorischen Epithels und einem zweischichtigen Schleimfilm, der wiederum aus einer basalen niedrig viskösen Solschicht und einer oberflächlichen hochviskösen Gelschicht besteht. In Abhängigkeit von der Viskosität des produzierten Schleims wird dieser entweder in Richtung Nasenrachen (schleimig-muköses Sekret) oder nach ventral in Richtung Naseneingang (serös – wässriges Sekret) transportiert.

1.4 Leitsymptom „behinderte Nasenatmung"

Die Nasenatmungsbehinderung ist ein häufiges Symptom bei einer Vielzahl sehr unterschiedlicher rhinologischer Krankheitsbilder *(siehe Tab. 1)*. „Schon immer" bestehende Beschwerden, die in der Regel einseitig angegeben werden, können Hinweis auf eine geburtstraumatisch bedingte oder frühkindlich erworbene Septumdeviation sein, in seltenen Fällen auch auf Fehlbildungen wie eine Choanalatresie oder Meningoenzephalozele. Auch ein Nasentrauma kann klassischerweise zu einer einseitigen Behinderung der Nasenat-

Tab. 1: Rhinologische Krankheitsbilder mit behinderter Nasenatmung (Auswahl nach Grevers u. Röcken 2008)

* akute Rhinosinusitis
* chronische Rhinosinusitis
* Septumdeviation (angeboren, erworben)
* Nasenpyramidenfraktur
* Septumperforation
* Zephalozele
* Choanalatresie
* Tumoren von Nase, NNH und Nasopharynx
* Fremdkörper
* Medikamente (orale Kontrazeptiva, Antihypertensiva z.B. Reserpin, Propranolol, Hydralazin, Antidepressiva z.B. Amitriptylin, Imidazolinderivate bei Abusus)

mung führen. Eine erst seit kurzem bestehende einseitige Nasenatmungsbehinderung kann auch durch einen Fremdkörper (v.a. bei Kleinkindern) oder aber durch einen Tumor verursacht sein. Sind beide NHH gleichzeitig oder auch wechselseitig verlegt, liegen häufig eine allergische oder vasomotorische Rhinitis oder eine chronische Rhinosinusitis bzw. Polyposis nasi vor, bei Kleinkindern zwischen dem dritten und sechsten Lebensjahr auch hyperplastische Adenoide (vergrößerte Rachenmandeln).

1.5 Leitsymptom „Rhinorrhoe"

Auch die „laufende Nase" tritt, häufig in Verbindung mit einer Nasenatmungsbehinderung, bei zahlreichen rhinologischen Erkrankungen auf und kann in Abhängigkeit von Konsistenz und Farbe des Sekretes wichtige ätiologische Hinweise liefern. Hierbei wird eine serös-wässrige Sekretion häufig bei allergischer, aber auch vasomotorischer Rhinitis beobachtet. Auch berufsbedingte Allergien gehen gerne mit seröser Sekretbildung einher, die charakteristischerweise aber in arbeitsfreien Intervallen, wie z.B. am Wochenende und im Urlaub, sistiert. Wässrig-seröses Nasensekret fließt nach vorne über die Nase ab, da es auf Grund seiner Konsistenz nicht am Flimmerepithel haften bleibt. Differenzialdiagnostisch muss bei serös-wässriger Sekretion aus der Nase und entsprechender Vorgeschichte (Schädelhirntrauma, Fronto- oder Laterobasisfraktur) immer auch an eine Liquorfistel gedacht werden. In seltenen Fällen kann das Trauma durchaus auch länger zurückliegen (Anamnese!).

Im Unterschied dazu wird schleimig-muköses Sekret analog dem physiologischen mukoziliaren Transport des zweischichtigen Nasenschleimfilms von den Zilien des respiratorischen Epithels der Nasenschleimhaut in Richtung Nasenrachenraum transportiert und fließt dann nach dorso-kaudal in den Pharynx ab. Typische rhinologische Krankheitsbilder mit postnasaler Sekretion (klinisch gerne auch als „postnasal drip" bezeichnet) sind die chronische Rhinosinusitis und Polyposis nasi. Auch bei der akuten Rhinosinusitis wird das muköse Sekret nach dorsal abtransportiert, dieses ist aber in der Regel purulent. Auch Nasenfremdkörper können Ursache meist einseitiger, mukös-putrider Sekretion sein. Blutig tingiertes Nasensekret kann bei akuter Rhinitis, frisch eingebrachten Fremdkörpern, Tumoren und nach Nasenpyramiden- oder Mittelgesichtstraumen auftreten.

1.6 Diagnostik

1.6.1 Klinische Untersuchung

Die klinische Untersuchung beginnt mit der Inspektion. Auffälligkeiten wie ein ständig geöffneter Mund liefern hier einen ersten Anhalt für die gestörte Funktion der Nasenatmung. Auch die Form der äußeren Nase kann Hinweise auf Veränderungen im Naseninneren geben (z.B. knorpelige Schiefnase bei Spannungsseptum).

Bei der rhinologischen Untersuchung erfolgt zunächst die vordere Rhinoskopie zur Beurteilung von Nasenvorhof und vorderen Anteilen der NHH (vorderes Nasenseptum, Kopf der unteren Muschel). Für die Inspektion des Naseninneren bis zum Nasopharynx ist allerdings die Nasenendoskopie mittels starrer Endoskope mit unterschiedlichen Abwinklungen der Sehachse heute das wichtigste klinische Untersuchungsverfahren in der rhinologischen Diagnostik.

1.6.2 Prüfung der nasalen Luftdurchgängigkeit

Das heute am besten standardisierte Verfahren zur Objektivierung der nasalen Luftdurchgängigkeit ist die aktive anteriore Rhinomanometrie. Bei dieser Untersuchung werden die Druckdifferenz zwischen Naseneingang und Nasenrachenraum sowie das Atemluftvolumen pro Zeiteinheit registriert und graphisch dargestellt (Abb.1).

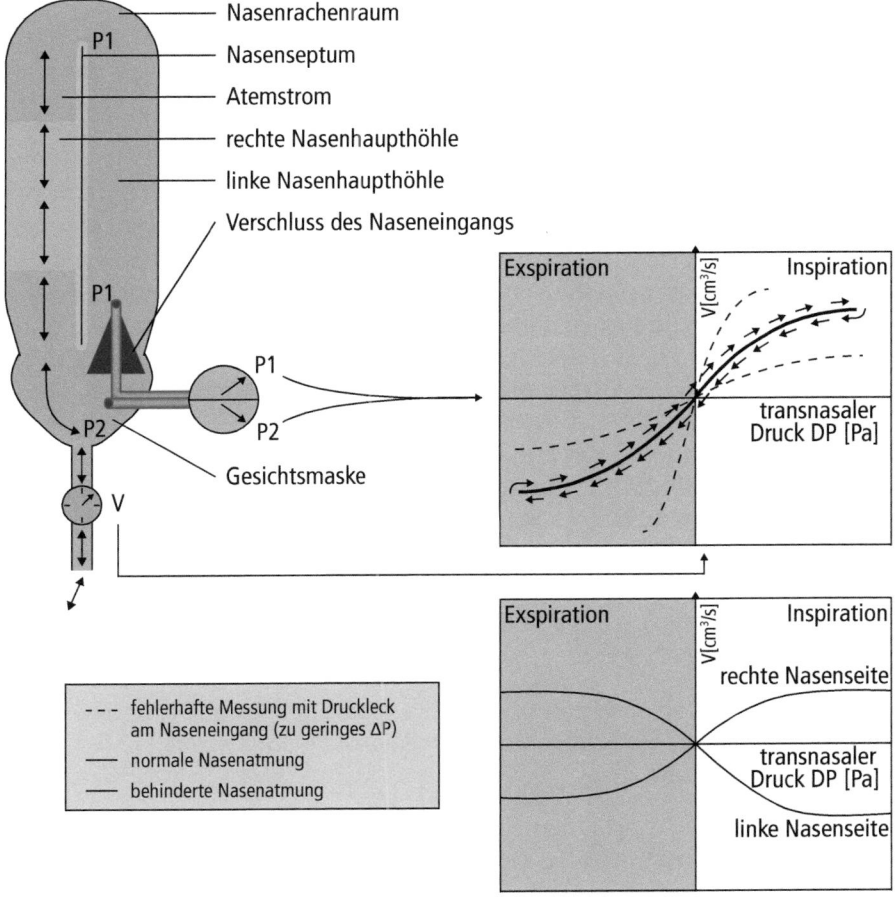

Abb. 1:   Aktive anteriore Rhinomanometrie (Grevers u. Röcken 2008)

1.6.3 Allergiediagnostik

Für die Allergiediagnostik stehen verschiedene In-vivo- und In-vitro-Tests zur Verfügung. In der Regel beginnt man mit dem Pricktest, bei dem standardisierte Testsubstanzen mit potenziellen Antigenen oberflächlich in die Haut eingeritzt werden. An serologischen Untersuchungsverfahren werden zum einen die Gesamt-IgE Bestimmung zum quantitativen Erfassen des unspezifischen Gesamt-IgE, zum anderen verschiedene Tests der spezifischen IgE-Bestimmung (z.B. RAST, EAST u.a.) verwendet. Die Untersuchung des spezifischen IgE ist insbesondere deshalb notwendig, weil die Gesamt-IgE-Bestimmung nur eine geringe Sensitivität und Spezifität besitzt. Die höchste diagnostische Wertigkeit für die allergische Rhinitis kommt dem intranasalen Provokationstest zu, da es sich hierbei um das einzige Verfahren handelt, bei dem ein definiertes Allergen direkt mit der Nasenschleimhaut zusammengebracht wird. Praktisch wird hierzu eine Allergenlösung gezielt auf den Kopf der unteren Muschel aufgetragen. Mittels Rhinomanometrie vor und zwanzig Minuten nach Applikation des Allergens lässt sich die lokale Wirkung der verdächtigen Substanz durch eine deutliche Einschränkung der Luftdurchgängigkeit der Nase infolge der reaktiven Schleimhautschwellung verifizieren.

1.6.4 Bildgebende Untersuchungsverfahren

Bei einer Entzündung der Nasenschleimhaut, gleich welcher Ursache, kommt es durch die Verbindung zum NNH-System in vielen Fällen auch intermittierend oder chronisch zu einer Mitbeteiligung der Nasennebenhöhlenschleimhaut mit sukzessiver Sinusitissymptomatik. Deshalb spricht man heute auch gerne vom Krankheitsbild der „Rhinosinusitis", da die Grenzen zwischen „isolierter Rhinitis" und „isolierter Sinusitis" fließend sind. Auch die relativ selten auftretenden tumorösen Erkrankungen der inneren Nase können grundsätzlich zu Belüftungs- und Drainagebehinderungen der NNH mit sukzessiver Rhinosinusitissymptomatik führen. Bei Verdacht auf eine Beteiligung der NNH ist die Computertomographie oder digitale Volumentomographie (DVT) in drei Ebenen heute die diagnostische Methode der ersten Wahl. Bei ausgedehnten tumorösen Befunden mit Überschreiten der knöchernen Begrenzungen der NNH kann ergänzend auch einmal eine Kernspintomographie erforderlich sein.

2 Spezieller Teil

Behinderte Nasenatmung und Rhinorrhoe sind zwar die häufigsten Symptome in der Rhinologie, bei arbeits- bzw. sozialmedizinischen Fragestellungen spielen aber nur wenige Krankheitsbilder eine Rolle.

2.1 Berufsrhinitis

In der Liste der Berufskrankheiten ist die Berufsrhinitis (Berufsrhinopathie) unter der BK 4301 „Durch allergisierende Stoffe verursachte obstruktive Atemwegserkrankung (einschließlich Rhinopathie)" aufgeführt. Es kann als erwiesen angesehen werden, dass die meisten Patienten mit berufsbedingtem Asthma auch unter einer berufsbedingten Rhinitis leiden (Vandenplas et al. 2020). Entsprechend ist eine Anerkennung als Berufskrankheit analog zum allergischen Berufsasthma möglich.

Betroffene Berufsgruppen einschl. relevanter Allergene sind in *Tabelle 2* aufgelistet. Klassischerweise bessern sich die Symptome wie behinderte Nasenatmung, Rhinorrhoe und Niesreiz an Wochenenden und während urlaubsbedingter Abwesenheit vom Arbeitsplatz.

Tab. 2: Berufsgruppenspezifische Allergien (Auswahl nach Trautmann und Klein-Tebbe 2018)

- Bäcker (Getreidemehle/-stäube)
- Landwirte (Tierhaare, Schimmelpilzsporen)
- Tischler/Schreiner (Stäube Tropenhölzer)
- Kunststoffindustrie (Diisocyanate, Aldehyde)
- Lötarbeiten (Kolophonium)
- Galvanikbetriebe (Metallsalze)
- Friseure (Persulfate)
- Gesundheitswesen (Latexstäube)
- Textilindustrie (Baumwollstaub)

2.1.1 Diagnose

Die Diagnosesicherung bei der Berufsrhinitis ist häufig schwierig, da die klinische Symptomatik durchaus unspezifisch sein kann. Häufig wird bei der Anamneseerhebung auch schlicht vergessen, berufsspezifische Hintergründe zu erfragen. Zu Beginn der Untersuchung sollte eine anteriore Rhinoskopie bzw. Nasenendoskopie zur Beurteilung der endonasalen Schleimhautverhältnisse erfolgen. Diese zeigt in der Regel eine rote, entzündlich veränderte Nasenschleimhaut, die unteren Nasenmuscheln sind zudem deutlich geschwollen *(Abb. 2)*. In der aktuellen Literatur wird des Weiteren immer wieder auf die Bedeutung des Pricktests, immunologischer Tests mit Bestimmung des spezifischen IgE

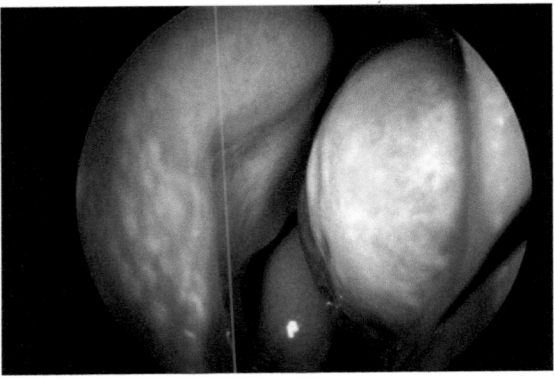

Abb. 2: Rhinoendoskopisches Bild der re. NHH bei allergischer Rhinitis (Grevers u. Röcken 2008)

und des Basophilen Aktivierungstests bei der Diagnostik der Berufsrhinitis hingewiesen (Übersicht bei Ronsmans et al. 2020). *Abbildung 3* zeigt den Diagnosealgorithmus bei Berufsrhinitis.

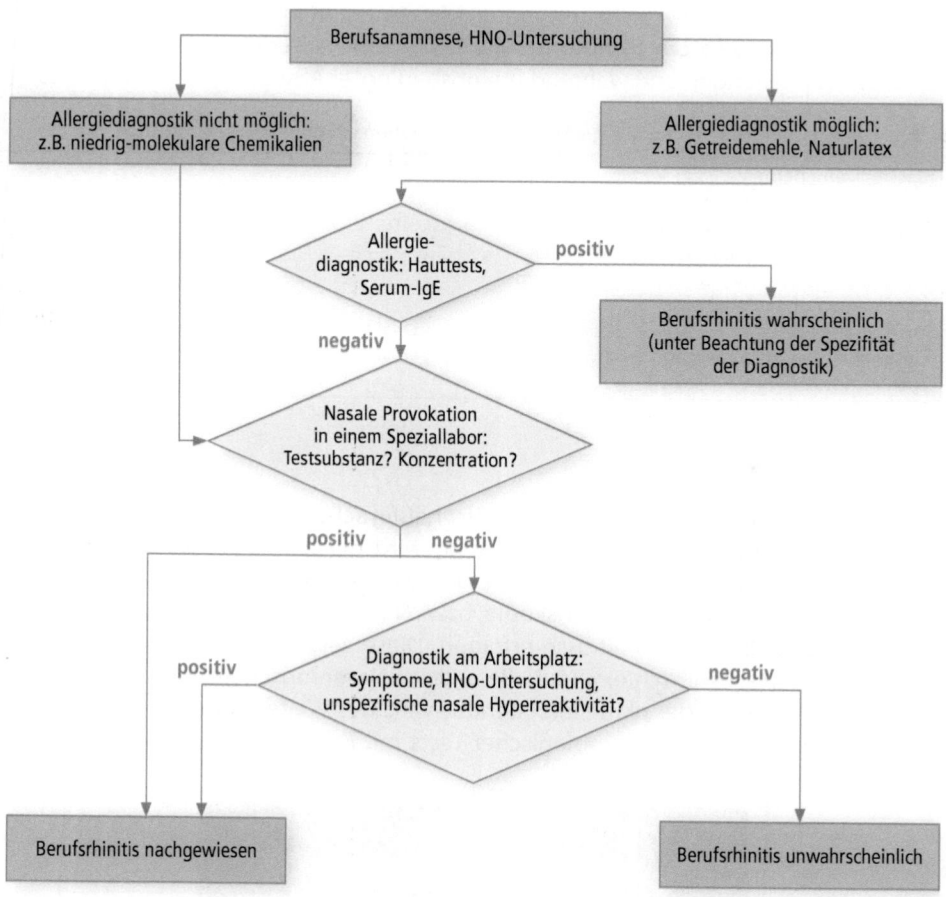

Abb. 3: Diagnosealgorithmus Berufsrhinitis (Trautmann und Klein-Tebbe 2018)

2.2 Umwelteinflüsse und allergische Rhinitis

Luftschadstoffe werden in der Regel nach Partikelgröße und -durchmesser unterschieden; da derartige Substanzen aber nie isoliert, sondern in Mischformen auftreten, hat sich eine Kategorisierung in Typ I- (für „grobe" Schwebepartikel und Schwefeldioxid) und Typ II-Luftverschmutzung etabliert (Behrendt et al. 2015, Grevers und Röcken 2008). Letztere beinhaltet neben volatilen organischen Substanzen auch Stickstoffmonoxidverbindungen und Ozon, wie sie in den westlichen Industrieländern mit dichter städtischer Bevölkerung zu finden sind, und ist im Gegensatz zum Typ I mit erhöhtem Auftreten allergischer Erkrankungen und Sensibilisierungen verbunden, wie diverse Studien aus den 90ger Jahren des letzten Jahrhunderts zeigen konnten (Behrendt et al. 1995, Krämer et al. 2000, Weiland et al. 1999).

2.3 Nasenseptumperforation

Nasenseptumperforationen *(Abb. 4)* sind 3-schichtige, d.h. durchgreifende Defekte der Nasenscheidewand, durch die eine Verbindung zwischen den beiden NHH entsteht. Sie können iatrogen nach Septumplastik, oder wiederholter Ätzung mit Silbernitrat bei rezidivierender Epistaxis auftreten. Weitere Ursachen sind posttraumatische Septumhämatome bzw. -abszesse sowie Kokainabusus. Fast jede zweite Septumperforation ist idiopathisch, ein Tatbestand, der insbesondere bei arbeitsmedizinisch-gutachterlichen Fragestellungen im Zusammenhang mit der beruflichen Exposition gegenüber diversen toxischen Substanzen *(Tab. 3)* immer wieder zu gerichtlichen Auseinandersetzungen führt. Eine Auswahl weiterer möglicher Ursachen für eine Septumperforation findet sich ebenfalls in *Tabelle 3*.

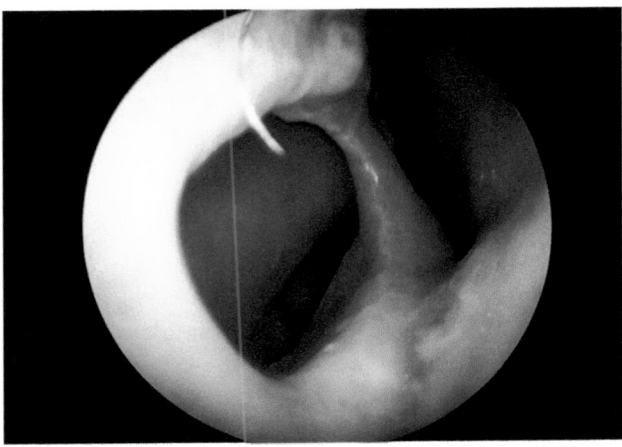

Abb. 4: Rhinoendoskopisches Bild einer Septumperforation (Grevers u. Röcken 2008)

Tab. 3: Toxische Substanzen als mögliche Auslöser einer Septumperforation (Auswahl nach Bachmann-Harildstad 2021)

• Arsen
• Chromate
• Glasstaub
• Kupfersalze
• Quarzsand/-staub
• Quecksilber
• Teer
• Zementstaub

2.3.1 Symptome und Diagnostik

Typische klinische Symptome sind in erster Linie behinderte Nasenatmung durch Verwirbelung der eingeatmeten Luft und rezidivierende Epistaxis bei trockener Nasenschleimhaut. Vor allem bei kleineren Defekten kann auch ein für den Patienten sehr störendes pfeifendes Atemgeräusch auftreten.

Die Diagnosesicherung erfolgt mittels anteriorer Rhinoskopie und Nasenendoskopie.

2.4 Tumore

Maligne Tumore der NHH und/oder NNH sind eher selten, treten zumeist jenseits des 50. Lebensjahres auf und zeigen, da sie in der Regel in den NNH ihren Ursprung nehmen und erst sekundär in die Nase vorwachsen, zumeist erst spät Symptome. Malignomverdächtig sind Beschwerden wie plötzlich auftretende einseitig behinderte Nasenatmung in Verbindung mit blutiger oder blutig-schleimiger Rhinorrhoe, unter Umständen in Verbindung mit Foetor e naso. Histologisch handelt es sich bei 80 % der Patienten um Tumoren der epithelialen Reihe wie Plattenepithel-, Adeno- oder adenoidzystische Karzinome. Neubildungen mesenchymalen Ursprungs wie z.B. Osteo- oder Chondrosarkome bzw. Lymphome sind hingegen sehr viel seltener. Gelegentlich finden sich auch Metastasen anderer Tumoren in den NNH. Die Primärtumoren können in den Nieren, Mammae, Hoden oder auch der Schilddrüse lokalisiert sein.

2.4.1 Adenokarzinom bei Holzstaubexposition

Erste Beobachtungen von Adenokarzinomen der NNH und NNH bei englischen Holzarbeitern in den 60er Jahren des letzten Jahrhunderts führten zu dem Verdacht, dass die Exposition gegenüber Holzstaub zu einer entsprechenden Tumorentstehung führen könne (Acheson et al. 1968). Zu ähnlichen Ergebnissen gelangten zwei Jahrzehnte später in Deutschland auch Kleinsasser und Schroeder (Kleinsasser u. Schroeder 1988, Schroeder 1991). Die Autoren kamen auf Grund ihrer Auswertungen aber zu dem Schluss, dass nicht alle Holzstäube zur Entstehung eines Adenokarzinoms der NNH führen können, sondern nur die Exposition gegenüber Eichen- und Buchenholzstäuben, was übrigens im Widerspruch zu Untersuchungsergebnissen in anderen Ländern stand (Gerhardsson et al. 1985, Vaughan u. Davis 1991). Für die Anerkennung als Berufskrankheit (BK 4203) wird bei den Betroffenen jedoch nur die Exposition gegenüber Eichen- und Buchenholzstäuben als relevant erachtet.

2.4.2 Diagnostik bei Tumoren der NHH und NNH

Die Diagnostik umfasst neben der endoskopischen Inspektion des Naseninneren zunächst die Suche nach regionären Lymphknotenmetastasen mittels bimanueller Palpation der Halsweichteile. Die Ausdehnung des Tumors endonasal bzw. innerhalb der NNH ist endoskopisch allein nicht ausreichend beurteilbar. Entsprechend wird man immer eine weiterführende bildgebende Diagnostik durchführen müssen, in der Regel eine Computertomographie. Bei Ausdehnung in die Nachbarschaftsstrukturen (Orbita, Frontobasis, Frontalhirn) ist wegen der besseren Weichteildifferenzierung zusätzlich eine Kernspintomographie notwendig. Zur Erfassung möglicher Lymphknotenmetastasen sollten die Halsweichteile in die radiologische Untersuchung mit einbezogen werden.

Literatur

Acheson ED, Cowdell RH, Hadfield F. (1968). Nasal cancer in woodworkers in the furniture industry. Brit Med J II: 587–592

Bachmann-Harildstad G (2021). Nasenseptumperforation. In: Guntinas-Lichius O, Klußmann JP, Lang S (Hrsg) Referenz HNO-Heilkunde. Thieme Verlag, Stuttgart

Behrendt H, Friedrichs K H, Krämer U et al. (1995). The role of indoor and outdoor air pollution in allergic diseases. Prog Allergy Clin Immunol 3: 83–89

Behrendt H, Krämer U, Buters J, Ring J (2015). Allergie und Umwelt. In: Biedermann T, Heppt W, Renz H, Röcken M (Hrsg) Allergologie. 2. Aufl. Springer Verlag, Berlin Heidelberg

Berufskrankheitenverordnung

Gerhardsson MR. Norell SE, Kiviranta HJ, Ahlborn A (1985). Respiratory cancer in furniture workers. Br J Ind Med 42:403-405

Grevers G, Röcken M (Hrsg) (2008). Taschenatlas Allergologie. 2. Aufl., Thieme Verlag, Stuttgart

Kleinsasser O, Schroeder HG (1988). Adenocarcinomas of the inner nose after exposure to wood dust. Morphological findings and relationship between histopathology and clinical behaviour in 79 cases. Arch Otorhinolaryngol 245: 1–15

Krämer U, Koch T, Ranft U et al. (2000). Traffic related air pollution is associated with atopy in children living in urban areas. Epidemiology 11: 64–70

Probst R, Grevers G, Iro H (Hrsg) (2008). Hals-Nasen-Ohrenheilkunde. 3. Aufl., Thieme Verlag, Stuttgart

Ronsmans S, Steelant B, Backaert W et al. (2020). Diagnostic approach to occupational rhinitis: the role of nasal provocation tests. Curr Opin Allergy Clin Immunol; 20: 122–130

Schroeder HG (1991). Adenocarcinomas of the nose after exposure to wood dust. Adv Otorhinolaryngol 46: 107–115

Trautmann A, Kleine-Tebbe J (Hrsg) (2018). Allergie in Klinik und Praxis. 3. Aufl. Thieme Verlag, Stuttgart

Vandenplas O, Hox V, Bernstein D (2020). Occupational Rhinitis. J Allergy Clin Immunol Pract; 8: 3311–3321

Vaughan TL, Davis S (1991). Wood dust exposure and squamous cell cancers of the upper respiratory tract. Am J Epidemiol 133: 560–564

Weiland SK, von Mutius E, Hirsch T et al. (1999). Prevalence of respiratory and atopic disorders among children in East and West Germany five years after unification. Eur Respir J 14: 862–870

6 Herzrhythmusstörungen (inkl. Synkopen)

STEFAN SAMMITO UND NORBERT GÜTTLER

Zusammenfassung

Herzrhythmusstörungen (HRST) sind in der Allgemeinbevölkerung häufig, wenngleich sie aufgrund der deutlichen Altersabhängigkeit lediglich in 8 % der Fälle Personen im erwerbsfähigen Alter zwischen 15 und 65 Lebensjahren betreffen. Ihnen liegt entweder eine Störung der Erregungsbildung oder der Erregungsleitung im Herzen zugrunde. Ferner gilt es zwischen symptomatischen und asymptomatischen HRST zu unterscheiden. Die auftretende Symptomatik kann unterschiedlich ausgeprägt sein und kann (arbeitsmedizinisch relevant) zur Ablenkung von der Tätigkeit bis hin zur Handlungsunfähigkeit (inkl. Auftreten von Synkopen) führen. In seltenen Fällen kann auch eine tödliche Asystolie auftreten. Grundsätzlich gehört die weitergehende Diagnostik und Therapie von HRST in die Hände entsprechend erfahrener Fachkräfte und sollte zumeist durch ambulant bzw. klinisch tätige Ärztinnen und Ärzte der Kardiologie oder Elektrophysiologie durchgeführt werden. Hierbei gilt es mögliche kardiale und nicht kardiale Grunderkrankungen auszuschließen. Für arbeitsmedizinisch tätige Kolleginnen und Kollegen ist vor allem die notfallmedizinische Betreuung (z.B. einer plötzlichen Synkope) und die Bewertung der fachärztlichen Befunde nach diagnostischer Abklärung von HRST und Synkopen von Bedeutung.

1 Allgemeiner Teil

1.1 Definition

Unter Herzrhythmusstörungen (HRST) werden allgemein Störungen der normalen Herzschlagfolge, verursacht durch nicht regelrechte Erregungsbildung und -leitung im Herzmuskel verstanden. Diese sind von den physiologischen Veränderungen im Herzrhythmus, welche als Herzfrequenzvariabilität (HRV) bezeichnet werden, zu unterscheiden (Sammito et al. 2014).

HRST sind auch unter Gesunden häufig. Daher gilt es zwischen symptomatischen und asymptomatischen HRST zu unterscheiden. In beiden Fällen kann die HRST auf Basis einer kardialen oder nicht kardialen Grunderkrankung vorliegen. Deshalb ist bei HRST ggf. eine internistisch-kardiologische Abklärung erforderlich. Die auftretende Symptomatik kann unterschiedlich ausgeprägt sein und kann (arbeitsmedizinisch relevant) zur Ablenkung von der Tätigkeit (z.B. Palpitationen) oder zur Handlungsunfähigkeit (z.B. Schwindel, Kollapszustände bis hin zur vollständigen Bewusstlosigkeit [Synkope], auch bei Herzgesunden möglich) führen. In seltenen Fällen kann auch eine tödliche Asystolie (Stillstand der elektrischen und mechanischen Herzaktion) bei Sinusarrest, sinuatrialem (SA) Block oder höhergradigen atrioventrikulären (AV)-Blockierungen ohne Ersatzrhythmus, oder auch nach Kammerflimmern auftreten. Eine nach einem Kammerflimmern auftretende Asystolie wird dabei als sekundäre Asystolie bezeichnet.

Gerade bei symptomatischen HRST kann die Auswurfleistung des Herzens so stark eingeschränkt sein, dass eine ausreichende Versorgung der lebenswichtigen Organe nicht mehr möglich ist. Die unzureichende oder fehlende Versorgung des Gehirns mit Sauerstoff führt innerhalb von Sekunden zum Verlust des Bewusstseins.

1.2 Epidemiologie

HRST sind in der Allgemeinbevölkerung häufig. So sind u.a. ca. 1,6 Millionen Bundesbürger, also ca. 2 % der Bevölkerung von Vorhofflimmern betroffen (Wilke et al. 2013). Es wird geschätzt, dass die Inzidenz für supraventrikuläre Extrasystolen bei 35 auf 100 000 Personenjahre beträgt (Brugada et al. 2020). Für ventrikuläre Extrasystolen liegen bezogen auf die bundesdeutsche Bevölkerung keine Zahlen vor. Nach einer Statistik der Deutschen Herzstiftung versterben jährlich ca. 65 000 Menschen pro Jahr am plötzlichen Herztod (Deutsche Herzstiftung 2021). Gemäß einer Untersuchung in Niedersachsen erleiden jährlich 81 von 100 000 Menschen einen plötzlichen Herztod, davon 39 % im erwerbsfähigen Alter (Martens et al. 2014). Die Anzahl der vollstationären Behandlungsfälle aufgrund von HRST ist in den letzten Jahrzehnten angestiegen und lag 2019 bei 531 pro 100 000 Einwohner, hierbei liegt eine deutliche Altersabhängigkeit vor, lediglich 8 % der Fälle betreffen Personen im erwerbsfähigen Alter zwischen 15 und 65 Lebensjahren (Deutsche Herzstiftung 2021).

1.3 Physiologie

HRST liegt entweder eine Störung der Erregungsbildung oder der Erregungsleitung zugrunde. Auch können beide Ursachen gemeinsam auftreten. Hierbei kann die Störung der Erregungsbildung in allen Schrittmacherzentren im Sinus- und AV-Knoten, aber auch in ektopen Herzmuskelzellen auftreten. Von einer Erregungsleitungsstörung können grundsätzlich alle Leitungsbahnen im Herzen (u.a. HIS-Bündel, Tawara-Schenkel, Purkinje-Fasern) betroffen sein. Während Erregungsbildungsstörungen zu einer geringeren Anzahl von Herzaktionen oder durch zusätzliche Erregungsbildungen zu sogenannten Extrasystolen führen können, führen Erregungsleitungsstörungen häufig zu einer veränderten Gesamtaktivität des Herzmuskels und somit zu einer verschlechterten Auswurffraktion des Herzens.

1.4 Klassifikation

HRST werden zumeist nach ihrem Entstehungsort (Vorhof, Kammer, Erregungsbildungs- und -leitungssystem) *(siehe Tab. 1)* und nach der daraus resultierenden Herzschlagfrequenz (HSF) in bradykarde und tachykarde HRST unterteilt.

Tab. 1: Übersicht über Herzrhythmusstörungen und einer Zuordnung zum Entstehungsort

Entstehungsort	Herzfrequenz	Herzrhythmusstörungen
Sinusknoten	bradykard	Sinusbradykardie
		Sinusarrest
	tachykard	inadäquate Sinustachykardie
	bradykard und tachykard	Bradykardie-Tachykardie-Syndrom
AV-Knoten	bradykard	atrioventrikuläre Blockierung (AV-Block 1., 2., und 3. Grades)
	tachykard	AV-Knoten-Reentrytachykardie (siehe auch atrioventrikuläre Tachykardie)
Vorhof (Atrium)	bradykard	sinuatrialer Block (SA-Block)
	tachykard	supraventrikuläre Extrasystolen
		Vorhofflimmern
		Vorhofflattern
		atriale Tachykardie (Fokal oder Reentry)
atrioventrikulär	tachykard	AV-Knoten-Reentrytachykardie
		AV-Reentrytachykardie beim WPW-Syndrom
		AV-Reentrytachykardie beim Mahaim-Syndrom
Kammer (Ventrikel)	tachykard	ventrikuläre Extrasystolen
		akzelerierter idioventrikulärer Rhythmus
		ventrikuläre Tachykardie (Kammertachykardie), Sonderform: Torsade-de-pointes-Tachykardie
		Kammerflattern
		Kammerflimmern

AV   = atrioventrikulär
SA   = sinuatrial
WPW = Wolff-Parkinson-White

1.5 Diagnostik

Grundsätzlich gehört die weitergehende Diagnostik und Therapie von HRST in die Hände entsprechend erfahrender Fachkräfte und sollte zumeist durch ambulant bzw. klinisch tätige Kolleginnen und Kollegen aus der Kardiologie oder Elektrophysiologie durchgeführt werden. Im Rahmen der arbeitsmedizinischen Betreuung sollten zumindest die Anamnese (v.a. Medikamente und Nahrungsergänzungsmittel, Vorerkrankungen und/oder bestehende Erkrankungen, Familienanamnese) und ggf. die Durchführung eines Ruhe-EKGs zur Erfassung aktuell vorhandener HRST durchgeführt werden. Die weitere apparative Diagnostik steht zumeist nur begrenzt zu Verfügung. Zur Vollständigkeit sei diese jedoch dennoch aufgeführt: Neben dem Ruhe-EKG dient die Durchführung eines 24h-Langzeit-EKGs der Erfassung tageszeitlich bzw. situationsbedingter HRST. Sollten diese beiden Verfahren keine ausreichende Diagnostik erlauben und eine entsprechende Symptomatik bei Patientinnen und Patienten vorliegen, ist ggf. die Diagnostik mit einem (externen oder implantierbaren) Event- bzw. Looprekorder zur Erfassung von vereinzelt auftretenden Episoden angezeigt. Da zur Diagnostik vieler HRST die Suche nach einer möglicherweise zugrundeliegenden Herzerkrankung als obligat einzustufen ist, kann die Durchführung einer Echokardiografie zur Beurteilung der Morphologie des Herzens genutzt werden. Darüber hinaus kann die Durchführung einer Ergometrie zur Erfassung von belastungsinduzierten HRST, zur Unterstützung einer Ischämiediagnostik und von Anomalien des Herzfrequenzanstiegs z.B. beim Sick-Sinus-Syndrom beitragen. In manchen Fällen können weiterführende bildgebende Verfahren wie Kernspin- oder Computertomographie indiziert sein.

Elektrophysiologische Untersuchungen stellen eine invasive, aber sehr präzise Methode dar, um u.a. ektope Foci und akzessorische Leitungsbahnen (z.B. Kent-Bündel beim WPW-Syndrom oder Mahaim-Fasern) zu erfassen, genau zu lokalisieren und ggf. in gleicher Sitzung mittels Katheterablation zu behandeln. Pharmakologische Tests können zur Diagnostik von HRST ebenfalls hilfreich sein, z.B. der Ajmalintest bei der Diagnostik des Brugada-Syndroms, einer erblich bedingten Natriumkanalstörung mit der Gefahr des plötzlichen Herztodes durch ventrikuläre Tachyarrhythmien. Bei manchen erblich bedingten HRST wäre auch eine genetische Diagnostik sinnvoll, deren Anwendung aber in spezialisierten Ambulanzen für Humangenetik erfolgen sollte. Ein Algorithmus zur Abklärung von Palpitationen ist in *Abbildung 1* dargestellt.

Die Diagnostik bei Synkopen unterscheidet sich von dem dargestellten Vorgehen bei Palpitationen deutlich. Der Diagnosealgorithmus für Synkopen ist interdisziplinär und in *Abbildung 2* dargestellt. Für arbeitsmedizinisch tätige Kolleginnen und Kollegen ist ggf. vor allem die notfallmedizinische Betreuung einer plötzlichen Synkope und die Bewertung der fachärztlichen Befunde nach diagnostischer Abklärung einer Synkope von Bedeutung. Die Risikoabschätzung gemäß der ESC-Leitlinie (Brignole et al. 2018) sollte durch die entsprechenden kardiologischen Fachkolleginnen und -kollegen erfolgen.

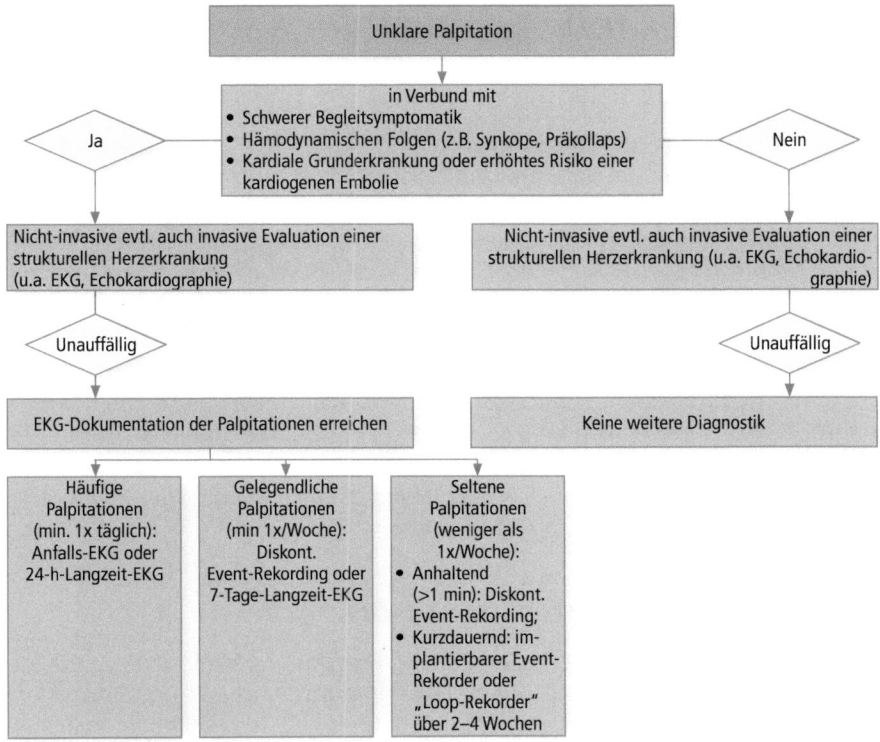

Abb. 1: Algorithmus zum diagnostischen Vorgehen bei unklaren Palpitationen (modifiziert nach Lewalter und Lüderitz 2010)

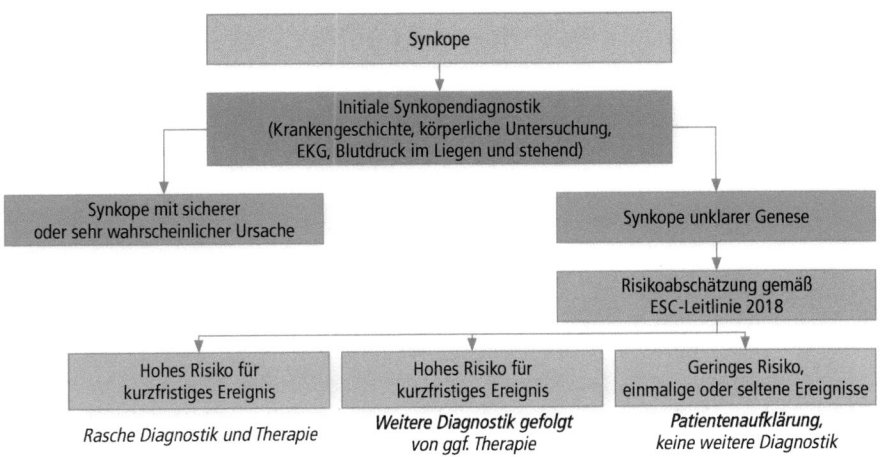

Abb. 2: Algorithmus zum diagnostischen Vorgehen bei Synkopen (übersetzt und modifiziert nach Brignole et al. 2018)

2   Spezieller Teil

2.1   Arbeitsmedizinische Relevanz von HRST

Wenngleich die Inzidenz von symptomatischen HRST in der arbeitenden Bevölkerung eher gering ist, haben sie bei der Beratung und Begutachtung von Mitarbeitenden dennoch einen arbeitsmedizinischen Stellenwert. So können HRST oder zugrundeliegende Herzerkrankungen unter körperlichen Höchstbelastungen zu schwerwiegenden Komplikationen führen, weshalb gerade Arbeitsplätze mit entsprechenden Belastungen eines besonderen Augenmerks der Arbeitsmedizinerinnen und -mediziner bedürfen (Guettler et al. 2019). Dies umfasst neben körperlich fordernden Berufsgruppen (insbesondere Feuerwehr, Stahlindustrie, etc.) auch Arbeitsplätze mit der Notwendigkeit des Tragens von schwerem Atemschutzgerät bzw. mit Absturzgefahr. Auch Arbeitsplätze mit hohen Sicherheitsanforderungen wie das Führen von schweren Kraftfahrzeugen, Transportmitteln sowie Flugzeugen sind hier zu betrachten. So ist beispielhaft die Eignung für bestimmte Führerscheinklassen bei HRST mit anfallsweiser Bewusstseinstrübung oder Bewusstlosigkeit nach der Fahrerlaubnis-Verordnung nicht gegeben.

2.2   Bradykarde Herzrhythmusstörungen

Als eine Bradykardie wird definitionsgemäß eine HSF von < 60/min definiert (Kossmann 1953). Da diese Grenze jedoch willkürlich gewählt wurde und auch gesunde Menschen unter bestimmten Aktivitätszuständen (z.B. im Schlaf) HSF unter 60/min erreichen bzw. ausdauertrainierte Personen eine natürliche parasympathisch bedingte Bradykardie aufweisen (Zehender et al. 1990), ist das Vorliegen einer Bradykardie per se nicht als pathologisch zu bezeichnen. Darüber hinaus ist zu berücksichtigen, dass die Ruheherzschlagfrequenz altersbedingten Schwankungen unterliegt und u.a. Kinder eine deutlich höhere HSF aufweisen (Piper 2011).

Vielmehr werden Bradykardien pathologisch, wenn sie zu Symptomen führen oder mit einem erhöhten Sturzrisiko, der Entwicklung einer Herzinsuffizienz oder einem plötzlichen Herztod assoziiert sind (Israel 2016). Aufgrund bradykarder Herzrhythmusstörungen werden jährlich in Deutschland über 60 000 Herzschrittmacher implantiert (Markewitz 2021).

2.3   Tachykarde Herzrhythmusstörungen

Als eine Tachykardie wird definitionsgemäß eine HSF von > 100/min definiert. Diese kann physiologisch unter Belastung auftreten, jedoch können auch pathologische Tachyarrhythmien durchgesteigerte (abnorme) Automatie und/oder Reentrymechanismen auftreten. Diese können in atriale, atrioventrikuläre und ventrikuläre Tachyarrhythmien aufgeteilt werden, wobei die ersten beiden häufig als supraventrikuläre Tachyarrhythmien zusammengefasst werden. Bei atrialen und ventrikulären Tachyarrhythmien entstehen die zusätzlichen Herzaktionen entweder durch gesteigerte Automatie ektoper Zentren im Herzen oder durch Reentry-Kreise (z.B. um Narben oder fibrotische Areale herum). Atrioventrikuläre Tachykardien sind Reentry-Tachykardien (Kreiserregungen), die sowohl Vorhöfe als auch Ventrikel einbeziehen. Beispiele sind die AV-Knoten-Reentrytachykardie, die durch eine Längsdissoziation des AV-Knotens meist in eine langsame und eine schnelle Leitungszone entsteht, und die AV-Reentrytachykardien beim WPW- oder beim Mahaim-Syndrom, denen zusätzliche Leitungsbahnen zwischen Vorhöfen und Ventrikeln zugrundeliegen. Die charakteristische Symptomatik solcher atrioventrikulärer Reentrytachykardien sind eine hohe HSF von teilweise über 200/min, regelmäßige R-R-Abstände, ein plötzlicher Beginn und ein plötzliches Ende der Tachykardie. Aufgrund der hohen HSF mit verkürzter diastolischer Füllungszeit sind hämodynamische Symptome wie Schwindel, Präsynkopen oder Synkopen möglich.

2.4 Synkopen

Eine Synkope ist definiert als kurz anhaltende, spontan reversible Bewusstlosigkeit mit Tonusverlust durch eine passagere zerebrale Minderdurchblutung. Mit dem zunehmenden Lebensalter stehen kardiale (oft rhythmogene) oder in geringerem Maße durch orthostatische Hypotonie bedingte Synkopen im Vordergrund, während in der Jugend Reflexsynkopen vermehrt auftreten (Brignole et al. 2018). Synkopen können verschiedene Ursachen besitzen, *Tabelle 1* stellt eine Übersicht dar.

Tab. 2: Einteilung von Synkopen (modifiziert und übersetzt aus Brignole et al. 2018)

Synkopengruppe	Ursachen
Reflexsynkope	• vasovagale Synkope • situativ bedingte Synkopen (miktionsbedingt, aufgrund gastrointestinaler Stimuli, nach körperlicher Belastung, Husten, durch Anblick des eigenen Blutes) • Karotis-Sinus-Syndrom • Sonstiges (ohne Prodromi, mit/ohne Auslöser, mit/ohne atypische Symptomatik)
orthostatische Synkope	• medikamentös induziert • Volumenmangel • primäre oder sekundäre Störungen des autonomen Nervensystems
kardiale Synkope	• Arrhythmie • strukturell bedingt

Mit Anamnese, körperlicher Untersuchung, Blutdruckmessung (im Liegen und nach dem Aufstehen) und einem Ruhe-EKG lässt sich in etwa 50 % der Fälle eine Diagnose stellen (Kühne u. Conen 2013). Synkopen, die hier initial nicht klassifiziert werden können, werden als „unklare Synkopen" bezeichnet. Für die arbeitsmedizinische Einschätzung ist das Vorliegen von Synkopen mit dem Vorliegen von Prodromi (u.a. Schwindel mit aufsteigendem abdominellem Unwohlsein, Wärmegefühl, ansteigende HSF) gegenüber Synkopen ohne

Prodromi in der Regel positiver einzuschätzen. Häufig sind Synkopen ohne Prodromalsymptome oder solche, die bei körperlicher Aktivität auftreten oder von Palpitationen begleitet werden, verdächtig hinsichtlich des Vorliegens einer kardialen Ursache (Kühne u. Conen 2013). Auch lassen sich unter ihnen vermehrt Synkopen mit Verletzungsfolge erheben, da beim Fehlen entsprechender Prodromi die Patienten sich selbst nicht rechtzeitig z.B. hinsetzen können. Gerade für die Einschätzung am Arbeitsplatz sollten diese besonders betrachtet werden. Für die Einschätzung der Fahreignung sollten die Empfehlungen des Positionspapiers der Deutschen Gesellschaft für Kardiologie herangezogen werden (Klein et al. 2010).

Literatur

Brignole M, Moya A, de Lange FJ, Deharo J-C E, Perry M, Fanciulli A et al. (2018). 2018 ESC Guidelines for the diagnosis and management of syncope. Kardiologia polska 76 (8): 1119–1198. doi: 10.5603/KP.2018.0161

Brugada J, Katritsis DG, Arbelo E, Arribas F, Bax JJ, Blomström-Lundqvist C et al. (2020). 2019 ESC Guidelines for the management of patients with supraventricular tachycardia The Task Force for the management of patients with supraventricular tachycardia of the European Society of Cardiology (ESC). European heart journal 41 (5): 655–720. doi: 10.1093/eurheartj/ehz467

Deutsche Herzstiftung (2021). 32. Deutscher Herzbericht 2020. Frankfurt am Main

Guettler N, Rajappan K, D Arcy JL, Nicol ED (2019). Electrophysiologic assessment of aircrew and other high-hazard employees. European heart journal 40 (31): 2560–2563. doi: 10.1093/eurheartj/ehz558

Israel CW (2016). Diagnose bradykarder Herzrhythmusstörungen. Deutsche medizinische Wochenschrift (1946) 141 (10): 718–728. doi: 10.1055/s-0042-103296

Klein HH, Krämer A, Pieske BM, Trappe H-J, Vries H de (2010). Fahreignung bei kardiovaskulären Erkrankungen. Kardiologe 4 (6): 441–473. doi: 10.1007/s12181-010-0308-9

Kossmann CE (1953). The normal electrocardiogram. Circulation 8 (6): 920–936. doi: 10.1161/01.cir.8.6.920

Kühne M, Conen D (2013): Rationale Synkopenabklärung. Therapeutische Umschau 70 (1): 31–35. doi: 10.1024/0040-5930/a000360

Lewalter T. Lüderitz B (Hrsg.) (2010). Herzrhythmusstörungen. Diagnostik und Therapie. 6. völlig neu bearbeitete und erweitere Auflage. Springer Verlag, Berlin Heidelberg

Markewitz A (2021). Jahresbericht 2019 des Deutschen Herzschrittmacher- und Defibrillator-Registers – Teil 1: Herzschrittmacher: Fachgruppe Herzschrittmacher und Defibrillatoren beim IQTIG – Institut für Qualitätssicherung und Transparenz im Gesundheitswesen. Herzschrittmachertherapie & Elektrophysiologie. doi: 10.1007/s00399-021-00796-x

Martens E, Sinner MF, Siebermair J, Raufhake C, Beckmann BM, Veith S et al. (2014). Incidence of sudden cardiac death in Germany: results from an emergency medical service registry in Lower Saxony. Europace: European pacing, arrhythmias, and cardiac electrophysiology: journal of the working groups on cardiac pacing, arrhythmias, and cardiac cellular electrophysiology of the European Society of Cardiology 16 (12): 1752–1758. doi: 10.1093/europace/euu153

Piper HM (2011). Herzerregung. In: Schmidt RF, Lang F und Heckmann M (Hg.): Physiologie des Menschen mit Pathophysiologie. S. 517–538. 31., überarbeitete und aktualisierte Auflage. Springer, Heidelberg

Sammito S, Thielmann B, Seibt R, Klussmann A, Weippert M, Böckelmann I (2014). Leitlinie Nutzung der Herzschlagfrequenz und der Herzfrequenzvariabilität in der Arbeitsmedizin und der Arbeitswissenschaft. AWMF-RegNr 002/042

Wilke T, Groth A, Mueller S, Pfannkuche M, Verheyen F, Linder R et al. (2013). Incidence and prevalence of atrial fibrillation: an analysis based on 8.3 million patients. Europace: European pacing, arrhythmias, and cardiac electrophysiology: journal of the working groups on cardiac pacing, arrhythmias, and cardiac cellular electrophysiology of the European Society of Cardiology 15 (4): 486–493. doi: 10.1093/europace/eus333

Zehender M, Meinertz T, Keul J, Just H (1990). ECG variants and cardiac arrhythmias in athletes: clinical relevance and prognostic importance. American heart journal 119 (6): 1378–1391. doi: 10.1016/s0002-8703(05)80189-9

7 Brustschmerz

STEFANIE KUNTZ-HEHNER

Zusammenfassung

Brustschmerz (auch Thoraxschmerz oder thorakaler Schmerz) ist ein häufiges geäußertes Symptom, welches gleichermaßen zur Vorstellung in der Hausarztpraxis oder in der Notaufnahme führen kann. Unter „Brustschmerz" werden hierbei alle akuten oder chronischen Schmerzempfindungen wie Brennen, Ziehen, Stechen, Druckgefühl und sonstige Missempfindungen im Bereich des vorderen und seitlichen Thorax verstanden. Schmerzen im Epigastrium oder im Rücken werden dabei nur berücksichtigt, soweit die Brustschmerzen in diese Regionen ausstrahlen. Dabei reichen die möglichen Pathologien von potenziell lebensbedrohlichen Erkrankungen über muskuloskelettale Ursachen bis hin zu psychosomatischen Krankheiten (Haasenritter et al. 2011). Mögliche Differenzialdiagnosen werden in *Tabelle 1* zusammengefasst.

Tab. 1: Differenzialdiagnosen des akuten Brustschmerz

„Big Five" der lebensbedrohlichen Diagnosen	
• akutes Koronarsyndrom (STEMI, NSTEMI, instabile AP)*	
• akutes Aortensyndrom (Aortendissektion)	
• (Spannungs-) Pneumothorax	
• Lungenarterienembolie	
• Spontane Ösophagusruptur (Boerhaave-Syndrom)	
Weitere Differentialdiagnosen nach Organsystemen	
Herz	(Peri-)myokarditis hypertensive Krise Herzrhythmusstörungen Herzklappenfehler, Kardiomyopathien
Lunge und Pleura	Pneumonie, Pleuritis, Bronchitis, Tumor
Mediastinum	Mediastinitis, Tumor
Thorax	Rippenfraktur, degenerative Wirbelsäulenerkrankung, muskuloskelettale Erkrankungen, Zoster
Ösophagus, Magen-Darm-Trakt, Abdomen	Ösophaguserkrankungen (z.B. Reflux, Motilitätsstörungen), thorakale Ausstrahlung bei Gastritis, Ulkuskrankheit, Pankreatitis, Cholelithiasis, Römheldsyndrom, intraabdomineller Abszess, Milzruptur mit thorakaler Schmerzausstrahlung
Funktionelle Thoraxschmerzen	Angsterkrankung, Depression, Herzangstneurose
modifiziert nach Möckel et al. 2020	

* STEMI = ST-Hebungsinfarkt
  NSTEMI = Nicht-ST-Hebungsinfarkt
  AP = Angina Pectoris

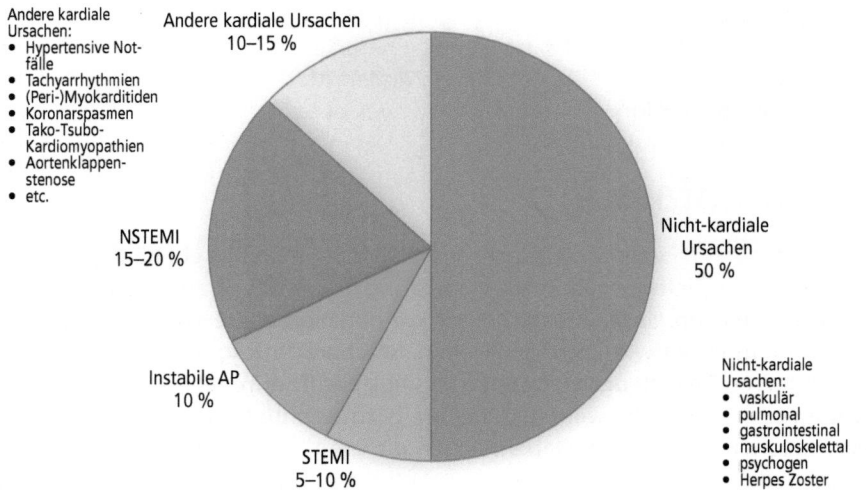

Abb. 1:   Ursachen akuter Brustschmerzen bei Patienten in der Notaufnahme – Verteilung nach Häufigkeit (modifiziert nach Wächter et al. 2017)

Die Prävalenz der zugrundeliegenden Erkrankung differiert hierbei je nach Institution deutlich: während bei Notarzteinsätzen 69 % der Patientinnen und Patienten mit thorakalen Schmerzen eine kardiale Genese haben, reduziert sich der Anteil in den Notaufnahmen von Akutkliniken bereits auf 45–50 % *(siehe Abb. 1)* und beträgt in Arztpraxen nur noch 20 %. Dagegen überwiegen muskuloskelettale Krankheitsbilder mit einem Anteil von 43 % in den Arztpraxen (Knockaert et al. 2002). Für die Prognose ist es entscheidend, dass die potenziell lebensbedrohlichen akuten Erkrankungen frühzeitig ausgeschlossen werden. Zu diesen „Big Five" zählen das akute Koronarsyndrom, das akute Aortensyndrom, die akute Lungenarterienembolie, der (Spannungs-) Pneumothorax sowie die akute Ösophagusruptur.

Wie in der hausärztlichen Praxis ist es auch im arbeitsmedizinischen Kontext essenziell, durch Anamnese und klinischen Befund Betroffene mit Brustschmerz initial richtig einzuschätzen und zeitnah die weiterführende Diagnostik und adäquate Therapie einzuleiten.

1   Allgemeiner Teil

Aufgrund der unterschiedlichsten Differenzialdiagnosen für das Symptom Brustschmerz kann die richtige Diagnose eine erhebliche Herausforderung darstellen. Oft kann selbst nach Ausschluss der vital bedrohlichen „Big Five" keine genaue Schmerzursache identifiziert werden. Dies ist gleichermaßen für Betroffene als auch behandelnde Ärztinnen und Ärzte unbefriedigend, insbesondere, wenn durch eine symptomatische Therapie keine Beschwerdefreiheit herbeigeführt werden kann und weiterhin ein hoher Leidensdruck besteht (Kurz et al. 2005).

Ziel ist es, nachfolgend mögliche Differenzialdiagnosen für das Leitsymptom Brustschmerz zu geben. Hierzu wird auf die Leitlinie Brustschmerz der Deutschen Gesellschaft für Allgemeinmedizin und Familienmedizin (DEGAM, Haasenritter et al. 2011) und die Leitlinie der Deutschen Gesellschaft für Kardiologie (DGK, Leick et al. 2011) zur Diagnostik und Therapie von erwachsenen Patientinnen und Patienten mit Brustschmerz Bezug genommen. Die Leitlinie der DEGAM ist formal abgelaufen und befindet sich in Überarbeitung. Ergänzt werden diese Leitlinien durch Standard Operating Procedures (SOP) für das akute Koronarsyndrom (Möckel et al. 2010, Moser et al. 2010), das akute Aortensyndrom (Leick et al. 2013) und die Lungenarterienembolie (Pöss et al. 2018) im *speziellen Teil*.

Das grundsätzliche Vorgehen bei der Vorstellung Betroffener mit Brustschmerzen wird in der Arbeit von Leick et al. (2011) in Form einer Prozesskette dargestellt. Sie sieht primär die Anfertigung eines 12-Kanal-EKGs, die Erhebung einer strukturierten Anamnese und Durchführung einer fokussierten körperlichen Untersuchung sowie die Einleitung von Basismaßnahmen vor.

Durch gezielte Anamnese sollten Qualität, Lokalisation, Auslöser und Dauer der thorakalen Beschwerden eingegrenzt werden, wodurch zumindest ein kardialer von einem nicht-kardialen Thoraxschmerz abgegrenzt werden kann. Die körperliche Untersuchung sollte eine Blutdruckmessung an beiden Armen und die Ermittlung des Pulsstatus an den unteren Extremitäten beinhalten. Eine eingeschränkte Perfusion einer Extremität kann beispielsweise durch den reduzierten Fluss infolge einer Aortendissektion auftreten (siehe dort). Bei der Auskultation ist besonders auf Pleura- und Perikardreiben, eine Abschwächung der Atemgeräusche und auf pathologische Herzgeräusche zu achten. Anhand geeigneter Vitalparameter wird der kardiozirkulatorische und respiratorische Status des Patienten eingeschätzt (Leick et al. 2011, Möckel 2010).

2 Spezieller Teil (Differenzialdiagnosen des Brustschmerzes)

2.1 Kardiovaskuläre Ursachen des Brustschmerzes

2.1.1 Akutes Koronarsyndrom

Die häufigste lebensbedrohliche Differenzialdiagnose bei akutem Thoraxschmerz ist das akute Koronarsyndrom (ACS). Während in der interdisziplinären Notaufnahme etwa jeder 5. Betroffene mit einem akuten Brustschmerz tatsächlich auch ein akutes Koronarsyndrom aufweist, werden nur etwa 4 % dieser Personen in der Hausarztpraxis vorstellig (Grundmeier 2014). Erstbehandelnde Ärztinnen und Ärzte sollten jedoch schon bei V.a. ein akutes Koronarsyndrom eine Reihe von Sofortmaßnahmen einleiten (s.u.) und zügig für eine adäquate Weiterbehandlung in der Klinik sorgen (DEGAM, Haasenritter et al. 2011).

Einteilung des akuten Koronarsyndroms (ACS)

Unter dem Begriff des akuten Koronarsyndroms werden 3 lebensbedrohliche Erscheinungsbilder der koronaren Herzerkrankung (KHK) zusammengefasst:

- Beim **ST-Streckenhebungsinfarkt (STEMI)** liegen im Ruhe-EKG infarkttypische ST-Hebungen in mindestens 2 zusammenhängenden Brustwand- oder Extremitätenableitungen vor.
- Beim **Nicht-ST-Hebungsinfarkt (NSTEMI)** liegen keine infarkttypische EKG-Veränderungen vor. ST-Streckensenkungen und/oder T-Negativierung können auftreten, sind aber nicht obligat. In der Labordiagnostik ist Troponin als kardialer Nekrosemarker nachweisbar. Eine CK-MB-Erhöhung ist nicht obligat.
- Die **instabile Angina Pectoris (AP)** unterscheidet sich vom NSTEMI lediglich dadurch, dass keine kardialen Nekrosemarker nachweisbar sind. Das EKG kann die gleichen Auffälligkeiten wie beim NSTEMI zeigen.

Das Ansprechen oder Nichtansprechen auf eine antianginöse Therapie ist dabei nicht wegweisend für das Vorliegen eines akuten Koronarsyndroms.

Anamnese und klinische Symptomatik

Bei Patientinnen und Patienten mit V.a. ein ACS steht die klinische Evaluation inkl. Vitalparameter am Anfang des Patientenmanagements. Entscheidend sind eine Erhebung der Schmerzqualität, eine symptomorientierte Untersuchung und kurze Anamnese hinsichtlich des KHK-Risikos. Mit Hilfe des Marburger Herzscore kann die Wahrscheinlichkeit für das Vorliegen einer koronaren Herzerkrankung erfasst werden *(siehe Tabelle 2)*.

Die körperliche Untersuchung sollte in erster Linie die Blutdruckmessung an beiden Armen, die Auskultation von Herz und Lunge umfassen. Differenzialdiagnostisch dient die Palpation des Brustkorbes der Erkennung muskuloskeletaler Schmerzsyndrome (*siehe dort*) mit Druckschmerz und/oder bewegungsabhängigem Schmerz.

Führendes klinisches Symptom beim ACS sind thorakale Schmerzen (Dauer > 20 min), typischerweise als starkes retrosternales Druckgefühl geäußert, welches in den linken Arm, in den Hals und in den Unterkiefer ausstrahlen kann. Oft wird ein Gefühl der Beklemmung („Angina") beschrieben, wobei Erkrankte Bilder wie „ein Ring, der sich immer fester um den Brustkorb legt" oder „eine zentnerschwere Last, die auf dem Brustkorb liegt" benutzten (Grundmeier 2014). Atypische Symptome wie die Ausstrahlung ins Epigastrium, Dyspnoe, Synkopen oder unspezifische Kollapszustände treten gehäuft bei Jüngeren (25–40 J.), Älteren (> 75 J.), Frauen sowie bei Personen mit Diabetes mellitus, Niereninsuffizienz oder Demenz auf (Hamm 2009). Vegetative Begleitsymptome wie Übelkeit, Erbrechen, Durchfall und Schwitzen werden ebenfalls häufiger angegeben und sollten als Angina-pectoris-Äquivalent geprüft werden (Leick et al. 2011, Möckel u. Störk 2017). Jede neu aufgetretene Ruhe-Angina pectoris (CCS III) oder eine Zunahme an Frequenz und Intensität der Anfälle (Crescendoangina) sowie eine Postinfarktangina sind höchstgradig verdächtig für das Vorliegen eines ACS (Leick et al. 2011).

Tab. 2: Klinische Ersteinschätzung bei V.a. akutes Koronarsyndrom

---

1. Strukturierte Anamnese (zeitgleich zu 12-Kanal-EKG, Laborabnahme, Basismaßnahmen)
- **Brustschmerzanamnese**
  - Schmerzcharakter, Schmerzqualität? Beginn, Dauer, Ausstrahlung?
  - Faktoren, die das Auslösen des Schmerzes begünstigen oder reduzieren?
  - Assoziation mit vegetativer Begleitsymptomatik und/oder starkem Angstgefühl?
- **Vorerkrankungen/ Risikofaktoren erfragen**
  - kardiovaskuläre Vorerkrankungen
    Vergleich der aktuellen Symptomatik zu früheren ischämischen Beschwerden
    Vorausgegangene kardiale Diagnostik/Therapie/OP?
  - Kardiovaskuläre Risikofaktoren
    Arterielle Hypertonie, Nikotinabusus, Dyslipidämie, Diabetes mellitus, Adipositas
    Familiäre Disposition? psychosoziale Risikofaktoren? affektive Störungen wie Depression?
  - weitere Vorerkrankungen
    Ischämischer Schlaganfall? pAVK? Niereninsuffizienz? Allergien?
- **Medikamentenanamnese erheben**
  - Dauermedikation
    Thrombozytenaggregationshemmung (TAH)? orale Antikoagulation?
  - Bedarfsmedikation
    NSAR?
  - kürzlich erfolgte Änderung der Dauermedikation
    Absetzen einer dualen TAH bei Z.n. Stentimplantation?

---

2. Marburger Herzscore zur Abschätzung der Wahrscheinlichkeit einer KHK

Kriterium	Punkte
Geschlecht und Alter (Männer ≥ 55 Jahre, Frauen ≥ 65 Jahre)	1
Bekannte vaskuläre Erkrankung (KHK, pAVK, Apoplex)	1
Beschwerden sind belastungsabhängig	1
Schmerzen sind durch Palpation nicht reproduzierbar	1
Betroffene vermuten, dass der Schmerz vom Herzen kommt	1

Interpretation:
Score-Wert 0-2 Punkte: < 2,5 %
Score-Wert 3 Punkte: < 17 %
Score-Wert 4-5 Punkte: ca. 50 %
(Wahrscheinlichkeit einer stenosierenden KHK als Ursache des Brustschmerzes)

---

3. EKG (innerhalb der ersten 10 Minuten im Rahmen des medizinischen Erstkontaktes):
- Kriterien eines ST-Streckenhebungsinfarktes (STEMI) prüfen (siehe Text)
- Vergleich mit Vor-EKG (sofern vorhanden)

---

4. Monitoring der Vitalparameter und Basismaßnahmen:
- Herzfrequenz- und Rhythmuskontrolle; Defibrillationsbereitschaft herstellen
- Atemfrequenz bestimmen, Pulsoxymetrie ableiten; Verabreichung von Sauerstoff bei SpO_2 < 90 %
- venöser Zugang und Blutentnahme zur weiteren laborchemischen Diagnostik
- medikamentöse Therapie einleiten

---

modifiziert nach Leick J et al. 2011, Moser M et al. 2010, Wächter C et al. 2017, Albus C et al. 2017

Die maximale Symptomatik des ACS ist ein Herz-Kreislauf-Stillstand, der entweder infolge schwerer Herzrhythmusstörungen (Kammerflimmern, Kammerflattern) oder auch als Folge einer gestörten kardialen Mechanik (hochgradig eingeschränkte linksventrikuläre Pumpfunktion, Perikardtamponade, Ventrikelruptur oder Sehnenfadenabriss mit konsekutiver hochgradiger Mitralklappeninsuffizienz und Lungenödem) auftreten kann (Grundmeier 2014).

Diagnostik

Die Leitlinien der Deutschen Gesellschaft für Kardiologie (DGK) fordern das Schreiben eines 12 Kanal-EKG innerhalb der ersten 10 Minuten nach Erstkontakt. In Abhängigkeit von der Lokalisation finden sich folgende typische EKG-Befunde beim akuten Koronarsyndrom:

- **STEMI im Bereich der Vorderwand:** „Zusammenhängende" Ableitungen sind bei lateralen Vorderwandinfarkten primär die Ableitungen I und aVL, bei septalen Infarkten die Brustwandableitungen V_1 bis V_3 und bei apikalen Infarkten die Brustwandableitungen V_4 bis V_6. Bei ausgedehnten Vorderwandinfarkten können auch mehrere Segmente parallel betroffen sein.
- **STEMI im Bereich der Hinterwand:** „Zusammenhängende" Ableitungen sind beim Hinterwandinfarkt primär die Ableitungen II, III und aVF. In den Ableitungen V_1 und V_2 lassen sich oft korrespondierende ST-Streckensenkungen finden. Streng posteriore Infarkte sind häufig nur über diese ST-Streckensenkungen zu detektieren. Bei klinischem Verdacht sollten deshalb die Ableitungen V_7–V_9 mitgeschrieben werden.
- **STEMI mit Rechtsherzbeteiligung:** V.a. bei einem Hinterwandinfarkt sollten zum Ausschluss einer Rechtherzbeteiligung die rechtspräkordialen Ableitungen V_{1R} bis V_{6R} mitgeschrieben werden. Hier findet allerdings nur die ST-Streckenhebung in V_{3+4R} diagnostische Verwertung. Im Falle einer Rechtsherzbeteiligung sind vorlastsenkende Medikamente wie Diuretika oder Nitrate kontraindiziert, während vorlasterhöhende Manöver wie eine vorsichtige Volumengabe anzustreben sind.
- **Linksschenkelblock:** Auch ein neu aufgetretener bzw. bis dato nicht bekannter Linksschenkelblock sind hochverdächtig für das Vorliegen eines akuten Myokardinfarktes.
- **Rechtsschenkelblock:** In der aktualisierten Leitlinie zum ST-Hebungsinfarkt der europäischen Gesellschaft für Kardiologie (ESC) wurde der Nachweis eines neu aufgetretenen kompletten Rechtsschenkelblock in der Bewertung dem eines entsprechenden Linksschenkelblock gleichgestellt (Jung u. Elsässer 2018).
- **ST-Streckensenkungen:** ST-Streckensenkungen $\geq 0,05$ mV in mindestens 2 zusammenhängenden Ableitungen sind in Verbindung mit klinischen Symptomen verdächtig auf ein akutes Koronarsyndrom/NSTEMI. ST-Senkungen $> 0,1$ mV sind mit einem 11 %-igen Risiko für Tod oder Myokardinfarkt innerhalb eines Jahres assoziiert. ST-Senkung $> 0,2$ mV erhöhen das Mortalitätsrisiko um das Sechsfache. T-Negativierung hingegen hat keine vergleichbare Aussagekraft (Grundmeier 2014).

Labordiagnostik

Die Leitlinien der DGK empfehlen eine sofortige Blutentnahme zur Messung von Troponin T oder I, unmittelbar bei Aufnahme in die Klinik. In der Präklinik spielt die Troponinbestimmung keine wesentliche Rolle, da der Troponin-Anstieg erst nach etwa 3 Stunden erfolgt. Die Differenzierung zwischen einer instabilen Angina pectoris und einem NSTEMI ist somit den präklinisch tätigen Ärztinnen und Ärzten oft nicht möglich. Sofern vorhanden, können Troponin-Schnelltests zum Einsatz kommen. Fallen diese positiv auf, sollte die sofortige Klinikeinweisung via Notärztin/-arzt (in Defibrillationsbereitschaft) erfolgen.

Sofortmaßnahmen

Als wichtigste Erstmaßnahmen gelten Oberkörperhochlagerung (30°), das Legen eines intravenösen Zugangs, Sauerstoffgabe bei Hypoxämie sowie die Gabe von Nitraten (Cave bei rechtsventrikulärem Infarkt), Acetylsalicylsäure, Heparin, Morphin, Betablocker und Atropin. In Abhängigkeit von vorhandenen Ressourcen sollte die Ableitung der Pulsoxymetrie und ein kontinuierliches Rhythmusmonitoring in Defibrillationsbereitschaft erfolgen.

Nach den neuen ESC-Leitlinien (2017) ist eine Sauerstoffgabe (2–4 Liter O_2/min) erst ab einer Sauerstoffsättigung < 90 % (vormals < 95 %) indiziert. In den letzten Jahren konnte gezeigt werden, dass eine Hyperoxie bei Betroffenen mit unkompliziertem Infarkt in Bezug auf die Infarktgröße und auf das vermehrte Auftreten von Reinfarkten schädlich ist (Thiele 2018).

Nitrate können zur Linderung der Symptome und zur Vorlastsenkung bei Lungenödem sublingual verabreicht werden. Bewährt hat sich die Gabe von 0,4–0,8 mg sublingual (1–2 Hübe) als erste Maßnahme. Falls diese Initialtherapie erfolglos bleibt, können erneut 1–2 Hübe verabreicht werden; hier ist jedoch zu berücksichtigen, dass der systolische Blutdruck nicht unter 90–100 mmHg absinken sollte. Bei rechtsventrikulärem Infarkt (s.o.) sind Nitrate streng kontraindiziert. Bei höhergradigem AV-Block ist ebenfalls Vorsicht geboten.

Die Aufgabe der ärztlichen Erstversorgung ist gemäß DEGAM-Leitlinie v.a. die Primärtherapie mit einer „Startdosis" unfraktioniertem Heparin oder niedermolekularem Heparin sowie die i.v.-Applikation von 500 mg Acetylsalizylsäure. Grundsätzlich können bei allen Formen des akuten Koronarsyndroms 5 000 I.E. unfraktioniertes Heparin i.v. oder Enoxaparin s.c. 1 mg/kg Körpergewicht verabreicht werden.

Zur Analgesie werden 3–5 mg Morphin i.v. oder s.c. (10 mg auf 10 ml NaCl) empfohlen. Zur Prophylaxe der opiatbedingten Übelkeit kann eine Ampulle Dimenhydrinat als Infusionszusatz gegeben werden.

Während der Nutzen von Betablockern in der Sekundärprävention nach stattgehabten Koronarereignis eindeutig belegt ist, rät die Deutsche Gesellschaft für Allgemeinmedizin (DEGAM) zur Zurückhaltung im primärärztlichen Bereich in der Akutphase des ACS. Betablocker sollten nur ausnahmsweise, in erster Linie bei Tachykardien trotz Schmerzfreiheit und fehlenden Herzinsuffizienzzeichen oder bei schwerer Hypertonie ohne Zeichen einer Herzinsuffizienz eingesetzt werden.

Bei symptomatischen Bradykardien (Sinusbradykardie, SA-Block und AV-Block 2. Grades, Typ Wenkebach) wird Atropin in einer Dosis von 0,5 mg i.v. (1 Ampulle) eingesetzt.

Demgegenüber liegt die Differenzialtherapie der Thrombozytenaggregationshemmung und Verwendung oraler Antikoagulanzien im Verantwortungsbereich eines Zentrums für perkutane koronare Intervention (PCI) (DEGAM, Haasenritter et al. 2011, Grundmeier 2014, Thiele 2018, Thiele u. Jobs 2021).

Behandlungsstrategien

Die Empfehlungen und Zeitvorgaben zur Reperfusionstherapie bei STEMI wurden in den ESC-Leitlinien von 2017 bestätigt. Die PCI ohne vorherige Lysetherapie ist das Mittel der Wahl zur Behandlung des akuten STEMI, sofern diese im leitliniengerechten zeitlichen Rahmen erfolgen kann und die entsprechende Infrastruktur vorhanden ist (PCI-erfahrenes Team mit 24h-Bereitschaft an 365 Tagen im Jahr). Für Nicht-PCI-Krankenhäuser besteht die Vorgabe der „door-in-door-out"-Zeit von < 30 min für den Transfer in eine PCI-Klinik. Falls der Patient innerhalb von 120 min nach erstem medizinischen Kontakt einer PCI unterzogen werden kann, ist die PCI der Fibrinolyse vorzuziehen. Hierbei ist eine Versorgungszeit von Diagnosestellung bis PCI von unter 90 Minuten anzustreben (Thiele 2018).

Besteht trotz fehlender typischer EKG-Veränderungen weiterhin der klinische Verdacht auf ein ACS, sollte die unmittelbare Einweisung in die Klinik (via Notärztin/-arzt!) zur weiteren Diagnostik und Therapie erfolgen. Je nach Ergebnis dieser Diagnostik werden sich die kardiologischen Kolleginnen und Kollegen für eine dringende Koronarangiographie innerhalb von 2 Stunden, eine frühe Koronarangiographie innerhalb von 24 Stunden oder eine elektive Koronarangiographie entscheiden (Moser et al. 2010, Thiele u. Jobs 2021).

Arbeitsmedizinischer Bezug

Ein akutes Koronarsyndrom oder ischämiegetriggertes Kammerflimmern können unter besonderen Bedingungen auch als **Arbeitsunfall** gewertet werden. Zwar ist die koronare Herzerkrankung meist vorbestehend, jedoch kann eine außergewöhnliche körperliche Belastung (beispielsweise Freischaufeln eines festgefahrenen Lastwagens) oder die extreme psychische Belastung (Schrecksituation, Schock bei schwerem Unfall, massive Auseinandersetzung mit Kolleginnen/Kollegen oder Kundinnen/Kunden) einen akuten betrieblichen Anlass für das Koronarereignis darstellen. Bei solchen Konstellationen sollte eine Unfallanzeige an den zuständigen Träger der gesetzlichen Unfallversicherung und eine Vorstellung bei D-Ärztinnen/Ärzten erfolgen. Wichtig ist hier die exakte Dokumentation der Notfallsituation, die für die spätere Argumentation bezüglich Arbeitsunfall oder Berufskrankheit entscheidend sind (Nowak u. Ochmann 2018).

Entsprechend der 2020 erschienenen S3-Leitlinie für die **kardiologische Rehabilitation** gibt es gute Evidenz dafür, dass die kardiologische Rehabilitation die Gesamtsterblichkeit der Erkrankten nach ACS deutlich senkt und psychische Komorbiditäten wie Depressionen und Angst verbessert (Völler u. Schwaab 2020). Nach dem Akutereignis kommt es im Rahmen der Anschlussheilbehandlung nicht nur zur Remobilisierung der Erkrankten und Optimierung der medikamentösen Therapie, sie dient vielmehr auch der Unterstützung bei der Krankheitsverarbeitung und der Vermittlung der individuell notwendigen Lebensstiländerungen und Medikamentencompliance. Des Weiteren sollte im Rahmen der Rehabilitationsmaßnahme eine Beratung und Unterstützung der Erkrankten bei der beruflichen und sozialen Wiedereingliederung erfolgen, einschließlich der sozialmedizinischen Begutachtung erwerbstätiger Patientinnen und Patienten. Eine enge Zusammenarbeit zwischen Betriebsärztinnen/ärzten und Rehabilitationsmedizinerinnen/medizinern kann für eine erfolgreiche Wiedereingliederung oder ggf. innerbetriebliche Umsetzung sehr hilfreich sein (Nowak u. Ochmann 2018).

2.1.2 Takotsubo-Syndrom (akut kardiovaskuläres Ereignis nach Stressexposition)

Eine seltene Sonderform des akuten kardiovaskulären Ereignisses nach Stressexposition stellt das erstmals 1991 beschriebene Takotsubo-Syndrom (TSS) dar, das bei etwa 2 % der Betroffenen mit Symptomen eines ACS diagnostiziert werden kann. Auslösende Faktoren können dabei nicht nur emotionaler, sondern auch physischer Stress sein. Da das TSS anfänglich gehäuft bei postmenopausalen Frauen nach einem stark negativen emotionalen Ereignis beobachtet wurde, sprach man auch vom „broken heart syndrom". Das TSS kommt jedoch bei beiden Geschlechtern und in jedem Alter vor. Aufgrund einer familiären Häufung dieser Erkrankung sind genetische Faktoren wahrscheinlich. Desweiteren findet sich eine erhöhte Inzidenz bei einer Angsterkrankung und/oder Depression.

Die Betroffenen präsentieren sich typischerweise mit thorakalem Schmerz, Dyspnoe und Palpitationen oder stattgehabten Synkopen. In 40–50 % der Betroffenen sind ST-Streckenhebungen in den anterioren Ableitungen nachweisbar, was eine Differenzierung zum akuten Myokardinfarkt erschwert. In bis zu 15 % der Fälle des TSS kann eine begleitende KHK nachgewiesen werden, so dass der angiographische Nachweis einer signifikanten Koronarstenose die Diagnose eines TTS nicht ausschließt.

Pathophysiologisch liegt dem TSS eine exzessive Katecholamin-Ausschüttung zugrunde. Eine Imbalance der Verteilung von β1- und β2-Rezeptoren mit einer höheren apikalen Dichte im Vergleich zu den basalen Segmenten könnte hierbei das klassische „Apicale Ballooning" erklären. Dieses ist durch eine apikale Akinesie bei gleichzeitig hyperdynamer basaler Kontraktion des linken Ventrikel charakterisiert, wobei auch midventrikuläre, fokale und basale Formen des TSS beschrieben wurden, so dass eine Katecholamin-induzierte Störung der Mikrozirkulation als zugrunde liegender Prozess wahrscheinlich ist (Kuntz-Hehner und Angerer 2018, Möhlenkamp et al. 2020).

2.1.3 Chronisches Koronarsyndrom (CCS, vormals „stabile KHK")

In Deutschland ist jede zehnte Person zwischen 40–79 Jahren von einer KHK betroffen. Auf der hausärztlichen Versorgungsebene liegt bei 8–11 % der Betroffenen mit Brustschmerz ein chronisches Koronarsyndrom vor (Albus et al. 2017). Der chronische Verlauf einer KHK kann durch Änderungen des Lebensstils, Medikamente oder durch Revaskularisation mittels PCI oder Bypass-Operation modifiziert werden. Ziel der nichtinvasiven und invasiven Diagnostik bei CCS ist deshalb, Patienten mit einem hohen Risiko für künftige kardiale Ereignisse zu erkennen und sie einer adäquaten Therapie zuzuführen. Über einen gewissen Zeitraum kann die KHK vermeintlich „stabil" verlaufen, sie kann aber auch jederzeit aufgrund einer Plaqueruptur exazerbieren und sich dann zum akuten Koronarsyndrom (ACS, *siehe Abschnitt 2.1.1 „Akutes Koronarsyndrom"*) entwickeln. Aufgrund ihres dynamischen Charakters wurde deshalb in den ESC-Leitlinien von 2019 der Begriff der „stabilen KHK" durch den Begriff CCS ersetzt. Dabei werden die verschiedenen Erscheinungsformen des CCS in 3 Gruppen eingeteilt:

1. V.a. stenosierende KHK
2. bekannte stenosierende KHK und
3. mikrovaskuläre Erkrankung (früher „small vessel disease") (Silber 2019).

Psychosoziale Aspekte der KHK und arbeitsmedizinischer Bezug

Für die Entwicklung und den weiteren Verlauf einer koronaren Herzerkrankung spielen psychosoziale Risikofaktoren eine wichtige Rolle und sollten ebenso wie die Lebensqualität regelhaft anamnestisch miterfasst werden (Albus et al. 2017). Unter den sozialen Risikofaktoren im engeren Sinne ist zunächst der sozioökonomische Status zu nennen. Während historisch der Herzinfarkt als klassische „Manager-Krankheit" galt, ist mittlerweile bekannt, dass ein niedriger sozioökonomischer Status mit bis zu 3-fach erhöhter KHK-Inzidenz und -Mortalität einhergeht. Als weiterer Risikofaktor ist die soziale Isolation und mangelnde soziale Unterstützung zu nennen, die mit einer erhöhten KHK-Inzidenz und ungünstiger Prognose nach Krankheitsmanifestation einhergeht (Herrmann-Lingen u. Meinertz 2010).

Spätestens seit der INTERHEART-Studie (Yusuf et al. 2004) ist psychosozialer Stress ein anerkannter Risikofaktor für das Auftreten eines Herzinfarktes, wobei Stress nach Dyslipoproteinämie und Rauchen auf Platz 3 der wichtigsten Infarktrisikofaktoren rangiert. Dabei zeigt sich, dass psychosozialer Stress im Vergleich zu den klassischen Risikofaktoren zwar geringere Effekte auf die Atherogenese und damit auf die Entstehung von kardiovaskulären Erkrankungen hat, aber durchaus starke Effekte auf die Auslösung klinischer Ereignisse bei vorbestehender subklinischer oder klinisch manifester Erkrankung. Ausgeprägte akute Stresssituationen (wie z.B. durch Angst, Ärger, Trauer oder Wut) können dabei über die akute Antwort der Stresshormone, des Immunsystems und des Gerinnungssystems Plaquerupturen begünstigen und letztlich einen Herzinfarkt auslösen (Kuntz-Hehner u. Angerer 2018).

Chronischer Stress am Arbeitsplatz kann das Risiko für die Entwicklung einer KHK erhöhen. Zudem sind mehrjährige Schichtarbeit in Verbindung mit Nachtarbeit oder exzessiver

Mehrarbeit mit einem erhöhten KHK-Risiko assoziiert (Albus et al. 2018). Nach dem „Demand-Control- (Anforderungs-Kontroll-) Modell" nach Karasek (1979) bzw. dem Konzept der beruflichen Gratifikationskrise nach Siegrist (1996) entsteht Stress im Beruf v.a. durch ein Ungleichgewicht zwischen externen Anforderungen und eigenen Kontrollmöglichkeiten bzw. zwischen Verausgabung und (materieller wie immaterieller) Gratifikation. Auch langjährige Schichtarbeit scheint das KHK-Risiko zu erhöhen. Während die Effekte beruflicher Stressbelastung hauptsächlich Männer betreffen, ist für Frauen insb. häuslicher Stress, z.B. durch Partnerschaftskonflikte sowie die Mehrfachbelastung durch Beruf und Familienbetreuung, mit erhöhter KHK-Inzidenz assoziiert (Herrmann-Lingen u. Meinertz 2010).

Diagnostik

Die Diagnostik der chronischen KHK sollte sich an den klinisch definierten Vortestwahrscheinlichkeiten orientieren. Hierzu steht auf hausärztlicher Versorgungsebene der „Marburger Herz-Score" zur Verfügung *(siehe Abschnitt 2.1 „Kardiovaskuläre Ursachen des Brustschmerzes, Tab. 2)*. Des Weiteren stehen differenziertere Tabellen zur Bestimmung der Vortestwahrscheinlichkeit zur Verfügung, die Alter, Geschlecht und Symptomatik der Betroffenen (typische oder atypische AP, nicht-anginöser Brustschmerz, Belastungsdyspnoe) berücksichtigen (Albus et al. 2017, Silber 2019, Schulz u. Schuster 2021). Eine Vortestwahrscheinlichkeit von 15–85 % ist die Domäne der nichtinvasiven Diagnostik. Nach den neuen ESC-Leitlinien ist der beste Test zum weitestgehenden „Ausschluss" einer > 50 %-igen Koronarstenose die nichtinvasive Koronarangiographie mittels Kardio-CT. Die beste Methode zum weitestgehenden „Nachweis" einer > 50 %-igen Koronarstenose ist die Myokardszintigraphie mit Positronenemissionstomographie (PET). Obwohl die Ergometrie der mit Abstand schlechteste Test zum Nachweis, beziehungsweise Ausschluss einer > 50 %-igen Koronarstenose ist (Silber 2019), bleibt ihr Einsatz zum Management des CCS weiterhin sinnvoll. Die Beurteilung der kardialen Leistungsfähigkeit setzt jedoch eine maximale Ausbelastung während der Ergometrie voraus, sofern nicht zuvor klar definierte Abbruchkriterien oder Symptome auftreten (Klingenheben et al. 2018). Generell sollten nichtinvasive Tests und die invasive Koronarangiographie nur dann angewendet werden, wenn sich aus dem Ergebnis eine Konsequenz für die Therapieplanung (Revaskularisation) ergibt (Albus et al. 2017).

Arbeitsmedizinischer Bezug

Im arbeitsmedizinischen Kontext wird die Ergometrie im Rahmen einiger arbeitsmedizinischer Vorsorgen nach ArbMedVV unter dem Aspekt einer präventiv-diagnostischen Indikation durchgeführt, um eine für die Tätigkeit bedeutsame, latente Erkrankung wie KHK, Herzrhythmusstörungen oder eine arterielle Hypertonie auszuschließen bzw. möglichst frühzeitig zu erkennen. Die Ergometrie ist jedoch – wie oben beschrieben – keine Screeningmethode bezüglich einer KHK für augenscheinlich gesunde Testpersonen.

Hier gibt es kritische Stimmen, ob das Belastungs-EKG bei der Verwendung von schwerem Atemschutz in Verbindung mit hoher physischer und psychischer Belastung in der Lage ist,

Rückschlüsse auf die kardiale Belastungsfähigkeit im Rahmen des Einsatzes zu geben. Zumindest bei Untersuchungen nach der Verordnung zur arbeitsmedizinischen Vorsorge (ArbmedVV) für schweren Atemschutz („G26.3") und bei Untersuchungen nach Druckluftverordnung für Tauchen und Arbeiten in Druckluft („G31") ist eine Spiroergometrie zur Beurteilung der maximalen Leistungsfähigkeit zu empfehlen. Durch die spiroergometrische Erfassung der Sauerstoffaufnahme kann die Leistung des Organismus insgesamt, also das Zusammenwirken von Muskulatur, Herz-Kreislaufsystem und Lunge zugleich beurteilt werden (Chatterjee u. Schmeißer 2017).

2.1.4 (Peri-) Myokarditis und Perikardtamponade

Als Perikarditis wird eine Entzündung des Herzbeutels unterschiedlicher Ätiologie bezeichnet, die mit einem Perikarderguss oder einer begleitenden Entzündung der angrenzenden Myokardschichten (Perimyokarditis in ca. 15 % der Fälle) einhergehen kann. Insgesamt hat das Erkrankungsbild der akuten Perikarditis eine gute Prognose und heilt bei den meisten Erkrankten ohne kardiale Folgeschäden vollständig aus. Eher selten ist dagegen die Ausbildung einer hämodynamisch relevanten Perikardtamponade bei rascher Ergussbildung (< 1 %) (Krusche et al. 2021).

Ätiologie und Pathogenese

Man unterscheidet zwischen infektiöser und steriler (nichtinfektiöser) Perikarditis, bei letzterer wird eine autoimmune, metabolische oder neoplastische Genese unterschieden. Die Mehrzahl der Perikarditiden ist viralen Ursprungs; häufige Erreger sind Coxsackie B, Echo Typ 8, Mumps, EBV, CMV, Varicella, Rubella, HHV6, HIV, ParvoB19 u.a. (Maisch 2018). Bakterielle Perikarditiden sind in Europa sehr selten; hier werden Lues, Pneumo-, Meningo- und Gonokokken, Hämophilus, Treponema pallidum, Borrelien und Chlamydien als Erreger genannt. Dagegen dominiert in Afrika die tuberkulöse Form unter den bakteriellen Perikarditiden (Maisch 2018).

Von der akuten Perikarditis ist das Krankheitsbild der rekurrierenden Perikarditis (RP) abzugrenzen. Diese ist als Perikardrezidiv nach Auftreten einer akuten Perikarditis und zwischenzeitlich symptomfreiem Intervall von 4–6 Wochen definiert und kann in 30 % der Fälle nach einer akuten Perikardits auftreten. Auch entzündlich rheumatische Systemerkrankungen sind häufig mit einer Perikarditis assoziiert (Krusche et al. 2021).

Anamnese und klinische Symptome

Anamnestisch werden meist vorausgegangene respiratorische oder gastrointestinale Infekte berichtet.

Bei einer trockenen Perikarditis (Pericarditis sicca) bestehen belastungsunabhängige, präkordiale Thoraxschmerzen, die typischerweise bei Inspiration zunehmen und in die linke Schulter ausstrahlen können. Kommt es zur Ausbildung eines Ergusses (Pericarditis exsudativa), nehmen die Schmerzen meist ab. Als Zeichen einer drohenden Perikardtamponade kommt es zu Dyspnoe, Tachypnoe, oberer Einflussstauung und Oligurie sowie mit abnehmender Auswurfleistung des linken Ventrikels zum Blutdruckabfall bis hin zum kardiogenen Schock. Im Falle einer Pericarditis constrictiva finden sich Zeichen der Rechtsherzinsuffizienz (u.a. gestaute Jugularvenen, Oberbauchschmerzen mit Leberkapselspannung und Beinödeme) (Maisch u. Ristić 2014, Braun et al. 2018).

Körperliche Untersuchung

Bei geringer oder fehlende Ergussbildung kann ein hochfrequentes Perikardreiben präkordial hörbar sein, das typischerweise bei zunehmender Ergussbildung regredient ist. Bei ausgeprägtem Perikarderguss kann das Perikardreiben fehlen und die Herztöne können abgeschwächt sein. Die Silhouette der absoluten Herzdämpfung ist dann nach beiden Seiten hin verbreitert. Halsvenenstauung, periphere Ödeme, Aszites, niedrige arterielle Blutdruckwerte und ein Pulsus paradoxus sind klinische Zeichen eines hämodynamisch relevanten Perikardergusses oder einer konstriktiven Perikarditis (Maisch u. Ristić 2014).

EKG und bildgebende Diagnostik

Die typischen EKG-Veränderungen findet man aufgrund einer Mitbeteiligung des Myokards (Perimyokarditis). Initial finden sich ST-Hebungen aus dem deszendierenden S heraus in vielen Ableitungen. Im Zwischenstadium kommt es zum Rückgang der ST-Hebungen und Abflachung der T-Welle, während sich im Folgestadium terminale T-Negativierungen finden, die abschließend meist komplett reversibel sind. Bei einem ausgeprägtem Perikarderguss findet man typischerweise eine periphere Niedervoltage und/oder die Ausbildung eines elektrischen Alternanz (atemabhängige, wechselnde Höhe der QRS-Komplexe) (Maisch u. Ristić 2014, Braun et al. 2018).

Die Diagnose eines Perikardergusses (PE) wird primär durch die transthorakale Echokardiographie (TTE) gestellt, die eine Beurteilung der Ergussmenge und möglicher Tamponade-Zeichen („swinging heart", gestörtes Füllungsverhalten der Ventrikel und erweiterte Hohlvenen) ermöglicht. Im Falle einer Mitbeteiligung des Myokards kann ggf. auch eine ödematöse Wanddickenzunahme nachgewiesen werden. Gekammerte Ergüsse oder eine Perikardschwiele werden dagegen besser mittels CT und MRT dargestellt (Maisch u. Ristić 2014).

Therapie

Die Therapie der viralen Perikarditis ist primär symptomatisch mit Bettruhe und nichtsteroidalen Antiphlogistika (Diclofenac oder Ibuprofen), die gegen die häufig starken Schmerzen der Perikarditis wirksamer als Morphinderivate sind. Bei ätiologisch unklarer („idiopathischer") und rezidivierender Perikarditis wird der therapeutische Einsatz des Mitosehemmers Colchicin in einer Dosis von 2–3-mal 0,5 mg pro Tag über 3–6 Monate empfohlen. Cochicin hat sich gegenüber einer höher dosierten, ungezielten Kortikoidbehandlung als vorteilhaft erwiesen und die Rezidivquote in unterschiedlichen randomisierten Studien signifikant gesenkt (Maisch u. Ristić 2014). Im Falle einer Perikardtamponade führen Punktion und Drainage des Ergusses zur Entlastung. Zur Klärung der Ätiologie sollte die Ergussflüssigkeit immer biochemisch, zytologisch und mikrobiologisch untersucht werden (Maisch 2018).

Arbeitsmedizinischer Bezug

Wie oben beschrieben, können (Peri-) Myokarditiden im Rahmen zahlreicher Infektionskrankheiten auftreten. Wurden diese Infektionskrankheiten beruflich bei versicherter Tätigkeit akquiriert, ist an eine Berufskrankheit oder an einen Arbeitsunfall zu denken und die (Peri-) Myokarditis wäre dann eine BK- oder Unfallfolge. Neben einer erhöhten Infektionsgefährdung im beruflichen Umgang mit infektiösen Patientinnen und Patienten oder im Rahmen der Betreuung von Kindern **(BK 3102)** ist dabei auch an Zoonosen **(BK 3102)** zu denken, die sowohl aerogen, durch Schmierinfektionen, von Vektoren oder durch Bisse übertragen werden können (Nowak u. Ochmann 2018).

2.1.5 Akutes Aortensyndrom

Das akute Aortensyndrom (AAS) gehört ebenfalls zu den „Big Five" der akut lebensbedrohlichen Erkrankungen mit dem Leitsymptom Brustschmerz. Es umfasst verschiedene Krankheitsbilder, die direkt oder indirekt über eine Dissektion zur Ruptur der Aorta führen können. Entsprechend der zugrundeliegenden Pathogenese wird das akute Aortensyndrom in 5 verschiedene Klassen (American College of Cardiology Foundation et al. 2010) eingeteilt, wobei nachfolgend auf die klassische Aortendissektion (AoD; Klasse 1) eingegangen wird.

Hervorgerufen durch einen zirkumferenziellen oder transversalen Einriss im Bereich der Intima, der durch den pulsatilen Blutfluss häufig weiter fortschreitet, kommt es durch die entstandene Intima-Media-Membran zur Trennung in ein wahres und ein falsches Lumen (Leick et al. 2013). Anhand der Ausdehnung des falschen Lumens entlang der thorakalen Aorta unterteilt die Stanford-Klassifikation das akute Aortensyndrom in 2 Typen. Die Typ-A-Dissektion beinhaltet die aszendierende Aorta unabhängig von Beginn und distaler Ausbreitung, während die Typ-B-Dissektion die Aorta descendens nach Abgang der A. subclavia sinistra betrifft.

Ätiologie und Pathogenese

Die akute AoD tritt mit einer Inzidenz 2,0–3,5 Fälle pro 100 000 Einwohner pro Jahr auf, wobei von einer wesentlich höheren Dunkelziffer auszugehen ist. Unbehandelt beträgt die Letalität 1 % pro Stunde innerhalb der ersten 48 Stunden nach Symptommanifestation, wobei die Diagnose einer AoD initial nur in 15 % der Fälle gestellt wird (Leick et al. 2013). Hansen et al. (2007) konnten zeigen, das 39 % der Betroffenen mit einer AoD zunächst als ACS verdächtigt werden und dadurch inital eine antithrombotische Therapie mit ASS, Heparin und Clopidogrel erhalten, was nachfolgend zu deutlich höheren Blutungskomplikationen führt. Dabei wird die Letalität der als akutes Koronarsyndrom verkannten Aortendissektion mit 60 % angegeben (Spinner et al. 2006). Die rechtzeitige Diagnose der AoD ist somit von entscheidender Bedeutung für die Prognose. Zur individuellen Risikobewertung sind zunächst die Hochrisikomerkmale zu identifizieren. Diese beinhalten individuelle Risikofaktoren, die Schmerzevaluation und die Befunde der körperlichen Untersuchung entsprechend der SOP „Fokussierter Bed-Side-Test" (*siehe Tabelle 3*; modifiziert nach Leick et al. 2013).

Tab. 3: SOP Fokussierter Bed-Side-Test bei V.a. akutes Aortensyndrom (modifiziert nach Leick et al. 2013)

1. Hoch-Risikofaktoren identifizieren
- Marfan-Syndrom/Erkrankungen des Bindegewebes (Kollagenose oder Vaskulitiden)
- positive Familienanamnese für ein Aortenaneurysma
- vorbekannte Aortenklappenerkrankung (bikuspide Aortenklappe, Aortenklappenstenose, ...)
- vorausgegangener Eingriff im Bereich der Aorta
- vorbekanntes thorakales Aortenaneurysma

2. Hoch-Risikomerkmale des Schmerzcharakters prüfen
- Lokalisation: Thorax, Rücken oder Abdomen
- ggf. wandernder Schmerz, der auf eine Ausdehnung der Dissektion hinweisen kann
- plötzlicher Beginn mit starker Schmerzintensität
- Charakter: reißend, stechend, schneidend

3. Hoch-Risikomerkmale der körperlichen Untersuchung evaluieren
- Anzeichen eines Perfusionsdefizites identifizieren:
  - Pulsdefizit? Blutdruckdifferenz (> 20mmHg) an beiden Armen nachweisbar?
  - fokalneurologisches Defizit im Zusammenhang mit dem Schmerzereignis?
- Herzgeräusch über der Aortenklappe (Neu ? in Verbindung mit dem Schmerzereignis aufgefallen?)
- Zeichen der Hypotension/Schock/Synkope evaluieren
- hypertensive Entgleisung zum Zeitpunkt der Beschwerden?

4. Anzahl der positiven Faktoren ermitteln und Konsequenz prüfen

≥ 2 Hochrisikomerkmale positiv:
- hohes Risiko einer Aortendissektion
- sofortige Kontaktaufnahme mit Herz-/Gefäßchirurgie
- unverzügliche Bildgebung der Aorta (CT, TEE, MRT) sowie weitere therapeutische Schritte planen

0-1 Hochrisikomerkmal positiv:
- weitere diagnostische Schritte planen
- Differenzialdiagnosen prüfen

SOP = Standard Operating Procedures
CT = Computertomographie
TEE = transösophagiale Echokardiographie
MRTv = Magnetresonanztomographie

Klinik und Anamnese

In 85 % wird über einen perakuten Schmerzbeginn mit stärkster Schmerzintensität berichtet. Die Schmerzqualität wird häufig als reißend, stechend und zum Teil auch als wandernder Schmerz beschrieben, was ein Hinweis auf eine weitere Ausbreitung der Dissektion sein kann. In 5–15 % kann eine AoD auch klinisch stumm verlaufen (Hagan et al. 2000).

In der Anamnese sollten Risikofaktoren wie das Marfan-Syndrom oder Ehlers-Danlos-Syndrom sowie weitere Erkrankungen des Bindegewebes erfragt werden. Mehr als 5 % der Betroffenen mit einer Aortendissektion leiden an einem Marfan-Syndrom. Auch die positive Familienanamnese bezüglich eines Aortenaneurysmas erhöht das individuelle Risiko. Patientinnen und Patienten mit einer bikuspiden Aortenklappe haben im Vergleich zur Gesamtpopulation ein 10-fach erhöhtes Risiko an einer AoD zu erkranken. Weitere Risikofaktoren stellen Erkrankungen der Aortenklappe, vorausgegangene Operationen im Bereich der Aorta und auch kathetergestützte Verfahren wie Koronarinterventionen, Aortenklappenvalvuloplastie oder Transkatheter-Aortenklappenimplantationen (TAVI) dar.

Körperliche Untersuchung

In der körperlichen Untersuchung sind Zeichen eines Perfusionsdefizits richtungsweisend und werden in 30–50 % der Fälle nachgewiesen. Fehlende Pulse in den unteren Extremitäten können auf eine komplette Obstruktion der Iliakalarterien hinweisen (Leriche-Syndrom). Die Kombination aus Schmerzereignis und neu aufgetretenem neurologischem Defizit wird in 17 % der Fälle beobachtet und erhöht ebenfalls die Wahrscheinlichkeit einer AoD. Synkopen treten bei 10 % der Betroffenen auf und können auf eine Beteiligung der zerebralen Gefäße oder auf eine hämodynamische Instabilität hinweisen. Dabei ist die symptomatische Hypotonie mit einer erhöhten Mortalitätsrate assoziiert und kann Ausdruck einer Perikardtamponade oder eines Hämatothorax sein. Bei 70–80 % der Patientinnen und Patienten mit einer Aortendissektion ist eine arterielle Hypertonie bekannt und in 50 % der Fälle ist zum Zeitpunkt der Beschwerden eine hypertensive Entgleisung (systolischer Blutdruck > 150 mmHg) nachweisbar. Bei 44 % der Betroffenen mit einer Typ A-Aortendissektion wird eine neu aufgetretene Aortenklappeninsuffizienz oder eine akute Zunahme einer bestehenden Aortenklappeninsuffizienz nachgewiesen. Nach Ermittlung der Anzahl der Hochrisiko-Merkmale *(siehe Tabelle 3)* erfolgt die Einteilung in eine Hochrisiko- bzw. Nicht-Hochrisikogruppe.

Einteilung

Patientinnen und Patienten der Hochrisikogruppe sollten umgehend einer weiterführenden Bildgebung zugeführt werden, um die Diagnose zu bestätigen bzw. auszuschließen. Aufgrund ihrer nahezu universellen Verfügbarkeit, der kurzen Untersuchungsdauer und kompletten Beurteilbarkeit der Aorta wird hier die Computertomographie als Methode der Wahl in der Diagnostik des akuten Aortensyndroms empfohlen (Leick et al. 2013). In der Literatur werden eine Sensitivität von bis zu 100 % und eine Spezifität von 98–99 % beschrieben. Sofern aufgrund einer hämodynamischen Instabilität ein CT nicht möglich ist oder Kontraindikationen vorliegen, besteht die Indikation zur Durchführung einer transösophagealen Echokardiographie (TEE). Hier beträgt die Sensitivität zur Detektion einer Aortendissektion 88 % (Typ A-Dissektion 96 % versus Typ B-Dissektion 80 %) (Hagan et al. 2000). Die Vorteile der TEE liegen v.a. in der Beurteilung der Aortenwurzel, der Abgänge der Koronararterien und der Aortenklappeninsuffizienz sowie in der Detektion eines Perikardergusses. Limitationen bestehen in der Beurteilung des Aortenbogens und der hieraus abgehenden Gefäße sowie in der Beurteilbarkeit der Aorta abdominalis (Kuntz-Hehner et al. 2001).

Zur interdisziplinären Therapieplanung sollte umgehend nach Diagnosestellung die Kontaktaufnahme mit der Kardiologie sowie der Herz- und Gefäßchirurgie erfolgen. Parallel hierzu sind ein intensivmedizinisches Monitoring und die Sicherung der Vitalparameter zu gewährleisten. Da die Hälfte der Betroffenen mit einer Aortendissektion initial hypertensive Blutdruckwerte aufweist und hierdurch ein Fortschreiten der Dissektion begünstigt werden kann, sollten bis zur Entscheidung der definitiven Versorgung normotone Blutdruckwerte sowie eine Reduktion der Herzfrequenz (< 60/min) angestrebt werden. Die weitere Planung einer operativen, interventionellen oder konservativen Therapie erfolgt anhand der Stanford Einteilung (Leick et al. 2013), auf die hier im Einzelnen nicht eingegangen werden kann.

Patientinnen und Patienten der Nicht-Hochrisikogruppe sind unter kontinuierlichem Monitoring der Vitalparameter stationär zu überwachen und die Verdachtsdiagnose sollte durch weiterführende Diagnostik bestätigt oder ausgeschlossen werden. Hierbei gilt es vor allem, mögliche Differenzialdiagnosen des akuten Brustschmerzes *(siehe Tabelle 4)* mittels Labordiagnostik, erneuter EKG-Bewertung, transthorakaler Echokardiographie (TTE) und Röntgenthorax zu identifizieren. Mitunter haben Betroffene mit einer AoD ein symptomarmes Intervall, was die Diagnostik nicht verzögern darf.

Tab. 4: SOP Diagnostik und Befundbewertung bei V.a. Aortendissektion (AoD) bei Nicht-Hochrisikopatienten

1. Labor: • Blutbild, Blutgruppenbestimmung (zur Vorbereitung von Not-OP und Transfusion) • Gerinnungsstatus • Retentionsparameter, Transaminasen • kardiale Biomarker + Troponin (DD: NSTEMI, STEMI, LE) • D-Dimere (nicht nur bei LE, sondern auch bei AoD erhöht!) • Entzündungsparameter
2. Transthorakale Echokardiographie (TTE) • Ektasie/Aneurysma der Aorta? • Dissektionsmembran nachweisbar? Wahres/falsches Lumen identifizierbar? • Beurteilung der Aortenklappenfunktion (AK-Insuffizienz?, bikuspide AK?) • Perikarderguss? Pleuraerguss? • Systolische LV-Funktion? Wandbewegungsstörungen? (DD: Myokardinfarkt) • Rechtsherzbelastungszeichen? (DD: Lungenembolie)
3. Röntgen-Thorax • Verbreitertes Mediastinum? Trachealkompression? • Aorta mit abnormaler Kontur oder Doppelkontur des Aortenbogens? • Abnormale kardiale Kontur (Perikarderguss)? • Pleuraergüsse vorhanden? (in der Regel linksseitig) • Differenzialdiagnose identifizierbar?

Tab. 4: SOP Diagnostik und Befundbewertung bei V.a. Aortendissektion (AoD) bei Nicht-Hochrisiko-patienten *(Forts.)*

4. Erneute Risikostratifizierung

• Wiederholte Prüfung der klinischen Zeichen einer AoD
  – Im Verlauf Zeichen eines Perfusionsdefizits?
  – Im Verlauf Zeichen einer Hypotension/Schock, wenn nicht anderweitig erklärbar?
• Befundbewertung der erfolgten diagnostischen Verfahren (TTE + Rö-Thorax)
  ≥ 1 diagnostisches Merkmal in der Befundbewertung positiv
  → Patient in die Hochrisikogruppe einer AoD einteilen, dringliche Bildgebung der Aorta veranlassen
  → interdisziplinäre Versorgung durch Kardiologie, Herz- und Gefäßchirurgie einleiten
  Differenzialdiagnose identifiziert oder wahrscheinlicher als eine AoD
  → spezifische Therapiemaßnahmen einleiten
  Aortendissektion unwahrscheinlich
  → weitere Differenzialdiagnosen prüfen

SOP   = Standard Operating Procedures NSTEMI = Nicht ST-Hebungsinfarkt STEMI   = ST-Hebungsinfarkt LE   = Lungenembolie AK   = Aortenklappe modifiziert nach Leick et al. (2013)

Häufig werden unspezifische EKG-Veränderungen nachgewiesen. In 5 % der Fälle findet man ST-Streckenhebungen bei einer Typ A-Dissektion, als Folge einer Verlegung des Koronarostiums durch die Dissektionsmembran, wobei das Ostium der rechten Kranzarterie häufiger als das der linken betroffen ist (Hagan 2000). Bei Betroffenen der Nicht-Hochrisikogruppe und signifikanten ST-Streckenhebungen empfehlen die Leitlinien eine umgehende Koronarangiographie ohne Verzögerung durch eine vorherige nichtinvasive Bildgebung der Aorta (Leick et al. 2013).

Eine Röntgenuntersuchung sollte bei allen Patientinnen und Patienten der Nicht-Hochrisikogruppe durchgeführt werden. Mögliche pathologische Veränderungen werden in *Tabelle 4* aufgeführt. Allerdings findet sich bei 12–20 % der Betroffenen mit AoD ein unauffälliger Röntgenthorax, so dass dieser einen Verdacht letztlich nicht ausschließen kann.

Die transthorakale Echokardiographie dient neben dem Nachweis der Dissektionsmembran auch der Identifizierung möglicher Differenzialdiagnosen (z.B. Rechtsherzbelastungszeichen bei Lungenembolie, evtl. Wandbewegungsstörungen und eingeschränkte LV-Pumpfunktion bei Myokardinfarkt), der Beurteilung der Aortenklappenfunktion und dem Nachweis eines Perikard- oder Pleuraergusses. Für die Typ A-Dissektion werden Sensitivität und Spezifität mit 77–80 % bzw. 93–96 % angegeben. Eine der Hauptlimitationen der Echokardiographie (TTE und TEE) ist die Entstehung von sog. Spiegel- oder Wiederholungsartefakten, die eine Dissektionsmembran imitieren können. Insgesamt ist die TTE als alleiniges bildgebendes Verfahren zum Ausschluss einer Aortendissektion nicht geeignet (Kuntz-Hehner et al. 2001).

Nach wiederholter Prüfung der klinischen Zeichen einer Aortendissektion (Pulsdefizit, Hypotension, etc.) und auf Basis der erhobenen Befunde erfolgt die erneute Risikostratifizierung der Betroffenen der Nicht-Hochrisikogruppe. Kann in der durchgeführten Diagnostik mindestens ein Merkmal eines akuten Aortensyndroms identifiziert werden, so wird die Patientin oder der Patient in die Hochrisikogruppe eingeteilt *(siehe Tabelle 4)*. Kann eine andere Differenzialdiagnose gesichert werden, so sind diesbezüglich spezifische Therapiemaßnahmen einzuleiten (Leick et al. 2013).

2.1.6 Lungenarterienembolie

Die Lungenembolie ist die dritthäufigste kardiovaskuläre Todesursache und wahrscheinlich die häufigste klinisch nicht erkannte Todesursache im Krankenhaus. Sie gehört ebenfalls zu den „Big Five" der akut lebensbedrohlichen Erkrankungen bei Patientinnen und Patienten mit Brustschmerz (Pilarczyk et al. 2020).

Definition und Pathogenese

Unter einer Lungenembolie versteht man einen partiellen oder vollständigen Verschluss der arteriellen Lungenstrombahn. Dieser kann sich auf kleine Segmente oder Subsegmente beschränken, mehrere Lungenarterienäste oder auch den Stamm der A. pulmonalis betreffen. Bereits eine 25- bis 30-%ige Verlegung der pulmonalen Strombahn führt zu einer Steigerung der systolischen Wandspannung des rechten Ventrikels, einer verminderten rechtsventrikulären Auswurffraktion und einem Anstieg des mittleren pulmonalarteriellen Druckes. Da unter physiologischen Bedingungen der Widerstand im Lungenkreislauf niedrig ist und im Gegensatz zum Systemkreislauf keinen wesentlichen Schwankungen unterliegt, kann der nicht adaptierte rechte Ventrikel eine akute Steigerung der Nachlast aufgrund seiner dünnen Wand mit geringer kontraktiler Reserve nur eingeschränkt kompensieren. Daher kann der rechte Ventrikel bei einer akuten pulmonalen Hypertonie nur maximale systolische Drücke von 45–50 mmHg aufbringen; ein weiterer Druckanstieg ist kaum möglich. Werden mehr als 75 % der pulmonalen Strombahn verlegt, kommt es deshalb zu einer akuten rechtsventrikulären Dekompensation (Pilarczyk et al. 2020).

Klinische Symptomatik

Die Symptome einer Lungenembolie sind eher heterogen. Neben Dyspnoe (50 %) und pleuritischen thorakalen Schmerzen (40 %) beschreiben die Betroffenen u.a. auch Husten, Fieber, Hämoptysen oder Synkopen. Nur jede 4. betroffene Person mit einer Lungenembolie weist klinische Zeichen einer tiefen Beinvenenthrombose auf, wenngleich in circa 70 % der Fälle Becken-Beinvenen-Thrombosen ursächlich für die Lungenembolie sind (Pilarczyk et al. 2020).

Diagnostik

Obwohl mithilfe des **12 Kanal-EKG** eine Lungenembolie weder gesichert noch ausgeschlossen werden kann, finden sich dennoch typische Befunde. Hierzu zählen die Sinustachykardie, supraventrikulare Arrhythmien oder Extrasystolen. Vor allem im Vergleich zum Vor-EKG können Rechtsherzbelastungszeichen nachweisbar sein, z.B eine sagittale Herzachse (S_I-Q_{III}-Typ oder S_I-S_{II}-S_{III}-Typ), Rechtstyp oder überdrehter Rechtstyp, ein P pulmonale beziehungsweise P dextroatriale, ein (in)kompletter Rechtsschenkelblock, eine hohe R-Zacke in V_1, T-Negativierungen in Ableitung III und in den rechtsseitigen Brustwandableitungen (V_1-V_4). Daneben sind auch ST-Streckenhebungen v.a. in den Ableitungen III, V_1 und V_2 möglich. Obwohl die EKG-Veränderungen in der Regel unspezifisch sind, weisen lediglich 30 % aller Patientinnen und Patienten mit gesicherter Lungenembolie ein völlig unauffälliges EKG auf (Pilarczyk et al. 2020).

Da die Spezifität des D-Dimer-Tests bei V.a. Lungenembolie mit zunehmendem Alter abnimmt, sollten primär altersadjustierte Grenzwerte (Alter *10 µg/l; z.B. Grenzwerte 50 Jahre: 500 µg/l, 60 Jahre: 600 µg/l, …) oder an die klinische Wahrscheinlichkeit adaptierte „Cutoff"-Werte verwendet werden. Alternativ kann der YEARS-Algorithmus zur Anwendung kommen: Liegen Anzeichen einer tiefen Venenthrombose, Hämoptyse oder der klinische V.a. einer Lungenembolie vor, wird ab einer D-Dimer-Konzentration von 500 µg/l eine CT-Diagnostik empfohlen. Ist keines der Kriterien vorhanden, sollte erst ab eine D-Dimer-Konzentration von 1000 µg/l eine CT-Diagnostik erfolgen. Bei Patientinnen und Patienten mit einer akuten Lungenembolie korreliert außerdem der Troponin-Spiegel mit dem Ausmaß der rechtsventrikulären Dysfunktion. Als Pathomechanismus wird dabei eine Mikromyokardischämie des versagenden rechten Ventrikels angenommen (Pilarczyk et al. 2020).

Diagnostisches Mittel der Wahl zum Nachweis oder Ausschluss einer Lungenembolie ist die **Computertomographie-Pulmonalisangiographie (CT-PA)**. Auch die Ventilations-Perfusions-Lungenszintigraphie ist geeignet, bei geringerer Strahlenbelastung, hoher Sensitivität sowie fast fehlender Nephrotoxizität und Allergenität, eine Lungenembolie zuverlässig auszuschließen. Dagegen wird die Magnetresonanztomographie aufgrund der niedrigen Sensitivität nicht empfohlen (Pilarczyk et al. 2020). Bei hoher klinischer Wahrscheinlichkeit für eine Lungenembolie sollte eine CT-PA ohne vorherige D-Dimer-Bestimmung erfolgen. Bei niedriger oder mittlerer klinischer Wahrscheinlichkeit und normalen D-Dimer-Werten ist keine weitere Lungenembolie-Diagnostik erforderlich.

Typische **echokardiographische** Zeichen einer Rechtsherzbelastung sind eine paradoxe Septumbewegung sowie eine regionale oder globale Hypo-/Akinesie des rechten Ventrikels, die Erweiterung des rechtsventrikulären Diameters (RV/LV-Ratio > 1), eine Verringerung in der TAPSE < 16 mm („tricuspid anular plane systolic excursion") sowie eine Abnahme des Vena cava inferior-Diameter Kollapsindex. Daneben gilt der Nachweis einer höhergradigen Trikuspidalklappeninsuffizienz als Hinweis eines erhöhten systolischen pulmonalarteriellen Drucks (Pilarczyk et al. 2020).

Risikostratifizierung und Therapie

Bei **hämodynamisch stabilen Patientinnen und Patienten (Nichthochrisikopatienten)**
beträgt das Risiko für eine Lungenembolie-bedingte Komplikationen oder Tod < 1 % bis zu 20 % in der Akutphase. Daher sollte eine vermutete Lungenembolie zunächst bestätigt

oder ausgeschlossen werden, möglichst mit Hilfe von D-Dimer-Tests und klinischer Scores (Wells-Score und revidierter Genf-Score; *siehe Tabelle 5*) unter Vermeidung einer unnötigen CT-PA.

Tab. 5: SOP Differenzialdiagnose Lungenarterienembolie (LE)

1. Anamnese/Risikofaktoren identifizieren
- Immobilisation, vorausgegangene Operation
- Medikamentenanamnese *(Antikonzeptiva, Östrogene)*
- positive Familienanamnese bezüglich Gerinnungsstörungen
  Antithrombin-Mangel, Protein C-Mangel, Protein S-Mangel, APC-Resistenz (Faktor-V-Leiden-Mutation)
- Malignome

2. Leitsymptom prüfen
- Dyspnoe, Tachypnoe, Hypoxie mit plötzlichem Beginn
- Thoraxschmerz
  Charakter: stechend, atemabhängig, plötzlicher Beginn
- Hämoptysen
- Sinustachykardie, Synkope

3. Bestimmung der klinischen Wahrscheinlichkeit einer LE mithilfe von Wells- od. Genf-Score:

Wells-Score:

Kriterium	Punkte
Klinisch V.a. tiefe Venenthrombose (TVT)	3
Klinisch V.a. Lungenembolie (LE)	3
Tachykardie > 100/min	1,5
Immobilisierung in den letzten 3 Tagen/ Operation innerhalb der letzten 4 Wochen	1,5
Anamnestisch Z.n. TVT oder LE	1,5
Hämoptyse	1
Aktives Malignom (letzte 6 Monate)	1

Zwei-Stufen-Score:
0-4 Punkte: geringe Wahrscheinlichkeit einer LE
≥ 5 Punkte: hohe Wahrscheinlichkeit einer LE

Drei-Stufen-Score:
0-2 Punkte: geringe Wahrscheinlichkeit einer LE
3-6 Punkte: mittlere Wahrscheinlichkeit einer LE
≥ 7 Punkte: hohe Wahrscheinlichkeit einer LE

Revidierter Genf-Score:

Kriterium	Punkte
Alter > 65 Jahre	1
Frühere TVT oder LE	1
Operation oder Knochenbruch innerhalb des letzten Monats	1,5
Aktive Neoplasie	1,5
Einseitiger Beinschmerz	1,5
Schmerzhafte Palpation der tiefen Beinvenen und einseitiges Beinödem	1
Blutiger Auswurf	1
Herzfrequenz 75-94/min	1
≥ 95/min	2

0-1 Punkt: geringe Wahrscheinlichkeit einer LE
2-6 Punkte: mittlere Wahrscheinlichkeit einer LE
≥ 7 Punkte: hohe Wahrscheinlichkeit einer LE

4. Konsequenz prüfen

Hohe klinische Wahrscheinlichkeit einer LE:
- stabiler Patient:
  – unverzügliche bildgebende Diagnostik (TTE, CT-Thorax)
- instabiler Patient:
  – Thrombolyse einleiten
  – bei Kontraindikationen Möglichkeit der Embolektomie oder Katheterfragmentierung prüfen

Geringe klinische Wahrscheinlichkeit einer LE:
- weitere diagnostische Schritte planen
- Differenzialdiagnosen prüfen

modifiziert nach Leick et al. 2011, Pöss et al. 2018 und Pilarczyk K et al. 2020

Hämodynamisch instabile Patientinnen und Patienten (Hochrisikopatienten) sind durch eine hohe Letalität gekennzeichnet (30 Tage-Letalität 15 % bis zu 65 %) und benötigen daher eine sofortige Diagnosestellung (ohne vorherige Bestimmung der Vortestwahrscheinlichkeit oder der D-Dimere) mithilfe einer CT-PA sowie eine Therapieeinleitung einschließlich Wiedereröffnung der pulmonalen Gefäßstrombahn. Sind die Betroffenen zu instabil für eine Diagnostik, mithilfe einer CT-PA ist auch der Nachweis einer akuten Rechtsherzbelastung mittels transthorakale Echokardiographie ausreichend, um eine akute Rekanalisierungs-Therapie zu rechtfertigen (Pilarczyk et al. 2020).

Alle Patientinnen und Patienten mit einer Lungenembolie benötigen eine therapeutische **Antikoagulation** für mindestens 3 Monate. Außer bei Betroffenen mit eindeutig reversiblen Ursachen einer Lungenembolie sollte nach den aktuellen Leitlinien eine verlängerte Antikoagulation zumindest in Betracht gezogen werden.

Personen, die für eine Wiedereröffnung der pulmonalen Gefäßstrombahn in Frage kommen, sollten initial mit unfraktioniertem oder niedermolekularem Heparin behandelt werden. Aufgrund der vergleichbaren Effektivität bei besserem Sicherheitsprofil im Vergleich zu den Vitamin K-Antagonisten gelten heutzutage die direkten oralen Antikoagulanzien als Therapie der Wahl. Eine Dosisanpassung ist je nach Nierenfunktion, Alter, Gewicht etc. zu beachten (Pöss et al. 2018, Pilarczyk et al. 2020).

Bei Hochrisikopatienten wird neben der systemischen Antikoagulation mit unfraktioniertem Heparin eine systemische **Thrombolyse** und bei Kontraindikationen oder Versagen der Thrombolyse eine operative **pulmonale Embolektomie** oder perkutane kathetergesteuerte Behandlung empfohlen. Für die systemische Thrombolyse werden in den Leitlinien Dosierungsschemata und Kontraindikationen für rekombinanten Plasminogenaktivator, Streptokinase und Urokinase angegeben. Aufgrund des hohen Blutungsrisikos wird bei hämodynamisch stabilen Patientinnen und Patienten eine Thrombolyse-Therapie nicht routinemäßig empfohlen (Pöss et al. 2018).

2.2 Pulmonale Erkrankungen als Ursachen des Brustschmerzes

Vom respiratorischen System ausgehende Brustschmerzen können atemabhängig (z.B. Pleuritis, Spannungspneumothorax) oder auch unabhängig vom Atemzyklus (z.B. beklemmendes Engegefühl bei Asthma bronchiale oder bei pulmonaler Hypertonie) auftreten. Da eine intensive sensorische Innervation der Lungen und der Pleura viszeralis fehlt, ist der größte Teil des respiratorischen Systems unsensibel gegenüber Schmerzreizen. Dies erklärt, weshalb Lungenparenchym-Erkrankungen auch ohne Schmerzereignisse ein fortgeschrittenes Stadium erreichen können. Dagegen sind die Pleura parietalis und die endothorakalen Faszien durch ein sensorisches Netzwerk von interkostalen und diaphragmalen Nerven sehr schmerzempfindlich. Entgegen früheren Annahmen entstehen die pleuritischen Schmerzen weniger durch die Reibung zwischen den entzündeten Pleurablättern, sondern vielmehr durch eine Entzündung und Dehnung der Nervenendigungen (Braun et al. 2018).

2.2.1 Pleuritis

Pleuritische Schmerzen deuten meist auf eine inflammatorische (häufig bei Pneumo-kokkenpneumonie, selten bei rheumatischen Grunderkrankungen) oder maligne Erkrankungen der Pleura oder des pleuranahen Lungenparenchyms hin. Chronische pleuritische Schmerzen an einer lokalen Stelle können durch Bronchiektasen, an wechselnden Orten durch rezidivierenden Lungenarterienembolien oder eine bronchopulmonale Aspergillose verursacht werden (Braun et al. 2018).

Symptomatik und körperlicher Untersuchungsbefund

Pleuritische Schmerzen sind bei Inspiration oder Husten verstärkt und verschwinden während der Exspiration bzw. beim Atemanhalten. Bei Palpation der Interkostalmuskulatur im Schmerzbereich kann mitunter der pleuritische Schmerz verstärkt werden, jedoch bleibt die Schmerzintensität bei Palpation hinter der bei tiefer Inspiration zurück. Dies ist eine wichtige differenzialdiagnostische Abgrenzung zum Thoraxwandschmerz, der besonders durch Palpation getriggert werden kann *(siehe Abschnitt 2.4.1 „Brustwand-Syndrom")*.

Oft zeigen die Patientinnen und Patienten eine Schonatmung oder komprimieren mit Hand und Arm die betroffene Thoraxseite, um die schmerzhaften Thoraxexkursionen zu reduzieren. Entwickelt sich bei einer Pleuritis sicca ein Pleuraerguss, so wird der scharfe pleuritische Schmerz häufig durch einen dumpfen Dauerschmerz abgelöst. Mit abnehmendem Pleuraerguss (z.B. nach Punktion) können die pleuritischen Schmerzen – oft begleitet von starkem Husten – erneut auftreten. Bei der körperlichen Untersuchung findet sich beim Pleuraerguss über dem betroffenen Areal ein abgeschwächtes (u.U. fehlendes) Atemgeräusch; Klopfschall und Stimmfremitus sind gedämpft (Braun et al. 2018).

Bei neoplastischen Lungenerkrankungen können sich bei Überschreiten der Organgrenzen zu dem atmungsabhängigen „pleuritischen" Brustschmerz weitere Symptome hinzugesellen, die oft auf eine Nervenarrosion zurückzuführen sind. So kommt es beim apikalen Bronchialkarzinom (Pancoast-Tumor) mit Infiltration der Fossa jugularis, der umliegenden Rippen und des Plexus brachialis zu typischer Symptomatik mit Miosis, Ptosis und Enophthalmus (Horner-Trias). Durch Schädigung des N. recurrens kann es zu Heiserkeit, bei Arrosion des N. phrenicus zu ipsilateralen Zwerchfellhochstand kommen. Im Falle eines Pleurabefalls entwickelt sich meist ein malignes Exsudat (Pleuritis carcinomatosa; ggf. mit histologischem Nachweis von Zellen des Primarius aus dem Punktat) (Braun et al. 2018).

Arbeitsmedizinischer Bezug *(siehe auch Kapitel 1 „Husten")*

Im Rahmen einer Silikose (BK 4101) kann es zu einer erhöhten Infektanfälligkeit kommen. Dabei ist das Risiko, an einer Tuberkulose zu erkranken, bei Betroffenen mit Silikose etwa 20-fach höher als bei der Normalbevölkerung. In 10 % der Fälle kommt es zu der als Berufserkrankung anerkannten Silikotuberkulose **(BK 4102)**. Aus pleuranahen Herden kann meist per continuitatem eine Pleuritis exsudative entstehen; die Diagnose wird durch

Pleurapunktion und Analyse des Exsudates gestellt. Daneben kann es auch durch Platzen von Emphysemblasen in der Nachbarschaft schrumpfender Lungenareale zu rezidivierenden Pneumothoraxes kommen. Das Risiko für die Entwicklung eines Bronchialkarzinoms (**BK 4112**, *siehe auch Kapitel 1 „Husten"*) ist verdoppelt (Braun et al. 2018).

Im Rahmen einer Asbestose (BK 4103) kann es, oft mit einer Latenz von über 30 Jahren nach Exposition, zur Entwicklung eines Bronchialkarzinoms **(BK 4104)** oder eines Pleuramesothelioms **(BK 4105)** kommen. Das Pleuramesotheliom ist ein diffus wachsender Tumor der parietalen Pleura, der lokal in Lunge, Thoraxwand und benachbarte Organe einwächst. Zwischen der Exposition und dem Auftreten klinischer Symptome (atmungsabhängige Thoraxschmerzen, zunehmende Dyspnoe und Gewichtsverlust) vergehen oft mehrere Jahrzehnte. Aufgrund des aggressiven Tumorwachstums beträgt die Lebenserwartung mit Beginn der Symptome meist nur noch 12–18 Monate. Im Röntgenthorax sind meist pleurale Verdickungen mit begleitendem Pleuraerguss zu sehen. Im CT-Thorax kann man auch zusätzlich benigne asbestbedingte Veränderungen wie Pleuraplaques und Lungenfibrose erkennen. Die Diagnose wird mittels Thorakoskopie und Biopsie oder über eine Minithorakotomie gestellt. Eine Bronchoskopie mit bronchoalveolärer Lavage dient dem Nachweis von Asbestfasern in Alveolarmakrophagen. Aufgrund des langsamen Wachstums ist das Pleuramesotheliom therapeutisch kaum beeinflussbar. Chemotherapie, Bestrahlung und Operation sind selten lebensverlängernd. Entscheidend sind somit die Expositionsprophylaxe durch Verzicht auf asbesthaltige Arbeitsstoffe und der Einsatz von persönlicher Schutzausrüstung mit Arbeitsschutzanzug und Feinstaubfilter (Braun et al. 2018, Nowak u. Ochmann 2018).

2.2.2 Pneumothorax

Definition und Einteilung

Der Pneumothorax ist definiert als eine Luftansammlung zwischen Pleura viszeralis und Pleura parietalis, einhergehend mit einem Kollaps der Lunge, welche bei Wegfall des negativen intrapleuralen Drucks ihrer Eigenelastizität folgt. Voraussetzung für die Entstehung eines Pneumothorax ist somit die Verbindung zwischen Atemwegen und Pleuraraum (innerer Pneumothorax, z.B. Spontanpneumothorax) oder eine Verletzung der Thoraxwand (äußerer Pneumothorax).

Beim **primären Spontanpneumothorax** ohne vorbestehende Lungenerkrankung sind meist gesunde, schlanke, großgewachsene Männer zwischen 20 und 40 Jahren betroffen, Raucher etwa 100-mal häufiger als Nichtraucher. Nach dem ersten Spontanpneumothorax kommt es in zirka 30 % der Fälle zu einem Rezidiv, nach dem zweiten sogar in 60 % der Fälle. Daher wird nach dem zweiten Spontanpneumothorax eine operative Sanierung empfohlen. Eine Spannungssymptomatik tritt in etwa 1–2 % aller Fälle als Komplikation eines idiopathischen Spontanpneumothorax auf (Braun et al. 2018).

Ein **symptomatischer (sekundärer) Pneumothorax** tritt häufiger bei Patientinnen und Patienten mit disponierenden Erkrankungen auf. Hierzu zählen z.B. Asthma bronchiale, Lungenfibrose, Mukoviszidose, Pneumocystis carinii-Pneumonie, Bronchialkarzinom oder Tuberkulose. Nach einer Intervention (mechanische Beatmung, kardiopulmonale Reanimation mit Thoraxkompression, transvenöse Anlage von Katheter und Schrittmacher sowie durch transthorakale oder transbronchiale Biopsie und Leberbiopsie) oder nach einem stumpfen oder perforierenden Thoraxtrauma sollte ein Pneumothorax immer radiologisch ausgeschlossen werden.

Symptomatik und körperlicher Untersuchungsbefund

Klinisch imponiert ein Pneumothorax in 90 % der Fälle mit Thoraxschmerzen, die bei tiefer Inspiration zunehmen, und in 80 % der Fälle mit Dyspnoe. Oft kann ein initiales Schmerzereignis erfragt werden. Bei der körperlichen Untersuchung ist ein hypersonorer Klopfschall bei Perkussion des betroffenen Areals sowie ein abgeschwächtes Atemgeräusch und fehlender Stimmfremitus richtungsweisend.

Diagnostik und Therapie

Die Diagnose wird durch einen Röntgenthorax im Stehen und bei Exspiration gesichert.

Beim kleinen Spontanpneumothorax ist Bettruhe häufig ausreichend, dabei sollten die Betroffenen möglichst flach liegen. Meist resorbiert sich die eingedrungene Luft innerhalb weniger Tage.

Beim symptomatischen Pneumothorax muss die Luft durch eine Thoraxdrainage (evtl. auch durch einfache Aspiration) entfernt werden. Wiederkehrende Pneumothoraxe müssen ggf. durch Laserung oder Kammerung der Pleuraoberfläche oder auch durch lokale Verklebung der beiden Pleurablätter (Pleurodese durch Talkum-Installation) versorgt werden.

Arbeitsmedizinischer Bezug

Aufgrund der hohen Rezidivrate wird eine körperliche Schonung über Monate nach dem Ereignis empfohlen. Insbesondere Fliegen und Gerätetauchen gehen nach einem Pneumothorax mit einem erhöhten Rezidivrisiko einher (Braun et al. 2018).

2.2.3 Spannungspneumothorax

Als weiteres Mitglied der „Big Five" des akut lebensbedrohlichen Brustschmerzes ist der Spontanpneumothorax zu nennen. Hier tritt während der Inspiration Luft in den Pleuraspalt, die während der Exspiration nicht wieder entweichen kann. Ein solcher Ventilmechanismus kann sowohl beim inneren als auch beim äußeren Pneumothorax entstehen. Durch eine Verdrängung des Herzens und des übrigen Mediastinums zur gesunden Seite kommt es zu einer Einflussstauung, die aufgrund des verminderten venösen Rückstroms zum Herzen zum akuten Kreislaufversagen führen kann.

Zusätzlich zu den o.g. klinischen Symptomen entwickeln die Betroffenen beim Spannungspneumothorax Tachypnoe, Hypoxämie und Tachykardie sowie eine kardiopulmonale Instabilität, die oft rasch progredient ist und ein unverzügliches diagnostisches und therapeutisches Handeln erfordern. Sofern die Betroffenen stabil und transportfähig sind, sollte zunächst eine radiologische Diagnostik erfolgen. Im Falle eines Spannungspneumothorax hat die rasche Entlastung und Drainage der Luft aus dem Pleuraraum höchste Priorität (Kurz et al. 2005).

2.3 Gastrointestinale Erkrankungen als Ursache für den Brustschmerz

Im Ösophagus entstehende Schmerzen können ebenfalls zu Thoraxschmerzen führen, die von kardial bedingten Brustschmerzen nur schwer zu unterscheiden sind. Dies wird u.a. mit der gemeinsamen nervalen Versorgung von Herz und Ösophagus erklärt (Braun et al. 2018).

Aufgrund ihrer Häufigkeit sind beim Erwachsenen v.a. der gastroösophageale Reflux sowie Ösophagus-Motilitätsstörungen als Ursache eines nicht-kardialen Brustschmerzes von Bedeutung. Auch das Ösophagus-Karzinom kann im Falle eines invasiven Wachstums in Nachbarstrukturen zu retrosternalen Schmerzen führen. Als Mitglied der „Big Five" des akuten Thoraxschmerzes ist außerdem die seltene, hoch schmerzhafte und akut lebensbedrohliche spontane Ösophagusruptur (Boerhaave-Syndrom) zu nennen. Daneben können auch Schmerzen bei gastroduodenalen Ulzera sowie bei der akuten oder chronischen Pankreatitis oder Cholezystitis bzw. Cholelithiasis in den Brustraum projiziert werden (Grundmeier 2014).

2.3.1 Refluxkrankheit und Refluxösophagitis

Als relativ häufige gastrointestinale Ursache für retrosternale Schmerzen ist die Refluxkrankheit zu nennen, die bis zu 20 % der Bevölkerung betrifft. Ursächlich sind in aller Regel „Wohlstandsfaktoren" wie Übergewicht, Rauchen, übermäßiger Kaffeegenuss, Alkohol, etc.; entsprechend schwierig ist somit auch die Therapie. Die meisten Erwachsenen leiden nur gelegentlich unter Sodbrennen, welches typischerweise 30–60 Minuten postprandial und im Liegen auftritt. Treten ausgeprägte klinische Symptome wie epigastrische und retrosternale Schmerzen, Regurgitation mit saurem oder bitterem Nachgeschmack sowie Luftaufstoßen und im fortgeschrittenen Stadium auch Dysphagie auf, spricht man von einer Refluxkrankheit (NERD, non-erosive reflux disease; ca. 90 % der Fälle). Kommt es dabei zu entzündlichen Schleimhautveränderungen und Erosionen, wird von einer Refluxösophagitis gesprochen (GERD, gastroesophageal erosive reflux disease; ca. 10 % der Fälle). Die Differenzierung gelingt endoskopisch; beide Formen zeigen die gleichen Symptome. Dabei besteht zwischen der Intensität der Refluxbeschwerden und der Schwere evtl. vorhandener Schleimhautveränderungen kein direkter Zusammenhang (Braun et al. 2018).

Komplikationen der refluxbedingte Ösophagitis

Komplikationen entstehen meist auf dem Boden der begleitenden Ösophagitis. Hierbei bilden sich bei 10 % der Betroffenen mit refluxbedingter Ösophagitis peptische Stenosen und Strikturen, meist im distalen Ösophagus. Klinisch entwickelt sich eine zunehmende Dysphagie, insb. bei festen Speisen.

Bis zu 10 % der Personen mit Refluxösophagitis entwickeln einen Barrett-Ösophagus (Endobrachyösophagus), eine intestinale Metaplasie, mit einem etwa 30-fach erhöhten Risiko für die Bildung intraepithelialer Neoplasien bis hin zum Adenokarzinom. Um Entartungen frühzeitig zu erkennen, wird alle 3–5 Jahre eine endoskopisch-histologische Kontrolle empfohlen (Braun et al. 2018).

Nicht refluxbedingte Ösophagitis

Die meisten entzündlichen Ösophagus-Erkrankungen sind durch einen gastroösophagealen Reflux bedingt. Nicht refluxbedingte Ösophagitiden sind seltener und können infektiös, mechanisch thermisch oder chemisch bedingt sein.

Leitsymptom der entzündlich-irritativen Ösophagitis ist der Schluckschmerz (Odynophagie) oder der retrosternale Schmerz, außerdem können epigastrische Schmerzen und eine Dysphagie auftreten. Manchmal bestehen auch nur Übelkeit und Appetitlosigkeit.

Infektiöse Ursachen spielen häufiger bei einer Resistenzminderung eine Rolle. Am häufigsten findet man die Soor-Ösophagitis (durch Candida albicans), die vergleichsweise häufig bei Diabetes mellitus, aber auch bei Asthma bronchiale nach topischer Kortikoidtherapie (Dosieraerosole) oder bei anderen Immundefiziten (HIV) auftritt. Daneben werden aber auch Infektionen durch Zytomegalie-, Varizella-Zoster- oder Herpes-simplex-Virus gesehen.

Als mechanisch-irritative, thermische oder chemische Ursachen kommen Reizungen durch Bestrahlung, Verbrennungen, Alkoholismus, Verätzungen mit Säuren oder Laugen sowie Ulzerationen durch „liegen gebliebene Tabletten" (v.a. Tetrazykline, Biphosphonate, nichtsteroidales Antirheumatikum (NSAR), Kaliumpräparate) in Frage.

Bei Ösophagusverätzungen (in suizidaler Absicht oder akzidentiell) kommt es typischerweise zu einem sofort einsetzenden Brennen im Rachen und retrosternal. Hinzu kommen Thoraxschmerzen, Dysphagie, Würgen und Salivation; bei gleichzeitiger Aspiration entsteht evtl. auch eine Asthmasymptomatik. Als Erstmaßnahme sollte direkt nach der Ingestion reichlich Wasser nachgetrunken werden. In schweren Fällen stehen ggf. zunächst Analgesie, Schockbekämpfung und Sicherung der Atemwege und Kreislaufüberwachung im Vordergrund. Bei Verdacht auf ein Glottisödem ist eine Laryngoskopie und ggf. Intubation angezeigt. Zum Ausschluss einer Frühperforation sollten eine Thorax - und Abdomenübersichtsaufnahme angefertigt werden (Braun et al. 2018)

2.3.2 Ösophaguskarzinom

Retrosternale Schmerzen treten auch beim Ösophaguskarzinom auf, einem früh lokal infiltrierenden und metastasierenden Tumor mit schlechter Prognose. In Europa ist eine Inzidenz von 4–5/100 000 Einwohner pro Jahr anzunehmen, die sich etwa zu gleichen Anteilen auf das Plattenepithel-und Adenokarzinom verteilt. Plattenepithelkarzinome können in der gesamten Speiseröhre auftreten, während Adenokarzinome fast immer als Folge einer Entartung eines Barrett-Syndroms im unteren Ösophagusdrittel lokalisiert sind.

Meist treten die Symptome erst relativ spät auf („stummes Karzinom"). Als Leitsymptom wird eine sich langsam entwickelnde Dysphagie bei festen, später auch bei flüssigen Speisen beschrieben. Außerdem können Odynophagie, retrosternale Schmerzen sowie Regurgitation und Aspirationsneigung bestehen; ein Gewichtsverlust ist häufig. Eine tumorbedingte Arrosion des N. recurrens kann zu Heiserkeit bis hin zur Aphonie führen. Bei Tumorwachstum ins Mediastinum kommt es häufiger zu Rücken- oder Thoraxschmerzen.

Zur Bestätigung bzw. Widerlegung der Diagnose ist als wichtigstes Verfahren der Karzinomnachweis durch Endoskopie mit Biopsie zu nennen. Sie sollte schon bei geringstem Verdacht angestrebt werden. Die Therapie richtet sich nach der vorliegenden Histologie und dem Tumorstadium (Braun et al. 2018).

2.3.3 Funktionelle Motilitätsstörungen des Ösophagus

Achalasie

Als Ursache für eine retrosternale Schmerzsymptomatik aufgrund einer Motilitätsstörung ist beispielhaft die Achalasie zu nennen, die mit einer Inzidenz von 1:100 000 pro Jahr eher selten ist und sich meist im mittleren Erwachsenenalter manifestiert. Sie ist durch eine Degeneration des Plexus myentericus am unteren Ösophagus bedingt (Braun et al. 2018). Pathophysiologisch zeigt der untere Ösophagussphinkter einen erhöhten Ruhedruck und kann bei der Nahrungspassage nicht ausreichend erschlaffen. Gleichzeitig ist die physiologische, propulsive Peristaltik im unteren Ösophagus herabgesetzt.

Klinisch imponieren Dysphagie und Regurgitation sowie retrosternales Druckgefühl und Schmerz, die sich meist über Jahre entwickeln. Die Dysphagie tritt sowohl bei fester als auch bei flüssiger Nahrung auf, sie kann sogar im Sinne einer paradoxen Dysphagie bei flüssiger Nahrung stärker ausgeprägt sein. Die regurgitierte Nahrung ist bei der unbehandelten Achalasie typischerweise nicht sauer, da sie nicht in den Magen gelangt. Nicht selten kommt es zu Gewichtsverlust. Als Komplikationen sind nächtliche bronchopulmonale Aspirationen mit zum Teil rezidivierender Aspirationspneumonie zu nennen. Des Weiteren besteht ein etwa 30-fach erhöhtes Risiko für die Entwicklung eines Ösophaguskarzinoms, weshalb Kontrollendoskopien alle 1–2 Jahre empfohlen werden.

Bei der häufigen primären Achalasie bleibt die Ursache der Plexusdegeneration unbekannt. Daneben gibt es auch sekundäre Formen, wie beim Kardiakarzinom (malignombedingte Zerstörung der Plexuszellen) oder bei der v.a. in Südamerika vorkommenden Chagas-Krankheit, die durch den Befall des unteren Ösophagus mit Trypanosoma cruzi nach dem Biss der Raubwanze ausgelöst wird. Hier sollte anamnestisch auch an beruflich bedingte Auslandsaufenthalte **(BK 3102)** gedacht werden.

Die Diagnose kann mit Hilfe der Röntgen-Kontrastmitteluntersuchung („Ösophagusbreischluck") gestellt werden. Hier imponiert das Bild einer „Sekt- oder Weinglasform" mit Engstellung des Ösophagusausganges und oberen Megaösophagus. Daneben kann die Achalasie auch bei einer Endoskopie auffallen und das Ausmaß der Störung mittels Manometrie quantifiziert werden. Therapeutisch kann bei vielen Betroffenen der untere Sphinkter durch einen Ballonkatheter pneumatisch erweitert werden. Inzwischen gibt es auch endoskopische Myotomie-Verfahren, die sog. perorale endoskopische Myotomie (POEM). Kurzfristige Erfolge können mitunter auch durch endoskopische Botulinustoxin-Injektionen erreicht werden (Braun et al. 2018).

Ösophagusspasmus

Als weitere Motilitätsstörungen des Ösophagus sind der idiopathische diffuse Ösophagusspasmus und der hyperkontraktile Ösophagus zu nennen. Beim **diffusen Ösophagusspasmus** treten neben regelrechten peristaltischen Kontraktionen, Schluck-induziert oder auch spontan, nicht peristaltische Kontraktionen der glatten Ösophagusmuskulatur auf, wobei vor allem die zusätzlichen Kontraktionen den Nahrungstransport stören und Schmerzen verursachen können. Dagegen findet man beim **hyperkontraktilen Ösophagus** eine erhaltene reguläre Peristaltik, ihre Druckamplitude und Druckdauer ist jedoch drastisch erhöht, weshalb man vom Nussknackerösophagus spricht. Bei beiden Krankheitsbildern stehen retrosternale Schmerzen im Vordergrund, die sehr stark und nahrungsunabhängig auftreten können. Diese Schmerzen sind gelegentlich von einer Angina pectoris kaum zu unterscheiden. Hinzu tritt häufig auch eine Dysphagie v.a. nach großen Bissen oder nach zu heißen oder zu kalten Speisen oder unter psychischer Belastung auf. Eine erste Klärung der Diagnose gelingt mithilfe des Ösophagus-Breischluck unter Durchleuchtung. Bei dem diffusen Ösophagusspasmus ist der Befund des Korkenzieheroesophagus typisch, während beim Nussknacker-Ösophagus keine spezifischen Veränderungen nachweisbar sind. Die Differenzialdiagnose und Abgrenzung zur Achalasie gelingt durch die Manometrie, welche einen normalen Sphinkter-Druck mit den jeweils typischen Kontraktionsmustern registriert. Eine gastroösophageale Refluxkrankheit muss ausgeschlossen werden, da sie die Motilitätsstörungen oft unterhält. Therapeutisch sind Verhaltensänderungen wie langsames Essen, gutes Kauen und Meiden von zu heißen und kalten Speisen hilfreich. Ansonsten können Calciumantagonisten oder Nitropräparate zur Entspannung der glatten Muskulatur insbesondere beim hyperkontraktilen Ösophagus eingesetzt werden.

Motorische Dysfunktionen des Ösophagus können auch im Rahmen generalisierter Erkrankungen, wie bei der progressiven systemischen Sklerose als sekundäre Motilitätsstörungen auftreten. Auch hier leiden die Betroffenen meist unter der sekundären Reflux-krankheit. Retrosternale Schmerzen oder Sodbrennen, Dysphagie und Aspirationsneigung können im Verlauf hinzutreten.

2.3.4 Ösophagusperforation

Die häufigste Ursache von Perforationen des Ösophagus sind stattgehabte endoskopische Untersuchung. Seltener sind dagegen Perforationen im Rahmen eines Thoraxtrauma oder die spontane Ösophagusruptur.

Spontane Ösophagusruptur

Die spontane Ösophagusruptur ist eine lebensbedrohliche Erkrankung, die – seit ihrer Erstbeschreibung durch Boerhaave im Jahr 1724 – bis heute häufig erst spät diagnostiziert wird. Über 80 % der Betroffenen sind Männer im Alter von 40–60 Jahren. Ursächlich ist eine plötzliche Erhöhung des intraösophagealen Drucks, meist durch schwallartiges Erbrechen bei fehlender, gleichzeitiger Relaxation des M. cricopharyngeus (Kurz et al. 2005, Miljak et al. 2010). Neben Erbrechen können auch ein Hustenanfall oder das Heben schwerer Lasten zur Ösophagusruptur führen. Im arbeitsmedizinischen Kontext ist hier eine exakte Dokumentation der vorausgegangenen körperlichen Belastung wichtig. Sie kann für die spätere Argumentation bezüglich eines Arbeitsunfalls entscheidend sein.

In 90 % aller Fälle liegt die Rupturstelle im unteren Ösophagusdrittel links dorsolateral, da hier ein Locus minoris resistentiae vorliegt. Aufgrund der thorakalen Hohlorganperforation kommt es zu einem Pneumomediastinum und nicht selten zu einem linksseitigen, oft blutig tingierten Pleuraerguss, in dem auch erhöhte Amylase-Werte nachgewiesen werden können.

Wegweisend für das Boerhaave-Syndrom ist die Symptomtrias (Mackler-Trias) aus starkem Erbrechen, akuten Thoraxschmerz und subkutanem Emphysem, das jedoch in weniger als 50 % der Fälle vorhanden ist. Sofern vorhanden, lässt sich das Emphysem im Hals- oder Brustbereich knisternd palpieren. In einer Literaturübersicht von Brauer et al. (1997) wird ein akuter thorakaler oder epigastrischer Schmerz in 83 % der Fälle, vorangegangenes heftiges Erbrechen in 79 %, Dyspnoe in 39 % und ein Kreislaufschock in 32 % der Fälle beschrieben.

Zwischen dem auslösenden Ereignis und der Perforation können mitunter mehrere Stunden liegen, so dass manche Betroffene erst auf gezieltes Nachfragen über Erbrechen berichten. Die diagnostische Methode der Wahl ist die Computertomographie, ergänzt durch eine Kontrastmitteldarstellung des Ösophagus mit einem wasserlöslichen Kontrastmittel.

Die spontane Ösophagusruptur hat eine ungünstige Prognose. Bei einer adäquaten Therapie innerhalb 24 Stunden beträgt die Mortalität zirka 30 % und steigt auf über 80 % an, wenn das Intervall zwischen Ruptur und Therapie 48 Stunden überschreitet. In der Regel versterben die Betroffenen an einer Mediastinitis. Therapie der Wahl ist eine chirurgische

Sanierung, wenngleich auch konservative oder stentgestützte Therapieverfahren als Alternative zur Operation diskutiert werden. Eine begleitende Gabe von Antibiotika ist aufgrund der Gefahr einer Mediastinitis erforderlich (Miljak et al. 2010).

2.4 Muskuloskelettale Ursachen des Thoraxwandschmerzes

2.4.1 Brustwand-Syndrom

Das Brustwand-Syndrom ist mit 47 % die häufigste Diagnose als Ursache für Brustschmerzen in der hausärztlichen Versorgung. Hierbei ist v.a. die differenzialdiagnostische Abgrenzung zu einer vital bedrohlichen Ursache des Thoraxschmerzes von entscheidender Bedeutung (Deximed 2021).

Pathogenese

Meist ist die Pathogenese der Beschwerden bei einem Brustwand-Syndrom nicht eindeutig. In der Regel sind Muskelverspannungen verantwortlich, die beispielsweise durch eine falsche Atemmechanik mit verminderter Bauchatmung und vermehrter Brustatmung verursacht sein können. Dies kann zu einer vermehrten Beanspruchung der Schulter- und Brustkorbmuskulatur mit nachfolgenden Myalgien führen. Da hiervon insbesondere die Interkostalmuskeln betroffen sein können, spricht man auch von einer Interkostal-Myalgie. Der oftmals als bedrohlich empfundene Charakter der Schmerzen kann durch Anspannung und Schonhaltung noch weiter verstärkt werden (Kurz et al. 2005, Deximed 2021).

Anamnese und Klinik

Anamnestisch sollten die genauen Umstände des Beginns der Beschwerden, deren Verlauf und die Abhängigkeit von Bewegung, Haltung oder Atmung eruiert werden. Für ein Brustwand-Syndrom sprechen schmerzhafte Muskelverspannungen, die auf einen bestimmten Bereich oder einen Punkt begrenzt sind. Die oft stechenden Schmerzen werden nicht als drückend oder beengend empfunden und sind nicht belastungsabhängig. Dagegen sind die Schmerzen durch Druck auf den umschriebenen Bereich reproduzierbar oder sie treten bei Veränderung der Körperhaltung oder durch Bewegung auf. Diese Druckempfindlichkeit ist untypisch für kardiopulmonale Erkrankungen.

Therapie und Prognose

Konnte schwerwiegende Erkrankung („Big Five") ausgeschlossen werden, bedarf es in der Regel keiner weiteren Behandlung. Das Brustwand-Syndrom stellt eine ungefährliche Erkrankung mit guter Prognose dar. Allerdings haben mehr als die Hälfte aller Patientinnen und Patienten mit Brustwand-Syndrom auch nach sechs Monaten weiterhin Beschwerden. In einigen Fällen besteht ein eindeutiger Zusammenhang zwischen den Beschwerden und stressigen Lebensphasen, weshalb sowohl Entspannungsübungen als auch eine Verbesserung der Atemmechanik unter physiotherapeutischer Anleitung hilfreich sein kann (Kurz et al. 2005, Deximed 2021).

2.4.2 Osteokartilaginäre Ursachen des Thoraxschmerzes

Neben den bereits genannten Ursachen gibt es auch Irritationen oder funktionelle Störungen des osteokartilaginären Verbundes von Brustbein, Rippenknorpeln und Rippen der vorderen Brustwand, die für eine thorakale Schmerzsymptomatik verantwortlich sein können. Diese Erkrankungen sind oft weniger bekannt und deshalb mit hoher Wahrscheinlichkeit unterdiagnostiziert. Insgesamt haben diese Erkrankungen der Brustwand eine sehr gute Prognose, weshalb die nachfolgend beschriebenen Erkrankungen abgeklärt und ausgeschlossen werden sollten, bevor bei Betroffenen mit anhaltenden Thoraxschmerzen eine langwierige psychosomatische Therapie begonnen wird. Differenzialdiagnose, Therapie und Prognose dieser osteokartilaginären Ursachen des Thoraxschmerzes werden in *Tabelle 6* zusammengefasst (modifiziert nach Fakundiny u. Walles 2021).

Kostochondritis

Die Kostochondritis ist als Brustschmerz durch eine selbstlimitierende Entzündung der Rippenknorpel im Bereich der Sternokostalgelenke definiert und bei 10–30 % aller Thoraxschmerzen Grund für die Vorstellung in der Notaufnahme. Anamnestisch werden scharfe, stechende Brustschmerzen angegeben, die bei tiefer Inspiration oder körperlicher Anstrengung aggravieren und v.a. im Bereich des 2.–5. Sternokostalgelenks lokalisiert sind (DD: Tietze-Syndrom).

Tab. 6: Differenzialdiagnosen bei Thoraxwandschmerzen (modifiziert nach Fakundiny u. Walles 2021) *(Forts. siehe rechte Seite)*

	Schmerzcharakter	Lokalisation	Häufigkeit und Patientencharakteristika	typische Untersuchungsbefunde
Kostochondritis	• bewegungsabhängiger Schmerz • von stechendem bis stumpfen Charakter	• häufig 2.–5. Rippe • links > rechts • oft sind mehrere Rippen betroffen	• relativ häufig • alle Altersgruppen • eher > 40 Jahre	• schmerzhafte Palpation der betroffenen Areale • keine Infektzeichen
Tietze-Syndrom	• initial stechender Schmerz • später dumpfe Schmerzpersistenz • Schmerzprogress bei Bewegung, Husten oder Niesen • Ausstrahlung in die Schulter oder den Arm möglich	• häufig 2.–3. Rippe sternokostal • auch sternoklavikulär • uni-lokulär und unilateral	• selten • junge Erwachsene (< 40 J.)	• entzündliche Schwellung im Bereich des betroffenen Gelenks • schmerzhafte und ödematöse Arthropathie
slipping-rib oder Gleitrippen-Syndrom	• bewegungsabhängiger Schmerz • brennender/stechender Charakter • ggf. Gefühl des Rippengleitens	• häufig 8.–10. Rippe • unilateral	• selten • junge Erwachsene (< 40 J.) • häufiger Frauen • BMI normal bis niedrig	• positives „Hooking"-Manöver

Schmerzen, die bei Palpation der typischerweise betroffenen Gebiete auftreten, deuten auf eine Kostochondritis hin. Zusätzlich zur einfachen Palpation sind als Provokationsmanöver der horizontale Armzug zu erwähnen. Beim horizontalen Armzug zieht die untersuchende Person am Arm der betroffenen Seite bei gleichzeitigem Fixieren der Schulter der Gegenseite. Im Falle einer Costochondritis werden die Thoraxschmerzen dadurch verstärkt. Auch tiefe In- und Exspirationsmanöver können Schmerzen auslösen oder zu einer Schmerzzunahme führen. Der Krankheitsverlauf kann individuell stark variieren, in der Regel kommt es jedoch zur Spontanremission innerhalb eines Jahres. Aktivitäten, die die Schmerzen auslösen, sollten vermieden werden. Therapeutisch stehen die Schmerzlinderung und schnelle Rückkehr zur gewohnten Aktivität im Vordergrund. Nichtsteroidale Antirheumatika sind dabei Mittel der 1. Wahl. Physiotherapie kann bei refraktären Verläufen hilfreich sein (Lava u. Sekarski 2019, Fakundiny u. Walles 2021, Deximed 2021).

Arbeitsmedizinischer Bezug

Häufig findet man im Vorfeld eine ungewohnte körperliche Anstrengung, wie das (insb. einseitige) Tragen von schweren Rucksäcken oder Lasten, welche einen Zug der Muskeln und Sehnen der Thoraxwand bewirken können. Vorausgegangene Traumata sollten differenzialdiagnostisch auch an eine Rippenfraktur denken lassen (Lava u. Sekarski 2019).

Ursache	weiterführende Diagnostik	Therapie	Prognose
oft Fehlbelastung/ Überbeanspruchung durch Sport oder Tragen schwerer Lasten	• ggf. Vorstellung in der Orthopädie • ggf. Röntgen-/CT-Thorax oder Skelettszintigraphie	• konservativ • NSAR • ggf. Glukokortikoid- und/oder Lokal-anästhetika-Injektion	• gut • i.d.R. selbstlimitierend
Pathogenese unklar möglicherweise Mikroverletzungen und/oder Infektionen der Atemwege	• klinische Chemie (Entzündungsparameter!) • ggf. Vorstellung in der Orthopädie • Ultraschall • ggf. MRT	• konservativ • NSAR • ggf. Glukokortikoid- und/oder Lokal-anästhetika-Injektion	• Sistieren der Beschwerden meist nach 1–2 Wochen • chronische Verläufe sind ebenfalls möglich
hypermobile Rippe: angeboren (akzessorische/überlange Rippe) erworben (posttraumatisch/postoperativ)	• Vorstellung in der Orthopädie • ggf. Thoraxchirurgie	• konservative Lokaltherapie • partielle Rippenresektion	• gute Langzeitprognose nach partieller Rippenresektion

Tietze-Syndrom (Chondroosteopathia costalis)

Das Tietze-Syndrom ist relativ selten und betrifft vor allem Frauen im Alter zwischen 20 und 40 Jahren. Es handelt sich um eine benigne, schmerzhafte Schwellung der Rippenknorpel unbekannter Ursache, die meist im Bereich des Brustbeinansatzes der 2. oder 3. Rippe auftritt. In der Regel klingen die Symptome nach 1–2 Wochen wieder ab. Es gibt jedoch auch chronische Verläufe, die Jahre andauern können. Anamnestisch wird ein punktueller Thoraxschmerz meist über dem 2. oder 3. kostochondralen Gelenk angegeben. Beim tiefen Einatmen, Husten oder Niesen können sich die Schmerzen verstärken und auch in Arme und Schultern ausstrahlen. Sowohl ein akutes als auch ein chronisches Schmerzgeschehen ist möglich. Bei der klinischen Untersuchung fällt eine schmerzhafte Schwellung in einem (70 %) oder in zwei kostochondralen Gelenken auf, die in seltenen Fällen mit Rötung und Übererwärmung einhergehen kann. Fieber und laborchemische Entzündungszeichen sind möglich.

Therapeutisch steht die symptomatische Therapie im Vordergrund. Nichtsteroidale Antiphlogistika, aber auch warme Umschläge, können die Schmerzen lindern. Eventuell können lokale Kortison-Injektionen hilfreich sein (Lava u. Sekarski 2019, Fakundiny u. Walles 2021, Deximed 2021).

Slipping-Rib-Syndrom

Das sog. Slipping-Rib- oder Gleitrippen-Syndrom ist eine weitere, seltene Ursache benigner Thoraxschmerzen, das im Adoleszentenalter auftreten kann. Es betrifft die 8.–10. Rippen, welche nicht durch Knorpel, sondern durch fibrotisches Gewebe am Sternum verbunden sind. Ist diese Verbindung geschwächt (z.B. nach Trauma oder stärkerer Belastung), können die Rippen gleiten und ein schmerzhaftes Impingement auf der Ebene des Interkostalnerven erzeugen.

Die Diagnose wird durch das positive „Hooking-Manöver" bestätigt. Dabei hakt die untersuchende Person ihre Finger unterhalb des Rippenbogens der Betroffenen ein und zieht die Rippen nach lateral. Bei Vorliegen eines Gleitrippensyndroms provoziert dieses Manöver einen sehr starken Schmerz (Lava u. Sekarski 2019). Therapeutisch steht die symptomatische Therapie im Vordergrund, nichtsteroidale Antiphlogistika können die Schmerzen lindern. Falls diese konservativen Maßnahmen nicht erfolgreich sein sollten, kann eine partielle Resektion der betroffenen Rippen zu einer dauerhaften Schmerzfreiheit führen (Beltsios et al. 2021).

2.4.3 Weitere Diffentialdiagnosen des Thoraxwandschmerzes

Eine epidemische Myalgie (Bornholmer Krankheit) wurde nach Infektion mit Coxsackie B-Virus beschrieben. Neben Fieber, Dyspnoe und Tachypnoe sind die Betroffenen v.a. durch die rezidivierenden Schmerzen der Interkostalmuskulatur beeinträchtigt.

Differenzialdiagnostische Schwierigkeiten kann der interkostale „brennende" Schmerz durch Herpes zoster vor Auftreten der typischen Hauteffloreszenzen bereiten.

Reizungen der Nervenwurzeln z.B. infolge eines Prolaps des Discus intervertebralis oder maligner Wirbelkörpererkrankungen führen dagegen zu einem stechenden Schmerz, der vom Rücken nach ventral ausstrahlt. Diese Schmerzen lassen sich häufig durch Palpation und Perkussion der Wirbelsäule auslösen.

Erkrankungen der Rippen, insbesondere traumatische Rippenfrakturen, sind häufig. Darüber hinaus können anhaltende Hustenepisoden bei steroidinduzierter Osteoporose zu Rippenfrakturen führen. Daneben verursachen häufig Metastasen maligner Tumoren oder das Multiple Myelom Thoraxwandschmerzen (Kurz et al. 2005).

2.5 Psychogene Ursachen des Brustschmerzes

2.5.1 Brustschmerz als somatoforme Funktionsstörung/Funktionelle Herzschmerzen

Funktionelle Herzschmerzen sind in der Bevölkerung weit verbreitet und für die Betroffenen in hohem Maße beunruhigend und angsteinflößend. Bei nahezu der Hälfte aller Brustschmerzpatientinnen und -patienten findet sich im Rahmen der Untersuchung kein Hinweis auf einen somatischen Befund, sodass sie mit einer Ausschlussdiagnose („kein Herzinfarkt") bzw. der Diagnose „unspezifischer Brustschmerz" entlassen werden. Aus Sicht der Betroffenen bleibt somit die Ausgangssituation ungeklärt; konkrete Empfehlungen für das weitere Vorgehen fehlen meist. Aus diesem Grund weisen viele Patientinnen und Patienten bereits eine lange Krankengeschichte mit wiederholten Untersuchungen, oft bei unterschiedlichen Ärztinnen und Ärzten, auf (Kurz et al. 2005, Haasenritter et al. 2011, Rose 2020).

Die **Ätiologie funktioneller Körperbeschwerden** ist dabei sehr komplex und umfasst prädisponierende genetische Faktoren, epigenetische Veränderungen infolge von biographischer oder exogener Belastung wie auch persönlichkeitstypische Faktoren der Belastungsverarbeitung (Rose 2020).

Im Falle einer somatoformen autonomen Funktionsstörung (ICD-10: F45.3) „finden sich meist 2 Symptomgruppen (…). Die erste Gruppe umfasst Beschwerden, die auf objektivierbare Symptome der vegetativen Stimulation beruhen, wie etwa Herzklopfen, Schwitzen, Erröten, Zittern. Sie sind Ausdruck der Furcht vor und Beeinträchtigung durch eine(r) somatische(n) Störung. Die zweite Gruppe beinhaltet subjektive Beschwerden unspezifischer und wechselnder Natur, wie flüchtige Schmerzen, Brennen, Schwere, Enge (…), „die vom Patienten einem spezifischen Organ oder System zugeordnet werden" (WHO ICD-10; Rose 2020).

Als **häufigstes Symptom** wird eine typische oder atypische Angina pectoris berichtet. Patientinnen und Patienten fühlen sich oft durch ein Schwächegefühl, allgemeine Erschöpfung und Dyspnoe beeinträchtigt. Zudem bestehen häufig benigne Herzrhythmusstörungen und Palpitationen, die von den Betroffenen als höchst bedrohlich empfunden werden.

Dabei kommen mit den Beschwerden einhergehenden **psychosozialen Aspekte** (z.B. Lebensstil, iatrogene und arbeitsplatzbezogene Faktoren) schon frühzeitig eine besondere Bedeutung zu. Sie entscheiden oft über den weiteren Verlauf bis hin zur Chronifizierung und werden deshalb ebenfalls als Warnsignale verstanden („yellow flags"). Deshalb sollten neben den Hauptbeschwerden der Betroffenen auch schon im Erstkontakt weitere Beschwerden und Probleme erfasst werden. Durch das Erfassen dieser Aspekte kann gemeinsam mit den Betroffenen ein biopsychosoziales Krankheitsverständnis geschaffen und damit auch eine potenzielle Chronifizierung mit der Gefahr der Arbeitsunfähigkeit und Frühverrentung verhindert werden (Kurz et al. 2005, Rose 2020).

2.5.2 Depressive Störungen

Ergibt sich nach Ausschluss somatischer Ursachen des Brustschmerzes ein V.a. Vorliegen einer depressiven Störung, so kann die Äußerung der somatischen Symptome im Zusammenhang mit dieser Grunderkrankung stehen. In der Diagnostik bieten sich eine Reihe von Kurzfragebögen für die Selbstauskunft an, wie z.B. der PHQ-9 (Gräfe et al. 2004; Link zum Fragebogen siehe Literaturangabe PHQ-9). Dieser Fragebogen besteht aus 9 Fragen, die innerhalb von 2 Minuten beantwortet werden können und mit deren Hilfe die Wahrscheinlichkeit für das Vorliegen einer depressiven Störung abgeschätzt werden kann. Zur schnellen Einschätzung dienen dabei 2 zentrale Fragen: „Fühlten Sie sich im letzten Monat oft niedergeschlagen, schwermütig oder hoffnungslos?" und „Hatten Sie im letzten Monat oft wenig Interesse oder Freude an Dingen, die Ihnen früher Spaß gemacht hatten?".

Bei Patientinnen und Patienten, bei denen eine depressive Störung bislang nicht diagnostiziert wurde, sollte mit ihnen die Verdachtsdiagnose und ein potenzieller Zusammenhang mit den Beschwerden besprochen werden. Durch den Verweis auf Facharztpraxen für Psychosomatik, medizinische Versorgungszentren oder psychosomatische Ambulanzen kann eine endgültige diagnostische Einordnung erfolgen.

Bei Betroffenen, die sich aufgrund ihrer depressiven Störung bereits in Behandlung befinden, sollte auf die aktuell behandelnde Person verwiesen werden, mit der Frage, ob aus deren Sicht ein Zusammenhang mit den möglicherweise neu hinzugetretenen Brustschmerzen bestehen könnte. Dies wäre beispielsweise als Folge einer Konfliktbearbeitung im Rahmen einer Psychotherapie erklärlich (Rose 2020, Herrmann-Lingen et al. 2014).

2.5.3 Angststörungen

Angesichts der vitalen Bedeutung des Herzens lösen Herzkrankheiten sehr häufig bei Betroffenen Ängste aus, die zunächst eine reale Gefahr signalisieren und für die rechtzeitige Inanspruchnahme ärztlicher Hilfe überlebenswichtig sein können.

Jedoch können Ängste auch ihrerseits durch die begleitende vegetative Reaktion (Steigerung von Herzfrequenz, Blutdruck und Arrhythmie-Neigung) zur Belastung des Herzkreislaufsystems führen, was im Sinne eines Circulus vitiosus die akute Angst weiter steigern kann. Dieser Teufelskreis kann auch prognostisch bedeutsam sein, sofern bereits eine chronische KHK vorliegt. Insgesamt ist es allerdings noch offen, bei welchen Herzpatientinnen und -patienten eine komorbide Angststörung längerfristig mit einer erhöhten Mortalität einhergeht (Herrmann-Lingen et al. 2014).

Anhaltende Angst kann sich dabei ungünstig auf das Verhalten auswirken, z.B. mit Vermeidung körperlicher und beruflicher Aktivitäten, was die Lebensqualität negativ beeinflussen kann. Ursprünglich real begründete Ängste könnten damit im Verlauf dysfunktional werden und das Ausmaß einer eigenständigen, durch die Herzerkrankung hervorgerufenen und damit **sekundären Angststörung** annehmen. Andererseits finden sich bei organisch Herzgesunden auch **Angststörungen als primäre Ursache funktioneller Herzbeschwerden**.

Im Alltag ist dabei die Unterscheidung in somatoforme Störung oder Angststörung bei Patientinnen und Patienten mit funktionellen Herzbeschwerden oft nur schwer möglich. Bei den Angststörungen steht prinzipiell mehr das Angstgefühl, bei den somatoformen Störungen das Körpersymptom im Vordergrund.

Neben Realangst und Angst als Symptom zahlreicher psychischer Störungen lassen sich mehrere Formen von eigenständigen Angststörungen unterscheiden. Die ICD-10 differenziert zunächst zwischen phobischen Störungen und sonstigen Angststörungen.

Die **phobischen Störungen** sind durch das wiederkehrende Auftreten von Angst in definierbaren Situationen gekennzeichnet. In diesen Situationen kommt es zum Auftreten oft massiver Ängste mit heftigen vegetativen Begleitreaktionen wie Herzklopfen, Luftnot, u.U. Thoraxschmerzen, Zittern, Schweißausbruch, Magen-Darm-Beschwerden. In den Intervallen zwischen den Angstanfällen leiden die Betroffenen unter den Ängsten vor erneuten Angstanfällen, was dazu führt, dass auslösende Situationen vermieden werden (Agoraphobie, Soziale Phobie). Einen Sonderfall stellt die ggf. sekundäre Herzphobie dar, bei der ein phobischer Anfall durch die Wahrnehmung des eigenen Herzschlags ausgelöst werden kann.

In der **Anamnese** sollten somit Ängste explizit angesprochen werden. Schlüsselfragen zur Eingrenzung der einzelnen Angststörungen können dabei sein:

- Leiden Sie unter Einschränkungen des Lebens durch häufige oder quälende Ängste vor einem (erneuten) Herzinfarkt? → *(sekundäre) Herzphobie*
- Leiden Sie unter Ängsten, die v.a. an Orten oder in Situationen auftreten, in denen Sie das Gefühl haben, schlecht Luft zu bekommen oder die Sie schwer verlassen können? Meiden Sie solche Orte? → *Agoraphobie*
- Bekommen Sie häufig aus heiterem Himmel Panikzustände? → *Panikstörung*

- Vermeiden Sie es, vor Unbekannten zu sprechen, oder haben Sie oft die Angst, sich zu blamieren? → *Soziophobie*
- Machen Sie sich über viele Stunden am Tag um viele Dinge übermäßig viele Sorgen? → *generalisierte Angststörung*

Grundsätzlich sollte die spezifische Diagnose einer Angststörung nur gestellt werden, wenn die Ausprägung der Angst selbst sowie ihre Konsequenzen für das Alltagsleben ein im Verhältnis zur realen Bedrohung unangemessen wirkendes Ausmaß annehmen und die Angst nicht nur vorübergehend auftritt. Für die behandelnden Ärzte ist es wichtig, die Angst der Betroffenen als solche anzunehmen und auch zu benennen, ihren Realanteil anzuerkennen und Hilfe zur Bewältigung pathologischer Ängste anzubieten (Rose 2020, Herrmann-Lingen et al. 2014).

Literatur

Albus C, Barkhausen J, Fleck E, Haasenritter J (2017). Diagnostik der chronischen koronaren Herzkrankheit. Dtsch Arztebl 42: 712–719

Albus C, Waller C, Fritzsche K, Gunold H, Haass M, Hamann B, Herrmann-Lingen C (2018). Bedeutung von psychosozialen Faktoren in der Kardiologie – Update 2018. Der Kardiologe 12 (5): 312–331

American College of Cardiology Foundation, American Heart Association Task Force on Practice Guidelines, American Association for Thoracic Surgery, American College of Radiology, American Stroke Association, Society of Cardiovascular Anesthesiologists, Williams DM (2010). 2010 ACCF/AHA/AATS/ACR/ASA/SCA/SCAI/SIR/STS/SVM guidelines for the diagnosis and management of patients with thoracic aortic disease. Journal of the American College of Cardiology 55 (14): e27–e129

Beltsios ET, Adamou A, Kontou M, Panagiotopoulos N (2021). Surgical Management of the Slipping Rib Syndrome. SN Comprehensive Clinical Medicine, 1–8

Brauer RB, Liebermann-Meffert D, Stein HJ, Bartels H, Siewert JR (1997). Boerhaave's syndrome: analysis of the literature and report of 18 new cases. Diseases of the Esophagus 10 (1): 64–68

Braun J, Müller-Wieland D, Renz-Polster H, Krautzig S (Hrsg.) (2018). Basislehrbuch Innere Medizin, 6. Auflage Urban & Fischer, München

Chatterjee M, Schmeißer G (2017). Aktualisierter Leitfaden für die Ergometrie im Rahmen arbeitsmedizinischer Untersuchungen. ASU Arbeitsmed Sozialmed Umweltmed 52: 913–921

Deximed (Deutsche Experteninformation Medizin) Suche: Brustwandsyndrom (21.09.2021), https://deximed.de/home/klinische-themen/orthopaedie/patienteninformationen/ruecken-nacken-und-brust/brustkorbschmerzen-brustwandsyndrom

Fakundiny B, Walles T (2021). Osteokartilaginäre Ursachen für thorakale Schmerzsyndrome. Ärzteblatt Sachsen-Anhalt, Fachartikel 2021-0708 https://www.aerzteblatt-sachsen-anhalt.de/ausgabe/fachartikel/705-fachartikel-2021-0708.html

Gräfe K, Zipfel S, Herzog W, Löwe B (2004). Screening psychischer Störungen mit dem „Gesundheitsfragebogen für Patienten (PHQ-D)". Diagnostica 50 (4): 171–181

Grundmeier A (2014a). Akuter Thoraxschmerz. CME 11 (9): 7–18

Grundmeier A (2014b). Akutes Koronarsyndrom. CME 11 (10): 41–53

Haasenritter J, Bösner S, Klug J, Ledig T, Donner-Banzhoff N (2011). DEGAM-Leitlinie Nr. 15: Brustschmerz. Z Allg Med 87 (04): 182–91

Hagan PG, Nienaber CA, Isselbacher EM, Bruckman D, Karavite DJ, Russman PL, Eagle KA (2000). The International Registry of Acute Aortic Dissection (IRAD): new insights into an old disease. Jama 283 (7): 897–903

Hansen MS, Nogareda GJ, Hutchison SJ (2007). Frequency of and inappropriate treatment of misdiagnosis of acute aortic dissection. The American journal of cardiology 99 (6): 852–856

Herrmann-Lingen C, Albus Titscher G (2008). Psychokardiologie. Ein Praxisleitfaden für Ärzte und Psychologen. Deutscher Ärzte-Verlag, Köln

Herrmann-Lingen C, Meinertz T (2010). Psychosomatik der koronaren Herzkrankheit. Der Internist 51(7): 826–835

Jung C, Elsässer A (2018). Update ESC-Leitlinie 2017 – Akuter Myokardinfarkt (STEMI). DMW-Deutsche Medizinische Wochenschrift 143 (11): 797–801

Karasek RA (1979). Job demands, job decision latitude, and mental strain: Implications for job redesign. Administrative science quarterly, 285–308

Klingenheben T, Löllgen H, Bosch R, Trappe HJ (2018). Manual zum Stellenwert der Ergometrie. Der Kardiologe 12 (5): 342–355

Knockaert DC, Buntinx F, Stoens N, Bruyninckx R, Delooz H (2002). Chest pain in the emergency department: the broad spectrum of causes. European Journal of Emergency Medicine 9 (1): 25–30

Krusche M, Schneider U, Ruffer N (2021). Perikarditis im Rahmen rheumatologischer Erkrankungen – Was der Rheumatologe wissen sollte. Zeitschrift für Rheumatologie 80 (1): 54–64

Kuntz-Hehner S, Angerer P (2018). Psychokardiologische Grundlagen: Wie schädigt Stress das Herz-Kreislauf-System? Aktuelle Kardiologie 7 (05): 351–356

Kuntz-Hehner S, Eggebrecht H, Hunold P, Bruch C, Tiemann K, Schaar J, Erbel R (2001). Aortendissektion. Chirurgische Praxis 59 (4): 645–668

Kurz K, Giannitsis E, Meyer FJ (2005). Thoraxschmerz. Der Pneumologe 2 (3): 188–198

Lava S, Sekarski N (2019). Thoraxschmerzen und Herzgeräusche im Kindes- und Jugendalter. Pädiatrie 24 (3): 4–8

Leick J, Hamm C, Böning A, Vollert J, Radke P, Möckel M (2013). „Standard operating procedures" zur Diagnostik und Therapie des akuten Aortensyndroms. Der Kardiologe 7(5): 326–345

Leick J, Vollert J, Möckel M, Radke P, Hamm C (2011). „Standard operating procedures" zur Umsetzung der Leitlinien bei Patienten mit Brustschmerz. Der Kardiologe 5(6): 443–457

Maisch B (2018). Management von Perikarditis und Perikarderguss, konstriktiver und effusiv-konstriktiver Perikarditis. Herz 43 (7): 663–678

Maisch B, Ristić AD (2014). Diagnostik und Therapie der Perikarditis und des Perikardergusses. Herz 39 (7): 837–856

Maisch B, Ristić AD, Pankuweit S (2017). Inflammatorische Kardiomyopathie und Myokarditis. Herz 42 (4): 425–438

Miljak T, Finell M, Brydniak R, Benzing A, Jung W (2010). Seltene, aber lebensbedrohliche Ursache eines akuten Thoraxschmerzes. Intensivmedizin und Notfallmedizin 47 (6): 446–448

Möckel M (2018). SOP beim akuten Koronarsyndrom – Update 2018. Kardiologie up2date 14 (02): 109–114

Möckel M, Störk T (2017). Akuter Brustschmerz. Der Internist 58 (9): 900–907

Möckel M, Vollert J, Hamm C (2010). „Standard operating procedures" für den akuten ST-Streckenhebungsinfarkt. Der Kardiologe 4 (2): 124–134

Möckel, M (2020). Einführung: Kardiologische Leitsymptome: Brustschmerzen, Luftnot und Synkope. In: Kardiovaskuläre Notfall- und Akutmedizin (pp. XIX–XXVIII). De Gruyter, Berlin

Möhlenkamp S, Kleinbongard P, Erbel R (2020). Tako-Tsubo-Syndrom. Der Kardiologe 14 (4): 323–336

Moser M, Lickfeld T, Möckel M, Radke P, Vollert J, Bode, C (2010). „Standard operating procedures" zur Umsetzung der Leitlinien beim Nicht-ST-Hebungsinfarkt. Der Kardiologe 4 (5): 389–399

Nowak D, Ochmann U (2018). Elsevier Essentials. Arbeitsmedizin: Das Wichtigste für Ärzte aller Fachrichtungen. Elsevier Verlag, München

PHQ-9-Fragebogen https://www.uke.de/dateien/institute/institut-und-poliklinik-f%C3%BCr-psychosomatische-medizin-und-psychotherapie/downloads/gesundheitsfragebogen-phq-9.pdf

Pilarczyk K, El Mokhtari NE, Fleischmann T, Haake N, Konstantinides SV (2020). Diagnostik und Therapie der akuten Lungenembolie. Notfall und Rettungsmedizin 23 (8): 645–657

Pöss J, Freund A, Vollert J O, Wolfrum S, Radke P, Möckel M (2018). Lungenarterienembolie. Der Kardiologe 12 (1): 68–82

Rose M (2020). 10. Psychokardiologie – Brustschmerz bei somatoformer Funktionsstörung, Angst und Depression. Kardiovaskuläre Notfall- und Akutmedizin. In: Martin Möckel, Peter W. Radke, Sebastian Wolfrum (Hrsg.). S. 223–234. De Gruyter, Berlin

Schulz A, Schuster A (2021). Personalisierte Ischämiediagnostik beim chronischen Koronarsyndrom. Der Internist, 1–12

Siegrist J (1996). Adverse health effects of high-effort/low-reward conditions. Journal of occupational health psychology 1 (1): 27

Silber S (2019). ESC-Leitlinie 2019 zum chronischen Koronarsyndrom (CCS, vormals „stabile KHK"). Herz 44 (8): 676–683

Spinner T, Spes C, Mudra H (2006). D-Dimererhöhung bei akutem Brustschmerz: Lungenembolie oder Aortendissektion? Intensivmedizin und Notfallmedizin 43(7): 570–574

Thiele H (2018). Empfehlungen der Europäischen Gesellschaft für Kardiologie-Leitlinien 2017 – STEMI. Notfall+ Rettungsmedizin 21 (1): 22–33

Thiele H, Jobs A (2021). ESC-Leitlinie 2020: akutes Koronarsyndrom ohne persistierende ST-Strecken-Hebungen. Herz 46 (1): 3–13

Völler H, Schwaab B (2020). Kardiologische Rehabilitation. Der Kardiologe 14 (2): 106–112

Wächter C, Markus B, Schieffer B (2017). Kardiologische Ursachen für Thoraxschmerz. Der Internist 58 (1): 8–21

Yusuf S, Hawken S, Ôunpuu S, Dans T, Avezum A, Lanas F. INTERHEART Study Investigators. (2004). Effect of potentially modifiable risk factors associated with myocardial infarction in 52 countries (the INTERHEART study): case-control study. The lancet 364 (9438): 937–952

8 Raynaud-Phänomen an den Fingern

Peter Klein-Weigel und Stephan Letzel

Zusammenfassung

Beim Raynaud-Phänomen handelt es sich um eine anfallsartig auftretende Vasokonstriktion u.a. im Bereich der peripheren Gefäße der Finger. Man unterscheidet ein primäres und ein sekundäres Raynaud-Phänomen. Das primäre Raynaud-Phänomen stellt eine Ausschlussdiagnose dar, von einem sekundären Raynaud-Phänomen wird gesprochen, wenn dieses ursächlich einem Arterienverschluss oder einer entsprechenden Grunderkrankung zugeschrieben werden kann. Unter arbeitsmedizinischen Gesichtspunkten muss beim Auftreten eines Raynaud-Phänomens an vibrationsbedingte Durchblutungsstörungen an den Händen gem. BK-Nr. 2104 BKV, ein Thenar- bzw. Hypothenar-Hammer-Syndrom gem. BK-Nr. 2114 BKV sowie an Vinylchlorid-induzierte akrale Durchblutungsstörungen gem. BK-Nr.1302 BKV gedacht werden. Besteht der begründete Verdacht auf das Vorliegen einer entsprechenden Berufskrankheit, besteht für jeden Arzt bzw. jede Ärztin die Verpflichtung, dies durch eine Berufskrankheitenanzeige dem zuständigen Unfallversicherungsträger mitzuteilen.

1 Allgemeiner Teil

Im allgemeinen Teil dieses Kapitels wird vorrangig auf die Publikation „Raynaud-Phänomen: vaskuläres Akrosyndrom mit langfristigem Versorgungsbedarf" (Klein-Weigel et al. 2021) Bezug genommen.

1.1 Definition

Beim Raynaud-Phänomen, u.a. auch als Raynaud-Syndrom bezeichnet, handelt es sich um eine anfallsartig auftretende Vasokonstriktion im Bereich der peripheren Gefäße der Finger und Zehen. Unter arbeitsmedizinischen Gesichtspunkten ist in diesem Beitrag nur das Raynaud-Phänomen der Finger von Interesse. An Symptomen beobachtet man beim Raynaud-Phänomen in der Regel einen intermittierenden auftretenden Farbwechsel von weiß über bläulich-zyanotisch nach rot (Klein-Weigel et al. 2021).

1.2   Epidemiologie

Die Prävalenz des Raynaud-Phänomens wird mit ca. 5 bis 10 % für die deutsche Bevölkerung angegeben, Frauen sind hiervon generell häufiger betroffen als Männer (Klein-Weigel et al. 2021).

1.3   Pathophysiologie

Man unterscheidet zwischen einem primären und sekundären Raynaud-Phänomen. Beim primären Raynaud-Phänomen handelt es sich um eine anfallsartig auftretende Vasospastik der Fingerarterien, die kausal weder auf Arterienverschlüsse noch auf eine mögliche Grunderkrankung zurückgeführt werden können. Bei Patienten mit einem primären Raynaud-Phänomen wurden Störungen der Gefäßreagibilität auf Kältereiz vielfach beschrieben. Das Raynaud-Phänomen kommt vorrangig in Hautarealen mit hoher Dichte an arteriovenösen Anastomosen vor, die mit zwei unterschiedlichen sympathischen Transmittersystemen ausgestattet sind (Noradrenalin: Vasokonstriktion; Acetylcholin: Vasodilatation). Im Gegensatz zu Gesunden reagieren Patienten mit einem Raynaud-Phänomen auf lokale Kältereize mit einem Vasospasmus bis hin zu einem kompletten temporären Gefäßverschluss. Noch weitgehend ungeklärt ist dabei die Rolle thermosensitiver transienter Rezeptorenpotentiale sowie die Wechselwirkung mit endothelialen vasoaktiven Peptiden und neuronalen Einflüssen (Klein-Weigel et al. 2021).

Tab. 1:   Beispiele für mögliche Ursachen eines sekundären Raynaud-Phänomens (mod. nach Heidrich 1993, Classen et al. 1994, Creager und Dzau 2003, Klein-Weigel et al. 2021)

Arterienverschlüsse	Kollagenosen und entzündlich rheumatische Erkrankungen	Hämatogene Erkrankungen	Medikamente und Intoxikationen	traumatisch	Sonstiges
• Arteriosklerose • kardiale und arterioarterielle Embolien • Thrombangiitis obliterans • Vaskulitiden der großen und mittelgroßen Arterien	• Lupus erythematodes • Sklerodermie • Dermatomyositis • Polymyositis • Chronische Polyarthritis • Sharp-Syndrom • Rheumatoide Arthritis	• Myeloproliferative Syndrome • Paraproteinämien • Kälteagglutinine	• Sympathomimetika • β-Blocker • Clonidin • Migränemittel inkl. monoklonaler CGRP-Antikörper • Ergotaminderivate • Interferon α und β • Katecholamine • Cyclosporin • Cisplatin und Derivate • Bleomycin • Tyrosinkinase-Inhibitoren • Vinylchlorid	• lokale Verletzungen • Operationen • (Berufsbedingte) Mikrotraumen durch Schwingungen • Kälteschäden	• Thoracic-outlet-Syndrom • Karpaltunnelsyndrom • Malignome

Unter einem sekundären Raynaud-Phänomen werden dagegen Durchblutungsstörungen der Finger verstanden, die ursächlich einem Arterienverschluss oder einer Grunderkrankung zugeschrieben werden können. Mögliche Beispiele für die Ursachen eines sekundären Raynaud-Syndroms sind in *Tabelle 1* zusammengestellt.

1.4 Diagnostik

Bei der Diagnostik des Raynaud-Phänomens ist es wichtig herauszufinden, ob es sich um ein primäres oder sekundäres Raynaud-Phänomen handelt, dabei ist das primäre Raynaud-Phänomen eine Ausschlussdiagnose. Grundlage der Diagnostik des Raynaud-Phänomens ist eine ausführliche Anamnese, die Inspektion der Hände, die Prüfung des Pulsstatus und die Durchführung des Allen-Tests zur Überprüfung der Durchblutung der Hand über die Arteria radialis und Arteria ulnaris. Hiervon abhängig können u.a. die Durchführung einer Nagelfalzkapillarmikroskopie und die Bestimmung der antinukleären Antikörper für die Diagnostik der Ursache eines sekundären Raynaud-Phänomens zielführend sein. Die diagnostische Abklärung sollte fachärztlicherseits vorrangig durch Rheumatologen, Angiologen und Dermatologen erfolgen. Bei Verdacht auf eine berufliche Verursachung sollte ein Arbeitsmediziner hinzugezogen und eine ärztliche Anzeige auf eine Berufskrankheit beim zuständigen Unfallversicherungsträger erstattet werden (Klein-Weigel et al. 2021).

2 Spezieller Teil

Unter arbeitsmedizinischen Gesichtspunkten sind beim sekundären Raynaud-Phänomen ursächlich insbesondere vibrationsbedingte Durchblutungsstörungen an den Händen, das Hypothenar- bzw. Thenar-Hammer-Syndrom sowie die Exposition gegenüber Vinylchlorid relevant.

2.1 Vibrationsbedingte Durchblutungsstörungen an den Händen

Vibrationsbedingte Durchblutungsstörungen an den Händen, auch als Vasospastisches Syndrom oder Weißfingerkrankheit bezeichnet, wird durch Schwingungen in einem Frequenzbereich von ca. 20 bis ca. 1 000 Hz beobachtet. Abzugrenzen hiervon sind niederfrequente Schwingungen in einem Frequenzbereich von ca. 8 bis ca. 50 Hz, die zu degenerativen Veränderungen im Bereich des Ellenbogengelenks, Handgelenks, der Handwurzelknochen und des Schultereckgelenks führen können.

Das Krankheitsbild des Vibrationsbedingten Vasospastischen Syndroms ist gekennzeichnet durch intermittierende Vasospasmen in den Fingern mit Kältegefühl und nachfolgender zyanotischer Verfärbung oder Blässe der Haut („Weißfinger"). Es wird durch den beruflichen Gebrauch vibrierender Handwerkzeuge hervorgerufen und ist dabei Teilerscheinung eines komplexen vibrationsbedingten Schädigungsmusters, mit neurosensorischer und muskulo-skelettaler Komponente (Pelmear u. Wasserman 1998, Heaver et al 2011). Dabei kommt es zu einer deutlichen Reduzierung der Sensibilität in den betroffenen Fingern. Für die erkrankte Person kann es daher sehr schwierig sein, manuelle Arbeiten auszuführen, insbesondere solche, die feinmotorische Koordination erfordern. Häufig wird der Anfall von Kribbeln oder Gefühllosigkeit, Steifigkeit und Schmerzen in den Fingern begleitet. Außerdem kann es zu allgemeinem Unbehagen und Kälteempfindlichkeit kommen. Die Patienten berichten vorwiegend, dass Kälte oder das Berühren kalter Gegenstände den auslösenden Faktor des vasospastischen Anfalls darstellt. Der Anfall selbst lässt abhängig vom Schweregrad der Erkrankung oder der Möglichkeit, die Hände zu erwärmen, nach einigen Minuten bis etwa einer Stunde nach.

2.1.1 Epidemiologie

Mehr als 1,5 Millionen Beschäftigte in Deutschland arbeiten in Branchen mit einer potenziellen Exposition gegenüber Hand-Arm-Schwingungen (Christ et al. 2006). Vibrationsbedingte Durchblutungsstörungen können in Deutschland bei Einhaltung der sozialrechtlichen Randbedingungen unter der Berufskrankheiten-Nummer (BK-Nr.) 2104 der Anlage 1 der Berufskrankheiten-Verordnung als Berufskrankheit anerkannt und ggf. entschädigt werden (NN 2021).

In den vergangenen Jahren wurden in Deutschland unter der BK-Nr. 2104 BKV „Vibrationsbedingte Durchblutungsstörungen an den Händen" nur eine geringe Anzahl angezeigt und als Berufskrankheit anerkannt *(Tab. 2)* (DGUV 2020). Da das Krankheitsbild relativ unbekannt ist, ist von einer gewissen Dunkelziffer von Erkrankungsfällen auszugehen, die nicht zur Anzeige als Berufskrankheit kommen. Andererseits kann die eindeutige Rückführung sensomotorischer oder akraler vaskulärer Symptome auf eine alleinige berufliche Exposition zuweilen schwierig sein.

Tab. 2: In den Jahren 2018 bis 2019 in Deutschland angezeigte und anerkannte Fälle einer Berufskrankheit nach der BK-Nr. 2104 BKV (DGUV 2020)

	2018	2019
Anzeige auf Verdacht einer Berufskrankheit	102	80
Anerkannte Berufskrankheiten	24	25

2.1.2 Physiologie und Pathophysiologie

Vibrationen, die direkt auf die obere Extremität übertragen werden, lassen sich u.a. durch vier wesentliche Faktoren beschreiben: Vibrationsamplitude, Vibrationsfrequenz, Vibrationsrichtung und Expositionsdauer (Dong et al. 2021). Dabei variiert die Transferfunktion und damit die biodynamischen Effekte mit der Vibrationsfrequenz (Dong et al. 2021). Als besonders häufig mit neurogenen und vaskulären Manifestationen von vibrationsbedingten Durchblutungsstörungen an den Händen einhergehend gilt der Frequenzbereich zwischen 60 und 300 Hz, während niedrigere Frequenzen mehr muskuloskelettale Schädigungsmuster hervorzurufen scheinen (Bovenzi et al. 2011 u. 2012, Krajnak 2018).

Tierexperimentelle und humane Daten sprechen dafür, dass eine lokalisierte Exposition auch systemische Effekte hervorrufen kann, wie z.B. einen erhöhten Sympathikotonus (Olsen et al. 1985, Krajnak 2018), wodurch lokale Verstärkungs- und systemische Generalisierungseffekte entstehen können, die die Erfassung der biologischen Wirkungen der Vibrationsexposition komplizieren. Zudem werden die biologischen Vibrationseffekte durch Umwelteinflüsse wie Umgebungstemperatur, Umgebungsfeuchtigkeit und Geräuschpegel sowie ggf. individuelle Expositionsfaktoren wie z.B. Zigarettenrauchen, Alter, Geschlecht, Händigkeit, Konstitution mitbestimmt (Pelmear u. Wasserman 1998, Dong et al. 2021). Darüber hinaus bewirken die Greifkraft und unterschiedliche Hand-Armhaltungen Verstärkungen oder Abschwächungen der biodynamischen Vibrationswirkungen (Dupuis u. Riedel 1999, Pan et al. 2018, Dong et al. 2021).

Diese vielfältigen Faktoren sind verantwortlich dafür, dass die Expositionsdosis und -zeit, die erforderlich ist, um klinische Erscheinungen der vibrationsbedingten Durchblutungsstörungen an den Händen hervorzurufen, nicht exakt definiert werden kann (ISO 5349-1, 2001). Hinsichtlich der messtechnischen Aspekte und Schwierigkeiten, die die arbeitsmedizinische Erfassung der biodynamischen Effekte chronischer beruflicher Vibrationstraumata aufwirft, wird u.a. auf die Publikation von Dong et al. (2021) sowie Dupuis und Riedel (1999) verwiesen.

Tierexperimentell wurde v.a. das Rattenschwanzmodell benutzt, um die vaskulären und neurosensorischen Schädigungsmuster zu untersuchen. Die Ergebnisse stützen die Hypothese, dass die vaskulären und neuronalen Effekte frequenzabhängig sind (Krajnak et al. 2012, 2013, 2014).

Bereits durch eine einmalige Applikation von Vibrationsfrequenzen nahe der Resonanzfrequenz kann eine über Tage anhaltende Vasokonstriktion durch Störungen der endothelialen NO-Synthese hervorgerufen werden (Krajnak et al. 2014). Fortgesetzte Vibrationsexpositionen führten zu signifikanten Veränderungen von Aktivierungsmustern antioxidativer und antiinflammatorischer Gene, Lumenminderungen der ventralen Rattenschwanzarterie durch endotheliale Proliferation und zu einer Proliferation von glatten Muskelzellen in der Arterienwand (Krajnak et al. 2014, Dong et al. 2021).

Morphologisch vergleichbare Veränderungen mit intimaler Hyperplasie und Hypertrophie sowie periarterieller Fibrose sowie gelegentlicher akzelerierter Arteriosklerose wurden in Fingerbiopsien von Patienten mit vibrationsbedingten Durchblutungsstörungen an den Händen gefunden (Takeuchi et al. 1986).

Mehrtägige Vibrationsexpositionen führten im Tierversuch zu erhöhten Wahrnehmungsschwellen elektrischer Reize und verminderter Wahrnehmung von Berührungs- und Druckreizen (Krajnak et al. 2012). Die Veränderungen wurden von einem Anstieg proinflammatorischer Cytokine wie z.B. IL-1 und veränderten Genaktivierungsmustern begleitet, die auf Störungen antioxidativer und nozizeptiver Funktionen schließen lassen (Dong et al. 2021). Über mehrere Tage anhaltende Expositionen gingen mit Störungen der Lipidoxidation und Myelinproduktion einher, die auch das Rückenmark mit einbezogen (Pacurari et al. 2019). Histologische Untersuchungen bestätigten das Auftreten demyelinisierender Prozesse (Krajnak et al. 2016).

Morphologisch vergleichbare Veränderungen mit demyelinisierender Neuropathie in den peripheren Nerven, bei der es auch zu einem deutlichen Verlust von Nervenfasern und einer perineuralen Fibrose kommt, wurden in Fingerbiopsien von Patienten mit vibrationsbedingten Durchblutungsstörungen an den Händen gefunden (Takeuchi et al. 1986).

2.1.3 Berufliche Risikofaktoren

Die beruflichen Einflussfaktoren, die zu vibrationsbedingten Durchblutungsstörungen an den Händen führen können, sind u.a. abhängig von Schwingungsfrequenz, Schwingungsrichtung, Einwirkungsdauer und klimatischen Faktoren. Gehäuft werden vibrationsbedingte Durchblutungsstörungen der Hände u.a. bei der Verwendung von handgeführten Motorkettensägen, Schleifgeräten, Meißeln, Oszillationsmesser, Heckenscheren und Freischneidern mit einem Frequenzspektrum oberhalb von 20 Hz beobachtet.

2.1.4 Klinik

Sensoneuronale Störungen treten bei den vibrationsbedingten Durchblutungsstörungen an den Händen i.d.R. vor vaskulären Symptomen auf (Pelmear u. Wasserman 1998, Heaver et al. 2011). Als Frühindikatoren gelten ein längeres „Nachklingeln" der Vibrationen in den Fingern und Händen und eine vorübergehende Taubheit in den Fingerspitzen und/oder das Auftreten von Dysaesthesien in den Fingern (Pelmear u. Wasserman 1998, Heaver et al. 2011). Bei fortgesetzter Exposition werden diese Symptome ausgeprägter und anhaltender. Dysaesthesien sowie ein zunehmender Verlust der Vibrationssensibiltät und des Tastsinns schreiten voran und führen zu eingeschränkten manuellen Fertigkeiten und der Geschicklichkeit, mitunter auch zu zunehmender Kraftlosigkeit (Pelmear u. Wasserman 1998, Heaver et al. 2011).

Im Laufe der Zeit gesellen sich in aller Regel zu den neurologischen Reiz- und Ausfallsymptomen eine vermehrte Kälteempfindlichkeit und es tritt kälte- oder vibrationsabhängig ein Raynaud-Phänomen auf. Die vibrationsbedingten Durchblutungsstörungen beginnen im distalen Bereich der am stärksten der Vibrationsbelastung ausgesetzten Finger und können im weiteren Verlauf nach proximal bis in den Bereich der Handfläche fortschreiten. Meist sind zu Beginn der Erkrankung nur einzelne Finger betroffen, im weiteren Verlauf können sämtliche Finger anfallsartige Durchblutungsstörungen aufweisen. Fortgesetzte Expositionen führen u.U. auch zu einer vermehrten Kälteempfindlichkeit und u.U. zu einer permanenten Finger-Handischämie durch das Auftreten von Hand- und Fingerarterien-verschlüssen und schließlich zu trophischen Störungen, insbesondere an den Fingerkuppen (digitale Ulzera, Nekrosen) oder zu chronischen Wunden nach Verletzungen der Hand (Pelmear u. Wasserman 1998, Dupuis u. Riedel 1999, Heaver et al. 2011).

2.1.5 Diagnostik

Die Diagnostik der vibrationsbedingten Durchblutungsstörungen beinhaltet eine ausführliche Anamnese einschließlich Arbeitsanamnese, eine körperliche Untersuchung sowie einen Kälteprovokationstest gemäß DIN ISO 14835-1. Mit Hilfe der Pallästhesiometrie kann die Vibrationssensibilität gemessen werden (Ahrend u. Dupuis 1995).

Die klinische Untersuchung umfasst die Bestimmung des Pulsstatus der oberen Extremitäten, eine Blutdruckmessung an beiden Oberarmen sowie die bilaterale Durchführung eines Allen-Testes zur Bestimmung der Funktionsfähigkeit des Hohlhandbogens und der Homogenität der Rekapillarisierung.

Darüber hinaus lassen sich der arterielle Gefäßstatus auch im Bereich der Hand und der Finger mit Hilfe der Duplexsonographie erfassen und evtl. proximal gelegene Strombahnhindernisse (z.B. A. subclavia-Abgangsstenosen oder Stenosen des Truncus brachiocephalicus) ausschließen. Goldstandard der genauen anatomischen Darstellung der Hand- und Fingergefäße bleibt aufgrund ihres hohen räumlichen Auflösungsvermögens und Übersichtlichkeit die digitale Subtraktionsangiographie. Die akrale MR-Angiographie oder CT-Angiographie erfordern hierzu spezielle Untersuchungsprotokolle. Die elaborierteren bildgebenden Verfahren sind aber zur Charakterisierung eines vibrationsbedingten vaso-spastischen Syndroms nicht zwingend erforderlich.

Es wurde empfohlen, bei klinischen Auffälligkeiten der Neurosensorik zur Bestimmung der Geschicklichkeit einen Purdue Steckbrett-Test durchzuführen, für den alters- und geschlechtsspezifische Normalwerte bekannt sind (Poole et al. 2019). Der Test erfasst jedoch eher die übergeordnete feinmotorische und sensorische Funktion des Hand-Arm-Systems als die Neurosensorik der durch vibrationsbedingte Durchblutungsstörungen an den Händen vorrangig betroffenen Finger (Cooke 2020). Als Cut-off-Werte zum Normalen für die dominante Hand wurden 10 Stecklöcher und für die nicht-dominante Hand und beide Hände 8 Stecklöcher angegeben.

Differentialdiagnostisch sind weitere Ursachen für ein sekundäres Raynaud-Phänomen auszuschließen. Angiologische und neurologische Zusatzuntersuchungen können in Abhängigkeit des speziellen Krankheitsfalles bei der Diagnosesicherung hilfreich sein. Bei der Arbeitsanamnese ist darauf zu achten, ob die arbeitstechnischen Voraussetzungen (Schwingungen mit einer Frequenz > 20 Hz) vorgelegen haben. Bei der Begutachtung einer fraglichen Berufskrankheit kommen hier den Ermittlungen des technischen Sachverständigen eine besondere Bedeutung zu.

2.1.6 Klassifikation

Die Klassifikation der vibrationsbedingten Durchblutungsstörungen an den Händen erfolgt i.d.R. nach der vor mehr als 30 Jahren publizierten Stockholm Workshop Skala *(Tab. 3)* (Gemne et al. 1987, Brammer et al. 1987). In den letzten Jahren wurde jedoch zunehmende Kritik an der Stockholm Workshop Scale formuliert, da sie subjektive Bezeichnungen beinhaltet und von einer fehlenden Beziehung zwischen der Anfallsfrequenz des Raynaud-Phänomens und der Ausdehnung der Abblassung ausgeht. Ferner bestehen Kritikpunkte an der Objektivität der Messung der taktilen Diskriminationsfähigkeit (Poole et al. 2019).

Von Poole et al. wurden ein Konsensus unter Experten publiziert, der im Rahmen eines Delphi-Prozesses formuliert wurde und der mehrdeutige Formulierungen und Tests ohne klar definierte und validierte Methodologie zu umgehen sucht (Poole et al. 2019). In Bezug auf das Raynaud-Phänomen sollen Fotodokumentationen die subjektiven Angaben der Patienten ergänzen (Poole et al. 2019).

Tab. 3: Stockholm Workshop Skala zur Klassifikation der vibrationsbedingten Durchblutungsstörungen der Hände

Vaskuläre Komponente		
Stadium	**Grad**	**Klinik**
0	–	keine Weißverfärbungen
1v	mild	gelegentlich auftretende Attacken, die nur die Fingerkuppen eines oder mehrerer Finger betreffen
2v	mäßig	gelegentlich auftretende Attacken, die sich bis in die Mittelglieder (gelegentlich auch der proximalen Glieder) eines oder mehrerer Finger ausdehnen
3v	schwer	häufige Attacken, die sich bis in die Grundphalangen der meisten Finger ausdehnen
4v	sehr schwer	wie unter Stadium 3v, jedoch mit trophischen Störungen der Fingerspitzen
Neurosensorische Komponente		
0sn	–	exponiert, aber symptomfrei
1sn	–	intermittierendes Taubheitsgefühl mit oder ohne „Klingeln"
2sn	–	intermittierendes oder persistierendes Taubheitsgefühl, reduzierte Sensorik
3sn	–	intermittierendes oder persistierendes Taubheitsgefühl und reduzierte taktile Diskrimination oder reduzierte Geschicklichkeit
Die Stadieneinteilung wird für jede Hand separat durchgeführt. Der Erkrankungsgrad wird bestimmt durch das Stadium und die Anzahl der betroffenen Finger beider Hände.		

2.1.7 Prophylaxe

Das Risiko für die Entwicklung von vibrationsbedingten Durchblutungsstörungen an den Händen ist erhöht, wenn stark vibrierende Arbeitsmittel in einem Frequenzbereich über 20 Hz regelmäßig und über einen längeren Zeitraum eingesetzt werden. Diese Risiken lassen sich minimieren, wenn Gefährdete rechtzeitig identifiziert, überwacht und geeignete Prophylaxemaßnahmen eingeleitet werden (BAuA 2021)

Die EU-Richtlinie 2002/44/EG legt Mindeststandards für die Kontrolle von Gefährdungen fest, die in der Bundesrepublik Deutschland durch die Lärm-Vibrations-Arbeitsschutzverordnung (LärmVibrationsArbSchV) konkretisiert wurden (BAuA).

Die LärmVibrationsArbSchV legt einen Expositionsgrenzwert und einen Auslösewert für die tägliche Vibrationsexposition fest, bei dessen Erreichen oder Überschreiten der Arbeitgeber verpflichtet ist, gefährdete Arbeitnehmer zu überwachen und Präventionsmaßnahmen einzuleiten:

- Auslösewert A(8) von 2,5 m/s^2
- Expositionsgrenzwert A(8) von 5 m/s^2

Die Tages-Vibrationsexposition eines Mitarbeiters wird bestimmt durch die frequenzbewertete Schwingungsbeschleunigung und die Dauer der Exposition (BAuA Informationen Hand-Arm-Vibration). Der Tages-Vibrationsexpositionswert wird nach der Berechnungsformeln nach TRLV Vibrationen Teil 1, Anlage 3 A(8) oder unter Verwendung eines Vibrationsrechners durch Eingabe der frequenzbewerteten Schwingungsbeschleunigungen und der Einwirkungsdauer bestimmt (BAuA 2021).

Wird der Expositionsgrenzwert erreicht, sind vom Arbeitgeber Sofortmaßnahmen zur Reduktion der Gesundheitsgefährdung der betroffenen Arbeitnehmer und eine arbeitsmedizinische Pflichtvorsorge einzuleiten. Wird der Auslösewert überschritten, müssen die in der LärmVibrationsArbSchV genannten Maßnahmen umgesetzt werden. Im Einzelnen sind dies:

- Information und Unterweisung der Beschäftigten
- Arbeitsmedizinische Beratung
- Arbeitsmedizinische Vorsorge
- Ausarbeitung und Implementierung eines Maßnahmenprogramms zur Beseitigung oder Minimierung der Exposition gegenüber Vibrationen

Die Minderung der Vibrationsbelastung kann erreicht werden durch

- Überprüfung des Arbeitsverfahrens und ggf. dessen Substitution durch alternative Verfahren mit geringerer Gesundheitsbelastung
- Auswahl und Anschaffung vibrationsärmerer Arbeitsmittel oder Nachrüstung von Antivibrationssystemen
- Arbeitseinsatzplanung, um Vibrationsexpositionszeiten zu vermindern
- Anschaffung und Tragen vibrationsmindernder Handschuhe, z.B. Gelhandschuhe nach DIN EN ISO 10819
- Schulung und Anleitung der Mitarbeiter (Arbeitsweise, Warnsymptome, Schutzmaßnahmen vor Kälte und Nässe, Nikotinkarenz).

2.1.7 Therapie

Spezifische medikamentöse Behandlungsansätze beziehen sich auf die Prophylaxe des Raynaud-Phänomens und die Behandlung der Finger-Hand-Ischämie bei schwereren Ausprägungsgraden. Eine effektive medikamentöse Therapie der demyelinisierenden Neuropathie ist nicht bekannt.

Das Auftreten eines Raynaud-Phänomens begründet nicht in jedem Fall eine medikamentöse Behandlungsindikation. Diese ist gegeben, wenn Allgemeinmaßnahmen wie Kälte- und Nässeschutz nicht mehr ausreichend sind, die Anfälle häufig auftreten oder schwer verlaufen und ein deutlicher Leidensdruck besteht.

Medikamente, die potenziell Vasospasmen induzieren, sollten nach Möglichkeit ab- oder umgesetzt werden.

Eine spezifische behördliche Zulassung zur Behandlung der vibrationsbedingten Durchblutungsstörungen der Hände weist keines der im Folgenden genannten Medikamente auf.

Als stand-by-Medikation haben sich isosorbitdinitrat- und glyceroltrinitrathaltige Salben bewährt, die zur individuellen Herstellung in der Apotheke verordnet werden müssen.

Calciumantagonisten vom Dihydropyridin-Typ werden häufig zur Behandlung des primären und sekundären Raynaud-Phänomens eingesetzt. In einem systematischen Cochrane-Review zeigte sich v.a. ein Effekt auf die Anfallsfrequenz, die auf ca. 40–50 % reduziert wurde (Rirash et al. 2017). Daten, die hierdurch eine Verbesserung der Lebensqualität zeigen, fehlen. Ca-Antagonisten verursachen oft unerwünschte Arzneimittelwirkungen, die ihren Gebrauch in den geprüften Dosen (z.B. 2–3 × 20 mg Nifedipin ret.) einschränken. Typische unerwünschte Arzneimittelwirkungen sind Hypotonie, Orthostase, Palpitationen, Flush, periphere Ödeme und Darmträgheit.

Losartan senkte in einer kleinen prospektiven randomisierten Pilotstudie im Vergleich zu Nifedipin die Frequenz und reduzierte die Schwere des RP (Dziadzio et al. 1999). Ein Außentemperaturmonitoring erfolgte nicht, so dass Temperaturunterschiede im Studienverlauf für die Wirkunterschiede gegenüber Nifedipin mitverantwortlich sein könnten. Lebensqualitätsdaten wurden nicht erhoben. Unerwünschte Arzneimittelwirkungen (UAW) von Losartan sind Hypotonie, Schwindel, Müdigkeit, Schwäche, Kopfschmerzen.

Kontrollierte Studien zur Wirksamkeit von Phosphodiesterase-5-Inhibitoren (Sildenafil, Tadalafin, Vardenafil) beschränken sich auf Studien bei Patienten mit systemischer Sklerose. Eine Metaanalyse über sechs randomisierte kontrollierte Studien zeigte dabei geringe bis moderate positive Effekte auf die Frequenz, Dauer und Schwere des Raynaud-Phänomens (Roustit et al. 2013). Unerwünschte Arzneimittelwirkungen der PDE-5-Hemmer sind Hypotonien, Cephalgien, Sehstörungen, Myalgien, Brustschmerzen, Dyspepsien und nasale Verstopfung. Eine gleichzeitige Einnahme von Nitropräparaten muss zur Vermeidung von Hypotonien und Synkopen vermieden werden.

In einem systematischen Cochrane-Review konnte Iloprost nur die Schwere des Raynaud-Phänomens bei Patienten mit systemischer Sklerose reduzieren (Pope et al. 2000). Aus einer zwölfmonatigen Therapiestudie mit zyklischer intravenöser Iloprost-Gabe ergab sich im Vergleich zu Nifedipin bei gleichem Patientengut ein etwas besserer Therapieeffekt bei allerdings deutlich höherem Therapieaufwand (Scorza et al. 2001). Häufige unerwünschte

Arzneimittelwirkungen sind Kopfschmerzen, Flush-Symptomatik, Hypotonie, Übelkeit, Erbrechen und Venenentzündungen.

2.2 Thenar- und Hypothenar-Hammer-Syndrom

Beim Hypothenar-Hammer-Syndrom handelt es sich um eine akut oder subakut auftretende Durchblutungsstörung vornehmlich der ulnaren Finger der Hand durch eine einmalige oder repetitive stumpfe mechanische Schädigung der terminalen A. ulnaris und/oder ihres oberflächlichen Palmarastes in Höhe des distalen Kleinfingerballens (Letzel u. Kraus 1998, Letzel et al. 2003, Schröttle et al. 2015, Juscafresa u. Grochowicz 2018). Dem selteneren Thenar-Hammersyndrom liegt eine einmalige oder repetitive stumpfe mechanische Schädigung der terminalen A. radialis oder ihres oberflächlichen Palmarastes in Höhe des Großdaumenballens zugrunde (McCready et al. 2008). Die Durchblutungsstörung umfasst hierbei bevorzugt die radialen Finger.

2.2.1 Epidemiologie

Unter der Legaldefinition „Gefäßschäden der Hand durch stoßartige Krafteinwirkung (Hypothenar-Hammer-Syndrom und Thenar-Hammer-Syndrom)" kann diese Erkrankung in Deutschland bei der Einhaltung der sozialrechtlichen Randbedingungen unter der BK-Nr. 2114 BKV als Berufskrankheit anerkannt und ggf. entschädigt werden (NN 2012). In den letzten Jahren wurden hier nur relativ wenige Anzeigen auf den Verdacht einer Berufskrankheit erstattet und nur eine geringe Anzahl von Fällen als Berufskrankheit anerkannt *(Tab. 4)*.

Tab. 4: In den Jahren 2018 bis 2020 in Deutschland angezeigte und anerkannte Fälle einer Berufskrankheit nach der BK-Nr. 2114 BKV (DGUV 2020)

	2018	2019	2020
Anzeige auf Verdacht einer Berufskrankheit	48	51	34
Anerkannte Berufskrankheiten	23	17	12

2.2.2 Physiologie und Pathophysiologie

Die arterielle Versorgung der Hand erfolgt i.d.R. über die A. radialis und die A. ulnaris, die im Normalfall in Höhe der Mittelhand über den oberflächlichen und tiefen Hohlhandbogen miteinander verbunden sind.

Die distale A. ulnaris verläuft dabei geschützt in einem teils ossären teils aus Weichteilgewebe bestehenden Kanal (Guyon), bevor sie sich in einen tiefen und oberflächlichen Ast zu den Hohlhandbögen aufspaltet. Hier ist die Arterie gegenüber stumpfen mechanischen Traumata am vulnerabelsten, da sie über den Hakenfortsatz des Os hamatum läuft, der als hartes Widerlager dient, bevor sie die ulnare Palmaraponeurose durchdringt. Repetitive oder auch einmalige stumpfe Gewalt durch Gebrauch des Hypothenar als „Schlagwerkzeug" kann zu intimalen und subintimalen Schädigungen der Arterie mit Degeneration und Proliferationen von glatten Muskelzellen und intimaler Hyperplasie mit oder ohne Ausbildung kleiner Aneurysmata, thrombotischen Verschlüssen oder Embolien über die Hohlhandbögen in die Fingerarterien führen. In einer Studie fand sich histologisch eine Häufung von pathoanatomischen Befunden, die charakteristisch für eine fibromuskuläre Dysplasie sind (Ferris et al. 2000, McCready 2008). Akute stumpfe Gewalt führt meist zu einer akuten Dissektion der Gefäßwand mit sekundärer Gefäßthrombose.

Beim Thenar-Hammer-Syndrom liegt der Ort der Schädigung der Arterie zumeist in Höhe des Os scaphoideum, das repetitiven oder akuten stumpfen Traumata als ossäres Widerlager dient (McCready et al. 2008). Die pathophysiologischen Schädigungen der Arterie sind denen des Hypothenar-Hammer-Syndroms vergleichbar (McCready et al. 2008).

Betroffen ist in der Mehrzahl der Fälle die dominante Arbeitshand. Ein bilaterales Auftreten wurde ebenfalls beschrieben.

2.2.3 Berufliche Risikofaktoren

Als Risikofaktoren für das Hypothenar- und Thenar-Hammer-Syndrom gelten sowohl einmalige als auch repetitive berufliche oder sportbedingte Druckschädigungen in der entsprechenden Lokalisation der Hand, eine fibromuskuläre Dysplasie sowie ein positiver Raucherstatus (Schröttle et al. 2015, Juscafresa u. Grochowicz 2018). Bei Beschäftigten in Risikoberufen und Sportlern mit entsprechendem Verletzungsrisiko wurden auch subklinische Fälle beschrieben (Little u. Ferguson 1972, Carr et al. 2019).

In der wissenschaftlichen Begründung zu der BK-Nr. 2114 BKV werden beispielhaft die in *Tabelle 5* genannten prädisponierenden Berufsgruppen bzw. Tätigkeiten aufgeführt.

Tab. 5: Prädisponierende Berufsgruppen bzw. Tätigkeiten, bei denen gehäuft ein Hypothenar- bzw. Thenar-Hammer-Syndrom beobachtet wird (NN 2012)

u.a.:
• Dachdecker/Zimmermänner (z.B. Benutzen der Hand als Schlagwerkzeug zum Einrichten von Dachsparren)
• Kfz-Mechaniker (z.B. Schläge auf Schraubenschlüssel zum Lösen festsitzender Muttern, Montieren von Radkappen, Ausbeulen von Karosserieteilen mit der Faust)
• Möbeltransporteure (z.B. Stoßen, Schieben oder Tragen schwerer Gegenstände)
• Installateure (z.B. Schläge auf Schraubenschlüssel zum Lösen von Schrauben oder Muttern)
• Schreiner
• Fußbodenverleger
• Mechaniker
• Elektriker
• Maschinisten
• Forstarbeiter
• Gärtner
• Tätigkeit in der Landwirtschaft
• Bergleute
• Steinbohrer

2.2.4 Klinik

Die Erkrankung kann akut oder subakut zu einem Schmerz im Hypothenar bzw. Thenar führen und zu einer Fingerischämie mit akralen Schmerzen, Taubheit, Abblassungen oder Blauverfärbungen und Kälte der betroffenen Finger führen oder mitigierter verlaufen und sich durch vermehrte Kälteintoleranz oder Auftreten eines Raynaud-Phänomens oder einer Fingerzyanose bemerkbar machen (McCready et al. 2008, Schröttle et al. 2015, Juscafresa u. Grochowicz 2018). Subklinische Verläufe, die sich nur durch eine gezielte klinische Untersuchung aufdecken lassen, wurden ebenfalls bei Arbeitern beschrieben, die ihre Hand als Schlagwerkzeug benutzen oder bei Athleten, bei denen die Hand wiederholten Krafteinwirkungen ausgesetzt ist (Little u. Ferguson 1972, Carr et al. 2019).

Die Schwere der Symptomatik hängt dabei von der Akuität und dem Ausmaß der arteriellen Schädigung, dem Ausmaß der sekundären Fingerarterienembolien, der Kollateralisation und den anatomischen Gegebenheiten der individuellen Handbogenarchitektur ab, die sehr variabel ist (nur etwas mehr als ein Drittel aller beobachteten anatomischen Varianten weisen eine direkte arterielle Anastomose zwischen dem oberflächlichen ulnaren und radialen Palmarast auf).

2.2.5 Diagnostik

Die Diagnostik des Hypothenar- bzw. Thenar-Hammer-Syndroms beinhaltet eine ausführliche Anamnese einschließlich Arbeitsanamnese, eine körperliche Untersuchung sowie ausgewählte klinische Untersuchungen.

Die klinische Untersuchung umfasst neben der Erfassung des Hautstatus und der Hauttemperatur vorrangig die Erhebung des arteriellen Pulsstatus sowie die Durchführung eines Allen-Testes, der die Funktion des Handbogens und die Homogenität und den zeitlichen Verlauf und die Homogenität der Rekapillarisierung überprüft.

Die Fingerdurchblutung lässt sich semiquantitativ am besten mit Hilfe einer digitalen Photoplethysmographie oder berührungslos mittels Thermographie oder Laser-Speckle-Contrast-Analyzer untersuchen, wobei Vergleiche mit der kontralateralen Seite wichtig sind. Die Untersuchungen können durch thermische (Warmwasserbad 40 Grad, Kaltwasserbad 15 Grad) oder pharmakologische Provokationen (Gabe von Glyceroltrinitrat 0,4–0,8 mg) ergänzt werden, die v.a. zusätzliche funktionelle Komponenten wie Vasospasmen aufdecken.

Als historischer Goldstandard der Erfassung der genauen vaskulären Schädigungsmuster sowie der sekundären Fingerarterienverschlüsse gilt die digitale Subtraktionsangiographie (DSA). Sie erfasst jedoch nur die luminale vaskuläre Pathologie, so dass es ratsam ist, die DSA mit anderen Verfahren z.B. der hochauflösenden Ultraschalluntersuchung/farbkodierten Duplexsonographie zu kombinieren (Abb. 1). Alternative Methoden, die jedoch spezielle Untersuchungsprotokolle voraussetzen, sind die CT-Angiographie und die MR-

Angiographie, die jedoch gegenüber der DSA und der Ultraschalldiagnostik ein schlechteres Ortsauflösungsvermögen besitzen.

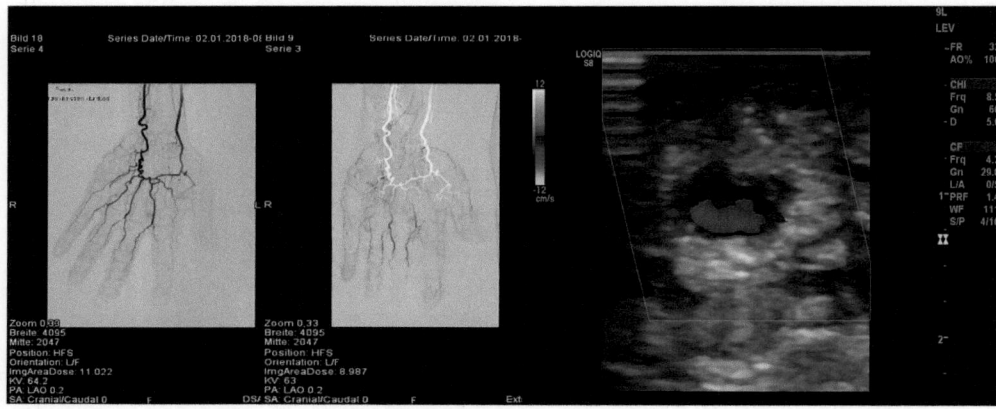

Abb. 1: Hypothenar-Hammer-Syndrom mit Mikroaneurysma der elongierten und geschlängelt verlaufenden distalen A. ulnaris rechts, das der Angiographie methodisch bedingt entging. Embolisch bedingte multiple Fingerarterienverschlüsse.

Wichtig ist der differenzialdiagnostische Ausschluss thrombembolischer kardialer oder arterieller Erkrankungen (kardiale Thromben, Vorhofflimmern, thrombogener Aortenbogen, Emboliequellen in den proximalen Armarterien), Kollagenosen, Vaskulitiden, Thrombophilien (v.a. Antiphospholipid-Syndrom), was ein strukturiertes Diagnoseprogramm voraussetzt.

Unter arbeitsmedizinischen Gesichtspunkten ist aufgrund der unterschiedlichen Pathophysiologie sowie unter Berücksichtigung der Legaldefinition das Hypothenar- und Thenar-Hammer-Syndrom differenzialdiagnostisch insbesondere vom vibrationsbedingten vasospastischen Syndrom gemäß BK-Nr. 2104 BKV (Vibrationsbedingte Durchblutungsstörungen an den Händen) abzugrenzen.

2.2.6 Prophylaxe und Therapie

Zur Vorbeugung eignen sich spezifische Schulungsmaßnahmen der typischen Risikoberufe (Unterlassung des Gebrauches der Hand als Schlagwerkzeug) und Handschutzmaßnahmen während der Arbeit (z.B. Tragen gepolsterter Handschuhe).

Leichtere Fälle digitaler Ischämien im Rahmen des Hypothenar- oder Thenar-Hammersyndroms werden konservativ behandelt (Hui-Chou u. McClinton 2015).

Neben einer Vermeidung mechanischer Traumata und Kälteeinwirkung durch Handpolsterung mit Watteverbänden und einer Raucherkarenz kommen in Europa vorrangig Prostanoide (Iloprost, PGE1) per infusionem zum Einsatz, zumeist kombiniert mit Thrombo-zytenfunktionshemmern wie niedrig-dosierte Acetysalicylsäure (Hui-Chou und McClinton 2015). Sowohl für Thrombozytenfunktionshemmer als auch für Prostanoide bestehen je-doch keine spezifischen behördlichen Zulassungen und es gibt keine kontrollierten Stu-dien, die den Einsatz dieser Medikamente bei dieser Indikation unterstützen. Dies gilt auch für antikoagulatorische Maßnahmen wie die Verabreichung von unfraktioniertem oder niedermolekularem Heparin, Vitamin K-Antagonisten oder direkten Antikoagulanzien.

Bei schweren akut eingetretenen digitalen Ischämien stellt sich mitunter die Frage nach einer lokalen Lysetherapie, die mit Hilfe von dünnlumigen Lysedrähten oder Lysekathe-tern direkt in der Hand durchgeführt werden kann, deren Nutzen jedoch in Ermangelung klinischer kontrollierter Studien ebenfalls nicht evidenzbasiert bei dieser Indikation belegt werden kann (Shukla et al. 2018, Jud et al. 2021).

Es existieren ebenfalls nur anekdotische Mitteilungen und kleine Fallserien über den Nut-zen einer thorakalen Sympathicolyse beim Hypothenar- oder Thenar-Hammersyndrom, die heute überwiegend minimalinvasiv und videoassistiert (VATS) durchgeführt wird (Heu-berger et al. 2015). Bedingt durch die stärkere sympathische Innervation der Hand im Ver-gleich zum Fuß ist die Methode an der oberen Extremität aus eigener Erfahrung wesentlich wirksamer und erscheint v.a. bei schwerer akraler Ischämie im Rahmen eines multimoda-len Behandlungskonzeptes sinnvoll.

Größere Aneurysmata müssen als potenzielle Emboliequellen chirurgisch ausgeschaltet werden. Selten werden auch Venenbypässe oder -interponate angelegt, deren Offenheits-raten in der Literatur stark variieren (Ravari et al. 2018, Demetri et al. 2020).

In einer Verlaufsuntersuchung über im Median 15,9 Monate zeigte sich unter rein kon-servativer Therapie bei der überwiegenden Mehrzahl der Fälle ein günstiger Verlauf. Nur 2 Patienten mussten wegen Fingernekrosen oder einem Aneurysma operiert werden. Rückfälle traten bei 28 % der Fälle im Median nach 11 Monaten auf, sprachen aber erneut auf eine konservative Therapie an (Marie et al. 2007).

In einer operativen Serie von 27 Patienten kam es bei 40 % der Fälle zu einer kompletten Remission, 40 % hatten Restsymptome, 7 % entwickelten Rezidive und 13 % wiesen keine Besserung nach dem Eingriff auf (Demetri et al. 2020). Am häufigsten wurde postoperativ über eine Kälteempfindlichkeit geklagt.

Somit kann insgesamt unter fachärztlicher konservativer Therapie mit einer günstigen Langzeitprognose gerechnet werden. Chirurgische Eingriffe sollten nur bei ungenügen-dem konservativem Therapieansprechen oder bei größeren Aneurysmata erwogen wer-den.

Das Auftreten von Rezidiven macht Verlaufsbeobachtungen der Patienten erforderlich. Ob Rückfälle in alte Verhaltensmuster (Handkantenschläge) hierfür verantwortlich sind oder sekundäre arterielle Thrombembolien auf dem Boden vorheriger arterieller Schädigungen oder Aneurysmata, ist nach aktueller Datenlage nicht zu entscheiden.

2.3 Vinylchlorid-induzierte akrale Durchblutungsstörungen

Monomeres Vinylchlorid (VCM Monochlorethylen) ist eine flüchtige Substanz, die industriell heute vorrangig für die Synthese von Polyvinylchlorid (PVC) verwendet wird, früher aber auch als Treibmittel und Kühlmittel Verwendung fand. VC (nicht PVC) kann zu Abgeschlagenheit, Schwäche, Schwindelgefühl, Verdauungsproblemen mit Übelkeit und Anorexie, Arthralgien und Myalgien führen. Bei chronischer Exposition wurden außerdem Neuropathien, Thrombozytopenien und vaskuläre Akrosyndromen beobachtet, die sich im Auftreten eines Raynaud-Phänomens und von sklerodermieähnlichen Hauterscheinungen und Akroosteolysen äußerten. Des Weiteren können durch VCM Leberfunktionsstörungen, Leberfibrose und -zirrhose hervorgerufen werden. Die Substanz wird ferner aufgrund ihrer alkylierenden Eigenschaften für das vermehrte Auftreten von Angiosarkomen und hepatozellulären Karzinomen von der International Agency for Research on Cancer (IARC) der Weltgesundheitsorganisation (WHO) als Gruppe 1 Agens (kanzerogen für den Menschen) eingestuft.

Die Vinylchloridkrankheit kann unter der BK-Nr. 1302 BKV (Erkrankungen durch Halogenkohlenwasserstoffe) subsummiert werden. Sie ist bei uns allerdings mehr von historischem Interesse, weil die hohen Expositionen, wie sie früher vor allem bei Reinigungskräften von Autoklaven aufgetreten waren, in denen der Polymerisationsprozess stattfand, oder durch Arbeiten in der Zentrifuge durch Umstellung der Verfahren, bauliche Maßnahmen und verbesserten Arbeitsschutz bei uns kaum mehr vorkommen. Es finden sich aber bedingt durch die z.T. langen Latenzen noch Patienten, welche früher höheren Expositionen ausgesetzt waren. Ferner sind durch Verlagerung oder Aufbau von Produktionskapazitäten in Entwicklungs- und Schwellenländern, in denen entsprechende Arbeitsschutzstandards nicht immer gewahrt werden, Neuerkrankungen möglich (Wahl u. Barth 2012).

Vinylchlorid (VC) ist ein Halogen-Kohlenwasserstoff, der bei Zimmertemperatur und atmosphärischem Druck als farbloses brennbares Gas mit einem süßlichen Geruch vorliegt.

Eine akute Vinylchloridgasvergiftung geht mit Schwindel, Übelkeit und Benommenheit (anaesthetische Wirkung) einher und kann Atemnot auslösen (Wahl u. Barth 2012).

Chronische Expositionen können zu einem Raynaud-Phänomen, sklerodermiformen akralen Hautveränderungen und Akroosteolysen führen, ferner zu einer sensomotorischen Polyneuropathie, sensiblen Neuropathie des Nervus trigeminus sowie psychischen Veränderungen (hirnorganisches Psychosyndrom), des Weiteren zu Leberfunktionsstörungen mit Leberfibrose sowie -zirrhose (Wahl u. Barth 2012).

Bedingt durch die kanzerogenen Eigenschaften können sich nach jahrelanger bis jahrzehntelanger Latenz Hämangioendotheliome und -sarkome und auch hepatozelluläre Karzinome entwickeln, wobei das Risiko durch Alkoholkonsum, virale Infektionen und genetische Polymorphismen modifiziert wird (Sherman 2009, Fedeli et al. 2019). Eine mögliche genetisch bedingte Prädisposition und Schutzfunktion für VCM-induzierte DNA-Schäden wurde beschrieben (Zhu et al. 2005).

Akrale Symptome im Rahmen der Vinylchloriderkrankung treten bei chronischer Exposition auf. Im Vordergrund stehen dabei eine vermehrte Kälteempfindlichkeit und das Auftreten eines Raynaud-Phänomens. Beschrieben wurde ferner das seltene Auftreten eines Krankheitsbildes, das einer Sklerodermie ähnelt und neben dem Raynaud-Phänomen zu einer Sklerodaktylie und Akroosteolysen führen kann. Im Gegensatz zur systemischen Sklerose sind die antinukleären Antikörper und die spezifischen sklerodermieassoziierten extrahierbaren nukleären Antikörper i.d.R. negativ (Black et al. 1983).

2.3.1 Epidemiologie

Genaue Angaben zur Inzidenz und Prävalenz des Raynaud-Phänomens unter VCM-exponierten Arbeiten fehlen.

In einer französischen Kohortenstudie aus dem Jahr 1992, bei der 1100 VCM-exponierte Arbeiter mit 1 100 gematchten Kontrollpersonen ohne VCM-Exposition über 7 Jahre verfolgt wurden, entwickelten 14 (1,3 %) exponierte Personen ein Raynaud-Phänomen im Gegensatz zu nur einem nicht-exponierten Studienteilnehmer (Laplanche et al. 1992).

In einer weiteren Langzeituntersuchung wiesen 19 % von 21 Arbeitern, die im Durchschnitt 29,8 ± 1,9 Jahre in der PVC-Industrie arbeiteten und dabei VCM-exponiert waren und sich im Durchschnitt 15,9 ± 2,4 Jahren in Rente befanden, ein Raynaud-Phänomen auf. In den zugeordneten Kontrollen ohne VCM-Exposition war demgegenüber keiner der ehemaligen Chemiearbeiter betroffen (Lopez et al. 2013).

Über VCM-induzierte Akroosteolysen gibt es nur Einzelbeobachtungen oder kleine Fallserien (Harris u. Adams 1967, Walker 1976). Die Prävalenz wurde früher auf ca. 3 % der stark exponierten Personen geschätzt (Walker 1976).

2.3.2 Physiologie und Pathophysiologie

Die genauen Zusammenhänge zwischen VCM-Exposition und dem Auftreten vaskulärer Akrosyndrome ist unbekannt. Beschriebene Varianten im Glutathion S-transferase-Gen erklären nur eine geringe Anzahl von Fällen (Fontana et al. 2006).

Basierend auf histologischen Befunden bei Patienten mit akralen Manifestationen scheinen die arteriellen Hautgefäße durch eine subintimale Fibrose und Mediaverdickung verengt zu sein.

In einer kleinen (n = 19) angiographischen Studie fanden sich bei 17 symptomatischen Exponierten Gefäßverschlüsse der Hand-Fingerarterien, bei 9 Patienten zusätzliche Stenosen und bei 6 Patienten fadenförmige Engstellung der Digitalarterien mit Kollateralisation. Außerdem zeigten sich bei 14 Patienten umschriebene oder generalisierte Elongationen und Torquierungen der Digitalarterien (Koischwitz et al. 1980).

Kapillarmikroskopische Auffälligkeiten wurden als vermehrte Elongationen und unspezifische kapillarmorphologische Veränderungen zusammengefasst. Typische Skleroderma-Muster wurden nicht beobachtet (Maricq et al. 1976, Maricq et al.1978, Lopez et al. 2013).

Die Akroosteolysen betreffen die Endglieder der Finger oder Zehen (Harris u. Adams 1967, Walker 1976). Die Häufigkeit der HLA-Antigene bei Patienten mit Akroosteolysen entsprach derjenigen bei systemischer Sklerose (erhöhte Häufigkeit von DR5 und erhöhtes Kopplungsungleichgewicht zwischen B8 und DR3). Die für die systemische Sklerose typischen Autoantikörper waren jedoch i.d.R. nicht nachweisbar, was neben der Kapillarmikroskopie ein wichtiges Unterscheidungsmerkmal darstellt (Black et al. 1983).

2.3.3 Berufliche Risikofaktoren

Ein erhöhtes Risiko besteht für Arbeiter in der Vinylchloridherstellung, -umfüllung, der Polyvinylchloridproduktion und -rückgewinnung, die direkten Kontakt mit Vinylchlorid haben. Eine hohe Gefährdung ging von Arbeiten im Bereich der Reaktionsbehälter und vom manuellen Reinigen der Autoklaven und Zentrifugen aus. Tätigkeiten mit Exposition können bei Laborarbeiten mit Vinylchlorid, Absackanlagen für Roh-Polyvinylchlorid, der Lagerung und dem Transport von Roh-Polyvinylchlorid und der PVC-Weiterverarbeitung auftreten.

2.3.4 Klinik

Kälteempfindlichkeit und Raynaud-Phänomen dominieren als akrale Manifestationen der Vinylchloriderkrankung. Akroosteolysen treten selten auf, betreffen die Endglieder der Finger oder Zehen und gehen mit entsprechenden röntgenologischen Veränderungen (Osteolysen und Verkürzung der Endglieder der Finger) einher.

2.3.5 Diagnostik

Die vaskuläre Diagnostik umfasst die unter den vibrationsbedingten Durchblutungsstörungen an den Händen beschriebenen diagnostischen Methoden.

Begleitende neurogene Symptome erfordern wie dort ausgeführt eine genaue klinische und elektrophysiologische Diagnostik.

Patienten mit Sklerodaktylie und Akroosteolysen bedürfen einer Röntenuntersuchung der Hände, einer vaskulären Diagnostik inkl. Kapillarmikroskopie sowie einer Autoantikörperdiagnostik (ANA, ENA) zum Ausschluss einer systemischen Sklerose.

2.3.6 Prophylaxe und Therapie

Entscheidend ist eine Expositionsprophylaxe. Der Arbeitsplatzgrenzwert (TRGS 900) beträgt 1 ml/m^3.

Wegen der erwiesenen Kanzerogenität ist keine maximale Arbeitsplatzkonzentration für Vinylchlorid festgelegt.

Eine arbeitsmedizinische Pflichtvorsorge gemäß Verordnung zur arbeitsmedizinischen Vorsorge ist bei Tätigkeiten mit Vinylchlorid durchzuführen.

2.3.7 Therapie

Nichtmedikamentöse und medikamentöse Therapiemaßnahmen entsprechen denen, die unter *Abschnitt 2.1.7* beschrieben sind.

Literatur

Ahrend KD, Dupuis H (1995). Zur Diagnostik neurologischer Symptome des VVS, Arbeitsmed Sozialmed Umweltmed 30: 301–306

Berufskrankheiten-Verordnung (BKV) (2021). https://www.gesetze-im-internet.de/bkv/BKV.pdf

Black CM, Welsh KI, Walker AE, Bernstein RM, Catoggio LJ, McGregor AR, Jones JK (1983). Genetic susceptibility to scleroderma-like syndrome induced by vinyl chloride. Lancet 1: 53–55

Bovenzi M (2012). Epidemiological evidence for new frequency weightings of hand-transmitted vibration. Ind Health 50: 377–87

Bovenzi M, Pinto I, Picciolo F, Mauro M, Ronchese F. (2011). Frequency weightings of hand-transmitted vibration for predicting vibration-induced white finger. In: Scandinavian Journal of Work, Environment & Health 37:244–252

Brammer AJ, Taylor W, Lundborg G (1987). Sensorineural stages of the hand-arm vibration syndrome. Scand J Work Environ Health 13: 279–283

Bundesanstalt für Arbeitsschutz und Arbeitsmedizin (BAuA) https://www.baua.de/DE/Angebote/Rechtstexte-und-Technische-Regeln/Regelwerk/TRLV/TRLV.html

Bundesanstalt für Arbeitsschutz und Arbeitsmedizin (BAuA). Informationen zu Hand-Arm Vibrationen (2021). https://www.baua.de/DE/Themen/Arbeitsgestaltung-im-Betrieb/Gefaehrdungsbeurteilung/Expertenwissen/Physikalische-Einwirkungen/Hand-Arm-Vibrationen/Hand-Arm-Vibrationen_node.html

Carr MP, Becker GW, Taljanovic MS, McCurdy WE (2019). Hypothenar hammer syndrome: Case report and literature review. Radiol Case Rep 14: 868–871

Christ E, Fischer S, Kaulbars U, Sayn D (2006). Vibrationseinwirkung an Arbeitsplätzen – Kennwerte der Hand-Arm- und Ganzkörper-Schwingungsbelastung. BGIA-Report 6/2006. Hrsg.: Hauptverband der gewerblichen Berufsgenossenschaften (HVBG), Berufsgenossenschaftliches Institut für Arbeitsschutz – BGIA, Sankt Augustin

Classen M, Diehl V, Kochsiek K (1994). Innere Medizin. 3. Auflage, Urban und Schwarzenberg, München

Cooke RA (2020). Two-point discrimination and sensorineural hand-arm vibration syndrome. Occup Med (Lond) 70: 219–220

Creager MA, Dzau VJ (2003). Gefäßkrankheiten der Extremitäten. In: Dietl, M. Dudenhausen, J., Suttorp, N. (Hrsg.). Harrisons Innere Medizin I. 15. Auflage. S. 1576–1583. ABB Wissenschaftsverlag, Berlin

Demetri L, Lans J, Gottlieb R, Dyer GSM, Eberlin KR, Chen NC (2020). Long-term Patient-Reported Outcomes After Surgery for Hypothenar Hammer Syndrome. Hand (NY) 15: 407–413

Deutsche Gesetzliche Unfallversicherung (DGUV): DGUV Statistiken für die Praxis 2020. https://publi kationen.dguv.de/widgets/pdf/download/article/4290

Dong RG, Wu JZ, Xu XS, Welcome DE, Krajnak K (2021). A Review of Hand-Arm Vibration Studies Conducted by US NIOSH since 2000. Vibration 4: 482–528

Dupuis H, Riedel S (1999). Vibrationsbedingtes Vasospastisches Syndrom VVS (BK 2104). Konietzko, Dupuis (Hrsg.): Handbuch für Arbeitsmedizin. ecomed Medizin, Landsberg

Dziadzio M, Denton CP, Smith R et al. (1999). Losartan therapy for Raynaud's phenomenon and scleroderma: clinical and biochemical findings in a fifteen-week, randomized, parallel-group, controlled trial. Arthritis Rheum 42: 2646–2655

EN ISO 5349-1:2001. Mechanische Schwingungen – Messung und Bewertung der Einwirkung von Schwingungen auf das Hand-Arm-System des Menschen –Teil 1: Allgemeine Anforderun- gen (ISO 5349-1:2001); Deutsche Fassung. https://www.beuth.de/de/norm/din-en-iso-5349-1/ 41676072

Fedeli U, Girardi P, Mastrangelo G (2019). Occupational exposure to vinyl chloride and liver diseases. World J Gastroenterol 25: 4885–4891

Ferris DL, Taylor LM, Oyama K, McLafferty RB, Edwards JM, Moneta GL, et al. (2000). Hypothenar hand syndrome: proposed etiology. J Vasc Surg 31: 104–113

Fontana L, Marion MJ, Ughetto S et al. (2006). Glutathione S-transferase M1 and GST T1 genetic poly- morphisms and Raynaud's phenomenon in French vinyl chloride monomer-exposed workers. J Hum Genet 51: 879–886

Gemne G, Pyykko L, Taylor W, Pelmear PL (1987). The Stockholm workshop Scale for the classification of cold-induced Raynaud`s phenomenon in the hand-arm-vibration syndrome (revision of the Taylor-Pelmear scale). Scand J Work Environ Health 13: 275–278

Harris DK, Adams WG (1967). Acro-osteolysis occurring in men engaged in the polymerization of vinyl chloride. Br Med J 3: 712–714

Heaver C, Goonetilleke KS, Ferguson H, Shiralkar S (2011). Hand-arm vibration syndrome: a common occupational hazard in industrialized countries. J Hand Surg Eur Vol 36: 354–363

Heuberger J, Furrer M, Habicht J, Inderbitzi R (2015). Indikationen und Ergebnisse der videothorako- skopischen Sympathektomie. Dtsch Med Wochenschr 2000;125:817-821

Hui-Chou HG, McClinton MA (2015). Current options for treatment of hypothenar hammer syn- drome. Hand Clin 31: 53–62

Jud P, Pregartner G, Portugaller RH, Neuwirth R, Berghold A, Rief P, Brodmann M, Hafner F (2021). Long-Term Clinical Outcome in Patients with Acute and Subacute Hypothenar Hammer Syn- drome Undergoing Endovascular Thrombolysis. J Vasc Interv Radiol 32: 1249–1252

Juscafresa LC, Grochowicz L (2018). Hypothenar hammer syndrome. Handchir Mikrochir Plast Chir 50: 52–56

Klein-Weigel P, Sander O, S Reinhold, J Nielitz, J Steindl, J Richter (2021). Raynaud-Phänomen: vasku- läres Akrosyndrom mit langfristigem Versorgungsbedarf. Dtsch Arztebl Int 118: 273–280

Koischwitz D, Marsteller HJ, Lackner K, Brecht G, Brecht T (1980). Veränderungen der Hand- und Fingerarterien bei der Vinylchloridkrankheit. Rofo 132: 62–68

Krajnak K (2018). Health effects associated with occupational exposure to hand-arm or whole body vibration. J Toxicol Environ Health B Crit Rev 21: 320–334

Krajnak K, Miller GR, Waugh S, Johnson C, Kashon ML (2012). Characterization of frequency-depen- dent responses of the vascular system to repetitive vibration. J Occup Environ Med 54: 1010– 1016

Krajnak K, Raju SG, Miller GR, Johnson C, Waugh S, Kashon ML, Riley DA (2016). Long-term daily vibration exposure alters current perception threshold (CPT) sensitivity and myelinated axons in a rat-tail model of vibration-induced injury. J Toxicol Environ Health 79: 101–111

Krajnak K, Waugh S, Johnson C, Miller GR, Xu X, Warren C, Dong RG (2013). The effects of impact vibration on peripheral blood vessels and nerves. Ind Health 51: 572–580

Krajnak K, Waugh S, Miller GR, Johnson C (2014). Recovery of vascular function after exposure to a single bout of segmental vibration. J Toxicol Environ Health 77: 1061–1069

Laplanche A, Clavel-Chapelon F, Contassot JC, Lanouzière C (1992). Exposure to vinyl chloride monomer: results of a cohort study after a seven year follow up. The French VCM Group. Br J Ind Med 49: 134–137

Letzel S, Kraus T (1998). Das Hypothenar-Hammer-Syndrom – eine Berufskrankheit? Arbeitsmedizin Sozialmedizin Umweltmedizin 33: 502–509

Letzel S, Rose DM, Buchta M (2003). Hypothenar-Hammer-Syndrom, Zbl Arbeitsmedizin 53: 48–51

Little J, Ferguson DA (1972). The incidence of Hypothenar hammer syndrome. Arch Surg 105: 684

Lopez V, Chamoux A, Tempier M, Thiel H, Ughetto S, Trousselard M, Naughton G, Dutheil F (2013). The long-term effects of occupational exposure to vinyl chloride monomer on microcirculation: a cross-sectional study 15 years after retirement. BMJ Open 3: e002785

Maricq HR, Darke CS, Archibald RM, Leroy EC (1978). In vivo observations of skin capillaries in workers exposed to vinyl chloride. An English-American comparison. Br J Ind Med 35: 1–7

Maricq HR, Johnson MN, Whetstone CL et al. (1976). Capillary abnormalities in polyvinyl chloride production workers. Examination by in vivo microscopy. JAMA 236: 1368–71

Marie I, Hervé F, Primard E, Cailleux N, Levesque H (2007). Long-term follow-up of hypothenar hammer syndrome: a series of 47 patients. Medicine (Baltimore) 86: 334–343

McCready RA, Bryant MA, Divelbiss JL (2008). Combined thenar and hypothenar hammer syndromes: case report and review of the literature. J Vasc Surg 48 :741–744

Olsen N, Fjeldborg P, Brchner, Mortensen J (1985). Sympathetic and local vasoconstrictor response to cold in vibration induced white finger. Br J Ind Med 42: 272–275

Pacurari M, Waugh S, Krajnak K (2019). Acute Vibration Induces Peripheral Nerve Sensitization in a Rat Tail Model: Possible Role of Oxidative Stress and Inflammation. Neuroscience 398: 263–272

Pan D, Xu XS, Welcome DE, McDowell TW, Warren C, Wu J, Dong RG (2018). The relationships between hand coupling force and vibration biodynamic responses of the hand-arm system. Ergonomics 61: 818–830

Pelmear PL, Wasserman DE (1998). Hand-Arm-vibration: A comprehensive Guide for Occupational health professionals. OEM Health Information Inc, USA

Poole CJM, Bovenzi M, Nilsson T, Lawson IJ, House R, Thompson A, Youakim S (2019). International consensus criteria for diagnosing and staging hand-arm vibration syndrome. Int Arch Occup Environ Health 92: 117–127

Pope J, Fenlon D, Thompson A et al. (2000) Iloprost and cisaprost for Raynaud's phenomenon in progressive systemic sclerosis. Cochrane Database Syst Rev 2000; 1998:CD000953

Ravari H, Johari HG, Rajabnejad A (2018). Hypothenar Hammer Syndrome: Surgical Approach in Patients Presenting with Ulnar Artery Aneurysm. Ann Vasc Surg 50: 284–287

Richtlinie 2004/37/EG des Europäischen Parlaments und des Rates vom 29. April 2004. Amtsblatt der Europäischen Union 29.6.2004

Rirash F, Tingey PC, Harding SE et al. (2017). Calcium channel blockers for primary and secondary Raynaud's phenomenon. Cochrane Database Syst Rev 12: CD000467

Roustit M, Blaise S, Allanore Y et al. (2013). Phosphodiesterase-5 inhibitors for the treatment of secondary Raynaud's phenomenon: systematic review and meta-analysis of randomised trials. Ann Rheum Dis 72: 1696–1699

Schröttle A, Czihal M, Lottspeich C, Kuhlencordt P, Nowak D, Hoffmann U (2015). Hypothenar hammer syndrome. Vasa 44: 179–185

Scorza R, Caronni M, Mascagni B et al. (2001). Effects of long-term cyclic iloprost therapy in systemic sclerosis with Raynaud's phenomenon. A randomized, controlled study. Clin Exp Rheumatol 19: 503–508

Sherman M (2009). Vinyl chloride and the liver. J Hepatol 51: 1074–81

Shukla H, Yaghdjian V, Koleilat I (2018). A case of intra-arterial thrombolysis with alteplase in a patient with hypothenar hammer syndrome but without underlying aneurysm. SAGE Open Med Case Rep. 6: 2050313X17748866. doi: 10.1177/2050313X17748866

Takeuchi T, Futatsuka M, Imanishi H, Yamada S (1986). Pathological changes observed in the finger biopsy of patients with vibration-induced white finger. Scand J Work Environ Health 12: 280–283

Wahl U, Barth J (2012). Die Vinylchloridkrankheit. Trauma Berufskrankh 14: 306–314

Walker AE (1976). Clinical aspects of vinyl chloride disease: skin. Proc R Soc Med. 69: 286–289

Wissenschaftliche Begründung für die Berufskrankheit „Gefäßschädigung der Hand durch stoßartige Krafteinwirkung (Hypothenar-Hammer-Syndrom und Thenar-Hammer-Syndrom)" Gemeinsames Ministerialblatt, Ausgabe Nr. 25 vom 06. Juni 2012, S. 449ff. https://www.baua.de/DE/Angebote/Rechtstexte-und-Technische-Regeln/Berufskrankheiten/pdf/Begruendung-2114.pdf?__blob=publicationFile&v=4

Zhu S, Wang A, Xia Z (2005). Polymorphisms of DNA repair gene XPD and DNA damage of workers exposed to vinylchloride monomer. Int J Hyg Environ Health 208: 383–390

9 Kopfschmerz

STEFAN EVERS

Zusammenfassung

In diesem Kapitel wird das Symptom Kopfschmerz zum einen als Beeinträchtigung am Arbeitsplatz aufgrund einer Kopfschmerzveranlagung (sogenannte idiopathische Kopfschmerzen) und zum anderen als Symptom von Einwirkungen am Arbeitsplatz besprochen. Bei den idiopathischen Kopfschmerzen ist es vor allem wichtig, Triggerfaktoren und Verstärkungsfaktoren für eine Migräne zu vermeiden und adäquate Bedingungen für die Gestaltung des Arbeitsplatzes von Betroffenen zu schaffen. Bei den symptomatischen Kopfschmerzen stehen die posttraumatischen Kopfschmerzen im Vordergrund. Hier wird die Diagnose zu häufig gestellt, es sollten die Diagnosekriterien der International Headache Society angewendet werden, auch um nicht vorschnell einen Kausalzusammenhang zwischen Unfall und Kopfschmerzen herzustellen. Eine zweite wichtige Gruppe von Kopfschmerzen entsteht durch die Einwirkung von Substanzen, unter anderem Nitroverbindungen und Histamin. Schließlich sind Kopfschmerzen auch ein Symptom, das zu Begutachtungen im Sozialrecht führen kann. Hierzu liegen Leitlinien der Deutschen Migräne- und Kopfschmerzgesellschaft vor, die eine Einstufung in die verschiedenen Grade (z.B. GdB, MdE) geben.

1 Allgemeiner Teil

Kopfschmerzen sind ein häufiges Symptom in der Medizin, zu dem leider viele Missverständnisse bestehen, die es auch in der Arbeitswelt schwierig machen, das Symptom richtig einzuordnen. Von entscheidender Bedeutung ist es, eine eigenständige Kopfschmerzerkrankung (sog. idiopathische Kopfschmerzen) von Kopfschmerzen als Symptom einer anderen zugrundeliegenden Erkrankung (sog. symptomatische Kopfschmerzen) abzugrenzen. Im normalen medizinischen Alltag sind weit über 90 % sämtlicher Kopfschmerzen, deretwegen Menschen sich in medizinische Behandlung begeben, idiopathische Kopfschmerzen. Symptomatische Kopfschmerzen sind also eine große Ausnahme und dann häufig allein nicht wegweisend als Symptom, sondern müssen im gesamten Kontext einer Erkrankung beurteilt werden.

Es soll im Folgenden daher darauf eingegangen werden, welche Bedeutung idiopathische Kopfschmerzen am Arbeitsplatz haben, wie sie also die Leistungsfähigkeit beeinflussen und was man dagegen tun kann. Weiterhin soll ausgeführt werden, ob und wie symptomatische Kopfschmerzen am Arbeitsplatz kausal entstehen können oder wie sie sich bei berufsspezifischen Erkrankungen äußern. Dabei sind Kopfschmerzen eigentlich nie Leitsymptom einer Berufserkrankung, sondern treten häufig unspezifisch im Kontext andere Symptome auf.

Wenn man die Liste der Berufskrankheiten (Anlage 1 zur Berufskrankheiten-Verordnung, Stand 2021) analysiert, so wird bei den insgesamt 82 anerkannten Berufskrankheiten das Symptom Kopfschmerz bei insgesamt 20 genannt; analysiert man nur die durch chemische Einwirkungen verursachten Berufskrankheiten, so wird das Symptom Kopfschmerz bei 15 von 33 Berufskrankheiten genannt *(siehe Tab. 1)*. Es ist aber keineswegs durch Studien nachgewiesen, dass die einzelnen chemischen Einwirkungen (mit wenigen Ausnahmen, s.u.) wirklich auch kausal zu Kopfschmerzen als Symptom führen. In einem Teil der Fälle, z.B. bei Berufskrankheiten durch Lösungsmittel, muss davon ausgegangen werden, dass die chemische Einwirkung nicht Ursache der Kopfschmerzen ist, sondern Trigger für vorbestehende idiopathische Kopfschmerzerkrankungen. Dennoch zeigt die häufige Nennung des Symptoms Kopfschmerz bei anerkannten Berufskrankheiten, dass ein diesbezügliches Problem besteht.

Tab. 1: Berufskrankheiten (mit Nr. und Titel nach BKV), bei denen im Merkblatt oder in der wissenschaftlichen Begründung das Symptom Kopfschmerz erwähnt wird (Stand 01.07.2021)

Nr.	Titel
1101	Erkrankungen durch Blei oder seine Verbindungen
1104	Erkrankungen durch Cadmium oder seine Verbindungen
1108	Erkrankungen durch Arsen oder seine Verbindungen
1109	Erkrankungen durch Phosphor oder seine anorganischen Verbindungen
1201	Erkrankungen durch Kohlenmonoxid
1202	Erkrankungen durch Schwefelwasserstoff
1302	Erkrankungen durch Halogenkohlenwasserstoffe
1303	Erkrankungen durch Benzol, seine Homologe oder Styrol
1304	Erkrankungen durch Nitro- oder Aminoverbindungen des Benzols oder seiner Homologe oder ihrer Abkömmlinge
1305	Erkrankungen durch Schwefelkohlenstoff
1306	Erkrankungen durch Methylalkohol
1307	Erkrankungen durch organische Phosphorverbindungen
1309	Erkrankungen durch Salpetersäureester
1314	Erkrankungen durch para-tertiär-Butylphenol
1316	Erkrankungen der Leber durch Dimethylformamid
2109	Bandscheibenbedingte Erkrankungen der Halswirbelsäule durch langjähriges Tragen schwerer Lasten auf der Schulter …
2402	Erkrankungen durch ionisierende Strahlen
3102	Von Tieren auf Menschen übertragbare Krankheiten
3104	Tropenkrankheiten, Fleckfieber
4203	Adenokarzinome der Nasenhaupt- und Nasennebenhöhlen durch Stäube von Eichen- oder Buchenholz

1.1 Diagnostik und Systematik von Kopfschmerzen

Kopfschmerzen werden heutzutage nach den Kriterien der Klassifikation (dritte Auflage) der International Headache Society (IHS) diagnostiziert (Headache Classification Committee 2018), die im Internet einsehbar sind und auch in sämtliche häufigere Sprachen übersetzt worden sind (siehe www.ihs-headache.org). Diese Klassifikation wird als International Classification of Headache Disorders (ICHD-3) bezeichnet und liegt auch in deutscher Sprache vor (siehe www.dmkg.de). Im Folgenden wird ausschließlich auf diese Klassifikation Bezug genommen. Die ICHD-3 unterscheidet auf erster Ebene zwischen idiopathischen und symptomatischen Kopfschmerzen. Auf zweiter Ebene werden diese wiederum in verschiedene Kapitel inkl. einem Kapitel zu Gesichtsschmerzen unterteilt, von denen dann zahlreiche Unterkapitel vorliegen. *Tabelle 2* listet die insgesamt 14 Kapitel auf.

Tab. 2: Die Kapitel der internationalen Kopfschmerzklassifikation ICHD-3

Primäre Kopfschmerzerkrankungen
1. Migräne
2. Kopfschmerz vom Spannungstyp
3. Clusterkopfschmerz und andere trigemino-autonome Kopfschmerzen
4. Andere primäre Kopfschmerzerkrankungen
Sekundäre Kopfschmerzerkrankungen
Kopfschmerz zurückzuführen auf …
5. Kopf- und/oder Nackentrauma (z.B. Beschleunigungstrauma)
6. Kraniale oder zervikale vaskuläre Erkrankung (z.B. Blutungen)
7. Nicht-vaskuläre intrakraniale Erkrankung (z.B. Tumor)
8. Substanz oder deren Entzug (z.B. Medikamentenübergebrauch)
9. Infektion (z.B. Meningitis)
10. Erkrankungen der Homöostase (z.B. Blutdruckänderung)
11. Erkrankungen des Schädels, des Nackens, der Augen, der Ohren, der Nase, der Sinus, der Zähne, des Mundes oder anderer fazialer oder kranialer Strukturen
12. Psychiatrische Erkrankungen (z.B. somatoforme Störung)
13. **Kraniale Neuralgien und zentrale Ursachen von Gesichtsschmerz**
14. **Nicht klassifizierbarer Kopfschmerz**

Die idiopathischen Kopfschmerzerkrankungen werden klassifiziert nach den Symptomen der Kopfschmerzen und den Begleitsymptomen sowie dem Zeitmuster. Dies bedeutet, dass die Diagnose positiv nur anhand der Anamnese gestellt werden kann. Körperliche Untersuchung und Zusatzuntersuchungen apparativer Natur dienen nur zum Ausschluss symptomatischer Kopfschmerzen. Die idiopathischen Kopfschmerzerkrankungen sind als genetische Veranlagung zu verstehen, für einige Formen sind die genetischen Grundlagen inzwischen sogar bis hin zur Mutation identifiziert. Dies bedeutet z.B., dass eine Migräne niemals eine Berufserkrankung sein kann. Allerdings unterliegen idiopathische Kopfschmerzerkrankungen in ihrer Intensität und Frequenz auch äußeren und psychosozialen Faktoren, sodass z.B. eine Migräne durch Berufs- oder Arbeitsplatzfaktoren verstärkt werden kann.

Symptomatische Kopfschmerzen sind dann zu diagnostizieren, wenn eine hinreichende Wahrscheinlichkeit besteht, dass eine andere Erkrankung die Kopfschmerzen als Symptom verursacht hat. Dies ist nicht immer einfach zu eruieren. Allerdings gibt es typische und häufige Muster von körperlichen Erkrankungen, die mit relativ spezifischen Kopfschmerz- und Begleitsymptomen sowie einem typischen Zeitmuster einhergehen. Hierbei kann es sich in seltenen Fällen auch um Erkrankungen handeln, die durch Berufs- oder Arbeits- platzfaktoren verursacht oder mitgeprägt werden. Insgesamt ist Kopfschmerz als Leit- symptom einer Berufserkrankung aber sehr selten. In den meisten Fällen von Kopfschmer- zen am Arbeitsplatz handelt es sich um eine Auslösung oder Verstärkung idiopathischer Kopfschmerzerkrankungen.

1.2 Epidemiologie

Für Deutschland liegen epidemiologische Zahlen über Kopfschmerzen von verschiedenen Studien vor, die sehr ähnliche Zahlen präsentieren. Nach der Studie der Deutschen Migrä- ne- und Kopfschmerzgesellschaft (DMKG) haben innerhalb eines Jahres knapp 60 % der Gesamtbevölkerung und über 70 % der Frauen wenigstens einmal Kopfschmerzen gehabt (Pfaffenrath et al. 2009). Eine genauere Aufschlüsselung der 1-Jahres-Kopfschmerzpräva- lenz nach den wichtigsten Diagnosen gibt *Abbildung 1*. Dabei ist die Altersabhängigkeit der Kopfschmerzprävalenz bei Frauen deutlich ausgeprägter als bei Männern.

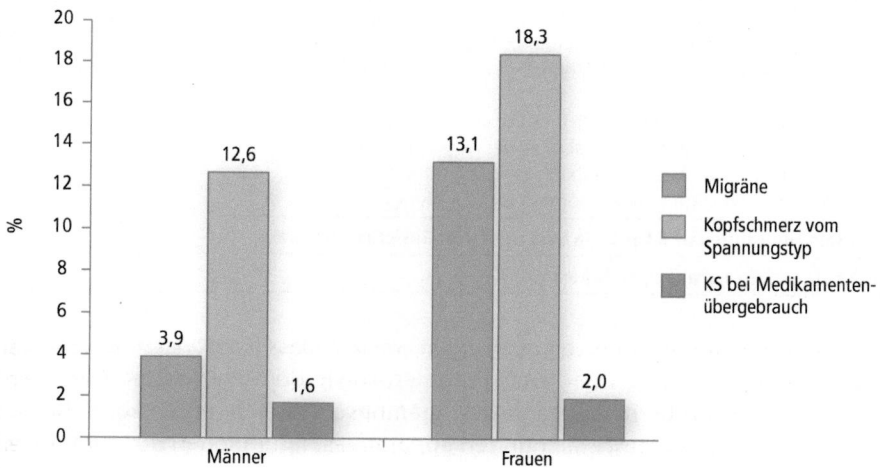

Abb. 1: Häufigkeiten der verschiedenen Kopfschmerzarten in Deutschland (nach Pfaffenrath et al. 2009)

Abbildung 2 zeigt den ungefähren Verlauf, Frauen haben demnach gerade in den Jahren mit Berufstätigkeit und höchster Reproduktivität deutlich häufiger Kopfschmerzen als Männer, insbesondere die Migräne hat dann ein Geschlechtsverhältnis von ca. 3 zu 1, wäh- rend dies bei Kindern und im hohen Lebensalter ungefähr bei 1 zu 1 liegt.

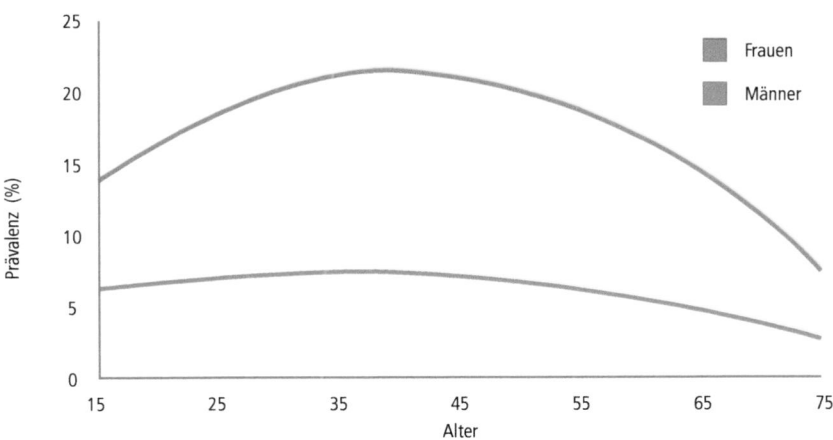

Abb. 2:   Altersverteilung der Kopfschmerzhäufigkeit (nach Lipton u. Bigal 2005)

Von besonderer Bedeutung sind die sogenannten chronischen Kopfschmerzen, Dies bedeutet definitionsgemäß Kopfschmerzen an mehr als der Hälfte der Tage über wenigstens drei Monate. Hierzu gehören u.a. die chronische Migräne und der chronische Kopfschmerz vom Spannungstyp. In Deutschland leiden 1 % bis 2 % der Bevölkerung an diesen chronischen Kopfschmerzen (Pfaffenrath et al. 2009). Hier bestehen im Allgemeinen Chronifizierungsfaktoren wie z.B. Medikamentenübergebrauch, Depression, aber auch psychosoziale Belastungsfaktoren, die zusammen mit den Kopfschmerzen behandelt werden müssen.

2   Spezieller Teil

2.1   Idiopathische Kopfschmerzerkrankungen

Von den idiopathischen Kopfschmerzerkrankungen ist eigentlich nur die Migräne ansatzweise in ihren Auswirkungen auf den Arbeitsplatz und den Wechselwirkungen mit Belastungsfaktoren am Arbeitsplatz untersucht. Andere idiopathische Kopfschmerzerkrankungen spielen so gut wie keine Rolle. Von gewisser Relevanz ist noch der Clusterkopfschmerz, da dieser zu einer länger dauernden Arbeitsunfähigkeit oder auch bei chronischem Verlauf zu vollständiger Erwerbsunfähigkeit in seltenen Fällen führen kann. Der Clusterkopfschmerz kann zu einem hohen GdB führen.

2.1.1   Migräne

Die Migräne ist eine attackenartige Kopfschmerzerkrankung auf dem Boden einer genetischen Veranlagung. Sie wird in verschiedene Unterformen eingeteilt, von denen epidemiologisch aber nur die Migräne ohne Aura und die Migräne mit Aura eine Relevanz haben. Die Kriterien für eine Migräne ohne Aura sind in *Tabelle 3* dargestellt. Von einer Aura spricht man dann, wenn verschiedene zentrale neurologische Symptome (in Reihenfolge der Häufigkeit: visuell, sensorisch, aphasische, motorisch) sich innerhalb von Minuten entwickeln und maximal eine Stunde andauern. Typisch bei einer Aura ist, dass diese immer auf das zentrale Nervensystem zurückgeführt werden kann und sich langsam entwickelt und abklingt und nicht abrupt auftritt wie z.B. ein Schlaganfall. Die Migräne selbst läuft in mehreren Phasen ab, wobei oft vernachlässigt wird, dass auch vor und nach der Schmerzphase relevante Symptome auftreten können, die auch am Arbeitsplatz Auswirkungen haben können. Der typische Ablauf einer Migräneattacke wird in *Abbildung 3* dargestellt.

Tab. 3: Kriterien für eine Migräne nach der ICHD-3

A.	Wenigstens 5 Attacken, die die Kriterien B–D erfüllen
B.	Der Kopfschmerz dauert 4–72 Std. (unbehandelt oder nicht erfolgreich behandelt)
C.	Der Kopfschmerz hat ≥ 2 der folgenden Charakteristika: 1. einseitig 2. pulsierend 3. mittlere bis starke Intensität 4. Verstärkung durch oder Vermeidung von körperlichen Routineaktivitäten (z.B. Gehen, Treppensteigen)
D.	Während des Kopfschmerzes ≥ 1 der folgenden Charakteristika: 1. Übelkeit und/oder Erbrechen 2. Lichtscheu und Lärmscheu
E.	Nicht besser erklärt durch eine andere ICHD-3 Diagnose

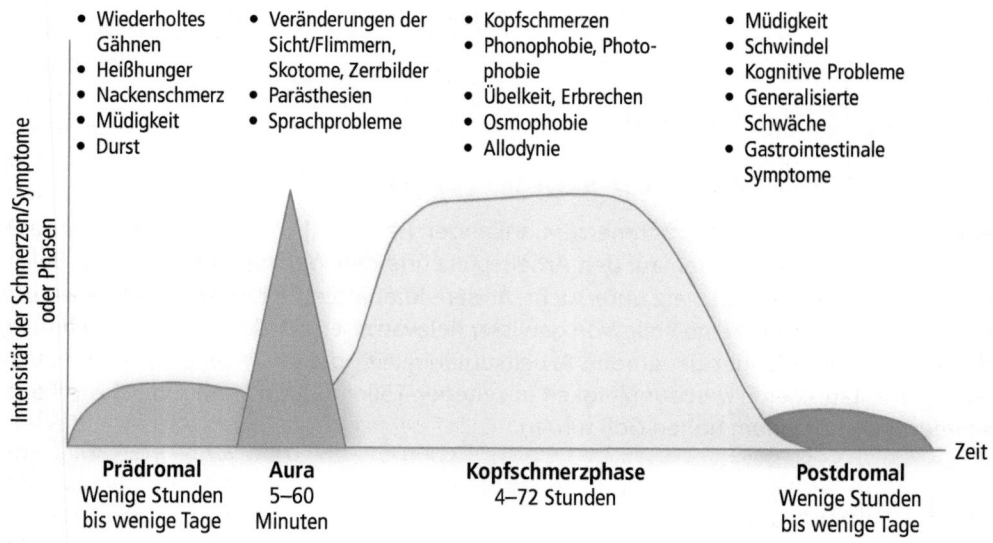

Abb. 3: Phasen einer Migräneattacke mit den jeweiligen typischen Symptomen

Auswirkungen der Migräne auf Arbeitsfähigkeit

Wenn es am Arbeitsplatz oder vor Beginn der Arbeitstätigkeit zu einer Migräneattacke kommt, kann diese zu einer (teilweisen) Arbeitsunfähigkeit führen. Auf Grundlage der epidemiologischen Zahlen für Deutschland kann errechnet werden, dass täglich etwa 900 000 Menschentage durch Migräne in ihrer Qualität gestört werden. Es kommt jährlich zu etwa 1,9 Millionen Stunden Arbeitsausfall durch Migräne in Deutschland. Dies entspricht etwa 650 000 Arbeitstagen.

In einer Studie der WiFOR GmbH in Darmstadt, die derzeit aktuellste Studie dieser Art, sind die sozioökonomischen Auswirkungen der Migräne für das Jahr 2017 analysiert worden (WiFOR 2018). Demnach geht mit der Migräne ein wirtschaftlicher Wertschöpfungsverlust von rund 146 Mrd. € einher, etwa 4,4 % des Bruttoinlandsproduktes. Die jährlichen Krankheitskosten der Migränetherapie unter Berücksichtigung der ambulanten und stationären Therapie sowie der Kosten für die Selbsttherapie liegen bei ca. 16 Mrd. €. Die Kosten durch krankheitsbedingte Fehlzeiten pro Jahr und Mitarbeiter in deutschen Unternehmen liegen bei 1 199 € (sogenannter Absentismus). Die Kosten durch krankheitsbedingte Produktivitätsverluste trotz Verbleiben am Arbeitsplatz bei Erleiden einer Kopfschmerzattacke liegen bei 2 399 € pro Jahr und Mitarbeiter (sogenannter Präsentismus). Somit liegt das größere ökonomische Problem bei Migräne darin, dass die Betroffenen mit der Migräneattacke zur Arbeit gehen, dann aber nicht produktiv sind, und nicht an der Arbeitsunfähigkeit. Nicht berücksichtigt sind hier noch tertiäre Kosten wie früherer Rentenbeginn, Rehabilitationsmaßnahmen und Folgekosten z.B. durch schädlichen Gebrauch von Schmerzmitteln. Ähnliche Verhältnisse gelten in den meisten Industrieländern (Burton et al. 2009).

Weltweit stellt die Migräne eine Erkrankung mit hoher Beeinträchtigung der Lebensqualität und ähnlicher Faktoren dar. Legt man das Konzept der „Years of healthy life lost due to disability" (YLD) zugrunde, liegt sie auf Platz 2 der am meisten beeinträchtigenden Erkrankungen überhaupt (GBD 2015, 2016). Ein weiteres Konstrukt, das der „disability-adjusted life years" (DALY), umfasst nicht nur die YLD, sondern „sum of the years of life lost due to premature mortality and the years lived with a disability due to prevalent cases of the disease", beinhaltet also auch erhöhte Sterblichkeit, die durch Kopfschmerzerkrankungen an sich nicht gegeben ist. Betrachtet man die Beeinträchtigung durch neurologische Erkrankungen, basierend auf den DALY über die Lebensspanne, so macht die kumulative Beeinträchtigung durch Migräne, Kopfschmerz vom Spannungstyp und Kopfschmerz bei Medikamentenübergebrauch zwischen dem 15. und 40. Lebensjahr mehr als 50 % aus, Kopfschmerzen sind somit die in diesem Lebensabschnitt häufigste Ursache für eingeschränkte Lebensqualität (GBD 2015, 2016). Bei diesem Konstrukt steht die Migräne über das gesamte Leben gesehen von allen neurologischen Erkrankungen an zweiter Stelle hinter dem Schlaganfall. Dies ist auch insofern relevant, als es sich bei der Zeit, in der Migräne am häufigsten ist, um eine für die berufliche Entwicklung entscheidende Lebensphase handelt und die Migräne somit eine relevante Ursache für eingeschränkte Lebensqualität in der produktivsten Phase des Lebens darstellt.

Einfluss des Arbeitsplatzes auf Migräne

Auch wenn Arbeitsplatzfaktoren natürlich keine Ursache von Migräne sein können, können Arbeitsplatzfaktoren doch auf die Entstehung und die Ausgestaltung einer Migräneattacke Einfluss nehmen. Hierbei ist zu berücksichtigen, dass zwischen Migränetriggern, das sind Faktoren, die eine Attacke auslösen, und Verstärkungsfaktoren, die die Dauer und Intensität der Migräneattacke verstärken, unterschieden werden muss. Hierbei ist es wichtig zu wissen, dass bereits vor einer Migräneattacke eine Überempfindlichkeit besteht, sodass z.B. eine Überempfindlichkeit gegen Gerüche von vielen Menschen mit Migräne so interpretiert wird, als ob Gerüche eine Migräneattacke auslösen würden. In *Tabelle 4* sind daher die auslösenden Faktoren bei Migräne von den verstärkenden Faktoren einer Migräneattacke unterschieden. Natürlich gibt es auch Faktoren, die sowohl eine Auslösung als auch eine Verstärkung bewirken können. Dies ist aber eher die Ausnahme.

Tab. 4: Faktoren am Arbeitsplatz, die als mögliche Migränetrigger (a) und als mögliche Verstärkungsfaktoren der Migräneattacke (b) in Betracht kommen

a) Triggerfaktoren	b) verstärkende Faktoren
• Bildschirmarbeit	• körperliche Anstrengung
• Schichtarbeit	• helles Licht
• Nitroverbindungen	• Schichtarbeit
• Alkohol	• Lärm
• histaminhaltige Substanzen	• intensive Gerüche
• Lösungsmittel	

Arbeitsmedizinische Aspekte

Es ist möglich und sinnvoll, bei der Arbeitsplatzgestaltung auf die Migräne von Mitarbeiterinnen und Mitarbeitern Rücksicht zu nehmen. Dies beginnt mit einer wohlwollenden Haltung gegenüber den Betroffenen, denn oft schämen sich Menschen mit Migräne, dies am Arbeitsplatz zuzugeben. Es ist aber für alle Beteiligten sinnvoller, wenn Migräne als körperliche Erkrankung verstanden wird, die im Allgemeinen gut behandelbar ist und nicht zwingend zu langer Arbeitsunfähigkeit führen muss. Natürlich bleibt es den Betroffenen selbst überlassen, sich mit einer Migräne zu öffnen, allerdings ist es häufig sinnvoll, das Thema offen anzusprechen und sich als Betrieb und als Arbeitnehmerin oder Arbeitnehmer auf eine gemeinsame Vorgehensweise zu verständigen. Auch wenn es einem Klischee entsprechen mag und durch Studien bislang nicht untermauert worden ist, so besteht doch Konsens bei Experten, dass Mitarbeiterinnen und Mitarbeiter mit Migräne häufig sehr wertvolle Arbeit leisten und Ausfälle durch Migräneattacken rasch wieder kompensieren.

Bei einer Migräneattacke, die am Arbeitsplatz beginnt, benötigen viele die Möglichkeit, ein Medikament abseits ihres Arbeitsplatzes einzunehmen (dies kann manchmal auch eine Injektion oder ein Nasenspray sein). Dann benötigen die Betroffenen ca. 2 Stunden Zeit, bis das Medikament befriedigend wirkt. Hierzu ist oft ein dunkler und leiser Ruheraum hilfreich. Viele können dann an ihren Arbeitsplatz zurückkehren. Ansonsten gilt das Prinzip bei einer Migräneattacke, dass die Produktivität bei einer unbefriedigend behandelten

Migräneattacke so stark eingeschränkt ist, dass es sinnvoller ist, wenn man Arbeitsunfähigkeit für kürzere Zeit in Anspruch nimmt, anstatt mit mangelnder Produktivität über mehrere Tage arbeiten zu gehen.

Weiterhin sind die konkreten Arbeitsplatzbedingungen möglichst auf die Migräne einzustellen. Hierzu gehören prinzipiell das Vermeiden von Triggern einer Migräneattacke und das Vermindern von Verstärkungsfaktoren. Dazu werden in *Tabelle 5* Hinweise gegeben. Dabei spielen auch aktive Angebote eines Arbeitgebers eine wichtige Rolle. So ist das Anbieten von Ruheräumen sehr wichtig, auch zur Durchführung von Entspannungsverfahren. Die Möglichkeit der regelmäßigen Nahrungsaufnahme, möglichst in Form von Kohlenhydraten, wirkt ebenfalls vorbeugend gegen Migräneattacken. Wenn möglich, können auch die Arbeitszeiten bei Menschen mit Migräne angepasst werden, gerade bei Schichtarbeit (Leso et al. 2020). Hier ist zumindest in größeren Betrieben die Einbindung des Betriebsmediziners sehr sinnvoll.

Tab. 5: Möglichkeiten der Arbeitsplatzgestaltung für Menschen mit Migräneveranlagung

Anpassung der Arbeitsplatzbedingungen
• Räumlichkeiten
– vom Großraumbüro hin zu kleinerem Raum
– Anpassung der Lichtverhältnisse (LED, Vermeidung von glänzenden Oberflächen)
– Luftqualität im Raum kontrollieren: Kopiergeräte und Drucker außerhalb platzieren, Zimmerpflanzen
Arbeitszeitanpassung
• Verringerung der Schichtbelastung
• Vermeidung von Nachtschicht
Reizbelastung anpassen, konsequenter Lärmschutz
• Arbeitsplatz
– ergonomische und rückengerechte Arbeitsplatzgestaltung
– Monitoreinstellung optimieren (Helligkeit und Kontrast je nach Tageszeit variieren; Werbeblocker verhindern wiederholt flackernde Unterbrechungen der Bildschirmarbeit)
– Anpassung der Lichtverhältnisse (LED, Vermeidung von glänzenden Oberflächen)
– Arbeitsplatzorganisation so etablieren, dass kleine Bewegungsrituale mehrfach täglich erforderlich sind (z.B. häufig gebrauchte Ordner stehen am weitesten vom Schreibtisch entfernt)
Angebot eines Ruheraumes im Betrieb
Betriebliches Gesundheitsmanagement
• Ausdauersportangebote
• Entspannungstherapieangebote (z.B. Muskelrelaxation, autogenes Training)
• Edukationsangebote
Stress- und Belastungsmanagement
• Angebote zur Krisenintervention bei eskalierenden Arbeitsplatzkonflikten
• Präventionsmaßnahmen der Rentenversicherung anbieten (z.B. GUSI)

2.1.2 Clusterkopfschmerz

Der Clusterkopfschmerz ist zwar eine sehr seltene Kopfschmerzerkrankung mit einer Bevölkerungsprävalenz von 0,1 %. Allerdings führt er zu solch starken Schmerzattacken, dass im aktiven Zustand keine Arbeitsfähigkeit besteht. In den meisten Fällen verläuft der Clusterkopfschmerz mit täglichen Attacken über einige Wochen, dies jährlich oder alle zwei Jahre. In seltenen Fällen kann er aber auch chronisch verlaufen mit täglichen Attacken über viele Jahre hinweg. In diesen Zeitphasen besteht häufig komplette Arbeitsunfähigkeit. Es muss die Gelegenheit gegeben werden, die Attacken akut mit Sauerstoffgabe oder einer subkutanen Spritze Sumatriptan in einem getrennten Raum zu behandeln. Die Patienten sind in einer Attacke häufig unruhig. Als Attacken auslösend sind unter anderem Nitroverbindungen bekannt, sodass Patienten mit einem Clusterkopfschmerz nicht solchen Chemikalien ausgesetzt sein dürfen. Außerdem tritt der Clusterkopfschmerz gehäuft bei Sauerstoffmangel auf.

Beim therapierefraktären chronischen Clusterkopfschmerz kann ein GdB von bis zu 100 % bestehen. Dies bedeutet, dass Menschen mit einem Clusterkopfschmerz in Betrieben auch die Berücksichtigungen des Schwerbehindertenrechts erfahren können. Dies ist bei Migräne in den meisten Fällen nicht so.

2.1.3 Kopfschmerz vom Spannungstyp

Der Kopfschmerz vom Spannungstyp ist zwar der häufigste am Arbeitsplatz beklagte Kopfschmerz, er ist jedoch nur sehr selten in Beziehung zu den Arbeitsplatzbedingungen zu setzen. Zwar werden häufig eine schlechte Haltung, psychosoziale Belastungsfaktoren und auch Migränetrigger *(siehe Tab. 4)* als auslösende Faktoren benannt, hier kann man aber meistens nicht von einer Kausalität sprechen. So führen z.B. Nackenverspannungen und HWS-Beschwerden nur sehr selten wirklich zu Kopfschmerzen, diese sind dann einseitig und durch HWS-Manipulationen zu provozieren. Häufiger spielen eine temporomandibuläre Dysfunktion oder Störungen der Schmerzverarbeitung eine auslösende Rolle in der Entstehung des Kopfschmerzes vom Spannungstyp. Wenn Kopfschmerzen vom Spannungstyp von den Betroffenen eindeutig und monokausal mit Arbeitsplatzbedingungen in Verbindung gebracht werden, sollte auch nach anderen Faktoren wie z.B. Konfliktkonstellationen am Arbeitsplatz oder in der Familie geforscht werden.

2.2 Symptomatische Kopfschmerzen

Symptomatische Kopfschmerzen am Arbeitsplatz werden zwar häufig angenommen, sind aber weder epidemiologisch noch pathophysiologisch hinreichend wissenschaftlich belegt. So findet sich bei einigen anerkannten Berufserkrankungen das Symptom Kopfschmerz als unspezifisches Symptom. Dies ist aber wenig hilfreich, da es ausschließlich auf den Selbstangaben der Betroffenen beruht und statistisch nicht überprüft ist. Studien, die einen kausalen Zusammenhang des Symptoms Kopfschmerz mit der jeweiligen Exposition am Arbeitsplatz belegen, liegen nicht vor.

Ein bekanntes historisches Beispiel von spezifischen Kopfschmerzen am Arbeitsplatz ist die Geschichte der Schweizer Uhrenindustrie. Demnach entwickelten zahlreiche Arbeiterinnen und Arbeiter der Schweizer Uhrenindustrie aufgrund der stundenlangen Zwangshaltung und der sehr exakten manuellen Tätigkeit an den Uhren am Arbeitsplatz immer wieder (Kopf-)Schmerzen, die mit Phenacetin-haltigen Schmerzmitteln behandelt werden konnten; ihnen stand dazu eine unbegrenzte Menge von Tabletten zur Verfügung. Genau diese tägliche Einnahme der Schmerzmittel wiederum führte zu einem Dauerkopfschmerz, der als Kopfschmerz bei Medikamentenübergebrauch interpretiert werden musste. Hier waren Kopfschmerzen ein führendes Symptom für einen ergonomisch ungünstigen Arbeitsplatz. Im Übrigen führte diese Geschichte auch zur Entdeckung der nephrotoxischen Eigenschaften von einigen Schmerzmitteln und insbesondere von deren Kombination ab einer bestimmten Menge.

Ein weiteres Problem bei symptomatischen Kopfschmerzen am Arbeitsplatz ist, dass ein Zusammenhang nur in sehr seltenen Fällen wirklich belegt ist. So können Zwangshaltungen am Arbeitsplatz natürlich mit Kopfschmerzen einhergehen, eine Kausalität belegt dies aber noch nicht. Vielmehr spielen bei diesen Kopfschmerzen oft mehrere Faktoren eine Rolle. Ein ähnlicher Zusammenhang muss auch für die Sehkraft postuliert werden. Selbstverständlich können Brechungsanomalien oder andere Erkrankungen der Augen auch zu Kopfschmerzen führen. Dies ist aber monokausal nur sehr selten der Fall. Auch hier müssen klare diagnostische Kriterien berücksichtigt werden. Der zeitliche Zusammenhang von subjektiven Kopfschmerzen und Sehstörungen, z.B. beim Bildschirmarbeitsplatz, belegt noch nicht automatisch eine Kausalität.

2.2.1 Posttraumatischer Kopfschmerz

Der vielleicht relevanteste symptomatische Kopfschmerz in der Arbeitswelt ist der posttraumatische Kopfschmerz. Auf ihn soll daher an dieser Stelle ausführlich eingegangen werden, der Text folgt den Leitlinien der DMKG (Evers 2010). Ein posttraumatischer Kopfschmerz sollte nur diagnostiziert werden, wenn die diesbezüglichen Kriterien der ICHD-3 erfüllt sind, wonach der Kopfschmerz auf ein Kopf- und/oder HWS-Trauma zurückzuführen ist. Danach werden Kopfschmerzen, wenn sie auf ein Schädeltrauma, ein Schädel-Hirn-Trauma (SHT), eine traumatische intrakranielle Blutung, eine HWS-Distorsion mit direktem Nackentrauma, eine HWS-Beschleunigungsverletzung oder eine Kraniotomie zurückzuführen sind, als posttraumatisch bezeichnet. Es ist hinreichend, bei posttraumatischen Kopfschmerzen zwischen SHT und HWS-Beschleunigungstrauma (nur dieser Begriff sollte verwendet werden) zu differenzieren. Für ein HWS-Beschleunigungstrauma sollte die Einteilung der Quebec Task Force verwendet werden. Entsprechend den Kriterien der ICHD-3 muss das Trauma anamnestisch und klinisch gesichert sein. Der posttraumatische Kopfschmerz muss sich innerhalb von sieben Tagen nach dem Trauma manifestiert haben. Die ICHD-3 unterscheidet einen akuten posttraumatischen Kopfschmerz, der sich innerhalb von drei Monaten zurückbildet, und einen chronischen posttraumatischen Kopfschmerz, der länger als drei Monate nach dem Ereignis anhält. Bis zu 90 % der SHT oder HWS-Beschleunigungstraumata werden von einem Kopfschmerz gefolgt. Bei leichtgradigem HWS-Beschleunigungstrauma liegt die Rückbildungsdauer des akuten Kopfschmerzes im Mittel bei Wochen bis maximal zwei Monaten. Ca. 20 % der Kopfschmerzen nach SHT oder

HWS-Beschleunigungstrauma zeigen eine protrahierte Remission über mehr als zwölf Wochen nach dem schädigenden Ereignis und werden dementsprechend als chronisch klassifiziert.

Dabei muss die vielfältige klinische Phänomenologie des Kopfschmerzes nach einem Trauma typisiert werden. So können idiopathische Kopfschmerzen nach einem Trauma ausgelöst werden, oder es kann zu anderen symptomatischen Kopfschmerzen kommen, z.B. intrakranielle Blutung, intrakranielle Druckerhöhung, knöcherne HWS- bzw. Schädelverletzung. Der posttraumatische Kopfschmerz im eigentlichen Sinne manifestiert sich in ca. 85 % der Fälle wie ein Kopfschmerz vom Spannungstyp. In ca. 8 % der Fälle kommt es nach HWS-Beschleunigungsverletzung innerhalb der ersten sechs Wochen zu einer Art zervikogenem Kopfschmerz mit Abnahme der Häufigkeit im weiteren Verlauf. So findet sich nach einem halben Jahr bei ca. 4 % und nach einem Jahr bei nur noch ca. 3 % ein zervikogener Kopfschmerz. Die Inzidenz eines migräneartigen Kopfschmerzes nach einem Trauma liegt bei ca. 2,5 %. Allgemein wird dabei die Auffassung vertreten, dass es keine Beziehung zwischen dem Ausmaß des Traumas und der Stärke des Kopfschmerzes gibt. Bei etwa 25 % der Patienten mit einem chronischen posttraumatischen Kopfschmerz liegt zusätzlich ein Kopfschmerz bei Medikamentenübergebrauch vor. Hinweisend auf einen Kopfschmerz bei Medikamentenübergebrauch ist ein atypischer Verlauf des initial posttraumatischen Kopfschmerzes mit fehlender langsamer Rückbildung und entsprechender Persistenz bzw. Zunahme der Kopfschmerzintensität bei einer regelmäßigen Einnahme von Analgetika an mindestens 10 Tagen pro Monat über mindestens drei Monate. Die initiale Intensität posttraumatischer Kopfschmerzen scheint ein unabhängiger Risikofaktor für eine Chronifizierung zu sein. Weitere Risikofaktoren sind eine geringe Schulbildung, weitere Traumata in der Vorgeschichte, posttraumatische Stressreaktion und ausstehende Kompensationsleistungen.

Die Häufigkeit und Chronifizierungsrate des Kopfschmerzes nach SHT und HWS-Traumata korreliert negativ mit dem Schweregrad des Traumas: so liegt sie nach leichtgradigem SHT bei 72 % und nach schwererem SHT lediglich bei 33 %. Hier muss im Einzelfall entschieden werden, ob die Läsion geeignet ist, dauerhaft Schmerzen zu verursachen. Dies ist insbesondere der Fall, wenn die Hirnhäute oder schmerzverarbeitende zentrale Strukturen in die Läsion einbezogen sind. Der Nachweis von ligamentären Veränderungen der HWS im MRT als Ursache von Kopf- oder Nackenschmerzen ist nicht ausreichend evaluiert und begründet nach gegenwärtigem Kenntnisstand keinen Kopfschmerz.

2.2.2 Kopfschmerz bei Medikamentenübergebrauch

Es ist in diesem Kapitel bereits mehrfach auf einen Kopfschmerz bei Medikamentenübergebrauch hingewiesen worden. Hierbei handelt es sich um einen chronischen Kopfschmerz, der bei Menschen entsteht, die eine Veranlagung für einen idiopathischen Kopfschmerz haben und an mehr als 10 bis 15 Tagen Schmerz- oder Migränemittel einnehmen. Dies gilt nicht nur für Schmerzmittel gegen Kopfschmerzen, sondern auch, wenn die

Schmerzmittel gegen andere Schmerzen eingenommen werden. Die Möglichkeit dieses Kopfschmerzes sollte also bei betriebsmedizinischen Einschätzungen von Kopfschmerzen immer mitberücksichtigt werden.

2.3 Sonstige symptomatische Kopfschmerzen

Im Folgenden sollen diejenigen anerkannten Kopfschmerzerkrankungen erwähnt werden, die wie die beiden vorgenannten durch eine Exposition am Arbeitsplatz entstehen können. Es wird dabei der Ordnung nach der ICHD-3 gefolgt *(siehe Tab. 2)*.

Von Relevanz sind hier Kopfschmerzen, die auf eine Substanz oder deren Entzug zurückzuführen sind. Substanzen, von denen hinreichende wissenschaftliche Evidenz für eine kausale Kopfschmerzauslösung besteht, sind:

- Stickstoffmonoxid-Donatoren
- Phosphodiesterase-Hemmer
- Calcitonin-Gene-Related-Peptide (CGRP)
- Alkohol
- Histamin
- Kokain
- Kohlenmonoxid

Dies bedeutet, dass die Einnahme dieser Substanzen im Allgemeinen (aber nicht immer) zu einem Kopfschmerz führt, der wieder abklingt, wenn diese Substanz abgebaut ist. Dabei kann es bei Alkohol, CGRP und Histamin auch zu einem verzögerten Kopfschmerz kommen. Entzugskopfschmerzen werden vor allem durch Koffein und Opioide ausgelöst.

Hypoxie oder Hyperkapnie können ebenfalls Kopfschmerzen verursachen. Hier werden die folgenden Situationen als Ursache akzeptiert:

- Höhenkopfschmerz (über wenigstens 2 000 m)
- Flugzeugkopfschmerz
- Taucherkopfschmerz
- Schlafapnoe-Kopfschmerz

Andere Stoffwechselveränderungen, die zu Kopfschmerzen führen können, sind Kohlenhydratentzug und induzierte arterielle Hypertonie, die jedoch wenigstens 200 mmHg systolisch betragen muss, bevor sie Kopfschmerzen verursachen kann. Auch ein Barotrauma kann, gerade in Kombination mit anderen strukturellen Läsionen wie z.B. eine Sinusitis, zu Kopfschmerzen führen.

2.4 Sozialmedizinische Aspekte und Begutachtung

Im Sozialrecht spielen Kopfschmerzen, abgesehen vielleicht vom Rentenrecht, nur eine untergeordnete Rolle. Dennoch sind im sozialen Entschädigungsrecht und im Schwerbehindertenrecht Kopfschmerzen manchmal ein relevantes Symptom. Somit muss auch bei sozialmedizinischen Begutachtungen gelegentlich auf Kopfschmerzen eingegangen werden. Dazu sind von der DMKG eigene Leitlinien erstellt worden (Evers 2010), auf die sich der folgende Text stützt. In folgenden konkreten Bereichen können Kopfschmerzen Anlass für eine Begutachtung sein:

- Arbeits(un)fähigkeit
- Schwerbehindertenrecht (Grad der Behinderung)
- Gesetzliche Rentenversicherung (Erwerbsminderung, Anspruch auf Rehabilitation)
- Gesetzliche Unfallversicherung (Minderung der Erwerbsfähigkeit)
- Beurteilung im privaten Sozialrecht (Berufsunfähigkeit, Schadensersatzansprüche)
- Berücksichtigung der Kopfschmerzerkrankung am Arbeitsplatz
- Berufsfähigkeit bei bestimmten Berufsgruppen: Polizei, Piloten, LKW-Fahrer, Schichtarbeit

Grundlage der Begutachtung von Kopfschmerzen sollten immer eine genaue Anamnese, ein Kopfschmerzkalender, Nachweise zu Verordnungen von Medikamenten und Heilmitteln sowie zu AU-Tagen und spezifische Erhebungsinstrumente zur Behinderung durch Kopfschmerzen im Alltag (z.B. MIDAS, HIT-6) sein. Grundlage ist ansonsten auch die AWMF-Leitlinie zur Begutachtung von Schmerzen.

Im Schwerbehindertenrecht können Kopfschmerzen eine wichtige Rolle spielen, sind aber in der dafür einschlägigen Versorgungsmedizin-Verordnung (Bundesministerium 2009) als Begriff überhaupt nicht erwähnt. Die Migräne wird wie folgt in der Anlage zur Versorgungsmedizin-Verordnung erfasst:

- Echte Migräne (je nach Häufigkeit und Dauer der Anfälle und Ausprägung der Begleiterscheinungen):
  - leichte Verlaufsform (Anfälle durchschnittlich einmal monatlich): GdB 0–10
  - mittelgradige Verlaufsform (häufigere Anfälle, jeweils einen oder mehrere Tage anhaltend): GdB 20–40
  - schwere Verlaufsform (lang andauernde Anfälle mit stark ausgeprägten Begleiterscheinungen, Anfallspausen von nur wenigen Tagen): GdB 50–60

Andere Kopfschmerzerkrankungen müssen also analog in dieses System der Migräne eingeordnet werden, was aufgrund der unterschiedlichen Verlaufsformen der verschiedenen Kopfschmerzerkrankungen nicht immer möglich ist. Außerdem werden in der Versorgungsmedizin-Verordnung noch die Gesichtsneuralgien erwähnt, wobei die Trigeminusneuralgie beispielhaft benannt wird. Hierfür wird folgende Zuordnung zu den Schwerbehinderungsgraden vorgeschlagen:

- Gesichtsneuralgien (z.B. Trigeminusneuralgie)
  - leicht (seltene, leichte Schmerzen): GdB 0–10
  - mittelgradig (häufigere, leichte bis mittelgradige Schmerzen, schon durch geringe Reize auslösbar): GdB 20–40

- schwer (häufige, mehrmals im Monat auftretende starke Schmerzen bzw. Schmerzattacken): GdB 50–60
- besonders schwer (starker Dauerschmerz oder Schmerzattacken mehrmals wöchentlich): GdB 70–80

Auf Grundlage dieser Empfehlungen der Versorgungsmedizin-Verordnung und aufgrund eines Expertenkonsenses hat die DMKG Empfehlungen zur Einordnung verschiedener Kopfschmerzerkrankungen gegeben *(Tab. 6)*. Für einzelne Kopfschmerzerkrankungen sollen dazu noch die folgenden Hinweise gegeben werden.

Tab. 6: Zuordnung von verschiedenen Kopfschmerzerkrankungen zu Behinderungsgraden etc. (nach Evers et al. 2010)

	AU	GdB	MdE
Migräne ohne Aura			
leicht	nein	0–10	–
mittel	möglich	20–40	–
schwer (therapieresistent)	ja	50–60	–
chronisch	möglich	50–60	–
Migräne mit Aura			
visuell	möglich	0–20	–
hemiplegisch	möglich	20–50	–
sonstige	möglich	20–50	–
Kopfschmerz vom Spannungstyp			
selten	nein	–	–
häufig			
• leicht	nein	0–10	–
• schwer	möglich	20–30	–
chronisch			
• leicht	möglich	20–30	–
• schwer	ja	40–60	–
episodischer Clusterkopfschmerz			
leicht	möglich	0–30	–
mittel	möglich	30–60	–
schwer	ja	30–60	–
chronischer Clusterkopfschmerz			
leicht	möglich	20–40	–
mittel	möglich	30–60	–
schwer	ja	60–100	–

Tab. 6: Zuordnung von verschiedenen Kopfschmerzerkrankungen zu Behinderungsgraden etc. (nach Evers et al. 2010) *(Forts.)*

	AU	GdB	MdE
Kopfschmerz bei Medikamentenübergebrauch			
leicht	nein	0–20	0–20
mittel	möglich	30–40	30–40
schwer	möglich	50–60	50–60
Trigeminusneuralgie (klassisch und symptomatisch)			
leicht	nein	0–10	–
mittel	möglich	20–40	–
schwer	ja	50–80	–
posttraumatischer Kopfschmerz			
akut	< 6 Wochen	10–20	10–20
chronisch	möglich	10–20	10–20
andere symptomatische Kopfschmerzen			
leicht	nein	0–10	0–10
mittel	möglich	20–30	20–30
schwer	ja	40–60	40–60

Im Zustand akuter unbehandelter Clusterkopfschmerzattacken besteht im Allgemeinen Arbeitsunfähigkeit, dies kann auch noch durch die Entkräftung aufgrund der Schmerzen für Stunden danach anhalten. Bei einem episodischen Clusterkopfschmerz kann zusätzlich Arbeitsunfähigkeit durch eine häufige Attackenfrequenz während der aktiven Episoden und noch wenige Wochen danach begründet sein. Der Clusterkopfschmerz kann einen hohen GdB begründen. Eine quantitative Einschränkung der beruflichen Leistungsfähigkeit kann beim Clusterkopfschmerz auf Dauer dann gegeben sein, wenn es sich um eine schwere, chronische, therapieresistente Verlaufsform handelt. In Einzelfällen kann allein aufgrund eines chronischen Clusterkopfschmerzes ein vollständig aufgehobenes Leistungsvermögen bestehen. Die Ausführungen zum Clusterkopfschmerz gelten analog auch für andere trigeminoautonome Kopfschmerzen wie die Paroxysmale Hemikranie und das SUNCT-Syndrom.

Vorübergehend kann durch einen Kopfschmerz bei Medikamentenübergebrauch Arbeitsunfähigkeit bestehen. Diese liegt für die meisten Betroffenen insbesondere für mindestens eine Woche nach Beginn des Absetzens der Medikamente vor. Definitionsgemäß kann diese Kopfschmerzform jedoch keine länger dauernde Arbeitsunfähigkeit, eine quantitative Einschränkung der beruflichen Leistungsfähigkeit oder einen GdB bedingen. Sollten zu Begutachtende nicht in der Lage sein, die Medikamenteneinnahme zu regulieren und daher dauerhaft an diesem Kopfschmerz leiden, muss als Ursache eine psychiatrische oder psychosomatische Erkrankung angenommen werden, z.B. Missbrauch von

Substanzen mit schädlichem Gebrauch. Im Einzelfall kann es erforderlich sein, aus gutachtlicher Sicht einen stationären Entzug der Schmerzmedikation zu befürworten.

Posttraumatische Kopfschmerzen stellen den häufigsten Grund für eine Begutachtung von Kopfschmerzen dar, weswegen hierauf ausführlicher eingegangen werden soll. Der Begriff „chronischer posttraumatischer Kopfschmerz" wird sowohl im ICD-10-Katalog (G44.3) als auch in der ICHD-3 aufgeführt. Zwar wird in der klinischen Praxis die Diagnose eines posttraumatischen Kopfschmerzes häufig unkritisch für alle Formen von Kopfschmerzen verwendet, die in einem zeitlichen Zusammenhang mit einem Kopf- oder HWS-Trauma auftreten. Die ICHD-3 impliziert jedoch ausdrücklich einen kausalen Zusammenhang („Kopfschmerz zurückzuführen auf ein Kopf- und/oder HWS-Trauma"). In der gutachtlichen Situation darf die Diagnose eines posttraumatischen Kopfschmerzes daher ausschließlich dann gestellt werden, wenn die Kausalitätskriterien des jeweiligen Rechtsgebiets mit den vorgesehenen Beweiskriterien erfüllt sind.

Eigentlich gilt die Vorgabe, dass ohne einen nachgewiesenen körperlichen Primärschaden auch kein Sekundärschaden (posttraumatischer Kopfschmerz) kausal anzuerkennen ist. Allerdings besteht im Öffentlichen Recht die Kuriosität, dass bei Vorliegen einer Gehirnerschütterung (Commotio cerebri) – definitionsgemäß damit ohne „vollbeweislich" nachgewiesene Hirnschädigung – als historisch gewachsener Kompromiss in der maßgeblichen Literatur ein nach den Beweisregeln eigentlich nicht entschädigungspflichtiger postkommotioneller Kopfschmerz als „leichte zentral vegetative Störung" über maximal sechs bis zwölf Monate anerkannt werden kann. Bei darüber hinaus gehender Chronifizierung von Kopfschmerzen ohne nachweisbaren körperlichen Primärschaden ist an eine psychische Ursache der Kopfschmerzen zu denken. Ergeben sich Hinweise auf einen seelischen Primärschaden, sollte eine ergänzende psychiatrische, psychosomatische oder nervenärztliche Begutachtung empfohlen werden.

Eine posttraumatische Erstmanifestation oder vorübergehende Verstärkung einer Migräne ist möglich. Kommt es nach einem SHT oder HWS-Trauma zur Entwicklung einer Migräne, ist zu berücksichtigen, dass aufgrund der genetischen Disposition bei einer Migräne traumaunabhängige Faktoren bei Weitem überwiegen. Im Öffentlichen Recht kann ein traumatisches Ereignis daher lediglich als Ursache einer vorübergehenden Verschlimmerung einer Migräne oder als rechtlich unwesentlicher Auslöser für die Erstmanifestation einer solchen Erkrankung, jedoch nicht als wesentliche Teilursache der Migräne angesehen werden. In der Regel lässt sich eine transiente Verschlimmerung einer vorbestehenden Migräne für maximal sechs bis zwölf Monate annehmen. Im Zivilrecht sind bei posttraumatischer Entwicklung oder Verschlimmerung einer vorbestehenden Migräne oder eines anderen primären Kopfschmerzes unfallunabhängige und unfallabhängige Anteile zu beschreiben, in der privaten Unfallversicherung auch prozentual anzugeben. Der Unfallanteil überschreitet in der Regel 20 % bis 30 % nicht. Analoge Verhältnisse gelten auch für einen „posttraumatischen" Clusterkopfschmerz.

Die bisherigen Ausführungen haben sich ausschließlich auf den Schmerz selbst bezogen. Kopfschmerzen können aber auch mit kognitiven Einschränkungen einhergehen, daher ist bei Angabe von kognitiven Beschwerden in Zusammenhang mit Kopfschmerzen nach einem SHT eine frühzeitige neuropsychologische Testung zu empfehlen. Diese sollte auch Tests zur Beschwerdevalidierung enthalten. Bei schwerem SHT sind die kognitiven Störungen eigenständig zu beurteilen.

Kopfschmerzen nach SHT oder HWS-Trauma zeigen erfahrungsgemäß einen Decrescendo-Charakter mit Endzustand der Beschwerden nach sechs bis zwölf Monaten. Sekundär progrediente Kopfschmerzen sind daher letztlich durch andere Mechanismen zu erklären. Es kann zu einer Progredienz aufgrund von Komplikationen im Heilungsverlauf (z.B. Hydrozephalus, Hirnabszesse) oder der Ausbildung neuralgiformer oder kausalgiformer Schmerzen im Rahmen einer nachweisbaren Schädigung schmerzempfindlicher Strukturen des Schädels und/oder seiner Weichteile kommen.

2.5 Weiterführende Empfehlungen

Die Behandlung von Kopfschmerzen ist nicht vordergründige Aufgabe der Arbeits- oder Betriebsmedizin. In einigen spezifischen Situationen wie z.B. der akuten Behandlung einer Migräne- oder Clusterkopfschmerzattacke kann es jedoch sinnvoll sein, entsprechende Räume zur Selbstmedikation zur Verfügung zu stellen oder aber, zumindest in großen Betrieben, selber akute Notfallmedikamente wie Sumatriptan subkutan, Acetylsalicylsäure intravenös oder ein Opioid zur Verfügung zu haben.

Eine weitergehende Beschäftigung mit der Therapie der verschiedenen Kopfschmerzerkrankungen ist durch die Leitlinien der DMKG möglich, die teilweise in Zusammenarbeit mit der Deutschen Gesellschaft für Neurologie entstanden sind. Diese Leitlinien sind unter www.dmkg.de barrierefrei einsehbar. Unter diese Website ist auch eine Liste von Kopfschmerzexperten nach Postleitzahlen geordnet aufrufbar. Hier kann es Aufgabe der Betriebsmedizin sein, stark betroffene Mitarbeiterinnen und Mitarbeiter entsprechend weiterzuleiten.

Literatur

Bundesministerium für Arbeit und Soziales (Hrsg). Versorgungsmedizin-Verordnung. Stand 1.1.2009
Burton WN, Landy SH, Downs KE, Runken MC (2009). The impact of migraine and the effect of migraine treatment on workplace productivity in the United States and suggestions for future research. Mayo Clin Proc 84: 436–445
Evers S, May A, Heuft G, Husstedt IW, Keidel M, Malzacher V, Straube A, Widder B (2010). Die Begutachtung von idiopathischen und symptomatischen Kopfschmerzen. Leitlinien der Deutschen Migräne- und Kopfschmerzgesellschaft. Nervenheilkunde 29: 229-241
GBD2015 Neurological Disorders Collaborator Group (2017). Global, regional, and national burden of neurological disorders during 1990-2015: a systematic analysis for the Global Burden of Disease Study 2015. Lancet Neurol 16: 877–897

GBD2016 Disease and Injury Incidence and Prevalence Collaborators (2017). Global, regional, and national incidence, prevalence, and years lived with disability for 328 diseases and injuries for 195 countries, 1990-2016: a systematic analysis for the Global Burden of Disease Study 2016. Lancet 390: 1211–1259

Headache Classification Committee of the International Headache Society (IHS) (2018). The International Classification of Headache Disorders, 3rd edition. Cephalalgia 38: 1–211

Leso V, Gervetti P, Mauro S, Macrini MC, Ercolano ML, Iavicoli I (2020). Shift work and migraine: A systematic review. J Occup Health 2020, 62: e12116

Lipton RB, Bigal ME (2005). Migraine: epidemiology, impact, and risk factors for progression. Headache 45 Suppl 1: S3–S13

Pfaffenrath V, Fendrich K, Vennemann M, Meisinger C, Ladwig KH, Evers S, Straube A, Hoffmann W, Berger K (2009). Regional variations in the prevalence of migraine and tension-type headache applying the new IHS criteria: the German DMKG Headache Study. Cephalalgia 29: 48–57

WiFOR GmbH (Hrsg) (2018). Krankheitslast und sozioökonomische Auswirkungen von Migräne in Deutschland. Projektbericht

10 Augenjucken, Augentränen

Mona Ezzeldin und Andreas Frings

Zusammenfassung

Augenjucken bzw. Augentränen sind Symptome, die bei vielen Erkrankungen bzw. Allergien unterschiedlich stark ausgeprägt auftreten können. Dabei können Beschwerden der Augen auch Ausdruck einer systemischen Erkrankung sein. Krankheitsbilder sind u.a. die Keratokonjunktivitis sicca, die allergische Konjunktivitis sowie die Erosio Corneae. Relevante Arbeitsplatzeinflüsse, die Augenjucken bzw. Augentränen verursachen können, sind trockene Luft, Tätigkeiten an Bildschirmgeräten, Allergene am Arbeitsplatz, mechanische Fremdkörper, Säuren, Laugen sowie übermäßige Einstrahlung von UV-Licht. Die weiterführende Diagnostik und Therapie der entsprechenden Beschwerden sind vom jeweiligen Krankheitsbild abhängig.

1 Allgemeiner Teil

1.1 Leitfragen und Systematik

Beim Auftreten von Augenjucken bzw. Augentränen sollten folgende wichtige Leitfragen berücksichtigt werden:

* Treten Schmerzen zusammen mit Augentränen (Epiphora) auf?
* Tritt Juckreiz zusammen mit Epiphora auf?
* Tritt Epiphora alleine auf?
* Treten die Symptome ein- oder beidseits auf?
* Treten die Symptome akut, subakut oder chronisch auf?
* Stehen die Augenbeschwerden in einem zeitlichen und/oder räumlichen Zusammenhang mit der beruflichen Tätigkeit?

Bei Augenjucken bzw. Augentränen kann unter differenzialdiagnostischen Gesichtspunkten die unter *Abbildung 1* dargestellte Systematik hilfreich sein. Die in Abbildung 1 mit (*) markierten Erkrankungen werden im Folgenden nicht weiter vertieft, da kein arbeitsmedizinischer Bezug besteht.

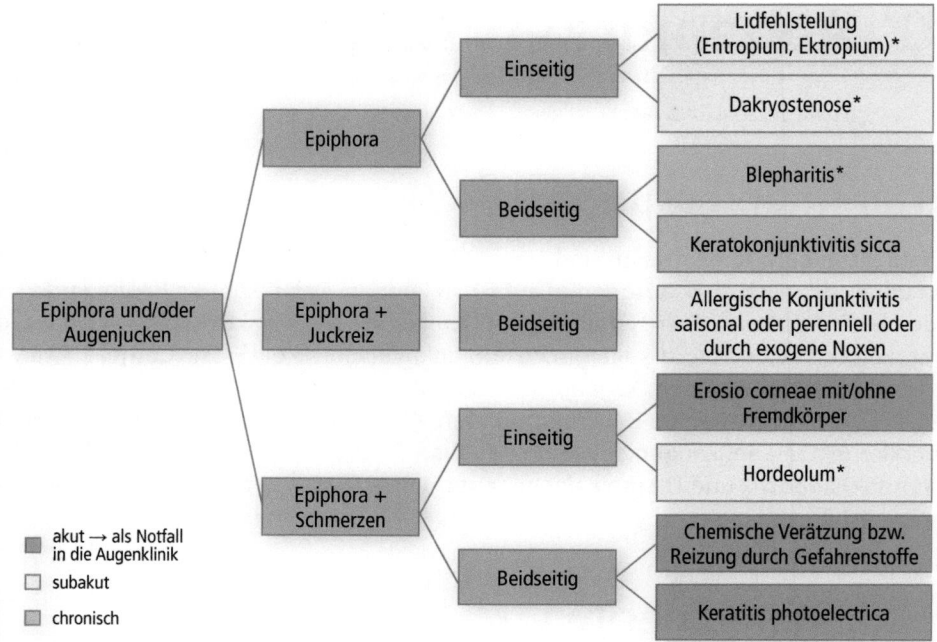

Abb. 1: Systematik möglicher Erkrankungen bei den Symptomen Epiphora und/oder Augenjucken

2 Spezieller Teil

2.2 Krankheitsbilder Epiphora bzw. „Tränendes Auge" ohne Schmerzen/ohne Juckreiz

Das tränende Auge, also eine Epiphora, tritt als Symptom meist paradoxerweise bei einem sogenannten trockenen Auge auf (Keratokonjunktivitis sicca, von lat. siccus „trocken"). Dem trockenen Auge kann eine hypovolämische (= quantitativer Tränenmangel), hyperevaporative (= qualitativer Tränenmangel) oder eine Mischform zugrunde liegen. Mehr als 80 % der Patienten mit einer Sicca-Symptomatik leiden an einer hyperevaporativen Störung oder einer Mischform (Schirra u. Ruprecht 2004, Feder 2018, Dahlmann 2020).

2.2.1 Keratokonjunktivitis sicca

Definition

Ein trockenes Auge (Synonym: Keratokonjunktivitis sicca) kann durch viele verschiedene Faktoren beeinflusst sein. Die Erkrankung ist durch eine Unterfunktion der Tränensekretion, eine gestörte Zusammensetzung des Tränenfilms oder eine Kombination bedingt.

Das trockene Auge ist eine der häufigsten Beratungsanlässe in der Augenheilkunde. Der Leidensdruck der Patienten ist meist sehr groß und es erfordert eine ausführliche Aufklärung über eine dauerhafte Therapie und Behandlung, um die Symptome Epiphora und/oder Fremdkörpergefühl zu verbessern. Abzugrenzen von der Diagnose Keratokonjunktivitis sicca sind passager irritative Störungen der Augenoberfläche, wie sie z.B. durch eine saisonale Pollinosis, durch zu trockene Luft im Büro (Heizung oder Klimaanlage) oder durch eine falsche Brille (asthenopische Beschwerden) ausgelöst werden können.

Epidemiologie

Das Sicca-Syndrom – und damit auch Epiphora – ist eine der häufigsten Augenerkrankungen in Deutschland (10 Mio. Erkrankte) und kann damit als Volkskrankheit betrachtet werden. Die Prävalenz für trockene Augen ist in den vergangenen Jahren stark angestiegen. Es zeigte sich eine Prävalenz von 15–17 % in Deutschland im Jahr 2017. Die Erkrankung nimmt im Alter zu und tritt bei Frauen häufiger auf (Craig et al. 2017).

Physiologie

Allgemeines zur Physiologie des Tränenfilms

Der Tränenfilm besteht „klassisch" aus drei Schichten. Eine Lipidschicht, die von den sog. Meibomdrüsen („Tarsaldrüsen") gebildet wird. Eine wässrige Schicht aus den Tränendrüsen und akzessorischen Drüsen und einer Muzinschicht, die durch Becherzellen der Konjunktiva unterhalten wird. Verteilt wird der Tränenfilm über die Oberfläche des Auges durch Blinzeln, welches neuronal kontrolliert wird. Beim Gesunden hilft hierbei der natürliche Blinzelreflex, der Kontakt zwischen der Oberfläche des Auges und dem Augenlid und ein gesundes Hornhautepithel.

Zu den einzelnen Schichten des Tränenfilms

Die Außengrenze des Fettanteils besteht aus einer polaren Phase mit Phospholipiden, welche an die wässrige Phase anschließen, und aus der nicht polaren Phase, welche Cholesterol, Ester und Triglyzeride enthält. Der polare Anteil an Fetten bindet an Lipocaline in der wässrigen Phase. Diese Lipocaline können hydrophobe Moleküle binden und können so die Viskosität des Tränenfilms beeinflussen. Regelmäßiges Blinzeln ist wichtig, um die Fette aus den Drüsen mechanisch freizusetzen.

Forciertes Blinzeln kann den Anteil an Tränenflüssigkeit erhöhen, so wie vermindertes Blinzeln den Tränenfilm reduzieren kann. Der Lipidanteil bewahrt die wässrige Schicht vor schneller Verdunstung. Der Fettanteil wirkt als Tensid und ermöglicht so die Ausbreitung des Tränenfilms. Die wässrige Schicht wird in den Tränendrüsen und in den akzessorischen Tränendrüsen, den Krause- und Wolfring-Drüsen, produziert.

Die Tränensekretion besitzt eine Grundkomponente, welche im Ruhezustand vorherrscht. Zudem besteht eine ausgeprägte reflexartige Komponente. Der Reflex zu blinzeln wird durch den Nervus trigeminus vermittelt und kann durch sensorische Reize der Hornhaut oder Bindehaut, durch das Aufbrechen der Tränenflüssigkeit und als Reaktion auf Entzündungen des Auges vermittelt werden.

Bei einer Reizung oder Verletzung kann die Sekretion der Tränenflüssigkeit um 500 % ansteigen. Der wässrige Anteil besteht aus Wasser, Elektrolyten, gelösten Muzinen und Proteinen sowie Wachstumsfaktoren. Die Wachstumsfaktoren, welche in der Tränendrüse produziert werden, werden vermehrt gebildet als Reaktion auf eine Verletzung. Ein Bestandteil, die entzündungsfördernden Interleukin-Zytokine, werden im Schlaf angesammelt, wenn die Tränenproduktion herabgesetzt ist. Die Funktion dieser Schicht ist es, das Hornhautepithel mit Luftsauerstoff zu versorgen. Auch soll sie antibakterielle Wirkung mithilfe von IgA, Lysozymen und Lactoferrinen entfalten und hilft dabei Ablagerungen nach Reizungen „wegzuspülen".

Die dritte Schicht ist die Muzinschicht. Diese Glykoproteine mit einem hohen Molekulargewicht können entweder transmembranös oder sekretorisch sein. Zudem kann man sekretorische Muzine als gelbildend oder als löslich klassifizieren. Produziert werden sie hauptsächlich von den Becherzellen der Bindehaut und zum Teil auch von den Tränendrüsen. Die Glykokalyx, also der extrazelluläre Überzug, wird durch Transmembran-Muzine der oberflächlichen Epithelzellen der Hornhaut und Bindehaut produziert. Die Funktionen der Muzinschicht sind die Verbesserung der Augenoberflächenbenetzung durch Umwandlung des Hornhautepithels von einer hydrophoben zu einer hydrophilen Oberfläche und der „Oberflächenschmierung". Ein Mangel an Schleimhaut kann ein Merkmal von sowohl Wassermangel als auch Verdunstungszuständen sein. Der Verlust von Becherzellen kann bei vernarbenden Bindehautentzündungen, Vitamin-A-Mangel, Verätzungen und Medikamentenvergiftungen auftreten. Die Regulierung der Bestandteile des Tränenfilms wird hormonell und neuronal reguliert. Hauptsächlich wird die Lipidproduktion durch Androgene reguliert. Östrogen- und Progesteronrezeptoren in der Bindehaut sind für die Funktion dieser Gewebe von besonderer Wichtigkeit. Neuronale Fasern um die Tränendrüsen und Becherzellen herum stimulieren die Sekretion von Wasser und Schleim (Grehn 2012, Kanski 2015).

Pathophysiologie

Vermehrter Tränenfluss kann beispielsweise durch eine reflexartige Überproduktion von Tränenflüssigkeit auftreten, wie sie bei akuter Einwirkung exogener Stoffe oder Fremdkörper (Prinzip „Zwiebelschneiden") klassischerweise auftritt.

Bei einer hypovolämischen Störung kann ein Osmolaritätsausgleich zu einer Steigerung der Osmolarität führen, welche wiederum Entzündungsmediatoren freisetzt und ein Überlaufen des Tränenmeniskus zur Folge hat. Bei einer hyperevaporativen Benetzungsstörung ist eine Meibomdrüsendysfunktion ursächlich für das tränende Auge. Geprüft werden sollten zudem die ableitenden Tränenwege, da eine Stenose ebenfalls verantwortlich für ein „Überlaufen der Tränen" sein kann.

Ein trockenes Auge ist eine entzündliche Erkrankung (Stevenson et al. 2012). Durch bestimmte Stressmediatoren wie endogener Stress, Antigene oder Umwelteinflüsse, wie sie auch in der Arbeitswelt zahlreich vorkommen, wird die Oberfläche gereizt. Proinflammatorische Zytokine, Chemokine und Matrix-Metalloproteinasen führen zur Ausbreitung autoreaktiver T-Helferzellen, die die Augenoberfläche und die Tränendrüse infiltrieren.

Faktoren, die das empfindliche homöostatische Gleichgewicht des Augenoberflächensystems stören, können die Tränenfilmstabilität und -osmolarität beeinträchtigen, was zu osmotischen, mechanischen und entzündlichen Schäden führt.

Vier miteinander verbundene Mechanismen sind ursächlich verantwortlich für das trockene Auge. Diese sind Träneninstabilität, Tränenhyperosmolarität, Entzündung und Schädigung der Augenoberfläche. In 80 % der Fälle mit Symptomen eines trockenen Auges sind Entzündungen der Bindehaut und der akzessorischen Drüsen sowie der Augenoberfläche verantwortlich. Sie können aber auch die Folge eines trockenen Auges sein, indem sie die Krankheit verstärken und aufrechterhalten (Kanski 2015).

Risikofaktoren

Die Risikofaktoren können vielfältig sein. In der Arbeitswelt spielt eine wichtige Rolle das sogenannte „Office-Eye-Syndrom".

Hierbei sinkt die Lidschlagfrequenz bei Bildschirmarbeiten und die Symptome eines trockenen Auges können auftreten. Aber auch trockene Heizungsluft, Zugluft oder Klimatisierung am Arbeitsplatz können Sicca-Symptome hervorrufen.

Andere Risikofaktoren sind beispielsweise Allergien, höheres Alter, Rauchen, Lidanomalien, endokrine Ursachen (z.B. Diabetes mellitus, Androgenmangel, Schilddrüsenerkrankungen [z.B. Morbus Basedow]), primär dermatologische Pathologien (v.a. entzündliche Dermatosen, z.B. Neurodermitis, atopische Dermatitis), das weibliche Geschlecht aufgrund der Abnahme bioverfügbarer Androgene in der Menopause oder Schwangerschaft, das Tragen von Kontaktlinsen und dadurch reduzierte Hornhautsensibilität. Letztere Risikofaktoren stehen in der Regel nicht in unmittelbarem Zusammenhang mit der konkreten Situation am Arbeitsplatz.

Trockene Raumluft ist ein weiterer Risikofaktor. Pfluger et al. (2013) führen als Ursache des trockenen Auges mangelnde Luftfeuchtigkeit an. Weitere arbeitsplatzbezogene Effekte sind Zugluft am Arbeitsplatz sowie eine niedrige Lidschlagfrequenz vor dem Bildschirm. Es konnte festgestellt werden, dass sich die Tränenfilmstabilität durch eine Erhöhung der relativen Luftfeuchte von 45 % auf 50 % verbessern ließ (Wolkoff 2017).

Es zeigten sich aber gegensätzliche Ergebnisse in Bezug auf die Augengesundheit bei Zuhilfenahme von Luftbefeuchtern (Wolkoff 2018). Wolkoff vermutet, dass Wartungsfehler oder vermehrte Verwendung von Desinfektionsmitteln im Wasser verantwortlich sind.

Diagnostik

Wichtig bei der Diagnostik ist zunächst die Anamnese. Es sollten spezifische, zur Sicca-Symptomatik passende, typische Beschwerden abgefragt werden. Helfen kann ein standardisierter Fragebogen wie der OSDI (Ocular Surface Disease Index) oder der SPEED-Fragebogen (Standard Patient Evaluation of Eye Dryness) (Asiedu, Kyei et al. 2016). Diese Tests können von den Patienten selbst im Warteraum ausgefüllt und in kurzer Zeit vom behandelnden Arzt ausgewertet werden. Hierbei wird die Ausprägung der Beschwerden, die Häufigkeit, Abhängigkeit von einer bestimmten Tageszeit und der Art der Beschwerden abgefragt. Zur Behandlung der Ursache sollten zusätzlich Risikofaktoren in Bezug auf das Arbeitsumfeld erfragt werden. Teil der Untersuchung ist ebenfalls das Erfassen der Sehschärfe, wenn nötig mit Korrektur, um auch hier eine Beeinträchtigung durch eine Sicca-Symptomatik zu erfassen. Da beispielsweise auch dermatologische Erkrankungen (beispielsweise Rosazea) ein Sicca-Syndrom hervorrufen können, sollten die Gesichtshaut und hier insbesondere die Lider untersucht werden. Eine gängige und schnell umsetzbare Methode ist die Untersuchung der Break-up-time (BUT). Hierbei wird in jedes Auge Fluoreszein-Natrium (in Einzeldosen erhältlich) appliziert. Der Patient wird nun aufgefordert zu blinzeln und im Anschluss das Auge aufzuhalten. Der Behandler untersucht die Augenoberfläche mithilfe eines Blaulichtfilters und misst die Zeit, wie lange der homogene gelbgrüne Tränenfilm zu sehen ist. Eine normale Break-up-time beträgt > 10 Sekunden. Bei einer gestörten BUT liegt die Zeit unter 10 Sekunden. Eine weitere Methode zur Diagnostik ist die Untersuchung durch einen Schirmertest *(Abb. 2)*. Man unterscheidet hier die Schirmertests 1 und 2. Bei Schirmertest 1 wird in das Unterlid ein Lackmuspapierstreifen zwischen dem äußeren und dem mittleren Drittel des Unterlides in die Unterlidkante eingehängt. Der Schirmertest 2 unterscheidet sich vom Schirmertest 1 darin, dass das Auge zunächst betäubt wird und im Anschluss der Lackmuspapierstreifen eingehängt wird. Der Patient wird aufgefordert, die Augen zu schließen. Nach 5 min kann die Befeuchtungsstrecke abgelesen werden. Ein Normalwert sind 15 mm und als pathologisch gilt eine Befeuchtungsstrecke unter 5 mm bei Schirmer 1. Bei Schirmer 2 gilt ein Normwert bei 10 mm innerhalb von 5 min. Da hier das Auge zuvor nicht gereizt wird, entsteht weniger Tränen-

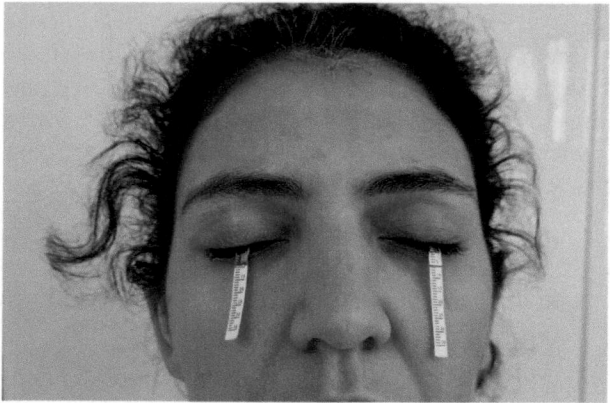

Abb. 2:   Durchführung des Schirmertests

flüssigkeit (Grehn 2012). Der Schirmertest 1 ist für den Nicht-Ophthalmologen und bei fehlendem Anästhetikum besser umsetzbar.

Neben dem Schirmertest können im Rahmen der Diagnostik des Sicca-Syndroms durch einen Augenarzt mittels Spaltlampe die lidkantenparallelen Konjunktivalfalten (LIPCOF) bewertet werden. Im Übergangsbereich vom mittleren zum temporären Drittel des Unterlids wird nach einer waagerechten Bindehautfalte gesucht. Die Einteilung wird ermittelt aufgrund der Größe der Bindehautfalten im Vergleich zur Höhe der normalen Tränenmeniskushöhe und nach der Anzahl der einzelnen Falten.

Eine Tränenwegsspülung kann sinnvoll als diagnostisches Kriterium herangezogen werden, um eine mögliche Stenose des Tränenkanals auszuschließen. Hierfür wird Kochsalzlösung in eine Spritze mit einer dünnen Hohlnadel aufgezogen und über das (meist untere) Tränenpünktchen die Nadel eingeführt und gespült. Wenn der Patient im Rachen diese salzige Flüssigkeit wahrnimmt, ist der Tränenkanal durchlässig.

Weitere spezielle Diagnostiken sind vielfältig und eher dem Augenarzt vorbehalten.

Therapie

Epiphora aufgrund eines trockenen Auges treten meist chronisch auf. Es ist wichtig, den Patienten ausführlich über die Grunderkrankung aufzuklären. Liegt eine chronische Ursache zugrunde (z.B. rheumatologische Grunderkrankungen), sollte der Patient auch hierauf hingewiesen werden, um realistische Erwartungen zu schaffen. Grundsätzlich richtet sich die Therapie nach der Ursache der Erkrankung. Dem „Dry Eye workshop" von 2017 zufolge wurden Richtlinien erstellt, um eine einheitliche Strategie bei einem trockenen Auge zu verfolgen.

Kanski (2015) zufolge werden die Maßnahmen in verschiedenen Stufen je nach Schweregrad zur Behandlung herangezogen. Hier werden vor allem die Punkte, welche besonders einen arbeitsmedizinischen Bezug haben, hervorgehoben.

Im ersten Schritt geht es darum, dem Patienten zunächst ein realistisches Bild über die Erkrankung zu geben. Darüber hinaus sollte hervorgehoben werden, wie wichtig die Compliance des Patienten ist. Da verschiedene Faktoren einen Einfluss auf das Auge haben können, sollten diese erläutert werden. Hierzu zählen auch Punkte, die von dem Patienten selbst beeinflusst werden können. Vor allem im Arbeitsbereich wichtig ist das bewusste Blinzeln bei Benutzung eines Computerbildschirms. Die oberste Bildschirmzeile sollte sich dabei maximal „auf Augenhöhe" befinden, besser leicht unterhalb der geraden Sehachse, um die Öffnung der Lider zu minimieren *(siehe Abb. 3)*. Der richtige Umgang mit Kontaktlinsen (regelmäßiger Wechsel, Hygiene) sollte erläutert werden. Ein weiteres Risiko im Büro kann die Luftfeuchtigkeit darstellen. Hier kann eine Raumluftkonditionierung ggf. Abhilfe schaffen. Am Arbeitsplatz sollte es die Möglichkeit zur gekühlten Aufbewahrung von Tränenersatzmittel geben. Unkonservierte Tränenersatzmittel (z.B. Hylocomod) sollten regelmäßig auch bei zwischenzeitlicher Beschwerdefreiheit präventiv angewendet werden.

Sollte eine chronische Blepharitis zugrunde liegen, wird die Anwendung regelmäßiger Lidrandhygiene mit warmen Kompressen empfohlen (Anleitung durch den Augenarzt). Sollte eine Fehlstellung der Lider vorliegen, sind geeignete operative Maßnahmen wie die Korrektur eines Ektropiums oder Entropiums zielführend. Sollten die Beschwerden durch offene Lider bei Nacht bedingt sein, können die Lider über Nacht mit Tape verschlossen oder eine Augensalbe gegeben werden.

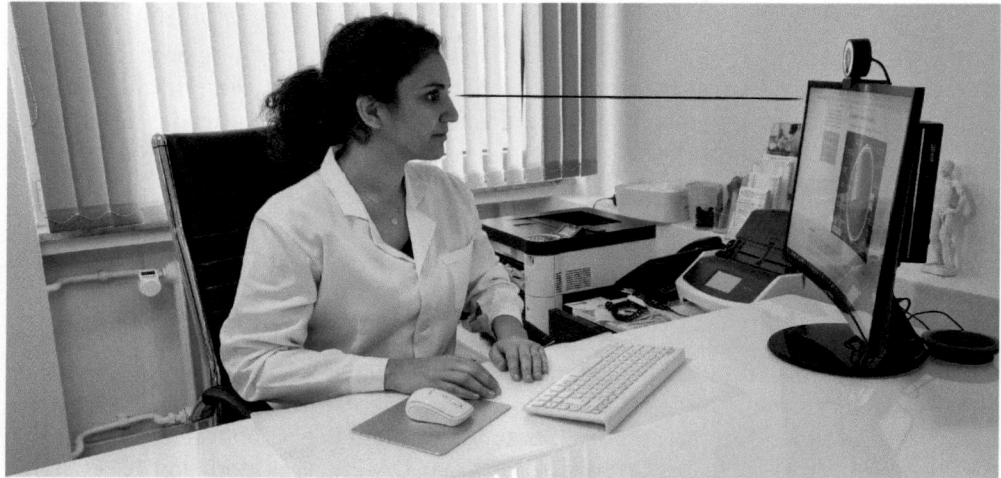

Abb. 3:   Bildschirmhöhe am Arbeitsplatz

Bei Beschwerdepersistenz und ausbleibender Besserung durch die vorangegangenen Maßnahmen tritt der zweite Schritt in Kraft. Hier können anti-inflammatorische Augentropfen, wie Diclofenac Augentropfen (z.B. Voltaren Augentropfen 1 mg/ml), orale Omega-Fettsäuren und andere topische Cyclosporine durch den Augenarzt zum Einsatz kommen. Eine invasivere Methode ist der reversible Verschluss des Tränenpünktchens. Als Schutzmaßnahmen können auch Befeuchtungskammer-Brillen getragen werden. Bei sehr schweren Fällen kann ein permanenter Verschluss des Tränenpünktchens erfolgen (Kanski 2015).

2.3 Krankheitsbilder mit Leitsymptom Epiphora und Juckreiz

Juckende Augen können durch verschiedene Allergene am Arbeitsplatz hervorgerufen werden. Ein juckendes Auge kann darüber hinaus durch ein trockenes Auge oder auch durch das Office eye-Syndrom hervorgerufen werden. Bisher wurde das Symptom des juckenden Auges in Verbindung zum Arbeitsplatz noch nicht schwerpunktmäßig als Symptom in Studien untersucht.

Bei leichtem Augenjucken kann zunächst ausgiebiges Lüften Abhilfe schaffen. Bei persistierenden Symptomen sollten mögliche andere Ursachen ausfindig gemacht werden. Verschiedene Bodenbeläge können schnell Staub ansammeln, was wiederum bei Hausstauballergikern zu einem juckenden Auge führt. Böden und andere Oberflächen sollten daher regelmäßig gereinigt werden.

2.3.1 Allergische Konjunktivitis

Definition

Am ehesten sind juckende Augen mit einer allergischen Konjunktivitis assoziiert. Man kann zwischen verschiedenen Formen unterscheiden. Es gibt die saisonale allergische Konjunktivitis, die durch saisonale Allergene wie beispielsweise Pollen bedingt sind, oder die perenniale Konjunktivitis, welche unabhängig von der Jahreszeit das ganze Jahr über auftreten kann und durch andere Allergene wie Hausstaub, bestimmte Putzmittel oder Tierhaare auftritt (Pleyer 2014).

Epidemiologie

Da die allergische Konjunktivitis oft meist selbstlimitierend ist und häufig kein Augenarzt konsultiert wird oder Apotheken direkt aufgesucht werden, sind valide Daten Mangelware. Schätzungen gehen von einer Prävalenz von mindestens 15–20 % in der Bevölkerung aus (Wong et al. 2009, Wong et al. 2014). Besonders betroffen sind Patienten im Kindesalter und zwischen 15–18 Jahren.

Pathophysiologie

Die Pathogenese basiert auf einer IgE-vermittelten Überempfindlichkeitsreaktion. Bedingt durch die Aktivierung von Mastzellen in der Bindehaut kommt es zu einer Neusynthese und Sekretion von Zytokinen, Chemokinen und Eicosanoiden. Hierdurch zeigen sich erhöhte Histamin-, Tryptase-, Prostaglandin- und Leukotrienwerten in den Tränen (Leonardi et al. 2007).

Die Mastzelldegranulation führt auch zur Aktivierung von Gefäßendothelzellen, die wiederum Chemokine und Adhäsionsmoleküle wie das interzelluläre Adhäsionsmolekül und das Gefäßzelladhäsionsmolekül exprimieren. Zu den weiteren Chemokinen, die sezerniert werden, gehören die Chemokine, die bei der Aktivierung normaler T-Zellen exprimiert und sezerniert werden, das monozytäre chemoattraktive Protein, Interleukin IL-8, Eotaxin und das Makrophagen-Entzündungsprotein-1 alpha.

Diese Faktoren leiten die Rekrutierungsphase von Entzündungszellen in der Bindehautschleimhaut ein, die zur okulären Spätphasenreaktion führt (Leonardi et al. 2007).

Riskofaktoren

Sowohl die saisonale als auch die perenniale Konjunktivitis werden durch Umweltallergene ausgelöst. Saisonal sind beispielsweise Baum- und Gräserpollen oder auch Pilzsporen ursächlich. Zu perennialen Auslösern einer Konjunktivitis zählen beispielsweise Hausstaubmilben oder Tierhaare. Die Symptome sind neben Epiphora und Juckreiz noch ein Brennen sowie eine leicht herabgesetzte Sehkraft durch den vermehrten Tränenfilm. Klinisch kann man neben einer mäßig hyperämischen Bindehaut teilweise eine Chemosis sehen. Typischerweise ist das Sekret eher klar, kann aber bei chronischen Verläufen auch mukopurulent erscheinen und dann mit einer bakteriellen Konjunktivitis verwechselt werden. Die Augenlider und die Hornhaut sind bei der perennialen Konjunktivitis nicht betroffen (Kanski 2015).

Diagnostik

Die Diagnose wird durch typische Anamnese, okuläre Provokation oder den Pricktest gesichert. Differenzialdiagnostisch sollte auch die infektiöse Konjunktivitis, ausgelöst durch Chlamydien, Viren oder Bakterien oder ein trockenes Auge in Betracht gezogen werden.

Therapie

Die Therapie besteht zum einen daraus, die auslösenden Allergene zu beseitigen. Zum anderen können kalte Kompressen und das Waschen des Gesichts Linderung verschaffen. Medikamentös können Antihistaminika wie Levocabastin oder Mastzellstabilisatoren wie Ketotifen eingesetzt werden. Seltener kommen Oberflächensteroide wie Fluorometholon zum Einsatz (Kanski 2015).

2.4 Krankheitsbilder mit Leitsymptom Epiphora und Schmerzen

2.4.1 Erosio Corneae mit/ohne Fremdkörper

Definition

Wenn Fremdkörper wie metallische, Kohle- oder auch Sandpartikel auf das Auge treffen, können Erosionen entstehen, Epitheldefekte der Hornhaut. Diese können zu einem Fremdkörpergefühl, Blepharospasmus, konjunktivaler Injektion, Epiphora und Schmerzen führen. Sehr wichtig ist hier eine genaue Anamnese um sicherzustellen, dass sich der Fremdkörper nicht intraokular befindet. Auf die intraokularen Fremdkörper wird im Folgenden nicht näher eingegangen, da diese nicht typischerweise zu tränenden oder juckenden Augen führen (Kanski 2015).

Epidemiologie

Erosio corneae zählen zu den häufigsten Krankheitsbildern im Arbeitsumfeld, insbesondere in den Bereichen Handwerk, Baugewerbe und verarbeitendes Gewerbe. Sie können aber auch durch Verätzungen entstehen.

Pathophysiologie

Bei einer Erosio Corneae wird die oberste Schicht der Hornhaut, das Epithel, meist mechanisch verletzt.

Risikofaktoren

Im Arbeitsumfeld ist der Hauptrisikofaktor das Arbeiten ohne oder mit ungenügender Schutzbrille. Wichtig ist das ständige Tragen einer rundum abgeschlossenen Schutzbrille in einem exponierten Umfeld. Hierzu zählen nicht nur Werktätigkeiten wie Flexen, Schleifen oder Sägen, bei denen eine Absplitterung des bearbeitenden Gegenstandes besonders häufig auftritt. Auch weitere handwerkliche Tätigkeiten wie Hämmern oder Bohren, sowie der nahräumliche Aufenthalt in Bereichen, in denen die genannten Tätigkeiten verrichtet werden, stellen eine Risikoexposition dar.

Diagnostik

Der Defekt kann durch Anfärben mit Fluoreszein angezeigt werden. Neben der Untersuchung an der Spaltlampe sollte der Behandler immer beide Augen ektropionieren um sicherzustellen, dass sich unter den Lidern kein Fremdkörper mehr befindet.

Therapie

Noch im Auge befindliche Fremdkörper unter den Lidern oder an der Bindehaut müssen entfernt werden. Metallische Fremdkörper müssen mit einer sterilen Kanüle und ggf. mit einem Hornhautbohrer entfernt werden. Hier kann häufig ein Rostring verbleiben. Sollte dieser nicht zu entfernen sein, sollte eine antibiotische Augensalbe (z.B. Ofloxacin Augensalbe 3 mg/1 g) verschrieben werden. Meist kann der verbleibende Rostrand nach 1–2 Tagen durch das „Einweichen" besser entfernt werden. Die Gefahr eine sekundären Uveitis muss stets beachtet und behandelt werden. Bei kleiner bis mittelgroßer Erosio sollte eine antibiotische Augensalbe z.B. Ofloxacin Augensalbe (3 mg/1 g) für ca. 5 Tage verschrieben werden, um eine Superinfektion zu vermeiden. Bei größeren Befunden kann eine Verbandskontaktlinse zum Schutz aufgetragen werden (Kanski 2015).

2.4.2 Chemische Verätzungen

Definition

Die Schwere einer chemischen Verletzung hängt von den Eigenschaften der Chemikalie, der Fläche der betroffenen Augenoberfläche, der Dauer der Exposition und den damit verbundenen Auswirkungen wie thermischen Schäden ab. Alkalien neigen dazu, tiefer einzudringen als Säuren, da letztere Oberflächenproteine koagulieren und so eine Schutzbarriere bilden; die Alkalien, die am häufigsten zu Verätzungen des Auges führen, sind Ammoniak, Natriumhydroxid und Kalk. Ammoniak und Natriumhydroxid verursachen aufgrund ihrer schnellen Penetration schwere Schäden. Fluorwasserstoffsäure, die beim

Ätzen und Reinigen von Glas verwendet wird, neigt ebenfalls dazu, schnell in das Augengewebe einzudringen, während Schwefelsäure durch thermische Effekte und hohe Aufprallgeschwindigkeiten, wie sie bei der Explosion von Autobatterien auftreten, beeinträchtigt werden kann (Müsch 2005, Kanski 2015).

Epidemiologie

Verätzungen durch Chemikalien können leichte bis schwere Auswirkungen auf das Auge haben und bis zur Erblindung führen. Laut Kanski (Kanski 2015) ereignen sich zwei Drittel der unfallbedingten Verätzungen am Arbeitsplatz und ein Drittel zu Hause. Nur einige wenige sind auf vorsätzliche Körperverletzung zurückzuführen.

Laugen-„verätzungen" treten häufiger auf als Säureverätzungen, u.a. wegen der hohen Verbreitung alkalischer Materialien in Bau- und Werkstoffen und in Reinigungsmitteln (Haring 2016). Verätzungen machen 11,5–22,1 % der Augenverletzungen aus (Ucakhan et al. 2002).

Risikofaktoren

Gefahren gehen insbesondere von mangelnder Beachtung einschlägiger Sicherheitsbestimmungen und Gebrauchsanweisungen aus. Weitere Gefahren ergeben sich aus der Wiederverwendung leerer Flaschen und Behälter, die vorher mit Phosphorsäureestern gefüllt waren (Müsch 2005, Kanski 2015). Auch beim Kontakt mit Phosphorverbindungen kann es zu Verätzungen des Auges kommen. Phosphorverbindungen finden sich unter anderem bei Insektiziden, Weichmachern, Flammschutzmitteln und Schmiermittelzusätzen. Organische Phosphorverbindungen werden zudem unter anderem in der Herstellung von Kunststoffen und Lacken als Weichmacher, Härter und Beschleuniger verwendet.

Diagnostik

Ebenso wie bei der Verletzung durch einen Fremdkörper, kann der Defekt der Hornhaut bzw. der Bindehaut durch Anfärben mit Fluoreszein angezeigt werden. Vor der Untersuchung und Diagnostik sollte aber gespült werden. Die Schnelligkeit, mit der das Auge gespült wird, ist entscheidend für den Heilungsprozess (Schrage et al. 2011). An der Spaltlampe erfolgt die Beurteilung der Verätzung anhand der Limbusbeteiligung und der konjunktivalen Schädigung. Zudem sollten die Tränenwege untersucht und bei Verdacht eines Verschlusses gespült werden.

Pathophysiologie

Nach der Verletzung durch eine chemische Verätzung beschreibt Kanski den Ablauf der Pathophysiologie mit Beginn der Nekrose der Bindehaut- und des Hornhautepithels mit Unterbrechung und Verschluss des limbalen Gefäßsystems. Der Verlust der limbalen Stammzellen kann zu einer Konjunktivalisierung und Vaskularisierung der Hornhautoberfläche oder zu anhaltenden Hornhautepitheldefekten mit sterilen Hornhautulzerationen und Perforationen führen. Hierbei ist zu beachten, dass die verschiedenen Stoffe verschieden wirken, wie in den Leitlinien des Berufsverbandes für Augenärzte Deutschlands (BVA) ausgeführt wird. Da Laugen lipolytisch sind, wirken sie schnell und verändern das Gewebe. Säuren wirken durch die Denaturierung und durch Ausfälle von Proteinen. Etwas weniger schnell wirken Säuren, da koagulierte Proteine als Barriere fungieren. Reinigungsprodukte zählen zu den Mischagenzien (Jähne 1974).

Zu den längerfristigen Auswirkungen gehören Benetzungsstörungen der Augenoberfläche, Symblepharonbildung und vernarbendes Entropium. Symptome, die auftreten, sind Epiphora, Blepharospasmus, Visusverlust und starke Schmerzen. Paradoxerweise treten bei schweren Verätzungen häufig keine Symptome auf, da hier eine schwere Ischämie und nur wenig Rötung auftritt.

Therapie

Essenziell bei der Behandlung von Verätzungen ist schnelles Handeln und schnelles und ausgiebiges Spülen. Hierfür sollten die Augen aber zur besseren Verträglichkeit zunächst betäubt werden, beispielsweise mit Conjuncain® EDO® unkonservierte Augentropfen 0,2 ml Lokalanästhesie (Stulln Pharma). Sollte kein Wasser vorhanden sein, kann beispielsweise auch Cola, Milch oder ähnliche Flüssigkeiten laut einer Studie von Schrage verwendet werden (Schrage et al. 2011). Falls vorhanden, empfiehlt die BVA mit einer sterilen, ausgewogen gepufferten Lösung wie normaler Kochsalzlösung oder Ringer-Laktat-Spülung die Augen für 15–30 Minuten, oder bis der gemessene pH-Wert neutral ist, zu spülen. Im Anschluss werden leichte bis mittelgradig ausgeprägte Verätzungen meist erfolgreich nur medikamentös behandelt. Alle Medikamente sollten konservierungsmittelfrei sein.

Steroidhaltige Augentropfen, z.B. Dexamethason wie Monodex®, werden verwendet, da sie eine Entzündungsreaktion reduzieren und weiteren kornealen Gewebeverlust verhindern. Die Steroide sollen auch bei Epitheldefekten eingesetzt werden. Die Dosierung wird an den Schweregrad der Verletzung angepasst. Zudem werden antibiotische Augentropfen wie Gentamicin Augentropfen verwendet, um eine Superinfektion zu verhindern. Zur Epithelialisierung und für das Wohlbefinden für den Patienten sollten Tränenersatzmittel und Dexpanthenol, z.B. Bepanthen Augensalbe, sehr engmaschig appliziert werden. Zykloplegika wie Tropicamid können bei schweren Verätzungen zur Reduzierung eines intraokularen Reizzustandes und der damit verbundenen Schmerzen sowie zur Vermeidung hinterer Synechien eingesetzt werden. Schwere Verätzungen müssen ggf. chirurgisch behandelt werden.

Einstufung des Schweregrads

Akute chemische Verätzungen werden in Schweregrade eingeteilt, um eine angemessene Weiterbehandlung zu planen und einen Hinweis auf die voraussichtliche endgültige Prognose zu geben. Es gibt verschiedene Klassifikationen. Bevorzugt wird die Dua-Klassifikation *(Tab. 1)*. Diese ist bezüglich der Vorhersagekraft bezogen auf die Prognose bei schweren Verätzungen am aussagekräftigsten.

Tab. 1: Dua-Klassifikation von Verätzungen der Augenoberfläche (Dua, King et al. 2001)

Grad	Prognose	klinische Befunde	konjunktivale Schädigung	Analogskala
I	sehr gut	Null Zeitstunden Limbusbeteiligung	0 %	0/0 %
II	gut	> 3 Zeitstunden Limbusbeteiligung	< 30 %	0,1–3/1–29,9 %
III	gut	3–6 Zeitstunden Limbusbeteiligung	30–50 %	3,1–6/31–50 %
IV	gut bis mäßig	6–9 Zeitstunden	50–75 %	6,1–9/51–75 %
V	mäßig bis schlecht	9–12 Zeitstunden Limbusbeteiligung	75–100 %	9,1–11,9/75,1–99,9 %
VI	sehr schlecht	komplett (12 Zeitstunden) Limbusbeteiligung	komplett 100 %	12/100 %

2.4.3   Keratitis Photoelectrica

Definition

Umgangssprachlich wird die Keratitis Photoelectrica auch als Verblitzung bezeichnet. Die Ursache ist übermäßige UV-Einstrahlung (Kanski 2015).

Epidemiologie

Meist entsteht die Keratitis Photoelectrica durch mangelnde Protektion am Arbeitsplatz, häufig durch Schweißen ohne Schutzbrille, wodurch das Hornhautepithel geschädigt wird. Auch der Aufenthalt in Umgebungen mit hoher UV Belastung, wie z.B. Hochgebirge, sind potenzielle Ursachen.

Risikofaktoren

Das Hauptrisiko liegt darin, dass Arbeiten wie Schweißen oder Löten ohne Schutzbrille mit UV-Schutz durchgeführt werden. Zudem sollten Schutzbrillen mit UV-Filter auch in besonders sonnigen Regionen und in Gebieten, in denen besonders viel Sonne reflektiert wird (insbesondere Eis-/Gletscherflächen), getragen werden. Insgesamt nimmt die UV-Strahlung mit der Höhenlage zu.

Diagnostik

Nach der Anfärbung mit Fluoreszein sieht man Hornhautepitheldefekte und eine injizierte Bindehaut. Außerdem ist die Anamnese eindeutig (Kanski 2015).

Pathophysiologie

Die Symptome treten meistens erst nach ca. 6–8 Stunden auf. Starke Schmerzen treten dadurch auf, dass nach der Epithelschädigung die Nervenenden frei liegen. Durch die Nekrose der Hornhautepithelzellen kommt es zu einer Entzündungsreaktion, Ödem und einer Abstoßung der Epithelzellen. Zusätzlich kommt es zu starker und vermehrter Epiphora. Durch die Schmerzen und das starke Tränen kommt es zudem zu einer kurzzeitigen Sehminderung und einem starken Blepharospasmus (Grehn 2012, Kanski 2015).

Therapie

Meist tritt eine Besserung und vollständige Heilung nach 24 bis 48 Stunden auf. Das Auge sollte ruhiggestellt werden. Zur Schmerzlinderung können orale Analgetika verschrieben werden und es sollte auf das Infektionsrisiko hingewiesen werden. Hierfür können prophylaktisch auch antibiotische Augentropfen oder eine Augensalbe (z.B. Gentamicin POS 5mg/ml) appliziert werden (Grehn 2012).

Literatur

Asiedu K, Kyei S, Mensah SN, Ocansey S, Abu LS, Kyere EA (2016). Ocular Surface Disease Index (OSDI) Versus the Standard Patient Evaluation of Eye Dryness (SPEED): A Study of a Nonclinical Sample. Cornea 35 (2): 175–180

Craig JP, Nichols KK, Akpek EK, Caffery B, Dua HS, Joo CK, Liu Z, Nelson JD, Nichols JJ, Tsubota K, Stapleton F (2017). TFOS DEWS II Definition and Classification Report. Ocul Surf 15(3): 276–283

Dahlmann, C. (2020). Epidemiologie und Klassifikation. Springer 1. Auflage: 19–26

Dua, H. S., A. J. King and A. Joseph (2001). A new classification of ocular surface burns. Br J Ophthalmol 85 (11): 1379–1383

Feder RS, Roy SC, Dunn SP, Flaxel CJ et al. (2018). Dry Eye Syndrome Preferred Practice Pattern. American Academy of Ophthalmology, S. 287–334. Elsevier

Grehn FE (2012). Augenheilkunde. 31. Auflage. S. 85–86, Springer Verlag, Heidelberg Berlin

Jähne, M. (1974). Augenverätzungen durch das Geschirrspülmittel. Fit. Dt. Gesundh.-Wesen 29: 1485–1487

Kanski JJ (2015). Clinical Ophthalmology: A Systematic Approach. 8. Aufl. S. 56–61. Elsevier

Leonardi A, De Dominicis C, Motterle L (2007). Immunopathogenesis of ocular allergy: a schematic approach to different clinical entities. Curr Opin Allergy Clin Immunol 7 (5): 429–435

Müsch FH (2005). Berufskrankheiten, Ein medizinisch-juristisches Nachschlagewerk. Wissenschaftliche Verlagsgesellschaft mbH Stuttgart 1: 88–89, 113–116

Pfluger R, Feist W, Tietjen A, Neher A (2013). Physiological impairments of individuals at low indoor air humidity. Semantic Scholar

Pleyer UPD (2014). Allergische Erkrankungen des Auges. Der Augenspiegel: 28–35

Schirra F, Ruprecht KW (2004). Dry eye. An update on epidemiology, diagnosis, therapy and new concepts. Ophthalmologe 101 (1): 10–18

Schrage NF, Struck HG, Gerard M (2011). Recommendations for acute treatment for chemical and thermal burns of eyes and lids. Ophthalmologe 108 (10): 916–920

Stevenson W, Chauhan SK, Dana R (2012). Dry eye disease: an immune-mediated ocular surface disorder. Arch Ophthalmol 130(1): 90–100

Ucakhan OO, Koklu G, Firat E (2002). Nonpreserved human amniotic membrane transplantation in acute and chronic chemical eye injuries. Cornea 21 (2): 169–172

Wolkoff P (2017). External eye symptoms in indoor environments. Indoor Air 27 (2): 246–260

Wolkoff P (2018). Indoor air humidity, air quality, and health – An overview. Int J Hyg Environ Health 221 (3): 376–390

Wong AH, Barg SS, Leung AK (2009). Seasonal and perennial allergic conjunctivitis. Recent Pat Inflamm Allergy Drug Discov 3 (2): 118–127

Wong AH, Barg SS, Leung AK (2014). Seasonal and perennial allergic conjunctivitis. Recent Pat Inflamm Allergy Drug Discov 8 (2): 139–153

11 Sehstörungen

Claudia Stern und Jörg Hedtmann

Zusammenfassung

Das Auge als führendes Sinnesorgan hat in der Arbeitswelt zentrale Bedeutung für die Aufgabenerfüllung. Es ist durch die Arbeitsumgebung gefährdet. So sind mechanische oder chemische Verletzungen, Strahlung, toxische Substanzen oder Infektionskrankheiten, aber auch Mikrogravitation mögliche Ursachen von vorübergehenden oder bleibenden Sehstörungen. Daneben stehen physiologische Veränderungen des alternden Auges und Augenerkrankungen, die Beschäftigte in die betriebsärztliche Sprechstunde führen. Die Ursachen von Sehstörungen verlangen eine dem komplexen Aufbau des Sehorgans angepasste Diagnostik. Notfallsituationen müssen rechtzeitig erkannt und einer adäquaten Therapie zugeführt werden. Auch wenn wir uns in diesem Kapitel am Rande mit akut entzündlichen oder traumatischen Erkrankungen beschäftigen, muss immer klar sein, dass diese die Beschäftigten auf direktem Wege zur Augenärztin oder zum Augenarzt führen sollten.

1 Allgemeiner Teil

1.1 Definition Sehstörung

Unter Sehstörung versteht man eine reduzierte oder eingeschränkte optische Wahrnehmung. Diese kann durch einen Sehschärfeverlust, durch einen Qualitätsverlust des Sehens oder durch andere auftretende Symptome bedingt sein. Die Störungen können akut oder langsam progredient auftreten und permanent oder reversibel sein. Bei den Symptomen steht unscharfes Sehen an erster Stelle, über 60 % der erwachsenen Bevölkerung sind von Fehlsichtigkeiten betroffen. Aber auch Beschwerden wie Veränderungen im Gesichtsfeld, wie zum Beispiel die allseits bekannten „fliegenden Mücken", werden vor allem mit zunehmendem Alter benannt.

1.2 Symptome, Diagnostik und mögliche Ursachen

1.2.1 Unscharfes Sehen

Die häufige Aussage von Beschäftigten, die in der betriebsärztlichen Praxis Sehstörungen beklagen, sie würden nur noch unscharf sehen, ist wenig differenziert. Um die Ursache näher einzugrenzen, ist hier zunächst einmal eine gründliche Anamnese erforderlich.

Dabei müssen Informationen zum Beginn, zur Dauer, zum tageszeitlichen Auftreten, zur Entfernung, zur Ausprägung und zu begleitenden Symptomen, wie Schmerzen oder Schwindel erfragt werden. Die Abgrenzung zu physiologischen und nicht arbeitsbedingten Veränderungen, wie die Entwicklung einer Presbyopie, ist ebenso erforderlich wie der Ausschluss eines eventuellen (und leider gelegentlich verschwiegenen) Unfalls.

Da vielerlei Veränderungen der Sehfunktion von Seiten der Betroffenen als „unscharfes Sehen" bezeichnet werden, ist nach der Anamnese zunächst immer eine systematische Standard-Diagnostik erforderlich.

Diagnostik

Äußere Inspektion des Auges ohne Hilfsmittel: Die von außen sichtbaren Bestandteile des Auges können ohne zusätzliche Hilfsmittel beurteilt werden: Achten Sie auf:

- den Flüssigkeitsfilm
- Zustand der Augenlider
- das Tränenpünktchen
- oberflächliche Fremdkörper und Verletzungen der Hornhaut
- Blut in der vorderen Augenkammer
- Veränderungen von Iris und Pupille
- Pupillenreaktion
- Beweglichkeit

Inspektion des Auges mit Augenspiegel und Spaltlampe: Nicht in jeder betriebsärztlichen Praxis steht diagnostisches Instrumentarium zur Untersuchung des Sehorgans zur Verfügung. Auch ist der Umgang damit einer gewissen Übung unterworfen. Allerdings lassen sich bereits mit einem Ophthalmoskop und etwas Praxis eventuelle Veränderungen an den Strukturen des Auges besser beurteilen. Hier empfiehlt sich die Verwendung eines direkten Ophthalmoskops mit einer Spaltblende, welche eine Spaltlampe in geringem Umfang simulieren kann und somit einen Blick auf tiefer liegende Augenstrukturen ermöglicht. Insbesondere die Beurteilung der Augenkammern, der Linse und des Glaskörpers, sowie der Blick auf die Netzhaut sind in diesem Zusammenhang bedeutsam. Allerdings sollte im Rahmen der betriebsärztlichen Diagnostik auf die Untersuchung in Mydriasis zunächst verzichtet werden.

Visusbestimmung: Natürlich ruft die Angabe des „unscharfen Sehens" nach einer Bestimmung des Visus, die hier mit Einblickgeräten erfolgen kann. Soweit ein eingeschränkter Visus bereits bekannt ist oder die Betroffenen eine Brille tragen, hilft der Blick auf den Brillenpass oder in die Werte einer früher erfolgten Vorsorge zur Beurteilung einer Verschlimmerung. Besonders verdächtig auf pathologische Vorgänge ist immer eine Verschlechterung des Sehvermögens, das sich mit einer Sehhilfe nicht mehr ausgleichen lässt.

Mögliche Ursachen

Besonderer Aufmerksamkeit bedürfen Sehstörungen, die plötzlich auftreten oder mit Schmerzen und auffälliger Begleitsymptomatik verbunden sind. Hier muss zeitnah über die Verweisung in die fachärztliche Weiterbehandlung entschieden werden.

Grundsätzlich kann jede Störung der brechenden Medien (Tränenfilm, Hornhaut, Linse) und der Strukturen im Strahlengang (Vorderkammer, Glaskörper, Netzhaut) zum unscharfen Sehen führen. Ein instabiler Tränenfilm im Rahmen des trockenen Auges *(siehe Kapitel „Augenjucken, Augentränen")* kann den Visus ebenso herabsetzen wie Pathologien an Hornhaut (narbige oder degenerative Veränderungen, Z.n. Refraktiver Chirurgie), Linse (Katarakt) und Trübungen in der Vorderkammer (entzündlich) und dem Glaskörper (entzündlich, degenerativ).

Im Übrigen weist eine schleichende Reduktion der Sehschärfe ohne zusätzliche Befunde am Auge auf physiologische Vorgänge im Rahmen einer Myopie oder Hyperopie, bzw. ab dem 40. Lebensjahr auf eine Presbyopie hin. Die erforderliche Versorgung mit Sehhilfen liegt auf der Hand.

Fehlsichtigkeiten

Hyperopie (Weitsichtigkeit): Ca. 35 % der unter 60-jährigen Erwachsenen sind von einer Hyperopie betroffen. Das Auge ist zu kurz und das Bild wird hinter die Netzhaut fokussiert. Eine Hyperopie kann in jungen Jahren durch Anspannung des Ziliarmuskels und Erhöhung der Linsenbrechkraft kompensiert werden. Je nach Höhe der Hyperopie kann dies mit zunehmendem Alter durch eine nachlassende Akkommodationsfähigkeit der Linse zu einer Verschlechterung des Visus in der Nähe führen. Dabei kann die Linse die aus der Nähe einfallenden Strahlen nicht mehr ausreichend stark brechen, das Bild entsteht erst hinter der Netzhaut und ist somit im Punkt des schärfsten Sehens verschwommen. Dies zeigt sich zumeist durch eine noch sehr gute Sehschärfe in der Ferne und der Zwischendistanz, wie zum Beispiel zum Bildschirm, aber in einem reduzierten Nahvisus. Sollte der Verdacht auf eine dekompensierende Hyperopie in Ihrer betriebsärztlichen Praxis bestehen, können Sie durch Bestimmung des Nahpunkts und somit der Akkommodationsfähigkeit diesen Verdacht untermauern (siehe Akkommodation). Durch die Anwendung von cycloplegischen Augentropfen bei den augenärztlichen Kolleginnen und Kollegen kann die Akkommodationsfähigkeit außer Kraft gesetzt werden und das Ausmaß der Hyperopie bestimmt werden.

Myopie (Kurzsichtigkeit): Das Auge ist zu lang, der Brennpunkt der einfallenden Lichtstrahlen liegt vor der Netzhaut. Der Visus ist in der Ferne reduziert und je nach Höhe gegebenenfalls auch in der Nähe. Myopien können bis zum 30. Lebensjahr durch Längenwachstum des Auges zunehmen. Aber auch bei einer Katarakt kann es in höherem Lebensalter zu einer Myopie kommen.

Astigmatismus (Stabsichtigkeit/Hornhaut- bzw. Linsenverkrümmung): Entsteht durch eine abnorme Wölbung der Hornhaut oder der Linsenoberfläche. Durch unterschiedliche

Brechung der Lichtstrahlen und Deformation des Lichtstrahlenbündels kommt keine punktförmige Vereinigung der einfallenden Strahlen zustande. In der betriebsmedizinischen Praxis ist ein neu aufgetretener Astigmatismus aufgrund von Verquellungen der Hornhaut diagnostisch bedeutsam, da diese durch die Einwirkung von Noxen entstehen kann.

Personen mit nicht ausreichend korrigierter Myopie und Astigmatismus kneifen gerne die Augen zusammen, um durch Erzeugung einer stenopäischen Lücke (ähnlich einer Lochblende) besser sehen zu können.

Akkommodation ist die Fähigkeit des Auges, seine Brechkraft zu ändern, zum Beispiel, um nahe gelegene Objekte auf der Netzhaut scharf abzubilden. Um ein nahes Objekt scharf zu sehen, muss die Brechkraft erhöht werden. Durch Kontraktion des Ziliarmuskels kommt es zu einer Entspannung der Zonulafasern (des Aufhängeapparates der Linse) und zu einer Zunahme der Linsenwölbung. Die Linse nimmt eine stärker gewölbte, fast kugelige Gestalt an. Mit zunehmendem Lebensalter nimmt die Elastizität der Augenlinse ab, weil durch Sklerotisierung eine vom Kern ausgehende Verhärtung der Augenlinse eintritt. Der Nahpunktabstand wird größer, der maximale Akkommodationserfolg geringer. Auch die Geschwindigkeit, mit der ein Nahpunkt fixiert werden kann, wird geringer. Als Alterssichtigkeit (Presbyopie) wird der Zustand bezeichnet, indem die Akkommodation nicht mehr ausreicht, um ein kleines Objekt in einer Distanz von bis zu 33 cm scharf zu sehen. Dies wird meist erstmals bei schlechten Sichtbedingungen, geringem Kontrast und bei Müdigkeit (abends) bemerkt. Im Allgemeinen tritt dieses Phänomen im Alter von 40–45 Jahren auf, bei Weitsichtigen früher, bei Kurzsichtigen später.

Durchführung der Akkommodationsmessung: Der Akkommodationserfolg wird über den Nahpunkt bestimmt. Dazu trägt die zu untersuchende Person ihre Fernkorrektur, falls vorhanden. Ein kleines Objekt (z.B. Zahlen oder Buchstaben auf einem Fixierstab, auf einer Pappe oder auf einem Lineal) wird aus der Entfernung langsam einem Auge genähert (das andere Auge wird abgedeckt). Der Abstand zum Auge wird mit einem Lineal gemessen *(Abb. 1)*. Es soll angegeben werden, wann das Objekt unscharf wird. Der Punkt, an dem das langsam genäherte Objekt gerade noch scharf gesehen wird, ist der Nahpunkt.

Bei Gleitsichtbrillen ist darauf zu achten, dass die Person durch den Fernteil (oben) schaut und nicht durch den Nahteil.

Der Kehrwert des in Metern gemessenen Nahpunktabstandes entspricht dem Akkommodationserfolg. Entspricht der Nahpunkt bzw. der Akkommodationserfolg nicht der altersgerechten Norm *(Tab. 1)*, so ist von einem Refraktionsdefizit und der Notwendigkeit für eine Sehkorrektur, bzw. deren Optimierung, auszugehen.

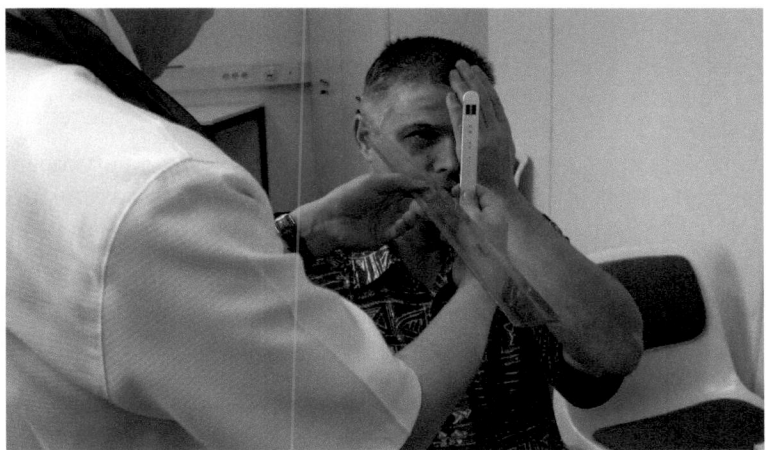

Abb. 1: Akkomodationsbestimmung (C. Stern)

Tab. 1: Nahpunkt und Akkommodationsfähigkeit der Linse in Abhängigkeit vom Alter bei Normalsichtigen (oder geprüft mit der vorhandenen Sehhilfe für die Ferne)

Alter	Akkommodationserfolg in Dioptrien	Nahpunkt in Metern
10	14	0,07
20	10	0,10
30	7,0	0,14
40	4,5	0,22
45	3,5	0,29
50	2,5	0,40
55	1,75	0,57
60	1	1,0

1.2.2 Verzerrungen

Beklagen die Betroffenen Verzerrtsehen, so handelt es sich im Allgemeinen um Abbildungsfehler der brechenden Medien (Hornhaut, Linse), welche einen schleichenden Prozess darstellen, jedoch bei Überschreitung einer individuellen Intensität auch als akute Verschlechterung eines längeren Prozesses wahrgenommen werden können. Diese Veränderungen können durch Verkrümmungen der Hornhaut, wie zum Beispiel beim Astigmatismus oder einem Keratokonus, hervorgerufen werden. Aber auch Veränderungen an der zentralen Netzhaut können zu einem verzerrten Sehen führen, diese werden meist als Verschlechterung innerhalb weniger Tage beschrieben.

Diagnostik

In der Anamnese werden die Art und Dauer des Bestehens erfragt. Mithilfe eines Amsler-Netzes (quadratisch kariertes, weißes Papier ca. 40 × 40 cm mit aufgezeichnetem zentralen Fixationspunkt *(Abb. 2)* sollte erfragt werden, ob bei monokularer Betrachtung des zentralen Fixationspunktes aus 30–40 cm Entfernung, gegebenenfalls unter Verwendung einer Nahkorrektur oder Gleitsichtbrille (und Verdeckung des jeweils anderen Auges), die Linien alle gerade verlaufen, parallel, klar und vollständig sind. Wird dies verneint, sollen die Veränderungen in das Amsler-Netz eingetragen werden. Zentrale Veränderungen können für eine Makuladegeneration sprechen, parazentrale wellige Linien für eine Chorioretinopathia centralis serosa.

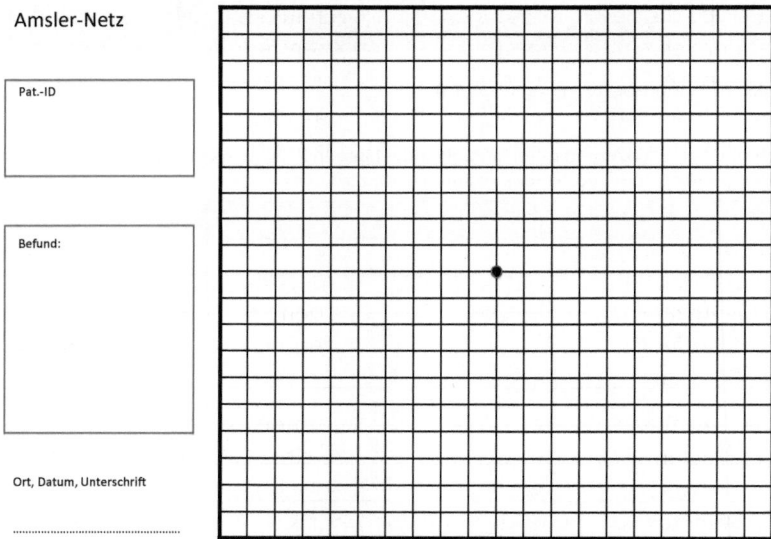

Amsler-Netz

Pat.-ID

Befund:

Ort, Datum, Unterschrift

Abb. 2: Amsler-Netz

Mögliche Ursachen

Chorioretinopathia centralis serosa: Diese Erkrankung wird auch gerne als „Manager-krankheit" bezeichnet, da überwiegend Männer im Alter zwischen 30 und 50 Jahren betroffen sind und psychischer oder physischer Stress, sowie eine Alpha-Persönlichkeit als Risikofaktoren gelten. Durch Ansammlung von Flüssigkeit unterhalb der Netzhaut kommt es zu Bildverzerrungen, Visusminderung und Skotomen, die im Amsler-Netz eingezeichnet werden sollten. Die Spontanheilung beim ersten Auftreten beträgt bis zu 90 %, kann bis zu 6 Monaten dauern und durch Reduktion des Stresses beschleunigt werden. Die Rezidiv-rate liegt bei 50 %.

Makuladegeneration: Da die Makuladegeneration naturgemäß das zentrale Gesichtsfeld betrifft, ist die Sehstörung mit erheblichen Einschränkungen im Gebrauchsgesichtsfeld, z.B. beim Lesen, beim Autofahren, bei Bildschirmarbeiten pathognomonisch. Außer im Falle einer ausgeprägten Myopie oder spezieller Netzhautpathologien, tritt sie allerdings erst in höherem Lebensalter auf und ist daher in der betriebsärztlichen Praxis eher selten.

1.2.3 Sehverlust

Der von Betroffenen beklagte Sehverlust kann eine Visusreduktion oder aber auch jegliche andere visuelle Symptomatik beinhalten.

Anamnese

Es ist wichtig, sich die Beschwerdesymptomatik genau beschreiben zu lassen. Wann oder seit wann ist der Sehverlust aufgetreten? Auf welchem Auge? In der Ferne oder der Nähe oder in allen Entfernungen? Trat er akut auf, ist er progredient und ist er allzeit vorhanden oder transient? Bestehen Schmerzen? Hat das Auge früher immer gut gesehen? Gab es Prodromalsymptome? Bestehen kardiovaskuläre Risikofaktoren?

Diagnostik

Auch hier ist primär die Objektivierung des erlittenen Sehverlustes durch die Visusbestimmung erforderlich. Ist die Sehschärfe am Einblickgerät nicht feststellbar, so sollte erfragt werden, ob die Anzahl der vor das betroffene Auge gehaltenen Finger (bei Abdeckung des anderen Auges) oder gegebenenfalls die Handbewegung, oder eine in das Auge geleuchtete Lichtquelle erkannt werden können.

Prüfung der Pupillenreaktion auf Licht: Die zu untersuchende Person sollte mit dem Rücken zum Licht in einem abgedunkelten Raum sitzen, in die Ferne schauen und die Pupillen werden wechselseitig von unten mit einer Lichtquelle mit geringer Streuung beleuchtet. Bei direkter Pupillenbeleuchtung verengt sich die beleuchtete, aber auch die andere Pupille (konsensuelle Pupillenreaktion). Die Geschwindigkeit und Intensität der Pupillenreaktionen bei direkter Beleuchtung werden verglichen.

Amsler-Netz: Bei Benennung von partiellem Sehverlust, wie z.B. Gesichtsfeldeinschränkungen, sollten diese in das Amsler-Netz eingetragen werden, oder gegebenenfalls eine Untersuchung am Perimeter durchgeführt werden.

Direkte Funduskopie: Hierbei ist zu achten auf die Papille (scharf begrenzt? Farbe?), die Makula (kirschroter Fleck?) und die Gefäße. Großflächige Netzhautablösungen können dort ebenso erkannt werden wie streifige Netzhautblutungen, die auf einen Venenverschluss deuten können.

Kann keinerlei Netzhautstruktur erkannt werden, kann dies für eine Glaskörperblutung sprechen, die oft im Zusammenhang mit Diabetes mellitus auftritt.

Mögliche Ursachen

Sehverlust einseitig, akut, permanent: Ein einseitig, akut aufgetretener Visusverlust auf < 0,2 stellt eine akute Notfallsituation dar, die sofort ophthalmologisch abgeklärt werden muss.

Bei einem Zentralarterienverschluss berichten die Betroffenen über eine plötzliche, schmerzlose Erblindung. Die Netzhaut erscheint in der Funduskopie grau ödematös mit einem kirschroten Fleck der Makula. Die direkte Pupillen-Reaktion auf Licht ist verlangsamt bis erloschen, die konsensuelle Lichtreaktion ist erhalten. Eine Therapie sollte innerhalb der ersten 6 Stunden nach Auftreten des Verschlusses eingeleitet werden. Ist der Zentralarterienverschluss mit Schmerzen verbunden, so muss eine Arteriitis temporalis Horton ausgeschlossen werden.

Arterielle Astverschlüsse können auch zu einem Visusabfall führen, wenn die Makula von der Ischämie betroffen ist, ansonsten werden meist Gesichtsfelddefekte beklagt. Eine internistische und neurologische Abklärung der Emboliequelle ist dringend erforderlich (Mirshahi et al. 2008).

Bei einer anterioren, ischämischen Optikus-Neuropathie (AION) kommt es zu einer Mangeldurchblutung des Sehnervenkopfes, welche funduskopisch anhand einer unscharfen und manchmal blassen Papille diagnostiziert werden kann. Die direkte Lichtreaktion der Pupille ist ebenfalls verzögert bis erloschen, die konsensuelle Lichtreaktion (bei Beleuchtung des gesunden Auges) ist erhalten. Auch hier berichten Betroffene von einem akuten Visusverlust und gegebenenfalls Gesichtsfelddefekten. Eine sofortige Zuführung zu einer augenärztlichen Diagnostik ist auch hier dringend erforderlich.

Bei einer Netzhautablösung (Amotio) mit Abhebung der zentralen Netzhaut kommt es im Allgemeinen auch zu einem massiven Visusverlust und Gesichtsfeldeinschränkungen. Oft gehen Symptome wie Lichtblitze oder Rußregen der Amotio voraus. In der Funduskopie ist die prominente, weißliche Netzhaut zu erkennen. Zur Erzielung eines möglichst guten postoperativen Visusergebnisses sollte die Netzhaut so schnell wie möglich in einer Augenklinik operativ wieder angelegt werden.

Sehverlust einseitig, akut, transient: Ein kurzzeitiger, schmerzloser Visusverlust kann auf eine Amaurosis fugax hinweisen, die durch eine Netzhautischämie (zum Beispiel kleine Embolie oder Gefäßspasmen) hervorgerufen sein kann. Diese Symptomatik ist eine Notfallsituation, eine neurologische Abklärung zum Ausschluss einer TIA ist sofort erforderlich.

Sehverlust beidseits, akut, transient: Der kurzzeitige Sehverlust, teilweise auch mit Skotomen im Gesichtsfeld, ist in den meisten Fällen auf eine Hypotonie zurückzuführen. Bei wiederholtem Auftreten kann eine 24 Stunden-RR-Messung zielführend sein.

Sehverlust ein- oder beidseits, akut, transient: Hierbei ist an eine Migräne (mit oder ohne Kopfschmerz) mit Aura oder an eine Hypoglykämie bei Diabetes zu denken (Lang 2019).

Sehverlust einseitig oder beidseits, akut oder schleichend, permanent oder transient: Neuritis Nervi Optici: Der Sehverlust kann unterschiedlich stark ausgeprägt sein, bis zur

Erblindung führen und innerhalb von Stunden bis Tagen auftreten. Eine erhöhte Körpertemperatur durch warme Bäder oder körperliche Aktivität kann diesen Vorgang fördern. Häufig werden diese Symptome von einem Augenbewegungsschmerz begleitet. In den meisten Fällen findet sich ein zentrales oder parazentrales Skotom. Intrabulbär sieht man eine unscharfe, teilweise hyperämische Papille. Bei einer retrobulbären Neuritis erkennt man funduskopisch keine Auffälligkeiten. Die direkte Lichtreaktion der Pupille ist in beiden Fällen verzögert. Hinweis: Eine Retrobulbär-Neuritis in jungen Jahren stellt nicht selten eine Erstmanifestation der multiplen Sklerose dar.

Bei der selten auftretenden, beidseitigen Ausprägung einer Optikusneuropathie kann es sich um Intoxikationen, z.B. mit Methanol, Ethylalkohol, Thallium, Blei, Chinin oder Nikotin handeln (Naumann 1980, Lang 2019, Mehrtens et al. 2017).

1.2.4 Gesichtsfeldstörungen

Gesichtsfeldeinschränkungen fallen den Betroffenen häufig erst auf, wenn ein Auge verdeckt wird, da große Bereiche des Gesichtsfeldes vom anderen Auge mit übernommen werden. Periphere Gesichtsfeldeinschränkungen können nicht kompensiert werden.

Diagnostik

Viele Arbeitsmedizinerinnen und Arbeitsmediziner führen perimetrische Untersuchungen durch. Das jeweilige perimetrische Programm sollte sich an der Symptomatik ausrichten und entweder den Fokus auf ein zentrales oder ein Gesamt-Gesichtsfeld legen. Dabei ist auf eventuell erforderliche Korrektur für das zentrale Gesichtsfeld zu achten, da unspezifische Gesichtsfeldstörungen simuliert werden können, wenn die Lichtpunkte nicht scharf gesehen werden. Ist kein Perimeter vorhanden, kann als Ersatz (nur im Rahmen der Akutdiagnostik) das Amsler-Netz dienen, in dem der jeweilige Defekt eingezeichnet wird *(siehe Verzerrtsehen – Diagnostik in Abschnitt 1.2.2 „Verzerrungen")*.

Mögliche Ursachen

Gesichtsfeldeinschränkung transient: Bei einer Netzhautablösung kann es je nach Lage zu einer Gesichtsfeldeinschränkung kommen, die meist peripher gelegen ist. Legt sich die Netzhaut zwischenzeitlich wieder an, können die Einschränkungen kurzfristig verschwinden. Auch eine Migräne mit Aura kann zu Störungen im Gesichtsfeld führen, die mit Beendigung der Migränesymptomatik auch verschwinden. Eine Mangeldurchblutung, vor allem des Gehirns, kann bei Hypotonie oder hoher G-Belastung, zum Beispiel in der Luftfahrt, eine periphere Gesichtsfeldeinschränkung bis hin zum Tunnelblick hervorrufen, die bei ausreichender Sauerstoffversorgung des Gehirns und der Augen sofort verschwindet.

Gesichtsfeldeinschränkung permanent: Halbseiten- oder Quadrantenausfall sprechen für eine zerebrale Problematik und sollten umgehend dem Neurologen oder der Neurologin vorgestellt werden.

Vor allem Veränderungen an der zentralen Netzhaut, wie zum Beispiel Makuladegenerationen, Narben und Netzhautblutungen können zu Ausfällen im zentralen Gesichtsfeld führen. Netzhautablösungen führen meist zu peripheren Gesichtsfeldeinschränkungen. Sowohl Netzhautödeme als auch Netzhautablösungen können durch Bulbustraumen entstehen. Nicht ausreichend behandelte Glaukome führen langfristig zu Skotomen in den zentralen 30° des Gesichtsfeldes. Nachgewiesene Gesichtsfeldsdefekte bedürfen immer einer ophthalmologischen Abklärung.

1.2.5 Schleier-, Schwaden-, Nebel- und Mückensehen

Plötzlich einsetzendes Schleier- oder Nebelsehen weist meist auf eine Abhebung der hinteren Glaskörper-Grenzmembran mit Glaskörpertrübungen hin. Dies ist ein degenerativer Vorgang, die Intaktheit der Netzhaut sollte durch eine Augenärztin oder einen Augenarzt überprüft werden.

Die Trennung von in jungen Jahren gelösten Eiweißbestandteilen im Glaskörper ist ebenfalls ein degenerativer Prozess und führt häufig zur Wahrnehmung von den sogenannten „fliegenden Mücken" oder anderen, ähnlichen Strukturen (Mouches volantes). Fast alle Menschen nehmen diese Veränderungen im Laufe ihres Lebens wahr. Sie sind am besten vor einer weißen Wand zu erkennen und folgen der Augenbewegung.

Aber auch ein Glaukomanfall mit Hornhautödem, eine Netzhautablösung (Notfälle!), oder die deutliche Zunahme einer Katarakt kann diese Beschwerden verursachen.

1.2.6 Blendempfindlichkeit

Eine erhöhte Blendempfindlichkeit kann durch Narben an der Hornhaut (zum Beispiel nach refraktiven Eingriffen) oder durch ein Hornhautödem (zum Beispiel bei einem Glaukomanfall) hervorgerufen werden. Trauma- oder operationsbedingte Defekte an der Iris, die die Pupille bei Lichteinfall nicht adäquat verengen lassen, können ebenfalls Blendempfindlichkeit hervorrufen. Auch eine Katarakt, eine multifokale Kunstlinse und ein postoperativer Nachstar sind häufige Ursachen.

1.2.7 Doppelbilder

Die Entstehung von Doppelbildern kann vielfältige Ursachen haben und muss schnellstmöglich abgeklärt werden. Eine zugrundeliegende Augenmuskelparese bedarf einer unmittelbaren neurologischen Abklärung. Lageveränderungen des Bulbus mit der Folge von Doppelbildern sind fast immer traumatisch bedingt, aber auch Tumore sind denkbar. Monokulare Doppelbilder (bei Abdeckung eines Auges noch immer vorhanden) können durch eine Katarakt oder einen Keratokonus bedingt sein.

1.2.8 Lichtblitze

Durch altersbedingte, degenerative Schrumpfung kann der Glaskörper bei Augenbewegung an den noch anhaftenden Stellen der Netzhaut Zug erzeugen. Die Netzhaut reagiert mit Lichtblitzen. Durch den Netzhautzug kann es zu einem Netzhautloch mit eventuell nachfolgender Netzhautablösung kommen. Sollten zusätzliche Symptome wie Rußregen oder Vorhang beschrieben werden, ist die Wahrscheinlichkeit einer Netzhautablösung sehr hoch. In jedem Falle bedarf das Auftreten von Lichtblitzen einer sofortigen ophthalmologischen Abklärung.

2 Spezieller Teil

Unfälle und Erkrankungen haben oft vergleichbare Symptome. Deshalb steht im Vordergrund die Abklärung des Phänomens Sehstörung. *Abbildung 3* zeigt einen sehr groben Entscheidungsweg.

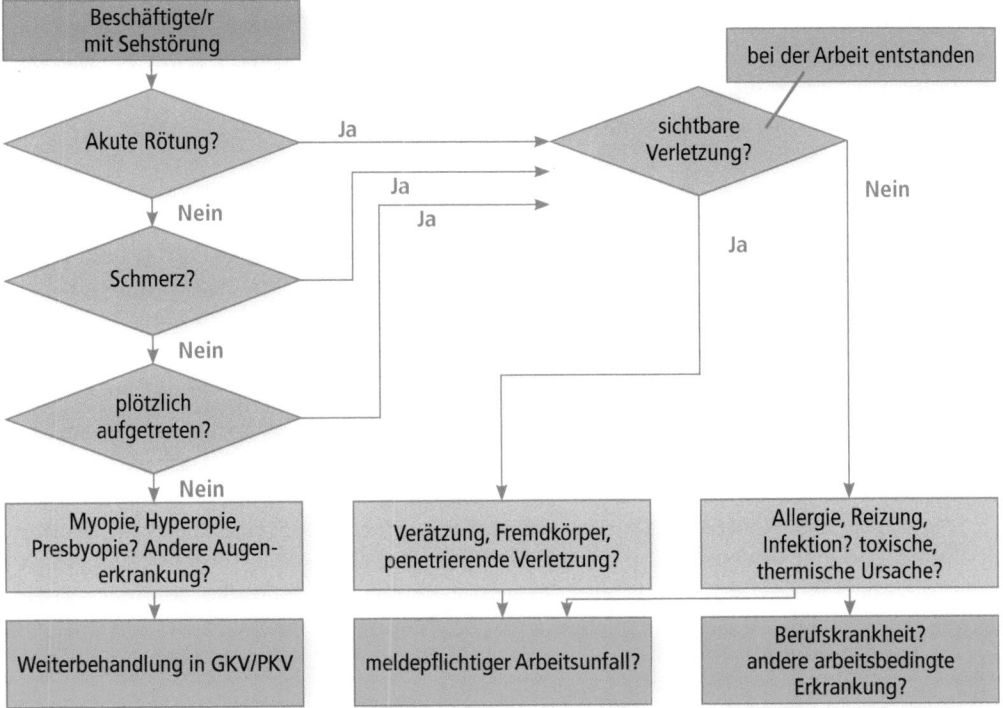

Abb. 3:   Algorithmus Sehstörung (J. Hedtmann)

2.1 Unfallbedingte Verletzungen des Sehorgans

2.1.1 Allgemeines

Verletzungen des Auges und seiner Strukturen sind wohl die häufigste Ursache für Sehstörungen, die in der betriebsärztlichen Sprechstunde vorgestellt werden. Die Ursachen dafür sind vielfältig und können mechanisch, chemisch oder physikalisch sein. Manche Verletzung bzw. Erkrankung des Auges kann als Berufskrankheit anerkannt werden *(siehe Abschnitt 2.2 „Arbeitsbedingte Erkrankungen des Sehorgans")*, aber die Symptomatik ist oft ähnlich und es bedarf sowohl anamnestischer wie diagnostischer Sorgfalt, Ursache und Folge der Verletzung richtig zu erkennen, um sie der notwendigen Therapie zuzuleiten. Im Rahmen der Anamnese ist die Information über den Zustand des Auges vor dem Ereignis sehr wichtig (DOG 2011). Gab es vorausgehende Verletzungen des Auges oder des Kopfes, Versorgung mit Sehhilfen, wenn ja, welche?

Unabhängig vom Vorliegen der formellen Voraussetzungen für einen Arbeitsunfall bedürfen Verletzungen des Auges fast immer einer sofortigen augenfachärztlichen Therapie. Nicht umsonst kann der sonst übliche Weg über den D-Arzt oder die D-Ärztin hier entfallen. Aber auch in der betriebsärztlichen Praxis kann man mit den Folgen eines akuten oder länger zurückliegenden Unfallereignisses konfrontiert werden. Manche Verletzungen führen erst nach einer Latenz von mehreren Tagen bis Wochen zu weiterer Symptomatik. Und es bleibt ein Geheimnis der Betroffenen, warum manche Unfälle dieses sensiblen Organsystems zunächst nicht vorgestellt oder gar verschwiegen werden.

2.1.2 Leitsymptome Rötung, Schmerzen, verstärkter Tränenfluss

Ist das Auge gerötet, liegt (abgesehen von Infektionen oder Allergien) mit großer Wahrscheinlichkeit die Berührung mit einem Fremdkörper, die Einbringung eines Fremdkörpers, eine Verätzung oder eine thermische Schädigung vor. Hat dies zu einer Verletzung der Hornhaut geführt, ist das oft mit starken Schmerzen verbunden, nicht selten kommt es zu einem Lidkrampf.

Insbesondere wenn eine chemische Verletzung vermutet wird, soll das Auge zunächst gespült werden (DOG 2011). Dies ist auch zur Entfernung oberflächlicher Fremdkörper sinnvoll. Ist keine Verletzung oder nur eine kleine Verletzung sichtbar, bedeutet das nicht, dass nicht doch ein Fremdkörper in das Auge eingedrungen sein kann. Eine Spaltlampenuntersuchung ist daher unverzichtbar. Gelegentlich machen sich Sehstörungen durch eingesprengte Fremdkörper erst Tage später bemerkbar. Metallische Fremdkörper rosten in dieser Zeit (Siderose), die Entfernung ist erschwert und kann sogar mit dem Verlust des Augenlichts einhergehen.

Fremdkörper können zudem Infektionen in das Auge eintragen und zusätzliche Entzündungserscheinungen, auch eitrige, nach sich ziehen. Alle penetrierenden Verletzungen gefährden grundsätzlich den Erhalt des Auges.

Gefürchtet ist zudem die sympathische Ophthalmie, bei der nach einer Verletzung und Uveitis des einen Auges, oft erst nach langer Latenz, vermutlich durch autoimmunologische Prozesse, auch das nicht betroffene Auge erkrankt. Diese Erkrankung beginnt ebenfalls mit Sehstörungen und Schmerzen.

Die Abgrenzung zum Verblitzen durch UV-Licht sollte sich anamnestisch klären lassen, allerdings muss auch hier die gleichzeitige Einbringung von Fremdkörpern zwingend ausgeschlossen werden. Die Keratokonjunktivitis photoelectrica entwickelt sich erst Stunden nach dem Ereignis.

2.1.3 Leitsymptom Schmerzen, Einblutung in die vordere Augenkammer, Entrundung von Iris oder Pupille, teilweiser oder vollständiger Sehverlust

Hier liegt auf jeden Fall eine strukturelle Verletzung vor. Egal ob scharf oder stumpf, hier ist prima vista ohne augenärztlichen Beistand nichts zu retten.

2.1.4 Leitsymptom rasche Verschlechterung des Sehvermögens, Gesichtsfeldausfälle ohne erinnerliche aktuelle Augenverletzung

In diesen Fällen ist die Frage erforderlich, ob es in den Tagen oder Wochen zuvor einen Unfall gegeben hat. Fremdkörper im Auge können auch noch mit langer Karenz zu Schäden an Augenstrukturen führen. Die Netzhaut und der Sehnerv können betroffen sein. Verletzung des Kopfes, insbesondere Frakturen, aber auch eine Contusio können Folgen für die Sehwahrnehmung haben. Die Entwicklung eines Sekundärglaukoms als Verletzungsfolge ist ebenso möglich. Hier muss die weitere Abklärung in die Vergangenheit reichen und über das Sehorgan hinausgehen. Auf die manchmal jahrelange Latenz einer sympathischen Ophthalmie sei erneut hingewiesen.

2.1.5 Leitsymptom Sehstörung und Schmerzen nach Laserunfall oder elektrischem Strom

Der Einfall eines energiereichen Laserstrahls in das Auge, z.B. durch absichtliche Blendung von Fahrzeugführenden, führt zu einem photothermischen Schaden im Auge. Ausprägung und Schadensort sind von der Wellenlänge und der Strahlungsleistung abhängig. Dabei können tiefliegende Strukturen des Auges verletzt werden, ohne dass es eine äußere Verletzung gibt. Bei der Untersuchung mit dem Augenspiegel sieht man unmittelbar nach dem Unfall meist noch nichts Auffälliges. Die Betroffenen berichten über das unbestimmte Gefühl des hohen Energieeintrags in das Auge, manchmal wird das Auge durch Reiben mechanisch belastet und ist gerötet. Der Zustand der Netzhaut zu diesem Zeitpunkt muss unbedingt dokumentiert werden, da die Auswirkungen der Laserstrahlung sich meistens erst in den folgenden Tagen manifestieren.

Ebenso ist die Wirkung von elektrischem Strom, der je nach Durchfluss bei einem Unfallereignis das Auge oder die Sehbahn betreffen kann, thermisch bedingt. Alle Bereiche des
Auges können betroffen sein, Verbrennungen, Glaskörpertrübung, Netzhautblutungen,
aber auch direkte Schädigung des Sehnervs kann ebenso eine Folge sein, wie die Cata-
racta electrica, die sich allerdings meist erst nach mehreren Monaten, manchmal Jahren als
Folge einer Verletzung an einer Starkstromleitung ab 500 Volt zeigt (Buchter 2011).

2.1.6 Leitsymptom Doppeltsehen, erkennbare Fehlstellung eines Auges

Auch hier hilft die Anamnese. Denkbar sind natürlich Intoxikationen mit Wirkung auf die
Muskulatur des Auges. In diesem Fall ist die Motilität der beiden Augen gestört, eventuell
reduziert, aber meist erhalten. Wenn ein Auge offenbar nicht mehr der Bewegung des Fingers oder Kugelschreibers folgen kann, liegt fast immer eine Orbitabodenfraktur mit Einklemmung des M. rectus inferior zu Grunde *(Abb. 4)*. Gelegentlich geht eine Orbitabodenfraktur mit einem Monokelhämatom und einem Tiefstand des betroffenen Auges einher. In
der Anamnese sollte daher ein Schädeltrauma in den letzten Stunden oder Tagen erfass-
bar sein. Dass in beiden Situationen ein Notfall vorliegt, versteht sich von selbst.

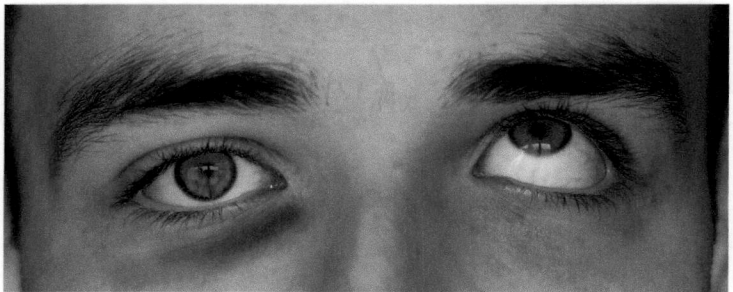

Abb. 4:   Das rechte Auge folgt nicht dem Finger nach oben. Es besteht der Verdacht auf eine Orbitabodenfraktur rechts mit Einklemmung des M. rectus inferior.

2.1.7 Kein Leitsymptom, aber anamnestisch schädigende Einwirkung auf das Auge

Es gibt Fälle, in denen die Betroffenen zwar ein Unfallereignis berichten, aber zum Zeitpunkt der Vorstellung kein Schmerz besteht und auch äußerlich keine Verletzung zu erkennen ist. Da das Auge primäres, unersetzliches Sinnesorgan ist, bedarf es hier dennoch
einer gründlichen Untersuchung aller Augenabschnitte. So hinterlässt ein stumpfes Bul-
bustrauma gelegentlich keine sichtbare Verletzung der äußeren Strukturen, kann aber
dennoch zu Einblutungen, einem Netzhautödem, einer Netzhautablösung oder anderen

Schäden führen, die erst später manifest werden. Eine Katarakt bildet sich zum Beispiel häufig erst nach Jahren. Die Schmerzangabe ist in diesen Fällen kein sicheres Kriterium.

Notfall

Alarm! Auch wenn fast alle Unfälle und Erkrankungen des Auges letztendlich in fachärztliche Betreuung gehören – bei den hier genannten Situationen ist höchste Eile geboten.

Symptom	Mögliche Ursache
plötzlicher Sehverlust, Visusreduktion < 0,2	arterieller Verschluss, Schädigung des N. opticus
Blitze, Rußregen	Netzhautablösung
Blut in der vorderen Augenkammer	Bulbustrauma
Blepharospasmus, Lichtscheu	Verletzung, Verätzung, Erosio corneae
lichtstarre Pupille (einseitig), Übelkeit	Glaukomanfall

Was man dennoch tun kann:
- Bei Verätzungen: gründliche Spülung mit Pufferlösung, solange wie notwendig (mindestens 15 Minuten), im Zweifelsfall bis die augenärztliche Betreuung übernimmt. Wenn es keine Pufferlösung gibt, tut es auch Wasser.
- Bei thermischer Einwirkung: Kühlung, möglichst mit Pads, ansonsten mit fließendem kalten Wasser, Achtung – das Auge dabei nicht unterkühlen
- Bei penetrierender Verletzung: sterile Abdeckung des geschlossenen Auges, wegen zu erwartender Operation nichts mehr essen und trinken lassen (OP!)
- Sichtbarer Splitter: nicht herausziehen!

2.2 Arbeitsbedingte Erkrankungen des Sehorgans

Unabhängig von der Frage, ob hinter der Sehstörung eine Berufskrankheit steckt, kommen natürlich auch andere arbeitsbedingte Einwirkungen wie Zugluft, Staub, trockene Luft, Allergien oder kurzfristige Reizwirkungen in Frage. Dennoch müssen ernsthafte Erkrankungen des Sehorgans mit der Prüfung eines meldepflichtigen Verdachts auf eine Berufskrankheit verknüpft werden. Auch ohne dass am Ende die Prüfung einer Berufskrankheit ansteht, gibt es eine Reihe von Einwirkungen, die das Auge direkt betreffen, oder sich dort zeigen können. Aus gutem Grund ist der Blick ins Auge der Beschäftigten Routine bei fast jeder Vorsorge. Den veröffentlichten Empfehlungen können die erforderlichen Hinweise dazu entnommen werden (DGUV 2015, in Überarbeitung, Neuerscheinung für 2022 geplant).

2.2.1 Berufskrankheiten

Es gibt ein paar wenige Berufskrankheiten, die sich unmittelbar am Auge als Zielorgan manifestieren:

- BK-Nr. 1313 „Hornhautschädigungen des Auges durch Benzochinon"
- BK-Nr. 2401 „Grauer Star durch Wärmestrahlung"
- BK-Nr. 6101 „Augenzittern der Bergleute"

Diese Berufskrankheiten sind durch geeignete Präventionsmaßnahmen oder durch das Aussterben ganzer Berufszweige nahezu bedeutungslos geworden, spielen in der Praxis kaum eine Rolle und wenn doch, sind die betriebsärztlichen Dienste der betroffenen Unternehmen zweifellos in der Diagnostik darauf ausgerichtet.

Bei zwei Berufskrankheiten haben spezielle Krankheitsbilder häufige Auswirkungen auf das Sehorgan:

- BK-Nr. 3102 „Von Tieren auf den Menschen übertragbare Krankheiten" (hier: Katzenkratzkrankheit, Sporotrichose und Toxoplasmose)
- BK-Nr. 3104 „Tropenkrankheiten, Fleckfieber" (hier: Augenwurm, Trachom)

Da hier oft Strukturen des Auges erheblich geschädigt, ja sogar zerstört werden können, muss bei Sehstörungen mit passender Anamnese eine gründliche augenärztliche Untersuchung stattfinden.

Auch bei anderen Einwirkungen, die zu Berufskrankheiten führen können, sind Augenschäden bis hin zur Erblindung möglich. Allerdings gehen diese selten ohne relevante Begleiterkrankungen einher. Die Sehstörung ist oft ein Symptom unter vielen, weist aber gelegentlich den Weg zur Diagnose.

Daher sollte bei Sehstörungen, die auf eine der in *Tabelle 2* genannten Einwirkungen zurückzuführen sind, das Vorliegen weiterer, auf eine Berufskrankheit hindeutender Symptome geprüft werden. In den meisten Betrieben, in denen entsprechende Einwirkungen zu erwarten sind, dürfte bereits im Rahmen der Vorsorge sorgfältig darauf geachtet werden.

Um die Relevanz der jeweiligen Erkrankung darzustellen, sind in *Tabelle 2* in der letzten Spalte die als Berufskrankheit im Jahr 2020 anerkannten Fälle aufgelistet. Diese beziehen sich ausdrücklich nicht auf eine vorliegende Augensymptomatik, sondern auf die davon unabhängige Anerkennung dieser Berufskrankheit.

Tabelle 2 bezieht sich lediglich auf die vom Bundesministerium für Arbeit und Soziales bekanntgemachten und von der Bundesanstalt für Arbeitsschutz und Arbeitsmedizin (BAuA) veröffentlichten Merkblätter zu den einzelnen Berufskrankheiten. Darüber hinaus gibt es in der Literatur reichhaltige Hinweise, dass auch weitere Noxen Schäden am Auge hinterlassen können (Fröhlich et al. 2007, Buchter 2011, Mehrtens et al. 2017). Dies gilt auch für Einwirkungen, deren primäres Zielorgan im Sinne der Berufskrankheit nicht das Auge ist. Ob der Schaden am Sehorgan in diesem Falle eher ein Unfall oder ergänzende Symptomatik ist, ist an dieser Stelle nicht zu diskutieren.

Tab. 2: Symptome an den Augen, die mit einer Berufskrankheit assoziiert sein können

Symptom	Noxe	BK-Nr.	im Jahr 2020 anerkannte Fälle einer Berufskrankheit
einfache bis schwere Binde-haut- oder Hornhautreizung	• Vanadium oder seine Verbindungen	1107	n = 0
	• Arsen und seine Verbindungen	1108	n = 2
	• Beryllium und seine Verbindungen	1110	n = 6
	• halogenierte Alkyl-, Aryl- oder Alkylaryloxide (wie z.B. Epichlorhydrin für Epoxidharze)	1310	n = 0
	• Ionisierende Strahlen (akute Einwirkung)	2402	n = 14
schwere Reizungen, erhöhter Tränenfluss, Hornhautschä-den, Geschwüre, eventuell Lichtscheu und Lidkrampf, ggfs. Astigmatismus	• Chrom oder seine Verbindungen	1103	n = 21
	• Phosphor und seine anorganischen Verbin-dungen	1109	n = 0
	• Schwefelwasserstoff	1202	n = 1
	• Schwefelkohlenstoff (akute Einwirkung)	1305	n = 2
	• halogenierte Alkyl-, Aryl- oder Alkylarylsulfide (hier: 2,2-Dichlordiethylsulfid)	1311	n = 0
	• Hornhautschädigungen des Auges durch Benzochinon	1313	n = 0
	• Isocyanate	1315	n = 27
	• Dimethylformamid	1316	n = 1
Neurologische Symptomatik mit Sehnervenschädigung und/oder gestörter Pupillen-reaktion, Skotom, Nebel-sehen	• Quecksilber oder seine Verbindungen	1102	n = 0
	• Schwefelkohlenstoff (chronische Einwirkung)	1305	n = 2
	• Methylalkohol	1306	n = 0
	• Thallium	1106	n = 0
Tränenfluss (cholinerg)	• organische Phosphorverbindungen	1307	n = 0
Blutungen am Augenhinter-grund	• Benzol, seine Homologe oder Styrol	1303	n = 0
Linsentrübung	• Grauer Star durch Wärmestrahlung	2401	n = 1
	• ionisierende Strahlen (Spätfolge)	2402	n = 14
destruktive oder entzündliche Veränderungen diverser Augenstrukturen (von Tränenfluss bis Erblindung)	• von Tieren auf den Menschen übertragbare Krankheiten (hier: Katzenkratzkrankheit, Sporotrichose, Toxoplasmose)	3102	n = 124
	• Tropenkrankheiten, Fleckfieber (hier z.B.: Augenwurm, Trachom)	3104	n = 160
Augenzittern, Nystagmus	• Augenzittern der Bergleute	6101	n = 0

Auch viele Infektionskrankheiten, die in der BK 3101 zusammengefasst sind, manifestieren sich am Auge.

Der Vollständigkeit halber sei auf eine berufsbedingte Augenerkrankung hingewiesen, die zu Sehstörungen führen und die bei Astronautinnen und Astronauten, die wochenlang in Schwerelosigkeit verbringen, auftreten kann (Händel u. Stern et al. 2020). Es können bei diesen Personen Papillenödeme entstehen, die nach bisherigen Erkenntnissen infolge der Flüssigkeitsverschiebung bei Mikrogravitation und einem möglicherweise daraus folgenden erhöhtem intracraniellen Druck entstehen. Wiederholt wurde eine posteriore Abflachung des Auges beobachtet, die zu einer Einschränkung des Nahsehvermögens führen kann. Diese SANS (Spaceflight-Associated Neuro-ocular Syndrome) genannte Erkrankung, die bei Tätigkeiten auf der Erde, mit Ausnahme von langdauernder Kopf-Tieflage zu Forschungszwecken, nicht beobachtet wird, ist wahrscheinlich in den meisten Fällen nach einiger Zeit reversibel. Dies ist aber nicht sicher anzunehmen. Nach Ansicht des Autorenteams erfüllt SANS die Voraussetzungen zur Aufnahme in die Liste der Berufskrankheiten. Ein Antrag zur Prüfung wurde allerdings wegen der derzeit fehlenden Relevanz für die deutsche Arbeitswelt nicht gestellt.

2.2.2 Sehstörungen durch Lichteinwirkung

Ultraviolettes Licht (UV)

Energiereiches Licht, d.h. insbesondere UV-Licht hat das Potenzial Schäden an den Strukturen des Auges hervorzurufen. Bei Tumorbildung an den äußeren Gewebeanteilen, wie dem Augenlid, lässt sich die BK 5103 (Plattenepithelkarzinome oder multiple aktinische Keratosen der Haut durch natürliche UV-Strahlung) heranziehen. Das Augenlid ist dabei aber wohl kaum das primäre Zielorgan. Bedeutsamer ist hier, dass UV-A und UV-B Strahlung von Hornhaut und Linse absorbiert wird. Es herrscht Einigkeit in der Fachwelt, dass hier eine häufige Ursache für die Entwicklung einer Katarakt liegt. Nichtsdestoweniger ist die Katarakt keine Berufskrankheit, weil der natürlichen UV-Strahlung niemand entrinnen kann und diese in ihrer Lebensdosis als vorherrschende Ursache anzusehen ist. Aber auch künstliche UV-Strahlung ist gefährlich. Die energiereiche Strahlung, z.B. beim Schweißen, kann eine Photokeratitis oder Photokonjunktivitis auslösen, was als Unfallereignis *(siehe Abschnitt 2.1 „Unfallbedingte Verletzungen des Sehorgans")* zu werten ist.

Blaues Licht

Auch und gerade für blaues Licht am kurzwelligen Ende des sichtbaren Lichtspektrums wird über eine Schädigung der Photorezeptoren berichtet (Tosini et al. 2016). Insbesondere der Einsatz künstlicher optischer Strahlung, wie sie in Computermonitoren auftritt, ist daher teils emotionaler Diskussion ausgesetzt. Eine zentrale Sehstörung bereits als Ausdruck einer Makuladegeneration durch Monitore zu betrachten, wäre jedoch verfrüht. Die Einwirkung ist bei den bekannten Spektren und Strahldichten für eine solche Schädigung nicht ausreichend. Monitore besitzen diesbezüglich kein Risiko (Schierz 2015, Bach 2021).

Das heißt nicht, dass der Blick in LED-Lampen ungefährlich wäre. Die hohe Dosis ist insbesondere für die retinalen Strukturen von Kinderaugen kritisch. Licht mit hoher Strahldichte im betrieblichen Zusammenhang kann ebenfalls zu Schäden führen. Hier läge dann aber auch eher ein Unfallereignis vor.

Literatur

Bach M (2021). In: Deutsche Ophthalmologische Gesellschaft (Online Symposium): Mythos Blaulichtschaden: Sind Bildschirme und Handydisplays für unsere Augen ungesund? Universitätsklinikum Freiburg i. Br.

Buchter A (Hrsg.) (2011). Diagnostik arbeitsbedingter Erkrankungen. Universität des Saarlandes

Deutsche Gesetzliche Unfallversicherung (Hrsg.) (2014). Grundsätze für arbeitsmedizinische Untersuchungen. 6. Auflage. Gentner Verlag, Stuttgart (in Überarbeitung)

Deutsche Ophthalmologische Gesellschaft (2011). Leitlinie Nr. 8 Verletzungen des Auges und seiner Anhangsgebilde

Fröhlich SJ, Lackerbauer CA, Kampik A (2007). Einführung in die Erkrankungen des Auges. In: Letzel S, Nowak D (Hrsg.) (2021). Handbuch der Arbeitsmedizin. 63. Aktualisierung, Landsberg, D I-1.1.1, 1. Erg.Lfg. 3/07: 1–28. ecomed Verlag Landsberg

Händel A, Stern C, Jordan J, Dietlein T, Enders P, Cursiefen C (2020). Augenveränderungen im All. Der Ophthalmologe; 08:721-729

Lang GK (2019). Augenheilkunde. 6. Auflage. Thieme Verlag, Stuttgart

Mehrtens G, Valentin H, Schönberger A (2017). Arbeitsunfall und Berufskrankheit. 9. Auflage Erich Schmidt Verlag, Berlin, 291 ff

Mirshahi A, Feltgen N, Hansen L, Hattenbach L (2008). Gefäßverschlüsse der Netzhaut – eine interdisziplinäre Herausforderung. Dtsch Ärztebl. 105(26):474-9

Naumann GOH (1980). Pathologie des Auges. Springer Verlag Berlin

Schierz C (2015). Fachexpertise zum Thema: Nutzung von LED-hinterleuchteten Bildschirmen – mögliche Gefährdungen der Netzhaut. Technische Universität Ilmenau

Tosini G, Ferguson I, Tsubota K (2016). Effects of blue light on the circadian system and eye physiology. Molecular Vision; 22:61-72

12 Geruchsstörung

CHRISTOPH VAN THRIEL

Zusammenfassung

Von Geruchs-/Riechstörungen (Dysosmien) spricht man, wenn bei einer Person der Geruchssinn geschädigt ist, so dass Gerüche gar nicht, nur teilweise oder verändert wahrgenommen werden. Im Bereich der Arbeitsmedizin sind Dysosmien mit toxischer Ätiologie oder durch Infektionskrankheiten (u.a. SARS-CoV-2) ausgelöste Dysosmien von besonderer und wahrscheinlich zunehmender Relevanz. Grundsätzlich werden die Ursachen für Dysosmien in sinonasale und nicht-sinonasale Störungen unterteilt, wobei entzündliche Erkrankungen der Nase/Nasennebenhöhlen (sinonasale, z.B. chronische Rhinosinusitis) unter epidemiologischen Gesichtspunkten die größte Bedeutung besitzen. Bei den nicht-sinonasalen Störungen sind postinfektiöse, idiopathische und traumatische Ursachen die häufigsten Ursachen. Pathophysiologisch ist vor allem die Funktion der olfaktorischen Rezeptorneurone im Riechepithel *(Regio olfactoria)* verändert. Störungen, die auf Veränderungen zentralnervöser olfaktorischer Strukturen beruhen, sind im Bereich berufsbedingter Geruchsstörungen kaum relevant. Zur Diagnostik von Dysosmien stehen sehr gute standardisierte, psychophysische Testverfahren zur Verfügung, wobei sich im deutschsprachigen Raum der Sniffin'-Sticks-Test durchgesetzt hat. Mit diesem Verfahren kann eine quantitative Einstufung des Riechvermögens erfolgen und bei einer funktionellen oder kompletten Anosmie ist die sinnvolle Nutzung des Geruchssinnes im Alltag, zum Beispiel zur Kontrolle der Genießbarkeit von Lebensmitteln, nicht mehr möglich. In der arbeitsmedizinischen Praxis können psychophysische Tests sowie die anamnestisch und chemisch-analytische Erfassung der toxischen Expositionen wichtige Informationen über die Verursachung und Schwere der Störung liefern. Bei der Ableitung von MAK-Werten ist der Geruchssinn bei der Vermeidung unangemessener Geruchsbelästigungen oder Fälle von „Geruchs-assoziierten" Symptomen von arbeitsmedizinisch-toxikologischer Bedeutung.

1 Allgemeiner Teil

Der Geruchssinn wird in seiner Bedeutung für die Gesundheit, das Wohlbefinden und das Verhalten des Menschen häufig unterschätzt. Historische Publikationen der Sinnesphysiologie sprechen beim Geruchs- und dem ihm nahe verwandten Geschmackssinn von den „niederen Sinnen" (von Skramlik 1925) und die American Medical Association (AMA) bewertet den kompletten Verlust des Geruchssinnes mit einer 3 %igen Beeinträchtigung der Betroffenen, im Vergleich zu 35 % bei Hörverlust und 85 % bei Erblindung (Stevenson 2010). Dabei ist der Geruchssinn an vielen Funktionen beteiligt, die teilweise für das Überleben des Menschen zwingend notwendig sind. An Arbeitsplätzen ist hier vor allem die Gefahrenerkennung zu nennen (Stevenson 2010), zu der der Geruchssinn einen erheblichen Beitrag leistet und teilweise bewusst, wie bei der Odorierung von Gas (Cain u. Turk 1985), dazu genutzt wird. Bei der Nahrungsaufnahme, der Partnerwahl und Fortpflanzung sowie bei der zwischenmenschlichen Kommunikation (olfaktorische Signale im Körpergeruch) spielt der Geruchssinn eine größtenteils unbewusste Rolle (Stevenson 2010, Hatt 2019).

Dabei nutzt der Mensch die erstaunliche Sensitivität des Geruchssinnes, der schon sehr niedrige Konzentration von Chemikalien wahrnehmen bzw. erkennen kann. Diese Konzentrationen werden durch die Geruchsschwelle eines Moleküls bestimmt und man unterscheidet hier zwischen der Wahrnehmungs- und Erkennungsschwelle. Um einen Geruch erkennen zu können, sind in der Regel 10-fach höhere Konzentration notwendig als für die reine Wahrnehmung (Hatt 2019). Vor allem die Erkennung unangenehmer Gerüche ist dennoch in sehr niedrigen Konzentrationen möglich; so reichen beim Skatol bereits 10^7 Moleküle/cm^3 Luft (entspricht 0,0022 µg/m^3), um den charakteristischen Fäkaliengeruch zu erkennen (Hatt 2019). Diese extreme Empfindlichkeit des Geruchssinnes führt auch dazu, dass sich der Mensch von unangenehmen Gerüchen belästigt fühlt, den Geruch meidet und sich von der Geruchsquelle entfernt. Im nächsten Abschnitt werden daher kurz die physiologischen Grundlagen der Geruchswahrnehmung und -verarbeitung beschrieben, um die besondere Funktionsweise des Geruchssinnes besser zu verstehen.

1.2 Physiologische Grundlagen

Dieser Abschnitt orientiert sich am Kapitel „Geruch" (Hatt 2019) des Lehrbuchs „Physiologie des Menschen" (Brandes et al. 2019), in dem weitere Details zu finden sind.

Abbildung 1 gibt einen Überblick, wie Duftmoleküle durch den Geruchssinn wahrgenommen und verarbeitet werden. Das Riechepithel *(Regio olfactoria)* befindet sich in einem kleinen Bereich (ca. 2 x 500 mm^3) der oberen Nasenhöhle und besitzt beim Menschen nur einen Anteil von 3 % am gesamten Nasenepithel *(Abb. 1)*. Im Riechepithel finden sich drei unterschiedliche Zelltypen: Basal-, Stütz- und Riechzellen (Geruchsrezeptorzellen/olfaktorische Rezeptorneurone). Die Riechzellen im olfaktorischen Epithel regenerieren sich in einem ca. 30-tägigen Zyklus durch die Differenzierung der Basalzellen (Stammzellreservoir des Geruchsinns) zu olfaktorischen Rezeptorneuronen. Der Mensch besitzt ca. 350 unterschiedliche olfaktorische Rezeptorneurone und insgesamt wird die Anzahl der Riechzellen in der *Regio olfactoria* mit ca. 30 Millionen angegeben. Mit diesem Rezeptorrepertoire ist der Mensch in der Lage, ca. 10 000 Gerüche zu erkennen und ca. eine Milliarde Düfte zu unterscheiden (Hatt 2019), wobei diese Abschätzungen in den letzten Jahren intensiv diskutiert wurden (Bushdid et al. 2014, Gerkin u. Castro 2015) und dabei wesentlich höhere Zahlen an diskriminierbaren Gerüchen angenommen wurden. Die Riechzellen sind primäre, bipolare Sinneszellen, die am apikalen Teil dünne Sinneshaare (Zilien) und am anderen Ende einen Nervenfortsatz (Axon) tragen, und die durch das Siebbein in den *Bulbus olfactorius* projizieren. Auf den Zilien sind die Geruchrezeptoren lokalisiert, an die Geruchsstoffe binden können *(siehe Abb. 1)*. Jede Riechzelle exprimiert in ihren Zilien nur einen oder wenige Typen dieser Rezeptoren und nach der Bindung eines Moleküls an diese Geruchsrezeptoren wandern elektrische Signale über die Axone in die Glomeruli, die erste synaptische Verschaltung im *Bulbus olfactorius*. Diese elektrischen Signale entstehen aus der (1) extrazellularen Bindung des Geruchsstoffes an das Rezeptorprotein, ein G-Protein-gekoppelter Rezeptor (GPCR), der (2) Auslösung einer intrazellulären Signalkaskade, an deren Ende die Freisetzung von cAMP (cyclic adenosine monophosphate) steht, das seinerseits (3) einen unspezifischen Kationenkanal (CNG-Kanal) in der Membran des Sinneszelldendriten öffnet. Die einströmenden Calcium-Ionen lösen das notwendige Aktionspotential aus, welches dann den Organismus über die Anwesenheit einer Chemikalie in der Atemluft informiert.

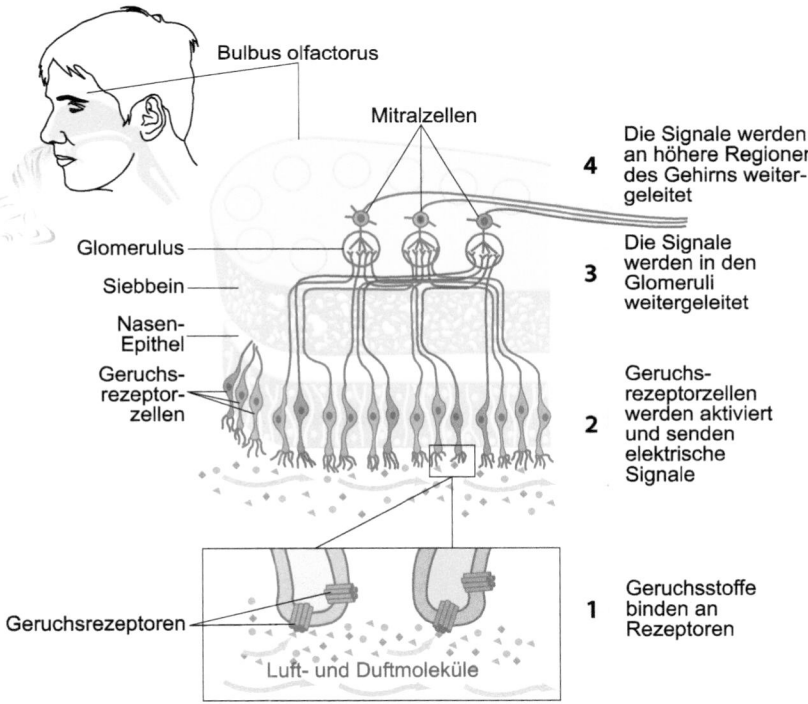

Abb. 1: Schematische Darstellung der Aufnahme und Verarbeitung von Duftstoffen im olfaktorischen System des Menschen (modifiziert nach: Press release. NobelPrize.org. Nobel Prize Outreach AB 2021)

Der Glomerulus im olfaktorischen System ist ein 100–200 μm großes Geflecht aus Axonen von ca. 1 000 Riechzellen, die alle den gleichen Geruchsrezeptor exprimieren (siehe Farbkodierung in *Abb. 1*), und den Dendriten der Mitralzellen. Auf der Ebene der Glomeruli kommt es durch hemmende Interneurone und weitere, komplexe Interaktionen der verschiedenen Neuronentypen in dieser Schaltstelle zur Modulierung des Signals, also der Verstärkung, Hemmung oder Kontrastverstärkung des Geruches, noch bevor die Geruchsinformation durch die ca. 30.000 Axone der Mitralzellen, den *Tractus olfactorius*, zu tieferen Gehirnregionen gelangt. Zu diesen Projektionsgebieten gehören Bereiche des limbischen Systems (Amygdala), vegetative Kerne des Hypothalamus und *der Formatio reticularis*, und des Neokortex, wobei der *Cortex praepiriformis* und der *Cortex entorhinalis* als primäre Projektionsgebiete angesehen werden. Viele diese Projektionsgebiete sind an Auslösung und Regulation von Emotionen sowie der Bildung von Gedächtnisinhalten beteiligt. Daher können Gerüche sehr schnell Erinnerungen wecken oder angenehme, aber auch unangenehme Emotionen auslösen. Diese Dimension der Hedonik, also die subjektive Bewertung eines Geruchs als angenehm oder unangenehm, stellt neben der Intensität die wichtigste Dimension der Geruchsbewertung da. Die hedonische Bewertung eines Geruchs wird vor allem durch persönliche Erfahrungen, Erziehung und den Kulturkreis geprägt, eine genetische Determinierung dieser Bewertung ist wissenschaftlich umstritten. In der Arbeitswelt sind vor allem gut wahrnehmbare (niedrige Geruchsschwelle) und unangenehme Gerüche eine mögliche Ursache unangemessener Belästigung oder von Symptomen wie Kopfschmerz und Übelkeit (DFG 2021).

1.3   Definition von Geruchsstörungen

Im Abschnitt R43 des ICD werden drei Diagnosen als „Störung des Geruchs- und Geschmackssinnes" unterschieden, R43.0 Anosmie; R 43.1 Parosmie; R 43.8 Sonstige nicht näher bezeichnete Störung des Geruchs- und Geschmackssinnes. Die AWMF-Leitlinie 017/050 (Riech- und Schmeckstörungen) der Deutschen Gesellschaft für Hals-, Nasen- und Ohrenheilkunde, Kopf- und Halschirurgie empfiehlt die weitere Unterscheidung in quantitative und qualitative Veränderungen des Riechvermögens. Bei der quantitativen Einstufung des Riechvermögens kann auf psychophysische Tests *(siehe Abschnitt 1.4 „Diagnostik von Geruchsstörungen")* zurückgegriffen werden und man unterschiedet normales Riechvermögen (Normosmie), vermindertes Riechvermögen (Hyposmie) und aufgehobenes Riechvermögen (Anosmie). Bei der Anosmie wird komplette/funktionelle Anosmie von spezifischen Anosmien getrennt. Bei spezifischen Anosmien werden bestimmte Duftstoffe oder Duftstoffgruppen von den betroffenen Personen nicht wahrgenommen, wobei die Person sonst über ein normales Riechvermögen verfügt. Diese spezifischen/partiellen Anosmien sind wahrscheinlich durch genetische Polymorphismen verursacht, und es ist bekannt, dass ca. 40 % der Bevölkerung den Geruch von Androstenon, der im Urin oder Schweiß vorkommt, nicht wahrnehmen können (Hatt 2019). Diese Geruchsstörungen sind jedoch im Arbeitskontext nicht relevant. Hier treten quantitative Geruchstörungen auf, die als Hyposmie, funktionelle oder komplette Anosmie bezeichnet werden. Beim Vorliegen einer Hyposmie besteht eine Gebrauchseinschränkung der Riechfunktion im Alltagsleben; von einer funktionellen Anosmie spricht man, wenn eine geringe Restwahrnehmung noch vorhanden ist, der Geruchssinn aber im Alltag nicht mehr sinnvoll genutzt werden kann, um zum Beispiel verdorbene Lebensmittel zu identifizieren. Bei kompletten Anosmien ist keine Restwahrnehmung mehr vorhanden und auch diese Form der Geruchsstörung ist an Arbeitsplätzen nur als posttraumatische Folge von Schädel-Hirntraumata relevant. Als Parosmie werden Geruchsstörungen bezeichnet, bei denen olfaktorische Wahrnehmungen von Gerüchen verändert bzw. verzerrt auftreten. Häufig werden dann angenehme Düfte als unangenehm wahrgenommen. Als mögliche Ursachen dieser Form der Geruchsstörung werden Prozesse der olfaktorischen Regeneration oder Reorganisation nach einer Schädigung diskutiert (Landis et al. 2010). Die pathologischen Ursachen einer Phantosmie, also der Wahrnehmung eines Geruches in Abwesenheit einer Reizquelle sind weitestgehend unbekannt; es werden Fehlfunktionen auf der Ebene des *Bulbus olfactorius* oder anderer zentraler Strukturen, wie z.B. der Amygdala, diskutiert.

Im Kontext von berufsbedingten Geruchsstörungen sind jedoch vor allen die quantitativ erfassbaren Störungen Hyposmie und funktionelle/komplette Anosmie von arbeitsmedizinischer Bedeutung. Die Methoden zur Diagnostik von Geruchsstörungen werden im folgenden Abschnitt beschrieben.

1.4 Diagnostik von Geruchsstörungen

In einer aktuellen Übersichtsarbeit (Damm et al. 2019) werden die Ergebnisse einer systematischen Befragung von 172 HNO-Kliniken in Deutschland, 37 Kliniken in Österreich und 17 Kliniken in der Schweiz dargestellt, in der die Nutzung der gängigen Methoden zur Diagnostik von Riechstörungen im deutschsprachigen Raum erfasst wurden. Die Rücklaufquoten der Fragebögen lagen zwischen 65 und 100 % und die Ergebnisse geben somit ein repräsentatives Bild. Der Schwerpunkt der Befragung lag auf der Nutzung psychophysischer und objektiver Testverfahren und es zeigte sich, dass 6 verschiedene diagnostische Verfahren im deutschsprachigen Raum eingesetzt werden.

Die breiteste Verwendung bei den psychophysischen Testverfahren findet sich für den Sniffin'-Sticks-Test (Burghart Messtechnik GmbH, Wedel, Deutschland), der von 91 % der befragten Einrichtungen in Deutschland, 58 % in Österreich und 71 % in der Schweiz verwendet wird. Weitere, weniger verbreitete Verfahren sind der Riechtest nach Börnstein (vor allem in Österreich), die Smell Diskettes Olfaction Test (Swiss Rhinology Teaching Center GmbH, Zürich, Schweiz) vor allem in der Schweiz oder der in den USA weitverbreitete University of Pennsylvania Smell Identification Test, UPSIT (Sense Trading, Winschoten, Niederlande), der im deutschsprachigen Raum jedoch nur selten (0,6 %) eingesetzt wird. Objektive Testverfahren kommen nur bei 6 % der befragten Kliniken zum Einsatz und hier werden überwiegend olfaktorisch-ereigniskorrelierte Potentiale abgeleitet, für die spezielle Olfaktometer erforderlich sind. Bildgebende Verfahren werden hauptsächlich für Forschungszwecke verwendet. Da der Sniffin'-Sticks-Test neben der weiten Verbreitung auch eine hervorragende Validität besitzt, beschränkt sich die weitere Beschreibung der psychophysischen Testverfahren auf diesen Test. Das Testverfahren wurde in den 1990er Jahren entwickelt (Kobal et al. 1996, Hummel et al.1997) und es existieren alters- und geschlechtsgetrennte Normdaten auf Basis einer Stichprobe von fast 10 000 Personen (Oleszkiewicz et al. 2019). Der Sniffin'-Sticks-Test erfasst drei grundlegenden Fähigkeiten des Geruchssinnes: (a) die Wahrnehmungsschwellen für einen Standardgeruch (n-Butanol), (b) die Fähigkeit unterschiedliche Gerüche zu unterscheiden und (c) die Fähigkeit allgemein bekannte Gerüche zu erkennen. Diese drei Untertests werden als „Threshold-Test" (T), „Discrimination-Test" (D), und „Identification-Test (I) bezeichnet und der Gesamtwert als TDI-Score/TDI-Wert bezeichnet. Die Gerüche, die für diese drei Untertests notwendig sind, werden in Geruchsstiften präsentiert, die sehr ähnlich zu Filzstiften aufgebaut sind. Die Geruchsstoffe sind in Propylenglykol (1,2-Propandiol) gelöst und die „Filzstücke" in den Stiften werden mit 4 ml dieser flüssigen Geruchsproben getränkt, so dass der Geruch an den Stiftspitzen entströmt und zur Testung präsentiert werden kann.

Alle drei Untertests nutzen psychophysische Verfahren wie das „three-alternative, temporal forced-choice staircase paradigm", bei dem drei Geruchsstifte hintereinander präsentiert werden, von denen nur ein Geruchsstift die Geruchsprobe enthält. Dieser Stift muss in kurzer Zeit nach der Präsentation von den Patienten benannt werden. Erkennt die Patientin oder der Patient den Geruchsstift wiederholt richtig, so wird – im Falle der Geruchsschwellenmessung – die nächst niedrigere Konzentrationsstufe präsentiert. Wird der falsche Stift benannt, so erhöht sich die Konzentrationsstufe wieder. Durch den Wechsel von richtigen und falschen Antworten werden sogenannte Umkehrpunkte bestimmt und nach sieben Umkehrpunkten wird der Mittelwert aus den letzten vier Umkehrpunkten bzw. der dazugehörenden Konzentrationsstufen gebildet. Dieser Wert gibt die Geruchschwelle der Person an; bei den anderen beiden Untertests wird die Summe der richtigen Geruchserkennungen/-benennungen gebildet. Es können in allen Untertests maximal 16 Punkte erzielt werden, was mit optimalen Leistungen bei der Geruchschwelle, der Geruchsdiskrimination und der Geruchsidentifikation korrespondiert. Da sowohl das Alter als auch das Geschlecht diese Leistungen des Geruchssinnes beeinflussen, sind für die quantitative Erfassung von Störungen wie Hyposmie und funktionelle/komplette Anosmie entsprechende Normwerte erforderlich. In Oleszkiewicz et al. (2019) finden sich für den Sniffin'-Sticks-Test entsprechende Normwerte in Form von Perzentilen für alle drei Untertests und den Gesamtwert (TDI-Wert). Von einer funktionellen Anosmie spricht man bei einem TDI-Wert ≤ 16, eine Hyposmie liegt vor, wenn nur das 10 %-Perzentil des TDI-Wertes der alters- und geschlechtsangepassten Vergleichsgruppe erreicht wird. Bei der Gruppe der 41–50-jährigen Männer liegt dieser Wert bei 26,5 bei Frauen in dieser Altersgruppe bei 28,7. Mit diesem psychophysischen Testverfahren ist die valide Diagnose einer Geruchsstörung und deren Schweregrad möglich. Für die Diagnose qualitativer Geruchsstörungen stehen vor allem Fragebögen zur Verfügung (Landis et al. 2010). Bei der Diagnose sind anamnestische Information zu Lebensgewohnheiten (z.B. Rauchen), nasale Erkrankungen und Operationen oder Expositionen gegenüber Gefahrstoffen notwendig. Diese sollten in strukturierten Interviews erfasst werden.

Im nächsten Abschnitt sollen nun relevante Ursachen für Geruchsstörungen am Arbeitsplatz dargestellt werden.

2 Spezieller Teil

2.1 Geruchsstörungen am Arbeitsplatz: toxische Ätiologie

Insgesamt wird die Prävalenz von Dysosmien oder funktionellen Anosmien in der Allgemeinbevölkerung auf ca. 5 % geschätzt (Hummel et al. 2017) und die Ursachen in sinonasale und nicht-sinonasale Ätiologien unterteilt. Genau gesagt unterscheidet man bei den nicht-sinonasalen Ätiologien vor allem postinfektiöse, posttraumatische und neurodegenerative Ursachen (Hummel et al. 2017). Hier sind vor allem Riechstörungen im Zusammenhang mit Morbus Parkinson zu nennen (McKinnon et al. 2007). In der wissenschaftlichen Literatur finden sich eindeutige Hinweise, dass vor allem Reizstoffe und Metalle (Metallstäube) am Arbeitsplatz durch inflammatorische Prozesse an den Schleimhäuten der Nasenhöhle Geruchsstörungen auslösen können. Übersichten dieser Studien und der relevanten Stoffe finden sich bei Gobba (2006) und im Buch „Toxicology of the Nose and Upper Airways" von Morris und Shusterman (2010). Auch die AWMF Leitlinie 017/050 beschreibt *toxisch bedingte Riechstörungen* und verweist neben Arbeitsplatz- und Umwelteinflüssen auch auf Medikamente wie Antibiotika (z.B. Streptomycin) oder Chemotherapeutika (z.B. Methotrexat). In der Allgemeinbevölkerung wird eine toxische Ätiologie von Geruchsstörungen mit einem Anteil von ca. 1–2 % am Gesamtaufkommen von Dysosmien berichtet (Damm et al. 2019).

Bei berufsbedingten, toxisch-vermittelten Geruchsstörungen nennt Gobba (2006) die Metalle Arsen, Cadmium, Chrom, Kupfer, Quecksilber, Nickel und Zink. Auch für Mangan sind Beeinträchtigungen des Geruchssinnes berichtet worden (Lucchini et al. 2012). Häufig finden sich diese Beeinträchtigungen bei Schweißer*innen, die durch die Inhalation von Schweißrauchen unterschiedlichen Metallen und deren Gemischen ausgesetzt sind. Vor allem nanoskalige Metallstäube interagieren möglicherweise direkt mit olfaktorischen Rezeptorneuronen und können durch diese Strukturen im *Bulbus olfactorius* oder anderen zentralen Strukturen des Geruchssinnes aufgenommen werden, was in tierexperimentellen Studien vor allem für lösliche Mangan- und Aluminiumverbindungen gezeigt wurde (Chalansonnet et al. 2018). Die Relevanz dieser direkten Metallaufnahme in das olfaktorische System und die daraus resultierende olfaktorische Toxizität ist für den Menschen, aufgrund der erheblichen Unterschiede in Physiologie und Anatomie der Nase zwischen Nagern und Menschen, nicht abschließend geklärt (Brüning et al. 2014). Dennoch sollten bei Geruchsstörungen durch Metallstäube neben lokalen Effekten am Riechepithel auch pathophysiologische Prozesse im *Bulbus olfactorius* oder zentralnervösen Strukturen des Geruchssinnes als mögliche Ursache in Betracht gezogen werden.

Die inhalative Exposition gegenüber Gasen und Aerosolen, die lokale Effekte an den Schleimhäuten der oberen Atemwege auslösen, stellt eine weitere Gefährdung des Geruchssinnes dar. Im Kapitel 15 (Olfactory Toxicity in Humans and Experimental Animals) listet die Autorin (Pamela Dalton) knapp 50 Gase und Aerosole auf, für die in der Literatur Hinweise auf Dysosmien, in der Regel Hyposmien oder Anosmien, existieren (Morris u. Shusterman 2010). Unter diesen Stoffen finden sich u.a. Aceton, Ammoniak, Stickoxide,

Schwefelwasserstoff, Acrylate und Formaldehyde. Viele dieser Stoffe führen zunächst zu sensorischen Irritationen (Brüning et al. 2014); bei hohen und chronischen Expositionen können sich daraus pathophysiologische Veränderungen in verschiedenen Bereichen der Nasenhöhle entwickeln. Sensorische Irritationen sind akute Reaktionen auf flüchtige Gefahrstoffe und werden durch unterschiedliche Chemorezeptoren vermittelt, die auf peripheren Nervenfasern exprimiert werden. Die intranasalen Schleimhäute und die Bindehaut der Augen werden vom *Nervus trigeminus* (Hirnnerv V) innerviert, der sogenannte trigeminale Wahrnehmungen vermittelt, zu denen Eigenschaften wie brennend, scharf, stechend, beißend, aber auch kühlend zählen (Laska et al. 1997). Eine relevante Klasse der involvierten Chemorezeptoren stellen die TRP-Kanäle dar (transient receptor potential channels), multimodale Ionenkanäle, die durch Chemikalien, Wärme oder Kälte aktiviert werden und auch eine zentrale Rolle bei der Schmerzwahrnehmung spielen (Julius 2013). Durch die gemeinsame Aktivierung von trigeminalen Chemorezeptoren und olfaktorischen Rezeptorneuronen entstehen Eindrücke wie stechender Geruch (z.B. Essig), brennende und tränende Augen beim Zwiebelschneiden beruhen auch auf der Aktivierung trigeminaler Nervenfasern. Aus diesem Beispiel wird deutlich, dass durch die Aktivierung von TRP-Kanälen Reflexe und Abwehrmechanismen ausgelöst werden, die den Organismus vor weiteren und schwerwiegenden Schädigungen schützen sollen. Gelingt diese Abwehr nicht, vor allem bei hohen und chronischen Expositionen, so kann es zu histopathologisch-messbaren Veränderungen kommen, die in der Nasenhöhle zu Geruchsstörungen führen können. Diese expositionsbedingten, histopathologischen Veränderungen, die mit Geruchsstörungen einhergehen, können sehr unterschiedlich sein; ein einheitlicher Pathomechanismus ist nicht bekannt bzw. unwahrscheinlich. Im Fall von *toxisch bedingten Riechstörungen* sind verschiedene Ätiologien/Mechanismen unterscheidbar. Aus tierexperimentellen Studien zu diesen Reizstoffen ist bekannt, dass Degenerationen, Meta- und Hyperplasien an den Nasenschleimhäuten auftreten, in deren Folge der Luftstrom zum olfaktorischen Epithel verändert oder behindert sein kann. So gelangen Duftstoffe nicht mehr an die olfaktorischen Rezeptorneuronen und es kommt zu einer Hyposmie oder funktionellen Anosmie. Neben diesen Veränderungen des Luftstromes zum Riechepithel können entzündliche Prozesse, die mit der Schädigung des Gewebes einhergehen, die zelluläre Komposition des Riechepithels nachhaltig stören oder die Zusammensetzung des Nasensekrets verändern. Auch durch diese pathophysiologischen Prozesse wird das Riechvermögen herabgesetzt. Diese Mechanismen ähneln teilweise Geruchsstörungen, die bei grippalen Infekten oder Erkältungen auftreten und in diesen Fällen vor allem durch Symptome wie Rhinorrhöe oder nasale Obstruktion begleitet oder ausgelöst werden.

Über die Reversibilität *toxisch bedingter Geruchsstörungen* ist in der wissenschaftlichen Literatur wenig bekannt. Gobba (2006) beschreibt für einige Substanzen (z.B. Acrylate) eine gewisse Reversibilität der Hyposmie, wenn die Exposition beendet oder verringert wird. Generell begünstigt die hohe Regenerationsfähigkeit des olfaktorischen Systems *(siehe Abschnitt 1.2 „Physiologische Grundlagen")* die Wiederherstellung der Geruchsfunktion, was bei vielen sinunasalen Dysosmien mit nicht-toxischer Verursachung meist nur zu einer reversiblen Funktionseinschränkung führt. Auch hier zeigen chronische Erkrankungen und die damit einhergehenden Entzündungsprozesse histopathologische Veränderungen der Nasenschleimhäute (Bousquet et al. 2012), so dass die Reversibilität deutlich reduziert wird und es zu permanenten Dysosmien kommen kann.

Neben diesen toxisch bedingten Riechstörungen sind auch postinfektiöse Riechstörungen durch Infektionskrankheiten mit Arbeitsbezug von Bedeutung.

2.2 Geruchsstörungen am Arbeitsplatz: Infektionskrankheiten mit Arbeitsbezug

Seit der durch das Coronavirus SARS-CoV-2 verursachten Pandemie sind Geruchstörungen auch in der Allgemeinbevölkerung als Konsequenz von Virusinfektionen allgemein bekannt. Bereits vor dem Auftreten des Coronavirus SARS-CoV-2 waren akute oder postinfektiöse Geruchs-/Riechstörungen durch Viren (u.a. Influenza- und Parainfluenza (Typ 3)-Viren) bekannt (Konstantinidis et al. 2006), doch erst im Zuge der COVID-19-Pandemie sind akute Störungen des Geruchs- bzw. Geschmackssinns ein wichtiges diagnostisches Symptom. Eine aktuelle Meta-Analyse (Hannum et al. 2020) fasst 34 Studien zusammen, die objektive (6 Studien) und subjektive (28 Studien) Verfahren zur Erfassung von Riechstörungen während PCR-bestätigter SARS-CoV-2-Infektionen untersucht haben. Basierend auf dem random-effect Model wurde eine Gesamtprävalenz von 50,2 % (95 %-KI: 38,9–61,5 %) ermittelt. Berücksichtigt man nur die Studien, die mittels psychophysischer Methoden den Geruchverlust untersucht haben, ergibt sich eine Prävalenz von 77 % (95 %-KI: 61–89 %). Dieser beachtliche Unterschied verdeutlicht die Notwendigkeit, bei Verdacht auf Geruchsstörungen mit Arbeitsbezug (toxisch oder viral) die Selbstberichte der Betroffenen durch psychophysische Methoden zu bestätigen bzw. valide Abschätzungen des Schweregrades der Riechstörung vorzunehmen. Unter der Nummer 3101 der Berufskrankheitenliste werden Personen erfasst, die sich mit dem Coronavirus SARS-CoV-2 im Rahmen ihrer Tätigkeit im Gesundheitsdienst, in der Wohlfahrtspflege oder in einem Laboratorium infiziert haben. Die Deutsche Gesetzliche Unfallversicherung (DGUV) berichtet in ihrer „Handlungsempfehlung Fallsteuerung COVID-19-Krankheitsfolgen" (https://publikationen.dguv.de/ versicherungleistungen/berufskrankheiten/4352/handlungsempfehlung-fallsteuerung-covid-19-krankheitsfolgen?c=23) von 30 000 Anzeigen über den Verdacht auf eine COVID-19-Erkrankung als meldepflichtige Berufskrankheit Nr. 3101 bei den gesetzlichen Unfallversicherungsträgern allein im Jahr 2020. In diesen Handlungsempfehlungen werden auch Geruchs- und Geschmackstests zur Diagnostik empfohlen. Kritisch ist bei Geruchsstörungen im Zusammenhang mit einer COVID-19-Erkrankung auch die Genesung und die damit einhergehende Wiederherstellung des Geruchssinnes. Während sich in vielen Fällen der Geruchs- und Geschmackssinn nach 10–14 Tagen wieder erholt hat, bleiben bei gut 25 % der Erkrankten messbare Beeinträchtigungen auch nach mehreren Wochen bestehen (Niklassen et al. 2021). Andere Studien berichten von einem Anteil von 7 % verbleibender Riechstörungen nach ca. 60 Tagen (Vaira et al. 2020). Auch wenn diese Zahlen noch keine gesicherten Aussagen zu langfristigen, postinfektiösen Riechstörungen im Rahmen von SARS-CoV-2-Infektionen am Arbeitsplatz erlauben, so ist doch damit zu rechnen, dass die Arbeitsmedizin mit einer steigenden Zahl an berufsbedingten Geruchs-/Riechstörungen im Zusammenhang mit der durch das Coronavirus SARS-CoV-2 verursachten Pandemie rechnen muss. Auch für die mit SARS-CoV-2-Infektionen assoziierte Erkrankung Long-COVID zeigen aktuelle Studien, dass gut 25 % der Betroffenen auch nach sechs Monaten über Geruchs- und Geschmacksverlust klagen (Blomberg et al. 2021). In beiden Fällen sind die exakten, pathophysiologischen Mechanismen noch nicht bekannt. Es scheint sich allerdings nicht um direkte Schädigungen der olfaktorischen Rezeptorneurone oder anderer Neurone im *Bulbus olfactorius* zu handeln; vielmehr werden Stützzellen am stärksten vom SARS-CoV-2 befallen (Khan et al. 2021). So kommt es zu komplexen Veränderungen im olfaktorischen Epithel, die ihrerseits den Geruchssinn einschränken.

Um den anhaltenden Verlust bzw. Einschränkungen des Geruchssinnes zu behandeln, stehen verschiedene therapeutische Ansätze zur Verfügung, die im folgenden Abschnitt kurz beschrieben werden sollen.

2.3 Therapie von Geruchstörungen

Damm et al. (2019) beschreiben in ihrer Publikation die relevanten Therapien von Geruchsstörungen, die auch bei COVID-19-Patient*innen eingesetzt werden. In der Regel kommen Kombinationen von pharmakologischen Therapien und Riechtrainings zum Einsatz. Bei den pharmakologischen Therapien werden lokal oder systemisch Antibiotika oder Kortison am häufigsten angewendet. Weitere Behandlungen, die von Damm et al. (2019) identifiziert wurden, sind

- Vitamin B: 18 %,
- α-Liponsäure: 12 %,
- Zink: 10 %,
- Vitamin A: 7 % und
- Virustatika: 8 %.

Bei den Riechtrainings kommen überschwellige Geruchsreize zum Einsatz (z.B. Rose, Eukalyptus, Zitrone und Gewürznelke) die den Betroffenen mehrmals täglich präsentiert werden. Weitere Details zur Therapie von Geruchsstörungen finden sich auch in der AWMF Leitlinie 017/050 (Riech- und Schmeckstörungen).

2.4 Geruchbelästigungen und „Geruchs-assoziierte" Symptome

In der Arbeitswelt ist jedoch nicht nur der toxisch bedingte oder postinfektiöse Verlust des Geruchssinnes relevant; auch der intakte Geruchssinn spielt bei Ableitung gesundheitsbasierter Arbeitsplatzgrenzwerte eine wichtige Rolle. In der MAK- und BAT-Werte-Liste

(DFG 2021) wird ausdrücklich bei der Definition des MAK-Wertes (maximale Arbeitsplatz-Konzentration) darauf verwiesen, dass durch die Einhaltung dieses Grenzwertes *„… die Gesundheit der Beschäftigten nicht beeinträchtigt und diese nicht unangemessen belästigt (z.B. durch ekelerregenden Geruch)"* wird. Informationen zu diesen unangemessenen Geruchsbelästigungen können vor allem aus kontrollierten Expositionsstudien mit gesunden Freiwilligen abgeleitet werden (Brüning et al. 2014). Da, wie in *Abschnitt 1.2 „Physiologische Grundlagen"* beschrieben, der Geruchsinn sehr empfindlich ist und bereits sehr geringe Konzentrationen einer Chemikalie in der Atemluft wahrnehmen kann, werden viele Arbeitsstoffe auch unterhalb des MAK-Wertes durch das olfaktorische System wahrgenommen. Vor allem bei Arbeitsstoffen, die eine niedrige Geruchsschwelle aufweisen und deren Geruchsqualität unangenehm ist (z.B. Alkylthiole), besteht die Gefahr, dass im Einzelfall „Geruchs-assoziierte" Symptome wie Übelkeit oder Kopfschmerz ausgelöst werden. Arbeitsstoffe, bei denen solche „Geruchs-assoziierten" Symptome auftreten können, werden mit einer entsprechenden Fußnote versehen.

Literatur

Blomberg B et al. (2021). Long COVID in a prospective cohort of home-isolated patients. Nat Med 27: 1607–1613. doi.org/10.1038/s41591-021-01433-3

Bousquet J et al. (2012). Allergic Rhinitis and its Impact on Asthma (ARIA): Achievements in 10 years and future needs. J Allergy Clin Immunol 130: 1049–1062. doi.org/10.1016/j.jaci.2012.07.053

Brandes et al. (Hrsg.) (2019). Physiologie des Menschen. 32. Auflage. Springer Verlag, Heidelberg Berlin

Brüning T et al. (2014). Sensory irritation as a basis for setting occupational exposure limits. Arch Toxicol 88, 1855–1879. doi.org/10.1007/s00204-014-1346-z

Bushdid C et al. (2014). Humans can discriminate more than 1 trillion olfactory stimuli. Science 343: 1370–1372. doi: 10.1126/science.1249168

Cain, WS, Turk A (1985). Smell of danger: an analysis of LP-gas odorization. Am. Ind. Hyg. Assoc. J. 46, 115–26. doi.org/10.1080/15298668591394527

Chalansonnet M, Carabin N, Boucard S, Merlen L, Melczer M, Antoine G, Devoy J, Remy A, Gagnaire F (2018). Study of potential transfer of aluminum to the brain via the olfactory pathway. Toxicol. Lett. 283, 77–85. doi.org/10.1016/j.toxlet.2017.11.027

Damm M, Schmitl L, Müller CA, Welge-Lüssen A, Hummel T (2019). Diagnostics and treatment of olfactory dysfunction. HNO 67, 274–281. doi.org/10.1007/S00106-019-0614-X/FIGURES/5

DFG (2021). MAK- und BAT-Werte-Liste 2021: Ständige Senatskommission zur Prüfung gesundheitsschädlicher Arbeitsstoffe. Mitteilung 57. ZB MED-Publikationsportal Lebenswissenschaften, GMS, Publisso, Düsseldorf. doi.org/10.34865/mbwl_2021_deu

Gerkin RC, Castro JB (2015). The number of olfactory stimuli that humans can discriminate is still unknown. Elife 4, 1–15. doi.org/10.7554/eLife.08127

Gobba F (2006). Olfactory toxicity: Long-term effects of occupational exposures. Int. Arch. Occup. Environ. Health 79, 322–331. doi.org/10.1007/s00420-005-0043-x

Hannum ME, Ramirez VA, Lipson SJ, Herriman RD, Toskala AK, Lin C, Joseph PV, Reed DR (2020). Objective sensory testing methods reveal a higher prevalence of olfactory loss in COVID-19–positive patients compared to subjective methods: A systematic review and meta-analysis. Chem. Senses 45, 865–874. doi.org/10.1093/chemse/bjaa064

Hatt H (2019). Geruch, In: Brandes, R., Lang, F., Schmidt, R.F. (Eds.), Physiologie des Menschen. Springer Berlin Heidelberg, Berlin, Heidelberg, pp. 781–788. doi.org/10.1007/978-3-662-56468-4_62

Hummel T, Sekinger B, Wolf SR, Pauli E, Kobal G (1997). „Sniffin" sticks': olfactory performance assessed by the combined testing of odor identification, odor discrimination and olfactory threshold. Chem. Senses 22, 39–52. doi.org/10.1093/chemse/22.1.39

Hummel T, Whitcroft KL, Andrews P, Altundag A, Cinghi C, Costanzo RM, Damm M, Frasnelli J, Gudziol H, Gupta N, Haehner A, Holbrook E, Hong SC, Hornung D, Huttenbrink KB, Kamel R, Kobayashi M, Konstantinidis I, Landis BN, Leopold DA, Macchi A, Miwa T, Moesges R, Mullol J, Mueller CA, Ottaviano G, Passali GC, Philpott C, Pinto JM, Ramakrishnan VJ, Rombaux P, Roth Y, Schlosser RA, Shu B, Soler G, Stjarne P, Stuck BA, Vodicka J, Welge-Luessen A (2017). Position paper on olfactory dysfunction. Rhinology Supplement 25, 1–30. doi.org/10.4193/rhin16.248

Julius D (2013). TRP channels and pain. Annu Rev Cell Dev Biol 29, 355–384. doi.org/10.1146/annu-rev-cellbio-101011-155833

Khan M, Yoo S-J, Clijsters M, Backaert W, Vanstapel A, Speleman K, Lietaer C, Choi S, Hether TD, Marcelis L, Nam A, Pan L, Reeves JW, Van Bulck P, Zhou H, Bourgeois M, Debaveye Y, De Munter P, Gunst J, Jorissen M, Lagrou K, Lorent N, Neyrinck A, Peetermans M, Thal DR, Vandenbriele C, Wauters J, Mombaerts P, Van Gerven L (2021). Visualizing in deceased COVID-19 patients how SARS-CoV-2 attacks the respiratory and olfactory mucosae but spares the olfactory bulb. Cell 184, 5932-5949.e15. doi.org/10.1016/j.cell.2021.10.027

Kobal G, Hummel T, Sekinger B, Barz S, Roscher S, Wolf S (1996). „Sniffin" sticks": screening of olfactory performance." Rhinology 34, 222–226

Konstantinidis I, Haehner A, Frasnelli J, Reden J, Quante G, Damm M, Hummel T (2006). Post-infectious olfactory dysfunction exhibits a seasonal pattern. Rhinology 44, 135–139

Landis BN, Frasnelli J, Croy I, Hummel T (2010). Evaluating the clinical usefulness of structured questions in parosmia assessment. Laryngoscope 120, 1707–1713. doi.org/10.1002/lary.20955

Laska M, Distel H, Hudson R (1997). Trigeminal perception of odorant quality in congenitally anosmic subjects. Chem Senses 22, 447–456

Lucchini RG, Guazzetti S, Zoni S, Donna F, Peter S, Zacco A, Salmistraro M, Bontempi E, Zimmerman NJ, Smith DR (2012). Tremor, olfactory and motor changes in Italian adolescents exposed to historical ferro-manganese emission. Neurotoxicology 33, 687–696. doi.org/10.1016/j.neuro.2012.01.005

McKinnon JH, Demaerschalk BM, Caviness JN, Wellik KE, Adler CH, Wingerchuk DM (2007). Sniffing out Parkinson Disease: Can Olfactory Testing Differentiate Parkinsonian Disorders? Neurologist 13, 382–385

Morris JB, Shusterman DJ (2010). Toxicology of the Nose and Upper Airways, Target Organ Toxicology Series. Informa Healthcare, New York

Niklassen AS, Draf J, Huart C, Hintschich C, Bocksberger S, Trecca EMC, Klimek L, Le Bon SD, Altundag A, Hummel T (2021). COVID-19: Recovery from Chemosensory Dysfunction. A Multicentre study on Smell and Taste. Laryngoscope 131, 1095–1100. doi.org/10.1002/lary.29383

Oleszkiewicz A, Schriever VA, Croy I, Hähner A, Hummel T (2019). Updated Sniffin' Sticks normative data based on an extended sample of 9139 subjects. Eur. Arch. Oto-Rhino-Laryngology 276, 719–728. doi.org/10.1007/s00405-018-5248-1

Stevenson RJ (2010). An initial evaluation of the functions of human olfaction. Chem Senses 35, 3–20. doi.org/bjp083 [pii] 10.1093/chemse/bjp083

Vaira LA, Hopkins C, Petrocelli M, Lechien JR, Chiesa-Estomba CM, Salzano G, Cucurullo M, Salzano FA, Saussez S, Boscolo-Rizzo P, Biglioli F, De Riu G (2020). Smell and taste recovery in coronavirus disease 2019 patients: a 60-day objective and prospective study. J. Laryngol. Otol. 134, 703–709. doi.org/10.1017/S0022215120001826

von Skramlik E (1925). Über die Lokalisation der Empfindungen bei den niederen Sinnen. Z Sinnesphysiol 56, 69–140

13 Tinnitus

Olaf Michel

Zusammenfassung

Tinnitus (auch Ohrgeräusch, Ohrton) wird als Höreindruck ohne vorhandene äußere Schallquelle definiert. Tinnitus kann spontan ohne erkennbare Ursache auftreten, als Begleitsymptom von beruflich bedingten Erkrankungen, als Folge von Unfällen, Intoxikation oder unspezifisch im Rahmen von psychosomatischen Syndromen. Als Tinnitus verstärkende Gesundheitsstörungen sind Schlafstörungen und Depressionen bekannt und als assoziierte Störungen sind Gereiztheit, Konzentrationsmangel sowie psychische Verstimmungen möglich, die in voller Ausprägung das Bild eines „dekompensierten Tinnitus" oder „tinnitogenen Psychosyndroms" darstellen.

Obwohl die eigentliche Pathogenese in vielen Punkten noch ungeklärt ist, kommen ätiologisch im Bereich der Arbeitswelt berufliche Noxen (Lärm, Innenohrtrauma, Gewerbegifte) in Betracht.

Die Kenntnis der Anatomie, Physiologie, der wichtigsten Erkrankungen sowohl entzündlicher als auch neoplastischer Art sind daher essenziell für den Arbeitsmediziner.

1 Allgemeiner Teil

1.1 Definition

Tinnitus ist eine Wahrnehmung von Geräuschen, die keine äußere Quelle haben (DGHNO-KHC 2021). Es ist normal, dass fast alle Menschen in unregelmäßigen Abständen ein vorübergehendes Geräusch im Ohr wahrnehmen, entweder spontan, häufig in Stille oder in Verbindung mit einem vorübergehenden Hörverlust nach der Einwirkung von lautem Lärm. Diese vorübergehenden Hörempfindungen sind reversibel, klingen nach einigen Minuten ab und haben keinen Krankheitswert.

Damit ein Geräusch ohne externe Quelle als Tinnitus definiert werden kann, muss es mindestens 5 Minuten pro Tag und mehr als einmal pro Woche anhalten. Bei den meisten Patienten mit Tinnitus ist das innere Geräusch ständig präsent. Die Prävalenz von Tinnitus liegt bei etwa 17 % der Erwachsenenbevölkerung.

Tinnitus steht häufig in Zusammenhang mit Lärmbelastung und Hörverlust und ist in der Regel neurophysiologischen Ursprungs. Tinnitus kann aber auch durch vaskuläre, muskuläre oder Zahnkrankheiten entstehen. Eine weitere Ursache für das stärkere Empfinden von Ohrgeräuschen sind depressive Störungen.

Unabhängig von der Ursache des Tinnitus werden die Signale im zentralen auditorischen System verarbeitet und als Geräusch wahrgenommen.

1.2 Epidemiologie

Nach der Europäischen Guideline für Tinnitus (Cima et al. 2019) liegt die Prävalenz in der erwachsenen Bevölkerung zwischen 10 % und 19 %. Das Vorkommen von Hyperakusis (verminderte Toleranz gegenüber Alltagsgeräuschen) in der Tinnitus-Population liegt bei 40–86 %.

Nach einer älteren Umfrage sind in Deutschland etwa 17 % der Bevölkerung (bzw. mehr als 30 % der über 65-Jährigen) betroffen, d.h. etwa 13,6 Mio. Menschen (Pilgramm et al. 1999). Die Mehrzahl der neu von einem Ohrgeräusch Betroffenen setzt nach einer anfänglichen Phase der Irritation weitgehend unbeeinträchtigt ein normales Leben fort. In dieser Phase ist die Aufklärung des Patienten über die Natur des Leidens („Counseling") und über seine grundsätzliche Harmlosigkeit die wichtigste Maßnahme.

Bei einem weiteren Teil wird ein Ohrgeräusch zunächst nur zeitweise empfunden und klingt wieder ab. Tinnitus ist typisch als Begleiterscheinung bei Überbelastung des Hörorgans durch Lärm.

Mit fortschreitender Dauer der Erkrankung und Irreversibilität treten in etwa 8–9 % der Betroffenen psychische Auffälligkeiten wie Schlaf- und Konzentrationsstörungen, depressive Verstimmungen und Tendenzen des sozialen Rückzugs auf, oft gepaart mit Zeichen einer Depression. Schätzungen gehen davon aus, dass etwa 1 Mio. Menschen in Deutschland so stark unter Tinnitus leiden, dass sie nicht mehr in der Lage sind, ein normales Leben zu führen.

1.3 Physiologie

Die gegenwärtige Erklärung von falschen Hörempfindungen wie Ohrgeräuschen oder Ohrtönen besteht darin, dass im Innenohr verzerrte oder falsch kodierte Informationen entstehen können. Die nicht mit anderen Informationen und Erfahrungen übereinstimmenden Signale lösen zentral eine intrinsische Aktivität aus, die die Phantominformationen subjektiv kortikal erfahrbar werden lässt (DGHNO-KHC 2021). Daneben werden auch physiologische Ohrgeräusche in Stille erfahrbar, wenn Umgebungsgeräusche wegfallen. Je größer der Hörverlust, desto wahrscheinlicher, dass ein Ohrgeräusch erfahrbar wird.

Ursache können verschiedenste Auslöser sein, darunter Erkrankungen des Hörorgans, wie Störungen im Innenohr an der Haarzelle (Goebel 2008, Mazurek et al. 2017), bei der synaptischen Übertragung oder der Durchleitung im Hörnerven. Das spontane (idiopathische) Auftreten ohne feststellbare Ursache überwiegt jedoch (Nondahl et al. 2011, Zirke et al. 2010).

Im Unterschied zu einem idiopathischen Ohrgeräusch sind subjektive Geräuschphänomene im Rahmen einer fassbaren organischen Veränderung wie einer Hörminderung durch Lärm, nach akuter Schalleinwirkung, Ohrinfektionen, Schädelanstoß oder Einwirkung von Gewerbegiften als symptomatisch zu begreifen (Nondahl et al. 2011). Sie beruhen somit auf einer primär pathophysiologisch nachweisbaren Ursache.

Von den traumatischen Störungen des Innenohres sind differenzialdiagnostisch entzündliche, ototoxische und degenerative Ursachen zu trennen (Mazurek et al. 2017).

1.4 Diagnostik

1.4.1 Anamnese

Nach Krankheits- und Medikamentenanamnese ist die berufliche Ausgangssituation zu erfragen. Hierzu gehört der Umgang mit chemischen Substanzen und physikalische Einwirkungen wie Lärm am Arbeitsplatz. Die Verwendung von Gehörschutz (persönliche Schutzausrüstung, PSA) ist in Kenntnis. Auf eine Überdämmung bei falschem Gehörschutz ist zu achten, da physiologischer Tinnitus in dieser Situation wegen der fehlenden Vertäubung durch Umweltgeräusche stärker wahrgenommen wird.

Weiterhin ist auf Hinweise auf schwere (akute) Belastungen, depressive Episoden, Verhaltensfaktoren, Phobien und Angststörungen zu achten.

Hinsichtlich der Erfassung der Charakteristik von Ohrgeräuschen ist eine wichtige Frage, wie häufig der Tinnitus auftritt, Sekunden, Minuten oder Stunden, wie oft am Tag bzw. wie oft in der Woche. Man unterscheidet auf der einen Seite intermittierende, gelegentliche, vorübergehende bzw. situative Ohrgeräusche und auf der anderen Seite ständige Ohrgeräusche. Erstaunlicherweise kann man bei einer Befragung häufig feststellen, dass „Tinnituspatienten" nur gelegentlich Ohrgeräusche haben und nicht dauernd. Die Erfahrung hat gezeigt, dass ein Patient, der gleich zu Beginn der Untersuchung seinen Tinnitus thematisiert („ich leide unter quälendem Tinnitus"), nicht unbedingt an einem Tinnitus „leidet".

Wird Tinnitus als Leidenssymptom spontan vorgebracht, sollte der Untersuchte aufgefordert werden, diesen so exakt wie möglich zu schildern (Feldmann u. Brusis 2019). Suggestive Fragen sowie Tinnitus-Fragebögen (Goebel 1994) sind zu vermeiden, da sie der Betroffene zur Ausgestaltung benutzen kann. Nicht-suggestive, offene Fragen *(Tab. 1)* sind zu bevorzugen (Brusis u. Michel 2009).

Tab. 1: Nicht-suggestiver Fragebogen zur Charakteristik von Ohrgeräuschen

1. Haben Sie Ohrgeräusche bzw. Tinnitus?
2. Beschreiben Sie Ihre Ohrgeräusche!
3. Wie häufig treten die Ohrgeräusche auf? Wie oft am Tag, in der Woche?
4. Wie lange halten die Ohrgeräusche an? Sekunden, Minuten, Stunden?
5. Bei welcher Gelegenheit treten Ohrgeräusche auf?
6. Haben Sie auch im Moment Ohrgeräusche?
7. Empfinden Sie die Ohrgeräusche in leiser oder lauter Umgebung stärker?
8. Wenn Sie sich in einem lauten Raum (Restaurant, Kneipe, Familienfest usw.) befinden, werden Ihre Ohrgeräusche dadurch beeinflusst, wenn ja wie?
9. Bei welcher privaten oder beruflichen Situation fühlen Sie sich durch die Ohrgeräusche beeinträchtigt?
10. Was ist für Sie belastender, die Schwerhörigkeit oder die Ohrgeräusche?

1.4.2 Inspektion

Eine körperliche Untersuchung ist bei Ohrgeräusch unabdingbar. Wenn sich bei der Untersuchung eine offensichtliche Ursache zeigt, dann ist diese zu behandeln. Hierunter fallen alle Arten von Ohrerkrankungen, angefangen von einem Haar oder einem anderen Fremdkörper im äußeren Gehörgang bis hin zu Kiefergelenkserkrankungen bei Aufbissstörungen oder einem Vestibularisschwannom. Klassische Erkrankungen wie Otosklerose, Klonus der Mittelohrmuskeln, chronische Mittelohrentzündung, Paukenerguss oder Cholesteatom liegen in der Kernkompetenz des HNO-Arztes und müssen von ihm sowohl diagnostiziert als auch gezielt behandelt werden. Tinnitus ist ein Symptom einer Störung, nicht als eigenständige Erkrankung zu sehen.

1.4.3 Audiologie

Ohrgeräusche oder Ohrtöne sind auf dem heutigen Stand der medizinischen Wissenschaft nicht objektivierbar, da sie rein subjektiv empfunden werden und sich im naturwissenschaftlichen Sinn nicht beweisen lassen.

Eine audiologische Untersuchung kann sich zunächst zur Feststellung einer Hörstörung auf ein Tonschwellenaudiogramm konzentrieren. Aus diesem lässt sich viel ablesen: liegt eine Schallleitungsstörung vor? Eine reine Innenohrschwerhörigkeit? Ist sie asymmetrisch?

Akute Erkrankungen des Innenohres, die mit einer Hörminderung einhergehen, haben in der Regel hinsichtlich des „Coping" – dem späteren Umgehen des Betroffenen mit seiner Erkrankung – eine eher positive Prognose. Bei mit Hörsturz einhergehendem Tinnitus spielt die Hörerholung eine entscheidende Rolle, da durch das rückkehrende Gehör auch die Wahrnehmung der Umwelt- und Störgeräusche wieder ansteigt. Die Eigengeräusche werden damit zunehmend verdeckt und treten in den Hintergrund.

Nach der Erstellung der Tongehörkurve beginnt die eigentliche Tinnitusbestimmung – das „Tinnitusmatching":

- Bestimmung der Tinnituslautheit und der Frequenzcharakteristik mit Schmalbandrauschen und Sinustönen (Feldmann 1984).
- Bestimmung des minimalen Maskierungslevels mit weißem Rauschen und der Maskierungskurven nach Feldmann (Feldmann 1984) mit Sinustönen und Schmalbandrauschen.
- Bestimmung der partiellen und kompletten Residualinhibition.

Damit ist auch eine Plausibilitätsprüfung des Ohrgeräusches verbunden *(Tab. 2)*. Tinnitusbeschreibende Merkmale haben sich nicht als prädiktiv für eine spätere Belästigungsproblematik gezeigt. Hier spielen andere, psychische Faktoren eine Rolle, die einerseits den Umgang des Patienten mit seinem Ohrgeräusch als auch die Auswirkungen von Tinnitus auf das seelische Befinden einbeziehen.

Tab. 2: Checkliste der Plausibilitäts-Kriterien für eine Invaliditätsleistung für Tinnitus (nach Michel u. Brusis 2007b). Alle 5 Punkte müssen mit „JA" beantwortet sein, um eine Plausibilität anzunehmen.

Plausibilitäts-Kriterien	Ja
unfallbedingter Körperschaden in Form eines Hörverlustes nachweisbar	
Ohrgeräusch sofort nach dem Unfall	
Reproduzierbarkeit von Frequenzzuordnung und Verdeckbarkeit bei der Audiometrie, Residualinhibition vorhanden	
nicht nur in Ruhe empfundenes Ohrgeräusch	
fortdauerndes, nicht unterbrochenes, „fixiertes" Ohrgeräusch	

Wenn der Pflichtteil – Anamnese, Untersuchung, Audiologie – durchgeführt ist, dann kann erst eine Entscheidung getroffen werden, wie diagnostisch und therapeutisch weiter verfahren werden soll.

1.4.4 Weiterführende Diagnostik

Abhängig von der festgestellten Ausgangssituation sind weiterführende diagnostische Untersuchungen in Betracht zu nehmen wie Computertomographie der Felsenbeine, Kernspintomographie des Schädels, Dopplersonographie der hirnversorgenden Gefäße, Labordiagnostik, internistische Untersuchung, Labordiagnostik, zahnärztliche Funktionsdiagnostik bei Verdacht auf Störungen im Kauapparat, psychopathologische Diagnostik *(Abb. 1)*.

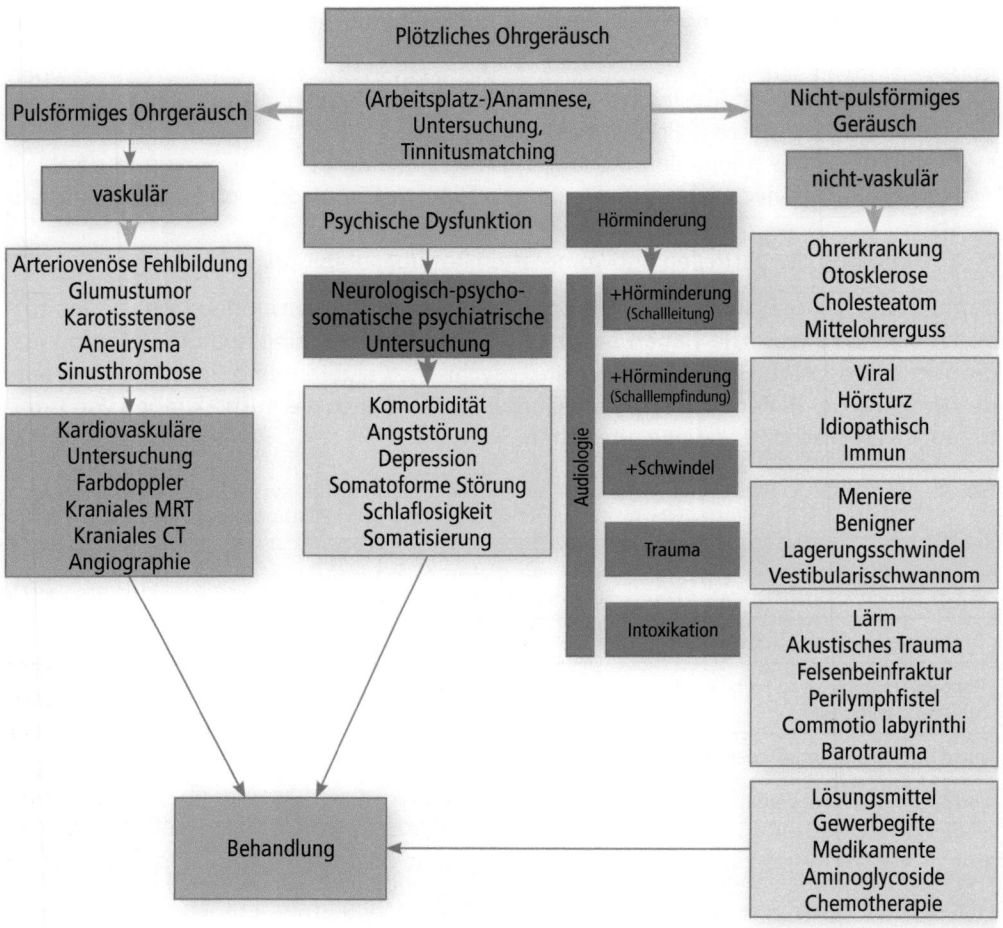

Abb. 1:   Übersicht weiterführende Diagnostik

1.5 Klassifikation

Je nach der wahrscheinlichen Ursache lassen sich Ohrgeräusche in verschiedene Typen einteilen *(Tab. 3)*.

Tab. 3: Typeinteilung des Tinnitus

Typ 1. Kryptogener (physiologischer) Tinnitus (verborgenes Eigenrauschen),
Typ 2. Otogener (somatischer) Tinnitus (ICD-10: H83.1, Tinnitus aurium)
Typ 3. Psychogener (somatoformer) Tinnitus (ICD-10: F45.9; F45.38)
Typ 4. Somatogener (sensorischer) (Körpersinn) Tinnitus (ICD-10: F45.8), z.B. • kraniomandibulärer Tinnitus (CMD-Syndrom) (ICD-10: K07.6) • Zusammenbeißen der Zähne (ICD-10: K07.6) • Herzgeräusche (ICD-10: R01.1)
Fällt nicht unter Tinnitus: • akustische Halluzinationen bei neurologischen und/oder psychiatrischen Erkrankungen (ICD-10: R44.0) • bewusste Simulation (ICD-10: Z76.8) • Tinnitogenes Psychosyndrom (ICD-10: F54) • Tinnitophobie (ICD-10: F40.8)

1.5.1 Kryptogener Tinnitus (TYP I)

Ein spontanes (idiopathisches) Auftreten von Ohrgeräuschen ist in der Bevölkerung sehr häufig. Ohrgeräusche sind bei jedem gesunden Menschen physiologisch als Hintergrund- bzw. Verstärkungsrauschen des Hörapparates generell vorhanden. Bei extremer Stille der Umgebung werden diese Eigengeräusche erfahrbar, wenn die Maskierung durch Umgebungsgeräusche nicht vorhanden und die ständige Aktivität der inneren Hörverstärkung wahrgenommen wird. Im Sinne eines „Mini-Hörsturzes" im Innenohr kann analog ein plötzliches Auftreten eines Ohrgeräusches erfahrbar werden. Kennzeichen ist das unerwartete ein- oder beidseitige Auftreten von Ohrgeräusch ohne erkennbare Ursache.

1.5.2 Otogener Tinnitus (TYP II)

Bei diesem Typ liegt eine nachweisbare Organstörung im Bereich des Hörorgans (ein- oder beidseitig) vor und das Ohrgeräusch wird aus dem geschädigten Organ „generiert". Die kausale Ursache kann ein Organschaden im Bereich des Ohres oder der Hörbahn sein („peripherer Tinnitus"). Hierunter fallen alle durch Verletzungen, Lärm, toxische Substanzen oder durch mangelnde Durchblutung entstandenen Schädigungen. Typische Zeichen des otogenen Tinnitus sind bestimmbare Merkmale wie Geräuschcharakter, Frequenz oder Lautstärke (siehe „Tinnitusmatching")

Das Neuauftreten von otogenen Ohrgeräuschen – auch im Falle, dass kein begleitender Schwindel oder ein zusätzlicher Hörverlust vorhanden sind – ist eine Indikation für den Versuch einer initialen medikamentösen Behandlung, eines „Counseling" sowie einer kurzen Herausnahme aus der (Arbeits-)Situation. Zu lange Krankschreibungen können eine Transformation zu einem somatoformen Tinnitus bewirken, der invalidisierend wirkt.

Patienten, die zum Zeitpunkt des Auftretens eines otogenen Tinnitus bereits eine psychische Beeinträchtigung oder eine psychosomatische/psychiatrische Komorbidität aufweisen, haben später eine höhere Wahrscheinlichkeit, eine psychische „Dekompensation" des Tinnitus zu erfahren. Patienten, die lebensunzufrieden, ängstlich und einem Tinnitus aversiert eingestellt sind und über Tinnitus assoziierte Einschlafstörungen klagen, besitzen das höchste Dekompensationsrisiko mit Übergang in einen somatoformen Tinnitus Typ III.

1.5.3 Psychogener, somatoformer Tinnitus (TYP III)

Beim somatoformen Ohrgeräusch sind Ätiologie und Pathogenese aus HNO-ärztlicher Sicht unklar, da ein krankhafter Innenohrprozess oder eine andere greifbare Veränderung nicht nachweisbar sind. Diese Form muss als somatoformer Tinnitus – als medizinisch nicht erklärbares Körpersymptom - angesehen werden, auch wenn er sich wie ein somatischer, otogener Tinnitus äußert.

Die psychische Tinnituskomponente kann in zwei verschiedenen Ausprägungsformen auftreten, die als „kompensiert" und „dekompensiert" bezeichnet werden und von der „Resilienz" des Betroffenen abhängig ist (Goebel u. Hiller 1994). Nach der allgemein anerkannten Leitlinie „Chronischer Tinnitus" der Deutschen Gesellschaft für HNO-Heilkunde, Kopf- und Halschirurgie (DGHNO-KHC 2021) wird der Schweregrad des Tinnitus in 4 Grade unterteilt, von denen Grad I+II als kompensiert und Grad III und IV als dekompensiert definiert werden *(Tab. 4)*.

Tab. 4: Unterteilung des Schweregrads des Tinnitus in 4 Kategorien nach Leitlinie „Tinnitus" der Deutschen Gesellschaft für HNO-Heilkunde, Kopf- und Halschirurgie (DGHNO-KHC 2021)

Kompensierter Tinnitus: Der Patient registriert das Ohrgeräusch, kann jedoch so damit umgehen, dass keine Sekundärsymptomatik auftritt. • Grad I: Ohrgeräusche zeitweise hörbar, aber nicht störend und im Alltag nicht belastend (kompensiert). Kein Leidensdruck. • Grad II: Hauptsächlich in der Stille, stört bei Stress und psychisch-physischen Belastungen; Tinnitus wird permanent in Ruhe gehört, führt aber zu keiner weiteren Belastung (kompensiert).
Dekompensierter Tinnitus: Der Tinnitus hat massive Auswirkung auf alle Lebensbereiche und führt zur Entwicklung einer Sekundärsymptomatik mit hohem Leidensdruck. • Grad III: Tinnitus wird permanent wahrgenommen, kann durch Umgebungsgeräusche oder Konzentration auf die alltäglichen Tätigkeiten nur zeitweise unterdrückt werden. Gelegentlich Einschlafstörungen (beginnende Dekompensation). Der Tinnitus führt zu einer dauernden Beeinträchtigung im privaten und beruflichen Bereich. Störungen treten auf im emotionalen, kognitiven und körperlichen Bereich. • Grad IV: Tinnitus steht ständig als Störfaktor im Vordergrund der Wahrnehmung, behindert die Konzentration und die persönlichen Gestaltungsmöglichkeiten, zusätzlich depressive Verstimmung von Krankheitswert, Schlafstörungen (dekompensiert). Der Tinnitus führt zur völligen Dekompensation im privaten Bereich und zur Berufsunfähigkeit.

Der somatoforme Tinnitus steht häufig in Zusammenhang mit psychisch belastenden Ereignissen (Verkehrsunfall, Karriereknick, Mobbing am Arbeitsplatz) bei verminderter Resilienz des Betroffenen und muss krankheitssystematisch in die Reihe der Erkrankungen mit funktioneller Körpersymptomatik, wie z.B. Burn-out-Syndrom, Chronic Fatigue-Syndrom, Fibromyalgie-Syndrom, Sick Building Syndrome, Multiple Chemical Sensitivity (MCS) eingeordnet werden.

Eine Tinnitus-Verschlimmerung tritt häufig in belastenden Situationen auf. Im Rahmen eines Unfallereignisses wird ein plötzliches Ohrgeräusch angegeben, ohne dass ein eindeutig nachgewiesenes Schädeltrauma vorgelegen hat. Als Auslöser werden Beinahe-Unfälle im Straßenverkehr oder ein körperlicher Angriff ohne Schädelverletzung angeführt. Um einen Zusammenhang zwischen Tinnitus und Unfallereignis wahrscheinlich zu machen, muss ein pathognomonisches Schädigungsmodell überzeugend begründbar sein, z.B. eine Felsenbeinfraktur, eine Commotio labyrinthi, eine Fensterruptur oder eine andere somatische Ursache. Unwahrscheinlich ist dagegen, dass eine leichte Schädelprellung zum chronischen Tinnitus führt. Auch ein Schreckerlebnis löst keinen otogenen Tinnitus aus.

Dass psychische Ausnahmesituationen (Stress am Arbeitsplatz, Schock bei Arbeitsunfall) zu einer Beeinträchtigung des Innenohres führen können, ist rein spekulativ, da die Durchblutung der Kochlea in weiten Grenzen autonom geregelt ist. Daher gibt es für eine solche Theorie bisher weder ein nachvollziehbares Schädigungsmodell noch eine wissenschaftlich begründbare Erklärung. In der Regel handelt es sich um unabhängig existierende Komorbiditäten, wie z.B. eine Depression oder Angststörung, die überlagernd sind.

Typisch für einen „somatoformen" Tinnitus ist die fehlende audiometrische Verdeckbarkeit bei der Verdeckungsmessung nach Feldmann bzw. der hohe Abstand zwischen (normaler) Tonschwellenkurve und der Verdeckungskurve (Distanztyp).

Allein ein zeitlicher Zusammenhang des Auftretens zu einem Ereignis ist nicht beweisend. Möglicherweise hat das Ereignis nur zu einer verstärkten Wahrnehmung des bereits bestehenden Tinnitus geführt, oder der Tinnitus wird im Rahmen der chirurgischen, neurologischen oder HNO-ärztlichen Diagnostik nach einem Unfall erstmalig festgestellt und dann thematisiert.

Der somatoforme Tinnitus selber kann eine außergewöhnliche seelische Belastung bewirken und damit dekompensieren. Neben dem Ohrgeräusch treten dann psychische Begleitsymptome wie Erschöpfungszustände, Reizbarkeit, depressive Verstimmungen, Ängstlichkeit, allgemeine Unruhe, psychisch bedingte Schlafstörungen oder Konzentrationsschwierigkeiten hinzu. Dieses gleichzeitige Vorliegen verschiedener Symptome führt zu dem Krankheitsbild des „tinnitogenen Psychosyndroms" (Michel u. Brusis 2007a), bei dem Ursache und Wirkung kaum mehr zu trennen sind.

Beim Auftreten einer Major Depression kann ein vorher als „toleriert" anzusehendes Ohrgeräusch völlig in den Vordergrund treten. Unter dem tinnitogenen Psychosyndrom sind dann seelische Veränderungen zu verstehen, die sich als Folge von ständigen Ohrgeräuschen entwickeln oder mit ihnen assoziiert werden (tinnere = klingeln, tinnitogen = vom Ohrgeräusch herrührend; Psychosyndrom = Zusammenkommen verschiedener psychischer Veränderungen). Damit entspricht das tinnitogene Psychosyndrom einem dekompensierten, komplexen Tinnitus. Die Koexistenz und wechselseitige Verstärkung von organischer und funktioneller Störung ist nicht ungewöhnlich *(siehe Tab.4)*.

Tab. 5: Komponenten des Tinnitus, die körperlich oder psychisch bedingt aufeinander aufbauen oder getrennt auftreten können

Körperlicher Schaden z.B. Haarzellschaden ↓ Somatogener Tinnitus z.B. otogener Tinnitus ↓ Nach ICD-10: H 93.1 Tinnitus	Psychischer Schaden z.B. Depression/Angststörung ↓ Somatoformer Tinnitus z.B. psychogener Tinnitus ↓ Nach ICD-10: F 45.9 Somatoforme Störung

1.5.4 Somatogener Tinnitus (TYP IV)

Als Tinnitus empfundene Geräusche können als Ursprung körpereigene Vorgänge haben. Hierunter fällt das Rauschen von Blut, pulssynchrones Klopfen im Ohr bei fortgeleiteten Herzgeräuschen (ICD-10: R01.1) und im Extremfall Muskelanspannungen, wie z.B. das Zusammenbeißen der Zähne (ICD-10: K07.6). Kiefergelenkserkrankungen können zu einem kraniomandibulären Tinnitus führen (CMD-Syndrom, ICD-10; K07.6). Dementsprechend kann eine ICD-10 Kodierung erfolgen *(Tab. 5)*.

Teilweise hörbare, pulsierende Ohrgeräusche können durch arteriovenöse Fisteln, Aneurysmen, gutartige vaskuläre Tumoren oder durch eine hypertensive Krise verursacht werden.

1.5.5 Nicht-Tinnitus

Neurologische und psychiatrische Erkrankungen

Akustische Halluzinationen wie auch das Hören von Stimmen oder Musik können bei neurologischen und/oder psychiatrischen Erkrankungen auftreten (ICD-10: R44.0). Derartige gestörte Wahrnehmungen fallen nicht unter den Begriff Tinnitus. Aus arbeitsmedizinischer Sicht sind Zeichen einer Enzephalopathie, die lösungsmittelbedingt (s. BK 1317: „Polyneuropathie und Enzephalopathie durch organische Lösungsmittel und deren Gemische") oder alkoholtoxisch sein kann, zu beachten.

Simulation

Die bewusste Simulation wird nicht unter Tinnitus geführt (ICD-10: Z76.8). Ein spezifisches Verfahren zur Unterscheidung zwischen echten und falschen Angaben zum Vorhandensein von Ohrgeräuschen gibt es jedoch nicht. Untersuchungen haben gezeigt, dass es möglich ist, Ohrgeräusche mit Konstanz zu fingieren, dass sie selbst nach 1 Woche in Lautstärke und Frequenz in engen Grenzen wiederholbar angegeben wurden (Jacobson et al. 2000). Eine Erklärung ist, dass es selbst für unbedarfte Hörer möglich ist, ein langlebiges sensorisches Gedächtnis für die Lautstärke von Geräuschen zu schaffen.

Tinnitophobie

Durch übertreibende Publikationen in der Laienpresse ist die Bevölkerung seit Jahren auf das Thema „Tinnitus" aufmerksam geworden. Dramatisierende Aufsätze in Illustrierten, Fernsehen usw. haben zu einer Verängstigung der Bevölkerung geführt, die im Tinnitus teilweise die schlimmste aller Erkrankungen sieht. Demzufolge besteht bei vielen Menschen die Angst, irgendwann einmal Tinnitus zu bekommen und daran zugrunde zu gehen. Das soll an zwei Beispielen verdeutlicht werden, die von Brusis (Brusis u. Michel 2009) zusammengestellt wurden.

1. Beispiel: Ein Patient betritt die Sprechstunde und bittet den Arzt, ihn auf Tinnitus zu untersuchen. Ihm wird daraufhin die Frage gestellt, wie lange er den Tinnitus schon habe. Darauf reagiert der Patient erschrocken! Wie der Arzt denn wüsste, dass er nun doch Tinnitus habe, er habe ihn noch gar nicht untersucht!

2. Beispiel: Ein Patient gibt an, seit mehreren Monaten ständig einen Ton auf einem Ohr zu hören. Nach otoskopischer Untersuchung wird ein Tonschwellenaudiogramm angefertigt und ein Tinnitusmatching durchgeführt. Anschließend werden dem Patienten die Befunde erklärt. Das Symbol „Pfeil" im Tonaudiogramm bei 4 000 Hz stehe für das Ohrgeräusch, welches im Hochtonbereich eines Ohres festgestellt worden sei. Daraufhin ist der Patient äußerst erleichtert, er habe mit dem Schlimmsten gerechnet, dem Tinnitus. Er sei jetzt glücklich zu hören, dass er nur ein Ohrgeräusch habe!

2 Spezieller Teil

Der folgende spezielle Teil fokussiert im Wesentlichen auf Tinnitus als Symptom im Zusammenhang mit beruflichen Tätigkeiten und im engeren Sinne berufsbedingten Erkrankungen und Unfällen.

2.1 Hörstörungen mit Arbeitsbezug

2.1.1 Berufskrankheiten-Relevanz

Im Wesentlichen ist an folgende Berufskrankheit zu denken:

- BK 2301: Lärmschwerhörigkeit

2.1.2 Chronische Lärmeinwirkung

Ohrgeräusche können ein Begleitsymptom einer zunehmenden Lärmschwerhörigkeit sein (DGUV 2020), stehen aber nicht im Vordergrund der Berufskrankheit. Zu Beginn kann ein Ohrgeräusch im Laufe des Tages unter Lärmexposition auftreten und zunehmen, klingt aber in der Lärmpause wieder ab. Erst mit jahrelanger Einwirkung nimmt diese Erholungskapazität ab und ein Ohrgeräusch kann zu einem ständigen Begleiter der Hörminderung werden.

Es muss sich audiologisch in der gleichen Frequenz wie der Hörschaden befinden, um als „Begleittinnitus" anerkannt zu werden. Ein isoliertes Ohrgeräusch ohne nachweisbare Hörschädigung in derselben Frequenz ist nach übereinstimmenden Erkenntnissen nicht plausibel, wie auch in der Königsteiner Empfehlung ausgeführt wird (DGUV 2020).

Der lärmbedingte Haarzellschaden nimmt nach Beendigung der Lärmbelastung durch Arbeitsplatzwechsel oder Berentung nicht weiter zu (Brusis 2010). Das Tonaudiogramm zeigt auch nach Jahren noch den gleichen Kurvenverlauf. Für lärmbedingte Ohrgeräusche ist im Prinzip dasselbe anzunehmen. Sie können sich nicht verschlimmern, da eine weitere Schädigung nicht mehr stattfindet und sind medizinisch nicht begründbar. Ursachen für eine Verschlimmerung können jedoch im privaten Umfeld des Versicherten liegen.

2.1.3 Lärmunfall (Knall, Explosion)

Es ist bekannt, dass einzelne, kurze Schallereignisse wie ein aufgehender Airbag, eine umfallende Metallplatte oder eine Verpuffung zu einer „Vertäubung" des Gehörs führen können. Die „Vertäubung" stellt dabei einen physiologischen Schutzmechanismus dar (Michel 2017), bei dem das Ohr kurzzeitig seine Verstärkerleistung einschränkt, was der Betroffene als subjektive Hörminderung empfindet (Strasser u. Irle 2008). Die Vertäubung kann mit vorübergehenden Ohrgeräuschen und einem dumpfen Druckgefühl auf dem Ohr einhergehen. Viele beschreiben dies so wie nach dem Verlassen einer Diskothek. In der Regel erholen sich Vertäubungen von Stunden bis zu wenigen Tagen.

2.2 Nicht gewünschte Arzneimittelwirkungen

Ohrgeräusche können durch eine Vielzahl von Medikamenten ausgelöst, unterhalten oder verstärkt werden. Daher ist bei einem unklaren Tinnitus die Medikamentenliste oft der Schlüssel zur Findung einer Ursache. Acetylsalicylsäure (ASS), Acetylcystein, ACE-Hemmer (Xanef, Lopirin), Antihistaminika (Cetirizin, Loratadin), Chinidin, Chinin, Chloroquin, Codein (Codipront, Paracodin), Gyrasehemmer, Ibuprofen, Lidocain, Protonenpumpenhemmer, Sympathikomimetika, Valproinsäure sind die wichtigsten Vertreter. Es kann durch Einnahmefehler, einer geänderten Stoffwechsellage oder veränderten Eiweißbindung auch nach länger erfolgter Einnahme ohne Nebenwirkung zur Überschreitung einer Nebenwirkungsschwelle kommen.

Acetylsalicylsäure in niedriger Dosierung (50 mg/Tag) stört aber nicht das Innenohr, sondern nur die Thrombozytenaggregation. Es kann daher auch in niedriger Dosierung zur Behandlung von Hörstörungen eingesetzt werden.

Bei Behandlungen von schlecht heilenden Knocheninfektionen – z.B. nach Arbeitsunfällen – werden häufig Aminoglykosid-Antibiotika eingesetzt, die bei Überschreiten der kumulierten Grenzdosis irreversible Schädigungen der Haarzellen mit Hörminderung und Ohrgeräusch bewirken (Federspil 1984).

2.3 Ototoxische Arbeitsmittel

2.3.1 Berufskrankheiten-Relevanz

Im Wesentlichen ist an folgende Berufskrankheiten zu denken:

*   BK Nr. 1201: Erkrankungen durch Kohlenmonoxid
*   BK Nr. 1302: Erkrankungen durch Halogenkohlenwasserstoffe
*   BK Nr. 1317: Polyneuropathie oder Enzephalopathie durch organische Lösungsmittel oder deren Gemische

2.3.2 Chronische Exposition

Die gehörschädliche Wirkung von Kohlenmonoxid in hohen Dosen wurde im Tierversuch besonders für hohe Frequenzen nachgewiesen (Makishima 1977, Fechter 1987). Die European Agency for Safety and Health at Work (EU-OSHA) (Campo 2009) sieht anhand mehrerer Publikationen (Rao u. Fechter 2000, Fechter 1987) Kohlenmonoxid auch in der Rolle eines Verstärkers der schädlichen Lärmwirkung auf das Ohr. Da Kohlenmonoxid bei vielen Verbrennungsvorgängen anfällt, ist bei chronischer Exposition und Lärmexposition an die potenzierende Wirkung zu denken (Nies 2012).

Die ototoxische Wirkung von organischen Lösungsmitteln nach Inhalation wurde sowohl in Tierversuchen als auch in Studien am Menschen mit vielen verschiedenen Methoden nachgewiesen (Prasher 2007, Sliwinska-Kowalska 2007, Campo 2013).

Die aromatischen Lösungsmittel aus der Familie der Alkylbenzole (z.B. Toluol, Ethylbenzol und Xylol) sind die größte Gruppe, durch die das auditorische System beeinträchtigt werden kann. Die relative Ototoxizität variiert unter den aromatischen Lösungsmitteln. Eine vorläufige Rangfolge der abnehmenden Ototoxizität für 8 aromatische Lösungsmittel auf der Grundlage histologischer nachweisbarer Haarzellverluste wurde wie folgt vorgeschlagen: Allylbenzol > Ethylbenzol, Styrol > n-Propylbenzol > p-Xylol, Toluol, -Methylstyrol, trans-Methylstyrol. Von den Xylol-Isomeren zeigte p-Xylol ototoxische Wirkungen, o-Xylol und m-Xylol dagegen nicht. Benzol selbst ist nicht ototoxisch.

Aliphatische Lösungsmittel wie n-Hexan und n-Heptan sowie Schwefelkohlenstoff sind alle bekannte neurotoxische Substanzen, die das Gehör beeinträchtigen können, aber ihre Wirkungen sind wahrscheinlich zentraler Art durch Effekte auf Neuronen.

Der Zusammenhang zwischen der Exposition gegenüber organischen Lösungsmitteln und Hörverlust oder Tinnitus bleibt weiter zu untersuchen um festzustellen, ob eine Wechselwirkung zwischen berufsbedingtem Lärm und der Exposition gegenüber organischen Lösungsmitteln bei Hörverlust oder Tinnitus besteht.

2.4 Schädeltraumen

Schädelanstoßtraumen können mit einer Verletzung im Bereich der lateralen Schädelbasis (Felsenbein) einhergehen. Nach einer Commotio labyrinthi kann ein Innenohrschaden (Hochtonsenke!) mit Begleittinnitus auftreten (Schönberger et al. 2017). Ein alleiniger Tinnitus ohne Hörverlust ist nach Schädeltrauma nicht erklärbar.

Die Fragestellung „Tinnitus ohne Hörschaden" wird außerdem immer wieder beim HWS-Beschleunigungstrauma diskutiert. Experimentelle Untersuchungen haben gezeigt, dass – im Gegensatz zum Vestibularapparat – neuroanatomische Verbindungen zwischen HWS, insbesondere den Kapseln der Kopfgelenke, und den Kochleariskernen nicht existieren bzw. schwer nachzuweisen sind (Michel u. Brusis 2008).

2.5 Stress am Arbeitsplatz

Die Hypothese des stressbedingten Tinnitus ist weit verbreitet und wird durch Gesundheitsratgeber und Internetforen perpetuiert. Entgegen der Popularität einer Psychogenese des Tinnitus gibt es praktisch keine ausreichend methodisch angemessenen wissenschaftlichen Untersuchungen, die diese Vermutung belegen würden.

Olderog und Mitarbeiter (Olderog et al. 2004) untersuchten 48 Patienten mit akutem Tinnitus, die stationär behandelt worden waren. Bei zwei Drittel der Patienten hatte sich der Tinnitus chronifiziert. Tinnitusbeeinträchtigungen waren Einschlafstörungen, Ängstlichkeit und Lebensunzufriedenheit. Die dekompensierenden Patienten hatten bereits vor Auftreten des Tinnitus weitreichende psychische Belastungen. Mit dieser Studie konnte die Frage beantwortet werden, ob prädisponierende Faktoren für die Entstehung eines dekompensierten Tinnitus verantwortlich sind: Psychisch unauffällige Patienten erkranken in der Regel nicht an einem dekompensierten Tinnitus. Zu berücksichtigen ist aber, dass der Arbeitnehmer in der gesetzlichen Unfallversicherung so versichert ist, wie er beschaffen ist, also inklusive seiner Anlagen bzw. Dispositionen und seiner individuellen Reaktionsweisen.

2.6 Therapie

2.6.1 Akuter Tinnitus

Medikamentöse Behandlung

Die Wirksamkeit einer medikamentösen Behandlung bei Auftreten eines akuten Ohrgeräusches ist mangels anerkannter Untersuchungen umstritten (DGHNO-KHC 2021). Im Fall des Vorliegens eines otogenen Tinnitus ist nach den bisherigen Erfahrungen und Erkenntnisse eine körper- und ursachenbezogene, medikamentöse Behandlung in Form einer ambulanten oder stationären Infusionstherapie aussichtsreich. Im Falle einer Besserung sind auch spätere psychische Auswirkungen geringer und die Chance, dass der Patient auch mit einem eventuell bleibenden Ohrgeräusch umgehen kann, höher.

Je stärker jedoch zu Beginn schon psychische Beeinträchtigungen erkennbar sind, desto stärker ist die Wahrscheinlichkeit, dass später eine Dekompensation eintritt.

Counseling

Initial wird das Counseling, das Gespräch des Patienten mit einem Arzt, als wichtigste Maßnahme gegen Dekompensation gesehen. Es erfolgt dabei eine Beratung und Aufklärung hinsichtlich der Entstehung, des Umgangs mit dem Ohrgeräusch und der persönlichen Verarbeitung des Tinnitus, Prognose, Aufklärung über Tinnitus verstärkende Faktoren oder gehörschädigender Einflüsse (Meiden von Lärmexposition oder anderen tinnitusverstärkenden Situationen).

2.6.2 Chronischer Tinnitus

Kognitive Verhaltenstherapie (KVT)

Zu Behandlung von chronischem Tinnitus ist auf die aktuell geltende S3-Leitlinie (DGHNO-KHC 2021) zu verweisen. Ziel der Behandlung ist beim chronischen Tinnitus die Habituation. Zentral stehen daher Behandlungstechniken, die den Betroffenen lehren, mit dem Ohrgeräusch umzugehen. Die psychisch orientierte Therapie des chronischen Tinnitus gebraucht überwiegend kognitiv-verhaltensorientierte Interventionsstrategien wie Psychoedukation, Vermittlung von Strategien der Aufmerksamkeitslenkung und Stressbewältigung sowie Techniken der kognitiven Umstrukturierung tinnitusbezogener Verhaltensmuster.

Je früher eine psychologische Behandlung einsetzt, desto mehr muss sie psychologisch relevante Störungen und psychische Beeinträchtigungen einbeziehen, damit das Krankheitsbild nicht erst zu einem ausgebauten, umfassenden tinnitogenen Psychosyndrom mutiert. Diese Techniken sind umso effektiver und mit kürzerem zeitlichem Aufwand durchzuführen, je weniger der Tinnitus gebahnt und die Konzentration des Patienten auf ihn gerichtet ist. Sie sind ambulant erlernbar.

In dem Stufentherapiemodell wäre dies die frühzeige Übermittlung an einen in der Problematik versierten Psychotherapeuten oder psychosomatisch orientierten Arzt.

Bei Vorliegen kraniomandibulärer Dysfunktionen (CMD) können diese versuchsweise primär reversibel therapiert werden. Erst bei gesichertem Einfluss der Therapie auf das Ohrgeräusch über einen Zeitraum von bis zu 6 Monaten können definitive zahnärztliche Maßnahmen im Einzelfall sinnvoll sein.

Für die Behandlungseffektivität von konventionellen Hörgeräten liegen nur Arbeiten mit mäßigen oder schwachen Evidenzstärken vor; zumeist sind die Ergebnisse zudem widersprüchlich. Insgesamt fehlen überzeugende prospektive Studien, die die Evidenz der Wirksamkeit von Hörgeräten oder Mittelohrimplantaten bei Tinnitus darlegen.

Hörgeräte, Noiser, Masker

Wegen mangelnder Evidenz sind Rauschgeneratoren, Klang-CDs, HWS-Behandlungen, spezielle Tinnitus-Musik, bei der die gehörte Musik in Bezug auf die Tinnitusfrequenz verändert wird (sog. „notched music"), und in das Hörgerät eingebaute Geräuschgeneratoren nicht zu empfehlen. Tinnitusinstrumente stellen eine Kombination aus einem Hörgerät und einem Masker beziehungsweise Noiser dar. Sowohl Hörgeräte als auch Rauschgeneratoren (Masker beziehungsweise Noiser) werden von der Deutschen Gesellschaft für Hals-Nasen-Ohren-Heilkunde, Kopf- und Hals-Chirurgie im Rahmen ihrer Tinnitus-Leitlinie nicht empfohlen.

2.7 Fazit

Ohrgeräusche sind ein Symptom, keine eigenständige Erkrankung. Sie stellen falsche Hörempfindungen dar und sind rein subjektiv erfahrbar. Im Bereich der Arbeitswelt können sie Ausdruck von arbeitsplatzrelatierten Noxen sein, wenn Grenzwertbestimmungen nicht eingehalten werden. Ohrgeräusche treten aber auch auf bei Hörschwellenverschiebungen im Rahmen akuter und chronischer Lärmexposition und sind ein Begleitsymptom.

Das Auftreten oder Hervortreten von Ohrgeräuschen wird zudem bei psychischen Konfliktsituationen, Depressionen und verminderter Resilienz beobachtet und bedarf der Zuleitung zu entsprechender professioneller Begleitung. In allen Fällen steht eine Aufklärung des Betroffenen („Counseling") über die gutartige Natur der falschen Hörempfindung im Vordergrund.

Literatur

Brusis T (2010). Aus der Gutachtenpraxis: Eine Lärmschwerhörigkeit kann sich nach Ende der Lärmexposition nicht weiter verschlimmern! Laryngol Rhinol Otol (Stuttg) 89: 666–668. doi: 10.1055/s-0030-1267198

Brusis T, Michel O (2009). Die Bewertung von Tinnitus in der gesetzlichen Unfallversicherung. Laryngo-Rhino-Otol 88: 449–458. doi: 10.1055/s-0029-1220715

Campo P (2009). Combined exposure to noise and ototoxic substances. In: Work EAfSaHa, editor. Office for Official Publications of the European Communities, Luxembourg

Campo P, Morata TC, Hong O (2013). Chemical exposure and hearing loss. Dis Mon 59: 119. doi: 10.1016/j.disamonth.2013.01.003

Cima RFF, Mazurek B, Haider H, Kikidis D, Lapira A, Norena A et al. (2019). A multidisciplinary European guideline for tinnitus: diagnostics, assessment, and treatment. HNO 67: 10–42. doi: 10.1007/s00106-019-0633-7

Deutsche Gesetzliche Unfallversicherung (2020). Empfehlung für die Begutachtung der Lärmschwerhörigkeit (BK-Nr. 2301) – Königsteiner Empfehlung – Update 2020. In: DGUV (Hrg). 6. Auflage. Berlin

DGHNO-KHC (2021). S3-Leitlinie: Chronischer Tinnitus.: https://www.awmf.org/uploads/tx_szleitlinien/017-064l_S3_Chronischer_Tinnitus_2021-09_1.pdf. (Zugriff: 22.09.2021)

Fechter LD, Thorne PR, Nuttall AL (1987). Effects of carbon monoxide on cochlear electrophysiology and blood flow. HearRes 27: 37–45. doi: 10.1016/0378-5955(87)90024-4

Federspil P (1984). Ototoxizitätsgrenzdosen. HNO 32: 417–418

Feldmann H (1984). Tinnitus masking curves (updates and review). The Journal of Laryngology & Otology 98: 157-160. doi: 10.1017/S1755146300090375

Feldmann H, Brusis T (2019). Das Gutachten des Hals-Nasen-Ohren-Arztes. 8. Auflage, Thieme Verlag, Stuttgart

Goebel G (2008). Die verlorene Stille – Aspekte und Therapie des akuten und chronischen Tinnitus. Der Hausarzt 41–45

Goebel G, Hiller W (1994). Tinnitus-Fragebogen (TF). Standardinstrument zur Graduierung des Tinnitusschweregrades. Ergebnisse einer Multicenterstudie mit dem Tinnitus-Fragebogen (TF). HNO 42: 166–172

Jacobson GP, Henderson JA, McCaslin DL (2000). A re-evaluation of tinnitus reliability testing. J Am Acad Audiol 11: 156–161

Makishima K, Keane W, Vernose G, Snow Jr J (1977). Hearing loss of a central type secondary to carbon monoxide poisoning. Transactions Section on Otolaryngology American Academy of Ophthalmology and Otolaryngology 84: 452–457

Mazurek B, Szczepek AJ, Brüggemann P (2017). Tinnitus – Klinik und Therapie. Laryngo-Rhino-Otol 96: 47–59. doi: 10.1055/s-0042-119419

Michel O (2017). Vorübergehende Hörschwellenabwanderung (Vertäubung) durch Impulslärm. HNO 65: 256–260. doi: 10.1007/s00106-016-0323-7

Michel O, Brusis T (2007a). Bewertung von somatoformen (psychogenen) Tinnitus als Gesundheitsschaden in der privaten Unfallversicherung. Laryngo-Rhino-Otologie (in Vorbereitung). doi: 10.1055/s-2007-995510

Michel O, Brusis T (2007b). Zur Bewertung von Tinnitus als Körperschaden in der privaten Unfallversicherung. Laryngo-Rhino-Otol 86: 27–36

Michel O, Brusis T (2008). Tinnitus nach HWS-Schleudertrauma. In: Stoll W (Hrsg) „Klinik der menschlichen Sinne". Springer Verlag, Berlin Heidelberg

Nies E (2012). Ototoxic substances at the workplace: a brief update. Archives of Industrial Hygiene and Toxicology 63: 147–152. doi: 10.2478/10004-1254-63-2012-2199

Nondahl DM, Cruickshanks KJ, Huang G-H, Klein BE, Klein R, Javier Nieto F et al. (2011). Tinnitus and its risk factors in the Beaver Dam offspring study. Int J Audiol 50: 313-320. doi: 10.3109/14992027.2010.551220

Olderog M, Langenbach M, Michel O, Brusis T, Kohle K (2004). Prädiktoren und Mechanismus der ausbleibenden Tinnitus-Toleranzentwicklung – eine Längsschnittstudie. Laryngo-Rhino-Otol 83: 5–13. doi: 10.1055/s-2004-814235

Pilgramm M, Rychlik R, Lebisch H, Siedentop H, Goebel G, Kirchhoff D (1999). Tinnitus in der Bundes-republik Deutschland. Eine repräsentative epidemiologische Studie. HNO aktuell 7: 261–265

Prasher D (2007). The NoiseChem Project: Noise and industrial chemicals: interaction effects on hearing and balance. In: (Hrg): EU Research on Environment and Health – Results from projects funded by the Fifth Framework Programme FP5. Brüssel. 184–185

Rao DB, Fechter LD (2000). Increased noise severity limits potentiation of noise induced hearing loss by carbon monoxide. Hearing research 150: 206–214

Schönberger A, Mehrtens G, Valentin H (2017). Arbeitsunfall und Berufskrankheit. Rechtliche und medizinische Grundlagen für Gutachter, Sozialverwaltung, Berater und Gerichte. Erich Schmidt Verlag, Berlin

Sliwinska-Kowalska M, Prasher D, Rodrigues CA, Zamyslowska-Szmytke E, Campo P, Henderson D et al. (2007). Ototoxicity of organic solvents - from scientific evidence to health policy. Int J OccupMed EnvironHealth 20: 215–222

Strasser H, Irle IH (2008). Vertäubung und Erholung des Gehörs sowie Reaktion der Herzfrequenz nach kombinierten akustischen und physischen Belastungen sowie nach Alkohol- und Zigaret-tenrauchexposition. Zbl Arbeitsmed 58: 66–81

Zirke N, Goebel G, Mazurek B (2010). Tinnitus und psychische Komorbiditäten. HNO 58: 726–732. doi: 10.1007/s00106-009-2050-9

14 Schwerhörigkeit

OLAF MICHEL

Zusammenfassung

Hörstörungen und das häufig damit verbundene Phänomen von Ohrgeräuschen *(siehe Kap. 13 Tinnitus)* spielen in allen Altersgruppen eine wichtige Rolle für die Teilhabe im sozialen Verband der Menschen untereinander, daher insbesondere auch am Arbeitsplatz. Das Aufrechterhalten der Kommunikationsfähigkeit durch Sprache und das Verstehen derselben sind elementare menschliche Grundbedürfnisse und genießen daher den besonderen Schutz der Allgemeinheit. Da Schwerhörigkeit in der Regel irreversibel ist, ist die Prävention von Hörstörungen am Arbeitsplatz vorrangig und die Früherkennung beginnender Schwerhörigkeit zur Feststellung beruflicher Ursachen und zur Einleitung geeigneter Schutzmaßnahmen am Arbeitsplatz entscheidend.

Überwiegend handelt es sich bei Hörstörungen um Innenohrschwerhörigkeiten, die von leichten, oft nur tonschwellenaudiometrisch feststellbaren geringfügigen Hörminderungen bis zur Gehörlosigkeit (Taubheit, Anakusis, Surditas) reichen. Eine zunehmende Schwerhörigkeit kann tätigkeitsbezogene Ursachen wie z.B. übermäßiger Lärm oder unsachgemäßer Umgang mit gehörschädlichen Gefahrstoffen haben und verdient daher arbeitsmedizinische Beachtung.

In der HNO-Praxis wird die ICD-10 Diagnose H90 in 17–19 % und die ICD-10 Diagnose H91 in 11–12 % der Behandlungsfälle gestellt. Zusammengenommen bilden sie zahlenmäßig die größte Gruppe aller Behandlungsfälle. Unter die Diagnose H90 und H91 fallen fast sämtliche Hörstörungen, ausgenommen die mit entzündlichen Erkrankungen des äußeren Ohres (ICD-Gruppe H60), mit nicht-eitrigen Entzündungen des Mittelohres (ICD-Gruppe H65) und mit Otalgie (ICD-Gruppe H92).

1 Allgemeiner Teil

1.1 Definition

Von dem Vorliegen einer „Schwer"hörigkeit wird bei Überschreiten des Hörbereichs, den wir als „Normal"hörigkeit ansehen, gesprochen. Es gibt hierzu verschiedene Betrachtungsweisen. In Deutschland geht man grundsätzlich davon aus, dass nicht nur Hören, sondern beidseitiges Hören zu den Grundbedürfnissen zählt. Daher werden beide Ohren immer getrennt betrachtet, wenn es um eine Schwerhörigkeit oder deren Versorgung geht.

1.2 Klassifikation

1.2.1 ISO 7029:2017

Es ist ein Faktum, dass das Hörvermögen mit zunehmendem Alter abnimmt. Ist das Hörvermögen eines 65-jährigen „normal", der in seinem Altersdurchschnitt hört, aber deutlich schlechter als ein 18-jähriger? Hierüber soll die DIN ISO 7029:2017 Auskunft geben. Die aktuelle Norm berücksichtigt die Auswirkungen veränderter Lebens- und Arbeitsbedingungen sowie das Geschlecht und ein höheres Lebensalter auf das Gehör (DIN EN ISO 7029:2017-06). Grundlage ist das Tonschwellenaudiogramm.

1.2.2 Schwerhörigkeitsgrade

Neutraler ist die Bezeichnung des „Schwerhörigkeitsgrades", der sich unabhängig vom Alter anhand des prozentualen Hörverlusts bestimmen lässt und der in der Sozialgesetzgebung und im sozialen Entschädigungsrecht etabliert ist *(Tab. 1)*. Aus den Schwerhörigkeitsgraden beider Ohren wird in Deutschland die entsprechende Minderung der Erwerbsfähigkeit (MdE), der Grad der Schädigungsfolgen (GdS) oder Grad der Behinderung (GdB) abgeleitet. Grundlage ist – soweit möglich – das Sprachaudiogramm.

Tab. 1: Schwerhörigkeitsgrade und ihre sprachliche Bezeichnung (modifiziert nach Brusis u. Mehrtens 1981, Michel 2014, Schönberger et al. 2017)

Schwerhörigkeitsgrad	Hörverlust (%)
(völlige) Normalhörigkeit	0 %
annähernde Normalhörigkeit	0 % bis < 10 %
grenzwertige Normalhörigkeit	10 % bis < 15 %
beginnende Schwerhörigkeit	15 % bis < 20 %
knapp geringgradige Schwerhörigkeit	20 %
geringgradige Schwerhörigkeit	30 %
gering- bis mittelgradige Schwerhörigkeit	40 %
knapp mittelgradige Schwerhörigkeit	45 %
mittelgradige Schwerhörigkeit	50 %
mittel- bis hochgradige Schwerhörigkeit	60 %
knapp hochgradige Schwerhörigkeit	65 %
hochgradige Schwerhörigkeit	70 %
hochgradige bis an Taubheit grenzende Schwerhörigkeit	80 %
knapp an Taubheit grenzende Schwerhörigkeit	85 %
an Taubheit grenzende Schwerhörigkeit	90 %
Taubheit mit Hörresten	95 %
Taubheit	100 %

1.2.3 WHO-Klassifikation

Aus dem üblichen Tonaudiogramm wird – unter Berücksichtigung der Luftleitungskurve – der Hörverlust bei den vier Frequenzen 500 Hz, 1 000 Hz, 2 000 Hz und 4 000 Hz in dB abgelesen und daraus der Mittelwert gebildet. Eine Berücksichtigung des Sprachaudiogramms erfolgt nicht *(siehe Tab. 1)*.

Die grobe Einteilung stieß auf Kritik, da im Vergleich mit üblichen Begutachtungsrichtlinien und Tabellen der Schwerhörigkeit, z.B. im Entschädigungsrecht und im Schwerbehindertenrecht, erhebliche qualitative und quantitative Unterschiede vorliegen (Brusis 2017). Zudem wurde kritisiert, dass das Grundbedürfnis der Betrachtung des beidseitigen Hörens nicht abgebildet ist.

Die GBD-Expertengruppe (WHO 2021) schlägt nun sechs Kategorien für bilaterale Hörstörungen vor *(Tab. 2)*, die einheitlich in 15-dB-Schritten unterschieden werden, da wissenschaftliche oder klinische Beweise fehlten, um die variablen Schritte zwischen den Stufen in den WHO-Klassifikationen zu unterstützen. Die Wahl von 15 dB sollte die minimale Verschiebung der Reintonaudiometrie-Schwellenwerte widerspiegeln, die typischerweise als klinisch und funktionell signifikant angesehen wird, insbesondere bei der Lärmüberwachung am Arbeitsplatz.

Tab. 2: Von der Expertengruppe im Rahmen des World Report on Hearing (WHO 2021) vorgestellte 6-stufige Klassifizierung

	Hörschwelle auf dem besser hörenden Ohr in Dezibel (dB)	Hörerfahrung in einer ruhigen Umgebung für die meisten Erwachsenen	Hörerfahrung in einer geräuschvollen Umgebung für die meisten Erwachsenen
Normalhörigkeit	< 20 dB	kein Hörproblem	kein oder minimales Problem
leichter Hörverlust	20 bis < 35 dB	keine Schwierigkeiten beim Hören von Umgangssprache	mögliche Schwierigkeiten beim Hören von Umgangssprache
mäßiger Hörverlust	35 bis < 50 dB	mögliche Schwierigkeiten beim Hören von Umgangssprache	Schwierigkeiten beim Hören der meisten Sprache und Teilnahme an Unterhaltung
mäßig schwerer Hörverlust	50 bis < 65 dB	Schwierigkeiten beim Hören von Umgangssprache; kann laute Stimmen ohne Schwierigkeiten hören	extreme Schwierigkeiten beim Hören von Sprache und bei der Teilnahme an Gesprächen
schwerer Hörverlust	65 bis < 80 dB	hört das meiste nicht von Sprache in Gesprächen; hat möglicherweise Schwierigkeiten beim Hören und Verstehen lauter Sprache	extreme Schwierigkeiten beim Hören von Sprache und bei Teilnahme an einer Unterhaltung
schwerster Hörverlust	80 bis < 95 dB	extreme Schwierigkeiten beim Hören lauter Stimmen	Umgangssprache kann nicht gehört werden

Tab. 2: Von der Expertengruppe im Rahmen des World Report on Hearing (WHO 2021) vorgestellte 6-stufige Klassifizierung *(Forts.)*

	Hörschwelle auf dem besser hörenden Ohr in Dezibel (dB)	Hörerfahrung in einer ruhigen Umgebung für die meisten Erwachsenen	Hörerfahrung in einer geräuschvollen Umgebung für die meisten Erwachsenen
vollständig	95 dB oder mehr	kann weder Sprache noch die meisten Umgebungsgeräusche hören	hört Sprache und die meisten Umweltgeräusche nicht
einseitig	< 20 dB auf dem besseren Ohr	kann kein Problem haben, wenn der Schall nicht in der Nähe des schlechten hörenden Ohres ist; kann Schwierigkeiten bei der Lokalisierung von Geräuschen haben	kann Schwierigkeiten beim Hören haben; hat Schwierigkeiten bei der Lokalisierung von Geräuschen

1.2.4 ICF-Handicap

Eine weitere Möglichkeit ist die Bestimmung des „Handicaps" der Internationalen Klassifikation der Funktionsfähigkeit, Behinderung und Gesundheit (ICF) der WHO, die die Beeinträchtigung der Teilhabe bewertet und individuelle Behinderung anhand spezifischer krankheitsbedingter Beeinträchtigungen wiedergeben soll.

Nach dem Konzept der ICF steht nicht das Ausmaß des Organschadens, sondern die daraus resultierenden Beeinträchtigungen der Teilhabe im Vordergrund. Die Störung der Organfunktion entspricht dem Ausmaß der Schwerhörigkeit, wie sie durch Hörprüfungen bestimmt werden kann.

Die Einschränkungen der Aktivität drücken sich in der erschwerten Kommunikation aus. Dadurch kommt es zu einer Einschränkung der Teilhabe in vielen beruflichen und gesellschaftlichen Situationen. Wenn Gespräche nicht mehr verstanden werden, ist eine aktive und gleichberechtigte Teilhabe nicht möglich.

Die Internationale Klassifikation der Funktionsfähigkeit, Behinderung und Gesundheit (ICF) definiert den Gesundheitszustand einer Person über drei Dimensionen:

1. Beeinträchtigung: Sie bezieht sich auf die Funktion oder Form des Körpers (im Fall von als „Hörverlust" im Falle des Hörvermögens).
2. Aktivitätseinschränkung: Bezieht sich auf die persönliche Funktionsebene (früher als „Behinderung" bezeichnet).
3. Teilhabeeinschränkung: Sie bezieht sich auf die psychosoziale Funktion (in früheren Versionen der ICF als „Behinderung" bezeichnet).

Der Begriff „Behinderung" umfasst alle Probleme oder Schwierigkeiten, die bei einer Person mit Hörminderung während der Ausübung alltäglicher Aktivitäten oder Situationen auftreten können, wie z.B. bei der Selbstversorgung oder beim Besuch der Schule oder der Arbeit.

Der Hörverlust bezieht sich auf die Beeinträchtigungen, Beschränkungen und Einschränkungen (physisch, sozial, oder Einstellung), die erlebt werden. Da Funktionsfähigkeit und Behinderung vom Kontext beeinflusst werden, enthält die ICF auch eine Liste von Umweltfaktoren, die zu den Schwierigkeiten von Menschen mit Hörverlust beitragen.

Das ICF-Handicap ist noch nicht vollständig in Deutschland verbreitet, soll aber im Rahmen des Sozialgesetzbuch XIV mit der Novellierung der „Versorgungsmedizinischen Grundsätze" eingeführt werden (Michel 2020).

1.3 Epidemiologie

Nach dem aktuellen „World Report on Hearing" der WHO (2021) sind derzeit mehr als 1,5 Milliarden Menschen oder 20 % der Weltbevölkerung von Schwerhörigkeit betroffen. Die meisten von ihnen (1,16 Milliarden) haben einen leichten Hörverlust. Allerdings ein erheblicher Teil, nämlich 430 Millionen Menschen (d.h. 5,5 % der Weltbevölkerung) leidet an einem mittelschweren oder stärkeren Hörverlust. Im Jahr 2020 gab es in der deutschsprachigen Bevölkerung ab 14 Jahre rund 2,44 Millionen Personen, die ein Hörgerät trugen (Pawlik 2021).

In Deutschland waren Ende 2019 laut Schwerbehindertenstatistik 50 068 schwerbehinderte Menschen gehörlos und 255 042 Menschen schwerhörig (Rehadat Statistik 2021).

1.4 Formen der Schwerhörigkeit

Der Ursprung von Schwerhörigkeit kann vielgestaltig sein, wobei im Folgenden der Schwerpunkt auf arbeitsmedizinische relevante Ursachen gesetzt wird. Beschäftigte – jeweils mit ihrer individuellen, prädisponierten genetischen Ausstattung – können gleichzeitig Lärm, Chemikalien und Lebensstil-Noxen ausgesetzt sein, die synergetisch wirken und Gehörverlust verursachen. Darüber hinaus können Faktoren wie Alter, genetische Anfälligkeit, komorbide Erkrankungen und Alkoholkonsum die Auswirkungen dieser Einflüsse beeinflussen.

1.4.1 Schallleitungsstörung

Bei Mittelohrerkrankungen steht die Schallleitungsstörung im Vordergrund. Ursachen können im Bereich des äußeren Gehörgangs (z.B. Ohrenschmalz, Kollaps durch Gehörschutz, Gehörgangsexostosen bei Tauchern (Michel 2020) liegen, aber auch im Mittelohrbereich bei Veränderungen an der Gehörknöchelkette oder in der Pauke durch Ergussbildung bei Tubenventilationsstörung. Einer Otosklerose, die gut hinsichtlich des Hörverlustes zu behandeln ist, ist der Wegfall des Schutzmechanismus nach Entfernung des Stapediusmuskel zu beachten, welches eine erhöhte Lärmempfindlichkeit bewirkt. Schallleitungsstörungen sind im Prinzip gut zu operieren („gehörverbessernde Operation") oder apparativ zu versorgen.

1.4.2 Schallempfindungsstörung

Bei Innenohr- und Hörnervenerkrankungen steht die Schallempfindungsschwerhörigkeit („sensorineurale Schwerhörigkeit") im Vordergrund. Hauptvertreter ist der Haarzellschaden, wie der nach langjähriger Lärmexposition gesehen wird (Bundesministerium für Arbeit und Soziales 2008).

1.4.3 Mischformen

Kombinierte Schwerhörigkeiten werden bei chronischen Entzündungen des Mittelohres und nach Verletzungen des Felsenbeines (laterale Felsenbeinfrakturen) gesehen. Innenohr- und Mittelohr sind gleichermaßen betroffen.

1.4.4 Zentrale Störungen

Von den peripheren Erkrankungen im Bereich der Ohren bis hin zum Innenohr und Hörnerven werden zentrale Störungen der Verarbeitung und Wahrnehmung akustischer Information abgrenzt. Die kann eine Einschränkung des Sprachverstehens sein, oder Einschränkungen, Gehörtes zu merken oder mit Kongnition auf höherer Ebene zu verbinden. Allgemein wird dies unter der Diagnose: „Auditive Verarbeitungs- und Wahrnehmungsstörung" (AVWS, ICD-10 F80.20) zusammengefasst. Eine solche Störung kann durchaus mit einem vollkommen normalen peripheren Gehör einhergehen („ich höre, aber verstehe nicht").

1.5 Diagnostik

1.5.1 Anamnese

Wird eine Hörstörung als Leidenssymptom vorgebracht, sollte der Betroffene aufgefordert werden, den zeitlichen Verlauf für jedes Ohr so exakt wie möglich zu schildern. So lassen sich akute von subakuten und chronischen Störungen unterscheiden und die Ursachensuche eingrenzen. Abgesehen von Unfallereignissen sind in der Arbeitswelt in der Mehrheit chronische Verläufe anzutreffen.

1.5.2 Inspektion

Eine körperliche Untersuchung der Ohren ist bei einer Hörminderung unabdingbar. Dazu gehört die vergrößerte Darstellung des Trommelfells. Wenn sich bei der Untersuchung eine offensichtliche Ursache zeigt, dann ist diese zu behandeln. Hierunter fallen alle Arten von Ohrerkrankungen, angefangen von einem Haar, Ohrenschmalz oder Fremdkörper im äußeren Gehörgang oder einem Vestibularisschwannom. Klassische Hörstörungen wie Otosklerose, chronische Mittelohrentzündung, Mittelohrerguss oder Cholesteatom liegen in der Kernkompetenz des HNO-Arztes und müssen von ihm sowohl verifiziert als auch gezielt behandelt werden.

1.5.3 Audiologie

Eine orientierende Hörprüfung mittels Stimmgabel und Hörweitenabstands-Prüfung kann einer audiologischen Untersuchung mittels Tonschwellenaudiogramm vorangeschickt werden. Ein Tonschwellenaudiogramm erlaubt die Differenzierung zwischen Schallleitungs- oder Schallempfindungsschwerhörigkeit und die Bestimmung, ob eine Seitendifferenz vorliegt.

Akute Erkrankungen des Innenohres, die mit einer Hörminderung einhergehen, sind einer sofortigen weitergehende Diagnostik und Behandlung zuzuführen.

Das Sprachaudiogramm ist „führend" zur Festlegung der funktionellen Einschränkung (Schönberger 2017), des „sozialen" Gehörs nach Königsteiner Empfehlung (Deutsche Gesetzliche Unfallversicherung 2020). Die Sprachaudiogramm ist auch bei Deutsch nicht als Muttersprache sprechenden Personen anwendbar (Pazdzierniak 1988).

Aus differenzialdiagnostischen Gründen gehören auch objektive Hörprüfungen wie die Ableitung der otoakustischen Emissionen (TE-OAE und DP-OAE) zu den audiologischen Untersuchungen bei Hörstörungen.

2 Spezieller Teil

Der folgende spezielle Teil fokussiert im Wesentlichen auf Hörstörungen als Symptom im Zusammenhang mit beruflichen Tätigkeiten und im engeren Sinne berufsbedingten Erkrankungen und Unfällen. Zu beachten ist, dass Arbeitnehmer gleichzeitig verschiedenen Noxen wie Lärm und mehreren Chemikalien ausgesetzt sein können, die synergetisch wirken und überproportionalen Gehörverlust verursachen. Darüber hinaus können Faktoren wie Alter, genetische Anfälligkeit, komorbide Erkrankungen und Alkoholkonsum die Auswirkungen dieser Wirkstoffe weiter beeinflussen.

2.1 Hörstörungen mit Arbeitsbezug

2.1.1 Lärmexposition

Durch chronisch wiederholte oder häufige Schalleinwirkung hoher Intensität verschiebt sich die Hörschwelle zu höheren Pegeln, welches als Hörminderung oder Hörverlust bemerkt wird. Eine zeitweilige Hörschwellenverschiebung wird als vorübergehende Hörminderung (temporary threshold shift, TTS) oder als „Vertäubung" bezeichnet (Michel 2017). Sie bildet sich nach Ende der Schallbelastung wieder zurück. Eine bleibende Hörminderung (permanent threshold shift, PTS) wird als Hörverlust (hearing loss) oder permanente Vertäubung bezeichnet.

Das typische Korrelat eines lärmbedingten Schadens ist bei allen Lärmschwerhörigkeiten die c5-Senke mit Wiederanstieg (nicht der Hochtonabfall und auch nicht der Schrägabfall).

Da nicht immer das Maximum bei c5 liegt, sondern auch 3 000, 4 000 und in Ausnahmefällen auch 6 000 Hz, spricht man besser von einer „lärmtypischen Hochtonsenke" oder kurz „Lärmsenke" (Michel 2017).

Die Lärmschwerhörigkeit erreicht ihre volle Ausprägung bei Beendigung der beruflichen Lärmeinwirkung (Schönberger 2017). Deshalb ist bei der Beurteilung ihres Ausmaßes grundsätzlich auf den Befund abzustellen, der dem Ende der Lärmarbeit zeitlich am nächsten liegt. Ohne adäquaten Einfluss gehörschädigenden Lärms – Beurteilungspegel mind. 85 dB(A) – ist das Fortschreiten einer Lärmschwerhörigkeit nicht möglich.

Für einen Lärmschaden gilt nach Stand der medizinischen Wissenschaft daher, dass sich dieser nach Beendigung der Lärmexposition nicht weiter entwickeln kann.

2.1.2 Ototoxische Arbeitsmittel (BK-Nr. 1317)

Es ist nachgewiesen, dass bestimmte organische Lösungsmittel ototoxisch sind (DGUV 2018). Es gibt aber noch keine Berufskrankheit „Schwerhörigkeit durch Lösungsmittel".

Der Zusammenhang zwischen der Exposition gegenüber organischen Lösungsmitteln und Hörverlust wurde mit vielen verschiedenen Methoden sowohl in Tierversuchen als auch in Studien am Menschen festgestellt. Einige organische Lösungsmittel sind zudem neurotoxisch und kombiniert neuro- und ototoxisch.

Dazu gehören die aromatischen Lösungsmittel aus der Familie der Alkylbenzole (z.B. Toluol, Ethylbenzol und Xylol). Sie sind die größte Gruppe unter den Lösungsmitteln, die das auditorische System beeinträchtigen können.

Die relative Ototoxizität variiert unter den aromatischen Lösungsmitteln. Eine vorläufige Rangfolge der abnehmenden Ototoxizität für 8 aromatische Lösungsmittel auf der Grundlage histologischer Haarzellenverluste wurde wie folgt vorgeschlagen: Allylbenzol, >Ethylbenzol, Styrol, > n-Propylbenzol > p-Xylol, Toluol, – Methylstyrol, trans-Methylstyrol. Von den Xylol-Isomeren zeigte p-Xylol ototoxische Wirkungen, o-Xylol und m-Xylol dagegen nicht. Benzol selbst ist nicht ototoxisch.

Diese Chemikalien können in zahlreichen Produkten einzeln oder in Gemischen mit anderen Lösungsmitteln zur Anwendung kommen:

- zum Reinigen und Entfetten in der Metall-, Textil- und Kunststoffindustrie;
- als Lösungsmittel für Farbe, Lacke, Klebstoffe, Holzschutzmittel, Gummilösungen und zum Abbeizen;
- für zahlreiche chemische Reaktionen als Ausgangs- oder Zwischenprodukt oder als Lösungsvermittler.

Neurotoxische organische Lösungsmittel sind in der Wissenschaftlichen Begründung zur Berufskrankheit BK 1317 (BMA 2005) aufgeführt – allerdings ohne Hinweis auf ihre mögliche Gehörschädlichkeit. Eine umfangreichere und vollständigere Aufzählung von ototoxischen Arbeitsstoffen findet sich im Positionspapier des „Arbeitskreises Lärm", im Ausschuss Arbeitsmedizin der DGUV (DGUV 2018).

Bei Einhaltung von Arbeitsplatzgrenzwerten (AGW) wird eine Gehörgefährdung nicht für möglich gehalten; es ist jedoch zu berücksichtigen, dass Berufskrankheiten in der Regel dadurch entstehen, dass Grenzwerte nicht eingehalten werden.

2.1.3 Ototoxische Arbeitsmittel und Lärmexposition (BK-Nr. 2301)

Eine Wechselwirkung zwischen berufsbedingtem Lärm und der Exposition gegenüber organischen Lösungsmitteln bei Hörverlust oder Tinnitus besteht, aber ihr Ausmaß ist noch weitestgehend wenig erforscht. Diese chemisch-physikalische Kombinationswirkung auf das Hörvermögen ist deswegen gefährlich und arbeitsmedizinisch im Auge zu behalten, da dadurch eine Erhöhung der Lärmwirkung eintreten kann (Vyskocil 2011).

Die mögliche gesamte resultierende Schädigung fällt zurzeit noch unter die BK-Nr. 2301 („Lärmschwerhörigkeit"). In der Königsteiner Empfehlung (DGUV 2020) wird dazu ausgeführt:

„Daher ist auch bei der Einwirkung von ototoxischen Substanzen bei der Arbeit die gesamte arbeitsbedingte Schwerhörigkeit der BK-Nr. 2301 als Folge zuzuordnen."

Bei unklaren Hörstörungen am Arbeitsplatz – auch bei moderater Lärmexposition – ist daher zusätzlich immer nach dem Einsatz von organischen Lösungsmitteln und der Einhaltung der zulässigen Umgangsvorschriften und Arbeitskonzentrationen zu fahnden und der Präventionsdienst entsprechend zu benachrichtigen!

2.1.4 Vibration (BK 2103 und BK 2104)

Über Schädigungen des Innenohres durch Vibrationen gibt es keine validen Untersuchungen in der Literatur, die einen Schädigungsmechanismus oder einen Zusammenhang beschreiben würden (Förtsch u. Meinholz 2013).

Auf den ersten Blick erscheint es daher nicht verständlich, warum Lärm und Vibration in der Lärm- und Vibrations-Arbeitsschutzverordnung zusammen aufgeführt sind (Bundesministerium der Justiz und für Verbraucherschutz 2017). Auf den zweiten Blick wird allerdings klar, dass dies der inneren Systematik der Berufskrankheiten geschuldet ist: Lärm und Vibration sind beide physikalische Einwirkungen, besitzen aber – daher die Diskrepanz – ein völlig unterschiedliches Schädigungsmuster.

Deswegen sind auch berufsbedingte Erkrankungen, die durch Vibrationen mit vorrangig tiefen Frequenzanteilen (8–50 Hz) erzeugte Schwingungsenergie über die Handgriffe auf das Hand-Arm-Schulter-System übertragen, in der BK 2103 („Erkrankungen durch Erschütterung bei der Arbeit mit Druckluftwerkzeugen oder gleichartig wirkenden Werkzeugen oder Maschinen") der Anlage zur Berufskrankheiten-Verordnung (BKV) erfasst. In der

BK 2104 („Vibrationsbedingte Durchblutungsstörungen an den Händen") sind „vibrationsbedingte Durchblutungsstörungen an den Händen, die zur Unterlassung aller Tätigkeiten
gezwungen haben, die für die Entstehung, Verschlimmerung oder das Wiederaufleben der
Krankheit ursächlich waren oder sein können" aufgeführt. Auch in der mit Inkrafttreten der
3. Verordnung zur Änderung der Berufskrankheiten am 1.1.2015 in die Berufskrankheiten-
liste aufgenommenen BK 2113 „Druckschädigung des Nervus medianus im Karpaltunnel
(Karpaltunnelsyndrom)" ist kein Bezug zum Innenohr zu erkennen. In allen Merkblättern
finden sich keine Hinweise auf Gehörschäden.

Bei simultanen Messungen von Vibrationen und Lärmexposition beim Fräsen von Knochen bei Ohroperationen kamen Kylén und Arlinger zu dem Ergebnis, dass die Vibrationen
nur eine untergeordnete Rolle spielen und postoperative Hörminderungen hauptsächlich
auf der Schallenergie beruhen würden, die durch das Fräsen freigesetzt würde (Kylén u.
Arlinger 1976).

Es gibt Studien, die höhere Hörverluste bei Arbeitern, die tätigkeitsbedingt an „Vibration
Induced White Finger (VWF)" erkrankten, so dass die Vermutung im Raum steht, dass
Vibrationen und VWF Risikofaktoren für einen Hörverlust durch Lärmbelastung darstellen
(Lie et al. 2015). Auch über Kombinationswirkungen von Lärm mit ototoxischen Stoffen
und Vibrationen bei der Arbeit gibt es keine ausreichenden Erkenntnisse der medizinischen Wissenschaft, um sie derzeit beim Ursachenzusammenhang zwischen schädigen-
der Einwirkung und Hörschädigung berücksichtigen zu können (Milde et al. 2009).

2.2 Hörstörung nach Unfall

2.2.1 Schweißperlenverletzung

Kennzeichen der Schweißperlen-Verletzung des Mittelohres ist, dass die glühenden Me-
talltropfen sich nicht nur im äußeren Gehörgang festsetzen, sondern sich auch durch das
Trommelfell bohren und im Mittelohrbereich liegen bleiben. Aufgrund der Brandverlet-
zung heilen diese Schweißperlenunfälle sehr schlecht. Hinzu kommt, dass die metallischen
Schweißperlen Fremdkörper darstellen, die durch den Körper nicht angenommen werden.
Teilweise setzen sie auch Stoffe frei, die für eine chronische Irritation des Umgebungs-
gewebes sorgen (Schönberger et al. 2017). Solche Vorgänge sind beim Über-Kopf-Schwei-
ßen sehr häufig (Mertens et al. 1991). Die Verletzung durch Schweißperlen können bis zur
Fazialisparese und zur völligen Ertaubung führen (Laeber 1964, Stage u. Vinding 1986,
Simons u. Eibling 2005). Die Folge sind Innenohrhörstörungen und chronische Mittelohrentzündung mit Schallleitungsstörung.

2.2.2 Schädelprellung

Nach einer Commotio labyrinthi kann ein Innenohrschaden (Hochtonsenke!) mit Begleittinnitus auftreten (Brusis 2009, Brusis 2011). Um einen Zusammenhang zwischen

Schwerhörigkeit und Unfallereignis wahrscheinlich zu machen, muss ein anatomisch-pathologisches Schädigungsmodell vorliegen, z.B. eine Felsenbeinfraktur, eine Commotio labyrinthi, eine Fensterruptur oder eine andere somatische Ursache (Schönberger 2017). Ein Schreckerlebnis löst keine Hörstörung aus. Auch Bagatellanstöße sind kritisch zu betrachten. Bei Boxern oder Fußballern werden eine Commotio labyrinthi extrem selten beobachtet (Förstl et al. 2010, Raschka u. Fritzsche 2018).

2.2.3 Stromunfall

Allgemein lässt sich selbst bei vorhandenen Strommarken im Einzelfall die Beziehung der Hörstörung zum elektrischen Unfall schwer rekonstruieren (Lehnhardt 1965). Wenn eine der Strommarken (Ein- und Austrittsstelle in der Haut) in Ohrnähe liegt, kann es zur Nekrose unterschiedlicher Anteile des äußeren bzw. des Mittel- oder Innenohres kommen. Die lokale Wirkung des Stroms ist zumeist auf die örtliche Wärmeentwicklung begrenzt. Nach der Tiefenausdehnung wird zwischen schmerzhafter Hautrötung mit lokaler Schwellung (Grad 1), Blasenbildung (Grad 2) und Zelltod bei Erhitzungen über 60 Grad: Nekrosen (Grad 3) unterschieden. Lehnhardt (1965) führte zu schweren ohrnahen Stromunfällen an, dass unmittelbar nach dem Unfall eine Schwerhörigkeit fehlen oder gering sein kann und sich erst mit fortschreitender Nekrose die Beteiligung des Mittel- oder Innenohres zeigt.

Nach Lehnhardt gibt es kein einheitliches otologisches Bild beim Starkstromunfall. Solange Strommarken fehlen, soll die Anerkennung eines ursächlichen Zusammenhangs sehr zurückhaltend gehandhabt werden.

2.3 Hörstörungen

2.3.1 Plötzliche Hörminderung

Die plötzliche, idiopathische Hörstörung (Hörsturz) ist die häufigste Ursache einseitiger Hörstörungen. Die Ursache eines Hörsturzes ist in der medizinisch wissenschaftlichen Lehrmeinung ungeklärt. Abgrenzungsschwierigkeiten ergeben sich, wenn ein Hörsturz in zeitlichem Zusammenhang mit einem möglichen Ereignis auftritt. Angeschuldigte Schadensereignisse wie Lärmexposition, Stress am Arbeitsplatz, ein Schrei können versicherungsrechtlich nicht als wesentliche Bedingung für den Hörverlust gesehen werden, da der wissenschaftliche Zusammenhang nicht herzustellen ist (Michel 1994, Plontke 2017, Thielker 2018).

2.3.2 Stress am Arbeitsplatz

Zur Unterstützung der Vermutung, dass Stress Schwerhörigkeit verursacht, gibt es praktisch keine ausreichend methodisch angemessenen wissenschaftlichen Untersuchungen. Hörsturzpatienten haben nicht unbedingt mehr Stress als andere Menschen und Stress führt nicht zwangsläufig zum Hörsturz {Goebel 2004).

2.3.3 Zunahme der Schwerhörigkeit nach Arbeitsplatzwechsel oder Berentung

Bekanntlich nimmt der lärmbedingte Haarzellschaden nach Beendigung der Lärmbelastung durch Arbeitsplatzwechsel oder Berentung nicht weiter zu. Das Tonaudiogramm zeigt auch nach Jahren noch den gleichen Kurvenverlauf (Brusis 2010). Auch nach Knall- oder Explosionstraumen sind keine zukünftigen Verschlechterungen zu erwarten (Michel 2018). Wenn diese auftreten, sind sie auf andere Einflüsse zurückzuführen.

2.4 Confounder

Unter einem Confounder versteht man innerhalb von epidemiologischen Studien einen Störfaktor, der das Auftreten eines Risikofaktors und den beobachteten Endpunkt gleichzeitig mitbestimmt. Bei den endogenen Confoundern (Mitwirkungsfaktoren) werden häufig die leicht nachprüfbaren Parameter Rauchen (Cruickshanks et al. 1998, Wild et al. 2005), Diabetes (Bainbridge et al. 2008), Bluthochdruck (Brusis 1982), Adipositas (Fettleibigkeit) als mögliche Ursachen angeführt. Sie sind aber nach wie vor als Mitursache für die Innenohrschwerhörigkeit umstritten und spielen, wenn, dann eine langfristige Rolle bei der Entwicklung des Gehöres im Alter (Brusis 1989).

2.5 Nicht-Arbeitsplatz-relatierte Hörminderung

2.5.1 Freizeitlärm

Zum Auftreten einer Hörminderung sind als Ursachen auch andere Einflüsse wie Lärm in der nicht-versicherten Freizeit zu berücksichtigen. Hier sind das Schießen, die Jagd, der Gebrauch lauter Heimwerkzeuge, Bohrmaschinen, Staubsauger, Laubbläser etc. zu nennen (Beirat 1999, Plontke u. Zenner 2004, Zenner et al. 1999), schädigende Einflüsse in der Kindheit (Inkubatorlärm; Schulte u. Stennert 1978), Lärm von Kinderschreckschusspistolen (Just et al. 2000), Kracher, Trillerpfeifen und anderes lärmendes Spielzeug (Bambach u. Ising 1994) sowie auch der Einfluss von Medikamenten (Aminoglykosid-Antibiotika; Federspil 1984), übermäßiger Gebrauch von Aspirin, Drogenmissbrauch, Tuberkulostatika und viele andere mehr.

2.6 Dissimulation

Die Dissimulation besteht in Untertreibung, Verharmlosung, Vertuschung, Negierung vorhandener Symptome, Störungen, Krankheitsbilder und dem Verschweigen von Vorerkrankungen. Häufig wird eine Dissimulation angetroffen, bei der ein besseres Hörvermögen als das tatsächlich vorhandene angegeben wird, wenn es um Bewerbungen um einen Arbeitsplatz oder einer Qualifikation geht, Angst um den Arbeitsplatz besteht oder die Einstellung in ein Beamtenverhältnis angestrebt oder ein Führerschein (Waldfahrer 2016) beantragt wird. Auch bei arbeitsmedizinischen Untersuchungen im Rahmen von Anträgen, Vorsorge oder Tauglichkeitsuntersuchungen muss eine Dissimulation ausgeschlossen werden. Bei Verletzung der vorvertraglichen Anzeigepflicht bei Unfall- oder BU-Versicherungen kann ein Ausschluss von der Versicherungsleistung drohen.

2.7 Bewusste Simulation (ICD-10: Z76.8)

Eine bewusste Simulation ist selten, kommt jedoch vor. Häufiger ist die Aggravation, die bewusstseinsnahe Verdeutlichungsneigung, die nach Untersuchungen häufiger vorkommt (Streppel 2010). Da die überwiegende Zahl der Hörprüfungen psychoakustische Untersuchungen darstellen, bei denen der zu Untersuchende aktiv mitwirken muss, sind Übertreibungen zur Erlangung einer höheren Leistung verständlich. Sie sind durch entsprechende Plausibilitätstests (siehe Königsteiner Empfehlung) und Kontrollen auf die jeweilige Stimmigkeit zu überprüfen (Niemeyer 1984, Lehnhardt 2000, Baschek et al. 2003, Welzl-Müller 2008). Bei starken Zweifeln ist die objektive Audiometrie heranzuziehen (Niemeyer 1984, Brusis 2009a).

2.8 Therapie

2.8.1 Counseling

Im Fall des Vorliegens einer beruflichen Schwerhörigkeit ist ein ausführliches Gespräch über die sozialen Auswirkungen und Folgen einer weiteren Verschlechterung mit dem Verzichten anzustreben. Eine zielführend kausale Behandlung bei Innenohrschwerhörigkeit gibt es nicht, so dass die Prophylaxe – konsequenter Gehörschutz insbesondere in den jüngeren Jahren, in denen der Hörverlust besonders groß sein kann – entscheidend ist. Persönliche Schutzausrüstung (PSA) steht jedoch nach dem STOP-Prinzip des Arbeitsschutzes (**S**ubstitution-**t**echnische Schutzmaßnahmen-**o**rganisatorische Schutzmaßnahmen-**p**ersönliche Schutzmaßnahmen) erst an, nachdem alle anderen Maßnahmen des Arbeitsschutzes ausgeschöpft sind oder zur Überbrückung, wenn diese Maßnahmen nicht sofort durchführbar sind.

2.9 Prophylaxe

Wegen der hohen Bedeutung für das Gehör ist ununterbrochen und unmissverständlich auf ausreichenden Gehörschutz bei jedem im Lärm arbeitenden Menschen gegenseitig zu achten. Manchen Lärmarbeitern ist es unbequem, den Gehörschutz für eine kurze, lärmintensive Arbeit aufzusetzen oder es besteht die Unsitte, den Bügelgehörschutz schräg oder halboffen aufzusetzen, um noch Warnsignale mitzubekommen oder alleine, um die Wärmeentwicklung unter dem Gehörschutz zu vermindern (Brusis 2005). Selbst ein nur kurzes Nicht-Tragen von Gehörschutz führt wegen der logarithmischen Lautstärkeerhöhung und des mangelnden menschlichen Lautstärkeabschätzungsvermögens zu überproportionaler Lärmbelastung und zur Haarzellschädigung. Haarzellen – einmal abgestorben – erholen sich nicht mehr. Daher ist die Präventionsleitlinie der DGUV „Einsatz von Hörgeräten in Lärmbereichen" zu beachten (DGUV 2011a).

Hochgradig und an Taubheit grenzend Schwerhörige sowie Gehörlose unterliegen nicht speziellen Vorsorgeuntersuchungen (DGUV 2011a). Sie können ohne Einschränkung in Lärmbereichen beschäftigt werden, sofern durch die fehlende Hörfähigkeit kein erhöhtes Unfallrisiko gegeben ist. Die beiderseitige Gehörlosigkeit ohne nutzbare Hörreste bedarf der gutachterlichen Feststellung durch einen HNO-Arzt oder Facharzt für Sprach-, Stimm- und kindliche Hörstörungen (DGUV 2011b).

2.10 Hörhilfen

Zu den technischen Hörhilfen zählen Hörgeräte, implantierbare Hörsysteme und Cochlea-Implantate. Eine schwerhörige Person kann trotz aller Fortschritte in der Versorgung nicht mit einer normalhörenden Person gleichgesetzt werden.

2.10.1 Hörgeräte

In Deutschland besitzen etwa 2,5 Millionen Personen ein Hörgerät. Von den etwa 6–7 Millionen mittel- bis hochgradig schwerhörigen Menschen sind damit weniger als 50 % mit Hörgeräten versorgt. Die Indikation zur Hörgeräteverordnung ist in der Hilfsmittelrichtlinie verbindlich geregelt; Grundlage ist eine ohrenärztliche Verordnung. Hörgeräte können das Hörvermögen nicht wiederherstellen. Im Störlärm liefern sie häufig keine zufriedenstellenden Ergebnisse.

Hörgeräte dürfen im Lärmbereich grundsätzlich nicht getragen werden – auch nicht ausgeschaltet! Ausnahmen sind Hörgerätesysteme, die inklusive Ohrplastik als Gehörschutz geprüft und zertifiziert sind. Alternativ ist eine Versorgung mit einer Otoplastik, die in Kombination mit einem ausgeschalteten Hörgerät als Gehörschutz geprüft und zertifiziert ist (Brusis u. Sickert 2012, Wolf u. Lenz 2016, DGUV 2020). In Sonderfällen kann die Nutzung von eingeschalteten Hörgeräten unter Kapselgehörschutz statthaft sein, sofern das rückkopplungsfrei möglich ist und der korrekte Sitz des Kapselgehörschutzes dadurch nicht gefährdet ist. Auch bei solchen Lösungen ist die Beratung eines Hörgeräteakustikers einzuholen (DGUV 2011a).

2.10.2 Cochlea-Implantat

Das Cochlea-Implantat (CI) ist ein vollwertiger Organersatz. Zunächst bei vollständiger Ertaubung eingesetzt, wird die Indikation mehr und mehr auch bei schwer versorgbarem Gehör mit hochgradiger Hörminderung gesehen. Diese Technologie ermöglicht es hochgradig hörgeschädigten und postlingual ertaubten Menschen, Lautsprache wieder wahrzunehmen. Auch bei Kindern wird die Technologie verstärkt eingesetzt. Jedes Jahr werden in Deutschland etwa 2 000 Kinder und Erwachsene neu mit CIs versorgt.

2.11 Fazit

Hörstörungen verdienen alle ärztliche Aufmerksamkeit, da sie Symptom einer tätigkeits-bezogenen beruflichen Erkrankung sein, aber auch auf einer außerberuflichen Ursache beruhen können. In jedem Fall sind Hörstörungen einer Diagnostik und anschließenden Rehabilitation zuzuführen, um die soziale Teilhabe vollumfänglich zu gewährleisten bzw. wiederherzustellen. Da Innenohrschäden in der Regel irreversibel sind, kommt der Prophylaxe – insbesondere am Arbeitsplatz bei lärmgeneigter Tätigkeit – eine tragende Rolle zu.

Literatur

Bainbridge KE, Hoffman HJ, Cowie CC (2008). Diabetes and hearing impairment in the United States: audiometric evidence from the National Health and Nutrition Examination Survey, 1999 to 2004. Ann InternMed 149: 1–10

Bambach G, Ising H (1994). Schallpegel von Kinderspielzeugen. HNO 42: 470–472

Baschek V, Steinert W, Hildebrandt L (2003). Simulation und Aggravation von Hörstörungen: Simulanten gekonnt überführen. HNO-Nachr 33: 32–36

Beirat W (1999). Gehörschäden durch Lärmbelastungen in der Freizeit. Dtsch Ärztebl 96: 16–65

BMAS (2005). Wissenschaftliche Begründung zur BK Nr. 1317: Polyneuropathie oder Enzephalopathie durch organische Lösungsmittel oder deren Gemische. Bek. des BMA v. 24.6.1996. BArbBl: Bundesministerium für Arbeit und Soziales

Brusis T (1982). Das Gehör von Hypertonikern. Archives of oto-rhino-laryngology 235: 637–639

Brusis T (1989). Der Einfluß kardiovaskulärer, endokriner und metabolischer Erkrankungen auf das Hörvermögen. Laryngol Rhinol Otol (Stuttg) 68: 557–560

Brusis T (2005). Schließt das Tragen von Gehörschutz eine Lärmschwerhörigkeit aus? HNO 53: 795–796

Brusis T (2009). Aus der Gutachtenpraxis: Pantonale Innenohrschwerhörigkeit nach Schädelhirntrauma. Laryngorhinootologie 88: 601–603

Brusis T (2009a). Aus der Gutachtenpraxis: Die Bedeutung der otoakustischen Emissionen für die Begutachtung der Lärmschwerhörigkeit. Laryngol Rhinol Otol (Stuttg) 88: 479

Brusis T (2010). Aus der Gutachtenpraxis: Eine Lärmschwerhörigkeit kann sich nach Ende der Lärmexposition nicht weiter verschlimmern! Laryngol Rhinol Otol 89: 666–668. doi: 10.1055/s-0030-1267198

Brusis T (2011). Innenohrschwerhörigkeit nach stumpfem Schädelhirntrauma bzw. Kopfanpralltrauma. Laryngol Rhinol Otol 90: 73–80

Brusis T (2017). Aus der Gutachtenpraxis: Einteilung der Schwerhörigkeit nach WHO-Kriterien. Laryngo Rhino Otologie 96: 45–46

Brusis T, Mehrtens G (1981). Vor- und Nachschaden bei Lärmschwerhörigkeit. Laryngol Rhinol Otol 60: 168–177. doi: 10.1055/s-2007-1008697

Brusis T, Sickert P (2012). Aus der Gutachtenpraxis: Ist das Tragen von Hörgeräten in Lärmbereichen erlaubt? – Neue Entwicklungen auf dem Hörgerätesektor! Laryngo-Rhino-Otol 91: 189–191

Bundesministerium der Justiz und für Verbraucherschutz (2017). Verordnung zum Schutz der Beschäftigten vor Gefährdungen durch Lärm und Vibrationen (Lärm- und Vibrations-Arbeitsschutzverordnung (LärmVibrationsArbSchV): „Lärm- und Vibrations-Arbeitsschutzverordnung vom 6. März 2007 (BGBl. I S. 261), die zuletzt durch Artikel 5 Absatz 5 der Verordnung vom 18. Oktober 2017 (BGBl. I S. 3584) geändert worden ist". BGBl I: 3584

Bundesministerium für Arbeit und Soziales (2008). Merkblatt zu der Berufskrankheit Nr. 2301 der Anlage zur Berufskrankheiten-Verordnung: Lärmschwerhörigkeit, Bek. d. BMAS v. 1.7.2008 - IVa4-45222-2301. GMBl 39: 798–799

Cruickshanks KJ, Klein R, Klein BE, Wiley TL, Nondahl DM, Tweed TS (1998). Cigarette smoking and hearing loss: the epidemiology of hearing loss study. JAMA 279: 1715–1719. doi: 10.1001/jama.279.21.1715

DGUV (2011a). Präventionsleitlinie „Einsatz von Hörgeräten in Lärmbereichen". In: Unfallversicherung DG (Hrsg.): Fachbereich Persönliche Schutzausrüstungen. Berlin

DGUV (2011b). Leitfaden für Betriebsärzte zur Beschäftigung von Schwerhörigen und Gehörlosen in Lärmbereichen. DGUV, Berlin

DGUV (2018). Ototoxische Arbeitsstoffe. Positionspapier des Arbeitskreises „Lärm" im Ausschuss Arbeitsmedizin der DGUV. http://www.dguv.de/medien/ifa/de/fac/positionspapier-ototoxische-arbeitsstoffe.pdf. (Zugriff: 20.07.2018)

DGUV (2020). Empfehlung für die Begutachtung der Lärmschwerhörigkeit (BK-Nr. 2301) – Königsteiner Empfehlung – Update 2020. In: DGUV (Hrg). 6. Auflage. Berlin

DIN EN ISO 7029:2017-06 Akustik – Statistische Verteilung von Hörschwellen in Bezug auf das Alter und das Geschlecht (ISO 7029:2017); Deutsche Fassung EN ISO 7029:2017. Beuth-Verlag, Berlin. doi: 10.31030/2572127

Federspil P (1984). Ototoxizitätsgrenzdosen. HNO 32: 417–418

Förstl H, Haass C, Hemmer B, Meyer B, Halle M (2010). Boxen – akute Komplikationen und Spätfolgen. Dtsch Arztebl Int 107: 835–839. doi: 10.3238/arztebl.2010.0835

Förtsch G, Meinholz H (2013). Lärm und Vibrationen. Handbuch Betrieblicher Immissionsschutz. Springer Fachmedien Wiesbaden. doi: 10.1007/978-3-658-00006-6_7

Hielker J, Heuschkel A, Böger D, Büntzel J, Eßer D, Hoffmann K et al. (2018). Patienten mit idiopathischem Hörsturz im Vergleich zu Patienten mit plötzlichem sensorineuralen Hörverlust nichtidiopathischer Ursache: eine epidemiologische multizentrische Studie in Thüringen. Laryngo-Rhino-Otologie 97: 10140

Just T, Pau H, Kaduk W, Hingst V (2000). Gefährdung durch explodierende Feuerwerkskörper oder Schreckschusswaffen. HNO 48: 943–948

Kylén P, Arlinger S (1976). Drill-generated noise levels in ear surgery. Acta Otolaryngol 82: 402–409. doi: 10.3109/00016487609120925

Laeber G (1964). Labyrinthausfall und Facialisparese nach Verletzung des Ohres bei Schweissarbeiten. HNO 12: 113–114

Lehnhardt E (1965). Die Berufsschäden des Ohres. Arch Ohren-, Nasen- u. Kehlkopfheilk 185: 11–242. doi: 10.1007/BF02105400

Lehnhardt E (2000). Aggravation – Simulation – psychogene Hörstörung. Praxis der Audiometrie 239

Lie A, Skogstad M, Johannessen HA, Tynes T, Mehlum IS, Nordby KC et al. (2015). Occupational noise exposure and hearing: a systematic review. Int Arch Occup Environ Health 10.1007/s00420-015-1083-5. doi: 10.1007/s00420-015-1083-5

Mertens J, Bubmann M, Reker U (1991). Schweißperlenverletzungen des Ohres Beobachtungen am eigenen Krankengut. Laryngo-Rhino-Otol 70: 405–408. doi: 10.1055/s-2007-998063

Michel O (1994). Der Hörsturz. Thieme Verlag, Stuttgart

Michel O (2014). Grade der Normalhörigkeit. HNO 62: 664–666. doi: 10.1007/s00106-014-2889-2

Michel O (2017a). Vorübergehende Hörschwellenabwanderung (Vertäubung) durch Impulslärm. HNO 65: 256–260. doi: 10.1007/s00106-016-0323-7

Michel O (2017b). Zur Hörschwellencharakteristik nach Lärmschädigung des Innenohrs. HNO 65: 58–60. doi: 10.1007/s00106-016-0273-0

Michel O (2018). Progredienz der Hörstörung nach Knalltrauma ist selten und zeitlich begrenzt. HNO 66: 851–854. doi: 10.1007/s00106-018-0567-5

Michel O (2020). Sozialgesetzbuch XIV: das neue „Gesetz zur Regelung des Sozialen Entschädigungsrechts"vom 12. Dezember 2019: Was der HNO-Gutachter wissen sollte. HNO 68: 539-542. doi: 10.1007/s00106-020-00851-y

Milde J, Ponto K, Wellhäußer H (2009). Positionspapier der Arbeitskreise „Lärm" und „Gefahrstoffe" des Ausschusses Arbeitsmedizin der DGUV zu ototoxischen Arbeitsstoffen. DGUV

Niemeyer W (1984). Aggravationsprüfungen und objektive Audiometrie. HNO Praxis Heute. Springer. doi: 10.1007/978-3-642-69725-8_1

Pawlik V (2021). Umfrage in Deutschland zum Tragen eines Hörgeräts bis 2020

Pazdzierniak B (1988). Möglichkeiten und Grenzen der Sprachaudiometrie nicht deutschsprechender Ausländer. LaryngolRhinolOtol 67: 326–330

Plontke S, Zenner H-P (2004). Aktuelle Gesichtspunkte zu Hörschäden durch Berufs-und Freizeitlärm. Laryngo-Rhino-Otol 83: 122–164

Plontke SK (2017). Diagnostik und Therapie des Hörsturzes. Laryngorhinootologie 96: S103–s122. doi: 10.1055/s-0042-122385

Raschka C, Fritzsche J (2018). Gesundheitliche Aspekte des Boxens. Managerboxen. Springer. doi: 10.1007/978-3-662-56052-5_4

Rehadat Statistik. 2021

Schönberger A, Mehrtens G, Valentin H (2017). Arbeitsunfall und Berufskrankheit. Rechtliche und medizinische Grundlagen für Gutachter, Sozialverwaltung, Berater und Gerichte. Erich Schmidt Verlag, Berlin

Schulte F, Stennert E (1978). Hearing defects in preterm infants. Arch Dis Child 53: 269. doi: 10.1136/adc.53.4.270

Simons JP, Eibling DE (2005). Tympanic membrane perforation and retained metal slag after a welding injury. Otolaryngology—Head and Neck Surgery 133: 635–636

Stage J, Vinding T (1986). Metal spark perforation of the tympanic membrane with deafness and facial paralysis. The Journal of Laryngology & Otology 100: 699–700. doi: 10.1017/S0022215100099916

Streppel M, Brusis T (2010). Zur Problematik der Simulation und Aggravation in der HNO-ärztlichen Begutachtung. HNO 58: 126–131

Vyskocil A, Leroux T, Truchon G, Lemay F, Gagnon F, Gendron M et al. (2011). Effet des substances chimiques sur l'audition – Interactions avec le bruit (Effect of chemical substances on hearing: interactions with noise, in French). Rapport R-685 Montreal: IRSST

Waldfahrer F (2016). Autofahren mit Hörgeräten? HNO Nachr 46: 28-32. doi: 10.1007/s00060-016-5242-4

Welzl-Müller K (2008). Funktionelle Hörstörungen – Simulation und Aggravation erkennen. HNO-Nachr 38: 42–44

WHO (2021). World Report on Hearing. In: World Health Organization (Hrg). Geneva. pp1-272

Wild DC, Brewster MJ, Banerjee AR (2005). Noise-induced hearing loss is exacerbated by long-term smoking. ClinOtolaryngol 30: 517–520. doi:10.1111/j.1749-4486.2005.01105.x

Wolf U, Lenz O (2016). Neue Hörgeräte-Generation für Tätigkeiten im Lärmbereich: Hörgeräte am Lärmarbeitsplatz erlaubt? DGUV Forum 35

Zenner HP, Struwe V, Schuschke G, Spreng M, Stange G, Plath P et al. (1999). Gehörschäden durch Freizeitlärm. HNO 47: 236–248

15 Bauchschmerzen

RÜDIGER GÖRTZ

Zusammenfassung

Bauchschmerzen sind ein Leitsymptom zahlreicher akuter und chronischer intraabdomineller Erkrankungen. Vorrangig muss stets an eine gravierende, akute Erkrankung und damit an eine kurzfristige Abklärung und Diagnostik gedacht werden. Berufsbedingte Ursachen sollten Teil der arbeitsmedizinischen Differenzialdiagnose sein. Die arbeitsmedizinische Anamnese und abdominelle Palpation können Hinweise auf die spezifische abdominelle Erkrankung oder auf das verursachende Agens geben.

1 Allgemeiner Teil

1.1 Definition

Bauchschmerzen bezeichnen jedweden Schmerz, der auf den Bauchraum bezogen wird. Klassischerweise wird dabei ein viszeraler Schmerz, der durch Muskelspasmen oder Anspannung der Organkapsel hervorgerufen wird, von einem somatischen Schmerz, der vom Peritoneum oder Mesenterium ausgeht, unterschieden. Der akute Bauchschmerz mit Abwehrspannung des Abdomens wird als akutes Abdomen bezeichnet (Lankisch et al. 2009).

1.2 Epidemiologie

Bauchschmerzen als Hauptbeschwerde betrifft bis zu 10 % aller Notfälle in einer Notfallaufnahme (Murali u. El Hayek 2021). Häufige Begleitsymptome von abdominellen Erkrankungen sind Übelkeit, Erbrechen, Durchfall oder auch Rückenbeschwerden. Mit zunehmendem Alter kann die Schmerzintensität abnehmen.

1.3 Schmerzcharakter

Viszerale Nervenfasern innervieren die Muskulatur und Organ bzw. Organkapsel. Der korrespondierende viszerale Schmerz ist eher dumpf, tief liegend, diffus und häufig krampfartig, ausgelöst durch Muskelspasmen, Ischämie oder Anspannung der Organkapseln. Somatische Nervenfasern innervieren das Peritoneum und werden durch Entzündung oder Blut aktiviert. Der somatische Schmerz ist meist scharf, brennend und gut zu lokalisieren.

Bei geriatrischen oder immunsupprimierten Patientinnen und Patienten können eine mögliche Abwehrspannung und Begleitsymptome schwächer ausgeprägt sein. Während einer Schwangerschaft verschiebt sich die Appendix und kann bei Entzündung lange ohne Kontakt zum Peritoneum und damit ohne stärkeren somatischen Schmerz bleiben. Bei unklaren Bauchschmerzen können Schmerzmittel frühzeitig eingesetzt werden und die diagnostische Treffsicherheit erhalten bzw. erhöhen.

Bei Bauchraumerkrankungen können Schmerzen in andere Regionen ausstrahlen: bei Lebererkrankungen in die rechte Schulter, bei Milzerkrankungen in die linke Schulter sowie bei Pankreaserkrankungen in den Rücken. Weiterhin können extra-intestinale, durchaus lebensbedrohliche Erkrankungen Schmerzen in den Bauchraum projizieren: z.B. das akute Koronarsyndrom, die Lungenembolie oder die Aortendissektion (Natesan et al. 2016).

1.4 Klassifikation

Die Klassifikation von Bauchschmerzen erfolgt klassischerweise nach der Lokalisation anhand von Quadranten und Epigastrium/Periumbilikalregion (nach Natesan et al. 2016, *Tab. 1*).

Tab. 1: Ausgewählte Differenzialdiagnosen nach Lokalisation der Bauchschmerzen

	rechts	Epigastrium Periumbilikalregion	links
oberer Quadrant	Cholezystitis Cholelithiasis Cholangitis Hepatitis Pneumonie Lungenembolie	Aortendissektion Akutes Koronarsyndrom (Hinterwandinfarkt) Appendizitis (im Frühstadium) (Gastro-)Enteritis Pankreatitis (akut, chronisch) Ileus Mesenterialischämie Tumorerkrankung	Milzruptur Gastritis, Magenulkus Pneumonie Lungenembolie
unterer Quadrant	Appendizitis Entzündliche Darmerkrankung Leistenhernie Nephrolithiasis Adnexitis Extrauteringravidität		Divertikulitis Leistenhernie Nephrolithiasis Adnexitis Extrauteringravidität

Eine zeitliche Einordnung ist nicht allgemein standardisiert. Als „akut" werden in der Regel Bauchschmerzen beschrieben, die innerhalb von 48 Stunden begonnen haben. Chronische Bauchschmerzen umfassen Phasen, die länger als 3 Monate mit anhaltenden oder chronisch-rezidivierenden Bauchschmerzen einhergehen (Sabo et al. 2021). Alarmzeichen („Red flags") weisen auf etwaige bedrohliche Befunde hin *(Tab. 2)* und sollten einer zügigen Diagnostik zugewiesen werden.

Tab. 2: Alarmzeichen („Red flags") bei Bauchschmerzen

Alarmzeichen („Red flags")	• plötzlicher Beginn • Fieber • Alter >60 Jahre • Immunsupprimierte • Schwangere • Voroperationen • Trauma • Wiederkehrpatientinnen/-patienten

1.5 Vorgehen bei Bauchschmerzen

Jeder spontan oder auf Nachfrage geäußerte Bauchschmerz in der arbeitsmedizinischen Konsultation oder Vorsorge sollte ernstgenommen werden. Denn zu Grunde liegende akute Erkrankungen im Bauchraum bedürfen einer zügigen, schrittweisen Abklärung *(Tab. 3).*

Tab. 3: Schrittweiser, diagnostischer Algorithmus bei akuten Bauchschmerzen

Symptome	Dauer? Intensität? Lokalisation? Begleitbeschwerden (Übelkeit, Erbrechen, Durchfall, Leber-assoziiert)?
Anamnese	Alter? Voroperationen? Trauma? Kardiovaskuläre Risikofaktoren?
körperliche Untersuchung	immer abdominelle Palpation (!) Schmerzlokalisation? Peritonismus?
Verdachtsdiagnose	→ ambulante Abklärung? → Notfallabklärung?
Diagnostik	Blutentnahme, abdomineller Ultraschall, ggf. Computertomographie
Diagnose (Differenzialdiagnose)	Ausschluss akuter Erkrankungen, weitere arbeitsmedizinische Differenzialdiagnose
Therapie	je nach Ursache

Dieses schrittweise Vorgehen beinhaltet: Symptome, Anamnese, körperliche Untersuchung, Verdachtsdiagnose, Diagnostik, Diagnose (Differenzialdiagnose) und Therapie. Bereits durch die ersten drei Schritte können Arbeitsmediziner und -medizinerinnen eine Verdachtsdiagnose stellen und Vortestwahrscheinlichkeiten der weiteren Diagnostik abschätzen. Im Rahmen der Abklärung von Bauchschmerzen sollten kardiovaskuläre und sonstige Ursachen neben häufigen und wichtigen Differenzialdiagnosen im Bauchraum Berücksichtigung finden *(Tab. 4).*

Tab. 4: Häufige und wichtige Ursachen akuter abdomineller Schmerzen

abdominell	Appendizitis (rechter Unterbauch!)
	Cholezystitis (rechter Oberbauch!)
	Sigmadivertikulitis (linker Unterbauch!)
	Ileus
	Pankreatitis (akut, chronisch)
	(Gastro)enteritis, Gastritis, Magenulkus
	Nephrolithiasis, Cholelithiasis
	Extrauteringravidität, Adnexitis, Endometriose
kardiovaskulär	Akutes Koronarsyndrom
	Lungenembolie
	Aortendissektion
	Mesenterialischämie
sonstige	Pneumonie
	Diabetes mellitus
	funktionelle Beschwerden
	psychosomatisch

Das Symptom Bauchschmerz sollte anamnestisch in Bezug auf Beginn, Dauer, Intensität, Lokalisation und Begleitbeschwerden wie Übelkeit, Erbrechen oder Durchfall spezifiziert werden. U.a. können Gelbfärbung der Skleren und Juckreiz auf Lebererkrankungen hinweisen. Gastrointestinale (meist virale) Infekte mit diffusen Schmerzen sind häufig. Cholelithiasis und Nephrolithiasis verursachen typisch lokalisierte, kolikartige oder dauerhafte Schmerzen. Die subjektive Lokalisation der Bauchschmerzen sollte in der körperlichen Untersuchung objektiviert werden.

In der Anamnese sind Alter, Voroperationen, ein zurückliegendes Trauma des Bauchraums und kardiovaskuläre Risikofaktoren zu erfragen und zu berücksichtigen. Kardiovaskuläre Risikofaktoren sind erhöhter arterieller Blutdruck, Diabetes mellitus, Adipositas, Tabakrauchkonsum, eine positive Familienanamnese und Dyslipidämie. In jungen Jahren ist die Appendizitis mit einer der häufigsten Diagnosen von Bauchschmerzen, in höheren Jahren (ab 40 Jahren) die Cholezystitis oder Sigmadivertikulitis. Nach Bauchtraumata kommen Kapselrisse der Milz in Betracht. Kardiovaskuläre Differenzialdiagnosen von Bauchschmerzen sollten bedacht werden, da ein akutes Koronarsyndrom, eine Lungenembolie, Mesenterialischämie oder Aortendissektion akut lebensbedrohlich verlaufen können. Bei Frauen ist insbesondere an eine Extrauteringravidität, Endometriose und Adnexitis zu denken und ggf. abzuklären.

Bei der körperlichen Untersuchung des Bauches sollte auf Lokalisation und Intensität des Schmerzes, Bruchpforten sowie auf eine lokalisierte oder diffuse peritoneale Reizung (Peritonismus) geachtet werden. Es gibt Bauchraumerkrankungen, die mit einer typischen Lokalisation der Schmerzen einhergehen: die Cholezystitis im rechten Oberbauch, die

Pankreatitis im Oberbauch bis in den Rücken ziehend, die Appendizitis im rechten Unterbauch und die Sigmadivertikulitis im linken Unterbauch *(siehe Tab. 1)*.

In der Regel ergibt sich aus diesen ersten Schritten des Behandlungspfades eine Verdachtsdiagnose, die sich durch eine Blutentnahme und einen abdominellen Ultraschall bestätigen lässt. Blutresultate der Leukozyten, Leberwerte und des Entzündungswerts CRP (C-reaktives Protein) im Rahmen der Basisabklärung kann richtungsweisend sein. Bei abszedierenden retroperitonealen Ursachen von Bauchschmerzen oder sehr kurzfristigem Beginn der Beschwerden kann jedoch insbesondere der CRP-Wert nur niedriggradig erhöht oder noch normal sein.

Je nach Krankheitsschwere (siehe Alarmzeichen) erfolgen die weiteren diagnostischen Schritte akut in der Notfallversorgung im Krankenhaus oder in der Notfallpraxis oder bei chronischen Beschwerden im ambulanten Sektor. Bei schweren Erkrankungen liegen meist ein Peritonismus oder vermutete kardiovaskuläre Ursachen vor.

Nach Ausschluss einer akuten Erkrankung kommt die arbeitsmedizinische Differenzialdiagnose besonders dann – aber nicht ausschließlich – in Betracht, wenn die Beschwerden im Urlaub oder in Abwesenheit vom Arbeitsplatz abnehmen oder aufhören.

2 Spezieller Teil

2.1 Abklärung von Bauchschmerzen

Bauchschmerzen insgesamt sind kein regelmäßiges Themenfeld in der Arbeitsmedizin. Wenn eine akute Erkrankung ausgeschlossen wurde (s.o.), folgt eine arbeitsmedizinische Differenzialdiagnose. Bei akuten Bauchschmerzen kommen beruflich-bedingte Intoxikationen oder Traumata in Erwägung. Gefahrenquellen für toxische Wirkungen von Arbeitsstoffen allgemein sind Arbeitsverfahren, bei denen Gefahrstoffe insbesondere in Staub-, Rauch- oder Dampfform auftreten. Chronische Bauchschmerzen können auch eine Arbeitsplatz-bezogene, psychosomatische Komponente enthalten. Der Zufallsbefund einer Leberwerterhöhung nach einer Blutentnahme kann bei beschwerdefreien Personen auftreten und erfordert eine weitere Abklärung. Bei einer möglichen Hepatotoxizität, Infektionskrankheit oder entsprechender Exposition gegenüber Gefahrstoffen ist an eine Berufskrankheiten-Relevanz zu denken. Berufskrankheiten, die mit Bauchschmerzen einhergehen können, sind Exposition gegenüber: Blei, Quecksilber, Phosphor, Methylalkohol, organischen Phosphorverbindungen oder Asbest *(Tab. 5)*.

Tab. 5: Berufskrankheiten-Relevanz bei Leberschädigung oder Beschwerden im Bauchraum

Berufskrankheit	Symptome Exposition (= in Aufzählungspunkten)
BK 1101 Erkrankungen durch Blei oder seine Verbindungen	Bleikoliken, vorwiegend im Oberbauch mit Obstipation, Brechreiz oder Erbrechen. Ulcera im Magen oder Zwölffingerdarm • in Blei- oder Zinkhütten • Mischen und Anreiben bleihaltiger Farben in Pulverform oder beim Aufspritzen der Farben mittels Spritzpistole • beim Abbürsten und Abbrennen von Bleifarbenanstrichen • beim Schneiden oder Schweißen an mit Mennige oder anderen Bleifarben gestrichenen oder verbleiten Teilen • beim Warmnieten mit Mennige gestrichener Eisenteile, Altmetallschmelzen, Homogenverbleien, Bleilöten • Herstellung von Lagerschalen aus Bleibronze, von Bleiakkumulatoren • Herstellung bleihaltiger Glasuren (Fritten), Emaille, Dekors, Kristallgläser • Reinigen von mit Bleibenzin betriebenen Motoren oder von Bleibenzin-Lagertanks
BK 1102 Erkrankungen durch Quecksilber oder seine Verbindungen	Schwere Krankheitssymptome u.a. mit blutigen Diarrhoen und Schleimhautnekrosen in Dünn- und Dickdarm. • Verwendung zur Herstellung z.B. von Thermometern, Barometern, Gleichrichtern, Unterbrechern, Hochvakuumtechnik, Quecksilberfarben, Quecksilber-Dampflampen und Amalgamen oder in Thermostaten, in der Hochvakuumtechnik • als Imprägnierungsmittel für das Konservieren von Holz • als Beize in Hasenhaarschneidereien und in der Haarhutindustrie • Verwendung als Oxydationsmittel und Katalysator zur Entschwefelung organischer Stoffe, beim Vergolden in der Porzellanmalerei und als Bestandteil zur Herstellung medizinischer Quecksilber-Präparate • zur Herstellung von Zündhütchen und Sprengkapseln • als Fungizide, Saatbeiz- oder Holzkonservierungsmittel
BK 1109 Erkrankungen durch Phosphor oder seine anorganischen Verbindungen	Schwere gastrointestinale Störungen mit abdominellen Schmerzen und Erbrechen. Hepatotoxizität. • Verwendung in der chemischen und pharmazeutischen Industrie • Herstellung und Anwendung von Phosphorbronze • Herstellung von Feuerwerkskörpern (Pyrotechnik), Waffen (Brandbomben) sowie Herstellung und Verwendung von Schädlingsbekämpfungsmitteln • Phosphorwasserstoff kann bei der Herstellung von elementarem Phosphor und Phosphiden (anorganische Phosphorverbindungen), bei der Zersetzung von Karbid und bei Einwirkung von Feuchtigkeit auf phosphorhaltiges Ferrosilizium entstehen • als Chlorierungs- und Phosphorylierungsmittel in der synthetischen Chemie • Verarbeitung in Reibflächen von Streichholzschachteln • Inhaltsstoff in künstlichen Düngemitteln

Tab. 5: Berufskrankheiten-Relevanz bei Leberschädigung oder Beschwerden im Bauchraum *(Forts.)*

Berufskrankheit	Symptome Exposition (= in Aufzählungspunkten)
BK 1302 Erkrankungen durch Halogen-kohlenwasserstoffe	Übelkeit und Lebertoxizität. • als Lösemittel: in der Metallindustrie zum Entfetten, in der Textil- und Bekleidungsindustrie zum Reinigen und z.B. zur Imprägnierung, in der Farbenindustrie und beim Aufbringen sowie Abbeizen von Anstrich-stoffen, in der Schuh-, Kunststoff- und Gummiindustrie, insbesondere als Ausgangsprodukt für Polymere und als Lösemittel für Klebstoffe, in der Erdölindustrie zum Trennen von Stoffgruppen aufgrund ihres selektiven Lösevermögens (z.B. für Asphalte, Öle und aromatische Kohlen-wasserstoffe), als Extraktionsmittel für Fette, Wachse und Harze, in Chemischreinigungsbetrieben zum Reinigen, in der Druckindustrie und im grafischen Gewerbe • als Schädlingsbekämpfungsmittel (Pestizide) sowie als Saatbeizmittel (für Weizensaat, im Weinbau, im Forstbereich, auf abgeernteten Feldern und für Blumenzwiebeln) • Kältemittel, Treibgase für Aerosole, Trennmittel: Verwendung in Aggre-gaten für die Erzeugung von Kälte sowie als Treibmittel für Aerosole und Plastikschäume. Einsatz zum Trennen von Formen bei der Kunst-stoff- und Schaumstoffherstellung • Feuerlöschmittel brennender flüssiger oder gasförmiger Stoffe, auch in elektrischen Anlagen • Syntheseausgangsstoffe und Zwischenprodukte in der chemischen Industrie • Isoliermittel in der Elektroindustrie, auch in Transformatoren und Kon-densatoren • Narkose- und Desinfektionsmittel (auch „Toilettensteine")
BK 1306 Erkrankungen durch Methylalkohol	Kolikartige Leibschmerzen und Hepatotoxizität. • Verwendung als Löse- oder Verdünnungsmittel für Farben, Lacke, Polituren, Klebstoffe, Natur- und Kunstharze • zur Befeuchtung von Nitrozellulose, in Steifungs- und Fleckenreini-gungsmitteln • in der chemischen Industrie, z.B. als Grundstoff zur Erzeugung von Formaldehyd, zur Herstellung von Anilinfarben sowie • in der pharmazeutischen und kosmetischen Industrie • Verwendung als Vergällungsmittel für Brennspiritus
BK 1307 Erkrankungen durch organi-sche Phosphorverbindungen	Cholinerge Wirkung mit u.a. Leibschmerzen, Übelkeit und Erbrechen. • Einsatz als Herbizide und Fungizide (industrielle Herstellung, auch im Rahmen der Schädlingsbekämpfung beim Mischen, Versprühen oder durch Verdampfen) • Herstellung von Kunststoffen und Lacken als Weichmacher, Härter und Beschleuniger • Verwendung als Emulgatoren, Flammschutz-, Flotations- und Netz-mittel, Hydraulikflüssigkeiten, Schmieröladditive, Antiklopfmittel • Einsatz als Extraktionsmittel zur Abtrennung von Uran- und anderen Metallionen aus wässrigen Lösungen

Tab. 5: Berufskrankheiten-Relevanz bei Leberschädigung oder Beschwerden im Bauchraum *(Forts.)*

Berufskrankheit	Symptome Exposition (= in Aufzählungspunkten)
BK 1310 Erkrankungen durch halogenierte Alkyl-, Aryl- oder Alkylaryloxide	Lebertoxizität. • als Zwischenprodukte oder unerwünschte Nebenprodukte in der chemischen Industrie • für Pflanzenschutzmittel • als Holzkonservierungsmittel • zur Herstellung von Desinfektionsmitteln
BK 1316 Erkrankungen der Leber durch Dimethylformamid	Leberzellschädigung mit ggf. Übelkeit und Erbrechen. • Verwendung als Lösemittel, Absorptionsmittel für Gase und als Synthese-Ausgangsstoff in der Kunstlederproduktion, in der Produktion von Polyacrylnitrilfasern, von Pflanzenschutzmitteln und von Speziallacken sowie bei der Kunststoffbeschichtung • früher Anwendung zur Herstellung von pharmazeutischen und kosmetischen Produkten
BK 4105 Durch Asbest verursachtes Mesotheliom des Rippenfells, des Bauchfells oder des Perikards	Bauchbeschwerden, Obstipation und Aszites kommen beim Peritonealmesotheliom vor. Die Latenzzeit von Exposition zur Mesotheliomentstehung beträgt meist mehr als 10 bis 15 Jahre. • zahlreiche Kontaktmöglichkeiten bei der Herstellung, Verarbeitung von Asbest oder Asbestprodukten (siehe Kapitel Lunge)

Hepatotoxizität spielt darüberhinaus bei Halogenkohlenwasserstoffen, halogenierten Alkyl-, Aryl- oder Alkylaryloxiden, Dimethylformamid oder häufig im Zusammenhang mit Infektionskrankheiten eine Rolle *(Tab. 5 und 6)*.

Tab. 6:   Berufskrankheiten-relevante Infektionserkrankungen mit Bauchschmerzen und/oder Hepatotoxizität

Berufskrankheit	Symptome Exposition bzw. ausgewählte Erkrankungen (= in Aufzählungspunkten)
BK 3101 Infektionskrankheiten	u.a. Hepatitiden, z.B. Hepatitis A, B oder C. • wenn der Versicherte im Gesundheitsdienst, in der Wohlfahrtspflege oder in einem Laboratorium tätig oder durch eine andere Tätigkeit der Infektionsgefahr in ähnlichem Maße besonders ausgesetzt war • in stationären oder ambulanten medizinischen Einrichtungen der Human- und Zahnmedizin, in wohlfahrtspflegerischen Einrichtungen und Laboratorien (auch kurzfristig mit Arbeiten wie Warten, Instandsetzen oder Entsorgen) • in der Gentechnik, Biotechnologie, in Abwasser- und Kläranlagen.

BK 3102
von Tieren auf Menschen übertragbare Krankheiten
	verschiedene Lebererkrankungen
	• bei Tierhaltung und -pflege oder Umgang mit tierischen Erzeugnissen oder Ausscheidungen (Landwirtschaft, Veterinärmedizin, Tierlabore, Jagd- und Forstwirtschaft, zoologische Gärten, Zoohandlungen, Abwasserbeseitigung)
	• Brucellosen: Granulome in Leber, Milz, Knochen
	• Echinokokkosen:
	  a) alveoläre Echinokokkose (E. multilocularis – Fuchsbandwurm): metastasierende Zysten in Leber, Lunge und Gehirn
	  b) zystische Echinokokkose (E. granulosus – Hundbandwurm): expansive Zysten in Leber, Peritoneum, Milz
	• Listeriose (Listeria monocytogenes): Leberabszess
	• Pasteurellose (Pasteurella multocida): Enteritis, Peritonitis, intraabdomineller Abszess

BK 3103 Wurmkrankheit der Bergleute, verursacht durch Ankylostoma	Oberbauchbeschwerden, Koliken und evtl. Durchfälle. • Anguillula intestinalis (Strongyloides stercoralis): auch in gemäßigtem Klima im Untertage- oder Tunnelbau bei Einschleppung der Parasiten
BK 3104 Tropenkrankheiten, Fleckfieber	verschiedene Erkrankungen, teils mit Leberbeteiligung • in Tropen und Subtropen, auch importierte Infektionsquellen („Airportmalaria"), epidemiologische Situation teils schnellen Änderungen unterworfen • Amöbiasis (Entaemoeba histolytica): Amöbenenteritis, Ulkus, Leberabszess • Ebola-Virus-Fieber (Filovirus): u.a. gastro-intestinale Symptomatik • Faszioliasis (Fasciola hepatica; F. giganta): Oberbauchbeschwerden, obstruktive Gallengangserkrankung • Gelbfieber (Gelbfiebervirus): biphasischer Verlauf, in der zweiten Phase zunehmender Ikterus, Leberversagen • Japan-Enzephalitis (Flavivirus): grippal/gastrointestinale Prodromie • Malaria (insbesondere Plasmodium falciparum): hohes Fieber und u.a. gastro-intestinale Symptome • Marburg-Virus-Fieber (Filovirus): schwereres Krankheitsbild mit gastro-intestinalen Symptomen • Opisthorchiasis (chinesischer Leberegel und Katzenleberegel): -akut: Durchfall und epigastrische Beschwerden. -chronisch: intestinale Beschwerden infolge Verlegung der Gallengänge

Die tätigkeitsbezogene Expositionsanamnese sollte folgende Fragen umfassen:

- „Welche Ausbildung haben Sie?"
- „Welche Position nehmen Sie im Betrieb ein?"
- „Welche Tätigkeiten führen Sie aus? Mit welchen Gefahrstoffen kommen Sie in Kontakt?"
- „Werden die Beschwerden in tätigkeitsfreien Zeiten besser?"

Weiterhelfen kann ein Blick in das Gefahrstoffverzeichnis des Arbeitsbereichs. Die Arbeitsplatzbegehung ist essenziell, um eine Exposition mit schädigenden Gefahrstoffen abzuschätzen oder Unzulänglichkeiten im technischen Schutz oder in der persönlichen Schutzausrüstung zu erkennen. Weiterhin kann es Sinn machen, andere Beschäftigte des betreffenden Arbeitsplatzes auf Beschwerden zu anamnestizieren und mittels Blutentnahme oder bei Verdacht auf ein konkret schädigenden Gefahrstoff mittels Biomonitoring zu untersuchen.

Es ist nicht ungewöhnlich, wenn Bauchschmerzen (oder Bauchbeschwerden) keinem pathophysiologischen Korrelat zugeordnet werden können. In einer epidemiologischen Studie gaben 36,8 % aller Auszubildenden in der Befragung an, in den letzten drei Monaten a priori Bauchschmerzen gehabt zu haben (Roth-Isigkeit et al. 2010). Weiterhin können Bauchbeschwerden Ausdruck arbeitsbedingter psychischer Störungen bei posttraumatischen Belastungsstörungen, Burnout, Mobbing oder anderen sozialen Konflikten sein (Nowak u. Ochmann 2018). Solche Konstellationen sollten bedacht, angesprochen bzw. erfragt werden, um dann interdisziplinär zu begleiten und zu behandeln.

2.2 Biomonitoring

Besteht der Verdacht, dass Gefahrstoffmengen von Beschäftigten durch Einatmung (inhalativ), über die Haut (dermal) oder durch Ingestion (oral) aufgenommen worden sind, bietet sich ein Biomonitoring an. Biomonitoring gestattet Rückschlüsse u.a. auf die Wirksamkeit technischer, organisatorischer und persönlicher Schutzmaßnahmen und die individuelle Handhabung beim Umgang mit Gefahrstoffen (Arbeitsmedizinische Regel „Biomonitoring", AMR 6.2). Biomonitoring bedeutet die Untersuchung biologischen Materials zur Bestimmung von Gefahrstoffen, deren Metaboliten oder deren biochemischen oder biologischen Effektparametern.

Bei dem biologischen Untersuchungsmaterial handelt es sich meist um Blut oder Urin, welches zumutbar gewonnen werden kann. Die Probengewinnung ist zu einem Zeitpunkt vorzunehmen, der repräsentativ für die Exposition ist (z.B. nach Durchführung der betreffenden Tätigkeiten). Die Probengewinnung sollte kontaminationsfrei erfolgen und z.B. darauf geachtet werden, dass die Gewinnung von Urinproben nicht in Arbeitskleidung und erst nach Reinigung der Hände durchgeführt wird. Bei der Venenpunktion für eine Blutprobe zur Bestimmung von leichtflüchtigen organischen Substanzen erfolgt die Desinfektion mit einer Wasserstoffperoxidlösung (und nicht mit lösungsmittelhaltigen Desinfektionsmitteln).

Bei der Interpretation der Ergebnisse des Biomonitorings helfen biologische Grenzwerte (BGW) aus der Technischen Regel für Gefahrstoffe (TRGS 903) bzw. Biologische Arbeitsstoff-Toleranz-Werte (BAT). Diese Werte beschreiben die arbeitsmedizinisch-toxikologisch abgeleitete Konzentration eines Arbeitsstoffes oder seiner Metaboliten, bei der die Gesundheit von Beschäftigten im Allgemeinen bzw. auch bei wiederholter und langfristiger Exposition nicht beeinträchtigt wird. Diese Werte können somit dabei helfen, ob ein Gefahrstoff für Bauchschmerzen ursächlich sein könnte. Hilfreiche gefahrstoffbezogene Biomonitoring-Informationen sind im Biomonitoring-Auskunftssystem der Bundesanstalt für Arbeitsschutz und Arbeitsmedizin zu finden (BAuA 2021).

2.3 Abklärung einer unklaren Leberwerterhöhung

Leberwerterhöhungen sind bei arbeitsmedizinischen Blutentnahmen kein seltener Befund. Durch Anamnese und körperliche Untersuchung können Verdachtsdiagnosen bereits eingegrenzt werden. Tiefergehende Diagnostik inklusive abdomineller Sonographie, Elastographie und ggf. Leberbiopsie sind der gastroenterologischen Fachdisziplin vorbehalten.

Die Anamnese sollte Fragen zu bekannten Leberkrankungen, sonstigen Vorerkrankungen (z.B. Adipositas? Diabetes mellitus? Herzinsuffizienz?), Laborvorbefunden, Alkoholkonsum, Auslandsreisen, Medikamenten-/Nahrungsergänzungsmittel-Einnahme, Nadelstichverletzungen, Tattoos, Sexualverhalten, Drogenkonsum und zum Umgang mit lebertoxischen Stoffen beinhalten. Beschwerden-orientierte Fragen zielen auf Müdigkeit, Meteorismus und Juckreiz ab. Die körperliche Untersuchung kann Hinweise auf eine Leberzirrhose geben: u.a. Spider naevi, Palmarerythem, Ikterus, Kratzeffekte, Umgehungskreisläufe der Bauchwand, Aszites oder Gynäkomastie (Herold et al. 2019).

Die wichtigsten Laborparameter eines parenchymatösen Schadens sind die Leber-spezifische Alanin-Aminotransferase (ALT oder ALAT; früher Glutamat-Pyruvat-Transaminase GPT) und Aspartat-Aminotransferase (ASAT oder AST; früher Glutamat-Oxalacetat-Transaminase GOT). Marker einer Gallesekretionsstörung bzw. Cholestase sind die Leber-spezifische Gamma-Glutamyl-Transferase (GGT) und Bilirubin (Canbay et al. 2021). Für eine tiefergehende Abklärung in weiteren Schritten sind die Differenzierung direktes/indirektes Bilirubin, die Glutamatdehydrogenase (GLDH), alkalische Phosphatase (AP), die Bilirubinausscheidung im Urin und die Lebersyntheseparameter Albumin, Ammoniak, Cholinesterase und International Normalized Ratio (INR) notwendig. Bei Verdacht auf infektiöse Hepatiden sind entsprechende Marker zu bestimmen. Viren der Hepatitis A, B, C, D oder E sowie Herpes simplex virus (HSV), Epstein-Barr-Virus (EBV), Cytomegalievirus (CMV) oder Influenzavirus sind relevant und kommen bei erhöhten Risiken bestimmter Berufsgruppen häufiger vor (z.B. medizinisches Personal, Beschäftigte in der Kinderbetreuung).

Wichtig: trotz aktiver Virushepatitisinfektion können die Transaminasen (GOT und GPT) normal sein! Im Verdachtsfall müssen also die Hepatitis-Marker bestimmt werden (z.B.

HAV-AK, HBc-AK, HCV-AK). Weitere infektiöse Ursachen für Hepatitiden sind in *Tabelle 6* zu sehen.

Bei alkoholischen Lebererkrankungen ist typischerweise die GOT höher als die GPT, bei zusätzlich erhöhter GGT sowie erhöhtem mittlerem korpuskulärem Volumen (MCV, Mean Corpuscular Volume). Bei der Differenzialdiagnose von Leberwerterhöhungen sind systemische Erkrankungen mit Leberbeteiligung im Hinterkopf zu behalten: Zöliakie, chronisch entzündliche Darmerkrankungen, Herzmuskelerkrankungen, Lungenembolie mit Rechtsherzbelastung, Schilddrüsenerkrankungen und Morbus Addison. Der Ergänzung halber seien als Ursache für Leberwerterhöhungen die autoimmunen und cholestatischen Lebererkrankungen wie Autoimmunhepatitis (AIH), primär sklerosierende Cholangitis (PSC) und die primär biliäre Cholangitis (PBC) genannt, als auch metabolische (z.B. nicht-alkoholische Steatohepatitis – NASH) und Schwangerschaft-assoziierte Ursachen. Akuter Handlungs- und damit Einweisungsbedarf besteht bei neu aufgetretenem Ikterus mit Zeichen der hepatischen Enzephalopathie (Verwirrung, Konzentrationsstörungen) und/oder laborchemische Zeichen der eingeschränkten Lebersyntheseleistung.

Literatur

Arbeitsmedizinische Regel (AMR 6.2) (2014). Biomonitoring. GMBl Nr. 5: 91

Bundesanstalt für Arbeitsschutz und Arbeitssicherheit (2021). Biomonitoring-Auskunftssystem, Gefahrstoffbezogene Biomonitoring-Informationen. https://www.baua.de/DE/Themen/Arbeits gestaltung-im-Betrieb/Gefahrstoffe/Biomonitoring/Biomonitoring-Auskunftssystem/Biomoni toring-Auskunftssystem_node.html

Canbay A, Best J, Özçürümez M (2021). Leberwerte und Leberscores. Falk Foundation e.V. 6. Auflage. Freiburg. 5–37

Herold G und Mitarbeiter (2019). Innere Medizin. Eine Vorlesungsorientierte Darstellung. Kapitel Leber. Köln. 514–570

Lankisch PG, Mahlke R, Lübbers H (2009). Das akute Abdomen aus internistischer Sicht. Deutsches Ärzteblatt, cme-kompakt 46e–46i

Merkblätter zu den Berufskrankheiten für die ärztliche Untersuchung vom Bundesministerium für Arbeit und Soziales. Veröffentlicht im Bundesarbeitsblatt. https://www.baua.de/DE/Angebote/ Rechtstexte-und-Technische-Regeln/Berufskrankheiten/Merkblaetter.html?nn=8632148

Murali N, El Hayek SM (2021). Abdominal pain mimics. Emerg Med Clin N Am 39: 839–850

Natesan S, Lee J, Volkamer H, Thoureen T (2016). Evidence-based medicine approach to abdominal pain. Emerg Med Clin N Am 34: 165–190

Nowak D, Ochmann U (2018). Arbeitsmedizin. Das Wichtigste für Ärzte aller Fachrichtungen. 1. Auflage. 119–127. Elsevier Verlag, München

Roth-Isigkeit A, König IR, Weiler SW, Schwarzenberger J, Misek-Schneider K, Schmucker P (2010). Arbeitsmed Sozialmed Umweltmed 45: 116–122

Sabo CM, Grad S, Dumitrascu DL (2021). Chronic abdominal pain in general practice. Dig Dis 39: 606–614

Technische Regel für Gefahrstoffe (TRGS 903) (2021). Biologische Grenzwerte (BGW). GMBl 2013, 17: 364–372, zuletzt geändert und ergänzt 2021, GMBl 26: 599

16 Übelkeit und Erbrechen

RÜDIGER GÖRTZ

Zusammenfassung

Übelkeit und Erbrechen können im Rahmen einer – meist akuten – Intoxikation von Arbeitsplatz-bezogenen Gefahrstoffen auftreten. Weiterhin umfasst die Differenzialdiagnose von Übelkeit und Erbrechen nicht nur abdominelle Erkrankungen, sondern unter anderem auch metabolische, neurologische, gynäkologische, vestibuläre oder ophthalmologische Ursachen. Neben der abdominellen Palpation ist daher eine gezielte Anamnese wichtig.

1 Allgemeiner Teil

1.1 Definition

Übelkeit ist das unangenehme, primär schmerzlose Gefühl, sich übergeben zu müssen. Erbrechen ist ein organisierter Automatismus, der in einer forcierten Expulsion des Mageninhalts durch den Mund mündet. Erbrechen schützt den Körper vor gefährlichen verschluckten Substanzen. Übelkeit und Erbrechen senken die Lebensqualität deutlich (Scorza et al. 2007).

1.2 Epidemiologie

Unter den ersten zwanzig der vierzig häufigsten Einzeldiagnosen an Arbeitsunfähigkeits(AU)-Fällen und AU-Tagen im Jahr 2019 befinden sich die Bezeichnungen „Gastroenteritis und Kolitis nicht-infektiösen und infektiösen Ursprungs", „Gastritis/Duodenitis" und „Übelkeit/Erbrechen", die mit Übelkeit und Erbrechen in Zusammenhang stehen können. Diese machen zusammen 7,8 % der AU-Fälle und 2,9 % der AU-Tage aus (Meyer et al. 2020) und sind demnach für die Fehlzeiten von Beschäftigten relevant. Da diese Bezeichnungen im klinischen Alltag nicht immer sicher zuzuordnen sind oder Ausschlussdiagnosen beinhalten, sollte im Einzelfall an einen arbeitsmedizinischen Kontext gedacht werden.

1.3 Physiologie

Bei der Entstehung von Übelkeit und Erbrechen spielen verschiedene pathophysiologische Mechanismen eine Rolle – je nach Ätiologie, die sehr unterschiedlich sein kann (Tab. 1). Viszerale oder zentrale Afferenzen wirken direkt oder über den Inselkortex und Thalamus auf den Hirnstamm (Nucleus tractus solitarii). Viszerale Afferenzen können vom

Oropharynx, Muskuloskelettalsystem, Gastrointestinaltrakt, Herzen oder Gleichgewichts-system getriggert werden. Auch zentrale Reize im Hirnkortex über Assoziationen, sensori-sche oder visuelle Eindrücke können einwirken. Durch diese teils wechselseitigen Interak-tionen entsteht Übelkeit, die dorsalmotorische Vaguskerne stimulieren kann, die einen Brechvorgang initiieren. Erbrechen beinhaltet Muskelrelaxation des Magens, Tonuserhö-hung des Pylorus sowie Kontraktionen der Abdominalwand und des Zwerchfells. Während der Expulsion des Mageninhalts werden die Atmung gestoppt sowie Glottis und Stimm-bänder geschlossen. Schlüsselneurotransmitter und -hormone sind u.a. Histamin, Dopa-min, Serotonin, Acetylcholin, Substanz P, Kortisol, Beta-Endorphin und Vasopressin (Lacy et al. 2018). Übelkeit ist multidimensional und schwieriger zu kontrollieren als Erbrechen (Wickham 2020).

Tab. 1: Ausgewählte Differenzialdiagnosen von Übelkeit und Erbrechen nach Ätiologie

gastro-intestinal/abdominell	• entzündlich (z.B. Gastroenteritis, Pankreatitis) • Gallen-, Nierenkolik • Passagestörung (u.a. Ileus, diabetische Gastroparese) • obere Gastrointestinale Blutung • Tumorerkrankungen
neurologisch	• Migräne • Schädel-Hirn-Trauma • Meningitis, Enzephalitis
vestibulär	M. Menière
ophthalmologisch	Glaukom
ionisierende Strahlung	Ganzkörperbestrahlung
metabolisch	• Urämie • Ketoazidose
Intoxikationen und Medikamente	• Alkohol • Lebensmittelintoxikationen • Antibiotika, Opiate, Zytostatika • berufsbezogene Gefahrstoffe (auch pulmonale oder transdermale Aufnahme möglich)
gynäkologisch/endokrinologisch	Schwangerschaft
psychisch	Angst, Stress, psychogen

1.4 Klassifikation

Eine einheitliche Klassifikation für Übelkeit und Erbrechen existiert nicht. Bei Chemothera-pie-assoziierter Übelkeit wird „akut" innerhalb der ersten 24 Stunden nach Gabe der Che-motherapie, von „verzögert" später als 24 Stunden nach Gabe der Chemotherapie unter-schieden (Leitlinie der DGP 2014). Übelkeit und Erbrechen, die länger als vier Wochen andauern, werden als „chronisch" bezeichnet (Lazy et al. 2018).

Klinisch kann es hilfreich sein, das Erbrochene anhand der Inspektion zu unterscheiden und damit Hinweise auf die Ursache zu erhalten. Galliges Erbrechen weist auf eine Passagestörung hinter (aboral) der Papilla vateri hin. Fäkulentes Erbrechen (Miserere) kann gemäß Lehrbuch bei Ileus-Zuständen vorkommen. Das Kaffeesatz- oder Blut-Erbrechen kann eine obere Magen-Darm-Blutung signalisieren (Herold et al. 2019).

1.5 Vorgehen

So vielfältig die Ursachen für Übelkeit/Erbrechen auch sein mögen, ist es dennoch durch ein schrittweises Vorgehen inklusive Anamnese und körperlicher Untersuchung wichtig und möglich, akute, schwere Erkrankungen zu vermuten und dann eine Notfallabklärung zu erwirken.

Tab. 2: Schrittweiser diagnostischer Algorithmus bei Übelkeit und Erbrechen und mögliche Differenzial-diagnosen

		Differenzialdiagnosen
Symptome	Seit wann Übelkeit und/oder Erbrechen?	Tumorerkrankung
	Postprandial?	Magenausgangsstenose, Passagestörung
	Blutbeimengung?	obere Gastrointestinale Blutung
	Durchfall?	Gastroenteritis
	Ikterus?	Hepatitis
	Kopfschmerzen? Fieber?	Hirndruckerhöhung, Migräne, Meningitis
	Starke Schmerzen?	akutes Koronarsyndrom, Chole-/Urolithiasis, Glaukom
Anamnese	Lebensmittel? Umfeld betroffen?	Infektiös: Gastritis, Gastroenteritis
	Medikamente? Chemotherapie?	Nebenwirkungen, Intoxikationen
	Vorerkrankungen?	Urämie, Ketoazidose
	Voroperationen?	Ileus
	Trauma?	Schädel-Hirn-Trauma
	Amenorrhoe?	Schwangerschaft
	Kardiovaskuläre Risikofaktoren?	akutes Koronarsyndrom
körperliche Untersuchung	Immer abdominelle Palpation (!)	abdomineller Fokus/Ursache
	Peritonismus?	→ Notfallabklärung
weitere Diagnostik	meist fachspezifisch: Blutentnahme, abdomineller Ultraschall, ggf. Endoskopie und/oder Computertomographie	arbeitsmedizinische Differenzialdiagnose

Eine gezielte Symptomabfrage und erweiterte Anamnese kann schnell zu einer Verdachtsdiagnose führen *(Tab. 2)*. In den tabellarischen Übersichten sind einige mögliche Differenzialdiagnosen genannt. Dieser Überblick über typische Erkrankungen, die mit Übelkeit und/oder Erbrechen einhergehen, schließt ungewöhnliche Situationen nicht aus: eine akute Appendizitis, die sich allein mit Übelkeit ankündigt, ist nicht unbedingt typisch, aber aufgrund der Häufigkeit der Diagnose durchaus anzutreffen. Bei einer Vorstellung eines Mitarbeitenden mit ungewolltem Körpergewichtsverlust und Übelkeit in höherem Alter muss stets an eine Tumorerkrankung gedacht werden.

Tab. 3: Alarmzeichen („Red flags") bei Übelkeit und Erbrechen

Alarmzeichen („Red flags")	
	• Alter > 60 Jahre • Schwangere • Brustschmerzen • starke Bauchschmerzen • zerebrale Symptome • Immunsuppression • arterielle Hypotension • starke Dehydratation

In der Differenzialdiagnose von Übelkeit/Erbrechen gibt es mannigfaltige, extra-intestinale Ursachen wie z.B. Schwangerschaft, Hirndruckerhöhung, Glaukomanfall, Morbus Menière (mit Drehschwindel) oder metabolische Erkrankungen. Ursächlich kardiovaskuläre Differenzialdiagnosen wie ein akutes Koronarsyndrom, seltener Aortendissektion oder Mesenterialischämie (meist mit Bauchschmerzen) können mit Übelkeit einhergehen und sind potenziell lebensbedrohlich. In erster Linie steht bei Übelkeit und Erbrechen ein gastrointestinaler Infekt im Fokus. Fragen nach anderen betroffenen Personen im Umfeld, nach verzehrten Lebensmitteln (z.B. Wurstwaren oder Eiersalat) oder Auslandsaufenthalte können diesen Verdacht eingrenzen. Unbedingt ist das Abdomen palpatorisch zu untersuchen, um einen fokalen Schmerz und Peritonismus zu erfassen. Insgesamt ist bei entsprechender Verdachtsdiagnose, Peritonismus in der körperlichen Untersuchung oder anderen Alarmzeichen, wie z.B. zerebrale Symptome, Immunsuppression oder starke Dehydratation, die Notfallabklärung und Einweisung in eine spezifische Fachabteilung indiziert *(Tab. 3)*.

Tab. 4: Berufskrankheiten-Relevanz bei Übelkeit und/oder Erbrechen (bei fehlender Expositionsangabe *siehe auch Tabelle 5 im Kapitel „Bauchschmerzen"*)

Berufskrankheit	Symptome Exposition (= in Aufzählungspunkten)
BK 1101 Erkrankungen durch Blei oder seine Verbindungen	Bleikoliken, vorwiegend im Oberbauch mit Obstipation, Brechreiz oder Erbrechen. Anämie. Ulcera im Magen oder Zwölffingerdarm.
BK 1102 Erkrankungen durch Queck-silber oder seine Verbindungen	Schwere Krankheitssymptome u.a. Salivation, Brennen in der Speiseröhre, Erbrechen, mit blutigen Diarrhoen und Schleimhautnekrosen in Dünn- und Dickdarm.
BK 1103 Erkrankungen durch Chrom oder seine Verbindungen	Akut durch Chrom(VI)-Verbindungen: Übelkeit, Schluckbeschwerden, eine sofortige Gelbverfärbung der Mundschleimhaut, Erbrechen und blutige Durchfälle (orale oder perkutane Aufnahme). • die Glanz- und Hartverchromung in der Galvanotechnik • in der Lithographie, der fotografischen Industrie, der Textil- und Teppich-industrie, der Glas- und keramischen Industrie, bei der Herstellung von Feuerwerkskörpern und Zündhölzern sowie von Pflanzenleimen
BK 1104 Erkrankungen durch Cadmium oder seine Verbindungen	Akut nach einer Latenzzeit: bei vorwiegend pulmonaler Aufnahme: Kopf-schmerzen, Schwindel, Übelkeit, starkes Durstgefühl sowie Trockenheit im Hals. Bei peroraler Resorption: Erbrechen und Diarrhoen. • Herstellen von Kontrollstäben in Atomreaktoren, Cadmiumlegierungen, Nickel-Cadmium-Akkumulatoren (Stahlakkumulatoren), Cadmiumüber-zügen mittels Elektrolyse sowie von Cadmiumfarbstoffen, wie Cadmium-gelb und Cadmiumrot • Schweißen, Schmelzen und Schneiden von mit Cadmium überzoge-nen, legierten sowie verunreinigten Metallen
BK 1106 Erkrankungen durch Thallium (Tl) oder seine Verbindungen	Brechreiz, Appetitlosigkeit, Obstipation, zum Teil starker Durst und Erbre-chen (farb-, geruch- und geschmacklos, unbemerkte Aufnahme möglich). • Gewinnung von Tl als auch bei der Herstellung, Verarbeitung und Ver-wendung von Tl-Verbindungen und thalliumhaltigen Präparaten • Glas-, Farben- und pyrotechnische Industrie • Schädlingsbekämpfung • Enthaarungsmittel
BK 1108 Erkrankungen durch Arsen (As) oder seine Verbindungen	Kopfschmerzen, Übelkeit, Brechreiz, Leibschmerzen und blutige Verfär-bung des Urins (Arsenwasserstoff (AsH_3)). • Beizen von Metallen mit arsenhaltiger Schwefel- oder Salzsäure • Nassbearbeitung von Erzen und Schlacken • bei Feuchtigkeit auf Ferrosilicium, das mit As und Phosphiden verunrei-nigt ist, kann Arsenwasserstoff neben Phosphorwasserstoff entstehen
BK 1109 Erkrankungen durch Phosphor oder seine anorganischen Verbindungen	Nach oraler Aufnahme: schwere gastrointestinale Störungen mit abdomi-nellen Schmerzen und Erbrechen. Hepatotoxizität.

Tab. 4: Berufskrankheiten-Relevanz bei Übelkeit und/oder Erbrechen (bei fehlender Expositionsangabe *siehe auch Tabelle 5 im Kapitel „Bauchschmerzen")* *(Forts.)*

Berufskrankheit	Symptome Exposition (= in Aufzählungspunkten)
BK 1202 Erkrankungen durch Schwefelwasserstoff (H_2S)	Schwindel, Kopfschmerzen, Schlafstörungen, Übelkeit, Speichelfluss, Brechreiz, Metallgeschmack, Appetitlosigkeit, Diarrhoe und Gewichtsabnahme. • dort, wo menschliche, tierische oder pflanzliche Materie in Fäulnis übergeht (z.B. in Brunnenschächten, Jauchegruben und Abwasserkanälen, in Schlammböden, Faulgruben von Abdeckereien und Gerbereien, Friedhofsgrüften, in Abwässern von Zuckerfabriken, Gelatinefabriken sowie in Kohlegruben, Gips- und Schwefelbergwerken) • Herstellung von Salz- und Schwefelsäure, Schwefelkohlenstoff, Schwefelfarben und anderen chemischen Substanzen • Austritt in Hochöfen, Erdölraffinerien, in Gaswerken, Kokereien sowie insbesondere auch in der Viskoseindustrie (Zellwoll-, Zellglas-, Kunstseideherstellung)
BK 1302 Erkrankungen durch Halogenkohlenwasserstoffe	Chlorierte Kohlenwasserstoffe: neurologische Symptome, u.a. Unruhe, Parästhesien im Mundbereich, Schwindel und Übelkeit, Kopfschmerzen, Verwirrtheit und Tremor.
BK 1304 Erkrankungen durch Nitro- oder Aminoverbindungen des Benzols oder seiner Homologe oder ihrer Abkömmlinge	u.a. Müdigkeit, Übelkeit, Kopfschmerzen und Dyspnoe. Blaugraue Färbung der Haut. • bestimmte Zweige der chemischen Industrie, insbesondere Farbstoff- und Sprengstoffindustrie, sowie pharmazeutischer Betriebe • für die Fertigung fotografischer Produkte • Imprägnierbetriebe, Pelzfärbereien, Seifen-, Parfümerie-, Riechstoff- und Schuhcremefabriken
BK 1306 Erkrankungen durch Methylalkohol (Methanol)	nach einer Latenzzeit: Rauschzustände, Schwindel, Benommenheit und Kopfschmerzen zu Brennen in der Speiseröhre, kolikartige Leibschmerzen, Brechreiz und evtl. Erbrechen.
BK 1307 Erkrankungen durch organische Phosphorverbindungen	Cholinerge Wirkung mit u.a. zentralnervöse Symptomatik und Leibschmerzen, Übelkeit und Erbrechen. • als Weichmacher, Härter und Beschleuniger bei der Herstellung von Kunststoffen und Lacken oder ferner als Emulgatoren, Flammschutz-, Flotations- und Netzmittel, Hydraulikflüssigkeiten, Schmieröladditive, Antiklopfmittel • Insektizide auf Phosphorsäureesterbasis (industrielle Herstellung, Formulierung und Abfüllung), auch im Rahmen der Schädlingsbekämpfung oder Wiederverwendung leerer Flaschen und Behälter • Tri-Alkylphosphat als Extraktionsmittel zur Abtrennung von Uran- und anderen Metallionen aus wäßrigen Lösungen
BK 1310 Erkrankungen durch halogenierte Alkyl-, Aryl- oder Alkylaryloxide	Dichlordiethylether: Schleimhautreizungen, Übelkeit und Brechreiz. Lebertoxizität.

Tab. 4: Berufskrankheiten-Relevanz bei Übelkeit und/oder Erbrechen (bei fehlender Expositionsangabe *siehe auch Tabelle 5 im Kapitel „Bauchschmerzen") (Forts.)*

Berufskrankheit	Symptome Exposition (= in Aufzählungspunkten)
BK 1314 Erkrankungen durch para-tertiär-Butylphenol (ptBP)	Kopfschmerzen, Müdigkeit, Schwindelgefühl und Erbrechen. • Kautschukverarbeitung, Mineralölkonfektionierung • Schuh- und Automobilindustrie (durch Klebstoffe wie z.B. Neoprenkleber, Polychloroprenkleber) sowie durch ptBP-Formaldehyd-Kunstharze
BK 1316 Erkrankungen der Leber durch Dimethylformamid	Leberzellschädigung mit im Verlauf Übelkeit und Erbrechen.
BK 1317 Polyneuropathie und Enzephalopathie durch organische Lösungsmittel oder deren Gemische	Pränarkotische Symptome (u.a. Benommenheit, Übelkeit, Brechreiz). • Metall-, Textil- und Kunststoffindustrie • Herstellung von Farben, Lacken, Klebstoffen, Holzschutzmitteln, Gummilösungen • bei chemischen Reaktionen • Auftragen von Polyesterharzen • Bodenleger, Parkettverleger, Handlaminierer, teilweise Tankreiniger
BK 2402 Erkrankungen durch ionisierende Strahlung	Akutes Strahlensyndrom nach Ganzkörperbestrahlung: u.a. mit Kopfschmerzen, Übelkeit, Brechreiz, Abgeschlagenheit. • direkte oder indirekte Röntgenstrahlen, z.B. im Bereich der Medizin, bei der Materialprüfung, in der Röntgenapparate- oder -röhrenindustrie • Radionuklide, z.B. bei der medizinischen Diagnostik oder Therapie, bei wissenschaftlichen Untersuchungen, bei der Werkstoffprüfung, bei bestimmten Messverfahren, bei der industriellen Verarbeitung und Anwendung von Radionukliden sowie bei Tätigkeiten im Uranbergbau und in kerntechnischen Anlagen • in Atomreaktor- und Teilchenbeschleunigerbetrieben
BK 4105 Durch Asbest verursachtes Mesotheliom des Rippenfells, des Bauchfells oder des Perikards	Bauchbeschwerden, Obstipation und Aszites kommen beim Peritonealmesotheliom vor. Die Latenzzeit von Exposition zur Mesotheliomentstehung beträgt meist mehr als 10 bis 15 Jahre. • zahlreiche Kontaktmöglichkeiten bei der Herstellung, Verarbeitung von Asbest oder Asbestprodukten (siehe Kapitel Lunge)
BK 3102 Von Tieren auf Menschen übertragbare Krankheiten	Durchfall, Fieber, Erbrechen. • enterohämorrhagische Escherichia coli (EHEC), Inkubation 3-4 Tage, bei (Lebensmitteln aus) Rind, Schaf, Ziege; Kartoffeln, Salatsauce, Apfelmus • Salmonellosen, Inkubation 5-72 Stunden, bei Schlachttieren, Geflügel (auch kontaminierte Hühnereier), Vögeln, Heimtieren, Nagern, kontaminierten Lebensmitteln
BK 3103 Wurmkrankheit der Bergleute, verursacht durch Ankylostoma	Übelkeit, Erbrechen und gelegentlich Blutbeimengungen im Stuhl. Eosinophilie und Anämie. • Ankylostoma duodenale über verunreinigtes Wasser

Im ärztlichen Alltag sind Lebensmittelintoxikationen oder virale Infekte häufig, die mit Übelkeit/Erbrechen, Durchfall und/oder Obstipation einhergehen. Diese lassen sich jedoch anamnestisch oder laborchemisch nicht „beweisen", sondern bleiben als „Ausschlussdiagnose" stehen. Bei rezidivierender oder langanhaltend-chronischer Übelkeit sollte, wenn noch nicht geschehen, eine fachärztliche Abklärung erfolgen, da zahlreiche chronische Erkrankungen mit Übelkeit einhergehen können. Besteht nach ärztlicher Abwägung kein akuter Handlungsbedarf, sollte vor Entlassung des/der Beschäftigten aus dem arbeitsmedizinischen Gespräch darauf hingewiesen werden, dass bei akuter Verschlechterung des Gesundheitszustands im Verlauf erneut ärztliche Hilfe aufgesucht werden sollte.

2 Spezieller Teil

2.1 Abklärung von Übelkeit und/oder Erbrechen

Bei akuten Ereignissen, wie ungewollter Kontakt zu einem ausgetretenen Gefahrstoff oder Schädel-Hirn-Trauma wegen eines Unfalls auf der Arbeit, ist die Zuordnung von Übelkeit zur Erkrankung bzw. zum Ereignis leicht herzustellen. Solche Situationen können potenziell lebensbedrohlich sein oder sich dahin entwickeln. Starkes Erbrechen kann zu Exsikkose, Elektrolytverschiebungen oder Aspiration und dann zu Schock oder Herzrhythmusstörungen führen. Die toxische Wirkung von aufgenommenen Gefahrstoffen kann direkt die Hirnfunktionen beeinträchtigen und in Bewusstlosigkeit und Koma übergehen. In Einzelsituationen in Großbetrieben können durch eine mögliche Havarie oder Explosion mehrere Mitarbeitende gleichzeitig betroffen sein. Ein Betrieb mit solch einem Gefahrenprofil sollte hierauf vorbereitet sein. Nebenbei bemerkt: Erbrechen zu provozieren nach ingestierten toxischen Stoffen (u.a. Laugen oder Säuren) ist obsolet. Das Vorhalten von möglichen Antidota oder Carbo medicalis ist sinnvoll.

Falls ein Akutereignis fehlt oder bei schwankenden Beschwerden, ist es schwieriger, einen Arbeitsplatzbezug von Symptomen wie Übelkeit oder Erbrechen herzustellen. Wenn der/die Beschäftigte den Bezug zur Arbeit selbst nicht vermutet, werden Beschwerden nicht von selbst geäußert. Es ist demnach hilfreich, während Vorsorgegesprächen z.B. von Mitarbeitenden in der pharmazeutischen Produktion (Lösungsmittel) oder aus Schädlingsbekämpfungsbetrieben (Insektizide) aktiv nach spezifischen Beschwerden wie Übelkeit oder Erbrechen zu fragen. Wegweisend kann auch sein, dass Beschwerden vor allem während Arbeitsphasen auftreten und sich im Urlaub oder in Ruhephasen bessern.

Für Übelkeit ursächliche Gefahrstoffe können farb- und geruchlos sein (wie z.B. Quecksilberdampf, Arsenwasserstoff, Thallium oder roter Phosphor) und unbemerkt aufgenommen werden. Der Resorptionsmodus erfolgt meist über die Lunge (gasförmig), aber auch transdermal (z.B. Bleialkyle, Dimethylformamid) über Kontamination oder fehlerhafte persönliche Schutzausrüstung (PSA) oder anteilig über den Magen-Darm-Trakt per Ingestion (z.B. Quecksilber, Chrom).

In der arbeitsmedizinischen Anamnese sollten genau die durchgeführten Tätigkeiten und möglichen Kontaktquellen zu Gefahrstoffen erfragt werden. Eine gezielte Arbeitsplatzbegehung kann Vermutungen objektivieren oder weitere Hinweise geben. Vielleicht gibt es im Umfeld des betreffenden Arbeitsplatzes andere Mitarbeitende, die ebenfalls unter Übelkeit leiden. Ggf. ist ein Biomonitoring bei Verdacht auf einen ursächlichen Gefahrstoff zu empfehlen. Hier sei auf das Biomonitoring-Auskunftssystem der Bundesanstalt für Arbeitsschutz und Arbeitsmedizin verwiesen (BAuA 2021).

Abschließend sei noch erwähnt, dass ein Arbeitsunfall oder der Verdacht auf eine Berufskrankheit der zugehörigen Berufsgenossenschaft zu melden ist. Ein tabellarischer Überblick über Stoffe oder Verbindungen, die eine Berufskrankheiten-Relevanz besitzen, zeigt *Tabelle 4*.

Tab. 5: Namentliche Meldung und Tätigkeits- und Beschäftigungsverbot sowie Belehrung und Bescheinigung nach Infektionsschutzgesetz

Paragraph IfSG	Betreff	Details
§ 6 namentliche Meldung	der Verdacht einer Erkrankung, die Erkrankung sowie der Tod	• Botulismus, Cholera, Diphtherie, humane spongiforme Enzephalopathie, akute Virushepatitis, enteropathisches hämolytisch-urämisches Syndrom (HUS), virusbedingtes hämorrhagisches Fieber, Keuchhusten, Masern, Meningokokken-Meningitis oder -Sepsis, Milzbrand, Mumps, Pest, Poliomyelitis, Röteln einschließlich Rötelnembryopathie, Tollwut, Typhus abdominalis oder Paratyphus, Windpocken, zoonotische Influenza, Coronavirus-Krankheit-2019 (COVID-19)
	die Erkrankung und der Tod	• behandlungsbedürftige Tuberkulose • Clostridioides-difficile-Infektion mit klinisch schwerem Verlauf
	der Verdacht auf und die Erkrankung, wenn eine Person betroffen ist, die eine Tätigkeit im Sinne des § 42 Abs. 1 ausübt	• mikrobiell bedingte Lebensmittelvergiftung • akute infektiöse Gastroenteritis
§ 42.1 Tätigkeits- und Beschäftigungsverbote	betrifft Personen, • die Lebensmittel herstellen, behandeln oder inverkehrbringen, wenn sie dabei mit diesen in Berührung kommen • in Küchen von Gaststätten und sonstigen Einrichtungen mit oder zur Gemeinschaftsverpflegung.	• (Verdacht auf) Erkrankungen mit Typhus abdominalis, Paratyphus, Cholera, Shigellenruhr, Salmonellose, einer anderen infektiösen Gastroenteritis oder Virushepatitis A oder E • infizierte Wunden oder Hautkrankheiten, bei denen die Möglichkeit besteht, dass deren Krankheitserreger über Lebensmittel übertragen werden können • Ausscheider von Shigellen, Salmonellen, enterohämorrhagische Escherichia coli oder Choleravibrionen

Tab. 5: Namentliche Meldung und Tätigkeits- und Beschäftigungsverbot sowie Belehrung und Bescheinigung nach Infektionsschutzgesetz *(Forts.)*

Paragraph IfSG	Betreff	Details
§ 42.2 Lebensmittel	Lebensmittel im Sinne § 42.1	• Fleisch, Geflügelfleisch, Milch, Fische, Krebse oder Weichtiere und je Erzeugnisse daraus, Eiprodukte • Säuglings- und Kleinkindernahrung • Speiseeis und Speiseeishalberzeugnisse • Backwaren mit nicht durchgebackener oder durcherhitzter Füllung oder Auflage • Feinkost-, Rohkost- und Kartoffelsalate, Marinaden, Mayonnaisen, andere emulgierte Soßen, Nahrungshefen • Sprossen und Keimlinge zum Rohverzehr sowie Samen zur Herstellung von Sprossen und Keimlingen zum Rohverzehr
§ 43	vor erstmaliger, gewerbsmäßiger Ausübung und Beschäftigung (§ 42.1)	Nachweis mittels max. 3 Monate alter Bescheinigung über • Belehrung über Inhalte nach § 42 • schriftliche Selbst-Erklärung, dass keine Tatsachen für Tätigkeitsverbote vorliegen
	nach Aufnahme der Tätigkeiten	• bei Auftreten von Hinderungsgründen nach § 42.1 Pflicht der unverzüglichen Mitteilung an den Arbeitgeber oder Dienstherrn • der Arbeitgeber oder Dienstherr hat daraufhin unverzüglich erforderliche Maßnahmen zur Verhinderung der Weiterverbreitung der Krankheitserreger einzuleiten • Belehrung alle 2 Jahre

2.1 Besonderheiten bei Übelkeit und Erbrechen in Zusammenhang mit dem Infektionsschutzgesetz (IfSG)

Personen, die Umgang mit Lebensmitteln haben, unterliegen gesetzlichen Vorgaben des Infektionsschutzgesetzes (IfSG §§ 42+43) mit Möglichkeit von Tätigkeits- und Beschäftigungsverboten und Vorgaben zur Belehrung und deren Bescheinigung. Dies betrifft Personen, die in Küchen von Gaststätten und sonstigen Einrichtungen mit oder zur Gemeinschaftsverpflegung arbeiten oder bestimmte Lebensmittel (§ 42.2) herstellen, behandeln oder inverkehrbringen, wenn sie dabei mit diesen in Berührung kommen *(Tab. 5)*.

Konkret genannt werden folgende Erkrankungen oder Verdacht auf diese (§ 42.1): Typhus abdominalis, Paratyphus, Cholera, Shigellenruhr, Salmonellose, eine andere infektiöse Gastroenteritis oder Virushepatitis A oder E. Ebenso relevant sind infizierte Wunden oder Hautkrankheiten, bei denen die Möglichkeit besteht, dass deren Krankheitserreger über Lebensmittel übertragen werden können. Ausscheider von Krankheitserregern wie Shigellen, Salmonellen, enterohämorrhagische Escherichia coli oder Choleravibrionen sind eingeschlossen. Da in der Regel diagnostische Maßnahmen wie Stuhlkultur oder Laborserologien erst nach klinischer Symptomatik erfolgen und verzögert Ergebnisse liefern, ist eine betroffene Person schon bei klinischem Verdacht entsprechend arbeitsmedizinisch zu beraten. D.h. bei Übelkeit und/oder Erbrechen und V.a. auf eine infektiöse Genese (häufig Gastroenteritis) ist auf das Tätigkeitsverbot hinzuweisen.

Nach § 43 sind Mitarbeitende verpflichtet, Hinderungsgründe unverzüglich dem Arbeitgeber mitzuteilen, der wiederum unverzüglich Maßnahmen zur Verhinderung der Verbreitung von Krankheitserregern einleitet. Die betreuende Arbeitsmedizinerin, der betreuende Arbeitsmediziner ist verpflichtet, dem Gesundheitsamt zu melden und Mitarbeitende und Arbeitgeber unter Wahrung der ärztlichen Schweigepflicht zu beraten.

Darüberhinaus hat nach § 43 des IfSG über diese gesetzlichen Inhalte vor Tätigkeitsbeginn und alle 2 Jahre eine Belehrung durch das Gesundheitsamt oder durch eine/r vom Gesundheitsamt beauftragte Ärztin, beauftragter Arzt zu erfolgen. Ergänzend sei erwähnt, dass nach § 6 des IfSG bereits der Verdacht auf bestimmte Krankheiten eine namentliche Meldung bedingt: z.B. Cholera, akute Virushepatitiden, enteropathisches hämolytischurämisches Syndrom, Typhus abdominalis oder Paratyphus oder eine nachgewiesene schwere Clostridium difficile-Infektion. Mikrobiell bedingte Lebensmittelvergiftungen oder akute infektiöse Gastroenteritis gehören zur Meldepflicht dazu, wenn die Beschäftigten Tätigkeiten mit Lebensmitteln wie oben beschrieben nach § 42 ausüben.

Literatur

Bundesanstalt für Arbeitsschutz und Arbeitssicherheit (2021). Biomonitoring-Auskunftssystem, Gefahrstoffbezogene Biomonitoring-Informationen. https://www.baua.de/DE/Themen/Arbeitsgestaltung-im-Betrieb/Gefahrstoffe/Biomonitoring/Biomonitoring-Auskunftssystem/Biomonitoring-Auskunftssystem_node.html

Deutsche Gesellschaft für Palliativmedizin (2014). Leitlinien der DGP Sektion Pflege: Übelkeit und Erbrechen. 1–16. https://www.dgpalliativmedizin.de/images/stories/pdf/Leitlinie_%C3%9Cbelkeit_Erbrechen_end.pdf

Herold G und Mitarbeiter (2019). Innere Medizin. Eine vorlesungsorientierte Darstellung. Kapitel Leber. Köln. 432–452

Gesetz zur Verhütung und Bekämpfung von Infektionskrankheiten beim Menschen (Infektionsschutzgesetz – IfSG) (2021). vom 20. Juli 2000 (BGBl I S. 1045), zuletzt geändert durch Artikel 2 des Gesetzes vom 10. Dezember 2021 (BGBl I S. 5162)

Lacy BE, Parkman HP, Camilleri M (2018). Chronic nausea and vomiting: evaluation and treatment. Am J Gastroenterol 113: 647–659. https://doi.org/10.1038/s41395-018-0039-2

Merkblätter zu den Berufskrankheiten für die ärztliche Untersuchung vom Bundesministerium für Arbeit und Soziales. Veröffentlicht im Bundesarbeitsblatt.

Meyer M, Wiegand S, Schenkel A (2020). Krankheitsbedingte Fehlzeiten in der deutschen Wirtschaft im Jahr 2019. Fehlzeiten-Report 2020. Springer Verlag. 365-444. https://doi.org/10.1007/978-3-662-61524-9_23

Scorza K, Williams A, Phillips JD, Shaw J (2007). Evaluation of Nausea and Vomiting. Am Fam Physician 76; 76–84

Wickham RJ (2020). Revisiting the physiology of nausea and vomiting – challenging the paradigm. Supportive Care in Cancer 28: 13–21. https://doi.org/10.1007/s00520-019-05012-8

17 Handekzem

Cara Symanzik, Christoph Skudlik und Swen Malte John

Zusammenfassung

Berufliche Handekzeme führten – vor der COVID-19-Pandemie – seit langem die Meldungen beruflicher Erkrankungen an und treten entsprechend häufig in der betriebsärztlichen Praxis auf. Durch die Berufskrankheiten (BK)-Rechtsreform zum 1.1.2021 wird dies in der Zukunft sogar noch häufiger der Fall sein und viele Betriebsärzte werden zum ersten Mal Beschäftigte mit anerkannter Berufskrankheit BK Nr. 5101 (*„Schwere oder wiederholt rückfällige Hauterkrankungen"*) beraten müssen, da mit dem Wegfall des sogenannten Unterlassungszwangs eine Berufskrankheit im Sinne der BK Nr. 5101 auch anerkannt werden kann, wenn die schädigende Tätigkeit nicht aufgegeben wurde. Dies im Zusammenhang mit der Verschärfung der Aufklärungspflicht von betroffenen Beschäftigten (SGB 7; § 9, Abs.4[2]) stellt eine besondere Herausforderung für Unfallversicherungträger, aber auch für die Arbeitsmedizin da. Im Vordergrund sollte die frühzeitige Meldung von Verdachtsfällen beruflicher Hauterkrankungen mit dem Hautarztbericht (F 6050) oder dem betriebsärztlichen Gefährdungsbericht Haut (F 6060–5101) stehen, um Beschäftigten den Zugang zu den umfangreichen für Hauterkrankte geschaffenen Möglichkeiten der Individualprävention, die sich als hochwirksam erwiesen haben, zu ermöglichen (z.B. ambulante dermatologische Versorgung, Hautschutzseminare, stationäre Heilverfahren etc.). Dieses Präventionskonzept der Unfallversicherungträger (*„Verfahren Haut der Deutschen Gesetzlichen Unfallversicherung [DGUV]"*) hat sich in den letzten Jahrzehnten zum Paradefall erfolgreicher Prävention entwickelt. Dies hängt maßgeblich mit den zunehmend früher einsetzenden Maßnahmen der Individualprävention zusammen, aber auch mit der insgesamt guten Rückbildungsfähigkeit von Hauterkrankungen bei adäquatem Hautschutz, regelmäßiger Hautpflege und konsequenter Therapie, sowie der Beurteilbarkeit der Wirksamkeit von Präventionsbemühungen ohne Zuhilfenahme von invasiver Diagnostik oder technischen Gerätschaften. Den Erfolg sieht schließlich der Patient ebenso wie der Betriebsarzt und der Arbeitgeber.

1 Allgemeiner Teil

1.1 Definition und Epidemiologie

Mit Abstand die meisten berufsbedingten Hauterkrankungen *(Abb. 1)* manifestieren sich – mit einem Anteil von 90–95 % – als Ekzemerkrankungen (John 2018). Als berufsbedingte Ekzemerkrankung ist eine entzündliche Reaktion der Epidermis und Dermis zu bezeichnen, die entweder ausschließlich durch berufliche Einflussfaktoren verursacht worden ist oder bei der solche Faktoren zumindest wesentlich zu der entzündlichen Reaktion der

Haut beigetragen haben, beziehungsweise vorbestehende Hautveränderungen sich berufsabhängig wesentlich verschlechtert haben. Berufsbedingte Ekzeme betreffen zu 80–90 % ausschließlich die Hände (Skudlik u. John 2020a), gelegentlich breiten sie sich auf die Unterarme und andere Körperpartien aus. *Tabelle 1* fasst zusammen, wann an berufsbedingte Ekzemerkrankungen zu denken ist.

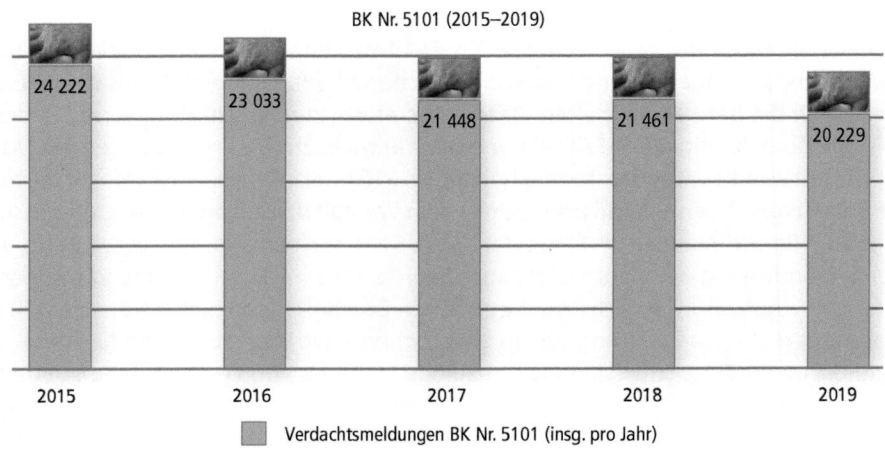

Abb. 1: Berufliche entzündliche Dermatosen (Berufskrankheit, BK Nr. 5101): „Schwere oder wiederholt rückfällige Hauterkrankungen") sind – seit 2020 nach COVID-19-Infektionen i.S. einer BK Nr. 3101 (Infektionskrankheiten, wenn der Versicherte im Gesundheitsdienst, in der Wohlfahrtspflege oder in einem Laboratorium tätig oder durch eine andere Tätigkeit der Infektionsgefahr in ähnlichem Maße besonders ausgesetzt war) – die häufigsten gemeldeten beruflichen Erkrankungen. Zu über 90 % handelt es sich dabei um Handekzeme. Die Verdachtsmeldungen hinsichtlich der BK 5101 sind leicht rückläufig, möglicherweise infolge des Erfolgs von Präventionsmaßnahmen.

Tab. 1: Hinweise für möglicherweise berufsbedingte Ekzemerkrankungen. Tabelle in Anlehnung an John (2001)

- Das Ekzem ist erstmals während der Berufstätigkeit aufgetreten.
- Der Verlauf ist arbeitsabhängig.
- Insbesondere in der Initialphase kam es zu einer deutlichen Verbesserung der Hautveränderungen in arbeitsfreien Zeiten.
- Am Arbeitsplatz besteht eine Exposition z.B. gegen Irritanzien oder Allergenen.
- Es handelt sich um einen der klassischen hautbelastenden Risikoberufe.

1.2 Pathophysiologie und Klassifikation

1.2.1 Generelle Aspekte

Es ist zu unterscheiden zwischen berufsbedingten Kontaktekzemen (allergisch oder irritativ, Mischformen) und berufsbedingten endogenen Dermatosen, die sich pathogenetisch neben den beruflichen Einflüssen wesentlich auf anlagebedingter, schicksalhafter Basis entwickeln. Unter Letztgenannten sind diverse atopische Hautmanifestationen, speziell atopische Handekzeme, von überwiegender Bedeutung (Ruff et al. 2018, Breuer u. Werfel 2019, Gorris u. Kinaciyan 2020), auf die deshalb eingegangen werden soll.

Atopische Handekzeme können sich berufsbedingt erstmanifestieren oder berufsbedingt eine Verschlimmerung erfahren. Eine Reihe von weiteren Faktoren wie zum Beispiel bakterielle Superinfektion, nicht selten mit Nosokomialkeimen wie MRSA (Brans et al. 2016), oder Pilzbesiedelung entzündlich veränderter Hautareale komplizieren solche Krankheitsbilder häufig; dies sollte auch bei der Diagnostik Berücksichtigung finden.

Im Wesentlichen sind es also die in *Abbildung 2* dargestellten drei pathogenetischen Faktoren, die bei berufsbedingten Handekzemen einzeln oder in Kombination auftreten können und in ihrer Bedeutung für das Krankheitsbild aus medizinischer Sicht gewürdigt werden müssen. Nicht selten finden sich Krankheitsbilder, die im Bereich der Schnittmengen dieser drei pathogenetischen Faktoren liegen, die diagnostisch und versicherungsrechtlich zu bewerten sind; sogenannte Hybriddermatitis (Fritze u. Mehrhoff 2012).

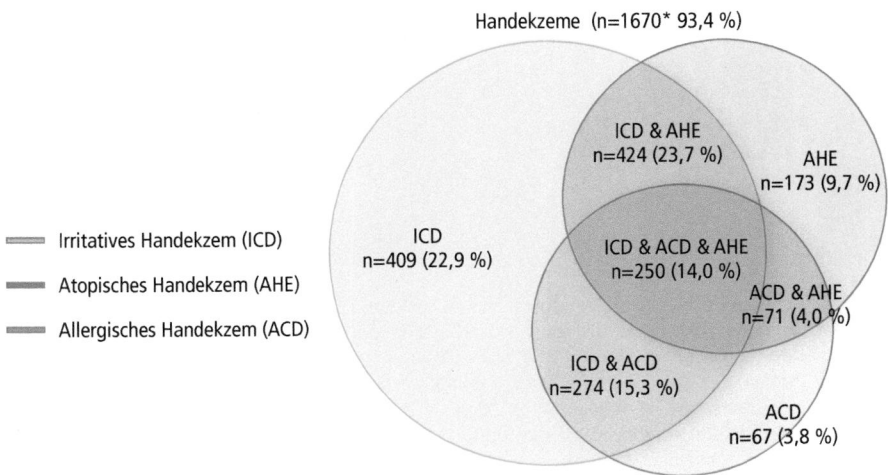

Abb. 2: Gewichtung der drei pathogenetischen Hauptfaktoren (irritative, allergische, atopische Genese) in einem Kollektiv von 1 670 mit an schweren beruflichen Handekzemen erkrankten Beschäftigten. Es wird deutlich, wie häufig mehrere Ätiologien für die Ausprägung eines Handekzems verantwortlich sind (sogenannte Hybridekzeme). Aufgrund klinischer Phänomenologie sind die unterschiedlichen Ätiologien nicht differenzierbar; sie können nur auf der Basis einer differenzierten Diagnostik voneinander abgegrenzt werden. Abbildung entnommen aus Skudlik et al. (2012).

Die ärztliche Aufgabe ist deshalb anspruchsvoll, weil den heterogenen Ursachen von berufsbedingten Hauterkrankungen nur begrenzte Reaktionsmöglichkeiten des Integuments gegenüberstehen. Die vergleichsweise uniforme klinische Antwort des Hautorgans auf Noxen erlaubt es deshalb vielfach nicht, allein aufgrund klinischer Befunde eine sichere Zuordnung zu spezifischen pathogenetischen Auslösern zu treffen.

Die Gewichtung der drei pathogenetischen Hauptfaktoren kann je nach Berufsgruppe durchaus unterschiedlich sein; insgesamt überwiegen bei den Kontaktdermatitiden die irritativen Einflüsse. Die Bedeutung allergischer Kontaktsensibilisierungen für das Erkrankungsgeschehen wird nicht selten überschätzt (Abeck 2020). Einzelne Berufe sind allerdings durch ein besonderes Sensibilisierungsrisiko ausgezeichnet, zum Beispiel der Friseurberuf (Stenveld 2018, Dietz et al. 2021, Pesonen et al. 2021) und gegenüber hochpotenten Allergenen wie Epoxidharzen oder Acrylaten exponierte Berufe, wie z.B. in der Windkraftanlagen-Industrie, in der Kunststoffverarbeitung, Zahntechnik und in Bauberufen (Conde-Salazar et al. 2018, Higgins et al. 2018, Isaksson 2018, Rustemeyer u. Frosch 2019).

Kontaktekzeme werden durch exogene Noxen, die in direkten Kontakt mit der Haut treten, ausgelöst. Es ist zwischen einer irritativen und einer allergischen Genese zu unterscheiden. Häufige auslösende Faktoren finden sich nicht selten sowohl im beruflichen als auch im privaten Umfeld sowie der natürlichen Umwelt *(Abb. 3, Abb. 4, Abb. 5)*. Das kann die kausale Zuordnung erschweren (John 2001).

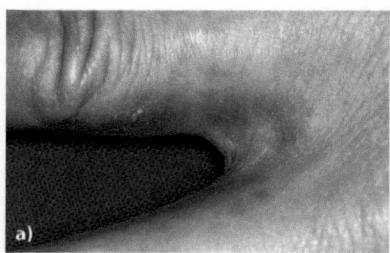 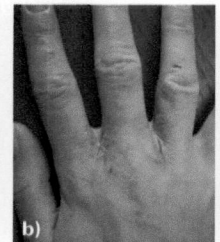 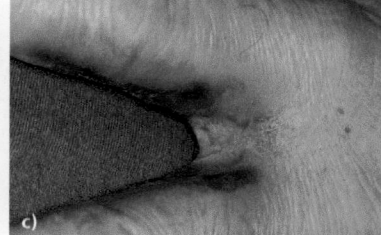

Abb. 3: Übersicht über berufliche Dermatosen an den Händen: a) chronisches irritatives Kontaktekzem bei einer jungen Friseurauszubildenden und b) bei einer jungen Krankenschwester, c) akutes toxisches Kontaktekzem bei einem Friseur nach mutwilligem Kontakt zu Salzsäure (und Wunsch, den Beruf aufzugeben). Bei dem akuttoxischen Kontaktekzem [3 c)] handelt es sich um die Reaktion der Haut auf einen überschwelligen Reiz, der bei allen Menschen in vergleichbarer Weise zu Hautreaktionen führen würde. Die irritative Kontaktdermatitis wird dagegen durch die Summation von unterschwelligen Reizen ausgelöst, wobei die individuelle Schwelle für das Auftreten von klinisch sichtbaren Hautveränderungen zwischen unterschiedlichen Individuen sehr stark schwanken kann, im Übrigen aber auch jahreszeitlichen Rhythmen folgt (Hautempfindlichkeit im Winter höher).

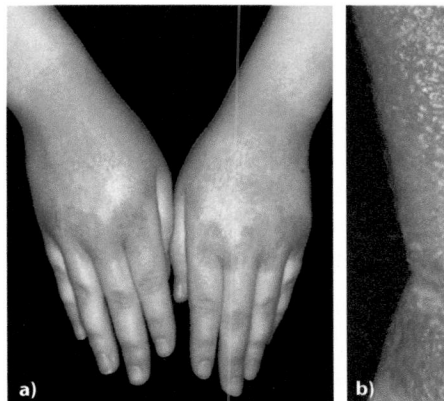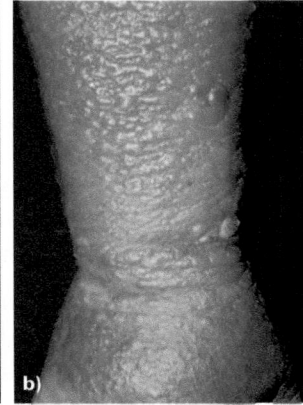

Abb. 4: a) Allergisches Kontaktekzem bei einer Krankenschwester auf Gummiinhaltsstoffe, die in ihren Nitrileinmalhandschuhen enthalten waren, b) allergisches Kontaktekzem bei einer Friseurin auf Oxidationshaarfarben mit hochgradiger Sensibilisierung. Allergische Kontaktekzeme betreffen überwiegend die Hautareale, in denen der Kontakt stattgefunden hat, sie können aber auch streuen, wie im Falle der Friseurin [4 b)].

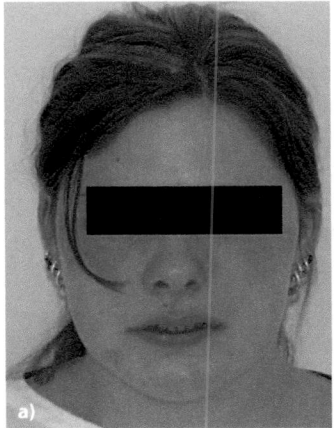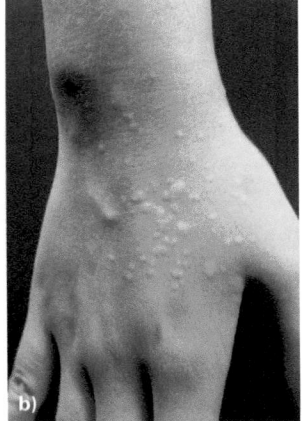

Abb. 5: a) und b) Differenzialdiagnose zu Kontaktekzemen: Kontakturtikaria nach Kontakt mit Latexproteinen aus proteinreichen Latexhandschuhen bei einer jungen Krankenschwester. Hierbei handelt es sich nicht um ein Kontaktekzem, sondern um eine Form einer Allergie vom Soforttyp (Typ-I) IgE-vermittelte Urtikaria; bei Ekzemen steht die Beteiligung der Epidermis im Vordergrund, klinisch durch z.B. Schuppung, Papeln, Krusten, Nässen charakterisiert; die in 5 b) sichtbaren Quaddeln sind Ausdruck eines Ödems der Dermis ohne epidermale Beteiligung. Die Kontakturtikaria ist im beruflichen Kontext heutzutage im Gesundheitswesen weniger von Bedeutung, angesichts nur noch verwendeter proteinarmer Latexhandschuhe bzw. Handschuhen aus anderen Materialien (v.a. Nitril). In der Arbeitsmedizin ist sie aber weiterhin relevant, zum Beispiel in der Veterinärmedizin (diverse tierische Sekrete) und in der Nahrungsmittelzubereitung (zum Beispiel bei Kontakt mit Fisch oder Schalentieren).
(Abbildungen mit freundlicher Genehmigung durch Herrn Prof. Dr. H. Allmers, Osnabrück)

1.2.2 Irritative Kontaktekzeme

Irritative Kontaktekzeme entstehen überwiegend beschränkt auf den Ort, an dem die exogene Noxe auf das Hautorgan einwirkt. Die Intensität des Ekzems korreliert mit dem Produkt aus Konzentration und Einwirkungszeit der Noxe einerseits sowie der individuellen Hautbeschaffenheit beziehungsweise den vorbestehenden Hautschädigungen andererseits. Von besonderer Bedeutung ist hier die Hornschichtbarrierefunktion, die im überwiegend nur 2/100 mm dicken Stratum corneum, der obersten Schicht der Epidermis lokalisiert ist (Molin 2019, Rustemeyer u. Fartasch 2019, Aviv et al. 2020).

Akut toxisch sind Chemikalien wie konzentrierte Laugen, Säuren, Lösungsmittel, aber auch unterschiedliche physikalische Noxen wie UV-, Röntgen- und Wärmestrahlung. Eine Kombination von physikalischen und chemischen Wirkprinzipien ist möglich, zum Beispiel bei der phototoxischen Reaktion. Dabei wirken in Anwesenheit eines Lichtsensibilisators (z.B. Furocumarine) ansonsten unterschwellige UV-Intensitäten toxisch. Eine weitere Besonderheit im Spektrum berufsbedingter Kontaktekzeme stellt das aerogene irritative Kontaktekzem dar, das zum Beispiel bei Beschäftigten in Glaswolle verarbeitenden Berufen beobachtet wird und insbesondere unbekleidete oder schlecht geschützte Hautareale betrifft (Hogan et al. 2018).

Diagnostisch schwerer einzuordnen sind chronisch verlaufende irritative Ekzeme. Diese werden insbesondere durch chronische Feuchtarbeiten, aber auch durch Kontakt mit Desinfektionsmitteln und Detergenzien hervorgerufen (Kieć-Swierczyńska et al. 2010, Visser et al. 2014, Sonsmann et al. 2017, Landeck et al. 2018). Von besonderer Bedeutung ist hier das rasche Aufeinandertreffen von, für sich gesehen, unterschwelligen Reizen, die aber in die „Refraktärphase" der Barriereregeneration fallen und auf diese Weise in ihrer Summe überschwellig werden. Dies bedeutet auch, dass klinisch als irritatives Ekzem imponierende Hautveränderungen vielfach nur die „Spitze des Eisbergs" (Abb. 6) nach längerer, vorangegangener subklinischer Schädigung der epidermalen Barriere darstellen (Malten 1981).

Dem irritativen Kontaktekzem kommt nach seiner Prävalenz in der unselektierten Bevölkerung die größte Bedeutung unter den Handekzemen zu, wobei Frauen in der Bevölkerung nahezu doppelt so häufig betroffen sind wie Männer (Ofenloch u Weisshaar 2019, Meding 2000, Abeck 2020); insgesamt wird die Häufigkeit mit etwa 10 % der erwachsenen Bevölkerung angegeben (Quaade et al. 2021).

Hinsichtlich beruflicher Handekzeme konnte in dem besonders hautbelastenden Beruf der Friseure gezeigt werden, dass bei Auszubildenden bereits im ersten Lehrjahr irritative Hautveränderungen in über 70 % der Fälle auftreten (Budde u. Schwanitz 1991). Weitere Untersuchungen im Rahmen einer epidemiologischen Kohortenstudie mit Auszubildenden des Friseurhandwerks in Nordwestdeutschland haben ergeben, dass von 2 352 untersuchten Auszubildenden bereits in den ersten Wochen der Tätigkeit 844 (36 %) irritative Hautschäden entwickelt hatten, die sich wiederum bei 80 % der Betroffenen im Bereich der Interdigitalräume entwickelten (Uter et al. 1998, Uter 2004). Der Interdigitalraum erweist sich, auch in anderen Untersuchungen, als „locus minoris resistentiae", in dem sich

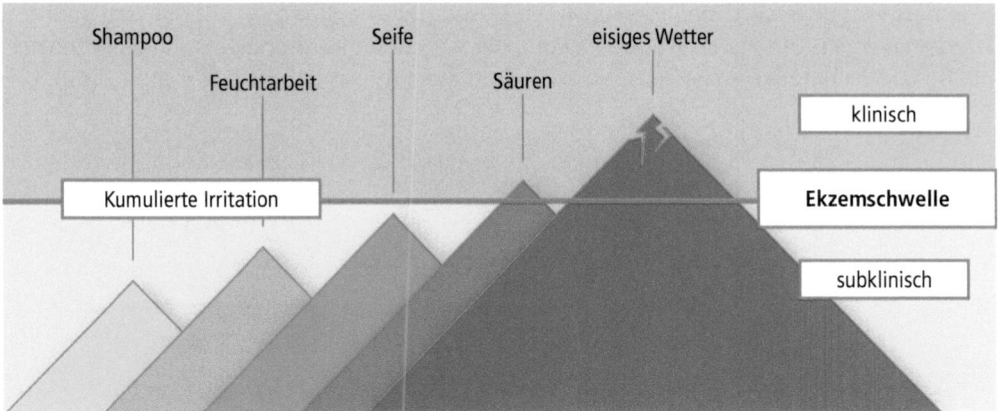

Abb. 6: Entwicklung eines irritativen Kontaktekzems durch für sich gesehen unterschwellige Reize, die durch Aufeinandertreffen in der Refraktärzeit aus dem subklinischen in ein klinisch manifestes Ekzem übergehen. Abbildung in Anlehnung an Malten (1981).

irritative Hautschäden in Feuchtberufen häufig primär manifestieren. Die Gründe sind in einer schlechteren epidermalen Barrierefunktion (erhöhter transepidermaler Wasserverlust), dem hier anatomisch gegebenen partiellen Okklusionseffekt und der in diesem Areal stattfindenden Akkumulation von Irritanzien und Allergenen (wie an der Basis der Zinken eines Kamms) zu sehen (Uter u. Kanerva 2018, Schwanitz u. Uter 2000).

Die besondere gewerbedermatologische Brisanz irritativer Hautschäden in Risikoberufen liegt darin, dass es im Sinne einer Hierarchie der Abläufe auf der Basis eines irritativen Vorschadens nicht selten zum Aufpfropfen von Sensibilisierungen gegen Berufsstoffe und schließlich zum allergischen Kontaktekzem kommen kann – sog. Zwei-Phasen-Ekzem *(Abb. 7)*. Dabei sind die Hautveränderungen nur im irritativen Initialstadium reversibel, später nicht mehr. In diesem Faktum liegt die Notwendigkeit einer effektiven sekundären Prävention begründet, wie sie im Rahmen des Hautarztverfahrens bei sachgerechtem Einsatz erfolgen kann *(siehe Abschnitt 2.3 „Prävention beruflich bedingter Handekzeme")*.

Irritative Kontaktdermatitiden haben trotz ihrer hohen Prävalenz in der Bevölkerung in der Vergangenheit nicht im Zentrum des wissenschaftlichen Interesses gestanden, und auch für den Kliniker stellen sie vielfach nur eine „Verlegenheitsdiagnose" dar. Erst wenn sich eine andere Ätiologie aufgetretener ekzematöser Hautveränderungen, wie zum Beispiel eine allergische Kontaktsensibilisierung, Pilz- oder bakterielle Infektion etc. nicht nachweisen lässt, wird als *Ausschlussdiagnose* ein irritativer Hautschaden in Erwägung gezogen. Im Umkehrschluss heißt das, dass (weil die Diagnose vielfach als unbefriedigend empfunden wird, *Tab. 2*) nicht selten positive Reaktionen im Epikutantest pauschal als für das Krankheitsbild kausale Sensibilisierungen gedeutet werden, obgleich eine genauere Analyse ergeben hätte, dass keine für die Auslösung eines allergischen Kontaktekzems relevante berufliche oder private Exposition bei dem Betreffenden vorlag, mithin weder eine klinische noch eine berufliche Relevanz gegeben ist. In diesem Zusammenhang sei auf die sogenannten *Problemallergene* hingewiesen, Substanzen, die aufgrund ihres hohen irritativen Potenzials häufig zu falsch positiven Reaktionen im Epikutantest Anlass geben (Geier et al. 2010).

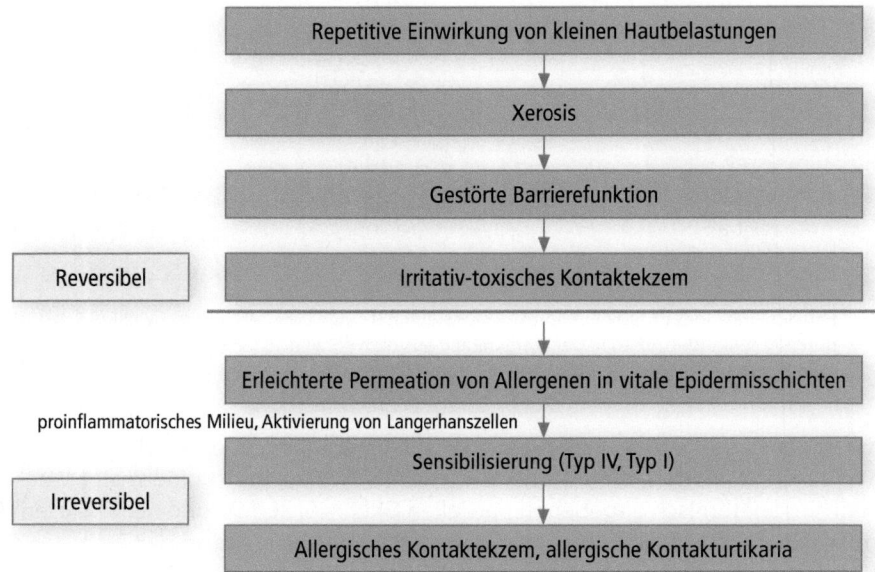

Abb. 7: Zwei-Phasen-Ekzem. Abbildung modifiziert nach Tronnier et al. (1989) und John (2001).

Tab. 2: Die vielfältigen Synonyme für das **irritative Kontaktekzem**

* Abnutzungsdermatose/Abnutzungsekzem
* Empfindlichkeitsekzem
* Erschöpfungsdermatitis
* chronisch kumulativ-(sub)toxisches Kontaktekzem
* traumiteratives Kontaktekzem
* toxisch-degenerative Dermatitis
* irritative (Kontakt-)Dermatitis

1.2.3 Allergische Kontaktekzeme

Pathogenetisch sind allergische Kontaktekzeme auf eine zellvermittelte Allergie vom Spättyp, sogenannte Typ-IV-Reaktion (Gell u. Coombs 1963) zurückzuführen, die sich primär epidermal unter dem Bild von Papeln und Papulovesikeln realisiert.

Das klassische Beispiel einer Typ-IV-Reaktion ist die Nickelallergie, die sich ganz unterschiedlich, je nach Exposition, zum Beispiel als Jeansknopf-, Ohrläppchen- oder Uhrschließen-Ekzem äußert. Nickelsensibilisierungen entstehen vielfach bereits im Kindesalter, wenn mit nickelhaltigen Stählen die Ohrläppchen durchstochen beziehungsweise anschließend nickelhaltige Ohrringe getragen werden. Aufgrund der Lokalisation ist das Sensibilisierungsrisiko gegen Allergene in loco besonders hoch, weil eine effektive Hornschichtbarriere nicht existiert (Schwanitz u. John 1997). Die Sensibilisierbarkeit einzelner Individuen ist unterschiedlich und bisher nicht prognostizierbar.

Analog zu den irritativen Kontaktekzemen gilt auch für das allergische Pendant, dass akut auftretende Ekzeme in der Regel bereits anamnestisch kausal einzuordnen sind. Chronische Verlaufsformen fordern jedoch in vielen Fällen detektivisches Gespür.

Seit Jahrzehnten ist Nickel das häufigste Kontaktallergen in einer unselektierten Bevölkerung in den meisten westeuropäischen Ländern und in den USA (Uter et al. 2020). In selektierten Kollektiven können die Sensibilisierungsquoten bei jungen Frauen bei fast 50 % liegen (Schnuch et al. 2011, Basso et al. 2020); dies hat gerade im besonders häufig untersuchten Friseurgewerbe immer wieder zu der Behauptung geführt, dass Nickelsensibilisierungen für das Berufsschicksal ausschlaggebend seien.

Im Rahmen zweier kürzlich durchgeführter Feldstudien im Friseurhandwerk konnte gezeigt werden, dass dort verwendete metallische Arbeitswerkzeuge sowohl Nickel- als auch Kobalt-Ionen in allergologisch relevanten Mengen freisetzen (Symanzik et al. 2019, Symanzik et al. 2021). Eine Nickel- und Kobaltliberation von Metallgegenständen kann mittels des sogenannten *nickel spot tests* (Dimethylglyoxim-Test) bzw. des sogenannten *cobalt spot tests* (Nitroso-R-Salz-Tests) erfolgen (Thyssen et al. 2010a, Thyssen et al. 2010b). Arbeitsmediziner sollten bei Rezidiven einer beruflich bedingten Kontaktallergie in der Berufsgruppe der Friseure eine Testung der Arbeitswerkzeuge auf Nickel und/oder veranlassen. Im Hautarztbericht *(siehe Abschnitt 2.2 „Meldewege bei Verdacht auf ein beruflich bedingtes Handekzem)* kann eine solche Prüfung durch den Präventionsdienst der Unfallversicherungsträger angeregt werden.

Häufige berufliche Kontaktallergene sind zum Beispiel Oxydationshaarfarben, Epoxidharzmonomere, Chromate, Gummi-Inhaltsstoffe und Biozide (z.B. Formaldehyd, Isothiazolone etc.). Kontaktmöglichkeiten zu Letzteren finden sich aber nicht nur durch Berufsstoffe, sondern auch durch Kosmetika und Körperpflegemittel sowie Gegenstände des täglichen Gebrauchs. Als Beispiel für ein aerogen berufsbedingtes allergisches Kontaktekzem ist die Epoxidharz-Sensibilisierung zu nennen, bei der es durch allergenhaltige Aerosole häufig primär im Bereich des Gesichts und gegebenenfalls unbedeckter Hautpartien am Hals zu ekzematösen Hautveränderungen kommt. Eine ähnliche Verteilung von Hautveränderungen kann im Sommer bei Personen, die unter freiem Himmel arbeiten („outdoor-worker"), in Form der sogenannten „airborne contact dermatitis" (ABCD) auftreten. Hierbei kommt es im Sinne eines aerogenen allergischen Kontaktekzems allein durch die Exposition mit luftgetragenen Pflanzenbestandteilen aus Korbblütlern (Compositae) zu einem Kontaktekzem in den Arealen, die nicht durch Kleidung geschützt werden (Lachapelle 2018). Ursache ist eine oft hochgradige Kontaktallergie gegen Sesquiterpenlaktone, die in allen Vertretern der großen Pflanzenfamilie der Compositae enthalten sind (z.B. Arnika, Kamille, Chrysanthemen).

1.2.4 Atopische Ekzeme

Atopische Ekzeme sind Ausdruck einer vermehrten anlagebedingten Hautempfindlichkeit (Werfel et al. 2016). Eine beruflich besonders relevante Manifestationsform ist das atopische Handekzem, das den Handrücken betreffen und auf die Handinnenflächen und/oder die Unterarme übergreifen kann *(Abb. 8)*. Die häufigere palmare Variante beginnt klinisch mit einer Bläschen- oder Blasenbildung (Pompholyx), häufig an den Fingerseitenkanten (Diepgen et al. 2015, Gorris u. Kinaciyan 2020). Die Patienten berichten in der Regel von Bläschenbildung und schließlich eintretenden Entzündungszeichen mit Rötung, gegebenenfalls Nässen, später Abheilung unter charakteristischer girlandenförmiger Schuppung. Typischerweise geht den objektiven Hautveränderungen eine subjektive Missempfindung in Form von Juckreiz oder auch Brennen der Haut voraus. Atopische Handekzeme verlaufen chronisch oder chronisch-rezidivierend. In über einem Drittel der Fälle sind sie mit einer plantaren Manifestation oder anderen Manifestationen einer atopischen Dermatitis, insbesondere der großen Beugen vergesellschaftet (Brans et al. 2015). Die in diesem Zusammenhang früher gebräuchliche Bezeichnung Dyshidrose beruht auf einem überholten pathogenetischen Konzept: Es besteht kein Zusammenhang der Erkrankung mit den Schweißdrüsen, wie der Begriff suggeriert.

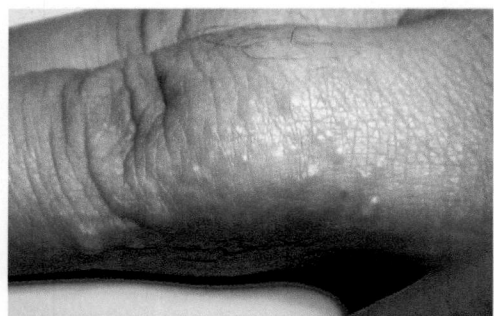 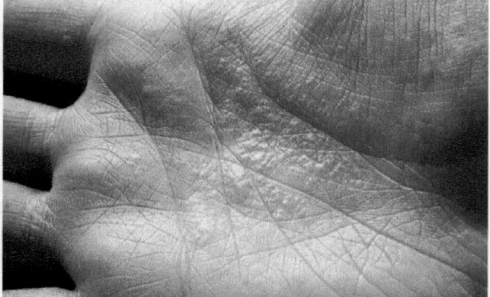

Abb. 8:   Typisches **atopisches Handekzem** bei einer Gesundheits- und Krankenpflegerin (*„Heuschnupfen der Hände"*), früher häufig als Dyshidrose bezeichnet (wobei aber keine Fehlfunktion der Schweißdrüsen hier von Bedeutung ist), häufig vergesellschaftet mit charakteristischen Beugenekzemen, gerne im Bereich der Handgelenksbeugen oder der Ellenbeugen bei hautbelastender beruflicher Exposition, wie beispielsweise im Gesundheitswesen. Die Erkrankung ist charakterisiert durch juckende Bläschen; die Patienten bemerken häufig den Juckreiz bevor sich die Bläschen entwickeln (Aura).

1.3   Diagnostik

Jedes Handekzem, das mehr als wenige Wochen besteht, sollte einer Epikutantestung zugeführt werden, um das Vorliegen eines allergischen Kontaktekzems auszuschließen. Dies gilt besonders für Handekzeme, bei denen ein beruflicher Zusammenhang vermutet wird. Die Stellung der Diagnose *irritatives Kontaktekzem* ist erst möglich, wenn zuverlässig ausgeschlossen werden konnte, dass keine Kontaktallergie vorliegt. Dies wird allerdings nur gelingen, wenn sämtliche potenziellen Kontaktallergene in der Testung berücksichtigt wurden.

Leider gibt es bisher kein Routinetestverfahren für die Identifizierung von Kontaktallergenen, das etwa aus Körperflüssigkeiten vorgenommen werden könnte. Das einzige Routineverfahren für die Identifizierung von Kontaktallergien ist nach Versuch und Irrtum, potenzielle Auslöser von Kontaktallergien mit der Haut unter Okklusion über 24 oder 48 Stunden auf der Haut zu belassen; Reaktionen werden sich wegen der zugrunde liegenden zellvermittelten allergischen Reaktion vom Spättyp (Typ-IV) vielfach erst nach 72 Stunden oder noch später einstellen. Entsprechend wichtig sind Spätablesungen (72, ggf. 96 und mehr Stunden). Angesichts der besonderen versicherungsrechtlichen Tragweite der Ergebnisse solcher Epikutantestungen sind diese gerade bei beruflichen Hauterkrankungen mit besonderer Sorgfalt und entsprechend der gerade aktualisierten Leitlinie durchzuführen (Mahler et al. 2019a, Mahler et al. 2019b). Dies gilt umso mehr, wenn Stoffgemische/Berufsstoffe getestet werden; hierfür sind seitens der Fachgesellschaften und der DGUV eigene Formulare für die Dokumentation zum Beleg der gewissenhaften Durchführung kürzlich geschaffen worden (Deutsche Gesetzliche Unfallversicherung 2020, Krohn et al. 2020b).

Ein Forschungsvorhaben der DGUV erfasst zur Zeit die Qualität und faktische Aussagekraft von Testungen, die bei vermuteten beruflichen Kontaktallergien bundesweit vorgenommen werden, und versucht auf diese Weise, auch neue Allergene in Arbeitsstoffen zu identifizieren (DGUV-Forschungsprojekt FB 317b: „Qualitätssicherung der Diagnostik beruflicher Typ-IV-Allergien"). Die qualifizierte Testung von Berufsstoffen entsprechend der Leitlinie ist für die Identifizierung von beruflichen Auslösern von Handekzemen unerlässlich; sind doch nur etwa 300 häufige Kontaktallergene kommerziell erhältlich zur Testung in der Bundesrepublik, während etwa 5 000 Substanzen als potenzielle Auslöser von Kontaktallergien in der wissenschaftlichen Literatur beschrieben worden sind (de Groot 2018). Wenn es nicht gelingt, ein Kontaktallergen vom Arbeitsplatz zu identifizieren (zum Beispiel dadurch, dass es schlicht nicht getestet wird), werden Präventionsbemühungen in der Regel zum Scheitern verurteilt sein.

2 Spezieller Teil

2.1 BK-Rechtsreform und Wegfall des Unterlassungszwangs

Berufsbedingte Handekzeme sind subsumiert unter der Berufskrankheiten BK Nr. 5101. Die mittlerweile überholte Definition der BK Nr. 5101 hat uns viele Jahre begleitet. Sie lautete: „Schwere oder wiederholt rückfällige Hauterkrankungen, die zur Unterlassung aller Tätigkeiten gezwungen haben, die für die Entstehung, die Verschlimmerung oder das Wiederaufleben der Krankheit ursächlich waren oder sein können". Im Jahr beläuft es sich auf ca. 21 000 Meldungen auf Verdacht einer BK Nr. 5101 *(Abb. 1)* bei der Deutschen Gesetzlichen Unfallversicherung (DGUV) (Krohn u. Skudlik 2021), von denen ca. 18.000 bestätigte Fälle sind. Das sind die Fälle, bei denen eine berufliche Kausalität mit Wahrscheinlichkeit gegeben ist. 2019 entfielen 48,4 % aller bestätigten Fälle auf die BK 5101; weniger als 500 Fälle davon wurden bis Ende 2020 jährlich als BK 5101 anerkannt. Diese Diskrepanz begründete sich maßgeblich durch den sogenannten Unterlassungszwang, also der für die Anerkennung einer BK notwendigen Voraussetzung der Tätigkeitsaufgabe. Mit dem Wegfall des Unterlassungszwangs im Rahmen der jüngsten BK-Rechtsreform vom 01.01.2021 werden die Anerkennungen von Berufskrankheiten der Haut i.S.d. BK Nr. 5101 nach jüngeren wissenschaftlichen Daten vermutlich um mehr als das Zehnfache steigen. Dies wird die Rolle beruflicher Hauterkrankungen im Berufskrankheitengeschehen insgesamt erheblich aufwerten, ihnen aber vor allem einen zusätzlichen Stellenwert im betriebsärztlichen Alltag zukommen lassen. Nachdem nun erstmals gesetzlich eine Mitwirkungspflicht bei Präventionsmaßnahmen für Beschäftigte sowie besondere Aufklärungspflichten der Unfallversicherungsträger (§ 9, Abs.4[2],[3]) festgelegt wurden, sind hier auch zusätzliche Aufgaben für die Arbeitsmedizin zu sehen; es wäre denkbar und sinnvoll, dass Unfallversicherungsträger die umfangreichen Aufgaben, die ihnen mit der Neuformulierung des § 9, Abs. 4 auferlegt wurden, mit maßgeblicher Unterstützung der tätigen Betriebsmediziner nachzukommen suchen.

Für die arbeitsmedizinische Praxis ergibt sich durch die BK-Rechtsreform eine tiefgreifende Änderung. Die seit dem 01.01.2021 gültige Definition einer BK Nr. 5101 lautet nunmehr: „Schwere oder wiederholt rückfällige Hauterkrankungen" (Bundesamt für Justiz 2021). Erstmals werden jetzt Patienten mit anerkannter Berufskrankheit der Haut weiter einer gefährdenden Tätigkeit nachgehen und entsprechend erhöhte Ansprüche an die arbeitsmedizinische Betreuung (und an die Versorgung durch die gesetzliche Unfallversicherung) haben. Zu berücksichtigen ist, dass es sich bei den Merkmalen der „Schwere" der Hautkrankheit oder deren „wiederholter Rückfälligkeit" um Rechtsbegriffe handelt, die jüngst durch die interdisziplinäre Arbeitsgruppe „Bamberger Empfehlung" näher beschrieben wurden, in der Vertreter der einschlägigen medizinischen Fachgesellschaften (einschließlich der DGAUM) und der gesetzlichen Unfallversicherung zusammensitzen (Skudlik et al. 2020). Dabei fließt in die Frage, ob eine Hauterkrankung schwer ist (und damit eine BK vorliegt), maßgeblich die Wirksamkeit durchgeführter Präventions- und Therapieanstrengungen ein.

Das in der Praxis bewährte Hautarztverfahren, welches bislang ausschließlich als Frühinterventionsverfahren im Rahmen des § 3 Berufskrankheiten-Verordnung im Vorfeld der Anerkennung einer Berufskrankheit angesiedelt war (Krohn et al. 2017), soll auch nach der jetzt eingetretenen Rechtsänderung unverändert bestehen bleiben (Krohn et al. 2020a). Ziel ist, dass die betroffenen Versicherten auch weiterhin rasch und umfassend alle erforderlichen Maßnahmen einer dermatologischen Therapie im BG-lichen Heilverfahren, sowie adjuvante Präventionsmaßnahmen, wie die bewährten ambulanten Hautschutzseminare (sekundäre Individualprävention, SIP) und stationären Heilverfahren (tertiäre Individualprävention, TIP) erhalten. Diese essenziellen Bausteine in der BG-lichen Versorgung von Hauterkrankten werden unverändert beibehalten; dies also unabhängig davon, ob lediglich die Möglichkeit einer beruflichen Verursachung besteht, oder aber eine Berufskrankheit Nr. 5101 – dies auch bei Fortführung der beruflichen Tätigkeit – bereits anerkannt ist (Krohn et al. 2020a). Damit jedoch seitens der Unfallversicherungsträger rasch reagiert werden kann, z.B. im Hinblick auf die zügige Erteilung eines Behandlungsauftrages oder die Veranlassung von Hautschutzseminaren, ist es auch weiterhin erforderlich, dass der Informationsfluss mittels des etablierten Berichtswesens, nämlich dem Hautarztbericht F6050 und/oder dem Betriebsärztlichen Gefährdungsbericht Haut F6060-5101, erfolgt.

2.2 Meldewege bei Verdacht auf ein beruflich bedingtes Handekzem

Formulare zum Hautarztbericht (Deutsche Gesetzliche Unfallversicherung 2021a) sowie auch zum Betriebsärztlichen Gefährdungsbericht Haut BK 5101 (Deutsche Gesetzliche Unfallversicherung 2021b) sind auf der Webseite der DGUV abrufbar. Die zentrale Plattform für die Interaktion zwischen Betriebsarzt und Unfallversicherungsträger stellen der Hautarztbericht F6050 bzw. der Betriebsärztliche Gefährdungsbericht Haut F6060-5101 dar *(Abb. 9, Abb. 10, Abb. 11)*. Sowohl für betroffene Beschäftigte als auch für Betriebsärzte und Arbeitgeber ergeben sich durch die Einleitung eines solchen Verfahrens erhebliche Vorteile, bis hin zum Betrieblichen Eingliederungsmanagement *(Tab. 3)*.

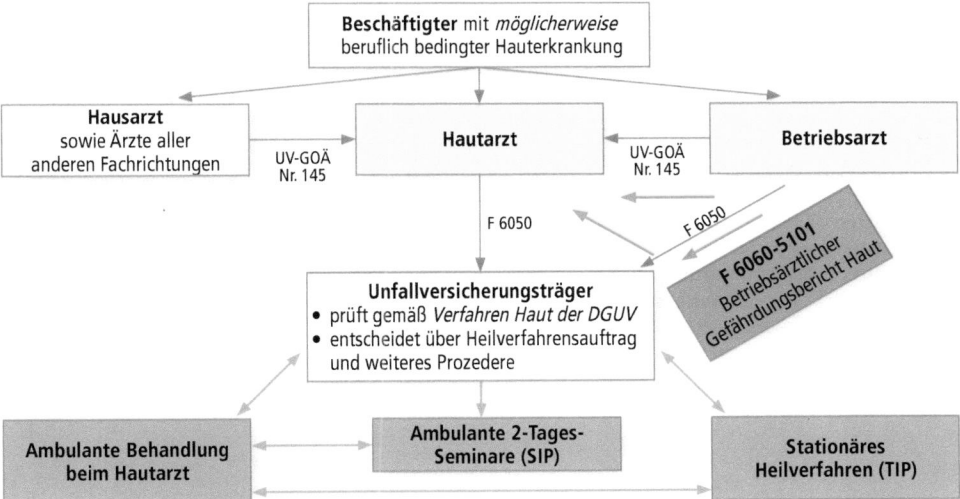

Abb. 9: Zusammenspiel von Beschäftigtem, Betriebsarzt, Hautarzt, Hausarzt und Unfallversicherungsträger. Gemäß des eigens für Hauterkrankungen – als die häufigsten beruflichen Erkrankungen – eingeführten *Verfahrens Haut der Deutschen Gesetzlichen Unfallversicherung (DGUV)* prüft der Unfallversicherungsträger nach Eingang der Meldung *(Hautarztbericht* oder *Betriebsärztlicher Gefährdungsbericht Haut)* den Fall und leitet unverzüglich niederschwellige Maßnahmen ein: ambulantes Heilverfahren beim Hautarzt, zusätzlich ambulantes Hautschutzseminar sowie ggf. stationäres Heilverfahren. Beschäftigten können diese Angebote der Unfallversicherungsträger nur zuteilwerden, wenn eine entsprechende Meldung an die Unfallversicherungsträger erfolgt ist. Der Betriebsarzt ist hier essenzieller Sachwalter der Ansprüche, die Beschäftigte an die gesetzliche Sozialversicherung haben *(siehe auch Tab. 3)*. F, Formblatt; UV-GOÄ, Gebührenordnung für Ärzte Gesetzliche Unfallversicherung; aktuelle Gebühren *[8/2021]*: Nr.145 *(Überweisung ohne Formtext)* = 4,12 €, Nr.130 *(F6050)* = 59,01 €, F6060-5101 = 30,– €

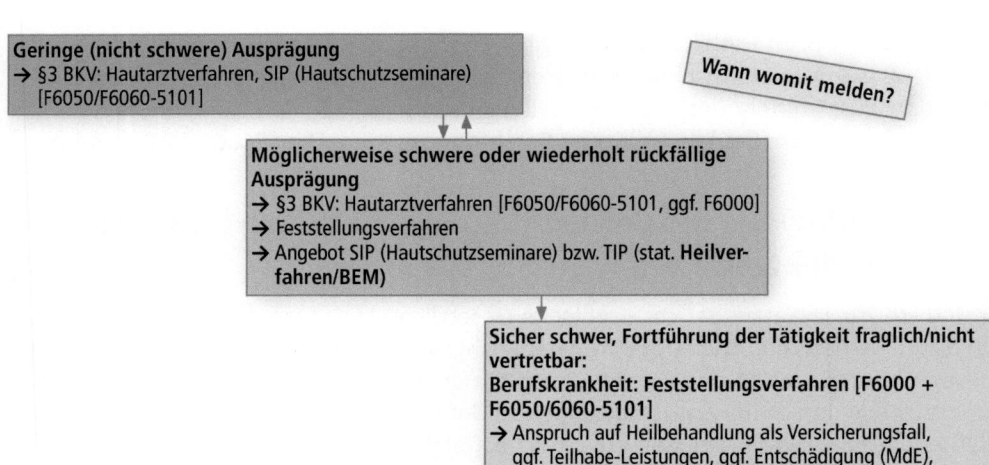

Geringe (nicht schwere) Ausprägung
→ §3 BKV: Hautarztverfahren, SIP (Hautschutzseminare) [F6050/F6060-5101]

Wann womit melden?

Möglicherweise schwere oder wiederholt rückfällige Ausprägung
→ §3 BKV: Hautarztverfahren [F6050/F6060-5101, ggf. F6000]
→ Feststellungsverfahren
→ Angebot SIP (Hautschutzseminare) bzw. TIP (stat. **Heilverfahren/BEM)**

Sicher schwer, Fortführung der Tätigkeit fraglich/nicht vertretbar:
Berufskrankheit: Feststellungsverfahren [F6000 + F6050/6060-5101]
→ Anspruch auf Heilbehandlung als Versicherungsfall, ggf. Teilhabe-Leistungen, ggf. Entschädigung (MdE), UVT zuständiger Kostenträger bei hautbedingter Arbeitsunfähigkeit

Abb. 10: Entscheidungsalgorithmus zu der Frage, wann ein Hautarztbericht *(F6050)* bzw. ein Betriebsärztlicher Gefährdungsbericht Haut *(F6060–5101)* sowie wann eine ärztliche Anzeige und wann gegebenenfalls beide angezeigt sind. Durch die Änderung des Berufskrankheiten(BK)-Rechts mit der wesentlich erleichterten Anerkennung einer Berufskrankheit der Haut (BK Nr. 5101) ist der begründete Verdacht auf das Vorliegen einer Berufskrankheit sehr viel früher erfüllt und entsprechend auch die Indikation für die Erstattung einer ärztlichen Anzeige früher gegeben. Die gesetzliche Unfallversicherung kennt dieses Dilemma und hat deshalb zumindest für den Hautarztbericht und die Erstattung der ärztlichen Anzeige über eine Änderung in der Gebührenordnung für Ärzte Gesetzliche Unfallversicherung (UV-GOÄ) kürzlich ermöglicht, dass beides parallel eingereicht werden kann. Der Grund ist, dass der Unfallversicherung nur bei frühzeitiger Erstattung eines Hautarztberichtes (F6050) bzw. eines Betriebsärztlichen Gefährdungsberichtes Haut *(F6060–5101)* die maßgeblichen Informationen vorliegen, um rasch individualpräventive Maßnahmen einleiten zu können. Aus der ärztlichen Anzeige lassen sich entsprechende Informationen nicht ableiten. BEM = betriebliches Eingliederungsmanagement, BKV = Berufskrankheiten-Verordnung, MdE = Minderung der Erwerbsfähigkeit, SIP = sekundäre Individualprävention, TIP = tertiäre Individualprävention, UVT = Unfallversicherungsträger

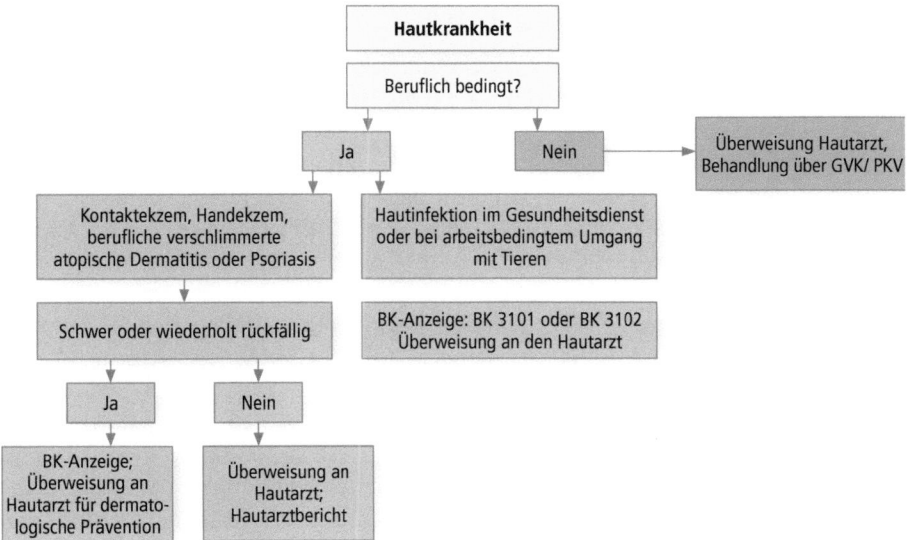

Abb. 11: Schematische Darstellung des Management-Pfads arbeitsbedingter Erkrankungen in der betriebs-ärztlichen Praxis. Abbildung in Anlehnung an Elsner u. Schliemann (2020) und Skudlik u. Elsner (2021). GKV = Gesetzliche Krankenversicherung; PKV = Private Krankenversicherung, Berufskrankheit (BK) 3101: *„Infektionskrankheiten, wenn der Versicherte im Gesundheitsdienst, in der Wohlfahrtspflege oder in einem Laboratorium tätig oder durch eine andere Tätigkeit der Infektionsgefahr in ähnlichem Maße besonders ausgesetzt war"*; BK 3102: *„von Tieren auf Menschen übertragbare Krankheiten"*

Tab. 3: Vorteile der Einleitung des Verfahrens Haut der Deutschen Gesetzlichen Unfallversicherung (DGUV) (Hautarztverfahren) für Beschäftigte und Arbeitgeber

• keine Kosten für Beschäftigte
• keine Überweisung erforderlich
• keine Rezeptgebühren
• auch Basistherapie (z.B. Hautpflegecreme) wird finanziert (anders als bei der GKV und anders als am Arbeitsplatz vom Arbeitgeber zur Verfügung gestellte Hautschutz- und Hautpflegeprodukte, die nicht für den privaten Gebrauch bestimmt sind)
• Fahrtkostenerstattung wird gewährt
• Zugriff auf alle Beratungsangebote der UVT wird gegeben (Hautsprechstunden, ambulante Hautschutzseminare [SIP])
• Stationäres Heilverfahren (tertiäre Individualprävention, TIP): keine Zuzahlung erforderlich (anders als bei der Rentenversicherung und der GKV)
• keine Kosten für Arbeitgeber (keine Lohnfortzahlung, diese erfolgt vom ersten Tag an durch den UVT [anders als bei der GKV oder Rentenversicherung])
• Arbeitgeber erfüllt seine Verpflichtungen gemäß §167, Abs.2; SGB IX (BEM)
→ Einverständnis des Versicherten ist erforderlich
NEU: Mitwirkungspflicht des Versicherten (§9, Abs.4[3], SGB VII)
BEM = Betriebliches Eingliederungsmanagement GKV = Gesetzliche Krankenversicherung SGB = Sozialgesetzbuch SIP = Sekundäre Individualprävention TIP = Tertiäre Individualprävention UVT = Unfallversicherungsträger

2.3 Prävention beruflich bedingter Handekzeme

Aus gutem Grund wird die Individualprävention von Hauterkrankungen im Sinne der BK 5101 in der wissenschaftlichen Literatur als eine Erfolgsgeschichte gefeiert (Schneider, Krohn u. Drechsel-Schlund 2019). Die kurz-, mittel- und langfristige Wirksamkeit von Maßnahmen zur Prävention von Berufsdermatosen wurden innerhalb der letzten Jahrzehnte umfassend in der wissenschaftlichen Literatur beschrieben (Schürer, Klippel u. Schwanitz 2005, Dulon et al. 2009, Wilke et al. 2012a, Wilke et al. 2012b, Wilke et al. 2014, Wilke et al. 2018). Zur Prävention von Berufsdermatosen steht eine Reihe von Abhilfemaßnahmen zur Verfügung, die einer hierarchischen Gliederung unterliegen (primäre, sekundäre und tertiäre Präventionskonzepte). Primärpräventive Maßnahmen erfüllen den Zweck der Verhütung des Auftretens von Berufsdermatosen, durch Elimination potenter Allergene, entsprechende Arbeitsschutz-Regularien und gesundheitspädagogische Schulungsmaßnahmen. Für bereits an einer Berufsdermatose Erkrankte gibt es ein Konzept zur Individualprävention, das sich je nach Schweregrad der Hauterkrankung modular in die sekundäre bzw. ambulante (ambulante hautärztliche Versorgung: Hautarztverfahren, ambulante Hautschutzseminare, Betriebsberatungen) und die tertiäre bzw. stationäre Individualprävention (integrierte ambulant-stationäre gesundheitspädagogische und medizinische Versorgung bei schweren Berufsdermatosen, berufsdermatologische stationäre Rehabilitationsmaßnahmen) untergliedern lässt (Skudlik u. Weisshaar 2015). Selbst den meisten Atopikern sind durch die mittlerweile sehr guten Präventionsmöglichkeiten in hautgefährdenden Berufen diese hautbelastenden Berufe nicht mehr grundsätzlich verschlossen (Skudlik u. Weisshaar 2015).

Die Primärprävention arbeitsbedingter Handekzeme unterliegt generell einer gesetzlichen Regelung. Die Gefahrstoffverordnung schreibt vor, dass Beschäftigte bei Tätigkeiten mit Gefahrstoffen vor den damit verbundenen Gesundheitsschäden geschützt werden müssen. Der Arbeitgeber ist verpflichtet, die Hautgefährdungen zu ermitteln und Schutzmaßnahmen festzulegen. Im Vordergrund steht die Elimination bzw. der Austausch von Gefahrstoffen und Kontaktallergenen. Sofern dies nicht möglich ist, sind technische und arbeitsorganisatorische Präventionsmaßnahmen erforderlich, wie z.B. Automatisierung von Arbeitsprozessen oder Installation von Absauganlagen. Wenn hierdurch jedoch der Kontakt zu hautirritierenden oder allergenen Stoffen nicht gemieden werden kann, ist der Arbeitgeber verpflichtet, den Beschäftigten eine geeignete Schutzausrüstung zur Verfügung zu stellen und die Beschäftigten in der Anwendung zu unterweisen. Schutzhandschuhen kommt in den meisten hautbelastenden Berufen bezüglich der persönlichen Schutzmaßnahmen die größte Bedeutung zu (Sonsmann et al. 2015). Diese sind in Abhängigkeit der beruflichen Einwirkungen gezielt auszuwählen. Der Betriebsarzt und der zuständige gesetzliche Unfallversicherungsträger können den Arbeitgeber und die Beschäftigten bei der Auswahl geeigneter Schutzhandschuhe unterstützen. Wichtig zu betonen ist folgendes: Auch wenn Schutzhandschuhe in vielen Bereich unumgänglich sind, können sie sich auch negativ auf den Hautbefund an den Händen auswirken, da manche Schutzhandschuhe Inhaltsstoffe enthalten, die Allergien auslösen (z.B. Vulkanisationsbeschleuniger) oder durch Feuchtigkeits- und Wärmestau und hiermit einhergehend erhöhtem Schwitzen durch das Handschuhtragen selbst Hautirritationen verursachen (Sonsmann et al. 2017). Jüngere Untersuchungen zu semipermeablen Handschuhmaterialien können hier möglicherweise zukünftig Abhilfe schaffen (Heichel et al. 2021).

Bei Ausübung von Arbeiten, die die Haut der Hände belasten, kommt der regelmäßigen Anwendung von Hautschutz- und Hautpflegepräparaten eine besondere Bedeutung zu (Fartasch 2009, Fartasch et al. 2009). Hier sollten vor allem Cremes und Salben verwendet werden, die die Hautirritation durch Arbeitsstoffe verringern, die Hautbarriere bei Feuchtbelastung stabilisieren und das Entfernen von Verschmutzungen erleichtern. Zur Reinigung der Hände bei hartnäckigen Verschmutzungen sollten möglichst die Hautbarriere belastende Seifen, oder Reibemittel-haltige Reinigungsprodukte, die Hautreizungen verursachen, gemieden werden (Sonsmann et al. 2015, Sonsmann et al. 2021). Stattdessen sind seifenfreie, rückfettende Handwaschpräparate zu empfehlen, um eine Austrocknung der Haut der Hände durch Reinigungsprozeduren vorzubeugen (Augustin et al. 2018).

Als Fazit für die betriebsmedizinische Praxis lässt sich zusammenfassen, dass verschiedenste Maßnahmen auf Ebene der allgemeinen und der individuellen Prävention von Handekzemen im beruflichen Bereich zur Verfügung stehen (Skudlik & John 2020b), die hauptsächlich den Zweck erfüllen, irritative oder allergische Kontaktekzeme zu verhindern (Brans u. Skudlik 2019). Zu den relevantesten Präventionsansätzen zählen gesetzliche Regelungen, technische und organisatorische Maßnahmen, aber auch die adäquate Anwendung einer geeigneten persönlichen Schutzausrüstung, wozu Schutzhandschuhe zu zählen sind (Brans u. Skudlik 2019). Die Wirksamkeit gesundheitspädagogischer Schulungsmaßnahmen hinsichtlich einer Verbesserung des Hautschutz- und Hautpflegeverhaltens ist vielfach belegt. Das in Deutschland bestehende Konzept zur Prävention berufsbedingter Handekzeme – *Verfahren Haut der DGUV* – findet seit vielen Jahren erfolgreich Einsatz (Wilke et al. 2020). Umso wichtiger ist es, dass Arbeitsmediziner die Umsetzung von Präventionsmaßnahmen im arbeitspraktischen Kontext sowie den Prozess der Einleitung solcher Verfahren – falls nötig – aktiv unterstützen *(Abb. 12)*. Dies umso mehr, nachdem durch die jüngste BK-Rechtsreform mit dem Wegfall des Unterlassungszwangs nun erstmals auch Beschäftigte mit anerkannter Berufskrankheit der Haut (BK Nr. 5101) und weiter einwirkenden Hautbelastungen am Arbeitsplatz arbeitsmedizinisch betreut werden. In der Vergangenheit war die Anerkennung einer BK nur bei Tätigkeitsaufgabe möglich, weshalb dieser Personenkreis nicht arbeitsmedizinisch versorgt wurde. Hier ergeben sich wesentliche neue Tätigkeitsfelder für die Arbeitsmedizin.

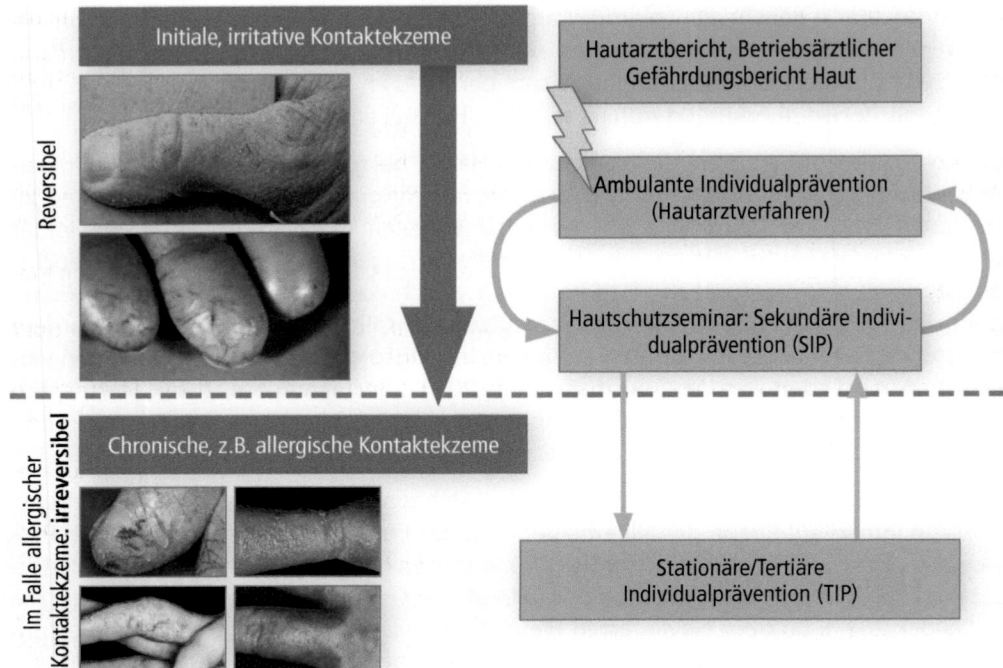

Abb. 12: Übersicht über die Kaskade klinischer Stadien, die für die Entwicklung von beruflichen Kontaktekzemen charakteristisch sind und die korrespondierend dazu geschaffenen Präventionsangebote.
Wichtig ist, die Meldung an den Unfallversicherungsträger so früh wie möglich zu erstatten. Dies ist
bereits bei Auftreten erster irritativer Läsionen, wie Rötung, Schuppung, z.B. in den Interdigital-
räumen, anzuraten (es gibt keine *„unschuldigen"* Hautläsionen in Feuchtberufen). Die Meldung
(Hautarztbericht, Betriebsärztlicher Gefährdungsbericht Haut) ist zentral, um Patienten das volle
Versorgungsspektrum hinsichtlich Diagnostik, Therapie, Hautschutzmaßnahmen und individuellen
Schulungsmöglichkeiten bis hin zu stationären Heilverfahren zu erschließen und sie damit in die
Lage zu versetzen, ihre gesetzlichen Ansprüche optimal umzusetzen (Sonsmann et al. 2021).

Literatur

Abeck D (2020). Handekzem. In: Abeck D (Hrsg.): Häufige Hautkrankheiten in der Allgemeinmedizin:
Klinik, Diagnose, Therapie. S. 47–51. Springer Verlag, Berlin Heidelberg
Augustin M, Wilsmann-Theis D, Korber A, Kerscher M, Itschert G, Dippel M, Staubach P (2018). Posi-
tionspapier: Diagnostik und Therapie der Xerosis cutis. Journal der Deutschen Dermatologischen
Gesellschaft 16 Suppl 4: 3–35
Aviv H, Herzinger T, Molin S (2020). Skin Barrier Dysfunction in Contact Dermatitis and Atopic Derma-
titis-Treatment Implications. Current Treatment Options in Allergy 7: 390–402
Basso P, Mauro M, Miani A, Belloni Fortina A, Corradin MT, Larese Filon F (2020). Sensitization to nickel
in the Triveneto region: Temporal trend after European Union regulations. Contact Dermatitis 82:
247–250

Brans R, Hübner A, Gediga G, John SM (2015). Prevalence of foot eczema and associated occupational and non-occupational factors in patients with hand eczema. Contact Dermatitis 73: 100–107

Brans R, Kolomanski K, Mentzel F, Vollmer U, Kaup O, John SM (2016). Colonisation with methicillin-resistant Staphylococcus aureus and associated factors among nurses with occupational skin diseases. Occupational and Environmental Medicine 73: 670–675

Brans R, Skudlik C (2019). Prävention des Handekzems. Der Hautarzt 70: 797–803

Breuer K, Werfel T (2019). Atopic Dermatitis. In: John SM, Johansen JD, Rustemeyer T, Elsner P, Maibach HI (Hrsg.): Kanerva's Occupational Dermatology. Springer International Publishing. doi: 10.1007/978-3-319-40221-5_20-2

Budde U, Schwanitz H (1991). Kontaktdermatiden bei Auszubildenden des Friseurhandwerks in Niedersachsen. Dermatosen in Beruf und Umwelt, 39: 41–48

Bundesamt für Justiz (2021). Berufskrankheiten-Verordnung (BKV) Anlage 1. Verfügbar unter: http://www.gesetze-im-internet.de/bkv/anlage_1.html (Zugriff: 08.07.2021)

Conde-Salazar L, Heras F, Alomar A (2018). Floor Layers. In: John SM, Johansen JD, Rustemeyer T, Elsner P, Maibach HI (Hrsg.): Kanerva's Occupational Dermatology. Springer International Publishing, doi: 10.1007/978-3-319-40221-5_151-2

de Groot AC (2018). Patch Testing. Test Concentrations and Vehicles for 4 900 Chemicals. 4. Auflage, acdgroot publishing, Wapserveen

Deutsche Gesetzliche Unfallversicherung (2020). Testbogen Arbeitsstoffe. Verfügbar unter: https://www.dguv.de/medien/inhalt/versicherung/berufskrankheiten/hauterkrankungen/testbogen-arbeitsstoffe.pdf (Zugriff: 31.07.2021)

Deutsche Gesetzliche Unfallversicherung (2021a). Hautarztbericht. Einleitung Hautarztverfahren/Stellungnahme Prävention. F 6050 0417 Erstbericht Hautarzt BK 5101. Verfügbar unter: https://www.dguv.de/medien/formtexte/aerzte/f_6050/f6050.pdf (Zugriff: 23.01.2021)

Deutsche Gesetzliche Unfallversicherung (2021b). Betriebsärztlicher Gefährdungsbericht Haut (BK 5101). F 6060-5101 1116 Betriebsärztlicher Gefährdungsbericht BK 5101. Verfügbar unter: https://www.dguv.de/medien/formtexte/aerzte/f_6060-5101/f6060-5101.pdf (Zugriff: 23.01.2021)

Diepgen TL, Andersen KE, Chosidow O, Coenraads PJ, Elsner P, English J, Fartasch M, Gimenez Arnau A, Nixon R, Sasseville D (2015). Guidelines for diagnosis, prevention and treatment of hand eczema. Journal der Deutschen Dermatologischen Gesellschaft 13: e1–e22

Dietz JB, Menné T, Meyer HW, Viskum S, Flyvholm MA, Ahrensbøll-Friis U, John SM, Johansen JD (2021). Incidence rates of occupational contact dermatitis in Denmark between 2007 and 2018: A population-based study. Contact Dermatitis. doi: 10.1111/cod.13910

Dulon M, Pohrt U, Skudlik C, Nienhaus A (2009). Prevention of occupational skin disease: a workplace intervention study in geriatric nurses. British Journal of Dermatology 161: 337–344

Elsner P, Schliemann S (2020). Die Abschaffung des „Unterlassungszwanges" im Berufskrankheitenrecht: Konsequenzen für die Versorgung von Patienten mit beruflichen Hauterkrankungen. Ärzteblatt Thüringen 11: 29–32

Fartasch M (2009). Hautschutz. Von der TRGS 401 bis zur Leitlinie „Berufliche Hautmittel". Der Hautarzt 60: 702–707

Fartasch M, Diepgen T, Drexler H, Elsner P, Fluhr J, John SM, Kresken J, Wigger-Alberti W (2009). Berufliche Hautmittel: S1-Leitlinie der Arbeitsgemeinschaft für Berufs-und Umweltdermatologie (ABD) in der Deutschen Dermatologischen Gesellschaft (DDG). Arbeitsmedizin, Sozialmedizin, Umweltmedizin 44: 53–67

Fritze J, Mehrhoff F (2012). Die Ärztliche Begutachtung: Rechtsfragen, Funktionsprüfungen, Beurteilungen. 8. Auflage. Springer Verlag, Berlin Heidelberg

Geier J, Weisshaar E, Lessmann H, Becker D, Dickel H, Häberle M, John SM, Mahler V, Skudlik C, Wagner E, Wehrmann W, Werfel T, Zagrodnik F, Diepgen T (2010). Bewertung von Epikutantestreaktionen auf "Problemallergene" mit vermehrt fraglichen oder schwach positiven Reaktionen. Dermatologie in Beruf und Umwelt 58: 34–38

Gell PGH, Coombs RRA (1963). The classification of allergic reactions underlying disease. In: Coombs RRA, Gell PGH (Hrsg.): Clinical aspects of immunology. S. 317–337. Blackwell Science, London

Gorris A, Kinaciyan T (2020). Das Handekzem. hautnah 19: 162–170

Heichel T, Brans R, John SM, Nienhaus A, Nordheider K, Wilke A, Sonsmann FK (2021). Acceptance of semipermeable glove liners compared to cotton glove liners in health care workers with work-related skin diseases: Results of a quasi-randomized trial under real workplace conditions. Contact Dermatitis 85: 543–553

Higgins C, Cahill J, Jolanki R, Nixon R (2018). Epoxy Resins. In: John SM, Johansen JD, Rustemeyer T, Elsner P, Maibach HI (Hrsg.): Kanerva's Occupational Dermatology. Springer International Publishing. doi: 10.1007/978-3-319-40221-5_51-2

Hogan DJ, Morrison M, Desai A (2018). Fiberglass, Dusts. In: John SM, Johansen JD, Rustemeyer T, Elsner P, Maibach HI (Hrsg.): Kanerva's Occupational Dermatology. Springer International Publishing. doi: 10.1007/978-3-319-40221-5_38-2

Isaksson M (2018). Aircraft Industry. In: John SM, Johansen JD, Rustemeyer T, Elsner P, Maibach HI (Hrsg.): Kanerva's Occupational Dermatology. Springer International Publishing. doi: 10.1007/978-3-319-40221-5_116-2

John SM (2001). Klinische und experimentelle Untersuchungen zur Diagnostik in der Berufsdermatologie: Konzeption einer wissenschaftlich begründeten Qualitätssicherung in der sozialmedizinischen Begutachtung. 1. Auflage, Universitätsverlag Rasch, Osnabrück

John SM (2018). Hauterkrankungen am Arbeitsplatz: Frühzeitig alle Register ziehen. Deutsches Ärzteblatt 115: 18–24

Kieć-Swierczyńska M, Chomiczewska D, Kręcisz B (2010). Wet work. Medycyna Pracy 61: 65–77

Krohn S, Bauer A, Brandenburg S, Palfner S, Römer W, Skudlik C (2017). Update Hautarztbericht. Dermatologie in Beruf und Umwelt 65: 86–95

Krohn S, Drechsel-Schlund C, Römer W, Wehrmann W, Skudlik C (2020a). Rechtsänderungen bei Berufskrankheiten – Auswirkungen auf die dermatologische Praxis. Dermatologie in Beruf und Umwelt 68: 145–148

Krohn S, Geier J, Bauer A, Skudlik C (2020b). Qualitätssicherung im BK-Verfahren: Epikutantestungen im Hautarztverfahren der gesetzlichen Unfallversicherung. Dermatologie in Beruf und Umwelt 68: 126–130

Krohn S, Skudlik C (2021). Ärztliche Meldung von Berufskrankheiten der Haut in der dermatologischen Praxis. Der Hautarzt 72: 469–473

Lachapelle J-M (2018). Airborne Contact Dermatitis. In: John SM, Johansen JD, Rustemeyer T, Elsner P, Maibach HI (Hrsg.): Kanerva's Occupational Dermatology. S. 1–18. Springer Verlag Berlin Heidelberg

Landeck L, Baden LA, John S-M (2018). Detergents. In: John SM, Johansen JD, Rustemeyer T, Elsner P, Maibach HI (Hrsg.): Kanerva's Occupational Dermatology. Springer International Publishing. doi: 10.1007/978-3-319-40221-5_75-2

Mahler V, Nast A, Bauer A, Becker D, Brasch J, Breuer K, Dickel H, Drexler H, Elsner P, Geier J, John SM, Kreft B, Köllner A, Merk H, Ott H, Pleschka S, Portisch M, Spornraft-Ragaller P, Weisshaar E, Werfel T, Worm M, Schnuch A, Uter W (2019a). [Not Available]. J Dtsch Dermatol Ges 17: 1075–1093

Mahler V, Nast A, Bauer A, Becker D, Brasch J, Breuer K, Dickel H, Drexler H, Elsner P, Geier J, John SM, Kreft B, Köllner A, Merk H, Ott H, Pleschka S, Portisch M, Spornraft-Ragaller P, Weisshaar E, Werfel T, Worm M, Schnuch A, Uter W (2019b). [Not Available]. J Dtsch Dermatol Ges 17: 1187–1207

Malten KE (1981). Thoughts on irritant contact dermatitis. Contact Dermatitis 7: 238–247

Meding B (2000). Differences between the sexes with regard to work-related skin disease. Contact Dermatitis 43: 65–71

Molin S (2019). Pathogenese des Handekzems. Der Hautarzt 70: 755–759

Ofenloch RF, Weisshaar E (2019). Epidemiologie des Handekzems in Deutschland. Der Hautarzt 70: 766–772

Pesonen M, Koskela K, Aalto-Korte K (2021). Hairdressers' occupational skin diseases in the Finnish Register of Occupational Diseases in a period of 14 years. Contact Dermatitis 84: 236–239

Quaade AS, Simonsen AB, Halling AS, Thyssen JP, Johansen JD (2021). Prevalence, incidence, and severity of hand eczema in the general population – A systematic review and meta-analysis. Contact Dermatitis 84: 361–374

Ruff SMD, Engebretsen KA, Zachariae C, Johansen JD, Silverberg JI, Egeberg A, Thyssen JP (2018). The association between atopic dermatitis and hand eczema: a systematic review and meta-analysis. British Journal of Dermatology 178: 879–888

Rustemeyer T, Fartasch M (2019). Immunology and Barrier Function of the Skin. In: John SM, Johansen JD, Rustemeyer T, Elsner P, Maibach HI (Hrsg.): Kanerva's Occupational Dermatology. Springer International Publishing. doi: 10.1007/978-3-319-40221-5_1-2

Rustemeyer T, Frosch PJ (2019). Occupational Contact Dermatitis in Dental Personnel. In: John SM, Johansen JD, Rustemeyer T, Elsner P, Maibach HI (Hrsg.): Kanerva's Occupational Dermatology. Springer International Publishing. doi: 10.1007/978-3-319-40221-5_143-2

Schneider S, Krohn S, Drechsel-Schlund C (2019). Individualprävention bei Hauterkrankungen – eine Erfolgsgeschichte. Dermatologie in Beruf und Umwelt 67: 148–153

Schnuch A, Wolter J, Geier J, Uter W (2011). Nickel allergy is still frequent in young German females—probably because of insufficient protection from nickel-releasing objects. Contact Dermatitis 64: 142–50

Schürer NY, Klippel U, Schwanitz HJ (2005). Secondary individual prevention of hand dermatitis in geriatric nurses. International Archives of Occupational and Environmental Health 78: 149–157

Schwanitz HJ, John SM (1997). Berufsdermatosen. Präventive Maßnahmen sind entscheidend. T&E Dermatologie, Sonderheft Berufsdermatosen: 3–5

Schwanitz HJ, Uter W (2000). Interdigital dermatitis: sentinel skin damage in hairdressers. British Journal of Dermatology 142: 1011–1012

Skudlik C, Elsner P (2021). Arbeitsbedingte Hautkrankheiten und Gesetzesänderung im Berufskrankheitenrecht zum 01.01.2021. Konsequenzen für das Vorgehen in der betriebsärztlichen Praxis. Arbeitsmedizin, Sozialmedizin, Umweltmedizin 56: 186–189

Skudlik C, John SM (2020a). Occupational Dermatoses. In: Plewig G, French L, Ruzicka T, Kaufmann R, Hertl M (Hrsg.): Braun-Falco´s Dermatology. S. 1–11. Springer Verlag, Berlin Heidelberg

Skudlik C, John SM (2020b). Prevention and Rehabilitation. In: John SM, Johansen JD, Rustemeyer T, Elsner P, Maibach HI (Hrsg.): Kanerva's Occupational Dermatology. S. 1617–1629. 3. Auflage. Springer Verlag, Berlin Heidelberg

Skudlik C, Krohn S, Bauer A, Bernhard-Klimt C, Dickel H, Drexler H, Elsner P, Engel D, Fartasch M, Glaubitz S, Gauglitz G, Goergens A, Köllner A, Kämpf D, Klinkert M, Kublik E, Merk H, Müller M, Palsherm K, Römer W, Ulrich C, Worm M (2020). Rechtsbegriff/Auslegung „Schwere oder wiederholt rückfällige Hauterkrankung" ab dem 1. Januar 2021. Beratungsergebnis der AG Bamberger Empfehlung. Dermatologie in Beruf und Umwelt 68: 149–152

Skudlik C, Weisshaar E (2015). Individuell ambulante und stationäre Prävention bei Berufsdermatosen. Der Hautarzt 66: 160–166

Skudlik C, Weisshaar E, Scheidt R, Elsner P, Wulfhorst B, Schönfeld M, John SM, Diepgen TL (2012). First results from the multicentre study rehabilitation of occupational skin diseases--optimization and quality assurance of inpatient management (ROQ). Contact Dermatitis 66: 140–147

Sonsmann F, John SM, Hansen A, Hübner A, Ludewig M, Gediga K, Wulfhorst B, Wilke A (2015). Betrieblicher Hautschutz – Auswahl geeigneter Schutzhandschuhe. Fachzeitschrift Betriebliche Prävention – Arbeit, Gesundheit, Unfallversicherung 127: 129–134

Sonsmann FK, John SM, Wilke A (2017). Berufskrankheit Handekzem. Heilberufe 69: 16–19

Sonsmann FK, John SM, Wilke A (2021). Hautschutz bei Beschäftigten in Gesundheitsfachberufen – Hintergrund, Probleme, Lösungen und Transfer in die Praxis. In: Stößel U, Reschauer G, Michaelis M (Hrsg.): Arbeitsmedizin im Gesundheitsdienst. Band 34. S. 65–87. FFAS Freiburger Forschungsstelle Arbeits- und Sozialmedizin, Freiburg

Stenveld H (2018). Hairdressers. In: John SM, Johansen JD, Rustemeyer T, Elsner P, Maibach HI (Hrsg.): Kanerva's Occupational Dermatology. Springer International Publishing. doi: 10.1007/978-3-319-40221-5_160-2

Symanzik C, John SM, Strunk M (2019). Nickel release from metal tools in the German hairdressing trade—A current analysis. Contact Dermatitis 80: 382–385

Symanzik C, Skudlik C, John SM (2021). Experimental evaluation of nickel and cobalt release from tools and self-reported prevalence of nickel and cobalt allergy in the German hairdressing trade. Journal of the European Academy of Dermatology and Venereology 35: 965–972

Thyssen JP, Menné T, Johansen JD, Lidén C, Julander A, Moller P, Jellesen MS (2010a). A spot test for detection of cobalt release – early experience and findings. Contact Dermatitis 63: 63–9

Thyssen JP, Skare L, Lundgren L, Menné T, Johansen JD, Maibach HI, Lidén C (2010b). Sensitivity and specificity of the nickel spot (dimethylglyoxime) test. Contact Dermatitis 62: 279–88

Tronnier H, Kresken J, Jablonski K, Komp B (1989). Haut und Beruf. 1. Auflage, Grosse Verlag, Berlin

Uter W (2004). Epidemiologie und Prävention von Handekzemen in Feuchtberufen am Beispiel des Friseurhandwerks. 1. Auflage, Universitätsverlag Rasch, Osnabrück

Uter W, Gefeller O, Mahler V, Geier J (2020). Trends and current spectrum of contact allergy in Central Europe: results of the Information Network of Departments of Dermatology (IVDK) 2007-2018. British Journal of Dermatology 183: 857–865

Uter W, Kanerva L (2018). Physical Causes – Heat, Cold, and Other Atmospheric Factors. In: John SM, Johansen JD, Rustemeyer T, Elsner P, Maibach HI (Hrsg.): Kanerva's Occupational Dermatology. Springer International Publishing. doi: 10.1007/978-3-319-40221-5_33-2

Uter W, Pfahlberg A, Gefeller O, Schwanitz H (1998). Risk factors for hand dermatitis in hairdressing apprentices. Results of the 'Prevention of occupational skin disease in hairdressers' study. Dermatosen in Beruf und Umwelt 46: 151–158

Visser MJ, Verberk MM, van Dijk FJ, Bakker JG, Bos JD, Kezic S (2014). Wet work and hand eczema in apprentice nurses; part I of a prospective cohort study. Contact Dermatitis 70: 44–55

Werfel T, Heratizadeh A, Aberer W, Ahrens F, Augustin M, Biedermann T, Diepgen T, Fölster-Holst R, Gieler U, Kahle J, Kapp A, Nast A, Nemat K, Otttt H, Przybilla B, Roecken M, Schlaeger M, Schmid-Grendelmeier P, Schmitttt J, Schwennesen T, Staab D, Worm M (2016). S2k-Leitlinie Neurodermitis (atopisches Ekzem, atopische Dermatitis) – Kurzversion. Allergo Journal 25: 36–51

Wilke A, Brans R, Nordheider K, Braumann A, Hübner A, Sonsmann FK, John SM, Wulfhorst B (2018). Skin Protection Seminars to Prevent Occupational Skin Diseases: Results of a Prospective Longitudinal Study in Apprentices of High-risk Professions. Safety and Health at Work 9: 398–407

Wilke A, Braumann A, Krambeck K, Lange K, Wohlers S, Skudlik C, Sonsmann FK (2020). Gesundheitspädagogische Patientenberatung in der Individualprävention: Chancen und Herausforderungen bei der Optimierung personenbezogener Schutzmaßnahmen am Beispiel konkreter Fälle aus der Praxis. Dermatologie in Beruf und Umwelt 68: 159–170

Wilke A, Gediga G, Schlesinger T, John SM, Wulfhorst B (2012a). Sustainability of interdisciplinary secondary prevention in patients with occupational hand eczema: a 5-year follow-up survey. Contact Dermatitis 67: 208–216

Wilke A, Gediga K, John SM, Wulfhorst B (2014). Evaluation of structured patient education in occupational skin diseases: a systematic assessment of the disease-specific knowledge. International Archives of Occupational and Environmental Health 87: 861–869

Wilke A, Gediga K, Weinhoppel U, John SM, Wulfhorst B (2012b). Long-term effectiveness of secondary prevention in geriatric nurses with occupational hand eczema: the challenge of a controlled study design. Contact Dermatitis 66: 79–86

18 Tumore der Haut

Lara Obermeyer und Christoph Skudlik

Zusammenfassung

Zu den häufigsten malignen Hautkrebsformen zählen das Basalzellkarzinom, das Plattenepithelkarzinom sowie das maligne Melanom. Das Basalzellkarzinom sowie das Plattenepithelkarzinom werden unter den Nicht-melanozytären-Hautkrebsformen (NMSC) zusammengefasst. Hauptrisikofaktoren für die Entstehung eines Basalzellkarzinoms sind neben einer langjährigen UV-Strahlenexposition auch genetische Faktoren sowie chemische Noxen. Das Plattenepithelkarzinom ist führend durch langjährige UV-Strahlenexposition bedingt. Das Maligne Melanom als tödlichster Hautkrebs ist demgegenüber mit erhöhter intermittierender UV-Strahlenexposition sowie genetischer Disposition assoziiert.

1 Allgemeiner Teil

1.1 Einleitung

Unter Hautkrebs versteht man tumoröse Zellveränderungen, die beispielsweise durch eine Genmutation oder auch durch exogene Faktoren wie UV-Strahlenexposition hervorgerufen werden können. Es erfolgt eine Unterscheidung in melanozytären Hautkrebs, ausgehend von den Melanozyten (Malignes Melanom) sowie in nicht-melanozytäre Hautkrebsarten (NMSC) wie Basalzellkarzinome und Plattenepithelkarzinome. Die Inzidenz von Hautkrebserkrankungen ist stetig zunehmend. Bei allen Hautkrebsformen ist der Goldstandard der Therapie– wenn möglich – zunächst die vollständige operative Exzision vor weiteren Therapiemaßnahmen. Den genannten Krebsarten können neben unterschiedlichen endogenen und exogenen Faktoren (wie UV-Strahlung) auch genetische Faktoren, assoziierte Viruserkrankungen und Immunsuppression zu Grunde liegen. Die Bedeutung der exogenen und endogenen Faktoren unterscheidet sich je nach Tumorentität.

1.2 Diagnostik und Therapie

Die Diagnostik des Hautkrebses erfolgt zunächst durch klinische Inspektion, ergänzt durch die Auflichtmikroskopie. Anhand des klinischen und auflichtmikroskopischen Bildes wird eine Verdachtsdiagnose gestellt, die anschließend je nach Erkrankungsverdacht eine Diagnosesicherung mittels Exzision und histopathologischer Beurteilung erfordert. Initial erfolgt eine Exzision mit geringem Sicherheitsabstand oder Probeexzision (nicht bei Melanomverdacht) und nach Eingang des histopathologischen Befundes die Nachexzision. Goldstandard sollte stets die R0-Resektion (vollständige, tumorfreie Exzision) sein. Die weitere Therapie richtet sich anschließend dann nach der Tumorentität, dem erreichten Resektionsstatus und dem Gesundheitszustand des Patienten.

1.3   Basalzellkarzinome

Das Basalzellkarzinom *(Abb. 1)* stellt den häufigsten nicht-melanozytären malignen Tumor dar. Die Lebenszeitprävalenz bei hellhäutigen Personen wird auf 30 % geschätzt (Seidl-Philipp et al. 2021). Basalzellkarzinome metastasieren selten, jedoch können sie lokal infiltrierend und destruierend wachsen und bedürfen je nach Lokalisation einer intensiven Therapie. Die Wahrscheinlichkeit, an einem Basalzellkarzinom zu erkranken, nimmt mit dem Lebensalter zu. Basalzellkarzinome sind in vielen Fällen bereits durch eine Blickdiagnose zu diagnostizieren. Das Basalzellkarzinom kann sich in unterschiedlichen Formen wie einem nodulären, superfiziellen, sklerodermiformen, pigmentierten, ulzerierten oder destruierenden Tumor darstellen. Basalzellkarzinome imponieren häufig klassisch mit einem Randwall, zentraler Einsenkung und Teleangiektasien oder als glasige Knoten (z.B. noduläres Basalzellkarzinom). Auch können sie mit Ekzemen verwechselt werden (z.B. superfizielles Basalzellkarzinom), weshalb bei Therapierefraktärität eines Ekzems auch an ein Basalzellkarzinom gedacht werden muss. Basalzellkarzinome treten am häufigsten an „Sonnenterrassen" wie dem Kopf, Gesicht und den Armen auf. Da sie ausgehend von Haarfollikel und interfollikulärer Epidermis entstehen, kommen sie nicht an Handinnenflächen, Fußsohlen oder Schleimhäuten vor (Fritsch u. Schwarz 2018). Neben genetischen Faktoren, wie einer Mutation im Hedgehog-Signalweg oder Mutation im Tumorsuppressorgen p53

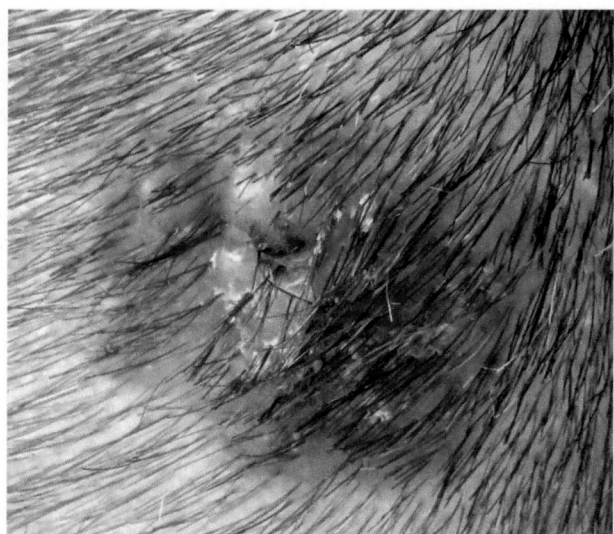

Abb. 1:   Basalzellkarzinom im Bereich der behaarten Kopfhaut

sowie in weiteren Genen, werden als weitere Risikofaktoren für die Entstehung chemische Karzinogene wie Arsen oder Teer, ionisierende Strahlung, chronische Hautschädigung wie lange bestehende Wunden und Immunsuppression verantwortlich gesehen (Lang et al. 2018). UV-Strahlung gilt insgesamt als bedeutsamster Risikofaktor für die Entstehung von Basalzellkarzinomen, hierbei vor allem die chronische Sonnenlichtexposition, aber auch intermittierende Expositionen mit hoher Dosisexposition (Kricker et al. 2017). Daher ist vor allem die langjährige chronische UV-Lichteinwirkung wie bei Outdoorworkern relevant. Beim Auftreten multipler Basalzellkarzinome in jungem Lebensalter sollte auch an das Vorliegen des autosomal-dominant vererbten Basalzellkarzinomsyndroms (historisch Gorlin-Goltz-Syndrom) gedacht werden, welches u.a. mit fazialen Auffälligkeiten wie prominenter Schädelform, Nierenfehlbildungen und Medulloblastomen einhergehen kann (Hermasch u. Frank 2019).

1.4   Plattenepithelkarzinome

Das Plattenepithelkarzinom *(Abb. 2)* ist nach dem Basalzellkarzinom der zweithäufigste nicht-melanozytäre Hautkrebs und geht von den Keratinozyten der Epidermis aus. Im Gegensatz zum Basalzellkarzinom kommt es zu Metastasierungen. Risikofaktoren hierfür können Lokalisationen an Unterlippe und Ohr, eine Tumordicke über 6 mm oder eine Immunsuppression sein (Leiter et al. 2020). Das Plattenepithelkarzinom kann nach langjähriger Exposition gegenüber UV-Strahlung, chemischen Noxen oder durch chronische Hautläsionen auftreten. Im Gegensatz zu anderen Hauttumoren wird hier im Besonderen von einer langjährigen UV-Strahlenexposition als Risikofaktor ausgegangen, nicht von kurzzeitigen hohen Expositionsspitzen (Kricker et al. 2017). UV-Strahlung kann zu einer Mutation des Tumorsuppressorgens p53 führen, was zum Auftreten von aktinischen Keratosen als Vorstufe von Plattenepithelkarzinomen führen kann (Leitlinienprogramm Onkologie 2020). Das Erkrankungsrisiko steigt mit zunehmendem Alter. Aktinische Keratosen sind Präkanzerosen der Haut an lichtexponierten Arealen wie dem Gesicht, Handrücken, Kopf

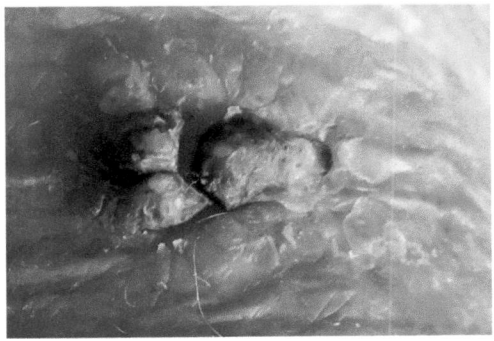
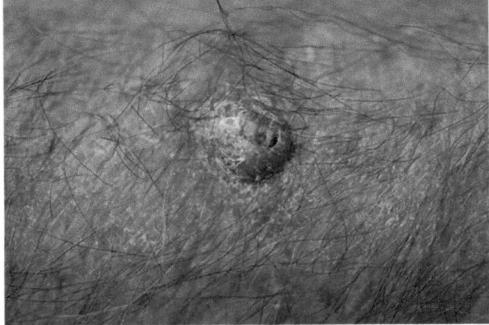

Abb. 2:   Plattenepithelkarzinome am Unterarm

(Abb. 3). Histologisch erfolgt eine Unterteilung der aktinischen Keratosen in KIN (keratinozytäre intraepidermale Neoplasie) I-III, je nach Eindringtiefe der Neoplasie (Borik-Heil u. Geusau 2021). Aktinische Keratosen zeigen sich durch festhaftende, gelegentlich leicht rötliche, Hyperkeratosen („Rauigkeiten") (Hepp et al. 2020). Zudem kann es zum Auftreten einer Feldkanzerisierung kommen, worunter allgemein ein lichtgeschädigtes Hautareal mit mehreren aktinischen Keratosen verstanden wird. Eine weitere Präkanzerose für das Plattenepithelkarzinom stellt der Morbus Bowen dar, dieser imponiert meist als schuppende Plaque, aber kann auch vielgestaltig mit u.a. Knötchen auftreten (Schulz 2017). Plattenepithelkarzinome können sich unter anderem als hyperkeratotische Papeln, rötlich-braun mit Ulzerationen zeigen (Leiter et al. 2020). Bei länger bestehenden und nicht abheilenden Wunden sollte ebenfalls an ein Plattenepithelkarzinom gedacht werden.

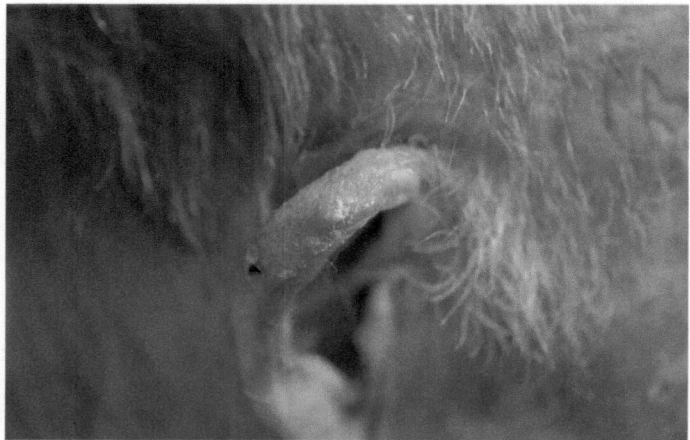

Abb. 3: Aktinische Keratosen an der Ohrhelix

1.5 Malignes Melanom

Das maligne Melanom ist der am häufigsten metastasierende Hauttumor und macht 4,5 % aller Hautkrebserkrankungen aus *(Abb. 4).* Das maligne Melanom hat im fortgeschrittenen Erkrankungsstadium IV eine relative 10-Jahres-Überlebensrate von 19,4 %, abhängig vom Subtyp (superfiziell spreitendes Melanom in allen Erkrankungsstadien zusammengeführt 10-Jahres-Überlebensrate 99,2 %) (Friedrich u. Kraywinkel 2018). Das Melanom entwickelt sich zumeist auf unauffälliger Haut neu, nur selten entsteht es auf dem Boden von beispielsweise vorbestehenden Nävuszellnävi. Klinisch präsentiert sich das Melanom als unscharf begrenzter, farblich inhomogener (Farben rot, braun, schwarz, blau, grau), asymmetrischer Tumor (Plewig et al. 2018). Als Risikofaktoren für die Bildung eines malignen Melanoms gelten unter anderem eine positive Familienanamnese, heller Hauttyp, die Anzahl bestehender und im Laufe des Lebens erworbener Naevi sowie klinisch atypische Pigmentmale (Devereux 2020). Auch für die Entstehung des malignen Melanoms ist der wichtigste Risikofaktor die solare UV-Strahlenexposition. Es wird hierbei aber anders als beim Basalzell- und Plattenepithelkarzinom davon ausgegangen, dass die Entstehung von malignen Melanomen durch intermittierende UV-Lichtexpositionen und schwere Dermatitis solaris („Sonnenbrand") in der Kindheit beeinflusst wird (Baldermann u. Lorenz 2019). Melanome treten bevorzugt am Stamm und an den Extremitäten auf. Es erfolgt eine Unterteilung in die Melanomsubtypen superfiziell spreitendes Melanom (häufigster Subtyp), noduläres Melanom, Lentigo-maligna-Melanom sowie das akrolentiginöse Melanom (am seltensten) (Devereux 2020). Die Klassifikation erfolgt nach den AJCC (American Joint Commission on Cancer) Klassifikationen von 2017 (Gershenwald et al. 2017). Durch UV-Strahlen induzierte Punktmutationen kommt es zu einer Genänderung mit Entartung der Melanozyten. Auch über Aktivierung von Protoonkogenen wie BRAF und NRAS werden Signalwege aktiviert, die zur Entstehung von Melanomen führen können (Lodde et al. 2020).

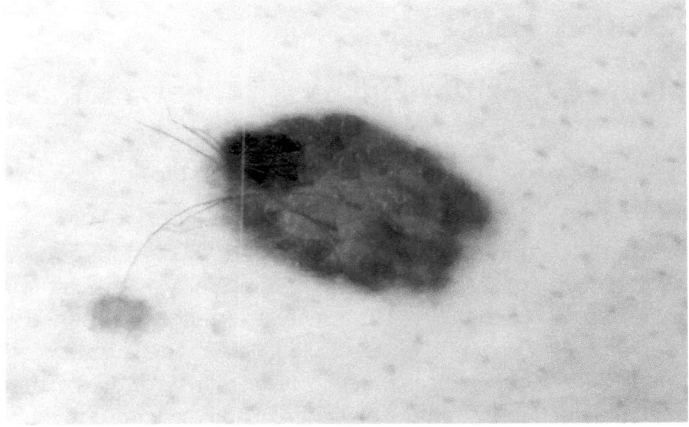

Abb. 4: Malignes Melanom, zu beachten sind die unterschiedlichen Pigmentierungen und die Erhabenheit sowie eine Größe von 1,2 cm

1.6 Häufige benigne Tumore der Epidermis

1.6.1 Verruca seborrhoica („Alterswarze", seborrhoische Warze)

Die seborrhoische Warze, im Volksmund auch „Alterswarze" genannt, ist der häufigste gutartige Hauttumor und kommt betont im Gesicht und am Rumpf vor. Seborrhoische Warzen können hautfarben oder rötlich-braun, im Verlauf dunkelbraun und grau-schwarz erscheinen, beginnend als Flecken bis hin zu Knötchen oder Knoten auf der Haut. Die Oberfläche erscheint glatt, und die Warze wirkt wie auf die Haut aufgeklebt. Meist gibt es kaum Beschwerden, gelegentlich kann es zu Juckreiz gekommen (Fritsch u. Schwarz 2018). Die Warze kann von selbst abfallen, von einer Entartung ist nicht auszugehen. Die Verruca seborrhoica stellt vorwiegend ein kosmetisches Problem dar.

1.6.2 Melanozytärer Naevus (Nävuszellnävus, „Muttermal")

Ein Naevus ist eine Fehlbildung der Haut aufgrund unterschiedlicher Ursachen. Melanozytäre Nävi stellen gutartige Tumoren der epidermalen Melanozyten dar. Die Nävuszellnävi erscheinen regelmäßig in Form, Begrenzung, Farbe und Aufbau. Melanozytäre Nävi, die hiervon abweichen, z.B. aufgrund unregelmäßiger oder unscharfer Form, unterschiedlicher Pigmentierung oder größerem Durchmesser, werden als dysplastische oder atypische Nävi bezeichnet. Dysplastische Nävi gehen mit einem erhöhten Risiko für die Entwicklung eines malignen Melanoms einher und sollten daher hautärztlich kontrolliert werden (Plewig et al. 2018).

2 Spezieller Teil

2.1 Berufliche Exposition bei Basalzellkarzinomen

Gesetzlich Unfallversicherte mit einer hohen beruflichen UV-Strahlenexposition haben ein im Vergleich zur Allgemeinbevölkerung erhöhtes Risiko für die Entwicklung von Basalzellkarzinomen (Bauer et al. 2021).

Allerdings sind Basalzellkarzinome derzeit nicht anerkennungsfähig im Rahmen der BK Nr. 5103 der BKV. Der Ärztliche Sachverständigenbeirat Berufskrankheiten hatte in seiner Begründung für die Berufskrankheit BK 5103 aber festgestellt, dass ebenso wie bei Plattenepithelkarzinomen und aktinischen Keratosen *„auch bei Basalzellkarzinomen [...] UV-Strahlung als ein wichtiger Risikofaktor anzusehen sei"* (Bundesministerium für Arbeit und Soziales 2013). In einem seitens der Deutschen Gesetzlichen Unfallversicherung geförderten multizentrischen Forschungsprojekt „Durch UV-Strahlung induzierte bösartige Hauttumoren – Erarbeitung und Evaluation von versicherungsrechtlich relevanten Abgrenzungskriterien beruflicher gegenüber nicht beruflicher Verursachung" (Teil II, FB 181) konnte im Ergebnis festgestellt werden, dass zwar kein statistischer Zusammenhang zwischen Gesamtexposition zu UV-Strahlung und Auftreten von Basalzellkarzinomen besteht, jedoch ein klarer Trend nachzuweisen ist und derzeit weitere Analysen zur beruflichen Verursachung erfolgen (Schmitt et al. 2016).

Auf der Basis von aktuellen Forschungsergebnissen wird somit zu prüfen sein, Basalzellkarzinome durch natürliche UV-Strahlung im Rahmen beruflicher Tätigkeit künftig in die Liste der Berufskrankheiten aufzunehmen. Zum Zeitpunkt der Erstellung dieses Buchbeitrages beschäftigt sich der Ärztliche Sachverständigenbeirat beim Bundesministerium für Arbeit und Soziales mit diesen Erkenntnissen und erörtert, ob die Empfehlung der Erweiterung der BK 5103 um „Durch UV-Strahlung-induzierte Basalzellkarzinome" ausgesprochen werden sollte.

Wichtig ist diesbezüglich, dass zwischenzeitlich bei begründetem Verdacht auch Fälle von Basalzellkarzinomen bei erheblich UV-Strahlen exponierten Patienten (sog. „Outdoor-Workern") mit Zustimmung des Patienten den Unfallversicherungträgern gemeldet werden können, dies in Form der BK-Anzeige nach § 9 Abs. 2 SGB VII (Elsner und Bauer 2021). Auf die Zustimmung des Patienten ist in diesem Falle hinzuweisen, da Basalzellkarzinome in Verbindung mit natürlicher UV-Strahlung derzeit keine BK nach Berufskrankheitenliste darstellen. Zudem sollten derzeit vorwiegend hochgradig und langjährig exponierte Beschäftigte gemeldet werden, bei denen auch objektivierbare Zeichen einer chronischen Lichtschädigung bestehen und nicht nur solitäre Basalzellkarzinome vorhanden sind. Wesentliche konkurrierende Faktoren wie das bereits oben erwähnte Gorlin-Goltz-Syndrom oder hohe private UV-Lichtbelastung durch vermehrte Auslandsaufenthalte sollten berücksichtigt werden. Die Meldung nach § 9 Abs. 2 SGB VII ist keine Pflicht und der Patient muss darauf hingewiesen werden, dass bei dieser „Wie-BK-Meldung" vom Unfallversicherungsträger noch keine Entscheidung zu erwarten ist, es aber dennoch wichtig sein kann, auf mögliche Fälle hinzuweisen, um die Krankheitslast zu dokumentieren.

2.2 Berufliche Exposition bei Plattenepithelkarzinomen

Es ist bekannt, dass eine langjährige Einwirkung von UV-Lichtstrahlung eine Induktion von Plattenepithelkarzinomen bewirken kann. Berufsgruppen wie Maurer, Landwirte oder Straßenbauer mit beruflicher Sonnenlichtexposition sind durch den Gesetzlichen Unfallversicherungsträger bei Ausübung der beruflichen Tätigkeit und Auftreten anerkennungsfähiger Erkrankung und bei Erfüllung der arbeitstechnischen und sonstigen Voraussetzung der BK 5103 nach Berufskrankheiten-Verordnung abgesichert (s.u. BK Nr. 5103).

2.3 Berufliche Exposition bei Malignem Melanom

Beim malignen Melanom gibt es derzeit keine Erkenntnisse bezüglich des etwaigen Zusammenhanges zwischen langjähriger, chronischer beruflicher UV-Strahlenexposition und Auftreten der Erkrankung. Deshalb werden maligne Melanome gegenwärtig nicht in weitere Betrachtungen des Ärztlichen Sachverständigenbeirats Berufskrankheiten beim Bundesministerium für Arbeit und Soziales einbezogen. Zu berücksichtigen ist dennoch, dass bestimmte Subtypen, speziell das Lentigo-Maligna-Melanom, vermutlich ebenfalls durch langjährige UV-Strahlexposition mitverursacht werden können (DeWane et al. 2019).

2.4 Berufskrankheiten, welche mit Entstehung von Hautkrebs einhergehen können

Tab. 1: Erkrankungsbilder und Berufskrankheiten

	Carcinomata in situ	Plattenepithel-karzinome	Basalzell-karzinome	Maligne Melanome	Angio-/ Fibrosarkome
Bk-Nr. 1108 (Arsen)	x	x	x		
BK-Nr. 2402 (ionisierende Strahlung)	x	x	x		x
Bk-Nr. 5102 (Teer...)	x	x	x		
Bk-Nr. 5103 (natürliche UV-Strahlung)	x	x			
Narben	x	x	x		

x = Tumor anerkennungsfähig im Hinblick auf die jeweilige BK-Nr. (Diepgen et al. 2016)

Besteht der begründete Verdacht auf eine Berufskrankheit, so hat jeder Arzt die Pflicht zur Erstattung einer Berufskrankheiten-Anzeige. In *Tabelle 1* finden sich anerkennungsfähige Erkrankungsbilder, zugeordnet zu den Berufskrankheiten. Der Verdacht muss an den Unfallversicherungsträger oder an den Staatlichen Gewerbearzt/Landesgewerbearzt gemeldet werden (§ 202 SGB VII). Zudem sollte der Patient zeitnah einem Dermatologen zur Einleitung eines berufsgenossenschaftlichen Heilverfahrens vorgestellt werden (Deutsche Gesetzliche Unfallversicherung 2014). Das Heilverfahren dient dazu, dem Versicherten eine angepasste, optimierte individuelle Prävention und Therapie zukommen zu lassen. Das Heilverfahren berechtigt den Hautarzt, nach durch den Unfallversicherungsträger erteiltem Behandlungsauftrag, nach dessen Vorgaben „mit allen geeigneten Mitteln" eine Therapie und weiterführende diagnostische Maßnahmen durchzuführen (Skudlik u. John 2017). Somit kann die weitere Behandlung und Versorgung mit bspw. Lichtschutzmitteln über den Gesetzlichen Unfallversicherungsträger erfolgen.

2.4.1 BK Nummer 1108 „Erkrankungen durch Arsen oder seine Verbindungen"

Durch Exposition gegenüber Arsen (Halbmetall) und dessen Verbindungen kann es zum Auftreten von Basalzellkarzinomen, Plattenepithelkarzinomen und Morbus Bowen kommen. Arsen findet Anwendung bei der Herstellung von Halbleitern und in Legierungen (Bundesanstalt für Arbeitsschutz und Arbeitsmedizin 2015). Arsen ist ein Karzinogen der Klasse I (IARC 2012) und kann ebenfalls zu Genmutationen führen. Charakteristische Veränderungen an der Haut können sich durch Hyperkeratosen, Warzenbildung, Pigmentveränderungen der Haut und Melanosis sowie diffusem Haarausfall darstellen (Wegner 2002). Die Latenz zwischen Auftreten von Hautveränderungen und Exposition kann bis zu mehrere Jahrzehnte dauern (Bundesministerium für Arbeit und Soziales 1964).

In den letzten drei Jahren wurden im Schnitt 28 Verdachtsanzeigen pro Jahr (27–33 von 2018 bis 2020) für eine Berufskrankheit Nr. 1108 angestellt, hiervon wurden insgesamt 9 Fälle anerkannt und davon 3 BK-Renten festgestellt (Deutsche Gesetzliche Unfallversicherung 2020).

2.4.2 BK Nummer 2402 „Erkrankungen durch ionisierende Strahlen"

Bei Erkrankungen, die unter die Nummer 2402 der Anlage der BKV fallen, kommt es dosisabhängig durch Exposition gegenüber ionisierender Strahlung zur Entwicklung von vorwiegend Plattenepithelkarzinomen, seltener Basalzellkarzinomen und Fibro- oder Angiosarkomen (Diepgen 2016). Des Weiteren kann es zur Induktion einer Strahlendermatitis kommen. Spätschäden zeigen sich in Form einer Strahlendermatitis mit Pigmentveränderungen, Haarverlust und Verhornungsstörungen (Bundesministerium für Arbeit und Soziales 2011). Epitheliale Tumore zählen zu hoch-strahlenempfindlichen Tumoren. Von 2018 bis 2020 wurden jährlich durchschnittlich 357 Verdachtsanzeigen gestellt (342–379), wovon 55 Fälle anerkannt und 44 BK-Renten festgestellt wurden (Deutsche Gesetzliche Unfallversicherung 2020).

2.4.3 BK Nummer 5102 „Hautkrebs oder zur Krebsbildung neigende Hautveränderungen durch Ruß, Rohparaffin, Teer, Anthrazen, Pech oder ähnliche Stoffe"

Sowohl Basalzellkarzinome, Plattenepithelkarzinome als auch in-situ-Plattenepithelkarzinome (im Sinne von sog. Teer-Keratosen) erfüllen das medizinische Tatbestandsmerkmal der BK nach Nr. 5102 „Hautkrebs oder zur Krebsbildung neigende Hautveränderungen durch Ruß, Rohparaffin, Teer, Anthrazen, Pech oder ähnliche Stoffe". Es wird davon ausgegangen, dass ein direkter Hautkontakt zwischen der Einwirkung von Stoffen im Sinne der BK-Nr. 5102 und dem Auftreten der medizinischen Tatbestandsmerkmale dieser BK-Nummer eine wesentliche Rolle spielt. Die Latenz von der Erstexposition bis zum Auftreten von Hauttumoren kann bis zu Jahrzehnten betragen; Hauttumore können auch noch nach Expositionsende auftreten (Bundesministerium für Arbeit und Soziales 1963).

Des Weiteren wird davon ausgegangen, dass eine gewisse zeitliche Dauer der beruflichen Einwirkung erforderlich ist, um eine entsprechende Verursachung mit Wahrscheinlichkeit feststellen zu können. Auch wenn diesbezüglich keine exakt validierten Daten vorliegen, ist es jedoch gelebte langjährige Praxis, dass zur Feststellung eines beruflich bedingten Hautkrebses zumeist von einer Einwirkungszeit von wenigstens zwei Jahren regelmäßiger, beruflicher stofflicher Einwirkungen im Sinne der BK-Nr. 5102 ausgegangen werden muss.

Die konkreten Ermittlungen zur ehemaligen beruflichen Stoffexposition werden durch den gesetzlichen Unfallversicherungsträger durchgeführt.

Zusammenfassend besteht bei den BK 1108, 2402 und 5102 die Besonderheit, dass Hauttumore an nicht direkt beruflich exponierten / kontaminierten Körperpartien auftreten.

2.4.4 BK Nummer 5103 „Plattenepithelkarzinome oder multiple aktinische Keratosen der Haut durch natürliche UV-Strahlung"

2015 wurde die BK-Nr. 5103 zur Liste der Berufskrankheiten hinzugefügt. Diese BK umfasst durch UV-Strahlung verursachte kutane Plattenepithelkarzinome sowie aktinische Keratosen und Morbus Bowen als deren in-situ-Frühformen (Präkanzerosen). Als BK anerkennungsfähig sind aktinische Keratosen, wenn sie zahlenmäßig mit mehr als 5/Jahr einzeln oder konfluierend mit größer als 4 cm^2 (Feldkanzerisierung, *Abb. 5*) auftreten (Diepgen et al. 2016). Anerkennungsfähig sind auch der Morbus Bowen und das Bowenkarzinom bei multiplem Auftreten oder in einer Fläche von größer 4 cm^2. Das Bowenkarzinom wird dem Plattenepithelkarzinom gleichgesetzt. Zur vollbeweislichen Sicherung eines Plattenepithelkarzinoms ist der histologische Nachweis erforderlich. Bei aktinischen Keratosen im Sinne von In-situ-Plattenepithelkarzinomen reicht es hingegen, dass diese hautärztlich klinisch diagnostiziert werden (Diepgen et al. 2016). Besonders gefährdete Berufsgruppen sind „Outdoorworker" mit vermehrter Exposition gegenüber UV-Licht wie Landwirte, Dachdecker, Maurer oder Gärtner anzusehen. Besonderes Augenmerk bei der Suche nach Hautveränderungen gilt den Bereichen freigetragener Hautareale (d.h. in der Regel Gesicht, Kopfhaut, Unterarme und Hände).

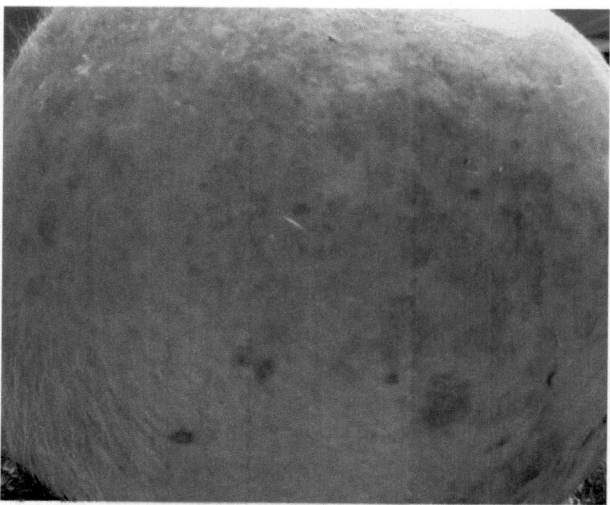

Abb. 5:   Aktinische Keratosen im Sinne einer Feldkanzerisierung am Capillitium

Bei der BK 5103 besteht nach beruflicher solarer UV-Strahlenexposition die lebenslange Anerkennungs- und Entschädigungsfähigkeit. Patienten, bei denen eine BK 5103 zur Anerkennung kommt, sind fast ausschließlich bereits im Rentenalter. Daher sollte vor allem bei Rentnern bei Hautveränderungen in den genannten Arealen an eine ehemalige berufliche Verursachung gedacht werden. Bei Anerkennung als Berufskrankheit kann im Rentenalter die weitere Behandlung und Versorgung mit bspw. Lichtschutzmitteln über den Gesetzlichen Unfallversicherungsträger erfolgen.

Ob die berufliche Sonnenlichtexposition ausreichend war, die medizinischen Tatbestandsmerkmale im Sinne der BK 5103 zu verursachen, wird seitens des Präventionsdienstes der Unfallversicherungsträger ermittelt. Die arbeitstechnischen Voraussetzungen sind als erfüllt anzusehen, wenn zur privaten UV-Strahlungsbelastung eine zusätzliche berufliche UV-Strahlungsbelastung von mindestens 40 % hinzutritt (DGUV 2013). Bei einer derartigen Konstellation wird von einer Risikoverdopplung für die Entwicklung von Plattenepithelkarzinomen oder multiplen aktinischen Keratosen durch berufliche UV-Strahleneinwirkung ausgegangen. Die berufliche UV-Strahlenexposition wird der privaten bis zum erstmaligen Vorliegen der medizinischen Tatbestandsmerkmale (Aktinische Keratosen, Plattenepithelkarzinom, Morbus Bowen) gegenübergestellt.

Die Feststellung der SED („Spezifischen Erythemdosis", 1 SED $= 100$ J/m^2) erfolgt durch den Präventionsdienst des Unfallversicherungsträgers anhand der „Technischen Information zur Ermittlung in Berufskrankheits(BK-)fällen, Hautkrebs durch natürliche UV-Strahlung" des Instituts für Arbeitsschutz der Deutschen Gesetzlichen Unfallversicherung (IFA). Zur Berechnung werden Zeitfaktoren sowie geographische und persönliche Faktoren mit einbezogen (Institut für Arbeitsschutz 2018).

Als ungefährer Richtwert zur benötigten Dauer der Außenbeschäftigung für die Erfüllung der arbeitstechnischen Voraussetzungen kann man die unter *Tabelle 2* zusammengefasste Dauer der Außenbeschäftigung heranziehen.

Tab. 2: Richtwerte für die Erfüllung der arbeitstechnischen Voraussetzungen zur Anerkennung einer BK 5103

Alter des Patienten bei Auftreten von Hautkrebs im Sinne der BK 5103	Benötigte Dauer der Außenbeschäftigung
50 Jahre	9 Jahre Vollzeittätigkeit*
60 Jahre	11 Jahre Vollzeittätigkeit*
70 Jahre	12 Jahre Vollzeittätigkeit*
80 Jahre	14 Jahre Vollzeittätigkeit*
* unter Zugrundelegung einer UV-Lichtbelastung von 300 SED (standardisierte Erythemdosis) /Berufsjahr bei Outdoor-workern	

Bei Anerkennung einer BK Nr. 5103 sind regelmäßige engmaschige hautfachärztliche Vorstellungen zur Durchführung stadiengerechter diagnostischer sowie therapeutischer Maßnahmen indiziert.

2.5 Einschätzung der Minderung der Erwerbsfähigkeit (MdE) bei den BK 1108, 2402, 5102 und 5103

Bezüglich der MdE-Einschätzung bei den BK 1108, 2402 und 5102 wurden seitens der interdisziplinären AG Bamberger Empfehlung zum Zeitpunkt der Erstellung dieses Buchbeitrages aktualisierte Tabellen mit Hilfestellungen zur MdE-Einschätzung publiziert (Krohn et al. 2021).

Die MdE-Einschätzung stellt stets eine Einzelfallbeurteilung dar. Bei der BK 5103 ergibt sich die MdE aus der Krankheitsaktivität, die aus der Anzahl und der Frequenz des Auftretens von aktinischen Keratosen oder Plattenepithelkarzinomen resultiert. Die MdE wird bei aktinischen Keratosen zunächst für 12 Monate, bei Vorliegen eines Plattenepithelkarzinoms für zunächst 24 Monate eingeschätzt. Zur Einschätzung der MdE bei BK 5103 ist nach Therapie mit Rückbildungen der Krankheitserscheinungen phasenweise die Minderung der Erwerbsfähigkeit herabzusetzen, je nach Krankheitsaktivität in der Phase nach Behandlung.

Explizit wird in den Publikationen zur Erläuterung der MdE-Einschätzung bei der BK 5103 darauf hingewiesen, dass die MdE-Tabelle nicht schematisch anzuwenden, sondern jeweils eine Einzelfallbeurteilung vorzunehmen ist. Diesbezüglich sind insbesondere Aspekte wie kosmetische Entstellung (durch Narben oder Tragen von Epithesen), deutliche funktionelle Einschränkungen, erhöhte Lichtempfindlichkeit oder Metastasierung genannt (Schönberger et al. 2017). Maßgeblich für die Einschätzung der MdE ist zudem, dass sich eine Erhöhung für die Einschätzung der Krankheitsaktivität aus einer zahlenmäßig bzw. auch flächenmäßig höheren Ausdehnung von in-situ-Plattenepithelkarzinomen (aktinischen Keratosen) ergibt, da bei derartigen Konstellationen unter anderem intensivere und häufigere Behandlungsmaßnahmen (welche bei Feldkanzerisierungen häufig sehr schmerzhaft sein können) erforderlich sind.

2.6 Prävention

Die in Deutschland am häufigsten auftretenden nicht-melanozytären Hautkrebsformen sind überwiegend langjährig UV-strahleninduziert. Daher kann eine frühzeitige und adäquate Prävention die Verursachung einer berufsbedingten Hauterkrankung verhindern. Den Rahmen für UV-Lichtschutz der Haut und persönliche Schutzmaßnahmen/Arbeitsschutz bilden unter anderem die S3-Leitlinie Prävention von Hautkrebs (Leitlinienprogramm Onkologie 2021) sowie das Arbeitsschutzgesetz (Bundesgesetzblatt in der Änderung 2015).

Ziel einer umfassenden Prävention ist daher der Schutz vor UV-Lichtexposition. Hierzu sollte zunächst eine Umstrukturierung der Arbeitsorganisation (z.B. vermehrte Tätigkeit im Schatten, Nutzung von Sonnensegeln oder Überdachungen der Arbeitsplätze, Verlegung der Tätigkeiten im Freien in die Morgen- oder späten Nachmittagsstunden, wahrnehmen von Pausen im Schatten zu Zeiten der stärksten Sonneneinstrahlung) erfolgen. Dann sollte textiler UV-Schutz (langärmelig, lange Hose, Kopfbedeckung mit Schutz von Hals und Nacken) getragen werden und im weiteren UV-Lichtschutzpräparate angewendet werden. Der Arbeitsmediziner kann Außenbeschäftigte durch Organisation von Versorgung mit personenbezogenen Schutzmaßnahmen wie beispielsweise Kleidung mit Lichtschutzfaktor oder Lichtschutzpräparaten unterstützen. Für die zur Verfügungstellung von persönlicher Schutzausrüstung ist der Arbeitgeber verantwortlich. Hierunter fällt z.B. ein Sonnenhut mit breiter Krempe und Nackenschutz, Sonnenbrille, bedeckende Kleidung und nicht zuletzt Sonnenschutz mit ausreichendem Lichtschutzfaktor (Leitlinienprogramm Onkologie 2021). Das besondere Anforderungsprofil an beruflich eingesetzte Sonnenschutzprodukte, z.B. hinsichtlich Grifffestigkeit oder Galenik bei Exposition gegenüber Stäuben, wurde jüngst in der DGUV-Studie Protect UV 5103 beschrieben (John et al. 2020). Der Arbeitgeber ist verpflichtet, seinen Beschäftigten, wenn sie bestimmte Voraussetzungen wie Tätigkeiten im Freien in den Monaten von April bis September über mind. 1 Stunde täglich an mind. 50 Arbeitstagen zu einer bestimmten Uhrzeit erfüllen, eine regelmäßige Angebotsvorsorge beim Betriebsarzt zu ermöglichen (Bundesministerium für Arbeit und Soziales 2019).

Auch berentete Versicherte können bei als BK anerkanntem Hautkrebs durch den Unfallversicherungsträger mit entsprechenden Präventionsmaßnahmen unterstützt werden. Dadurch kann einer Verschlimmerung der Berufskrankheitenfolgen, z.B. durch private Sonnenexposition, vorgebeugt werden. Um die an einer BK 5103 Erkrankten hinsichtlich eines adäquaten UV-Lichtschutz-Managements zu unterstützen, besteht an speziellen Präventionszentren die Möglichkeit zur Teilnahme an einer „Individuellen Lichtschutz-Beratung" (Ludewig et al. 2016b). Diese eintägige ambulante Präventionsmaßnahme ergänzt die medizinische Versorgung im Rahmen des BG-lichen Heilverfahrens (Rocholl et al. 2018) und wird dem Patienten durch den zuständigen Unfallversicherungsträger angeboten.

Praxis-Tipp: 2-Finger-Regel

Praktische Tipps für die Arbeitsmedizinische Beratung zum Auftragen von Sonnenschutz anhand der 2-Finger-Regel:

Die 2-Finger-Regel gilt als Maßstab, um eine für Lichtschutz erforderliche Menge Sonnenschutzmittel von 2 mg/cm² zu erreichen (Ludewig et al. 2016). Diese Regel teilt den Körper in elf Zonen (Kopf, Brust, Bauch, oberer und unterer Rücken, je zwei Ober- und Unterschenkel und zwei Arme) ein und besagt, dass jede Körperzone mit der Menge Sonnencreme, die als Streifen Zeige- und Mittelfinger beugeseitig bedeckt, eingecremt werden soll. Für Außenbeschäftigte sind besonders die Bereiche relevant, die sich durch Kleidung schlechter schützen lassen. Dazu gehören folgende Zonen*:
- Arm und Hand, rechts
- Arm und Hand, links
- Gesicht und Nacken

*Jeder Aufzählungspunkt ist als eine Körperzone definiert.

Literatur

Baldermann C, Lorenz S (2019). UV-Strahlung in Deutschland: Einflüsse des Ozonabbaus und des Klimawandels sowie Maßnahmen zum Schutz der Bevölkerung. Bundesgesundheitsbl 62: 639–645

Bauer A, Haufe E, Heinrich L et al. (2021). Neues zum berufsbedingten Hautkrebs – Basalzellkarzinom und solare UV-Exposition. Hautarzt 72: 484–492

Borik-Heil L, Geusau A (2021). Aktinische Keratosen. hautnah 20: 45–55

Bundesanstalt für Arbeitsschutz und Arbeitsmedizin (2015). Begründung zur Exposition-Risiko-Beziehung: Arsenverbindungen in TRGS 910 (Fassung v. 02.02.2015)

Bundesgesetzblatt (2015). Gesetz über die Durchführung von Maßnahmen des Arbeitsschutzes zur Verbesserung der Sicherheit und des Gesundheitsschutzes der Beschäftigten bei der Arbeit (ArbSchG) vom 7. August 1996 (BGBl. I S. 1246), das zuletzt durch Artikel 427 der Verordnung vom 31. August 2015 (BGBl. I S.1474) geändert worden ist

Bundesministerium für Arbeit und Soziales (1963). Merkblatt zur BK Nr. 5102: Hautkrebs oder zur Krebsbildung neigende Hautveränderungen durch Ruß, Rohparaffin, Teer, Anthrazen, Pech oder ähnliche Stoffe. Merkblatt zu BK Nr. 47 der Anl. 1 zur 7. BKVO (Bek. des BMA v. 18.2.1963, BArbBl Fachteil Arbeitsschutz 1963, 25)

Bundesministerium für Arbeit und Soziales (1964). Merkblatt zur BK Nr. 1108: Erkrankungen durch Arsen oder seine Verbindungen. Merkblatt zu BK Nr. 2 der Anl. 1 zur 7. BKVO (Bek. des BMA v. 19.05.1964, BArbBl Fachteil Arbeitsschutz 1964, 125f)

Bundesministerium für Arbeit und Soziales (2011). Wissenschaftliche Stellungnahme zu der Berufskrankheit Nr. 2402 der Anlage 1 zur Berufskrankheiten-Verordnung „Erkrankungen durch ionisierende Strahlen" Bek. des BMAS vom 24.10.2011 – IVa 4-45222-2402 – GMBl. 2011, Nr. 49-51, S. 983–993. Der Ärztliche Sachverständigenbeirat „Berufskrankheiten" beim Bundesministerium für Arbeit und Soziales gibt zu der genannten Berufskrankheit folgende wissenschaftliche Stellungnahme ab; diese Stellungnahme ersetzt das bisherige Merkblatt zu der Berufskrankheit (Bek. des BMA vom 13.05.1991, BArbBl. (1991) Nr. 7–8 S. 72 ff.)

Bundesministerium für Arbeit und Soziales (2013). Berufskrankheitenverordnung. Hier: Empfehlungen des ärztlichen Sachverständigenbeirates „Berufskrankheiten". Bek. d. BMAS vom 01.07.2013: Hautkrebs durch UV-Licht. Gemeinsames Ministerialblatt, 64. Jahrgang, 671–693

Bundesministerium für Arbeit und Soziales (2019). AMR 13.3 „Tätigkeiten im Freien mit intensiver Belastung durch natürliche UV- Strahlung von regelmäßig einer Stunde oder mehr je Tag" – Bek. d. BMAS v. 4.9.2019 – IIIb1-36628-15/22

Deutsche Gesetzliche Unfallversicherung (2013). DGUV-Arbeitshilfe „Hautkrebs durch UV-Strahlung": Hautkrebs durch UV-Strahlungsexposition. Eine Hilfestellung für die UV-Träger (Stand: 25. September 2013)

Deutsche Gesetzliche Unfallversicherung (2014). Verfahrensbeschreibung der Deutschen Gesetzlichen Unfallversicherung für das in den §§ 41 ff. des Vertrages Ärzte/Unfallversicherungsträger vereinbarte Verfahren zur Früherfassung berufsbedingter Hauterkrankungen (Hautarztverfahren) (https://www.dguv.de/medien/inhalt/versicherung/berufskrankheiten/hauterkrankungen/dguv_hautarztverfahren.pdf) (Zugriff: 11.09.2021)

Deutsche Gesetzliche Unfallversicherung (2020). Zahlen und Fakten. BK Verdachtsanzeigen. https://www.dguv.de/de/zahlen-fakten/bk-geschehen/bk-verdachtsanzeigen/index.jsp (Zugriff: 12.09.2021)

Devereux, N (2020). Das maligne Melanom – ein Überblick. InFo Hämatol Onkol 23, 10–17

DeWane ME, Kelsey A, Oliviero M, Rabinovitz H, Grant-Kels JM (2019). Melanoma on chronically sun-damaged skin: Lentigo maligna and desmoplastic melanoma. Journal of the American Academy of Dermatology 81 (3): 823–833

Diepgen TL, Krohn S et al. (2016). Empfehlung zur Begutachtung von arbeitsbedingten Hauterkrankungen und Hautkrebserkrankungen – Bamberger Empfehlung. Dermatol Beruf Umwelt 64 (3) 89–136

Diepgen, Thomas L (2016). Neue Entwicklungen in der Berufsdermatologie. JDDG: Journal der Deutschen Dermatologischen Gesellschaft, 14 (9), 875–890

Elsner P, Bauer A. Editorial- Basalzellkarzinom bei „Outdoor-Workern" durch natürliches UV-Licht, Dermatologie in Beruf und Umwelt, Jahrgang 69, Nr. 1/2021: 3–5

Friedrich S, Kraywinkel K Faktenblatt (2018). Epidemiologie des malignen Melanoms in Deutschland. Onkologe 24, 447–452

Fritsch P, Schwarz T (2018). Dermatologie, Venerologie. Grundlagen. Klinik. Atlas. 3. Auflage. Springer Verlag, Heidelberg

Gershenwald JE, Scolyer RA et al (2017). Melanoma staging: evidence-based changes in the American Joint Committee on Cancer eighth edition cancer staging manual. CA Cancer J Clin 67 (6): 472–492

Hepp MV, Steeb T, Szeimies RM et al. (2020). Aktinische Keratosen. Hautarzt 71: 588–596

Hermasch MA, Frank J (2019). Hereditäre Hauttumorsyndrome. Hautarzt 70: 490–496

IARC Monographs (2012). Arsenic, Metals, Fibres, and Dusts. IARC Monographs on the Evaluation of Carcinogenic Risks to Humans Volume 100C

Instituts für Arbeitsschutz der Deutschen Gesetzlichen Unfallversicherung (2018). Technische Information zur Ermittlung in Berufskrankheiten(BK-)fällen vor dem Hintergrund der neuen Berufskrankheit mit der BK-Nr. 5103 „Plattenepithelkarzinome oder multiple aktinische Keratosen der Haut durch natürliche UV-Strahlung". Information BK-Fälle BK-Nr. 5103 (11.2018), https://www.dguv.de/medien/ifa/de/fac/strahl/pdf/bk_natuerliche_strahlung.pdf (Zugriff: 11.09.2021)

John SM, Keziz S, Keurentjes A, Weinert P, Ulrich C (2020). Protect UV 5103 Studie: Anforderungsprofil beruflich eingesetzter Sonnenschutzpräparate. DGUV Forum 01/2020: 23–27

Kricker A, Weber M, Sitas F et al. (2017). Early Life UV and Risk of Basal and Squamous Cell Carcinoma in New South Wales, Australia. Photochem Photobiol 93 (6): 1483–1491

Krohn S et al. (2021). Minderung der Erwerbsfähigkeit (MdE) bei arbeitsbedingtem Hautkrebs. MdE-Tabellen zu den BK-Nummern 5102 und 5103. Dermatologie in Beruf und Umwelt 69: 108–113

Lang et al. (2018). S2k-Leitlinie Basalzellkarzinom der Haut. Deutsche Dermatologische Gesellschaft e.V. (DDG). Stand: 2018. (Zugriff: 10.09.2021)

Leiter U, Gutzmer R, Alter M et al. (2020). Kutanes Plattenepithelkarzinom. Hautarzt 71: 597–606

Leitlinienprogramm Onkologie (Deutsche Krebsgesellschaft, Deutsche Krebshilfe, AWMF). S3-Leitlinie Aktinische Keratose und Plattenepithelkarzinom der Haut, Langversion 1.1, 2020, AWMF Registernummer: 032/022OL, https://www.leitlinienprogramm-onkologie.de/leitlinien/aktinische-keratosen-und-plattenepithelkarzinom-der-haut/ (Zugriff: 10.09.2021)

Leitlinienprogramm Onkologie (Deutsche Krebsgesellschaft, Deutsche Krebshilfe, AWMF): S3-Leitlinie Prävention von Hautkrebs, Langversion 2.0, 2021, AWMF Registernummer: 032/052OL, https://www.leitlinienprogramm-onkologie.de/leitlinien/hautkrebs-praevention/ (Zugriff: 18.09.2021)

Lodde G, Zimmer L, Livingstone E et al. (2020) Malignes Melanom. Hautarzt 71: 63–77

Ludewig M, Rocholl M et al. (2016). Individuelle Lichtschutz-Beratung für Beschäftigte in Außenberufen: Sekundärprävention von UV-induziertem Hautkrebs (BK-Nr. 5103). DGUV Forum (2016) 12: 34–37

Ludewig M, Rocholl M, Hübner A, Skudlik C, John SM, Wilke A (2016). Individuelle Lichtschutz-Beratung für Beschäftigte in Außenberufen: Sekundärprävention von UV-induziertem Hautkrebs (BK-Nr. 5103). DGUV Forum 12: 34–37

Plewig et al (2018). Braun-Falco's Dermatologie, Venerologie und Allergologie. 7. Auflage Springer Verlag, Berlin Heidelberg

Rocholl M, Ludewig M, Skudlik C, Wilke A (2018): Beruflicher Hautkrebs: Prävention und UV-Schutzempfehlungen im BG-lichen Heilverfahren. Der Hautarzt 69 (6): 462–470

Schmitt J, Haufe E, Trautmann F et al. (2016). Abschlussbericht: Forschungsvorhaben durch UV-Strahlung induzierte bösartige Hauttumoren – Erarbeitung und Evaluation von versicherungsrelevanten Abgrenzungskriterien beruflicher gegenüber nicht beruflicher Verursachung; Teil II: Fall-Kontroll-Studie zum Zusammenhang arbeitsbedingter und nicht-arbeitsbedingter Exposition gegenüber UV-Strahlung und Hautkrebs bei a) Plattenepithelkarzinomen und b) Basalzellkarzinomen (FB181)(www.dguv.de\ifa\forschung\projektverzeichnis\ff-fb_0181.jsp)

Schönberger A, Mehrtens G, Valentin H (2017). 5.12 Entstellung. In: Schönberger A, Mehrtens G, Valentin (Hrsg.). Arbeitsunfall und Berufskrankheit. Rechtliche und medizinische Grundlagen für Gutachter, Sozialverwaltung, Berater und Gerichte, 9. Auflage, 275–277

Schulz H (2017). Seltene klinische Aspekte maligner Hauttumore. hautnah dermatologie 33 (6): 40–43

Seidl-Philipp M, Frischhut N, Höllweger N, Schmuth M, Nguyen VA (2021). Bekanntes und Neues zum Basalzellkarzinom. Journal der Deutschen Dermatologischen Gesellschaft published by John Wiley & Sons Ltd on behalf of Deutsche Dermatologische Gesellschaft. JDDG 1610-0379/2021/ 1907. Open Acces (Zugriff: 10.09.2021)

Skudlik C, John SM (2017). Berufliche Hauterkrankungen. Verursachung, Klinik und Verfahrensabläufe. Der Deutsche Dermatologe 65 (12): 924–931

Wegner R (2002). Vergiftungen durch Schwermetalle und Arsen. Internist 43: 818–827

19   Chronischer Pruritus

Svenja Müller und Sonja Ständer

Zusammenfassung

Chronischer Pruritus ist ein häufiges, die betroffenen Patienten stark belastendes Symptom, welches v.a. bei dermatologischen, internistischen, neurologischen, gynäkologischen sowie psychosomatischen Erkrankungen vorkommt.

Im Kontext beruflich bedingter Erkrankungen findet chronischer Pruritus (noch) unzureichend Beachtung, obwohl zahlreiche Berufskrankheiten mit chronischem Pruritus einhergehen können. Genannt seien hier exemplarisch neben dermatologischen Erkrankungen wie dem chronischen Handekzem v.a. auch systemische Erkrankungen, die über eine Beeinträchtigung der Nieren- oder Leberfunktion nephrogenen bzw. hepatischen Pruritus auslösen. Durch beruflich bedingte lokale Nervenkompressionen (z.B. im Rahmen bandscheibenbedingter Wirbelsäulenerkrankungen), einer Polyneuropathie oder Kleinfaserneuropathie kann neuropathischer Pruritus entstehen.

Da chronischer Pruritus paraneoplastisch sowie prämonitorisch vor der Manifestation diverser Grunderkrankungen und Berufskrankheiten vorkommen kann, ist eine umfassende diagnostische Abklärung von großer Relevanz.

1   Allgemeiner Teil

Der allgemeine Teil dieses Kapitels basiert auf der S2k-Leitlinie zur Diagnostik und Therapie des chronischen Pruritus der Deutschen Dermatologischen Gesellschaft e.V. (DDG) (AWMF-Register-Nummer 013/048) (Ständer et al. 2017) sowie auf der europäischen S2k-Leitlinie des European Dermatology Forum (EDF) und der European Academy of Dermatology and Venerology (EADV) (Weisshaar et al. 2019). Die Leitlinien adressieren ambulant und stationär tätige Ärzte der Disziplinen Dermatologie, Innere Medizin, Psychosomatik sowie weiterer Fachrichtungen (u.a. Rehabilitationsmedizin, Allgemeinmedizin, Gynäkologie, Psychiatrie).

In diesem Kapitel wird bewusst nicht von „Juckreiz", sondern von „Jucken" bzw. „Pruritus" gesprochen, da strenggenommen der Begriff „Juckreiz" analog zum „Schmerzreiz" nicht das ausgelöste Symptom betitelt, sondern den Stimulus, der zur entsprechenden sensorischen Wahrnehmung führt (Ständer et al. 2017).

1.1 Definition

Das Jucken (lat. Pruritus) stellt eine unangenehme Sensation der Haut dar, die Betroffene fast regelhaft zu diverser mechanischer Manipulation der Haut (u.a. Reiben, Kratzen, Kneifen, Scheuern) veranlasst (Yosipovitch et al. 2018). Besteht Pruritus kürzer als sechs Wochen, ist dieser als „akut" definiert und besitzt als sensorisches Alarmsignal v.a. eine protektive Funktion, um mögliche Parasiten und Fremdkörper zu detektieren und zu entfernen (Wimalasena et al. 2021). Persistiert das Jucken darüber hinaus (≥ 6 Wochen), liegt chronischer Pruritus vor (Ständer et al. 2017). Patienten mit chronischem Pruritus leiden häufig unter einer beträchtlichen Beeinflussung von Lebensqualität, Schlaf, sozialer Interaktion sowie Stigmatisierung (Steinke et al. 2018, Suilmann et al. 2018, Sommer et al. 2021).

1.2 Epidemiologie

Chronischer Pruritus gehört laut der *Global Burden of Diseases Studie 2010* zu den 50 häufigsten interdisziplinären Erkrankungen weltweit (Hay et al. 2014).

In Deutschland sind ca. 17 % der arbeitenden Bevölkerung betroffen (Ständer et al. 2010); 22 % der Gesellschaft berichteten, bereits mindestens einmalig unter Pruritus gelitten zu haben (Matterne et al. 2011). Ältere Patienten und weibliche Patienten weisen eine vergleichsweise höhere Prävalenz des chronischen Pruritus gegenüber der restlichen Gesellschaft auf (Matterne et al. 2013). Neben Alter und Geschlecht stellt die zugrundeliegende Grunderkrankung einen wichtigen Einflussfaktor für die Prävalenz des chronischen Juckens dar. Zu vereinzelten Grunderkrankungen liegen demografische Untersuchungen vor: Die Prävalenz des chronischen Pruritus liegt z.B. bei 55 % der Patienten mit chronischer, dialysepflichtiger Niereninsuffizienz (Hu et al. 2018) und bei 40 % der Patienten mit chronischen Lebererkrankungen (Oeda et al. 2018).

Da chronischer Pruritus häufig ein „Begleitsymptom" unterschiedlicher u.a. dermatologischer, internistischer, neurologischer, gynäkologischer bzw. urologischer sowie psychosomatischer/psychiatrischer Erkrankungen darstellt und häufig nicht als symptomatisch erfasst wird (Ständer et al. 2017), könnte die tatsächliche Prävalenz des chronischen Pruritus höher ausfallen als bisher vermutet. Die Inzidenz des chronischen Pruritus innerhalb eines Jahres wird auf 7 % geschätzt (Matterne et al. 2013).

1.3 Pathophysiologie

Die Pathophysiologie des chronischen Pruritus konnte dank zahlreicher neuer Forschungserkenntnisse der letzten Jahre zunehmend aufgedeckt werden. Hierdurch konnten neue, wirksame Therapien entwickelt werden, die sich teilweise derzeit in klinischer Prüfung befinden (Cevikbas u. Lerner 2020).

Die Pathophysiologie ist komplex und für unterschiedliche Pruritus-Entitäten noch nicht im Detail geklärt (Yosipovitch et al. 2018). Akuter und chronischer Pruritus unterscheiden sich nicht nur hinsichtlich der Erkrankungsdauer, sondern auch pathophysiologisch. Während akuter Pruritus meist histaminerg über H1- und H4-Rezeptoren vermittelt wird, stehen bei chronischem Pruritus nicht-histaminerge Signalwege im Fokus (Yosipovitch et al. 2018). Daher erreichen Antihistaminika in der Pruritus-Therapie bei den meisten Patienten keine suffiziente Pruritus-Kontrolle (Matsuda et al. 2016).

Chronischer Pruritus entsteht primär in der Haut. An der Induktion sind zahlreiche ortsständige Zellen in Epidermis und Dermis (z.B. Keratinozyten, Mastzellen) sowie nicht-ortsgebundene entzündliche Zellen (z.B. T-Lymphozyten, eosinophile und basophile Granulozyten) beteiligt (Yosipovitch et al. 2018). Über eine lebhafte Interaktion zwischen Haut-, Entzündungs- und Nervenzellen kommt es zur Ausstoßung zahlreicher pruritogener Mediatoren (z.B. Zytokine wie IL-4, IL-13, IL-31; Amine wie Histamin; Proteasen wie Tryptase; Neuropeptiden wie Substanz P). Diese aktivieren oder hemmen ihre zugehörigen Rezeptoren an unmyelinisierten C-Fasern in Epidermis und Dermis (Ständer et al. 2011).

Die unterschiedlichen Klassen unmyelinisierter C-Fasern besitzen ihren Zellkörper im Hinterhorn des Rückenmarks. Über die C-Fasern erfolgt die zentrale Weiterleitung über den Tractus spinothalamicus zum Thalamus (Ständer et al. 2011). Auf Rückenmarksebene kommt es zu positiven und negativen Feedback-Mechanismen, bei denen u.a. pruriceptive und noziceptive Neuronen miteinander interagieren. Aus diesem Grund kann z.B. eine Opioid-Therapie, die zur Schmerzkontrolle eingesetzt wird, Pruritus induzieren (Yosipovitch et al. 2018).

An der Weiterleitung und zentralen Verarbeitung des Pruritus sind somatosensorischer Kortex (Prurituswahrnehmung), prämotorischer Kortex (Erstellung von Bewegungsentwürfen, direkte Bewegungskontrolle wie Kratzantworten über Projektion ins Rückenmark), Inselrinde (Aufnahme der Prurituswahrnehmung, Intuition und Entscheidungsfindung), Cingulum (Verarbeitung von Pruritus und Emotionen, Lernprozesse, „Pruritus-Gedächtnis"), präfrontaler Kortex (Handlungssteuerung und -planung), Striatum (Hemmung von Bewegungsabläufen) und Cerebellum (Planung und Kontrolle von Kratzmechanismen) involviert (Ständer et al. 2011, Yosipovitch et al. 2018).

1.4   Klassifikation

Gemäß aktueller Klassifikation des „International Forum for the Study of Itch" (IFSI) wird eine Untergliederung des chronischen Pruritus **abhängig vom klinischen Erscheinungsbild** in drei Gruppen vorgenommen:

*   IFSI I: Chronischer Pruritus auf primär veränderter, entzündlicher Haut
*   IFSI II: Chronischer Pruritus auf primär nicht veränderter, nicht entzündlicher Haut
*   IFSI III: Chronischer Pruritus mit chronischen Kratzläsionen (Ständer et al. 2007).

Die *Abbildung 1* gibt eine Hilfestellung zur diagnostischen Einordnung.

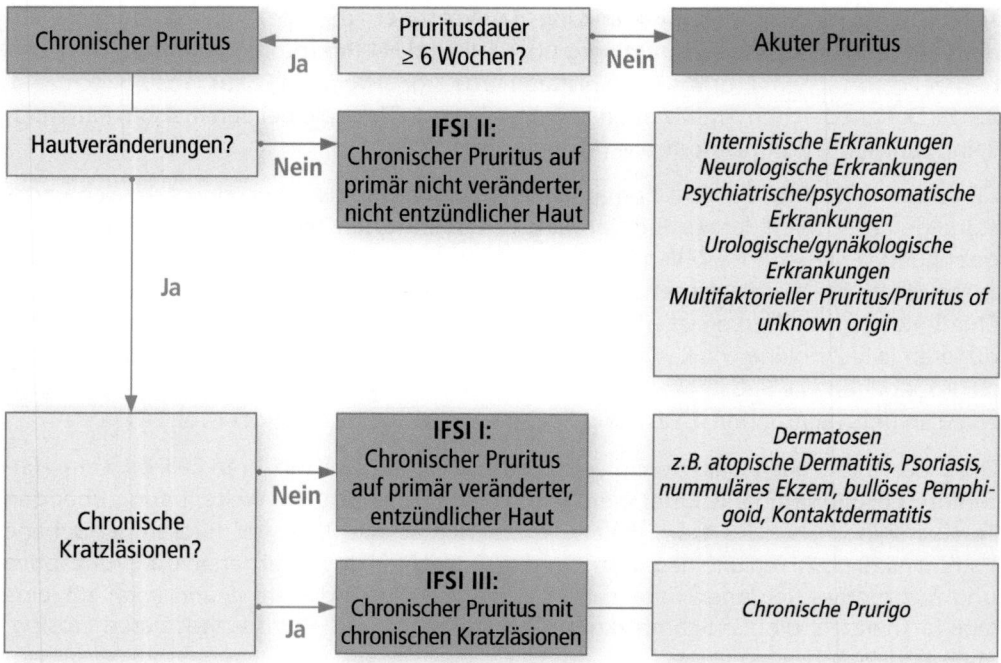

Abb. 1: Diagnostik-Flowchart des chronischen Pruritus gemäß IFSI-Klassifikation (Ständer et al. 2007)

Die weitere Klassifikation des chronischen Pruritus orientiert sich an 6 festgelegten Prurituskategorien, zu denen die Patienten je **nach zugrundeliegender Ätiologie** zugeordnet werden können (Ständer et al. 2007). Ggf. sind weitere Untersuchungen zur Einordnung in die passende Kategorie erforderlich (z.B. Laboruntersuchungen, Entnahme von Hautbiopsien zur histologischen und immunfluoreszenzoptischen Untersuchung, Entnahme von Hautabstrichen zur mikrobiologischen Untersuchung, bildgebende Untersuchungen etc.) (Ständer et al. 2016). Die 6 möglichen Kategorien sind in *Tabelle 1* dargestellt.

Tab. 1: Prurituskategorien nach IFSI (Ständer et al. 2007)

Prurituskategorien	Beispiele
dermatologische Erkrankungen	• chronisch-entzündliche Dermatosen *z.B. atopische Dermatitis, Psoriasis* • Schwangerschaftsdermatosen *z.B. polymorphes Exanthem der Schwangerschaft* • infektiöse Dermatosen *z.B. Skabies, Follikulitis* • autoimmune Erkrankungen *z.B. bullöses Pemphigoid* • Genodermatosen *z.B. Ichthyosen* • kutane Lymphome *z.B. Mycosis fungoides*

Tab. 1:   Pruituskategorien nach IFSI (Ständer et al. 2007) *(Forts.)*

Pruituskategorien	Beispiele
systemische Erkrankungen	• metabolische und endokrine Erkrankungen *z.B. Diabetes mellitus, chronische Niereninsuffizienz, Hepatopathien, Hyper- und Hypothyreose* • hämatologische und lymphoproliferative Erkrankungen *z.B. Eisenmangel, (Non-) Hodgkin-Lymphome, myeloproliferative Neoplasien wie Polycythaemia vera* • Infektionen *z.B. Helicobacter pylori, HIV, Parasitosen* • solide Tumoren • Arzneimittel-assoziierter Pruritus
neurologische Erkrankungen	• brachioradialer Pruritus • Notalgia paraesthetica • postzosterische Neuralgie • Post-Stroke Pruritus
psychosomatische/ psychiatrische Erkrankungen	• Dermatozoenwahn • Angststörungen • Depressionen
gemischte Genese (≥ 1 Ursache)	
andere Genese (unbekannte Ursache)	

1.5 Diagnostik des chronischen Pruritus

Aufgrund der Komplexität des chronischen Pruritus (u.a. vielfältige Genese, häufige Inkongruenz zwischen subjektiver Krankheitsschwere und vorliegendem Hautbefund, sekundäre Veränderungen der Primäreffloreszenzen bei Dermatosen durch intensiviertes Kratzverhalten) sollte am Anfang der Diagnostik eine ausführliche ärztliche Anamnese durchgeführt werden (Ständer et al. 2016). Diese sollte im Allgemeinen dermatologische und nicht-dermatologische Vorerkrankungen, Medikamenteneinnahme, Allergien und atopische Diathese, vergangene Operationen und Traumata, B-Symptomatik und bisher durchgeführte Diagnostik umfassen. Ggf. sollten Familien-, Schwangerschafts-, Sexual-, Reise- und Suchtanamnese ergänzt werden (Ständer et al. 2017).

Die anschließende Pruritusanamnese sollte neben Beginn und Dauer des Pruritus auch Lokalisation und Verlauf berücksichtigen. Chronischer Pruritus kann lokalisiert, regionär und generalisiert auftreten (Berger et al. 2013). Eine sekundäre Generalisierung von initial lokalisierten Pruritusformen im Krankheitsverlauf ist möglich (Kwatra et al. 2013).

Die genaue Erfassung der Pruituslokalisation und des Verlaufs (v.a. kontinuierliches vs. attackenartiges Jucken) kann wichtige Hinweise für die sich ggf. anschließende Spezialdiagnostik liefern (z.B. Ergänzung von bildgebender Diagnostik bei (initial) lokalisierten Pruritusformen) (Ständer et al. 2016). Durch das gezielte Abfragen von möglichen Prurituaqualitäten (z.B. reines Jucken, neuropathische Sensationen wie Brennen, Stechen/Nadelstichartige Sensationen, Ameisenlaufen, elektrisierende Sensationen, Schmerzen etc.) können weitere wichtige Informationen gewonnen werden, die für die Therapieentscheidung relevant sind. Gleiches gilt für Pruritus-lindernde (z.B. Kälte) und triggernde Faktoren (z.B. Wärme, Schwitzen, Wasser) (Pereira u. Ständer 2017). Die vorherigen antipruritischen Therapien sollten im Hinblick auf Verträglichkeit und Wirksamkeit näher erfragt werden (Weisshaar et al. 2019).

Zur besseren Einschätzung der patientenseitigen Krankheitsschwere (v.a. Ausmaß der Pruritusintensität, krankheitsbedingte Beeinträchtigung der Lebensqualität) und potenzieller Komorbiditäten (z.B. Depressivität und Ängstlichkeit) bewährt sich im klinischen Alltag zusätzlich die Erhebung sogenannter „Patient-Reported Outcomes" (PRO), d.h. die Erfassung von patientenseitigen Krankheitsangaben mittels standardisierter Fragebögen (Schoch et al. 2017). Durch die wiederholte standardisierte PRO-Erhebung im Zuge der Folgevorstellungen des Patienten lassen sich im Verlauf auch Therapieansprechen und Therapienutzen bewerten (Pereira u. Ständer 2017). Für das häusliche Setting kann dem Patienten das Führen eines Pruritus-Tagebuchs empfohlen werden, in dem auch weitere Hinweise notiert werden können, die für die Therapieanpassung wichtig sind (z.B. Ein- oder Durchschlafbeschwerden durch Pruritus, Trigger- und Linderungsfaktoren des Pruritus, psychosoziale Belastungsfaktoren). Mittlerweile existieren hierzu bereits Apps wie die kostenfreie *ItchyApp©*, welche sowohl für Google Android als auch für Apple iOS verfügbar ist (Online-Link: https://hippokrates-it.de/ItchyApp.html, Abrufdatum 12.10.2021). Zur Verbesserung der Compliance ist es ratsam, die eigene Krankheitstheorie für den Pruritus zu besprechen und ggf. durch ein erklärendes, respektvolles Gespräch zu korrigieren (Weisshaar u. Mettang 2016).

Im ärztlichen Gespräch sollte das Kratzverhalten thematisiert werden, da hierdurch ggf. wichtige Erklärungen zum Hautbefund gewonnen werden können (z.B. häufiges „butterfly sign" [Abwesenheit von Effloreszenzen im Bereich der hinteren Schulterregion] v.a. bei Patienten mit Prurigo nodularis, Erklärung für auf den ersten Blick nicht plausible Hautveränderungen durch Zuhilfenahme von Kratzhilfen wie Bürsten o.Ä.) (Ständer et al. 2017).

Anschließend sollte die gesamte Haut inkl. angrenzender Schleimhäute, dem Capillitium sowie der Finger- und Zehennägel fachdermatologisch inspiziert werden (Weisshaar u. Mettang 2016). Insbesondere Morphologie und Verteilungsmuster der Effloreszenzen sind wichtig für die Diagnostik zugrundeliegender Dermatosen (Weisshaar et al. 2019). Nagelveränderungen können im Rahmen unterschiedlicher Dermatosen (z.B. Lichen ruber) auftreten; viele Patienten mit starker Pruritusintensität und verstärktem Kratzverhalten weisen sog. Glanznägel auf (Ständer et al. 2017). Die Dermographismus-Testung dient der weiteren differenzialdiagnostischen Einordnung (z.B. urtikarieller Dermographismus bei Urtikaria factitia, Dermographismus albus bei atopischer Dermatitis/atopischem Pruritus) (Ständer et al. 2017). Eine besondere Beachtung sollte auch Hautkolorit (z.B. Ikterus bei cholestatischem Pruritus) und Hautzeichen systemischer Erkrankungen (z.B. sog. „Leberhautzeichen" bei chronischen Lebererkrankungen wie Palmar- und Plantarerythem, „Bauchglatze", Spidernävi) gelten. Bei der Erstuntersuchung sollte eine orientierende körperliche Untersuchung mit Palpation von Leber, Milz und Lymphknoten erfolgen (Weiss-haar et al. 2019).

Je nach vorliegenden Befunden sollten Anamnese und Diagnostik entsprechend der Ver-dachtsdiagnose gezielt ergänzt werden. Hierfür ist nicht selten eine interdisziplinäre Ko-operation mit Ärzten entsprechender Fachrichtungen (v.a. der Disziplinen Innere Medizin, Neurologie, Radiologie, Psychosomatik/Psychiatrie) erforderlich (Ständer et al. 2016). Das unten aufgeführte Flowchart stellt die Anamnese und Diagnostik des chronischen Pruritus nach ABC-Schema dar *(vgl. Abb. 2)*.

Patienten mit chronischem Pruritus, welcher für mindestens ein Jahr besteht, sollten laut aktueller AWMF-S2k-Leitlinie einmal jährlich folgende Diagnostik erhalten: Laboruntersu-chungen, Röntgenaufnahme des Thorax, Sonographie des Abdomens (Ständer et al. 2017). Dies ist vor allem deshalb wichtig, da chronischer Pruritus sowohl paraneoplastisch als auch prämonitorisch (d.h. Monate bis Jahre vor der auslösenden Grunderkrankung, z.B. bei Polycythämia vera) vorkommen kann (Weisshaar et al. 2015; Lelonek et al. 2018). Dem Pa-tienten sollte im ärztlichen Gespräch dazu geraten werden, regulär empfohlene Vorsorge-untersuchungen (v.a. Hautkrebs-Screening, Vorsorge-Koloskopie, urologische bzw. gynä-kologische Krebsvorsorgeuntersuchungen) wahrzunehmen (Ständer et al. 2017).

Je nach vorliegender Datenlage kann in 4–45 % der Fälle keine Ursache für den chroni-schen Pruritus gefunden werden („Pruritus unklarer Genese") (Andrade et al. 2020). Bei diesen Patienten werden regelmäßige Verlaufsuntersuchungen insbesondere innerhalb der ersten 12 Monate nach Auftreten des Pruritus mit Fokus auf hepatobiliäre und hämato-logische Malignome sowie eine symptomatische antipruritische Therapie empfohlen (Ständer et al. 2017).

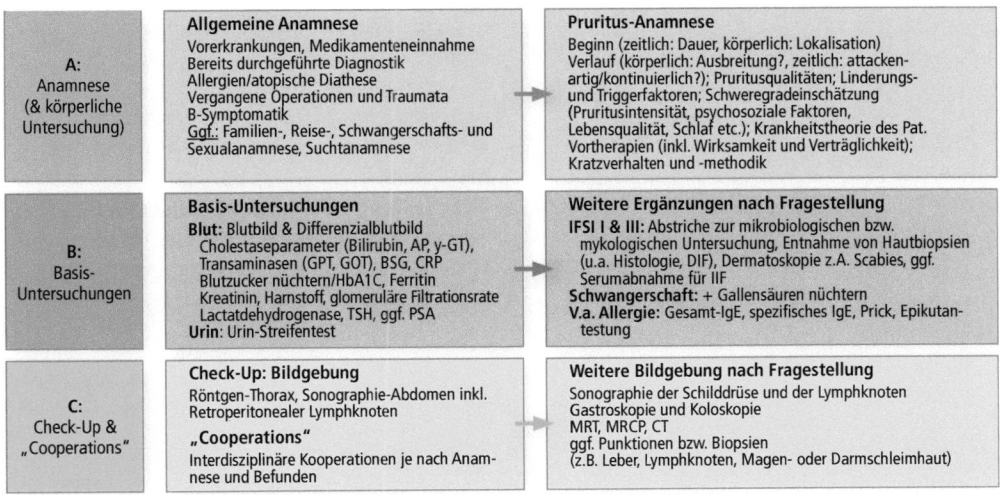

Abb. 2: ABC-Schema zur Diagnostik des chronischen Pruritus

1.6 Therapie des chronischen Pruritus

Die Therapie des chronischen Pruritus ist individuell auf jeden Patienten anzupassen. Hierbei sollte nach Möglichkeit eine symptomatisch-ursächliche Therapie gewählt werden. Die Therapie der Pruritus-auslösenden Grunderkrankung sollte nach Möglichkeit interdisziplinär erfolgen (Pereira et al. 2016).

In den Fällen, bei denen keine ursächlich angepasste Therapie erfolgen kann, z.B. weil die Ursache nicht gefunden werden konnte („Pruritus unklarer Genese"), wird eine symptomatische Therapie eingeleitet (Pereira u. Ständer 2018).

Die meisten Patienten benötigen i.d.R. eine dermatologische Basistherapie. Durch eine rückfettende, hydratisierende Basistherapie können Prophylaxe von Hauttrockenheit und Aufbau bzw. Erhaltung der Hautschutzbarriere erreicht werden. Ggf. sollte eine speziellere wirkstoffhaltige Therapie ausgewählt werden (z.B. bei Patienten der IFSI-Gruppen I und III topische Steroide oder Calcineurininhibitoren, topische Lokalanästhetika, Capsaicin) (Ständer et al. 2017).

Die Auswahl der systemischen symptomatischen-antipruritischen Therapie erfolgt je nach zugrundeliegender Ätiologie nach u. g. Stufenschema (vgl. Abb. 3). Die aufgeführten „Basics" sollten hierbei bei jeder Stufe Berücksichtigung finden.

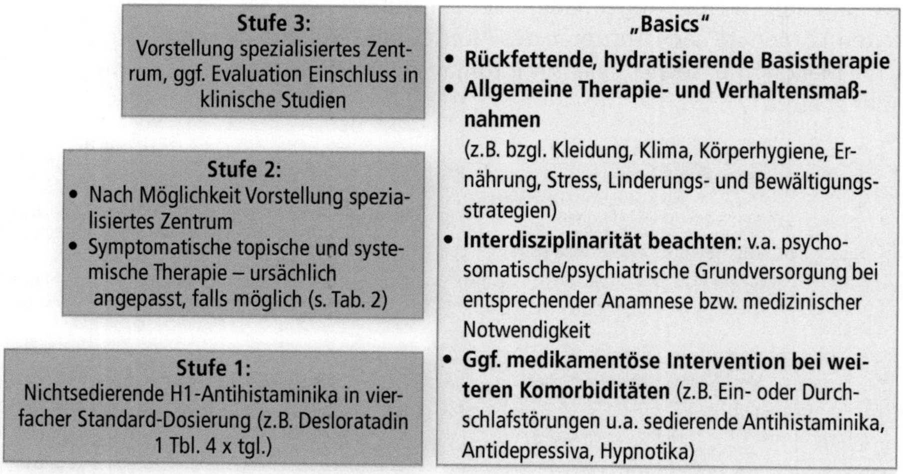

Abb. 3: Stufentherapie

Bei der Therapieauswahl sind Patienten-individuelle Faktoren wie Alter, Geschlecht, Komorbiditäten, potenzielle Medikamenteninteraktionen, Allergien, Pruritusintensität, Leidensdruck, Schwangerschaftswunsch bzw. Schwangerschaft und Stillzeit zu berücksichtigen (Ständer et al. 2017, Weisshaar et al. 2019). Zudem sollten sich die behandelnden Ärzte bewusst sein, dass die meisten Pharmaka zur Behandlung des chronischen Pruritus unter den sog. Off-label-Use fallen, also über keine indikationsspezifische Zulassung für chronischen Pruritus verfügen (Ständer et al. 2017). Dies sollte trotzdem nicht zur Verunsicherung bzw. gar zur Verhinderung der Einleitung einer wirksamen antipruritischen Therapie führen. Idealerweise sollten Patienten mit chronischem Pruritus, bei denen die Therapie über die Rezeptierung von Hochdosis-Antihistaminika hinausgeht, in spezialisierten Zentren oder Spezialsprechstunden (z.B. der Universitätskliniken Münster, Bonn, Berlin, Heidelberg) therapiert werden (Ständer et al. 2017).

Eine Übersicht über verfügbare antipruritische Systemtherapien nach unterschiedlicher Pruritus-Spezifikation gibt *Tabelle 2*. Noch nicht aufgeführt sind Biologika und Januskinase-Inhibitoren, die jedoch sicherlich in der Zukunft eine große Rolle spielen werden (Yosipovitch et al. 2018). Insbesondere für die Prurigo nodularis sind viele Präparate in der Pipeline (z.B. Dupilumab, Nemolizumab) (Müller et al. 2021). Der Bedarf an randomisierten kontrollierten klinischen Studien ist groß.

Eine gute, empathische Patientenführung, Beteiligung des Patienten an der Therapieauswahl soweit möglich (sog. „shared decision making") und ein ausführliches Gespräch über die gewählte Therapie inkl. potenzieller unerwünschter Arzneimittelwirkungen können sowohl das Arzt-Patienten-Verhältnis als auch die Compliance stärken (Poot 2009). Dies ist v.a. vor dem Hintergrund einer meist längeren erforderlichen Therapiedauer wichtig, während welcher auch Therapieversagen und -rückschläge vorkommen können (Weisshaar et al. 2019). Patienten müssen darüber aufgeklärt werden, dass chronischer Pruritus nicht „von heute auf morgen" zu therapieren ist, sondern bei den meisten Therapien Geduld bis zum Therapieansprechen bzw. bis zum durchschlagenden Therapieeffekt notwendig ist (i.d.R. 1–12 Wochen je nach Therapie) (Ständer et al. 2017).

Tab. 2: Beispiele antipruritischer Systemtherapien für den symptomatisch-ursächlichen Einsatz (Ständer et al. 2017)

antipruritische Systemtherapien	Beispiele für den symptomatisch-ursächlichen Einsatz
Antihistaminika (nicht-sedierende H1Antihistaminika)	• 1. Wahl bei aquagenem Pruritus (kontinuierlich oder vor Wasserkontakt) • 1. Wahl bei chronischem Pruritus unklarer Genese • 2. Wahl bei Prurigo nodularis
Gabapentinoide (Gabapentin, Pregabalin)	• 1. Wahl bei neuropathischem Pruritus • 3. Wahl bei Prurigo nodularis • Gabapentin: 1. Wahl bei nephrogenem Pruritus (z.B. 300 mg 3×/ Woche nach Dialyse), 2. Wahl bei chronischem Pruritus unklarer Genese • Pregabalin: 2. Wahl bei nephrogenem Pruritus (z.B. 75 mg/d)

Tab. 2: Beispiele antipruritischer Systemtherapien für den symptomatisch-ursächlichen Einsatz (Ständer et al. 2017) *(Forts.)*

antipruritische Systemtherapien	Beispiele für den symptomatisch-ursächlichen Einsatz
Antidepressiva (Paroxetin, Fluvoxamin,Fluoxetin, Mirtazapin, Doxepin, Sertralin)	• 2. Wahl bei neuropathischem Pruritus • Paroxetin 1. Wahl bei paraneoplastischem Pruritus (z.B. 20 mg/d), 3. Wahl bei chronischem Pruritus unklarer Genese • Sertralin 4. Wahl bei cholestatischem Pruritus (z.B. 75–100 mg/d)
Colestyramin	• 1. Wahl bei cholestatischem Pruritus (4–16 g/d)
Opioidrezeptor-Antagonisten: Naloxon, Naltrexon	• 3. Wahl bei cholestatischem Pruritus (z.B. Naltrexon 25–50 mg/d, Naloxon-Infusionen mit 0,2 µg/kgKG/min)
Rifampicin	• 2. Wahl bei cholestatischem Pruritus (z.B. 150–600 mg/d)
UV(B)-Therapie	• 1. Wahl bei Prurigo nodularis (ggf. kombiniert mit Antihistaminika) • 3. Wahl bei nephrogenem Pruritus, bei aquagenem Pruritus
Immunsuppressiva: Cyclosporin A, Methotrexat	• 4. Wahl bei Prurigo nodularis
Neurokininrezeptor 1-Antagonist Aprepitant	• 5. Wahl bei Prurigo nodularis • Fallberichte: antipruritischer Effekt bei Sézary-Syndrom

2 Spezieller Teil

Bezüglich des chronischen Pruritus im arbeitsmedizinischen Kontext gibt es bislang keine umfassenden Übersichtsarbeiten. Dies könnte darin begründet sein, dass chronischer Pruritus überwiegend als Begleitsymptom anstatt als eigenständige Erkrankung betrachtet wird. Der folgende Teil orientiert sich an dieser Betrachtung des chronischen Pruritus als mögliches Symptom im Kontext von Berufskrankheiten und basiert auf der Liste der Berufskrankheiten, Anlage 1 zur Berufskrankheiten-Verordnung (BKV) in der Fassung der Vierten Verordnung zur Änderung der Berufskrankheiten-Verordnung vom 10. Juli 2017. Nicht alle aufgeführten Berufskrankheiten müssen zwingend mit chronischem Pruritus einhergehen, könnten es jedoch potenziell.

2.1 Chronischer Pruritus bei Hauterkrankungen (IFSI-Gruppen I und III)

Wie bereits erwähnt, stellt der chronische Pruritus ein häufiges Begleitsymptom dermatologischer Erkrankungen dar (IFSI-Gruppen I bzw. III).

Hierunter fallen z.B. Ekzemerkrankungen wie z.B. das chronische Handekzem, welches durch ständige mechanische Irritationen, Feuchtarbeiten oder Okklusion im Arbeitsalltag entstehen kann bzw. aufrechterhalten wird (Agner u. Elsner 2020). Durch Arbeiten mit chemischen Substanzen mit allergisch-irritativem Potential (z.B. Desinfektionsmittel, Gummihilfsstoffe, Friseurchemikalien) können irritativ-toxische oder allergisch-getriggerte Hauterkrankungen provoziert werden (Belsito 2005).

Weitere Erkrankungen dieser Gruppe, die mit chronischem Pruritus assoziiert sein können, stellen photoallergische (z.B. durch Tetrazykline) und phototoxische (z.B. durch Pflanzeninhaltsstoffe) Reaktionen, sog. Allergien vom Soforttyp (z.B. Proteindermatitis, Kontakturtikaria) und Akne (z.B. durch Arbeiten mit Teer oder Halogenkohlenwasserstoffen) dar (Diepgen 2012).

Bestehende Grunderkrankungen (v.a. chronisch-entzündliche Dermatosen wie atopische Dermatitis und Psoriasis, infektiöse Dermatosen wie Pilzinfektionen) können im beruflichen Kontext durch z.B. mechanische, chemische oder physikalische Faktoren beeinträchtigt werden (Diepgen 2012).

Berufskrankheiten-Relevanz

BK 5101: Schwere oder wiederholt rückfällige Hauterkrankungen

2.2 Chronischer Pruritus im Kontext systemischer Erkrankungen (IFSI-Gruppe II)

Chronischer Pruritus kann im Kontext zahlreicher systemischer Erkrankungen vorkommen. Im Folgenden wird ein Fokus auf die Prurituserkrankungen gelegt, die aus arbeitsmedizinischer Sicht relevant sind. Hierzu zählen nephrogener, hepatischer, paraneoplastischer und neuropathischer chronischer Pruritus.

2.2.1 Urämischer bzw. nephrogener chronischer Pruritus

Alle Berufskrankheiten mit potenzieller Manifestation an den Nieren können mit urämischem bzw. nephrogenem Pruritus einhergehen. Die Pathogenese des nephrogenen Pruritus ist noch nicht im Detail verstanden (Simonsen et al. 2017). Ein reges Zusammenspiel von verstärkter Hauttrockenheit, einer hierdurch beeinträchtigter Hautschutzbarriere, einem vermehrten Entzündungsinfiltrat in Epidermis und Dermis, Elektrolyt- und Hormonverschiebungen scheint v.a. bei dialysepflichtigen Patienten ursächlich (Mettang u. Kremer 2015). Die bisher evidenteste mögliche systemische Therapieoption für nephrogenen Pruritus sind Gabapentinoide (Pregabalin, Gabapentin) (Marziniak et al. 2011). Weitere Therapieoptionen umfassen eine UVB-311nm-Lichttherapie sowie der Einsatz von µ-Opioidantagonisten (z.B. in Form von Naloxon-Infusionen) (Mettang u. Kremer 2015). Erkrankungen der Nieren im beruflichen Kontext werden überwiegend durch chemische Einwirkungen verursacht und beginnen dementsprechend mit den BK-Anfangsziffern 11–13.

Berufskrankheiten-Relevanz

BK 1102: Erkrankungen durch Quecksilber oder seine Verbindungen

BK 1104: Erkrankungen durch Cadmium oder seine Verbindungen

BK 1108: Erkrankungen durch Arsen oder seine Verbindungen

BK 1109: Erkrankungen durch Phosphor oder seine anorganischen Verbindungen

BK 1301: Schleimhautveränderungen, Krebs oder andere Neubildungen der Harnwege durch aromatische Amine

BK 1302: Erkrankungen durch Halogenkohlenwasserstoffe

BK 1308: Erkrankungen durch Fluor oder seine Verbindungen

BK 1310: Erkrankungen durch halogenierte Alkyl-, Aryl- oder Alkylaryloxide

2.2.2 Cholestatischer bzw. hepatischer Pruritus

Analog zum nephrogenen Pruritus sind auch die meisten zugrundeliegenden Berufs-krankheiten mit hepatischem Pruritus durch chemische Einwirkungen verursacht, die zu einer Leberschädigung führen (Anfangsziffern 11–13). Hinzu kommen Lebererkrankun-gen, die in unseren Breiten durch Infektionserreger oder Parasiten verursacht werden kön-nen (Anfangsziffer 31). Vor allem Lebererkrankungen, zu einer Cholestase führen, verursa-chen häufig Pruritus.

Initial beginnt hepatischer Pruritus auf nichtläsionaler Haut, klassischerweise an Palmae und Plantae (Zeidler u. Ständer 2020). Durch die zumeist starke Pruritusintensität (v.a. im Rahmen nächtlicher Attacken oder durch mechanische Reizungen) kommt es oftmals se-kundär zu Hautveränderungen (Patel et al. 2019, Zeidler u. Ständer 2020).

Systemische Therapieoptionen, die bei hepatischem Pruritus bevorzugt eingesetzt wer-den, sind Cholestyramin, Rifampicin und Naltrexon (Ständer et al. 2017).

Berufskrankheiten-Relevanz

BK 1102: Erkrankungen durch Quecksilber oder seine Verbindungen

BK 1104: Erkrankungen durch Cadmium oder seine Verbindungen

BK 1105: Erkrankungen durch Mangan oder seine Verbindungen

BK 1108: Erkrankungen durch Arsen oder seine Verbindungen

BK 1109: Erkrankungen durch Phosphor oder seine anorganischen Verbindungen

BK 1302: Erkrankungen durch Halogenkohlenwasserstoffe

BK 1304: Erkrankungen durch Nitro- oder Aminoverbindungen des Benzols oder seiner Homologe oder ihrer Abkömmlinge

BK 1306: Erkrankungen durch Methylalkohol

BK 1310: Erkrankungen durch halogenierte Alkyl-, Aryl- oder Alkylaryloxide

BK 1316: Erkrankungen der Leber durch Dimethylformamid

BK 3101: Infektionskrankheiten, wenn der Versicherte im Gesundheitsdienst, in der Wohlfahrtspflege oder in einem Laboratorium tätig oder durch eine andere Tätigkeit der Infektionsgefahr in ähnlichem Maße besonders ausgesetzt war

BK 3102: Von Tieren auf Menschen übertragbare Krankheiten

2.2.3 Paraneoplastischer Pruritus

Paraneoplastischer Pruritus ist ein mögliches Begleitsymptom zahlreicher solider Tumoren und hämatologischer maligner Erkrankungen (Weisshaar et al. 2015). Er kann sowohl Patienten mit nichtläsionaler Haut betreffen oder gemeinsam mit Hautläsionen vorkommen, z.B. bei Lymphomen (Yosipovitch 2010). Mögliche Therapien umfassen neben selektiven Serotonin-Wiederaufnahmehemmern (SSRI) wie Paroxetin u.a. auch Gabapentin, Naltrexon und Mirtazapin (Ständer et al. 2017).

Berufskrankheiten-Relevanz

BK 1301: Schleimhautveränderung, Krebs oder andere Neubildungen der Harnwege durch aromatische Amine

BK 1319: Larynxkarzinom durch intensive und mehrjährige Exposition gegenüber schwefelsäurehaltigen Aerosolen

BK 1320: Chronisch-myeloische oder chronisch-lymphatische Leukämie durch 1,3-Butadien bei Nachweis der Einwirkung einer kumulativen Dosis von mindestens 180 Butadien-Jahren (ppm x Jahre)

BK 1321: Schleimhautveränderungen, Krebs oder andere Neubildungen der Harnwege durch polyzyklische aromatische Kohlenwasserstoffe bei Nachweis der Einwirkung einer kumulativen Dosis von mindestens 80 Benzo(a)pyren-Jahren [(μgm^3) x Jahre]

BK 4104: Lungenkrebs, Kehlkopfkrebs oder Eierstockkrebs
– in Verbindung mit Asbeststaub-Lungenerkrankung (Asbestose),
– in Verbindung mit durch Asbeststaub verursachter Erkrankung der Pleura oder,
– bei Nachweis der Einwirkung einer kumulativen Asbestfaserstaub-Dosis am Arbeitsplatz von mindestens 25 Faserjahren {25×10^6 [(Fasern/m^3) $\times$ Jahre]}

BK 4105: Durch Asbest verursachtes Mesotheliom des Rippenfells, des Bauchfells oder des Perikards

BK 4109: Bösartige Neubildungen der Atemwege und der Lungen durch Nickel oder seine Verbindungen

BK 4110: Bösartige Neubildungen der Atemwege und der Lungen durch Kokereirohgase

BK 4112: Lungenkrebs durch die Einwirkung von kristallinem Siliziumdioxid (SiO$_2$) bei nachgewiesener Quarzstaublungenerkrankung (Silikose oder Siliko-Tuberkulose)

BK 4113: Lungenkrebs oder Kehlkopfkrebs durch polyzyklische aromatische Kohlenwasserstoffe bei Nachweis der Einwirkung einer kumulativen Dosis von mindestens 100 Benzo[a]pyren-Jahren[(µg/m³) x Jahre]

BK 4114: Lungenkrebs durch das Zusammenwirken von Asbestfaserstaub und polyzyklischen aromatischen Kohlenwasserstoffen bei Nachweis der Einwirkung einer kumulativen Dosis, die einer Verursachungswahrscheinlichkeit von mindestens 50 Prozent nach der Anlage 2 entspricht

BK 4116: Lungenkrebs nach langjähriger und intensiver Passivrauchexposition am Arbeitsplatz bei Versicherten, die selbst nie oder maximal bis zu 400 Zigarettenäquivalente aktiv geraucht haben

BK 4203: Adenokarzinome der Nasenhaupt- und Nasennebenhöhlen durch Stäube von Eichen- oder Buchenholz

BK 5102: Hautkrebs oder zur Krebsbildung neigende Hautveränderungen durch Ruß, Rohparaffin, Teer, Anthrazen, Pech oder ähnliche Stoffe

2.2.4 Neuropathischer Pruritus

Bei neuropathischem Pruritus kommt es neben reinem Jucken zu weiteren Sensationen wie Brennen, Stechen/Nadelstich-artige Sensationen, Kribbeln, elektrisierenden Sensationen und Schmerzen (Misery et al. 2014).

Neuropathischer Pruritus kann sowohl generalisiert vorkommen (z.B. bei Kleinfaserneuropathie) als auch im Rahmen lokalisierter Prurituserkrankungen (z.B. brachioradialer Pruritus, Notalgia paraesthetica) (Misery et al. 2014).

Bei lokalisierten Pruritusformen liegt häufig eine lokale, meist mechanische Nervenschädigung zugrunde. Diese kann z.B. durch äußerliche Einwirkungen (z.B. Druckschädigung der Nerven durch mechanische Überbelastungen, Traktions- und Dehnungsarbeiten) bedingt sein (Marziniak et al. 2011). Bandscheibenbedingte Erkrankungen der Hals- bzw. Brustwirbelsäule (z.B. Discusprotrusion, -prolaps) können brachioradialen Pruritus bzw. eine Notalgia paraesthetica auslösen (Mirzoyev u. Davis 2013). Betroffene Patienten beschreiben häufig eine Linderung des Pruritus durch die Applikation von Kälte oder Eis (sog. „ice pack sign") (Zeidler u. Ständer 2020).

Nicht selten wird bei lokalisiertem, neuropathischem Pruritus zur weiteren Diagnostik die Durchführung bildgebender Untersuchungen (insb. MRT-HWS/-BWS) empfohlen (Ständer et al. 2017). Besteht der Verdacht auf eine Kleinfaserneuropathie, können Hautbiopsien zur Bestimmung der intraepidermalen Nervenfaserdichte durchgeführt werden, welche sich bei betroffenen Patienten meist erniedrigt zeigt (Zeidler u. Ständer 2020). Bei lokalisiertem chronischen Pruritus können topische Therapien erwogen werden. Infrage kommen z.B. Calcineurininhibitoren, Capsaicin, Mentholpräparate oder Lokalanästhetika (Mirzoyev u. Davis 2013, Steinke et al. 2017, Weisshaar et al. 2019). Systemische Therapien umfassen

Gabapentinoide, Antidepressiva wie Paroxetin und Mirtazapin sowie Naloxon-Infusionen (Ständer et al. 2017).

Berufskrankheiten-Relevanz

BK 1317: Polyneuropathie oder Enzephalopathie durch organische Lösungsmittel oder deren Gemische

BK 2106: Druckschädigung der Nerven

BK 2108: Bandscheibenbedingte Erkrankungen der Lendenwirbelsäule durch langjähriges Heben oder Tragen schwerer Lasten oder durch langjährige Tätigkeiten in extremer Rumpfbeugehaltung, die zu chronischen oder chronisch-rezidivierenden Beschwerden und Funktionseinschränkungen (der Lendenwirbelsäule) geführt haben

BK 2109: Bandscheibenbedingte Erkrankungen der Halswirbelsäule durch langjähriges Tragen schwerer Lasten auf der Schulter, die zu chronischen oder chronisch-rezidivieren-den Beschwerden und Funktionseinschränkungen (der Halswirbelsäule) geführt haben

BK 2110: Bandscheibenbedingte Erkrankungen der Lendenwirbelsäule durch langjährige, vorwiegend vertikale Einwirkung von Ganzkörperschwingungen im Sitzen, die zu chronischen oder chronisch-rezidivierenden Beschwerden und Funktionseinschränkungen (der Lendenwirbelsäule) geführt haben

Literatur

Agner T, Elsner P (2020). Hand eczema: epidemiology, prognosis and prevention. J Eur Acad Dermatol Venereol 34 Suppl 1: 4–12

Andrade A, Kuah CY, Martin-Lopez JE, Chua S, Shpadaruk V, Sanclemente G, Franco JV (2020). Interventions for chronic pruritus of unknown origin. Cochrane Database Syst Rev 1: CD013128.

Belsito DV (2005). Occupational contact dermatitis: etiology, prevalence, and resultant impairment/disability. J Am Acad Dermatol 53 (2): 303–313

Berger TG, Shive M, Harper GM (2013). Pruritus in the older patient: a clinical review. JAMA 310 (22): 2443–2450

Cevikbas F, Lerner EA (2020). Physiology and pathophysiology of itch. Physiol Rev 100 (3): 945–982

Diepgen TL (2012). Occupational skin diseases. J Dtsch Dermatol Ges 10 (5): 297–313

Hay RJ, Johns NE, Williams HC, Bolliger IW, Dellavalle RP, Margolis DJ, Marks R, Naldi L, Weinstock MA, Wulf SK, Michaud C, J L Murray C, Naghavi M (2014). The global burden of skin disease in 2010: an analysis of the prevalence and impact of skin conditions. J Invest Dermatol 134 (6): 1527–1534

Hu X, Sang Y, Yang M, Chen X, Tang W (2018). Prevalence of chronic kidney disease-associated pruritus among adult dialysis patients: A meta-analysis of cross-sectional studies. Medicine 97(21): e10633

Kwatra SG, Stander S, Bernhard JD, Weisshaar E, Yosipovitch G (2013). Brachioradial pruritus: a trigger for generalization of itch. J Am Acad Dermatol 68 (5): 870–873

Lelonek E, Matusiak Ł, Wróbel T, Szepietowski JC (2018). Aquagenic pruritus in polycythemia vera: Clinical characteristics. Acta Derm Venereol 98 (5): 496–500

Marziniak M, Phan NQ, Raap U, Siepmann D, Schürmeyer-Horst F, Pogatzki-Zahn E, Niederstadt T, Ständer S (2011). Brachioradial pruritus as a result of cervical spine pathology: the results of a magnetic resonance tomography study. J Am Acad Dermatol 65 (4): 756–762

Matsuda KM, Sharma D, Schonfeld AR, Kwatra SG (2016). Gabapentin and pregabalin for the treatment of chronic pruritus. J Am Acad Dermatol 75 (3): 619–625

Matterne U, Apfelbacher CJ, Loerbroks A, Schwarzer T, Büttner M, Ofenloch R, Diepgen TL, Weisshaar E (2011). Prevalence, correlates and characteristics of chronic pruritus: a population-based cross-sectional study. Acta Derm Venereol 91 (6): 674–679

Matterne U, Apfelbacher CJ, Vogelgsang L, Loerbroks A, Weisshaar E (2013). Incidence and determinants of chronic pruritus: a population-based cohort study. Acta Derm Venereol 93 (5): 532–537

Mettang T, Kremer AE (2015). Uremic pruritus. Kidney Int 87 (4): 685–691

Mirzoyev SA, Davis MD (2013). Brachioradial pruritus: Mayo Clinic experience over the past decade. Br J Dermatol 169 (5): 1007–1015

Misery L, Brenaut E, Le Garrec R, Abasq C, Genestet S, Marcorelles P, Zagnoli F (2014). Neuropathic pruritus. Nat Rev Neurol 10 (7): 408–416

Müller S, Bieber T, Ständer S (2021). Therapeutic potential of biologics in prurigo nodularis. Expert Opin Biol Ther, 1–12

Oeda S, Takahashi H, Yoshida H, Ogawa Y, Imajo K, Yoneda M, Koshiyama Y, Ono M, Hyogo H, Kawaguchi T, Fujii H, Nishino K, Sumida Y, Tanaka S, Kawanaka M, Torimura T, Saibara T, Kawaguchi A, Nakajima A, Eguchi Y, Japan Study Group of Nonalcoholic Fatty Liver Disease (JSG-NAFLD) (2018). Prevalence of pruritus in patients with chronic liver disease: a multicenter study. Hepatol Res 48 (3): E252-E262

Patel SP, Vasavda C, Ho B, Meixiong J, Dong X, Kwatra SG (2019). Cholestatic pruritus: emerging mechanisms and therapeutics. J Am Acad Dermatol 81 (6): 1371–1378

Pereira MP, Kremer AE, Mettang T, Ständer S (2016). Chronic pruritus in the absence of skin disease: Pathophysiology, diagnosis and treatment. Am J Clin Dermatol 17 (4): 337–348

Pereira MP, Ständer S (2017). Assessment of severity and burden of pruritus. Allergol Int 66 (1): 3–7

Pereira MP, Ständer S (2018). Novel drugs for the treatment of chronic pruritus. Expert Opin Investig Drugs 27 (12): 981–988

Poot F (2009). Doctor-patient relations in dermatology: obligations and rights for a mutual satisfaction. J Eur Acad Dermatol Venereol 23 (11): 1233–1239

Schoch D, Sommer R, Augustin M, Ständer S, Blome C (2017). Patient-reported outcome measures in pruritus: a systematic review of measurement properties. Journal Invest Dermatol 137 (10): 2069–2077

Simonsen E, Komenda P, Lerner B, Askin N, Bohm C, Shaw J, Tangri N, Rigatto C (2017). Treatment of uremic pruritus: a systematic review. Am J Kidney Dis 70 (5): 638–655

Sommer R, Augustin M, Hilbring C, Ständer S, Hubo M, Hutt HJ, von Stülpnagel CC, da Silva N (2021). Significance of chronic pruritus for intrapersonal burden and interpersonal experiences of stigmatization and sexuality in patients with psoriasis. J Eur Acad Dermatol Venereol 35 (7): 1553–1561

Ständer S, Raap U, Weisshaar E, Schmelz M, Mettang T, Handwerker H, Luger TA (2011). Pathogenesis of pruritus. J Dtsch Dermatol Ges 9 (6): 456–463

Ständer S, Schäfer I, Phan NQ, Blome C, Herberger K, Heigel H, Augustin M (2010). Prevalence of chronic pruritus in Germany: results of a cross-sectional study in a sample working population of 11,730. Dermatology 221 (3): 229–235

Ständer S, Ständer HF, Steinke S, Bruland P, Dugas M, Augustin M (2016). Chronischer Pruritus: Versorgung in der Praxis. Hautarzt 67 (8): 640–647

Ständer S, Weisshaar E, Mettang T, Szepietowski JC, Carstens E, Ikoma A, Bergasa NV, Gieler U, Misery L, Wallengren J, Darsow U, Streit M, Metze D, Luger TA, Greaves MW, Schmelz M, Yosipovitch G, Bernhard JD (2007). Clinical classification of itch: a position paper of the International Forum for the Study of Itch. Acta Derm Venereol 87 (4): 291–294

Ständer S, Zeidler C, Augustin M, Bayer G, Kremer AE, Legat FJ, Maisel P, Mettang T, Metz M, Nast A, Niemeier V, Raap U, Schneider G, Ständer HF, Staubach P, Streit M, Weisshaar E (2017). S2k guidelines for the diagnosis and treatment of chronic pruritus - update - short version. J Dtsch Dermatol Ges 15 (8): 860–872

Steinke S, Gutknecht M, Zeidler C, Dieckhöfer AM, Herrlein O, Lüling H, Ständer S, Augustin M (2017). Cost-effectiveness of an 8 % capsaicin patch in the treatment of brachioradial pruritus and notalgia paraesthetica, two forms of neuropathic pruritus. Acta Derm Venereol 97 (1): 71–76

Steinke S, Zeidler C, Riepe C, Bruland P, Soto-Rey I, Storck M, Augustin M, Bobko S, Garcovich S, Legat FJ, Lvov A, Misery L, Osada N, Reich A, Savk E, Serra-Baldrich E, Streit M, Szepietowski JC, Weger W, Dugas M, Ständer S (2018). Humanistic burden of chronic pruritus in patients with inflammatory dermatoses: Results of the European Academy of Dermatology and Venereology Network on Assessment of Severity and Burden of Pruritus (PruNet) cross-sectional trial. J Am Acad Dermatol 79 (3): 457-463.e5

Suilmann T, Zeidler C, Osada N, Riepe C, Ständer S (2018). Usability of validated sleep-assessment questionnaires in patients with chronic pruritus: an interview-based study. Acta Derm Venereol 98 (8): 722–727

Weisshaar E, Mettang T (2016). Rationale Diagnostik bei Pruritus [Rational diagnostics in pruritus]. Dtsch Med Wochenschr 141 (23): 1711–1716

Weisshaar E, Szepietowski JC, Dalgard FJ, Garcovich S, Gieler U, Giménez-Arnau AM, Lambert J, Leslie T, Mettang T, Misery L, Savk E, Streit M, Tschachler E, Wallengren J, Ständer S (2019). European S2k guideline on chronic pruritus. Acta Derm Venereol 99 (5): 469–506

Weisshaar E, Weiss M, Mettang T, Yosipovitch G, Zylicz Z (2015). Paraneoplastic itch: an expert position statement from the Special Interest Group (SIG) of the International Forum on the Study of Itch (IFSI). Acta Derm Venereol 95 (3): 261–265

Wimalasena NK, Milner G, Silva R, Vuong C, Zhang Z, Bautista DM, Woolf CJ (2021). Dissecting the precise nature of itch-evoked scratching. Neuron

Yosipovitch G (2010). Chronic pruritus: a paraneoplastic sign. Dermatol Ther 23 (6): 590–596

Yosipovitch G, Rosen JD, Hashimoto T (2018). Itch: From mechanism to (novel) therapeutic approaches. J Allergy Clin Immunol 142 (5): 1375–1390

Zeidler C, Ständer S (2020). Klinische Shortcuts in der Differentialdiagnostik von Pruritus [Clinical shortcuts in the differential diagnosis of pruritus]. Hautarzt 71 (7): 493–499

20 Rückenschmerzen

BERND HARTMANN

Zusammenfassung

Rückenschmerzen werden nach ihrer Lokalisation unterschieden in Nackenschmerzen, Schmerzen des oberen Rückens (BWS-Region) und des unteren Rückens (LWS- und Kreuzbein-Region). Letztere werden als Kreuzschmerzen bzw. Lumbalgie bezeichnet. Die Angaben zur Häufigkeit unterscheiden sich erheblich nach ihrem zeitlichen Bezug zur Dauer und zum Auftreten in der Vergangenheit. Bezogen auf die letzten zwölf Monate berichten im Jahr 2020 61,3 % von Rückenschmerzen und 45,7 % von Nackenschmerzen. Sie stellen die häufigste Ursache für Arbeitsunfähigkeit dar. Die physiologischen Ursachen sind überwiegend nozizeptiv (Sensoren des Gewebes lösen Signale an das Gehirn aus) und in selteneren Fällen neuropathisch (unmittelbare Reizung von Nervenstrukturen).

Die Mehrheit der Schmerzen sind „nichtspezifisch", d.h. ihnen liegt ein komplexes physiologisches und psychophysisches Ursachengeflecht zu Grunde.

Zum Zusammenhang mit der Arbeit stellt sich die Frage, ob die Belastung die auslösende oder wesentlich verstärkende Ursache ist oder ob die Rückenschmerzen anderer Ursache die Ausübung der Arbeit behindern.

Die Anamnese der Beschwerden ist das wichtigste diagnostische Werkzeug bei Rückenschmerzen. Dafür stehen je nach Fragestellung verschiedene Skalen und Fragebögen bereit. Nach Ausschluss spezifischer Ursachen mit einem angemessenen diagnostischen Aufwand ist überwiegend von nichtspezifischen Rückenschmerzen auszugehen. Häufige Ursachen sind Muskelanspannungen bei der Halte- und Bewegungsregulation.

Zu den spezifischen Rückenschmerzen gehören auch Schmerzen im Zusammenhang mit den Berufskrankheiten der Ziffern BK 2108 bis 2110. Sie werden durch besondere Einwirkungen ausgelöst, die zu einer Schädigung von Bandscheiben der Lendenwirbelsäule (2108: Bandscheibenbedingte Erkrankungen der Lendenwirbelsäule durch langjähriges Heben oder Tragen schwerer Lasten oder durch langjährige Tätigkeiten in extremer Rumpfbeugehaltung, 2110: Bandscheibenbedingte Erkrankungen der Lendenwirbelsäule durch langjährige, vorwiegend vertikale Einwirkung von Ganzkörperschwingungen im Sitzen) oder der Halswirbelsäule (2109: Bandscheibenbedingte Erkrankungen der Halswirbelsäule durch langjähriges Tragen schwerer Lasten auf der Schulter) geführt haben.

1 Allgemeiner Teil

1.1 Definitionen

Rückenschmerzen sind Schmerzen der Muskeln, Nerven oder anderer Strukturen im Bereich des Rückens bzw. der Wirbelsäule. Sie werden übergreifend als Dorsalgie bezeichnet. Nach ihrer Lokalisation unterscheiden sich die Nackenschmerzen, die Schmerzen des oberen Rückens (BWS-Region) und des unteren Rückens (LWS- und Kreuzbein-Region). Letztere werden als Kreuzschmerzen bzw. Lumbalgie bezeichnet.

Kreuzschmerzen als die häufigsten Rückenschmerzen werden entsprechend der Ursache in nicht-spezifische und spezifische unterschieden. Bei nichtspezifischen Kreuzschmerzen lassen sich keine eindeutigen Hinweise auf eine spezielle körperliche Ursache erkennen. Spezifische Kreuzschmerzen (z.B. Bandscheibenvorfall, Spinalkanalstenose, entzündliche Kreuzschmerzen, Osteoporose, Fraktur, Infektion, Tumor, Spondylolisthesis) haben eine feststellbare somatische Ursache.

Ihr Bezug zur Arbeit ist vielschichtig: Körperliche Überbelastungen können ebenso wie einseitige insbesondere statische Belastungen zur Auflösung oder Verstärkung von Rückenschmerzen beitragen.

Bezüglich des zeitlichen Verlaufs werden akute (weniger als sechs Wochen anhaltend), subakute (länger als sechs Wochen, aber kürzer als zwölf Wochen anhaltend) und chronische (länger als zwölf Wochen anhaltend) sowie rezidivierende Kreuzschmerzen unterschieden.

1.2 Epidemiologie

1.2.1 Häufigkeit in der Bevölkerung

Die Daten der Gesundheitsberichterstattung des Bundes aus dem Robert Koch-Institut sind hinsichtlich der Repräsentativität am aussagefähigsten. In der Studie „BURDEN 2020 – Die Krankheitslast in Deutschland und seinen Regionen" (von der Lippe et al. 2021) werden für Rücken- und Nackenschmerzen ermittelt:

Bezogen auf die letzten zwölf Monate vor der Befragung berichten 61,3 % der interviewten Personen von Rückenschmerzen, 45,7 % von Nackenschmerzen.

- Schmerzen des unteren Rückens sind etwa doppelt so häufig wie Schmerzen des oberen Rückens. 15,6 % berichten sowohl von Schmerzen im unteren und oberen Rücken als auch im Nacken im letzten Jahr.
- Chronische Rückenschmerzen haben 15,5 % der Befragten.
- Frauen geben häufiger Rücken- und Nackenschmerzen und mehr Schmerzattacken im Monat an als Männer.

Die Häufigkeit von Schmerzattacken nimmt mit dem Alter signifikant zu. Während die von Rückenschmerzen betroffenen 18- bis 29-Jährigen im Mittel an 4,4 Tagen pro Monat von Rückenschmerzen berichten, gilt dies bei den ab 70-Jährigen an 14,8 Tagen. Bei den Nackenschmerzen steigt dieser Wert von im Mittel 3,3 Tagen auf 11,5 Tage im Monat.

- Insgesamt haben betroffene Frauen im Mittel mehr Rückenschmerzen (9,3 Tage) als Männer (7,2 Tage im Monat). Nackenschmerzen treten bei Frauen im Mittel an 7,2 Tagen auf und bei Männern an 5,4 Tagen.
- Chronische Rückenschmerzen nehmen mit dem Alter signifikant zu, von 4,5 % der 18- bis 29-Jährigen auf 23,4 % der Personen ab 70 Jahre.
- Die Bevölkerungsprävalenz von chronischen Rückenschmerzen ist bei Frauen mit 18,5 % höher als bei Männern mit 12,4 %.

Chronische Rückenschmerzen haben unter den Personen mit Rückenschmerzen 33,9 % der betroffenen Frauen und 25,9 % der betroffenen Männer, die übrigen haben dagegen episodische Rückenschmerzen. Gering sind die Geschlechtsunterschiede bei der Intensität der in Rücken und Nacken berichteten Schmerzen.

- Insgesamt haben 23,2 % der Personen mit Rückenschmerzen starke Schmerzen, 6,4 % sehr starke. Personen mit Nackenschmerzen haben zu 24,0 % starke und zu 4,6 % sehr starke Schmerzen.
- Während 20,0 % der von Rückenschmerzen Betroffenen 18- bis 29-Jährigen von starken oder sehr starken Schmerzen berichten, gilt dies für 36,0 % der 70-Jährigen und Älteren.

1.2.2 Arbeitsunfähigkeit

Rückenschmerzen stehen unter den Ursachen der Arbeitsunfähigkeit (AU) auf dem ersten Rang (6,1 % an der Zahl der Gesamttage) bzw. nach den akuten Atemwegsinfektionen (6,1 % aller Arbeitsunfähigkeitsfälle) auf dem 2. Rang aller Diagnosen, die bei den gesetzlichen Krankenversicherungen im Jahr 2017 erfasst worden sind (Badura et al. Fehlzeitenreport 2018).

Aus den Daten der Allgemeine Ortskrankenkasse (AOK) lassen sich Branchenunterschiede abschätzen: Am höchsten ist der Anteil der AU wegen Rückenschmerzen im Verkehrs- und Transportwesen sowie in der Bauwirtschaft (7,4 bzw. 6,8 % an der Zahl der Gesamttage sowie 7,8 bzw. 7,1 % aller AU-Fälle). Am geringsten ist der Anteil an der AU wegen Rückenschmerzen in den Branchen Erziehung und Unterricht sowie Öffentliche Verwaltung (4,0 bzw. 5,2 % an der Zahl der Gesamttage sowie 3,9 bzw. 5,1 % aller AU-Fälle).

1.3 Physiologie

1.3.1 Entstehung von Schmerzen – nozizeptive oder neuropathische Schmerzen?

Die Ursachen des Schmerzes können vielfältig sein. Sie sind wegen der Folgen für Prävention und Therapie durch die Diagnostik einzugrenzen. Grundsätzlich gibt es zwei Entstehungsgründe für Schmerzen in der Peripherie des Muskel-Skelett-Systems:

- **Nozizeptive Schmerzen** entstehen bei der Aktivierung von Schmerzsensoren (Nozizeptoren) in Muskeln, Sehnen, Faszien, aber nicht in Knorpel und Bandscheiben, durch mechanische, thermische Reize oder toxische Substanzen. Sie stellen eine zweckmäßige Schutzfunktion dar. Auch Sauerstoffmangel (Ischämie) durch Überlastung der Muskulatur führt zu nozizeptivem Schmerz.
Die Signale der Nozizeptoren werden an verschiedene Zentren des Gehirns weitergeleitet, dort verarbeitet und interpretiert. Dabei bestehen enge Wechselwirkungen zwischen Schmerzwahrnehmung und **Psyche**. In der Konsequenz bedeutet das: Schmerz entsteht im Gehirn!
Die Rückenmuskulatur hat eine besonders enge Beziehung zur Entstehung von Rückenschmerzen, da sie durch hohe oder einseitige mechanische Belastungen beansprucht werden kann, bei strukturellen Veränderungen in Bewegungssegmenten der Wirbelsäule (Schädigung der Bandscheiben) erhöht beansprucht wird und in psychische Prozesse eingebunden ist und auf diese reagiert.
- **Neuropathische Schmerzen** entstehen durch unmittelbare Läsionen oder Schädigungen des peripheren oder zentralen somatosensorischen Nervensystems. Ursachen sind mechanische Reizungen von Nervenfasern wie bei der Kompression des N. ischiadicus an der Lendenwirbelsäule. Sie sind auf das Ausbreitungsgebiet des betroffenen Nerven begrenzt und folgen seinem Verlauf. Sie führen zu Sensibilitätsstörungen, motorischer Schwäche oder Atrophie der versorgten Muskeln. Neuropathische Schmerzen treten zum Beispiel auch auf bei Diabetes mellitus, Alkoholmissbrauch, Lebererkrankungen oder Karzinomen.

1.3.2 Chronische Schmerzen und Psyche

Schmerzen werden mit zunehmender Dauer im Schmerzgedächtnis gespeichert und können auch von dort wieder ausgelöst werden. Sie haben starke Beziehungen zu Stress, Angst, Depressivität und anderen psychischen Beeinträchtigungen. Es ist dann möglich, dass chronische Rückenschmerzen nach längerem Bestehen schließlich auch ohne den ursprünglich auslösenden Reiz auftreten.

Chronische Muskel-Skelett-Schmerzen ohne spezifische Ursache und darunter insbesondere Rückenschmerzen (sog. „nichtspezifische Rückenschmerzen") zählen zu den häufigsten somatoformen Schmerzstörungen. Sie fallen durch Dauerschmerz wechselnder Stärke ggf. auch ohne schmerzfreie Intervalle auf. Sie können Teil einer generellen Somatisierungsstörung mit Beteiligung von Herz, Kreislauf, Atmung, Haut, urogenitalem oder gastrointestinalem System sein.

Psychische Ursachen der Chronifizierung sind insbesondere pessimistische Einstellungen zum Erleben und zu den Folgen von Krankheit. Wichtige Auslöser sind:

- der Verlust der „Selbstkontrollüberzeugung", den Krankheitsverlauf aufhalten zu können,
- das Katastrophisieren (Schmerzen werden als besonders bedrohlich interpretiert),
- Ängste vor der Bewältigung der Alltags- und Arbeitsanforderungen („Fear-Avoidance-Beliefs"),
- Depressivität mit Blick auf die Lebens- und Arbeitsperspektive.

Ihre Folge kann ein **Dekonditionierungszyklus** durch schmerzbedingte Vermeidung körperlicher Belastungen sein:

Empfundener Schmerz führt zur Vermeidung von Belastung → Belastungsminderung schwächt die Muskulatur → die geschwächte Muskulatur kann weitere körperliche Belastungen nur mit erhöhter Aktivierung bewältigen → daraus resultieren Beschwerden → sie führen zur Vermeidung von Belastungen …

1.3.3 Arbeit und Rückenschmerzen

In der Zuordnung von Beschwerden am Muskel-Skelett-System zu möglichen Ursachen bei der Arbeit ist es wichtig, zu unterscheiden:

- Ist die Belastung am Arbeitsplatz die auslösende oder wesentlich verstärkende Ursache von Muskel-Skelett-Erkrankungen, die im Zusammenhang mit der Arbeit auftreten? Das betrifft sowohl funktionelle Störungen des Rückens als auch strukturelle Schädigungen der Bewegungssegmente der Wirbelsäule (Bandscheiben und umgebende Strukturen) bei Über- und Fehlbelastungen.
- Entstehen die geklagten Muskel-Skelett-Erkrankungen auch ohne Arbeitsbelastungen, weil sie z.B. auf altersbedingt entstandenen Verminderungen der Belastbarkeit oder auf Trainingsmangel und anderen lebensstilbedingten Ursachen beruhen, welche die Ausübung der Arbeit behindern, aber durch die Arbeitsbelastungen verstärkt werden können?

1.4 Klassifikation

Grundsätzlich können Rückenschmerzen nach ihren Ursachen eingeteilt werden in „Nichtspezifische Rückenschmerzen" und „Spezifische Rückenschmerzen"

Die Klassifikation des ICD-10 ist die Grundlage der bisher in der Literatur verfügbaren Daten. Sie wird in den nächsten Jahren durch die Klassifikation des ICD 11 abgelöst werden, welche die Unterscheidung nach Ursachen und deren Folgen für die Prävention und Therapie besser berücksichtigen wird.

Tab. 1:   ICD-10 Klassifikation (geringfügig vereinfacht)

M 54 Rückenschmerzen – generell ohne „psychogenen Rückenschmerz" (F 45.4)
• M 54.1 Radikulopathie
• M 54.2 Zervikalneuralgie
• M 54.4 Lumboischialgie ohne „Lumboischialgie durch Bandscheibenschaden" (M51.1)
• M 54.5 Kreuzschmerz, auch Lendenschmerz ohne Lumbago durch Bandscheibenverlagerung und Lumboischialgie (M54.4)
• M 54.6 Schmerzen im Bereich der Brustwirbelsäule
• M 54.8 Sonstige Rückenschmerzen
• M 54.9 Rückenschmerzen, nicht näher bezeichnet

2   Spezieller Teil

2.1   Differenzierung der Ursachen des Rückenschmerzes

Auf Grund des Überwiegens unspezifischer Rückenschmerzen sollte es zunächst darum gehen, die deutlich selteneren Ursachen spezifischer Rückenschmerzen von ihnen abzugrenzen, bevor man sich den eher unspezifischen Maßnahmen der Linderung oder Beseitigung von Rückenschmerzen zuwendet.

2.1.1   Anamnese

Die Anamnese der Beschwerden ist das wichtigste Werkzeug der medizinischen Diagnostik von Rückenschmerzen. Die arbeitsmedizinischen Empfehlungen der Deutschen Gesetzlichen Unfallversicherung (DGUV) orientieren sich zum Beispiel an

- früheren Erkrankungen und Operationen einschließlich Folgen schwerer Unfälle, besonders, wenn sie funktionell und prognostisch Folgen für das Muskel-Skelett-System haben können.
- Beschwerden bei der Arbeit, die insbesondere auf die Einarbeitung in neue Arbeitsbelastungen oder auf die letzten zwölf Monate bezogen sind. Dieser Zeitraum hat sich als Bezug auf chronische Störungen international im sog. Nordic Questionnaire etabliert (Kuorinka et al. 1987).
- der Lokalisation der Beschwerden, welche die Beschäftigten in einer Körperskizze der Rücken- und Vorderseite angeben können.
- ärztliche Diagnosen und Vorbehandlungen als Vorinformationen aus einer ggf. bereits abgelaufenen Diagnostik.
- der Arbeitsunfähigkeit in den letzten 12 Monaten nach Häufigkeit und Gesamtdauer.
- der Angabe von Belastungen, die Schmerzen oder andere Beschwerden bei der Arbeit bereiten.

Ein Beispiel für eine systematische Schmerzdiagnostik stellt der „Deutsche Schmerzfragebogen" (2020) dar. Er zeigt die Elemente einer Schmerzdiagnostik und berücksichtigt Dauer, Verläufe, Qualität, Intensität und erlebte Beeinträchtigungen durch die Schmerzen sowie psychische Aspekte der erlebten Beeinträchtigung, des Wohlbefindens und von Depressivität und Ängsten sowie Komorbiditäten *(Tab. 2)*.

Tab. 2: Elemente einer Schmerzdiagnostik nach dem Deutschen Schmerzfragebogen

Merkmal	Fragen nach …
Zeit	Beginn, Dauer, zeitlicher Verlauf am Tag oder in der Nacht bzw. insgesamt, beschwerdefreie Zeiten?
Qualität/Charakter des Schmerzes	Zum Beispiel dumpf, drückend, stechend, elend, furchtbar (mehr somatisch oder mehr emotional erlebt)?
Intensität	Momentane, durchschnittliche, höchste erlebte Ausprägung in letzten vier Wochen?
erlebte Beeinträchtigung	Beeinträchtigungen durch Schmerzen im Alltag, in der Freizeit, bei der Arbeit in den letzten drei Monaten?
Verursachung und Beeinflussungs-möglichkeit	Ansichten der Betroffenen zu möglichen körperlichen und seelischen Ursachen und Einflüssen?
allgemeines Wohlbefinden	Auswirkungen auf Beeinträchtigung des Wohlbefindens? Antriebslosigkeit im Alltag?
Befinden in der letzten Woche	Zum Beispiel schwer sich zu beruhigen, keine positiven Gefühle, alles ist anstrengend, schwierig sich zu entspannen, für nichts zu begeistern, Herzschlag auch ohne Anstrengung gespürt, empfand das Leben als sinnlos.

2.1.2 Schmerzskala

Ein grundlegendes diagnostisches Hilfsmittel ist eine Schmerzskala. Mit ihr wird die subjektive Schmerzstärke gemessen. Beispiele sind die „Visuelle Analogskala" (VAS), die „Numerische Rating-Skala" (NRS), die „Smiley Analog-Skala" (SAS) und die „Verbale Rating-Skala" (VRS). Es handelt sich um eindimensionale Skalen, mit denen die Beschäftigten vorhandene Schmerzen auf einer Strecke zum Beispiel in der sog. „Numerischen Analog-Skala (NRS, Numeric Rating-Scale)" mit Ziffern von 0 (kein Schmerz) bis 10 (stärkster vorstellbarer Schmerz) auftragen können *(Abb. 1)*:

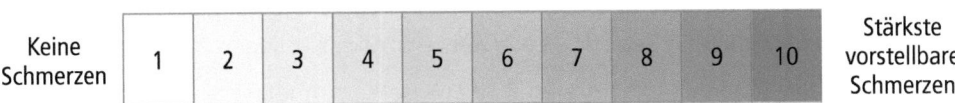

Abb. 1: Numerische Analog-Skala (NRS, Numeric Rating-Scale)

Alternativ sind auch die „Smiley-Analog-Skala" (SAS) *(Abb. 2)* und die „Verbale Rating-Skala" *(Abb. 3)* im Gebrauch.

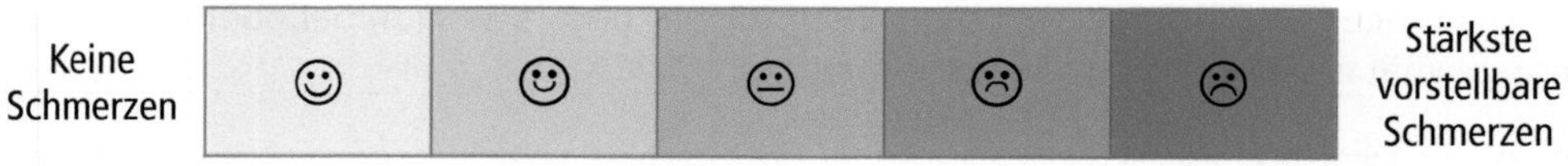

Abb. 2:   Smiley Analog-Skala (SAS)

Kein Schmerz	Leichte Schmerzen	Mäßige Schmerzen	Starke Schmerzen	Sehr starke Schmerzen	Stärkste vorstellbare Schmerzen

Abb. 3:   Verbale Rating-Skala (VRS)

Für die systematische Erfassung der Beschwerden z.B. in auswertbaren Dokumentationen der arbeitsmedizinischen Vorsorge, für Mitarbeitendenbefragungen oder in betrieblichen Studien werden zumeist Fragebögen eingesetzt. Dabei wird vorrangig auf den Nordischen Fragebogens zu Muskel-Skelett-Beschwerden von Kuorinka et al. 1987 zurückgegriffen. Liebers et al. (2021) haben eine aktualisierte Version des „Nordischen Fragebogens" in deutscher Sprache vorgelegt. Sie erfasst Beschwerden für 10 Körperregionen nach dem folgenden Frageprinzip:

- Hatten Sie während der letzten 12 Monate Beschwerden in (der jeweils bezeichneten Körperregion)?   → **Nein/Ja?**
  - Wenn Sie keine Beschwerden in der jeweils bezeichneten Körperregion hatten, gehen Sie bitte zur nächsten Körperregion.
  - Wenn ja, addieren Sie bitte alle Tage mit Beschwerden an 1–7 Tagen/ an 8–30 Tagen/an mehr als 30 Tagen, aber nicht jeden Tag/(fast) jeden Tag
- Haben diese Beschwerden Sie in den letzten 12 Monaten bei Ihren beruflichen Tätigkeiten oder in Ihrer Freizeit eingeschränkt?   → **Nein/Ja?**
- Hatten Sie diese Beschwerden auch irgendwann in den letzten 4 Wochen? → **Nein/Ja?**

2.2   Spezifische Ursachen von Rückenschmerzen

Spezifische Rückenschmerzen haben eine konkrete Ursache, die in krankhaften Veränderungen anderer Organe oder Reizungen von Nervenstrukturen liegen *(siehe dazu Tab. 3)*.

Bezogen auf die Schmerzen des unteren Rückens (Kreuzschmerz) hat die Nationale Versorgungs-Leitlinie (NVL) Kreuzschmerz in ihren sog. „red flags" mit einem pragmatischen klinischen Konzept für den ambulanten Bereich Warnhinweise für spezifische Ursachen der Kreuzschmerzen zusammengefasst, die eine kurzfristige und ggf. sogar notfallmäßige Abklärung und Therapie erfordern *(Tab. 3)*.

Tab. 3: Anhaltspunkte für das Vorliegen spezifischer Ursachen von Kreuzschmerzen (gekürzt aus NVL 2017, Tabelle 6)

Fraktur/Osteoporose
schwerwiegendes Trauma (z.B. Autounfall oder Sturz aus größerer Höhe, Sportunfall), Bagatelltrauma (z.B. Husten, Niesen, schweres Heben bei Osteoporose), systemische Steroidtherapie
Infektion
allgemeine Symptome (kürzlich Fieber oder Schüttelfrost, Appetitlosigkeit, rasche Ermüdbarkeit), durchgemachte bakterielle Infektion
kürzlich zurückliegende Infiltrationsbehandlung an der Wirbelsäule
i.v.-Drogenabusus, Immunsuppression, konsumierende Grunderkrankungen
Radikulopathien/Neuropathien
bei jüngerem Lebensalter eher Bandscheibenvorfall als Ursache der Wurzelkompression
im Dermatom in ein oder beide Beine ausstrahlende Schmerzen, ggf. Taubheitsgefühle oder Kribbelparästhesien im Schmerzausbreitungsgebiet oder Schwächegefühl, Gefühlsstörung perianal/perineal
Kaudasyndrom: plötzlich einsetzende Blasen-/Mastdarmstörung, z.B. Urinverhalt, vermehrtes Wasserlassen, Inkontinenz
neurologisches Defizit (Lähmung, Sensibilitätsstörung) der unteren Extremität
Nachlassen des Schmerzes und zunehmende Lähmung bis zum kompletten Funktionsverlust des Kennmuskels (Nervenwurzeltod)
Tumor/Metastasen
höheres Alter, Tumorleiden in der Vorgeschichte
allgemeine Symptome: Gewichtsverlust, Appetitlosigkeit, rasche Ermüdbarkeit
starker nächtlicher Schmerz
axiale Spondyloarthritis
länger anhaltende Kreuzschmerzen (> 12 Wochen) – Beginn vor dem 45. Lebensjahr
schleichender Beginn der Schmerzen, Morgensteifigkeit, schmerzbedingtes frühmorgendliches/nächtliches Erwachen, Nachlassen der Kreuzschmerzen durch Bewegung, nicht in Ruhe
alternierender Gesäßschmerz, zunehmende Steifheit der Wirbelsäule, begleitende periphere Arthritis, Enthesitis, Uveitis

2.3 Nichtspezifischer Rückenschmerz

2.3.1 Ätiologie

Bei nichtspezifischen Kreuzschmerzen lassen sich keine eindeutigen Hinweise auf eine spezifische zu behandelnde Ursache erkennen. Erst nach Ausschluss spezifischer Ursachen mit einem angemessenen diagnostischen Aufwand, überwiegend durch eine qualifizierte Anamnese, ist von nichtspezifischen Rückenschmerzen auszugehen. Häufige Ursachen des „unspezifischen" Rückenschmerzes sind Muskelanspannungen bei der Halte- und Bewegungsregulation, die reflektorisch entstehen und sich dauerhaft in sog. Triggerpunkten der Muskulatur etablieren können. Das betrifft nicht nur die Lendenregion, sondern auch die Schulter- und Nackenregion, wie sich in Berufen und Tätigkeiten mit überwiegend geistiger Tätigkeit (insbesondere an sog. Bildschirmarbeitsplätzen) zeigt, bei denen die Lokalisationen entsprechender Beschwerden in der HWS-Region teilweise sogar stärker als in der LWS-Region ausgeprägt ist.

Muskuläre Schwäche, die zur dauerhaften erhöhten Anspannung der Muskulatur beiträgt, fördert das Entstehen nichtspezifischer Rückenschmerzen wie in der Umkehrung muskuläres Training zur Kräftigung und Dehnung ein geeigneter Ansatz ihrer primären und sekundären Prävention ist.

Die oben genannten psychischen Prozesse tragen zur Entstehung und Verstärkung von nichtspezifischen Rückenschmerzen bei. Sie spielen weniger bei der primären Entstehung von Rückenschmerzen als vielmehr bei ihrer Chronifizierung durch das Erleben und Verarbeiten wiederholter Schmerzepisoden eine Rolle.

Der Dekonditionierungszyklus ist Teil des Problems der Entstehung nichtspezifischer Rückenschmerzen.

2.3.2 Diagnostik

Die Anamnese von Rückenschmerzen (wie auch anderer Beschwerden des Muskel-Skelett-Systems) ist das entscheidende diagnostische Mittel der Praxis:

Morphologische Abweichungen von der anatomischen Norm der Strukturen des Rückens wie auch anderer Strukturen des Muskel-Skelett-Systems sind in der Regel so lange ohne Bedeutung für die körperliche Belastbarkeit, wie Belastungen über längere Zeit ohne erhebliche Beschwerden bewältigt werden. Das betrifft insbesondere bildgebende Befunde. Darum gehören Röntgenbilder, CT- und MRT-Befunde nicht zur Basisdiagnostik bei Rückenschmerzen, soweit zu vermuten ist, dass es sich um nichtspezifische Rückenschmerzen handelt. Bei akuten Schmerzen und einer klinischen Untersuchung zum Ausschluss schwerwiegender Ereignisse einer Schädigung sollte zunächst keine weitere Diagnostik erfolgen.

Einzelheiten bietet die Nationale Versorgungs-Leitlinie „Nichtspezifischer Kreuzschmerz" – das Ergebnis einer gemeinsamen Initiative von Bundesärztekammer, Kassenärztlicher Bundesvereinigung und Arbeitsgemeinschaft der wissenschaftlichen Medizinischen Fachgesellschaften zur Qualitätsförderung in der Medizin.

Sie klassifiziert Schmerzen nach einem farbigen Flaggensystem zur Einschätzung der Relevanz anamnestischer Angaben und diagnostischer Ergebnisse für die Behandlungsplanung und -steuerung *(Tab. 4)*. Die Zuordnung verschiedener Farben dient primär zur Trennung zwischen klinischen und psychosozialen Ursachen sowie detailliert zur Einschätzung der Relevanz der jeweiligen Angaben.

Tab. 4: In der Nationalen Versorgungsleitlinie „Nicht-spezifischer Kreuzschmerz" verwendetes „Flag-System"
zur Charakterisierung der verschiedenen Typen von Risiken der Entstehung und Bewältigung dieser
Kreuzschmerzen

▶	**Red flags** – Die „red flags" sind Indikatoren für ernsthafte Pathologien wie Entzündungen, Strukturveränderungen, Bandscheibenschäden, Nervenwurzelreizungen etc.. Sie sollten unmittelbare medizinische Konsequenzen nach sich ziehen.
▷	**Yellow flags** – Psychosoziale Risikofaktoren: Subjektive Annahmen und Erwartungen der betroffenen Beschäftigen. Dazu gehören individuelle Überzeugungen, (Vor-)Urteile oder Vorstellungen über das Entstehen von Beschwerden oder den Schmerz. Typische Reaktionen sind die Vermeidung von Aktivitäten und die Erwartung passiver medizinischer Behandlungen.
▶	**Blue flags** – Blaue Fahnen haben Bezug auf Arbeitnehmer/innen und den Arbeitsplatz. Subjektiv empfundene Belastungen am Arbeitsplatz spielen eine wesentliche Rolle. Diese Belastungen können sowohl physisch (z.B. durch Arbeitsbedingungen) als auch psychosozial (durch Umfeldfaktoren) auftreten
▶	**Black flags** – Schwarze Fahnen markieren system- oder kontextbedingte Hindernisse sowie objektive soziale Rahmenbedingungen und Arbeitsplatzfaktoren hinsichtlich der Arbeitgeber/innen bzw. der Versorgungssysteme. Gründe für „black flags" liegen meist nicht im Rahmen der Einflussmöglichkeiten der Beschäftigten.

Unspezifische Funktionsstörungen sind mit klinisch-diagnostischen Mitteln feststellbare Beeinträchtigungen des neuromuskulären Anteils am Muskel-Skelett-System.

Arbeitsbedingte Teilursachen sind:

- Einseitige und dauerhaft monotone körperliche Belastungen können zu Überforderungen führen, die einzelne Muskeln treffen können. Funktionsstörungen sind auch typisch für Auszubildende bzw. Einsteiger/innen in neue Tätigkeiten oder bei Veränderungen der Arbeitsweise. Das trifft nicht nur für körperlich belastende, sondern auch für leichtere Tätigkeiten wie Büroarbeiten zu. Durch Übung und Training können Funktionsstörungen überwunden werden.
- Dauerzwangshaltungen oder tätigkeitsbedingter Bewegungsmangel können zur Ermüdung mit muskulären Verspannungen führen. Typisch sind Rückenschmerzen bei dauerndem Bücken und Beugen sowie bei Arbeiten im Knien und Hocken, Schulter- und Nackenbeschwerden bei Überkopf-/Schulterarbeiten, lange dauernder Bildschirmarbeit oder Fahrzeugführen.
- Manuelle Handhabung schwerer Lasten überfordert mit zunehmendem Alter bei abnehmender Leistungsfähigkeit die Muskulatur. Eine typische Folge ist das muskulär bedingte chronische Lumbalsyndrom. Altersbedingt werden zeitgleich vermehrt strukturelle Veränderungen an der Wirbelsäule festgestellt. Diese haben nur dann einen Einfluss auf das schmerzhafte Lumbalsyndrom, wenn sie ausstrahlende Schmerzen in den Strukturen wie z.B. durch Überlastung in den kleinen Wirbelgelenken verursachen.
- Einseitige Belastungen oder Bewegungsmangel können muskuläre Dysbalancen hervorrufen. Das sind Störungen des Gleichgewichts antagonistisch miteinander wirkender Muskeln bzw. Muskelgruppen. Durch Belastungen kräftigere Muskeln, die durch

Dauerkontraktur verkürzt sind, stehen schwächeren antagonistischen Muskeln gegenüber, die durch zu geringe Belastungsreize abgeschwächt sind und schmerzen. Typisch ist z.B. die Verkürzung der großen Hüftgelenksbeuger bei abgeschwächten Streckern mit der Folge eines schmerzhaft verstärkten Hohlkreuzes („Hyperlordose").

• Besondere Aufmerksamkeit finden Rückenschmerzen, die im Zusammenhang mit langdauerndem Sitzen stehen sollen. Generell trägt Sitzen zum Bewegungsmangel und bei fehlendem physischem Ausgleich zur Dekonditionierung bei, wogegen direkte Wirkungen längerer Sitzzeiten auf unspezifische und spezifische Rückenschmerzen nicht wahrscheinlich sind.

2.4 Berufskrankheiten und spezifischer Rückenschmerz

Zu den spezifischen Rückenschmerzen gehören auch Schmerzen im Zusammenhang mit den Berufskrankheiten der Ziffern BK 2108 bis 2110. Sie werden durch besondere Einwirkungen ausgelöst, die zu einer Schädigung von Bandscheiben der Lendenwirbelsäule (2108, 2110) oder der Halswirbelsäule (2109) geführt haben.

2.4.1 BK 2018 und 2110

Auf Grund der für die BK 2108 („Bandscheibenbedingte Erkrankungen der Lendenwirbelsäule durch langjähriges Heben oder Tragen schwerer Lasten oder durch langjährige Tätigkeiten in extremer Rumpfbeugehaltung") und BK 2110 („Bandscheibenbedingte Erkrankungen der Lendenwirbelsäule durch Ganzkörperschwingungen") belastungskonformen Schadensbilder können im Zusammenhang mit Schädigungen der Bandscheiben Rückenschmerzen auftreten. Die Mindestbelastungen für die Anerkennung als Berufskrankheit orientieren sich an den Richtwerten (Männer) etwa 10 Jahre und länger regelmäßig und mehrfach täglich ca. 15 kg und mehr gehoben und/oder getragen bzw. (Frauen) etwa 10 Jahre und länger regelmäßig und mehrfach täglich ca. 10 kg und mehr gehoben und/oder getragen.

Die typischen Krankheitsbilder sind

• **Lokales Lumbalsyndrom:** Chronisch-rezidivierende Beschwerden in der Kreuz-Lendengegend mit Belastungs-, Entlastungs- sowie Hyperlordose-Kreuzschmerz (Facettensyndrom) werden unterschieden. Möglich ist auch eine pseudoradikuläre Schmerzausstrahlung in die Oberschenkelmuskulatur. Die Ermittlung des Charakters der Rückenschmerzen ist zielführend für die Erkennung der BK: Sie können nach Ort, Art und Ausstrahlungscharakter der Beschwerden in der sog. „topischen Diagnose" dem geschädigten Bewegungssegment der Wirbelsäule zugeordnet werden.

• **Mono- und polyradikuläre lumbale Wurzelsyndrome („Ischias"):** Radikuläre Schädigungen der Nervenwurzeln führen zu ein- oder beidseitig segmental ins Bein ausstrahlenden, dem Verlauf des Ischiasnerven oder anderer Wurzelsegmente folgenden Schmerzen („neuropathische Schmerzen"). Sie können zugleich in Verbindung mit Zeichen eines lokalen Lumbalsyndroms stehen.

2.4.2 BK 2109

BK 2109 (Bandscheibenbedingte Erkrankungen der Halswirbelsäule durch langjähriges Tragen schwerer Lasten auf der Schulter) werden durch langjähriges und regelmäßiges Tragen schwerer Lasten (≥ 40 kg) auf der Schulter bei gleichzeitiger seitlicher Abwinklung (Zwangshaltung) der HWS verursacht.

Als typisch für die BK 2109 werden unterschieden:

- **Lokales Zervikalsyndrom:** Auf die Halsregion beschränkte chronisch-rezidivierende Beschwerden, positionsabhängige Nacken- und Schulterschmerzen, Muskelverspannungen und Bewegungseinschränkungen der HWS.
- **Zervikobrachiales Syndrom:** Von den Bewegungssegmenten C5–C6 ausgehende bandscheibenbedingte Brachialgien (Schmerzen, Sensibilitätsstörungen oder motorische Ausfälle), meistens in Verbindung mit Symptomen eines lokalen Zervikalsyndroms.
- **Zervikozephales Syndrom:** Mit Kopfschmerzen, Schwindelattacken einhergehende Beschwerden durch degenerative Veränderungen in den zervikalen Bewegungssegmenten, häufig in Kombination mit einem lokalen Zervikalsyndrom.

Literatur

Badura B, Ducki A, Schröder H, Klose J, Meyer M (Hrsg.) (2018). Fehlzeiten-Report 2018: Sinn erleben- Arbeit und Gesundheit. Springer Verlag, Berlin Heidelberg

Deutscher Schmerzfragebogen (2020). Deutsche Schmerzgesellschaft e.V. In: https://www.schmerz gesellschaft.de/fileadmin/pdf/DSF_Handbuch_2020.pdf

Kuorinka I, Jonsson B, Kilbom A, Vinterberg H, Biering-Sørensen F, Andersson G, Jørgensen K (1987). Standardisierte nordische Fragebögen zur Analyse von muskuloskelettalen Symptomen. Angewandte Ergonomie 18 (3): 233–237

Liebers F, Freitag S, Dulon M, Latza U (2021). Nordischer Fragebogen zu Muskel-Skelett-Beschwerden (NFB*MSB). Version zur Erprobung. 2. Auflage. Bundesanstalt für Arbeitsschutz und Arbeitsmedizin, Dortmund. 2021. Projektnummer F 2457, doi:10.21934/baua: praxis20200701 (online)

Nationale Versorgungsleitlinie Nicht-spezifischer Kreuzschmerz (NVL) – Langfassung, 2. Auflage. Version 1. 2017 [cited: 2021 April 07]. doi: 10.6101/AZQ/000353. Bundesärztekammer (BÄK), Kassenärztliche Bundesvereinigung (KBV), Arbeitsgemeinschaft der Wissenschaftlichen Medizinischen Fachgesellschaften (AWMF). www.kreuzschmerz.versorgungsleitlinien.de

von der Lippe E, Krause L, Porst M, Wengler A, Leddin J et al. (2021). Prävalenz von Rücken- und Nackenschmerzen in Deutschland. Ergebnisse der Krankheitslast-Studie BURDEN 2020. Journal of Health Monitoring 6 (S3): 2–14. doi: 10.25646/7854

21 Hüftschmerzen

GUNTER SPAHN

Zusammenfassung

42 % aller muskuloskelettaler Beschwerden betreffen die Brust- und Lendenwirbelsäule, 13 % die Halswirbelsäule und obere Extremität und 14 % die untere Extremität. Bei den Schmerzsyndromen im Bereich der unteren Extremität dominierte das Kniegelenk in 60 % der Fälle, während Schmerzen im Bereich der Hüfte nur in 8 % der Fälle vorkommen (Badley u. Tennant 1993, Breivik et al. 2006).

Die Angaben in epidemiologischen Untersuchungen zur Schmerzhäufigkeit im Bereich des Beckengürtels (respektive der Hüfte, der Leiste und der seitlichen bzw. Gesäßregion) sind relativ unzuverlässig. Dies liegt einerseits daran, dass oft nicht zwischen echten, intrinsischen Hüftschmerzen („hip pain") und sonstigen extrinsischen Schmerzen der Hüftregion bzw. des Beckengürtels (zum Beispiel Leistenschmerz = „groin pain") differenziert wird.

Zusätzlich ist die Differenzierung dadurch erschwert, dass neben noziozeptiven epikritischen Schmerzen infolge einer weitgehend klar zuzuordnenden Pathologie auch protopathische Schmerzen die Symptomatik überlagern können (Casser u. Schaible 2015).

In einer eigenen Querschnittsuntersuchung an 2 368 Adoleszenten im Alter von durchschnittlich 14 Jahren konnten wir zeigen, dass bereits 6,4 % aller Kinder unter Beschwerden im Bereich der Leiste bzw. Hüfte leiden. Mädchen waren dabei signifikant häufiger betroffen als männliche Altersgenossen (Spahn et al. 2004).

Der Beckengürtel mit dem Hüftgelenk ist die Verbindung von Rumpf und unterer Extremität und ermöglicht aufrechten Stand, Gehen und Sitzen.

Neben seiner mechanischen Funktion als Ursprungsort und Ansatz für verschiedene Muskeln liegen in der Beckenhöhle Leitungsbahnen, Baucheingeweide und Teile des Uro-Genitalsystems. Diese komplexe Anatomie ist ursächlich dafür, dass die verschiedensten orthopädischen und nicht-orthopädischen Erkrankungen Schmerzzustände innerhalb dieser Körperregion hervorrufen können.

1 Allgemeiner Teil

1.2 Anatomie und Biomechanik des Beckengürtels

1.2.1 Anatomie

Der Beckengürtel (Cingulum membri pelvini) verbindet Rumpf und untere Extremität.

Verschiedene Regionen (Leistenregion, Schamregion, Glutealregion und proximale Oberschenkelregion) gehen ineinander über.

Im Bereich des Beckengürtels inserieren zahlreiche Muskeln, außerdem verlaufen hier die Gefäß-Nervenbahnen zum Bein. Die enge anatomische Nachbarschaft von Hüftgelenk und Leistenregion einerseits und des LWS-Becken-Übergangs andererseits verdeutlicht, dass eine Differentialdiagnose von Hüftgelenkbeschwerden oft erheblich erschwert sein kann.

Das Hüftgelenk ist ein annähernd ideales Kugelgelenk mit den Hauptbewegungsachsen Extension/Flexion, Abduktion/Adduktion und Außenrotation/Innenrotation.

Im Vergleich zum Hüftkopf, welcher nahezu vollständig von Knorpel überzogen ist, ist die Knorpelfläche der Gelenkpfanne (Facies lunaris) relativ klein. Ein großer Teil der Innenfläche des Acetabulums ist knorpelfrei und dient dem Ansatz des Ligamentum capitis femoris.

Der hyaline Gelenkknorpel des Hüftgelenkes ist im Vergleich zum Knie wesentlich dünner aber deutlich fester, bedingt durch den höheren Anteil von Fibrozyten-ähnlichen Knorpelzellen. Auch die typische Säulenstruktur, wie sie am Knieknorpel typisch ist, liegt am Hüftgelenk in dieser Form nicht vor. Dies bedingt, dass reine Knorpelschäden (Chondropathie) im Bereich der Hüfte nicht vorkommen, sondern die Koxarthrose immer Folge einer osteochondralen Schädigung ist (Armstrong u. Gardner 1977, Kurrat u Oberländer 1978).

Obwohl das Hüftgelenk bereits aufgrund der schlüssigen Passform der Gelenkpartner sehr stabil ist, wird die Gelenkkapsel durch die stärksten Bänder des menschlichen Körpers, die „Bänderschraube" mit den Ligg. iliofemorale, ischiofemorale und pubofemorale zusätzlich stabilisiert. Eine wesentliche Bedeutung haben diese Bänder vor allem für die Durchblutung des Hüftkopfes (80 %).

Das Labrum acetabulare entspringt kranial des Limbus und kaudal des Ligamentums transversums und ragt mit dem freien Rand in die Gelenkhöhle und umschließt den Hüftkopf. Es besteht aus festem Faserknorpel. Dadurch wird das mediale Kompartiment vom lateralen Kompartiment der Hüfte geteilt. Die Funktion des Labrums besteht in der Aufnahme der Dehnungskräfte bei Rotationsbewegungen und gleicht die geringe Inkongruenz zwischen Acetabulum und Hüftkopf aus. Es enthält zudem Nervenendungen für die Steuerung der Gelenkfunktion und hat ähnlich wie die Menisken am Kniegelenk eine Scheibenwischerfunktion zur Ernährung des Gelenkknorpels.

1.3 Wichtigste Erkrankungen des Beckengürtels

1.3.1 Angeborene Fehlstellungen

Während der embryonalen Reifung bildet sich etwa zwischen der 6.–8. Woche das Hüftgelenk. Dabei wächst der Hüftkopf schneller als die dazugehörigen 3 knöchernen Anlagen der Gelenkpfanne, so dass intrauterin immer eine Subluxation des Hüftkopfes zur Pfanne besteht. Mit zunehmendem Wachstum stellt sich dabei der Hüftkopf mehr und mehr in der Gelenkpfanne ein. Unterbleibt dies, so resultiert eine Subluxationsstellung des zu großen Hüftkopfes in der vergleichsweisen zu kleinen Gelenkpfanne. Bei der in Deutschland obligaten Sonografie der Säuglingshüfte werden Fehlstellungen in der Regel rechtzeitig erkannt. Dadurch ist es in den meisten Fällen möglich, dass sich durch Anwendung der Spreizwindeln der Hüftkopf innerhalb der ersten Lebensmonate korrekt in der Gelenkpfanne einstellt. Unbehandelt hingegen stellt die Dysplasie einen der wichtigsten Risikofaktoren für eine spätere sekundäre Koxarthrose dar.

Alle weiteren angeborenen oder in der frühen Kindheit ausgebildete Fehlstellungen (pathologische Antetorsion, Coxa vara/valga, Coxa profunda) spielen zahlenmäßig eine untergeordnete Rolle, sind jedoch auch als präarthrotische Deformierungen aufzufassen.

1.3.2 Juvenile Hüftgelenkserkrankungen

Neben Bauch-, Knie-, Kopf- und Rückenschmerzen zählen Hüftschmerzen zu den häufigsten orthopädischen Beschwerden im Kindes- und Jugendalter.

Ursachen können u.a. mit einem Gelenkerguss einhergehende Hüftgelenksbeschwerden infolge einer Infektion (Coxitis fugax), Morbus Perthes (zählt zur Gruppe der aseptischen Knochennekrosen) oder eine Epiphysiolysis capitis femoris (atraumatische Lyse der Hüftkappe von der Diaphyse!) sein. Unbehandelt führt die Epiphysiolysis in den meisten Fällen zu einer schweren präarthrotischen Deformierung. Leichtere Formen der teilweisen Lösung können zu einem späteren Cam-Impingement führen.

1.3.3 Verletzungsfolgen

Im jungen und mittleren Lebensalter setzen strukturelle Verletzungen im Bereich des Hüftgelenkes immer eine hohe Energieeinwirkung (Rasanztrauma) voraus. Verletzungsmuster sind dabei die Frakturen im Bereich des Acetabulum (Beckenpfeiler), meist kombiniert mit proximalen Oberschenkelfrakturen mit oder ohne Luxation des Hüftgelenkes. Hüftgelenkluxationen sind dabei in den meisten Fällen mit begleitenden Frakturen assoziiert.

Schwere Verletzungen des Hüftgelenkes sind neben den angeborenen Fehlstellungen ein weiterer Risikofaktor für die Entstehung einer späteren Koxarthrose.

Bei Personen im höheren Lebensalter besteht oft eine latente Osteoporose. Hier kann es bereits bei normalen Alltagsbelastungen (zum Beispiel schnelleren Treppensteigen,

Heben von Lasten oder banale Sturzereignisse) zu Frakturen im Bereich der Hüfte kommen. Diese spielen aber sicherlich in Bezug auf die Arbeitsmedizin eine untergeordnete Rolle.

1.3.4 Femoro-acetabuläres Impingement

Neben den angeborenen Fehlstellungen (vor allem der Dysplasie) stellt ein Engpass-Syndrom im Bereich des Acetabulum-Hüftkopf-Übergangs den wichtigsten Risikofaktor für Hüftproblemen beim Erwachsenen, respektive einer Koxarthroseentstehung, dar.

Hierunter versteht man eine mechanische Kompromittierung der Gelenkflächen des Hüftgelenkes durch Anschlagen (Impingement) des Hüftkopfes an den Pfannenrand. Dabei sind 2 verschiedene Mechanismen zu unterscheiden.

Cam-Impingement (Nockenwellen-Phänomen)

Bei einem Cam-Impingement ist die Taillierung des Kopf-Schenkelhals-Übergangs vermindert bzw. aufgehoben, wodurch bei den Bewegungen des Hüftkopfes in der Pfanne der verbreiterte Schenkelhals an das Schulterdach schlägt (Abb. 1). Dies führt zu Bewegungseinschränkungen, Schmerzen, schließlich zu sekundären Knorpelschäden bzw. zur Arthrose.

In der frühen Kindheit und Jugend tritt dies nicht auf. Allerdings konnte bei asymptomatischen männlichen Testpersonen aus der Schweizer Armee gezeigt werden, dass eine Cam-Deformität bereits ab dem 20. Lebensjahr in etwa 25 % ausgebildet ist (Reichenbach et al. 2010). Männer sind vielfach häufiger betroffen als Frauen (Leunig et al. 2013).

Die Ursache des Cam-Impingement ist bislang unklar. Diskutiert wird auch, dass eine Cam-Deformierung mögliche Folge einer übersehenen früheren Epiphysiolysis capitis femoris ist (Klit et al. 2014, Morris et al. 2021). Ebenso möglich ist die Entstehung des Cam als Folge einer periostalen Überbelastung am Schenkelhals durch repetitive Mikrotraumen. Indiz dafür ist die erhöhte Prävalenz bei Personen, welche gelenksbelastende Sportarten wie Fußball und Eishockey ausüben (Knapik et al. 2019).

Bei der Ausübung dieses Sports befinden sich die Hüftgelenke in einer ständigen Abduktion und mäßigen Flexion, wodurch eine relative Impingement-Situation entsteht.

Pincher-Impingement (Kneifzangen-Phänomen)

Bei dieser Deformierung steht der Pfannenrand über und führt zur Kompromittierung des Hüftkopfes. Eine Differenzierung zwischen Pincher und Coxa profunda bzw. zu Pfannenrand-Osteophyten bei Koxarthrose kann gelegentlich schwierig sein, relativ sicher gelingt jedoch die Differenzierung anlässlich einer Arthroskopie des Hüftgelenkes (Ezechieli u. Windhagen 2014).

Gelegentlich kann die Ausbildung der Knochennase am Pfannenrand Folge einer Überbelastung bei einer Hüftdysplasie sein. Ebenso führen Schäden am Labrum acetabulare

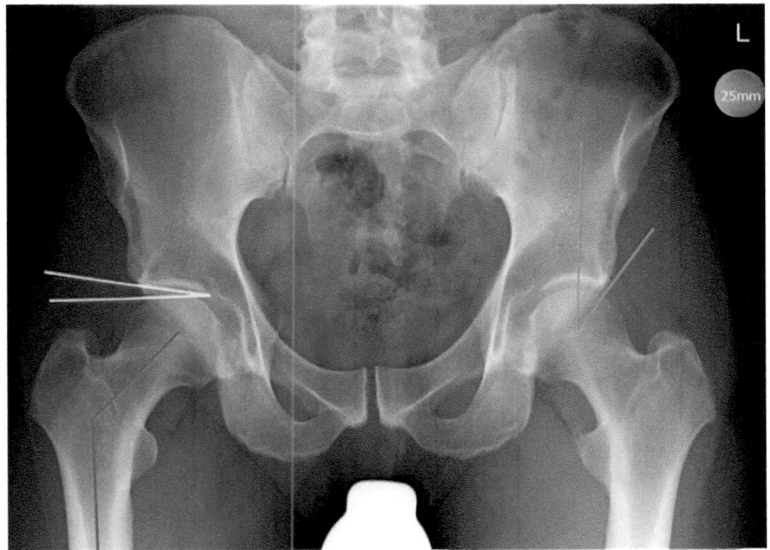

Abb. 1: Geometrie des Beckens und Hüftgelenks II

Blau. Korpus-Collum-Diaphysen-Winkel (CCD). Im Normalfall beträgt dieser 125–139°. Eine Coxa vara liegt bei einem CCD < 125° und eine Coxa valga bei einem CCD > 139° vor.

Gelb. Acetabulärer Index, auch HTE-Winkel (Horizontal Toit Externe). Dieser Winkel wird gebildet aus der Horizontalen zwischen unteren Ende der Hauptbelastungszone und dem seitlichen Ende der Hüftkopfrundung. Dieser Winkel beträgt normalerweise – 10° bis + 10°. Werte über 10° sind Hinweise auf das Vorliegen einer Hüftdysplasie (Gradeinteilung nach Tschauner).

Grün. CE-Winkel nach Wiberg. Normalwert: 23–33°, ist dieser kleiner, liegt eine Dysplasie vor. CE > 33° entspricht einer vermehrten Überdachung, CE > 40° einer schweren Coxa profunda bzw. einem Pincher-Impingement.

(Rissbildung mit anschließender Ossifikation) zu diesem Krankheitsbild (Grantham u. Philippon 2019, Trigg et al. 2020).

1.3.5 Hüftkopfnekrose

Die Hüftkopfnekrose (Femurkopfnekrose) gehört zur Gruppe der aseptischen Knochennekrosen. Ursächlich ist eine verminderte Durchblutung des Hüftkopfes. Sekundär ist es möglich, dass die Erkrankung durch Störung der Gefäßversorgung aus der Gelenkkapsel heraus (zum Beispiel nach Schenkelhalsfraktur, iatrogener Schaden nach Arthroskopie) entsteht. In den meisten Fällen ist jedoch von einem idiopathischen Krankheitsbild auszugehen. Assoziationen mit rezidivierenden Mikrotraumen (venöse Stase), Häufung bei Tauchsportlern und Starkrauchern sowie Koinzidenz von Diabetes mellitus implizieren zudem eine vaskuläre Genese. Letztlich ist die Ursache jedoch in den meisten Fällen nicht sicher eruierbar (Krenn et al. 2018).

Die Hüftkopfnekrose ist eine der wenigen Erkrankungen der Hüfte, bei der die Schmerzsituation im Vordergrund steht. Oft beginnen die Beschwerden akut, allerdings zeigen sich auch schleichende Verläufe. Unbehandelt führt die Nekrose bei Erwachsenen in den meisten Fällen zu einem Gelenksversagen (Koxarthrose) durch Kollaps des Hüftkopfes, es sind jedoch auch spontane Rückbildungen möglich.

Differentialdiagnostisch abzugrenzen ist die transiente Osteoporose (im Klinikjargon auch als Knochenmarködem bezeichnet) (Mattes et al. 2007).

1.3.6 Koxarthrose

Der Begriff Arthrose beschreibt Gelenk-Fehlfunktionen infolge von Knorpelerweichung/ Knorpelabbau sowie daraus folgender sekundärer Veränderungen im Bereich des subchondralen Knochens und schließlich des gesamten Gelenkes.

Die Koxarthrose ist mit einer Gesamt-Prävalenz innerhalb der Bevölkerung von ca. 8 % eine der häufigsten orthopädischen Erkrankungen weltweit. Während nur 5 % der unter 40-jährigen unter dieser Erkrankung leidet, liegt die Prävalenz in den höheren Lebensdekaden zwischen 20–40 %. Anders als bei der Gonarthrose findet sich dabei jedoch keine Bevorzugung des weiblichen Geschlechts (Spahn et al. 2014).

Anders als am Kniegelenk spielt bei der Entstehung der Koxarthrose die „präarthrotische Deformierung" eine überragende Rolle (Hackenbroch 1983). Sämtliche der vorstehend beschriebenen Fehlbildungen bzw. Erkrankungen der Hüfte müssen als Risikofaktor für die Entstehung einer späteren Arthrose aufgefasst werden. Primäre Arthrosen, wie sie beim Kniegelenk oft die Regel sind, kommen an der Hüfte nur in Ausnahmefällen vor.

Ipach et al. zeigen, dass bei Koxarthrose-Patienten mit Notwendigkeit einer Endoprothesenimplantation unter 60 Jahren nur 3,8 % primär, d.h. idiopathisch waren (Ipach et al. 2012). Gosvig et al. gelangen dabei sogar zur Schlussfolgerung, dass der Begriff der idiopathischen primären Hüftarthrose, vor allem beim männlichen Geschlecht, als „historisch überholt" angesehen werden muss (Gosvig et al. 2010).

Klinische Kriterien für die Annahme einer Koxarthrose wurden durch das American College of Rheumatology (ACR) folgendermaßen definiert (ACR 1983, Altman et al. 1991):

- Schmerzen in der Hüfte
- verminderte Innenrotation
- Morgensteifigkeit
- Alter > 50 Jahre
- erhöhte Blutsenkung.

Zweifelhaft dabei ist, ob eine erhöhte Blutsenkung (BSG) bei einer aseptischen Erkrankung, die kaum entzündliche Begleitsymptome aufweist, ein valides Diagnostikum ist.

Methode der Wahl und Grundlage für eine stadiengerechte Therapie der Erkrankung ist die konventionelle Projektionsradiographie *(Abb. 2)*. Weitere bildgebende Verfahren sind selten erforderlich.

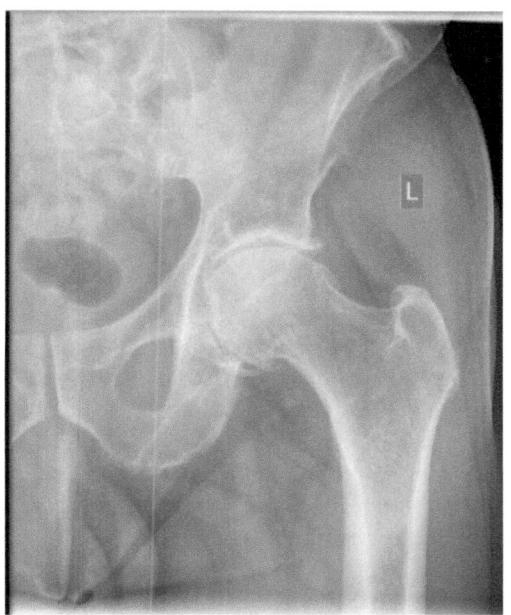

Abb. 2:   Koxarthose

Das radiologische Bild der Koxarthrose ist gekennzeichnet durch Entrundung des Hüftkopfes, die Verschmälerung (< 4 mm) oder Aufhebung des Gelenkspalts (Ankylose). Weiterhin entstehen infolge des Knorpelverlustes und der dadurch erhöhten Druckbelastung
des subchondralen Knochens zunächst in den Hauptbelastungszonen, später auch in den
übrigen Zonen der Gelenkflächen Sklerose und Appositionsosteophyten.

Kellgren-Lawrence schlugen im Jahr 1957 erstmals eine Klassifikation zur Beurteilung des
Schweregrades der Arthrosen vor (Kellgren u. Lawrence 1957). Diese semiquantitative Einteilung wird auch heute noch als Standard-Klassifikation verwendet. Allerdings hat sie inzwischen eine Reihe von Modifikationen für bestimmte Fragestellungen erhalten, so dass
von dieser Klassifikation eigentlich nur noch der Name übrig ist (Altman u Gold 2007, Sharma u. Kapoor 2007).

Folgende Stadien können unterschieden werden:

KL 0   Normalbefund
KL I   fragliche Gelenkspaltverschmälerung und mögliche kleine Osteophyten.
KL II   definitive Osteophyten und Gelenkspaltverschmälerung
KL III   moderate multiple Osteophyten, definitive Gelenkspaltverschmälerung und Skle-
   rose der Gelenkflächen.
KL IV   ausgeprägte Osteophyten, aufgehobener Gelenkspalt mit schwerster Sklerose
   und Deformierung des gesamten Gelenkes.

1.4. Diagnostik der Erkrankungen des Beckengürtels

1.4.1 Anamnese

Leitsymptome von Erkrankungen des Hüftgelenks sind:

- Bewegungseinschränkung (Morgensteife, „Anlaufschwierigkeiten", bis zur permanenten Einsteifung)
- Gangstörung (Claudicatio)
- Beinverkürzung und Beckenschiefstand
- Ermüdbarkeit
- Ruhe- und Belastungsschmerzen.

Eine freie **Beweglichkeit** des Hüftgelenkes ist für viele Alltagsaktivitäten essenziell. Kommt es zu Störungen innerhalb der Hüftgeometrie, sei es durch Gelenkspaltverschmälerung, Entrundung des Hüftkopfes oder ein Impingement bzw. die Ausbildung von Osteophyten im Verlauf der Arthrose, wird der freie Lauf des Hüftkopfes in der Pfanne gestört. Dies führt dazu, dass viele Alltagsaktivitäten nicht mehr oder nur noch erschwert ausführbar sind. In der Frühphase der Erkrankung bemerken daher die Betroffenen häufig Einschränkungen bei banalen Bewegungen. Sie berichten beispielsweise darüber, dass sie die Beine nicht mehr richtig überkreuzen können, Schwierigkeiten haben auf einem tiefen Sessel mit erheblich gebeugter Hüfte zu setzen, Probleme beim Treppensteigen, Schwierigkeiten beim Aufsteigen auf ein Fahrrad oder Probleme beim Binden der Schuhe. Diese Bewegungseinschränkungen treten dabei vor allem morgens auf oder äußern sich im Laufe des Tages unter immer wiederkehrenden Anlaufschwierigkeiten.

Dabei vergehen von den initialen Beschwerden bis zu einer permanenten Einsteifung mit erheblichen sekundären Folgen für Gang und Stand oft viele Jahre.

Gangstörungen fallen den Betroffenen gar nicht selbst, sondern den Angehörigen auf. Indirektes Indiz für Störung der Gangfunktion sind unterschiedlich abgelaufene Schuhsohlen. So wird häufig bei Betroffenen mit einer Einsteifung des Hüftgelenkes mit Störung der Außenrotation nicht der Absatz-Außenrand vorrangig abgelaufen, sondern eher die Innenseite. Bei der klinischen Untersuchung kann man dies auch an der unterschiedlich ausgeprägten Schwielenbildung im Bereich der Ferse und der Fußaußenseite beobachten.

Auch die bei vielen Hüftgelenkserkrankungen **vorhandene Beinverkürzung (häufig mit Außenrotationsfehlstellung)** bereitet oft wenig Beschwerden. Initiale Indizien für eine solche Beinverkürzung sind ebenso häufig nur nebenbei bemerkte Phänomene wie Probleme beim Kauf einer Hose (ein Bein ist länger als das andere) oder der Wunsch, plötzlich auf Schuhen mit einer mäßigen Absatzerhöhung zu laufen. Die Gangstörungen und die Beinverkürzung mit Beckenschiefstand wiederum führen dazu, dass die Muskulatur oft der Gegenseite in unphysiologischer Weise beansprucht wird, was mit dem Symptom einer erhöhten Ermüdbarkeit im Stand und beim Laufen einhergeht.

Anders als am Kniegelenk sind **Schmerzen** per se nicht das wesentliche Leitsymptom einer Hüftgelenkserkrankung. Schmerzen treten oft in der Initialphase der Erkrankung gar nicht und häufig auch bei fortgeschrittener Hüftgelenkserkrankung eher spät und keineswegs in der Intensität auf, wie sie für das Kniegelenk bekannt ist.

Schmerzen, die im Zusammenhang mit einer Hüftpathologie stehen, projizieren sich dabei häufig auf den gesamten Beckengürtel bzw. auf die Kniegelenke.

Erst in späteren Phasen der Erkrankung treten zunehmend auch typische intrinsische Hüftschmerzen (direkt im Zentrum der Hüfte lokalisiert) auf.

Ein relativ sicheres Indiz für „intrinsische" Hüftgelenksschmerzen ist das C-Zeichen *(siehe Tab. 1)*.

1.4.2 Klinische Diagnostik

Im Gegensatz zu den meisten anderen Gelenken des Körpers ist das Hüftgelenk einer direkten klinischen Untersuchung durch Inspektion und Palpation aufgrund des umgebenden Weichteilmantels nicht zugänglich. Es mutet daher etwas befremdlich an, wenn beispielsweise in der wissenschaftlichen Begründung zur neuen BK 2116 (Koxarthrose durch Heben von Lasten) als diagnostische Kriterien für die Annahme einer Arthrose die Symptome Krepitation, Kapselschwellung und Gelenkerguss genannt werden. Daher beschränkt sich die klinische Diagnostik der Hüftgelenkspathologien auf die Inspektion und die Durchführung indirekter klinisch-funktioneller Tests *(Tab. 1)*.

Tab. 1:   Wichtige klinische Tests zur Funktionsuntersuchung des Beckengürtels und der Hüfte

Beckenstand und Beinverkürzung	Bei der stehenden Person ist bei einem normalen Beckenstand die Rima horizontal eingestellt. Ist diese nach der Seite verzogen, ist dies ein Indiz für einen Beckenschiefstand. Ebenso kann eine Beinverkürzung zu einer Verziehung der Rima führen. Ein praktikables Hilfsmittel zur Quantifizierung von Beckenschiefstand bzw. Beinverkürzung ist die Anwendung der sogenannten „Beckenwaage/Beckenzirkel". Die eingebaute Wasserwaage erlaubt eine Quantifizierung. Sicherer ist aber das Unterlegen von normierten Holzbrettchen unter die verkürzte Seite bis die Wasserwaage eine Neutralposition zeigt.	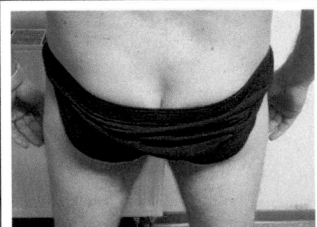
ISF-Untersuchung	Funktionsstörungen im Bereich Iliosakralfuge (ISF) sind bei Verdacht auf eine Erkrankung des Hüftgelenkes wichtigste Differentialdiagnosen. Eine wichtige orientierende Untersuchung ist die Beurteilung der ISF im Stehen durch Druck beider Daumen auf die ISF, während die übrigen Langfinger den Beckenkamm umschließen. Bereits ein lokalisierter Druckschmerz ist ein Indiz für eine Störung der ISF. Anschließend fordert man die zu untersuchende Person auf, sich langsam nach vorn zu beugen. Normalerweise bleiben dabei beide Darmbeinstachel auf gleicher Höhe. Bewegt sich jedoch die Spina nach kranial (Vorlauf-Phänomen), ist dies ein Zeichen für eine blockierte Fuge.	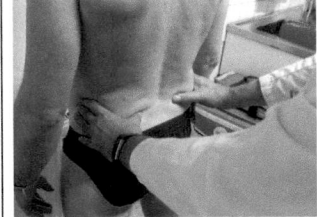

Tab. 1: Wichtige klinische Tests zur Funktionsuntersuchung des Beckengürtels und der Hüfte (*Forts.*)

C-Zeichen (Byrd 2007)	Wichtigstes differentialdiagnostisches Symptom, welches von der zu untersuchenden Person selbst spontan ausgeführt wird, ist das C-Zeichen. Dabei wird der Hüftbereich umfasst und die Hand zu einem „C" geöffnet.	
Drehmann-Zeichen	Beide Hüftgelenke sollen bei 90° gebeugtem Kniegelenk flektiert werden. Wenn dies nur dann gelingt, wenn das Hüftgelenk zeitig abduziert und außenrotiert wird, gilt dieser Test als positiv. Ein positiver Test ist ein Indiz für eine Flexion-Behinderung der Hüfte zum Beispiel bei Epiphysenlösung, Infektion oder Arthrose. Der Drehmann-Test ist dabei oft genauer als eine Messung nach der neutral-0-Durchgangsmethode.	
Thomas-Test	Im Liegen soll bei gebeugtem Kniegelenk eine maximale Flexion im Hüftgelenk ausgeführt werden. Liegt eine Beugekontraktur vor, kommt es unwillkürlich zu einem Anheben des kontralateralen gesunden Beines, was deutlich ertastet werden kann.	
Vorderer Impingement Test	Das zu untersuchende Bein wird um 90° im Hüft- und Kniegelenk gebeugt. Dadurch werden eine forcierte Abduktion und gleichzeitige Außenrotation ausgeführt. Widerstand oder Schmerzangabe in der Leiste sind ein relativ sicheres Indiz für ein vorderes Cam-Impingement.	

Tab. 1:   Wichtige klinische Tests zur Funktionsuntersuchung des Beckengürtels und der Hüfte *(Forts.)*

Ober-Test	Die zu untersuchende Person liegt auf der gesunden Seite. Für die Untersuchung fixiert die eine Hand die Trochanter-Region und die andere führt das Bein bei leicht gebeugtem Kniegelenk. Das Bein soll gegen den Druck der führenden Hand aktiv abgespreizt werden. Widerstand bzw. Schmerzangabe im proximalen Oberschenkel sind ein Zeichen für eine Tractus-Verkürzung.	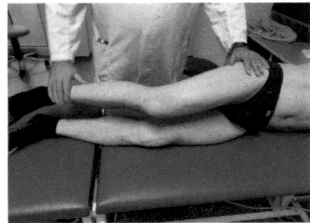
Vierer-Zeichen (Patrick-Test)	Auch dieser Test dient zur Differenzierung von Hüftschmerzen gegenüber unspezifischen Schmerzen im Bereich der übrigen Abschnitte im Beckengürtel. Die zu untersuchende Person liegt auf dem Rücken. Für die Untersuchung fixiert eine Hand die gesunde Seite und damit das Iliosakralgelenk durch Druck auf die Untersuchungsliege. Bei gebeugter Hüfte und gebeugtem Kniegelenk sollen die Beine übereinandergeschlagen werden. Gelingt dies nicht oder bereitet eine forcierte Bewegung in dieser Richtung durch die andere Hand der Untersuchenden Schmerzen in der Leiste, gilt der Test als positiv. Ein positiver Test weist auf eine Pathologie im Bereich des Hüftgelenkes hin und schließt eine Blockierung der ISF weitgehend aus.	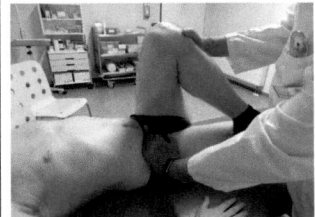

Bereits bei der Inspektion zeigen sich gelegentlich erste Indizien für eine Hüftgelenkserkrankung. Aufgrund der Schwierigkeiten mit gebeugter Hüfte zu sitzen, nehmen die Betroffenen in einer zurückgeneigten Position den Sitz ein, lehnen sich zurück und strecken das betroffene Bein etwas aus. Gleichzeitig kann man dann beim Aufstehen vom Stuhl bemerken, dass hier Schwierigkeiten bei der aktiven Standfähigkeit bestehen und in der Regel auch dies mit einer kurzzeitigen Anlaufschwierigkeit verbunden ist. Auch beim Auskleiden kann man beobachten, dass aufgrund der eingeschränkten Beugefähigkeit der Hüfte Probleme beim Ausziehen der Hose, aber insbesondere beim Ausziehen der Socken bestehen.

Im Untersuchungsgang essenziell ist die Bestimmung der **aktiven Beweglichkeit** beider Hüftgelenke im Seitenvergleich, welche üblicherweise nach der Neutral-0-Durchgangsmethode erhoben und dokumentiert wird. Die Durchführung dieser Messungen und die Normalwerte für die einzelnen Bewegungsausschläge geben beispielsweise die Messblätter der Berufsgenossenschaften für die Begutachtungen an.

Die Bestimmung der Bewegungsausmaße kann erschwert sein, wenn Bewegungseinschränkungen im Bereich der Wirbelsäule bzw. der weiter distal gelegenen Gelenke bestehen und bei adipösen Personen mit ausgeprägten Fettmänteln eine Orientierung an den knöchernen Landmarken schwierig oder unmöglich ist. Daher ist immer eine Untersuchung im Seitenvergleich erforderlich!

Differenzen in der Beinlänge mit einem konsekutiven Beckenschiefstand lassen sich sowohl bei stehenden als auch liegenden Personen quantitativ bestimmen. Im Liegen fordert man die Person bei durchgestrecktem Knie auf, die Füße maximal dorsal zu flektieren und kann so eine Differenz zwischen den Abständen der Fersen messen. An der stehenden Person kann der Abstand zwischen Spina/Trochanter und Außenknöchel/Innenknöchel am Sprunggelenk gemessen werden. Ein Beckenschiefstand lässt sich durch Markierung der Beckenkämme vor einer skalierten Wand beurteilen. Außerdem gibt eine Schiefstellung der Rima ani ebenfalls eine grobe Orientierung. Detaillierte Messungen sind nur bei entsprechenden Fragestellungen erforderlich.

Eine klinische Ganganalyse ist bei der Untersuchung obligat. Man lässt dazu die zu untersuchende Person barfuß einige Schritte im Untersuchungszimmer hin und her laufen.

Dabei beobachtet man, ob seitengleich die Füße normal innerhalb der Phasen des Schrittzyklus aufgesetzt und vor allem „plantigrad-harmonisch" abgerollt werden. Die Überprüfung des Einbeinstands und die Beobachtung beim Vorbeugen und In-die-hocke-gehen komplettieren diesen Untersuchungsschritt.

Die Gangstörung (Claudicatio) ist charakterisiert durch eine Asymmetrie des Gangbildes sowohl in Bezug auf die Bewegungsausmaße, die Aufrechterhaltung und die zeitliche Abfolge des Schrittzyklus.

Apparative Ganganalysen durch Videoaufzeichnung, Laufbandanalyse, Druckmessplatten mit oder ohne digitale Auswertung können vereinzelt für gutachterliche Fragestellungen, zur Dokumentation aber vor allem für die Beantwortung wissenschaftlicher Fragen bedeutsam sein.

Verschiedene Formen des Hinkens (Claudicatio) werden dabei unterschieden. Typisch für die Gangstörung bei einer Hüfterkrankung ist dabei die verlängerte Standphase der gesunden Seite (Murray 1967).

Bereits die Ausbildung verschiedener Typen des Hinkens kann oftmals zu einer Verdachtsdiagnose führen (Paul 1989, Müngersdorf u. Reichmann 1999):

* Schonhinken aufgrund von Schmerzen. Das erkrankte Bein wird nur kurz belastet und das kontralaterale Spielbein schnell nachgezogen. Diese Form des Hinkens kommt vor allem nach Verletzungen, aber auch bei aktivierter Arthritis und Hüftkopfnekrose vor.
* Versteifungshinken. Bei einer Versteifung des Hüftgelenkes, zum Beispiel bei der Spondylitis ankylosans oder infolge von Verletzungen bzw. schlecht funktionierenden Prothesen sowie in der Spätphase der Koxarthrose, ist die Schwungphase behindert. Beim Gehen und Laufen wird dabei das gesamte Becken mitbewegt.
* Verkürzungshinken. Dabei ist das gesamte Bein verkürzt. Bestimmte Hüftgelenkserkrankungen können dafür ursächlich sein (Coxa profunda, komplette Hüftluxation, Verletzungsfolgen, fehlplatzierte Endoprothese mit zu großem Offset der Gegenseite). Dabei wird während der gesamten Belastung des verkürzten Beines der Oberkörper zur Gegenseite verlagert, um das Gleichgewicht halten zu können.

- Trendelenburg-Hinken (Watschelgang) infolge einer einseitigen Schwäche der Hüftge-lenksmuskulatur und der proximalen Beinmuskeln mit Instabilität im Becken beim Ge-hen. Diese Form des Hinkens wird vor allem bei Gluteus-Schwäche bzw. bei radikulären Symptomen beobachtet. Es gilt eher als Gegenindiz für eine Hüftgelenkspathologie.
- Gangstörungen aufgrund neurologischer Erkrankungen, psychogene Gangstörungen, gegebenenfalls auch Aggravation und Simulation.

1.4.3 Bildgebende Diagnostik

Die meisten Hüftgelenkserkrankungen werden durch Störungen in der Geometrie der Ge-lenkpartner und des angrenzenden Beckenskeletts bzw. Oberschenkel/Bein verursacht. Da dies knöcherne Pathologien sind, ist die **Projektionsradiographie** mit exakt standardi-siert eingestellten Aufnahmen Methode der Wahl und vielfach auch als alleinige Untersu-chungsmethode ausreichend.

Die Bildauswertung erfolgt standardisiert und orientiert sich an wesentlichen Landmarken und Normalwerten *(Abb. 3)*. Weitere bildgebende Verfahren sind nur bei speziellen Frage-stellungen notwendig (z.B. OP-Planung).

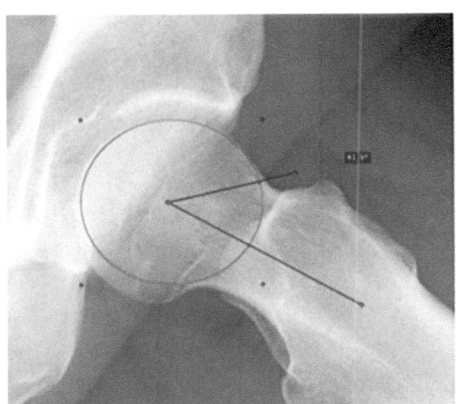 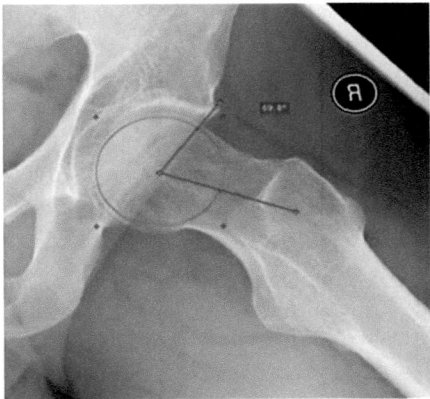

Abb. 3: Bestimmung des Alpha-Winkels nach Nötzli (Nötzli et al. 2001)

Für die Beurteilung des normalen oder pathologischen Hüftkopf-Schenkelhals-Übergangs ist eine exakte Lauenstein-Aufnahme zwingend erforderlich. Dabei wird die Rundung des Hüftkopfes be-stimmt und der Winkel zwischen Schenkelhals-Achse und beginnendem Übergang in den Hüftkopf gemessen. Eine Vergrößerung des Alpha-Winkels > 55° ist ein Indiz für ein Cam-Impingement. Auf der rechten Seite ausgeprägtes Cam-Impingement mit nahezu aufgehobenem Kopf-Schenkelhals-Übergang. Hier geht der Hüftkopf noch innerhalb der Gelenkpfanne in den Schenkelhals über.

1.4.4 Weitere diagnostische Verfahren

Die fachärztliche Diagnostik umfasst weitere Methoden, wie etwa die Hüftgelenks-Punktion oder die Arthroskopie. Im arbeitsmedizinischen Kontext sind diese Verfahren aber nicht relevant.

1.4.5 Differenzialdiagnostik

Die wichtigsten Differenzialdiagnosen sind Erkrankungen der unteren Lendenwirbelsäule (Lumboischialgie). Diese wurden bereits *im Kapitel „Rückenschmerzen"* ausführlich abgehandelt.

Weitere Differenzialdiagnosen:

Leistenschmerz (Groin Pain)

Hüftgelenkserkrankungen sind häufig von einer Schmerzausstrahlung bzw. Schmerzprojektion in die Leistenregion begleitet.

Daneben gibt es eine Reihe von Erkrankungen, die nicht durch eine Hüftgelenkserkrankung verursacht werden.

- Hernien
- Insertionstendopathie der Adduktoren (Pierson-Syndrom)
- Nervus femoralis oder Nervus genitofemoralis-Syndrom
- Osteitis oder Osteolyse am vorderen Beckenring (häufige Lokalisation von Knochenmetastasen)

Sonstige orthopädische Erkrankungen des Beckengürtels und des proximalen Oberschenkels

- Insertionstendopathie des Tractus iliotibialis mit Begleit-Bursitis
- Schnapphüfte

Weitere nicht-orthopädische Differenzialdiagnosen

Weitere nicht-orthopädische Differenzialdiagnosen sind bei der Diagnostik von Beschwerden in dieser Körperregion von essenzieller Bedeutung:

- Gefäßerkrankungen (arterielle Durchblutungsstörung vom Beckentyp; postthrombotisches Syndrom nach Beckenvenenthrombose)
- Nerven-Engpass-Syndrom
- abdominelle Erkrankungen. Beachte, tiefsitzender Beckenschmerz ist gelegentliches Frühsymptom von rekto-sigmoidalen Karzinomen!
- gynäkologische Erkrankungen (Beckenbodenschwäche, Derscensus uteri, Myome und sonstige gutartige oder bösartige Tumoren)
- urologische Erkrankungen
- psychosomatische Ursachen

2 Spezieller Teil

Über den kausalen Zusammenhang zwischen der Koxarthrose und beruflichen Einfluss-faktoren wurde/wird kontrovers diskutiert. Unter Zugrundelegung und Bewertung der vorliegenden nationalen und internationalen Literatur hat der Ärztliche Sachverständi-genbeirat „Berufskrankheiten" im Jahr 2019 dem Verordnungsgeber empfohlen, die Ko-xarthrose in die Berufskrankheiten-Liste aufzunehmen. Der Verordnungsgeber hat sich bei der Novellierung der Berufskrankheiten-Liste im Jahr 2020 dieser Empfehlung angeschlos-sen und die Koxarthrose unter der BK 2116 mit der Legaldefinition „Koxarthrose durch Las-tenhandhabung mit einer kumulativen Dosis von mindestens 9 500 Tonnen während des Arbeitslebens gehandhabter Lasten mit einem Lastgewicht von mindestens 20 kg, die mindestens zehnmal pro Tag gehandhabt wurden" in den Anhang 1 der Berufskrankhei-ten-Verordnung aufgenommen. Es ist abzuwarten, wie viele entsprechenden Erkrankun-gen in den kommenden Jahren unter dieser BK angezeigt und anerkannt werden.

Literatur

ACR (1983). An approach to developing criteria for the clinical diagnosis and classification of osteo-arthritis: a status report of the American Rheumatism Association Diagnostic Subcommittee on Osteoarthritis. J Rheumatol 10(2): 180–183

Altman R, Alarcón G, Appelrouth D, Bloch D, Borenstein D, Brandt K et al. (1991). The American College of Rheumatology criteria for the classification and reporting of osteoarthritis of the hip. Arthritis Rheum 34 (5): 505–514. doi: 10.1002/art.1780340502

Altman, RD, Gold GE (2007). Atlas of individual radiographic features in osteoarthritis, revised. Osteo-arthritis Cartilage 15 Suppl A: A1–56. doi: 10.1016/j.joca.2006.11.009

Armstrong CG, Gardner DL (1977). Thickness and distribution of human femoral head articular carti-lage. Changes with age. Ann Rheum Dis 36(5): 407–412. doi: 10.1136/ard.36.5.407

Badley EM, Tennant A (1993). Impact of disablement due to rheumatic disorders in a British popu-lation: estimates of severity and prevalence from the Calderdale Rheumatic Disablement Survey. Ann Rheum Dis 52 (1): 6–13. doi: 10.1136/ard.52.1.6

Beaulé PE, Grammatopoulos G, Speirs A, Geoffrey Ng KC, Carsen S, Frei H, Lamontagne M (2018). Unravelling the hip pistol grip/cam deformity: Origins to joint degeneration. J Orthop Res 36 (12): 3125–3135. doi: 10.1002/jor.24137

Bergmann A, Bolm-Audorff U, Krone D, Seidler A, Liebers F, Haerting J, Unverzagt S (2017). Occu-pational Strain as a Risk for Hip Osteoarthritis. Dtsch Arztebl Int 114 (35–36): 581–588. doi: 10.3238/arztebl.2017.0581

Breivik H, Collett B, Ventafridda V, Cohen R, Gallacher D (2006). Survey of chronic pain in Europe: prevalence, impact on daily life, and treatment. Eur J Pain 10 (4): 287–333. doi: 10.1016/j.ejpain.2005.06.009

Briceño-Souza E, Méndez-Domínguez N, Cárdenas-Dajdaj R, Chin W, Huchim-Lara O (2019). Dysbaric osteonecrosis associated with decompression sickness in a fishing diver. Undersea Hyperb Med 46: 217–220

Byrd JW (2007). Evaluation of the hip: history and physical examination. N Am J Sports Phys Ther 2 (4): 231–240

Casser HR, Schaible HG (2015). Musculoskeletal pain. Schmerz 29 (5), 486–488, 490–485. doi: 10.1007/s00482-015-0046-9

Elsner G, Niehaus A, Beck W (1995). Koxarthrose und berufliche Belastungen. Z Gesundheitswis S3: 131–144

Ezechieli M, Windhagen H (2014). Femoroacetabular impingement in athletes: pathology, diagnostics and operative therapy options. Chirurg 85 (10): 872–878. doi: 10.1007/s00104-014-2771-5

Gosvig KK, Jacobsen S, Sonne-Holm S, Palm H, Troelsen A. (2010). Prevalence of malformations of the hip joint and their relationship to sex, groin pain, and risk of osteoarthritis: a population-based survey 228. J. Bone Joint Surg Am 92 (5): 1162–1169. http://www.ncbi.nlm.nih.gov/pubmed/20439662

Grantham WJ, Philippon MJ (2019). Etiology and Pathomechanics of Femoroacetabular Impingement. Curr Rev Musculoskelet Med 12 (3): 253–259. doi: 10.1007/s12178-019-09559-1

Hackenbroch MH (1983). Prevention of arthrosis. ZFA (Stuttgart) 59(3): 113–118. http://www.ncbi.nlm.nih.gov/pubmed/6837105

Ipach I, Mittag F, Syha R, Kunze B, Wolf P, Kluba T (2012). Indications for total hip arthroplasty in young adults - idiopathic osteoarthritis seems to be overestimated. Rofo 184 (3): 239–247. doi: 10.1055/s-0031-1299052

Jensen LK (2008). Hip osteoarthritis: influence of work with heavy lifting, climbing stairs or ladders, or combining kneeling/squatting with heavy lifting. Occup Environ Med 65 (1): 6–19. doi: 10.1136/oem.2006.032409

Jitsuiki K, Kushida Y, Nishio R, Yanagawa Y (2021). Gas in Joints After Diving: Computed Tomography May Be Useful for Diagnosing Decompression Sickness. Wilderness Environ Med 32(1): 70–73. doi: 10.1016/j.wem.2020.09.006

Kellgren JH, Lawrence JS (1957). Radiological assessment of osteo-arthrosis. Ann. Rheum. Dis 16 (4): 494–502. Retrieved from http://www.ncbi.nlm.nih.gov/pubmed/13498604

Klit J, Gosvig K, Magnussen E, Gelineck J, Kallemose T, Søballe K, Troelsen A (2014). Cam deformity and hip degeneration are common after fixation of a slipped capital femoral epiphysis. Acta Orthop 85 (6): 585–591. doi: 10.3109/17453674.2014.957078

Knapik DM, Gaudiani MA, Camilleri BE, Nho SJ, Voos JE, Salata MJ (2019). Reported Prevalence of Radiographic Cam Deformity Based on Sport: A Systematic Review of the Current Literature. Orthop J Sports Med 7 (3): 2325967119830873. doi: 10.1177/2325967119830873

Kraft CN, Pennekamp PH, Becker U, Young M, Diedrich O, Lüring C, von Falkenhausen M (2009). Magnetic resonance imaging findings of the lumbar spine in elite horseback riders: correlations with back pain, body mass index, trunk/leg-length coefficient, and riding discipline. Am J Sports Med 37 (11): 2205–2213. doi: 10.1177/0363546509336927

Krenn V, Müller S, Krenn VT, Hempfling H (2018). Pathophysiologie der aseptischen Hüftkopfnekrose: Pathogenese und histopathologische Differenzialdiagnostik. Der Orthopäde 47 (9): 710–716. doi: 10.1007/s00132-018-3608-6

Kurrat HJ, Oberländer W (1978). The thickness of the cartilage in the hip joint. J Anat 126 (Pt 1): 145–155

Leunig M, Jüni P, Werlen S, Limacher A, Nüesch E, Pfirrmann CW, Reichenbach S (2013). Prevalence of cam and pincer-type deformities on hip MRI in an asymptomatic young Swiss female population: a cross-sectional study. Osteoarthritis Cartilage 21 (4): 544–550. doi: 10.1016/j.joca.2013.01.003

Mattes T, Fraitzl C, Ostertag O, Reichel H (2007). Differentialdiagnosen der aseptischen Hüftkopfnekrose. Der Orthopäde 36(5): 414–422. doi: 10.1007/s00132-007-1081-8

Morris WZ, Furdock RJ, Yuh RT, Xie K, Fowers CA, Liu RW (2021). Subtle Slipped Capital Femoral Epiphysis Is not Associated With Idiopathic Cam Morphology. J Pediatr Orthop 41 (4): 216–220. doi: 10.1097/bpo.0000000000001737

Müngersdorf M, Reichmann H (1999). Gangstörungen. Der Internist 40 (1): 83–93. doi: 10.1007/s001080050311

Murray MP (1967). Gait as a total pattern of movement. Am J Phys Med 46 (1): 290–333

Nelson AE (2018). The importance of hip shape in predicting hip osteoarthritis. Curr Treatm Opt Rheumatol 4 (2): 214–222. doi: 10.1007/s40674-018-0096-0

Nötzli HP, Müller SM, Ganz R (2001). The relationship between fovea capitis femoris and weight bearing area in the normal and dysplastic hip in adults: a radiologic study]. Z Orthop Ihre Grenzgeb 139 (6): 502–506. doi: 10.1055/s-2001-19231

Paul JP (1989). Gait analysis. Ann Rheum Dis 48 (3): 179–181. doi: 10.1136/ard.48.3.179

Perry J (1990). Pathologic gait. Instr Course Lect 39: 325–331

Philippi MT, Kahn TL, Adeyemi TF, Maak TG, Aoki SK (2020). Leg dominance as a risk factor for femoroacetabular impingement syndrome. J Hip Preserv Surg 7 (1): 22–26. doi: 10.1093/jhps/hnaa007

Reichenbach S, Jüni P, Werlen S, Nüesch E, Pfirrmann CW, Trelle S, Leunig, M (2010). Prevalence of cam-type deformity on hip magnetic resonance imaging in young males: a cross-sectional study. Arthritis Care Res (Hoboken) 62 (9): 1319–1327. doi: 10.1002/acr.20198

Rodriguez M, Bolia IK, Philippon MD, Briggs KK, Philippon MJ (2019). Hip Screening of a Professional Ballet Company Using Ultrasound-Assisted Physical Examination Diagnosing the At-Risk Hip. J Dance Med Sci 23 (2): 51–57. doi: 10.12678/1089-313x.23.2.51

Seidler A, Lüben L, Hegewald J, Bolm-Audorff U, Bergmann A, Liebers F, Unverzagt S (2018). Dose-response relationship between cumulative physical workload and osteoarthritis of the hip – a meta-analysis applying an external reference population for exposure assignment. BMC Musculoskelet Disord 19 (1): 182. doi: 10.1186/s12891-018-2085-8

Sharma L, Kapoor D (2007). Epidemiology of Osteoarthritis. In R. W. Moskowitz, R. Altman, M. C. Hochberg, J. A. Buckwalter, V. M. Goldberg (Eds.), Osteoarthritis. Diagnosis, Medical/Surgical Management (S. 3–26): Lippincott Williams and Wilkins

Shinoda S, Hasegawa Y, Kawasaki S, Tagawa N, Iwata H (1997). Magnetic resonance imaging of osteonecrosis in divers: comparison with plain radiographs. Skeletal Radiol 26 (6): 354–359. doi: 10.1007/s002560050247

Spahn G, Kaiser M, Gantz S, Schiltenwolf M, Hartmann B, Schiele R, Hofmann GO (2014). Risk factors for hip osteoarthritis (coxathrosis). Results from a systematic review and meta-analysis. Arbeitsmed Sozialmed Umweltmed 49: 207–222

Spahn G, Schiele R, Langlotz A, Jung R (2004). Prevalence of functional pain of the back, the hip and the knee in adolescents. Results of a cross-sectional study. Dtsch Med Wochenschr 129 (43): 2285–2290. doi: 10.1055/s-2004-835256

Sulsky SI, Carlton L, Bochmann F, Ellegast R, Glitsch U, Hartmann B, Sun Y (2012). Epidemiological evidence for work load as a risk factor for osteoarthritis of the hip: a systematic review. PLoS One 7 (2): e31521. doi: 10.1371/journal.pone.0031521

Trigg SD, Schroeder JD, Hulsopple C (2020). Femoroacetabular Impingement Syndrome. Curr Sports Med Rep 19 (9): 360–366. doi: 10.1249/jsr.0000000000000748

Uzun G, Toklu AS, Yildiz S, Sonmez G, Aktaş S, Sezer H, Cimşit M (2008). Dysbaric osteonecrosis screening in Turkish Navy divers. Aviat Space Environ Med 79 (1): 44–46. doi: 10.3357/asem.2183.2008

22 Knieschmerzen

JÖRG JEROSCH

Zusammenfassung

Das Kniegelenk steht im Fokus von allen Gelenken bei Beschwerden im Bereich der Haltungs- und Bewegungsorgane. Dieses liegt insbesondere an der exponierenden Anatomie und Biomechanik dieses Gelenkes. Im folgenden Artikel findet sich eine Übersicht über die typischen Beschwerden im Bereich des Kniegelenkes. Es werden die Differenzialdiagnosen bei Monarthiden sowie bei degenerativen Veränderungen besprochen. Auf klinisch besonders relevante Erkrankungen wie Meniskusschäden, Osteochondrosis dissecans, patellofemorales Schmerzsyndrom, Popliteazyste, Tractus iliotibialis Syndrom, Bursitiden, Pes anserinus Syndrom und die Popliteustendinose wird speziell eingegangen.

1 Allgemeiner Teil

1.1 Einleitung und Epidemiologie

Das Kniegelenk steht im Fokus von posttraumatischen und atraumatischen Beschwerden im Bereich der Haltungs- und Bewegungsorgane. Dieses liegt insbesondere an der exponierenden Anatomie und Biomechanik dieses Gelenkes. Im folgenden Artikel findet sich eine Übersicht über die typischen atraumatisch auftretenden Beschwerden im Bereich des Kniegelenkes. Patienten mit rezidivierenden Schwellungen und Beschwerden im Bereich der Kniegelenke stellen sich immer wieder in der arbeitsmedizinischen Praxis vor.

In der Studie zur Gesundheit Erwachsener in Deutschland (DEGS1) gaben 17,3 % der Frauen und 15,1 % der Männer an, in den letzten 12 Monaten Schmerzen im Kniegelenk gehabt zu haben (Fuchs u. Prütz 2017). Schwere körperliche Tätigkeiten werden mit einem 2-fach erhöhten Risiko für eine Osteoarthritis des Knies assoziiert (Perry et al. 2020). Personen mit häufigen Tätigkeiten in kniender und hockender Position zeigen signifikant erhöhte Raten an Gonarthrosen (Michael et al. 2010).

1.2 Wichtigste Erkrankungen des Kniegelenks

1.2.1 Gonarthrose

Ätiologie

Die weitaus häufigere Differenzialdiagnose ist im mittleren und fortgeschrittenen Lebensalter die **degenerative Gonarthrose**. Sie stellt die häufigste degenerative Gelenkerkrankung der Extremitäten dar. Die Ätiologie der primären Gonarthrose ist sehr vielschichtig.

Adipositas, einseitige berufliche Belastung und vorausgehende Verletzungen scheinen zu einem erheblichen Krankheitsrisiko zu führen. Bei Übergewicht ist bisher nicht geklärt, ob es ein primärer biomechanischer oder ein biomechanischer Zusammenhang ist, der zur Entstehung der Knorpelschäden führt. Auch die Ursachen der sekundären Gonarthrosen sind vielfältig (Tab. 1).

Tab. 1:   Ursachen für eine Gonarthrose

- traumatische Knorpelschädigungen
- Meniskusverletzungen
- Kreuzband-, Seitenbandverletzungen
- kniegelenksnahe Frakturen
- Entzündungen
- Osteochondrosis dissecans
- Morbus Ahlbäck
- Adipositas
- metabolisches Syndrom
- beruflich oder sportlich bedingte Überlastungen
- Kniefehlstellungen (Genu varum, Genu valgum, Genu recurvatum, Torsionsfehler, Fehlformen der Patella)
- unphysiologische Immobilisation
- Beinlängendifferenzen
- metabolische Störungen (Gicht, Chondrocalcinose, Diabetes mellitus, Ochronose, Rachitis, Hyperlipo-proteinämie, Morbus Wilson, Nephrocalcinose)
- Gerinnungsstörungen (Hämophilie)
- Systemerkrankungen (Marfan-Syndrom, Ehlers-Danlos-Syndrom)
- Osteopathien (Morbus Paget)
- neurogene Erkrankungen (neuromuskuläre Dyskoordination, Tabes dorsalis, Kreuzbandruptur)

Der Knorpel als Zielorgan aller dieser ursächlichen Faktoren reagiert relativ uniform. Bei der primären oder sekundären Arthrose findet sich eine gesteigerte Syntheseaktivität der Chondrozyten. Wahrscheinlich liegt hierin ein intensiver Reparaturversuch der Zellen, welcher irgendwann jedoch zum Erliegen kommt. Im hyalinen Knorpel tritt bereits im frühen Stadium der Arthrose im Bereich der Oberfläche ein Verlust von Proteoglykanen auf, welcher im Prozess der Arthrose weiter zunimmt. Dieser entwickelt sich proportional zum Schädigungsgrad, gleichzeitig kommt es zu einer Erweichung des Knorpels.

Symptomatik

Der klinische Verlauf kann über viele Jahre nahezu asymptomatisch sein. Die Beschwerden entwickeln sich nur langsam, können dann aber auch intermittierend akut auftreten. Der intermittierende Erguss, mit oder ohne Poplitealzyste, ist typisch für degenerative Veränderungen des Kniegelenkes. Bei längeren Schmerzen treten dann auch Atrophien der Oberschenkelmuskulatur auf. Die Gehstrecke wird eingeschränkt und die Betroffenen benutzen häufig Gehstützen. Dieser wechselhafte Verlauf macht es schwierig, eine konkrete Prognose für die individuelle Entwicklung des Krankheitsbilds bei den Betroffenen zu erstellen.

Diagnostik

Anamnese: Die Anamneseerhebung spielt eine ganz entscheidende Rolle bei der Eingrenzung der möglichen Differenzialdiagnosen bei spontan auftretenden Beschwerden. Ganz besonders wichtig ist die Schmerzanamnese. Bei einer vorliegenden Retropatellararthrose dominieren Schmerzen bei Treppen- und Bergsteigen, während die fortgeschrittene Gonarthrose eher zum subjektiven Instabilitätsgefühl mit plötzlichem Wegknicken führen kann. Hierbei werden dann von Patienten/innen stechende Schmerzen empfunden. Beim Vorliegen einer Poplitealzyste kommt es zu Spannungsgefühl bei Streckung, was als Druckgefühl in der Kniekehle beschrieben wird. Auch Fragen nach bekannten Durchblutungs- oder Sensibilitätsstörungen sind wichtig. Abschließend müssen auch Erkrankungen anderer Organsysteme abgefragt werden, um stoffwechselbedingte (Diabetes mellitus, Hämochromatose, Gicht), hämostasiologisch (Hämophilie), endokrinologisch bedingte (Hyperparathyreoidismus, Schilddrüsenfunktion, Rachitis) und psychogene Ursachen der Kniegelenkssymptomatik auszuschließen. Tumoröse Veränderungen (Exostosen, Enchondrome, Fibrom, Osteom, Knochenzysten und andere bösartige Tumoren), neurogene Veränderungen (Poliomyelitis, Tabes, Syringomyelie) sowie der große Formenkreis der entzündlich rheumatischen und infektiösen Erkrankungen sind ebenfalls zu eruieren.

Bildgebende Untersuchung: Bei den bildgebenden Verfahren ist das Röntgenbild immer noch Methode der Wahl. Hier werden nach Kellgren 4 verschiedene Grade eingeteilt *(Tab. 2)*.

Tab. 2: Radiologische Arthroseklassifikation nach Kellgren

Grad 1: Initiale Gonarthrose mit beginnenden Osteophyten an der Eminentia intercondylaris und den gelenkseitigen Patellapolen.
Grad 2: Definitiver Nachweis von Osteophyten, mäßige Gelenkspaltverschmälerung, mäßige subchondrale Sklerosierung.
Grad 3: Osteophyten, halbseitige Verschmälerung des Gelenkspaltes, ausgeprägte subchondrale Sklerosierung, Entrundung der Femurkondylen.
Grad 4: Gelenkdestruktion, ausgeprägte Verschmälerung bis Aufhebung des Gelenkspaltes, Zysten an Tibiakopf und Femurkondylen, Subluxationsstellung.

Die Kernspintomographie (auch Magnetresonanztomographie [MRT oder MRI]) ist zur differentialdiagnostischen Abklärung von Gelenkschäden nach der Röntgenuntersuchung die Methode der Wahl. Diese Diagnostik kann zur differenzialdiagnostischen Ermittlung von Kniebinnenschäden, aber auch von Knorpel- oder Knochenveränderungen (z.B. Morbus Ahlbäck, gelenknahe Tumoren etc.) dienen. Mithilfe der Ultraschalldiagnostik können sekundäre Veränderungen, wie Gelenkergüsse, Kapselschwellungen, Synovialiszotten, Bursitiden und Poplitealzysten diagnostiziert werden. Die Knorpel-, Meniskus-, Band- und Knochendiagnostik ist hierdurch jedoch nicht reliabel möglich.

Differenzialdiagnosen

Ganz wichtig ist die differenzialdiagnostische Abklärung bei Kniebeschwerden. Hierzu sind folgende Überlegungen notwendig:

Hüfterkrankungen: Bei einer Vielzahl von Hüfterkrankungen werden Schmerzen primär im Kniegelenk angegeben. Dieses gilt insbesondere bei Kindern aber auch bei Erwachsenen, welche Beschwerden bei einer Coxalgie auf den Oberschenkel und auf das Kniegelenk projizieren.

Rheumatoide Arthritis: Bei der rheumatoiden Arthritis steht naturgemäß der systemische Charakter mit den entsprechenden klinischen Merkmalen im Vordergrund. Neben den Laborwerten ist auch eine Gelenkpunktion diagnostisch wegweisend.

Monarthritis: Beim Vorliegen einer Monarthritis ist die Vorgeschichte (Arbeitsbelastung, Auslandsaufenthalt, soziales Umfeld, venerische Erkrankungen, vorangegangene Injektionen, Operationen, Verletzungen) von richtunggebender Bedeutung.

Reaktive Arthritis: Auch eine reaktive Arthritis kann mit rezidivierenden Ergüssen einhergehen. Häufige Erreger sind hierbei Chlamydien, Borrelien und Yersinien. Die Diagnose kann mithilfe von Infektsymptomen, dem Erregernachweis, mikrobiologisch/serologisch und mit molekularbiologischen Tests gestellt werden.

Psoriasisarthritis: Hierbei hilft sowohl die Anamnese als auch die Hautinspektion auf entsprechenden Hautbefall. Schwierig ist die Diagnostik, wenn ein Gelenkbefall dem Hautbefall als erstes Symptom vorausgeht.

Osteochondrosis dissecans: Bei jüngeren Betroffenen ist eine wichtige Differenzialdiagnose die Osteochondrosis dissecans. Auf konventionellen Röntgenbildern kann sie im Frühstadium noch nicht zur Darstellung kommen. Die Methode der Wahl ist heutzutage die Kernspintomographie. Bei älteren Personen zeigt sich ein ähnliches Bild beim Morbus Ahlbäck.

Gichtarthropathie: Eine isolierte Gichtarthropathie des Kniegelenkes ist selten. In der Regel findet man bereits eine typische Anamnese mit auch initialem Befall des Großzehengrundgelenkes und den entsprechenden Serumparametern (Harnsäurespiegel). Typisch für den Gichtbefall des Kniegelenkes (Gonagra) ist ein meist ausgeprägter Gelenkerguss.

Chondrocalcinose: Im fortgeschrittenen Alter findet sich häufig eine Chondrocalcinose (Pseudogicht) als Ursache für einen Gelenkerguss. Im Röntgenbild finden sich typische Gelenkknorpel- und Meniskusverkalkungen.

Therapie

Das Arthrosemanagement ist nur multimodal und interdisziplinär sinnvoll (Jerosch 2021). Leider wird in vielen Publikationen zur Arthrosetherapie zur sehr auf eindimensionalen Therapieansätzen abgehoben. Es liegt eine AWMF (Arbeitsgemeinschaft der Wissenschaftlichen Medizinischen Fachgesellschaften e.V.) Leitlinie für die Behandlung der Gonarthrose vor, welche den aktuellen Wissenstand gut widerspiegelt (http://www.awmf.org/uploads/tx_szleitlinien/033-004l_S2k_Gonarthrose_2018-01.pdf). Sie unterstreicht die Notwendigkeit zu einem multimodalen Therapieansatz – was im klinischen Alltag jedoch nicht ausreichend realisiert wird.

1.2.2 Meniskusläsion

Auch eine Meniskusläsion kann eine Arthrose vortäuschen. Häufig wird ein akuter Beginn mit einem Trauma in der Anamnese angegeben.

Symptomatik

Hauptsymptome eines Meniskusschadens sind meistens flüchtige, seltener gravierende Einklemmungserscheinungen mit federnder Gelenkfixation, gefolgt von Reizergüssen. Die Reposition eingeschlagener Meniskusanteile gelingt häufig selbsttätig durch Schütteln, Drehen oder Bewegen des Kniegelenkes. Bei akuten Verletzungen sind einschießende Schmerzen und Blockierungen typisch. In der Regel entwickelt sich innerhalb eines Tages ein seröser Reizerguss, bei Rupturen der durchbluteten Meniskusbasis kann ein Hämarthros unmittelbar nach der Verletzung nachweisbar sein.

Diagnostik

Es sollten zunächst Streckhemmungen, Blockaden oder Ergussbildungen beurteilt werden. Meist findet sich ein Druckschmerz in Gelenkspalthöhe im Bereich der Läsion.

Bei älteren Läsionen kommt es häufig zu einer Atrophie des M. quadrizeps, v.a. des M. vastus medialis.

Die Bestimmung der Lokalisation, der Art und der Ausdehnung einer Meniskusverletzung sollte anhand funktioneller Tests erfolgen.

Eine Kernspintomographie hilft bei der weiteren differenzialdiagnostischen Abklärung.

1.2.3 Osteochondritis dissecans

Ätiologie

Bei der Osteochondrosis dissecans handelt es sich um eine aseptische Nekrose im jüngeren Alter und wird selten bei Kindern unter 10 Jahren und bei Erwachsenen jenseits des 50. Lebensjahres beobachtet. Ursache ist eine Durchblutungsstörung im subchondralen Knochenbezirk der Gelenkflächen mit konsekutiver Störung des bedeckenden Knorpels, der als freier Gelenkkörper – sog. „Gelenkmaus" – in den Gelenkraum abgestoßen werden kann. Der entstandene Defekt der Gelenkflächen wird als „Mausbett" bezeichnet. Die Ursache dieser Erkrankung steht nach wie vor in der wissenschaftlichen Diskussion; diskutiert werden u.a. Dauer(über)belastungen der Gelenkflächen oder unfallbedinge Veränderungen (Heyworth u. Kocher 2015).

Symptomatik

Häufig kommt es zu Schmerzen, die besonders bei Belastungen des Kniegelenkes auftreten und in Ruhe typischerweise nachlassen. Zum Teil strahlen die Schmerzen aus. Freie Gelenkkörper können zu schmerzhaften Bewegungseinschränkungen und Blockierungen führen.

Diagnostik

Anamnese: Die Betroffenen klagen in der Regel über Schmerzen, die bei Belastungen des Kniegelenkes verstärkt werden und in Ruhe typischerweise nachlassen. Bei fortschreitenden Beschwerden werden häufiger Gelenkblockierungen beschrieben. Das Erkrankungsalter sollte berücksichtigt werden, da die Osteochondrosis dissecans vorwiegend gegen Ende des Wachstumsalters auftritt.

Klinische Untersuchung: Bei längerer Anamnese kann eine Muskelatrophie festgestellt werden. In sehr seltenen Fällen sind die freien Gelenkkörper z.B. im oberen Recessus tastbar. Aufgrund der mechanischen Irritation des Kniegelenkes kann es zur Ausbildung eines Ergusses kommen.

Bildgebende Untersuchung: Die Diagnose der Osteochondritis dissecans kann im fortgeschrittenen Stadium in der Regel anhand des Röntgenbefundes gestellt werden. Neben den Standardaufnahmen im a.-p. und seitlichen Strahlengang ist zur exakten Bestimmung der Lokalisation heutzutage die Kernspintomographie das Verfahren der Wahl. Die MRI ist ebenso für die Verlaufskontrolle besonders geeignet.

Differenzialdiagnosen: Gelenkchondromatose, Korbhenkelläsion des Meniskus, avaskuläre Knochennekrosen

1.2.4 Patello-femorales Schmerzyndrom

Ätiologie

Hauptursache ist ein Missverhältnis zwischen Belastung und Belastbarkeit der femuropatellaren Gelenkflächen. Größere Krafteinwirkungen auf das Kniegelenk kommen nicht nur bei Stürzen, sondern insbesondere bei langanhaltenden statischen oder dynamischen Kniegelenkbelastungen vor (z.B. Treppen-/Leiternsteigen, langes Sitzen oder lange Tätigkeiten in der Hocke). Es haben gleichzeitig eine Reihe biomechanischer Faktoren einen entscheidenden Einfluss bei der Entstehung des Krankheitsbildes. Als biomechanische Ursachen kommen z.B. die folgenden in Betracht: Formfehler der Patella, Stellungsanomalien der Patella, Formfehler des Gleitlagers durch eine Trochleadysplasie.

Epidemiologie

Die Inzidenz der Erkrankung ist außerordentlich hoch. Eine altersmäßige Häufung besteht im 2. und 4. Lebensjahrzehnt, Frauen sind häufiger betroffen als Männer.

Symptomatik

Schmerzen bei Belastungen wie Treppensteigen oder beim Bergabgehen, zum Teil auch Ruheschmerzen, insbesondere nach längerer Kniebeugung (Kino, Flugzeug) treten auf. Kniestreckung verringert die Beschwerden. Auch ein Nachgeben des Kniegelenkes beim Gehen (Giving-way-Syndrom) und störende Reibe- oder Einklemmungsphänomene kommen vor (Reider 2016).

Diagnostik

Anamnese: Typischerweise werden Spontanschmerzen im Bereich der Kniescheibe angegeben, die sich beim Treppensteigen und besonders beim Bergabgehen sowie beim längeren Sitzen mit gebeugten Knien (Kino, Flugzeug) verstärken. Nicht selten werden ein Nachgeben des Kniegelenkes beim Gehen (Giving-way-Syndrom), ein störendes Reiben unter der Kniescheibe oder Einklemmungserscheinungen angegeben.

Klinische Untersuchung: Zur Prüfung eines Ergusses wird Gelenkflüssigkeit mit Daumen und Mittelfinger aus dem Recessus suprapatellaris unter die Kniescheibe gepresst und mit dem Zeigefinger das Patellaspiel überprüft. Eine sog. „Tanzende Patella" ist Ausdruck einer intraartikulären Ergussbildung *(Abb.1)*. Die Patellamobilität sollte durch Verschiebung der Kniescheibe nach lateral und medial überprüft werden. Anhand des Facetten-Tests können retropatellare Irritationen aufgedeckt werden. Die Palpation der Retropatellarfläche erfolgt unter Kippung der Kniescheibe und führt zur Auslösung von Schmerzsensationen.

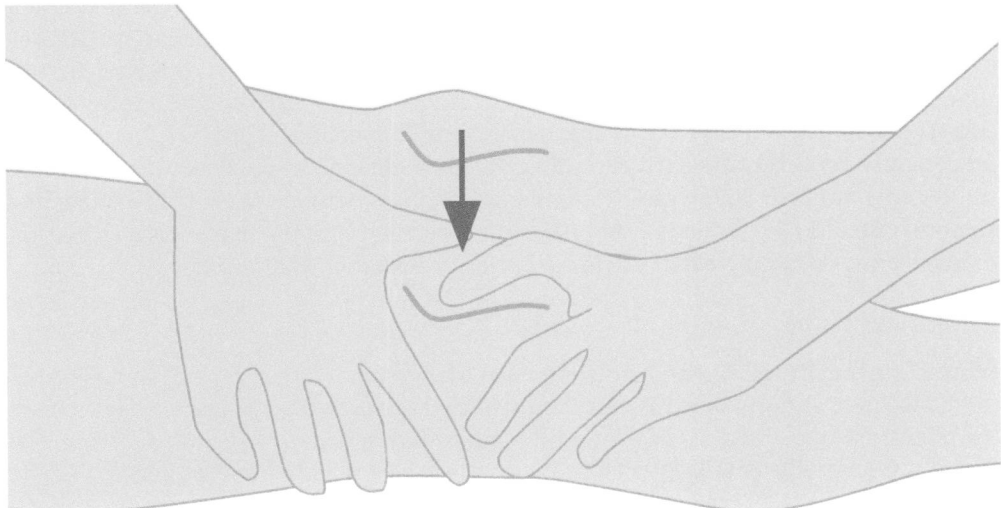

Abb. 1:   Tanzende Patella bei Gelenkerguss

Bildgebende Untersuchung: Zusätzlich zur Röntgenaufnahme im a.-p. und seitlichen Strahlengang gehört bei retropatellarer Symptomatik die Patellatangentialaufnahme zur Routinediagnostik. Mit ihr gelingt die Beurteilung der Patellaform und ihrer Artikulation im femoralen Gleitlager sowie der Femurkondylen.

Ein streng seitliches Röntgenbild mit Überlagerung der medialen und lateralen dorsalen Kondylenkontur erlaubt die Abschätzung der Sulcus intertubercularis.

Die Beinganzaufnahme ermöglicht die Darstellung der Beinachse.

Die Kernspintomographie ist besonders für die Beurteilung des retropatellären Bereiches sowie anhängiger Weichteilstrukturen geeignet. Der hyaline Knorpel ist direkt darstellbar. Chondromalazien lassen sich in unterschiedlichen Graduierungen gemäß der Knorpeldicke und dem Ausmaß der Läsion einteilen. Ebenso sind Trochleae und Sulcus direkt darzustellen.

Im CT oder MRI ist die Distanz zwischen Tuberositas tibia und Torchlea groove darzustellen (TT-TT Index; Norm < 20 mm) (Schöttle et al. 2006).

Differenzialdiagnosen: Osteochondrosis dissecans, M. Sinding-Larsen-Johansson, Plica mediopatellaris, posttraumatische Knieinstabilität und Meniskusläsionen

1.2.5 Bursitiden des Kniegelenkes

Ätiologie

Grundsätzlich werden eine akute und eine chronische sowie die Bursitis calcarea unterschieden. Während die akute Bursitis durch exsudative Prozesse mit ödematöser Schwellung der Umgebung gekennzeichnet ist, führt die Proliferation bei der chronischen Bursitis zum sog. Schleimbeutelhygrom mit fibrös-schwieliger Wandverdickung und zottenförmigen Wucherungen (Corpora orozoidea). Schließlich können der Schleimbeutel sowie das umgebende Gewebe verkalken (Bursitis calcarea). Bursitiden können traumatisch entstehen oder auf dem Boden rezidivierender Irritationen, beispielsweise bei Personen mit knienden Berufen (Plattenleger). Am häufigsten befallen sind die Bursae suprapatellaris, präpatellaris und infrapatellaris sowie die Bursa anserina (Kim et al. 2016).

Symptomatik

Schwellung und Druckschmerzhaftigkeit sowie Bewegungsschmerzen sind häufige Symptome *(Abb. 2)*. Das Ausmaß der Entzündungszeichen ist abhängig von der Art der Schleimbeutelentzündung. Eitrige Bursitiden sind schmerzhaft und verursachen in der Regel Fieber. Chronische, abakterielle Bursitiden zeigen meist eine blandere Symptomatik.

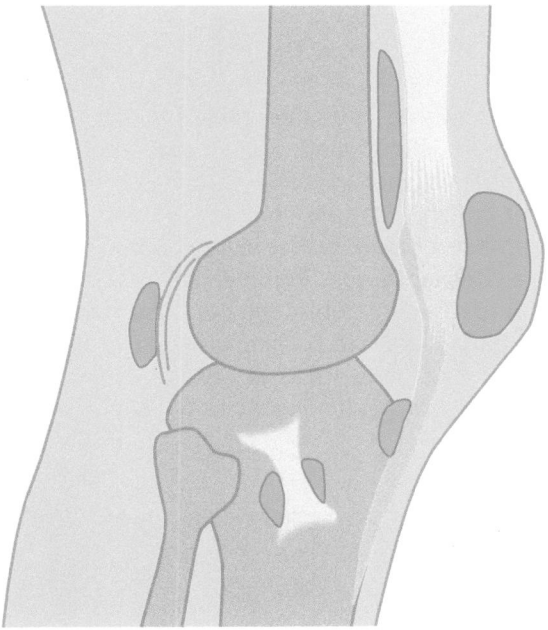

Abb. 2: Schematische Darstellung der Lokalisation der Schleimbeutel im Kniebereich. Zu beachten ist die Schwellung im Bereich der Bursa praepatellaris

Diagnostik

Anamnese: Wichtig ist die Erfragung der ausgeübten Sportart (z.B. Ringen), nach einer beruflichen bedingten chronischen Belastung (z.B. Fliesenleger) sowie nach einem evtl. Trauma.

Klinische Untersuchung: Häufig sind Schwellungen, Druckschmerzhaftigkeit sowie Bewegungsschmerzen klinische Zeichen einer Bursitis im Bereich des Kniegelenkes. Das Ausmaß der Entzündungssymptome liefert dabei Hinweise auf die Ursache (traumatisch, eitrig, chronisch).

Bildgebende Untersuchung: Im Röntgenbild ist bei Weichteilaufnahmen im seitlichen Strahlengang die Weichteilschwellung sichtbar. In seltenen Fällen werden Verkalkungen im Bereich des Schleimbeutels gefunden. Besser kommen Schleimbeutel in der Sonographie und der Kernspintomographie zur Darstellung.

1.2.6 Poplitealzyste

Ätiologie

Bei der Poplitealzyste (Baker-Zyste, Kniekehlenzyste) handelt es sich um eine Kniegelenks-zyste, die von der dorsalen Gelenkkapsel oder von kommunizierenden Schleimbeuteln ausgehen kann *(Abb. 3)*. Durch einen Ventilmechanismus kann die Zyste häufig zwar vom Gelenkbinnenraum her gefüllt, nicht aber entleert werden. Ursache ist manchmal eine Schwäche der dorsalen Kapselwand, wobei es durch den erhöhten Gelenkflüssigkeits-druck zu Ausstülpungen der Kapselwand kommen kann. Diese Gelenkaussackungen wer-den häufiger bedingt durch die Kommunikation der Bursen des M. semimembranosus, des medialen M. gastrocnemius oder des M. popliteus. Häufig ist die Poplitealzyste Folge einer Kniebinnenraumerkrankung (z.B. rheumatoide Arthritis, chron. Meniskusläsion, Knorpel-schäden) mit Kniegelenkserguss und langandauernder Erhöhung des Innendruckes (Park et al. 2015).

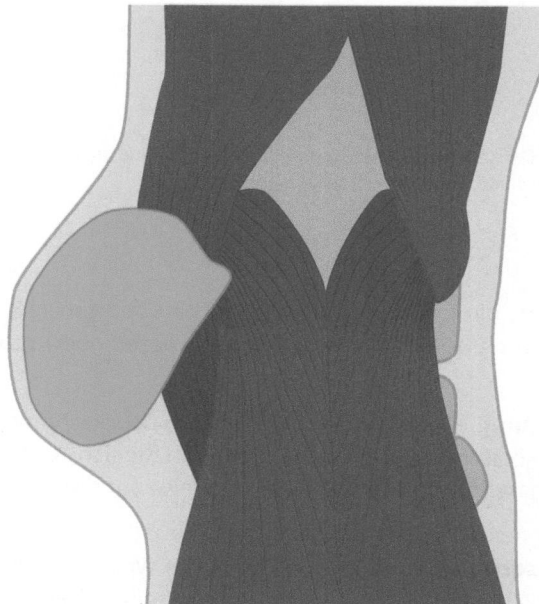

Abb. 3:   Gestielte Schleimbeutelaussackung zwischen medialem Gastroknemiuskopf und M. semimembra-nosus

Epidemiologie

Meist werden die Zysten erst zwischen dem 20. und 40. Lebensjahr symptomatisch, nicht selten bei Poplitealzysten auch erst nach dem 60.Lebensjahr.

Symptomatik

Häufig klagen die Betroffenen über ein Druckgefühl im Bereich der Kniekehle mit gelegentlicher Ausstrahlung in die Wade. Die Beschwerden werden meist beim Versuch einer vollständigen Beugung oder Streckung des Kniegelenkes sowie nach Belastung verstärkt.

Diagnostik

Anamnese: Neben der Beschreibung der Symptomatik ist die Frage nach einer evtl. vorbestehenden Kniebinnenraumerkrankung von großer Bedeutung.

Klinische Untersuchung: Neben Druck- und Spannungsgefühl kann man häufig im Stehen eine prallelastische Vorwölbung in der Kniekehle palpieren, besonders bei Kniestreckung. Bei starker Füllung besteht unter Umständen eine Beugehemmung. Die Untersuchung des Kniebinnenraumes ist von großer Bedeutung.

Bildgebende Untersuchung: Zum Ausschluss einer evtl. Arthrose oder eines Knochentumors sollte zunächst eine Röntgenaufnahme des Kniegelenkes in zwei Ebenen angefertigt werden. Lokalisation und Größe einer Kniegelenkszyste lassen sich sonographisch darstellen. Durch die Arthrographie kann abgeklärt werden, ob die Zyste mit dem Gelenkbinnenraum kommuniziert, gleichzeitig ist die Größe der Zystenbildung gut beurteilbar. Zur genauen Abklärung der Ursache können weiterhin MRI und ggf. die Arthroskopie eingesetzt werden (Frush u. Noyes 2015).

Differenzialdiagnosen: Fehlt bei klinischem Tastbefund eine Kontrastmittelfüllung der Zyste, so muss differenzialdiagnostisch an Ganglien, Lipome, Synovialome, Neurinome, Neurofibrome, Aneurysmen oder ein Lymphknotenkonglomerat gedacht werden. Eine Thrombose sollte ebenfalls ausgeschlossen werden.

1.2.7 Tractus iliotibialis-Syndrom

Ätiologie

Der Tractus iliotibialis ist ein breiter, straffer Faserzug, der die laterale Oberschenkelfaszie verstärkt. Er zieht von der Crista iliaca über den lateralen Femurcondylus bis zum distal des Kniegelenkes gelegenen Tuberkulum Gerdy der Tibia *(Abb. 4)*. Vorwiegend bei Langstreckenläufern verursachen ständige Reibephänomene des Tractus im Bereich des lateralen Femurcondylus Beschwerden. Prädisponierend sind varische Beinachsen (Baker u. Fredericson 2016). Derartige Belastungen treten z.B. bei Gleisarbeitern auf.

Symptomatik

Die Betroffenen klagen über stechende Schmerzen oberhalb des lateralen Kniegelenkspaltes, die auch in das Gebiet des Tibiaansatzes ausstrahlen können. Häufig ist das Gebiet über dem lateralen Femurcondylus druckschmerzhaft.

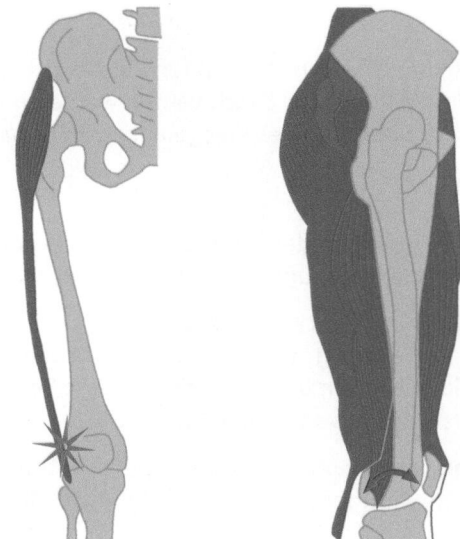

Abb. 4:   Links: Darstellung des Tractus ilitibialis

Rechts: Gleitbewegungen des iliotibialen Bandes über dem lateralen Femurcondylus bei Beugung und Streckung im Kniegelenk

Diagnostik

Anamnese: Wegen der typischen Schmerzsymptomatik beim Laufen sollte nach der Intensität des Lauftrainings sowie nach der bevorzugten Trainingsstrecke (z.B. Wald oder Stadium) gefragt werden.

Klinische Untersuchung: Häufig findet sich ein Druckschmerz über dem lateralen Femurcondylus. Gelegentlich ist an dieser Stelle ein Knarren bei Beuge- und Streckbewegungen zu palpieren. Bei der klinischen Untersuchung sollte auf varische Beinachsen sowie auf Hyperpronationsstellung der Füße geachtet werden. Eine bildgebende Untersuchung ist v.a. zum Ausschluss von Differenzialdiagnosen erforderlich.

Differenzialdiagnosen: laterale Osteochondrosis dissecans, laterale Meniskusläsion

1.2.8   Pes anserinus-Syndrom

Ätiologie

Als Pes anserinus wird der gemeinsame Ansatzpunkt der drei am Kniegelenk beugenden und innenrotierenden Mm. semitendinosus, sartorius und gracilis an der proximalen anteromedialen Tibia bezeichnet. Zwischen der Aponeurose ihrer Sehnen und dem medialen Kollateralband befindet sich die Bursa anserina. Überlastungen durch rezidivierende Reibephänomene oder direkte Traumata können daher sowohl zu einer Tendinitis, als auch zu einer Bursitis führen. Übergewichtige Patientinnen scheinen besonders betroffen zu sein (Pompan 2016).

Symptomatik

Häufig bestehen Schmerzen sowie Druckschmerzhaftigkeit unterhalb des medialen Gelenkspaltes. Gelegentlich sind tastbare Krepitationen bei Kniebewegungen vorhanden. Schwellungen sprechen eher für eine Bursitis anserina als für eine Tendinitis (Helfenstein u. Kuromoto 2010).

Diagnostik

Anamnese: Die Frage nach Art und Intensität der ausgeübten Sportart (z.B. Laufen) oder Unfällen kann Hinweise auf das Krankheitsbild liefern.

Klinische Untersuchung: Die klinische Unterscheidung zwischen einer Tendinitis oder einer Bursitis des Pes anserinus ist in der Regel recht schwierig. Schmerzen unterhalb des medialen Gelenkspaltes, die durch Kniebeugung und Innenrotation gegen Widerstand verstärkt werden, sprechen eher für eine Tendinitis, tastbare Schwellungen sprechen eher für das Vorliegen einer Bursitis. Läsionen des medialen Kollateralbandes und des medialen Meniskus sollten ebenso ausgeschlossen werden wie das Vorliegen eines Meniskusganglions *(Abb. 5)*.

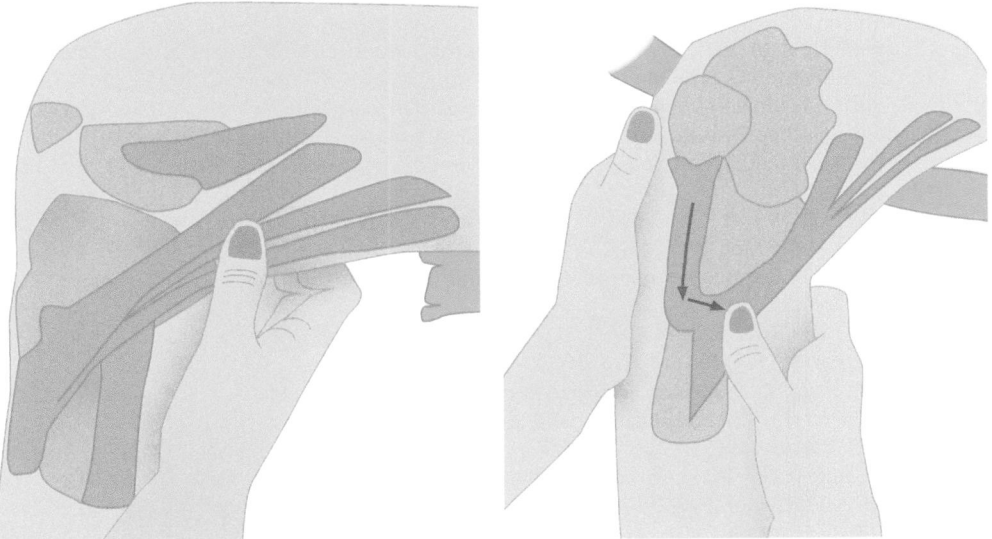

Abb. 5: Palpation der Sehnen der Mm. sartorius, gracilis und semitendinosus (links) und ihres gemeinsamen Ansatzes am Pes anserinus (rechts)

2 Spezieller Teil

Über den kausalen Zusammenhang zwischen der Gonarthrose und beruflichen Einflussfaktoren wurde/wird kontrovers diskutiert. Unter Zugrundelegung und Bewertung der vorliegenden nationalen und internationalen Literatur hat der Ärztliche Sachverständigenbeirat „Berufskrankheiten" im Jahr 2005 dem Verordnungsgeber empfohlen, die Gonarthrose in die Berufskrankheiten-Liste aufzunehmen. Der Verordnungsgeber hat sich bei der Novellierung der Berufskrankheiten-Liste im Jahr 2009 dieser Empfehlung angeschlossen und die Gonarthrose unter der BK 2112 mit der Legaldefinition „Gonarthrose durch eine Tätigkeit im Knien oder vergleichbarer Kniebelastung mit einer kumulativen Einwirkungsdauer während des Arbeitslebens von mindestens 13 000 Stunden und einer Mindesteinwirkungsdauer von insgesamt einer Stunde pro Schicht" in den Anhang 1 der Berufskrankheiten-Verordnung aufgenommen. In den vergangenen Jahren wurde eine Vielzahl entsprechender Erkrankungen beim jeweils zuständigen Unfallversicherungsträger angezeigt und hiervon nur ein Bruchteil als Berufskrankheit anerkannt *(Tab. 3)*.

Tab. 3: Angezeigte und anerkannte Berufskrankheiten nach der BK 2112 aus dem Zeitraum 2018 bis 2020

	2018	2019	2020
angezeigt	1395	1548	1678
anerkannt	215	202	171

Literatur

Baker RL, Fredericson M (2016). Iliotibial Band Syndrome in Runners: Biomechanical Implications and Exercise Interventions. Phys Med Rehabil Clin N Am 27(1): 53–77. doi: 10.1016/j.pmr.2015.08.001
Becker P (2009). Stellenwert von Leitlinien und antizipierten Sachverständigengutachten bei der arbeitsmedizinischen Begutachtung. Arbeitsmed Sozialmed Umweltmed 44: 592–597
Blake SM, Treble NJ (2005). Popliteus tendon tenosynovitis. Br J Sports Med 39 (12): e42, discussion e42
Dejour H, Walch G, Neyret P, Adeleine P (1990). Dysplasia of the femoral trochlea. Rev Chir Orthop Reparatrice Appar Mot 76 (1): 45–54
DGUV (Hrsg.) (2013). Begutachtungsempfehlung für die Berufskrankheit Nummer 2112 (Gonarthrose). Schriftenreihe der DGUV 2013
Frush TJ, Noyes FR (2015). Baker's Cyst: Diagnostic and Surgical Considerations. Sports Health 7 (4): 359–365. doi: 10.1177/1941738113520130
Fuchs J, Prütz F (2017). Prävalenz von Gelenkschmerzen in Deutschland. Journal of Health Monitoring 2 (3): 66–71. DOI 10.17886/RKI-GBE-2017-056
Helfenstein M Jr, Kuromoto J (2010). Anserine syndrome. Rev Bras Reumatol 50 (3): 313–327
Heyworth BE, Kocher MS (2015). Osteochondritis Dissecans of the Knee. JBJS Rev 7; 3(7). pii: 01874474-201503070-00003. doi: 10.2106/JBJS.RVW.N.00095
Jerosch J (2008). Eitrige Arthritis. In: Zeidler H, Zicher J, Hiepe F (Hrsg.): Interdisziplinäre klinische Rheumatologie. S. 419–439. Springer Verlag, Berlin Heidelberg

Jerosch J (2015). Injektionsbehandlung mit Hyaluronsäure. Zeitschrift für Rheumatologie 74: 764–773. doi: 10.1007/s00393-015-1625-y

Jerosch J (2021). Ein Arthrosemanagement ist nur multimodal und interdisziplinär vollständig. OUP 10

Jerosch J, Joseph P (2021). Mittelfristige Ergebnisse der Regeneration artikulärer Knorpeldefekte mittels zelllfreier Kollagenmatrix. Chirurgische Praxis 88/3 417–436

Kim IJ, Kim DH, Song YW, Guermazi A, Crema MD, Hunter DJ, Seo YI, Kim HA (2016). The prevalence of periarticular lesions detected on magnetic resonance imaging in middle-aged and elderly persons: a cross-sectional study. BMC Musculoskelet Disord 26; 17 (1): 186. doi: 10.1186/s12891-016-1035-6

Lui TH (2016). Endoscopic Management of Osgood-Schlatter Disease. Arthrosc Tech 5(1): e121–125. doi: 10.1016/j.eats.2015.10.023. eCollection 2016

Michael J W-P, Schlüter-Brust KU, Eysel P (2010). Epidemiologie, Ätiologie, Diagnostik und Therapie der Gonarthrose. Dtsch Arztebl Int 107 (9): 152–162. DOI: 10.3238/arztebl.2010.0152

Park SE, Panchal K, Jeong JJ, Kim YY, Ji JH, Park SR, Park MK (2015). Extra-Articular Ganglion Cysts around the Knee Joint. Knee Surg Relat Res 27 (4): 255–262. doi: 10.5792/ksrr.2015.27.4.255. Epub 2015 Dec 1

Perry TA et al. (2020). Occupation and risk of knee osteoarthritis and knee replacement: A longitudinal, multiple-cohort study. Semin Arthritis Rheum 50 (5): 1006–1014. DOI: 10.1016/j.semarthrit.2020.08.003

Pompan DC (2016). Pes Anserine Bursitis: An Underdiagnosed Cause of Knee Pain in Overweight Women. Am Fam Physician 93 (3): 170

Reider B (2016). A Pain in the … Knee. Am J Sports Med 44 (5): 1103–1105. doi: 10.1177/0363546516645832

Rowicki K, Płominski J, Bachta A (2014). Evaluation of the effectiveness of platelet rich plasma in treatment of chronic pes anserinus pain syndrome. Ortop Traumatol Rehabil 16 (3): 307–318. doi: 10.5604/15093492.1112532

Schoettle PB, Zanetti M, Seifert B, Pfirrmann CW, Fucentese SF, Romero J (2006). The tibial tuberosity-trochlear groove distance: a comparative study between CT and MRI scanning. Knee 13: 26–31

van der Worp MP, van der Horst N, de Wijer A, Backx FJ, Nijhuis-van der Sanden MW (2012). Iliotibial band syndrome in runners: a systematic review. Sports Med 42 (11): 969–992. doi: 10.2165/11635400-000000000-00000

von Engelhard LV, Jerosch J (2015). Patellainstabilität bei Trochleadyplasie. Orthopädische und Unfallchirurgische Praxis 4: 308–314

Whitmore A (2013). Osgood-Schlatter disease. JAAPA 26 (10): 51–52. doi: 10.1097/01.JAA.0000 435006.47717.41

Yanagisawa S, Osawa T, Saito K, Kobayashi T, Tajika T, Yamamoto A, Iizuka H, Takagishi K (2014). Assessment of Osgood-Schlatter Disease and the Skeletal Maturation of the Distal Attachment of the Patellar Tendon in Preadolescent Males. Orthop J Sports Med 2 (7): 2325967114542084. doi: 10.1177/2325967114542084. eCollection 2014

Yoshimura N, Muraki S, Oka H et al. (2012). Accumulation of metabolic Risc Factors such as overweight, hypertension, dyslipidemia and impaired glucose tolerance raises the risc of occurence and progression of knee osteoarthritis: a 3-year follow-up of the ROAD Study. Osteoarthritis and Cartilage 20: 1217–1226

Zagrodnik FD, Bolm-Audorff U, Eberth F, Gantz S, Grifka J, Liebers F, Schiltenwolf M, Spahn G, Vaitl T (2012). Außerberufliche Faktoren der Gonarthrose. Trauma und Berufskrankheit Suppl. 4: 399–401

23 Schulterschmerzen

GUNTER SPAHN

Zusammenfassung

Schmerzen und Bewegungseinschränkungen im Bereich der Schulterregion, des Nackens mit oder ohne Beteiligung von Armen und Händen zählen zu den häufigsten orthopädischen Erkrankungen.

Die Prävalenz dieser Beschwerden liegt zwischen 30–40 % und betrifft Männer und Frauen gleichermaßen. Bei ca. 5–10 % aller Menschen innerhalb einer Bevölkerungsgruppe haben diese Beschwerden erheblichen Krankheitswert mit Behandlungsbedürftigkeit und Arbeitsunfähigkeit/Sportunfähigkeit (Luime et al. 2004, Hoy et al. 2010, Sitthipornvorakul et al. 2011, Wolff et al. 2011).

Die Ursache dieser Beschwerden ist mannigfaltig. Berufliche Belastungen sind dabei oftmals allein ursächlich bzw. bestehende Beschwerden werden durch berufliche Belastungen zusätzlich getriggert. Eine Vielzahl einzelner oder in Kombination auftretender pathologischer Veränderungen im Bereich der Halswirbelsäule und/oder des Schultergelenkes können ursächlich für diese „Volkskrankheit" sein. Eine genaue Kenntnis der möglichen pathophysiologischen Zusammenhänge und der Diagnostik/Differenzialdiagnostik sind daher für die arbeitsmedizinische Beratung essenziell.

1 Allgemeiner Teil

1.1 Anatomie und Biomechanik des Schultergürtels

1.1.1 Schultergürtel als beweglichster Abschnitt des menschlichen Skelettsystems

In der Phylogenese ist es beim Übergang der Vierbeiner bei den Primaten zu einem Funktionswechsel des Schultergürtels von der vorderen Extremität („Standbein/Laufbein") zur oberen Extremität („Arbeitsarm") gekommen.

Durch den schrittweisen Übergang zum aufrechten Gang verlor der Schultergürtel seine Funktion beim Laufen und wurde somit frei für manuelle Verrichtungen. Damit wurde der Schultergürtel zum beweglichsten Teil des muskuloskelettalen Systems.

Durch das Zusammenspiel der fünf Einzelgelenke mit unterschiedlicher Beweglichkeit und Bewegungsrichtung wird die Gesamtbeweglichkeit des Schultergürtels in allen Freiheitsgraden möglich.

Für die meisten Tätigkeiten in Alltag, Berufstätigkeit und Arbeit sind jedoch keine extremen Bewegungsausschläge des Schultergürtels erforderlich.

In Synergie mit der ebenfalls hohen Beweglichkeit der Halswirbelsäule (Neigung und Drehung des Kopfes), aber auch mit den zusätzlich möglichen Seitwärtsneigungen innerhalb der oberen Brustwirbelsäule wird die Beweglichkeit zusätzlich funktionell vergrößert.

1.1.2 Schulterhauptgelenk (Glenohumeralgelenk)

Während der Humeruskopf eine nahezu ideale Kugelform hat, ist die Gelenkpfanne (Glenoid) nahezu plan. Damit handelt es sich um ein Kugel-Gleit-Gelenk, d.h der Humeruskopf dreht sich zwar im Glenoid, allerdings handelt es sich vor allem um Gleitbewegungen. Der Durchmesser des Humeruskopfes ist wesentlich größer als der Querschnitt des Glenoids.

Die Gelenkkapsel ist schlaff und besitzt mit dem weit nach dorsal auslaufenden Recessus axillaris zudem einen Komplementärraum, der die erheblichen Bewegungsausschläge in diesem Gelenk zulässt. Lediglich im ventralen Bereich finden sich inkonstant zum Teil nur spärlich ausgebildete Bandstrukturen (Verstärkungsbänder Ligg. glenohumerale).

Wesentlicher Stabilisator des Glenohumeralgelenkes ist das Labrum glenoidale. Diese Gelenklippe ist fest mit dem Glenoid verwachsen und umfasst den Humeruskopf als eine Art Saugglocke. Da dem eigentlichen Schulterhauptgelenk eine knöcherne Führung fehlt, wird es indirekt nach kranial durch das Schulterdach mit dem Akromioklavikulargelenk (ACG) und durch die Rotatorenmanschette (Depressionswirkung) stabilisiert.

Dieses offensichtliche Missverhältnis bedingt einerseits eine große Beweglichkeit, andererseits ist das Glenohumeralgelenk zwar das beweglichste des menschlichen Körpers, allerdings auch das mit der geringsten primären Stabilität. Deshalb sind Luxationen im Schultergelenk häufiger als an allen anderen Gelenken des menschlichen Körpers.

1.1.3 Rotatorenmanschette und subakromialer Gleitraum

Der Raum zwischen dem Schulterhauptgelenk und dem knöchernen Schulterdach (Akromion, ACG und laterales Clavicula-Ende) beinhaltet von ventral nach dorsal die Sehnen der Rotatorenmanschette: Mm. subscapularis, supraspinatus, infraspinatus et. teres minor. Topographisch verläuft auch die lange Bizepssehne innerhalb dieses Raumes, obwohl sie funktionell nicht zur Rotatorenmanschette zählt.

Die Rotatorenmanschette ist nach kaudal hin fest mit der Gelenkkapsel des Hauptgelenkes verwachsen. Zum knöchernen Schulterdach hin wird sie durch die Bursa subacromialis abgegrenzt.

Neben der Wirkung auf die Rotation des Oberarmkopfes besteht die wesentliche Funktion der Rotatorenmanschette, vor allem des Supraspinatus darin, bei der Abduktion den Humeruskopf zu zentrieren *(siehe im Abschnitt „Biomechanik").*

Während beim herabhängenden Arm der Gleitraum die größte Höhe hat, wird der Gleitraum beim zunehmenden Anheben kontinuierlich eingeengt. Dies führt auch zu einer Kompression der Rotatorenmanschette mit einer gleichzeitigen Drosselung der Blutzufuhr (Bey et al. 2007).

1.1.4 Sternoklavikulargelenk (SCG) und Akromioklavikulargelenk (ACG)

Das SCG ist die einzige knöcherne Verbindung zwischen Rumpf und obere Extremität. Entsprechend der anatomischen Klassifikation handelt es sich um ein Sattelgelenk mit einem regelmäßig vorhandenen Discus. Der stark ausgeprägte Bandapparat dieses Gelenks (Ligg. interclaviculare, costoclaviculare, sternoclavicularia anterius et posterius) ist für die Stabilisierung der oberen Extremität von eminenter Bedeutung.

Das ACG besitzt eine sehr starke bandverstärkte Kapsel und in den meisten Fällen einen Discus articulare. Damit ist das ACG zwar ein echtes Gelenk, allerdings durch seinen straffen Bandapparat (Ligg. acromioclaviculare et coracoclaviculare) wird es anatomisch zu einem straffen, isoliert kaum beweglichen Gelenk (Amphiarthrose). Nur durch das Zusammenspiel mit der Bewegungsrichtung der scapulothorakalen Gleitschicht werden überhaupt Bewegungen im ACG möglich.

Die größte funktionelle Bedeutung hat das ACG und seine Bandverbindungen bei der elastischen Verspannung des Schulterdaches (Fornix), als wesentlichem Stabilisator des Schulterhauptgelenkes.

1.1.5 Scapulothorakalgelenk (scapulothorakale Gleitschicht)

Neben dem Schulterhauptgelenk ist diese Gleitschicht der wichtigste Ort für die Bewegung im Schultergürtel. Weiterhin ist sie neben dem SCG die einzige „gelenkige" Verbindung zwischen Rumpf und obere Extremität.

Sie wird einerseits von der Facies costalis des Schulterblatts und andererseits von den Faszien der Mm. subscapularis et. serratus anterior gebildet. Auch wenn diese Gleitschicht als eines der 5 „Teilgelenke" aufgrund seiner Funktion bezeichnet wird, handelt es sich nicht um ein echtes Gelenk, sondern vielmehr um eine Faszien-Bursa-Schicht. Die Gleitfähigkeit wird dadurch gewährleistet, dass sich innerhalb dieser Schicht Bursa-ähnliches Gewebe befindet. Die Bedeutung dieses Gleitraums wird dadurch deutlich, dass im Falle von Verletzungen des Schulterblattes eine oft therapeutisch kaum zu beeinflussende posttraumatische Schultersteife verbleiben kann.

Durch Zusammenspiel mit dem SCG und ACG bestimmt die Mobilität der Skapula in Bezug auf die Thoraxwand ganz wesentlich die Bewegungsabläufe der oberen Extremität. Bei sämtlichen Bewegungen des Schultergürtels werden Bewegungen in allen Freiheitsgraden passiv mit ausgeführt.

1.1.6 Lange Bizepssehne (LBS)

Die beiden Köpfe des M. biceps brachii vereinigen sich am Übergang vom proximalen zum mittleren Drittel des Oberarmes zu einem gemeinsamen Muskelbauch. Dieser Muskelbauch ist Konturgeber des Oberarms. Zusammen mit dem unter ihm liegenden M. brachialis ist der Bizeps Flexor des Ellenbogens. Allerdings beteiligt er sich an der kraftvollen Ellenbogenflexion im Vergleich zum Brachialis nur mit etwa 20 %.

Seine wichtigste Funktion ist die Supination des Unterarmes im Ellenbogengelenk.

Während der kurze Bauch des Bizeps im Bereich des Proc. coronoideus entspringt, liegt der Ursprung des langen Bauches (lange Bizepssehne) im Bereich des Oberarmes am Glenoid (Tuberculum supraglenoidale) und ist hier mit Fasern des Labrum glenoidale verwachsen. Die lange Bizepssehne (LBS) verläuft ca. 6 cm frei im ventro-kranialen Abschnitt des Schulterhauptgelenkes, um sich im oberen Teil in eine Sehnen-Lücke zwischen Subscapularis und Supraspinatus (Rotatorenintervall) einzuordnen. Damit gehört sie zwar anatomisch-topographisch zur Rotatorenmanschette, aber nicht funktionell. Innerhalb des Rotatorenintervalls wird die Sehne unmittelbar vor Verlassen des Gelenkes nach kaudal durch eine Bindegewebsschlaufe (Flaschenzug = Pulley) fixiert.

Über die Funktion der langen Bizepssehne für das Schultergelenk wird kontrovers diskutiert. Lange Zeit galt die lange Bizepssehne als Synergist zu den Sehnen der Rotatorenmanschette als Depressor des Humeruskopfes. In Kenntnis des Umstands, dass eine alleinige Ruptur der Sehne bzw. eine Tenotomie kein Impingement verursacht, geht man heute davon aus, dass sie allenfalls eine gewisse Stabilisierung des Gelenkes nach ventral bewirkt. Genaue biomechanische Kenntnisse liegen aber bislang nicht vor (Bicos 2008, Longo et al. 2011, Mellano et al. 2015).

1.1.7 Kinematik des Schultergürtels und scapulothorakaler Rhythmus

Stabilität im Schultergürtel und vor allem im Hauptgelenk wird dadurch gewährleistet, dass der Tonus der Muskulatur (Delta-Muskel) und die daraus resultierende Kraft schräg nach kranial und medial gerichtet ist, so dass der Gelenkkopf nicht aus der Pfanne abrutschen kann. Dieser Mechanismus ist vor allem dann von Bedeutung, wenn mit herabhängendem Arm Lasten getragen werden.

* Phase I (Setting).
  Abduktion des Armes bis 30°. Hier erfolgt eine ausschließliche Bewegung im Hauptgelenk und die Skapula wird in ihrer Position nicht verändert. Durch den Ruhetonus der Rotatorenmanschette insbesondere des Supraspinatus (Depressorwirkung) bleibt der Humeruskopf im Glenoid in seiner Position.

- Phase II
  Scheibel und Brunner beschreiben diese Phase folgendermaßen:
  „Erreicht die Abduktion mehr als 30°, bewegen sich das glenohumerale und das skapu-
  lothorakale Gelenk simultan in einem konstanten Verhältnis von etwa 1,5- bis 2-facher
  Abduktion zur skapulothorakalen Bewegung."
  Das Schulterblatt wird dabei zunehmend nach der Seite gezogen (Protraktion).
  Entscheidend dabei ist, dass in dieser Phase die Rotatorenmanschette zunehmend beansprucht wird, was eine Erklärung dafür ist, dass ab dieser Phase im Falle einer Pathologie im Subakromialraum klinisch der schmerzhafte Bogen („painfull arc") manifest
  wird.
- Phase III
  Ab 90° Abduktion schließlich lässt die Depressorwirkung der Rotatorenmanschette
  und des supraspinatus weitgehend nach und die Rotatorenmanschette wird zum wesentlichen Abduktor. Dabei gleitet der Humeruskopf im Glenoid nach kaudal. Damit
  kann der „Zenit" beim Anheben des Armes überhaupt erst überschritten werden. Neben der Protraktion des Schulterblattes kommt es jetzt auch zu einer Auswärtsdrehung
  und Abheben von der Thoraxwand.
- Phase IV
  In dieser letzten Phase der Abduktion schließlich übernimmt die Aufwärtsbewegung
  des Armes schließlich wieder der Deltamuskel im Zusammenspiel mit den Muskeln der
  Rotatorenmanschette und den Mm. pectoralis major, latissimus dorsi et teres major.

1.2 Pathophysiologie der wichtigsten Erkrankungen des Schultergürtels

Beschwerden der Halswirbelsäule und des Schultergürtels (allgemeine Arbeitsdiagnose:
(HWS-) Schulter-Arm-Syndrom gehören zu den häufigsten in der orthopädischen Praxis
vorkommenden Erkrankungen.

Der französische Chirurg Simon-Emmanuel Duplay beschrieb im Jahre 1896 das Krankheitsbild der „Periarthritis humeroscapularis", welches durch die Schmerzen und die Versteifung des Schultergelenkes zu einer unangenehmen Gebrauchsstörung des ganzen
Armes führt (Duplay 1896, Hohmann 1949).

Diese unpräzise Sammelbezeichnung für meist schmerzhafte degenerative Veränderungen mit Bewegungseinschränkung im Bereich des Schultergürtels wird auch heute im täglichen klinischen Jargon als Arbeitsdiagnose verwendet. Da eine entzündliche Komponente der unspezifischen Schulterbeschwerden nur selten ist, wird heute auch oftmals der
Begriff der „Periarthropathia humeroscapularis" (PHS) gebraucht. Ebenso gebräuchlich ist
in diesem Kontext auch die Arbeitsdiagnose Schultersteife („frozen shoulder"), obwohl
diese ein eigenständiges Krankheitsbild darstellt. Im Jahre 1972 erkannte Charles Neer die
Bedeutung einer absoluten oder relativen Enge im Bereich des Schulterdaches (Subakromialraum) als häufige Ursache dieses Syndroms. Dieses Syndrom ist oftmals dadurch ge-

kennzeichnet, dass der Humeruskopf am Schulterdach anschlägt, weswegen er dieses Krankheitsbild als „Impinge-Syndrom" bezeichnete (Neer 1972).

Auch wenn selbstverständlich nicht alle krankhaften Veränderungen ursächlich auf ein solches Engpass-Syndrom zurückzuführen sind, hat der „Impingement-Begriff" als Arbeitsdiagnose den Begriff der PHS im Alltag weitgehend abgelöst.

Leitsymptome einer Erkrankung im Bereich des Schultergürtels sind dabei

- Ruhe- und Bewegungsschmerzen, häufig vermehrte Nachtschmerzen
- eingeschränkte Beweglichkeit bis hin zur Schultersteife
- maximale Beschwerden bei der Abduktion bzw. Anteversion des Arms zwischen 60° und 90° (schmerzhafter Bogen = Painfull arc), benannt nach dem Erstbeschreiber Burrill Bernhard Crohn. (zitiert in Janowitz 2000).

Beim Auftreten von Beschwerden und Bewegungseinschränkungen bzw. Funktionsstörungen im Bereich des Schultergürtels kommen eine Reihe von verschiedenen primären Schultergürtel-Erkrankungen in Betracht.

Entscheidend ist, auch andere, nicht diese Körperregion primär treffende Krankheitsbilder manifestieren sich gelegentlich durch unspezifische Schulterbeschwerden oder treten in Kombination auf *(siehe Abschnitt 1.3.4 „Differenzialdiagnostik")*.

1.2.1 Unspezifisches (funktionelles) Schulter-Arm-Syndrom

Für von Patientinnen und Patienten plausibel und glaubhaft vorgetragenen Beschwerden (Symptome bzw. Syndrome), bei denen sich durch klinische Untersuchung oder paraklinische Diagnostik kein Pathobefund erkennen lässt, hat sich der Begriff „funktionelle Beschwerden" etabliert.

Nach Wesiak kann funktioneller Schmerz vier Ursachen haben: „formest frusts", endokrine und metabolische Ursachen und schließlich lavierte psychische Erkrankungen.

Gerade im Bereich der Nacken- und Schulterregion treten solche Beschwerden ausgesprochen häufig auf (Wesiack 1995). Unter formest frusts werden Pathologien verstanden, die sich erst im Laufe der weiteren Forschung als solche offenbaren. Ein typisches Beispiel dafür sind die intraartikulären Pathologien der langen Bizepssehne. Über viele Jahre hin wurden Schulterbeschwerden als „unspezifische Tendinitis" angesehen. Erst mit Entwicklung der Schulterarthroskopie und dem Aufdecken der zugrundeliegenden Packungsmechanismen (SLAP und Pulley-Lesion) als häufige Ursache für Schulterbeschwerden konnte der Mechanismus verstanden und somit auch einer kausalen Therapie zugeführt werden.

1.2.2 Myofasziale Schmerzen und Fibromyalgie-Syndrom

Nahezu alle Erkrankungen des Stütz- und Bewegungsapparates sind mit Störungen innerhalb des myofaszialen Systems assoziiert. Solche Störungen treten häufig durch akute oder chronische Überbelastung auf.

Diese können akut bei erheblichen Muskelbeanspruchungen, oft bei mangelndem Trainingszustand, durch ungewohnte Tätigkeiten als „Muskelkater" auftreten. Im Bereich des Schultergürtels betrifft dies in erster Linie die großen Muskeln (Mm. deltoideus, pectoralis), aber nach einseitiger Armbelastung vor allem auch die Muskulatur im Bereich der Halswirbelsäule und des Oberarms. Ursächlich sind dabei Ermüdungsrisse innerhalb der Myofibrillen, was zu einer schmerzhaften lokalen Entzündungsreaktion durch Ausschüttung von Interleukinen führt. Durch die körpereigene Reparation (Regeneration) klingen diese Beschwerden innerhalb einiger Tage vollständig ab. Durch entsprechendes Training (Zunahme der Muskelmasse und damit verbundene geringere Belastung der einzelnen Fibrillen) werden solche akuten Muskelschmerzen über die Zeit weniger. Gelegentlich kann es bei einseitiger Überbelastung oder auch einmaliger großer Kraftanstrengung zu einer Makro-Ruptur eines kompletten Muskelbauchs (Muskelfaserriss) kommen. Solche Muskelfaserrisse manifestieren sich durch Kraftminderung, plötzlich einschießende Schmerzen, tastbare Muskel-Faszien-Lücken und oftmals Ausbildung eines Hämatoms. Solche Muskelfaserrisse heilen in der Regel nicht folgenlos aus, in der Regel verbleibt eine Muskellücke und ein bindegewebiger Faserzug. Da in den meisten Fällen die übrigen Synergisten die Funktion mit übernehmen können, ist das funktionelle Defizit meistens gering.

Muskuläre Verspannungen (myofasziales Syndrom, Myogelosen) gehören zu den häufigsten orthopädischen Symptomen. Diese betreffen seltener isoliert die Muskulatur des Schultergürtels, sondern sind in der überwiegenden Zahl der Fälle auch mit einer muskulären Problematik im Bereich der Nackenmuskulatur und seltenen im Bereich der Halsmuskulatur bzw. der Gesichtsmuskeln assoziiert.

Klinisch präsentiert sich der gesamte Muskel als verhärtet und druckschmerzhaft, was mit einer schmerzhaften Bewegungseinschränkung verbunden ist.

Akute Auslöser dafür können Traumen (Kontusion, Distorsion), längerer Druck (zum Beispiel enge Kleidungsstücke, Druckschaden nach Operationen), Unterkühlung aber auch Muskelschmerzen bei Infekten sein. Auch psychische Faktoren (zum Beispiel Stress) kann derartige Symptome auslösen. Ein typisches Beispiel dafür ist der mehrere Stunden nach einem Verkehrsunfall auftretende Nackenschmerz, was auch heute immer noch fälschlicherweise als Folge eines „Schleudertraumas" bezeichnet wird.

Daneben sind Erkrankungen der Halswirbelsäule und des Schultergürtels in den meisten Fällen mit einer muskulären Dysfunktion im Sinne dieser Myogelosen assoziiert.

Arbeits- und sportmedizinisch häufigste Ursache für dieses Symptom sind jedoch einseitige und chronische Überbelastungen, entweder durch repetitive Bewegungen oder ungünstige ergonomische Körperposition (zum Beispiel bei dauernder PC-Arbeit).

Eine Nacken-Oberarm- (den gesamten Arm betreffende) Myogelose ist auch für das Krankheitsbild der fokalen Dystonie (**BK-Nummer 2115**) pathognomonisch.

Auch wenn der gesamte Muskel verspannt erscheint, tastet man bei exakter Untersuchung in der Regel im Zentrum des Muskels einen oder mehrere kleinere besonders verhärtete Muskelabschnitte mit einer Ausdehnung von 0,5–1,0 cm.

Im Jahre 1942 beobachteten Travell et al., dass nach gezielter Infiltration solcher lokaler Muskelverhärtungen mit einem Lokalanästhetikum eine komplette Relaxation des Gesamtmuskels erzielt werden kann (Travell et al. 1942). Sie prägten daher den Begriff des „Triggerpunkt".

Diese ursprüngliche „Triggerpunkt-Hypothese" bei der Entstehung des myofasziales Syndroms konnte in den letzten Jahrzehnten durch zahlreiche klinische und experimentelle Untersuchungen bestätigt werden und gilt heute als anerkannte Ursache für die meisten diesbezüglichen Beschwerden.

Ausgelöst durch repetitive oder Dauerkontraktion des betroffenen Muskels kommt es im Zentrum an den motorischen Endplatten der besonders betroffenen Muskelbezirke zu einer exzessiven Freisetzung von Acetylcholin. Dies bewirkt eine Dauerpolarisierung mit der Folge, dass es zu einer lokalen Ischämie in diesem Bereich kommt. Innerhalb der normalen längs verlaufenden Muskelfibrillen bilden sich autonome Kontraktionsknoten. Solche Knoten können auch histologisch, d.h. der Ischämie-bedingten Hypoxie, nachgewiesen werden.

Von diesen Triggerpunkten (Störquelle) wiederum gehen Rückkopplungen an das autonome Nervensystem, was schließlich zu einer reflektorischen Verspannung des gesamten Muskels und benachbarter Muskelgruppen führt.

Die Unterbrechung dieser pathologischen Regelkreise durch Ausschaltung der Triggerpunkte (manualtherapeutische durch manuelle Pressur, Elektrotherapie, Ultraschallbehandlung oder gezielte Infiltration) ist heute Grundlage der Behandlung des myofascialen Syndroms (Forst u. Ingenhorst 2005, Brezinschek 2008, Mense 2011).

Auch wenn zunächst die Symptomatik der des myofaszialen Syndroms ähnelt, handelt es sich bei dem Fibromyalgie-Syndrom um ein pathophysiologisch völlig anderes Krankheitsbild. Ursächlich sind hier nicht lokale Faktoren, sondern eine zentralnervöse Fehlsteuerung. Ausgelöst durch eine Schmerzsensibilisierung im ZNS kommt es zur gestörten Schmerzwahrnehmung und einer reflektorischen Aktivierung der protopathischen Schmerzwahrnehmung. In der Regel sind hier psychosomatische Ursachen für die Symptomatik auslösend.

Dies führt immer zu einer diffusen und symmetrischen, die obere Extremität, Wirbelsäule als auch untere Extremität gleichermaßen betreffenden Schmerzausbreitung. Auch bei der Fibromyalgie findet sich ein Hartspann der Muskulatur, allerdings werden die typischen Triggerpunkte vermisst (Mense 2011). Es handelt sich hierbei vor allem um symmetrisch auftretende, druckschmerzhafte Muskelareale, die bereits bei leichter Berührung oder beim Beklopfen erhebliche Schmerzen auslösen (Tender-Points).

1.2.3 Impingement-Syndrom (subakromiales Engpass-Syndrom)

Der Subakromialraum hat eine normale Weite von mindestens 1 cm in einer standardisierten AP-Röntgenaufnahme. Werte < 0,7 cm sind pathologisch (Waldt u. Woertler 2014). Dabei ist zu beachten, dass MRT-Messungen unsicher sind und meist kleinere Werte anzeigen. Daher sollte die Diagnose eines Impingementsyndroms nicht durch die MRT gestellt werden (Saupe et al. 2006).

Einengungen dieses Gleitraums von außen werden als extrinsisches Impingement bezeichnet. Für eine solche Pathologie kommen angeborene Fehlstellungen, zum Beispiel ein erheblich nach ventral gebogenes Akromion oder ein akzessorischer Knochen zwischen Proc. coronoideus und Akromion innerhalb des Ligaments (Os acromiale) in Betracht.

Erworbene primäre Impingement-Situationen entstehen durch Verletzungen (Fehlstellung nach Frakturen mit Fehlstellung im Humerus, Glenoid, Akromion bzw. oder Clavicula), oder ausgeprägten Kalkansammlungen in der Bursa subacromialis. Am häufigsten wird jedoch das extrinsische Impingment durch subacromiale Osteophyten bei einer ACG-Arthrose (ACG-Sporn) verursacht.

Wesentlich häufiger ist ein intrinsisches Impingement, bei dem der Humeruskopf innerhalb des Subakromialraumes nach dorsal steigt. Einerseits kann dies durch eine chronische Instabilität mit einem Verlust der Gelenkführung im Hauptgelenk entstehen. Die häufigste Ursache für ein intrinsisches Impingement ist jedoch die Insuffizienz der Rotatorenmanschette, insbesondere des Supraspinatus. Durch die Insuffizienz des Supraspinatus fehlt die für die Elevation des Armes erforderliche Depressionswirkung des Muskels bzw. der Sehne auf den Humeruskopf, so dass dieser beim Anheben des Armes nach kranial steigt.

1.2.4 Rotatorenmanschettenschaden

Wie bei allen anderen Sehnen des Körpers ähnelt der Aufbau der Sehnen (Textur) denen eines Seils. Lange Makromoleküle (Kollagen I) werden zunächst zu Bündeln 1. Ordnung, diese wiederum zu Bündeln 2. Ordnung usw. ineinander verdrillt, welche sich dann schließlich zur endgültigen Sehne zusammenschließen, die das Paratenon umhüllt.

Dabei haben gesunde Sehnen mit intakter Struktur (Textur) eine ausgesprochen hohe Reißfestigkeit. Diese liegt je nach Durchmesser der Sehne zwischen 3 000–8 000 N. Zum Vergleich, ein 20 mm dickes Seil hat eine Reißfestigkeit von ca. 4 000 N (Brinckmann et al. 2000).

Die Kollagenfasern der Sehne werden durch Zug belastet, was biomechanisch für jede einzelne Kollagenfaser einem biomechanischen „Zugversuch" entspricht.

Dabei verhält sie sich wie alle anderen Bindegewebe biphasisch. Geringe Krafteinwirkung führt zu einer elastischen, höheren Krafteinwirkung, zu einer plastischen Dehnung und schließlich zum Riss der Faser. Mit der Zeit bildet sich jedoch die ursprüngliche plastische Dehnung zurück (Viskoseelastizität).

Biomechanisch spielen aber an der Sehne zwei weitere Mechanismen eine Rolle, die das „belastungskonforme Schadensbild" an den Bindegeweben (Sehnen und auch Menisken bzw. hyaline Gelenkknorpel mit Belastung der Kollagenfasern) erklären kann:

- **Spannungsrelaxation**
  Wird die Kollagenfaser konstant mit einer Kraft belastet (konstante Gewebespannung), kommt es über die Zeit zu einer Längenänderung bis hin zum Riss. Dieser Mechanismus ist für Bindegewebeschäden nach statischer Belastung verantwortlich.
- **Ermüdungsriss**
  Zyklische Belastungen der Kollagenfasern (kurzer Wechsel zwischen Belastung/Entlastung) führen ebenfalls über die Zeit zum Zerreißen der Faser.

Der Riss und damit Untergang einzelner Kollagenfasern ist ein physiologischer Vorgang. Die zugrunde gegangenen Fasern werden durch Makrophagen resorbiert. Die Tendozyten werden zur Neusynthese von Kollagenfasern stimuliert, welche wieder in das Gewebe strukturell eingebaut werden (Remodelling).

Mit zunehmender Gewebealterung (Degeneration) sinkt jedoch die Zahl der Tendozyten (Apoptose). Dies führt dazu, dass die Syntheseleistung innerhalb der Sehne absinkt und nunmehr im Verhältnis zum Untergang der Fasern immer weniger Fasern neu gebildet werden. Dies hat wiederum zur Folge, dass die Gewebestruktur (Textur) gestört wird. Dadurch nimmt die biomechanische Festigkeit unter Zugbelastung ab, was zu Rissbildungen in der Sehne auch unter physiologischen Krafteinwirkungen führen kann.

Die Rotatorenmanschette ist ein bradytrophes Gewebe. Ein weiterer pathophysiologischer Mechanismus für die Schädigung der Sehnen der Rotatorenmanschette, insbesondere des Supraspinatus, ist die schlechte Durchblutungssituation innerhalb des Subakromialraumes.

Die Blutversorgung innerhalb des Subakromialraumes und damit auch der Sehnen der Rotatorenmanschette erfolgt über Äste aus der A. subclavia bzw. A. axillaris (Schulterarkade). Aus dieser Arkade wird das Rete acromiale gebildet, welches vorwiegend im Bereich der dem Akromion zugewandten Seite ausgebreitet ist. Eigene Gefäße, die innerhalb der Sehne verlaufen, finden sich allenfalls bei jüngeren Menschen, diese verkümmern jedoch schon ab dem 25. Lebensjahr. Die schlechteste Blutversorgung hat die Supraspinatussehne. Besonders hier nimmt die Vaskularisation von medial nach lateral zur Insertionsstelle am Tuberculum majus zunehmend ab (Karthikeyan et al. 2015, Põldoja et al. 2017). Diese ungünstige Durchblutungssituation ist ursächlich dafür verantwortlich, dass die Ansatzstelle der Supraspinatussehne am Tuberculum Prädilektionsstelle für Schäden der Manschette ist *(Abb. 1)*.

Beim Anheben des Armes über die Horizontale hinaus kommt es zusätzlich noch zu einer Kompromittierung der Gefäßversorgung der Supraspinatussehne, da die Gefäße gequetscht werden.

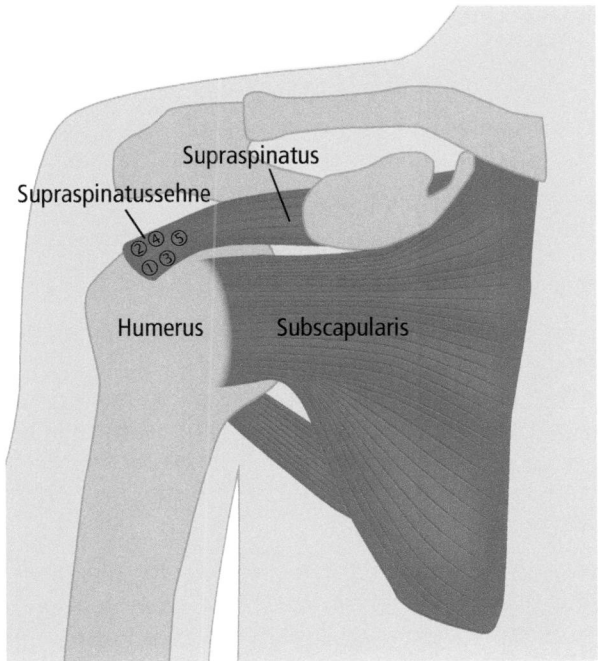

Abb. 1: Blutflussmesszonen an der Rotatorenmanschette (1 = anterolateral, 2 = posterolateral, 3 = antero-
medial, 4 = posteromedial, 5 = musculotendinös

Risikofaktoren für den Rotatorenmanschettenschaden

In systematischen Reviews wurden die allgemeinen Risikofaktoren (normales Grundrisiko)
unabhängig von beruflicher oder sportlicher Belastung untersucht (Longo et al. 2012,
Tashjian 2012, Sayampanathan u. Andrew 2017, Keener et al. 2019). Eine Geschlechtspräfe-
renz gibt es offensichtlich nicht.

Prävalenz von degenerativen Veränderungen an der Rotatorenmanschette nimmt mit stei-
gendem Lebensalter signifikant zu. So zeigten Teunis et al. in einem systematischen Re-
view, das bereits bei den unter 30-jährigen Testpersonen in bis zu 6,9 % der Fälle in der
MRT bzw. Ultraschalluntersuchung Auffälligkeiten an der Manschette nachweisbar sind.
Diese Prävalenz steigt mit zunehmendem Lebensalter signifikant an und erreicht in der
Altersgruppe 60–70 Jahre 31 % und bei den über 80-jährigen 65 %. In allen Altersgruppen
sind jedoch diese nachgewiesenen Veränderungen an der Manschette nur in etwa der
Hälfte der Fälle auch mit einer entsprechenden Symptomatik assoziiert (Teunis et al. 2014).

Familiäre Häufungen von degenerativen Sehnenschäden (betreffend die Achillessehne
und Rotatorenmanschette) wurden in einer Reihe von epidemiologischen Untersuchun-

gen eindeutig nachgewiesen. Als Ursache werden hier genetische Defekte vermutet (Mokone et al. 2005).

Weiterhin zeigte sich, dass die Schulter des dominanten Armes 13-fach häufiger betroffen ist als die des nicht dominanten Armes. Dies ist ein Indiz dafür, dass berufliche oder sportliche Überbelastung des Schultergelenkes ein Risikofaktor für diese Erkrankung sein kann.

Auch Übergewicht (2,3-fach), Nikotinkonsum (1,7-fach) und arterielle Hypertonie (1,9-fach) sind signifikant häufiger mit einem Rotatorenmanschettenschaden assoziiert.

Für den Diabetes mellitus und die Hyperurikämie trifft dies nicht zu.

Ein weiterer wichtiger Risikofaktor für einen Rotatorenmanschettenschaden, der auch eine gesunde Sehne betreffen kann, sind Traumen bzw. die Folge von Traumen. Zunächst ist dabei festzustellen, dass es aus unfallchirurgischer Sicht keinen denkbaren Mechanismus gibt, der zu einem isolierten Riss der Rotatorenmanschette insbesondere der Supraspinatussehne führt. Ein isolierter Sehnenriss ist immer Folge einer bereits vorhandenen Texturstörung der Sehne (sog. Schadensanlage). Dieser Umstand ist vor allem für Begutachtungsfragen von essenzieller Bedeutung.

Selbstverständlich können Makroverletzungen der Schulter (Frakturen oder Luxation) zu einer Beteiligung der Manschette führen. Zudem kann eine persistierende Instabilität nach Luxation eine sekundäre Impingement-Situation (intrinsisches Impingement) nach sich ziehen.

Fallbeispiel „Partialruptur der Rotatorenmanschette"

66-jährige Patientin mit schmerzhafter Bewegungseinschränkung der rechten Schulter seit 6 Monaten. Kein Trauma, Altersrentnerin, frühere Berufstätigkeit als Sekretärin. Keine außerberuflichen Belastungsfaktoren wie Sport oder Gartenarbeiten.

Bei der klinischen Untersuchung fand sich ein typischer schmerzhafter Bogen bei der Armhebung, die Impingement-Tests waren positiv. Nach Testinfiltration mit Bupivacain in den Subakromialraum komplette Beschwerdefreiheit für 3 Tage, danach Vorstellung gleicher Symptomatik.

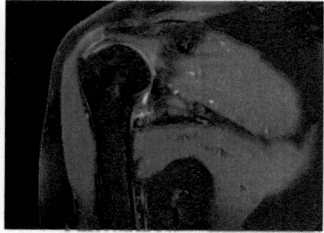 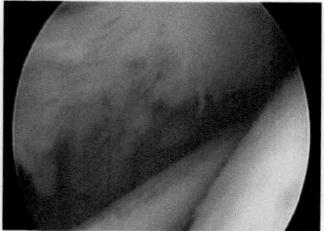 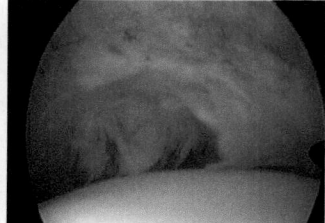

Abb. 2: Abbildungen zu Fallbeispiel „Partialruptur der Rotatorenmanschette"

In der MRT Ausdünnung der Supraspinatussehne, im Bereich des Ansatzes am Tuberculum mögliche durchgehende Kontinuitätsstörung. Normales Signalverhalten des zugehörigen Muskels ohne Zeichen einer fettigen Degeneration. Kein Humeruskopfhochstand, leichte Signalveränderungen im Bereich des ACG (vom Radiologen als ACG-Arthrose beschrieben; was sich im Röntgen nicht bestätigte).

In der Arthroskopie Hyperämie der langen Bizepssehne sowie der gesamten Rotatorenmanschette mit Begleit-Synovitis. In Höhe des Tuberculum majus Auffransungen der Sehne ohne Nachweis einer kompletten Diskontinuität.

Therapeutisches Procedere: Bizeps-Transfer (Tenotomie ohne Refixation), Radiofrequenz-Koagulation im Bereich der Rotatorenmanschette nach Tasto und Erweiterung des Subakromialraumes mit Bursektomie (Dekompression nach Ellmann).

Fallbeispiel „Komplettruptur der Rotatorenmanschette"

62-jähriger Patient. Bislang keinerlei Schulterbeschwerden. Tätigkeit als Werkzeugmacher. Keine außerberuflichen Belastungsfaktoren. Beim Anheben einer ca. 15 kg schweren Werkzeugkiste plötzlich auftretender Schmerz mit nachfolgender Funktionslosigkeit der rechten Schulter. Klinisch vollständig aufgehobene Beweglichkeit (Pseudoparalyse).

Die Manifestation der Erkrankung erfolgte während der BG-versicherten Tätigkeit, allerdings handelte es sich nicht um einen Arbeitsunfall im Sinne § 8 SGB, sondern um eine Gelegenheitsursache.

In der MRT-Untersuchung aufgehobener Subakromialraum, leichter Erguss innerhalb des ACG, Flüssigkeitsansammlung im Subakromialraum (Bursitis subakromialis), Kontinuitäts-

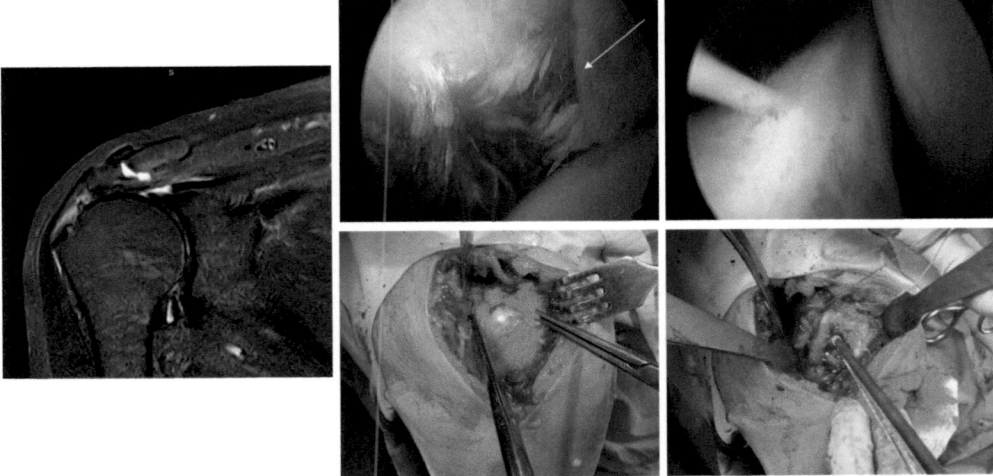

Abb. 3:   Abbildungen zu Fallbeispiel „Komplettruptur der Rotatorenmanschette"

störung von subscapularis und supraspinatus auf einer Länge von 4 cm bis in Höhe des Glenoid-Randes. Zeichen einer fettigen Degeneration innerhalb des Muskelteils der Sehnen.

Bei der Arthroskopie nur noch Reste der Manschette (→) sichtbar (Einsicht in den Subakromialraum und das ACG), komplette ventrale Luxation der langen Bizepssehne. Arthrotomie und erweiterte subakromiale Dekompression (mit Resektion des lateralen Clavicula-Endes), Tenotomie und Transfer der langen Bizepssehne und transossäre Refixation der Manschette am Tuberculum majus mit Faden-Anker.

1.2.5 Schaden der langen Bizepssehne (SLAP)

Aufgrund ihres eigenartigen Verlaufes innerhalb des Schultergelenkes, bei dem erhebliche Normvarianten vorliegen können (zum Beispiel Verwachsung mit den anterioren Ligamenten), kann heute davon ausgegangen werden, dass etwa 5–20 % aller chronischen Schulterbeschwerden Folge einer alleinigen oder begleitenden Pathologie der langen Bizepssehne sind.

Überbelastung (vor allem beim Werfer = „Werfer-Schulter/Thrower's Shoulder") kann eine unspezifische Sehnenentzündung (Tendinitis) hervorrufen. Diese klingt in der Regel nach Entlastung und konservativer Behandlung ohne strukturelle Schäden ab.

Hier kann sich unter Umständen die Frage ergeben, ob eine berufliche Belastung im Sinne einer BK-Nummer 2101 (Erkrankung der Sehnenscheiden oder des Sehnengleitgewebes; sog. Paratendinose) vorliegt.

Partielle oder komplette Rissbildungen der langen Bizepssehne sind dabei sowohl im Bereich des Glenoid-Ansatzes als auch im Bereich des Rotatorenintervalls (Pulley-Läsion) möglich. Ursache sind dabei in der Regel degenerative Veränderungen der Sehne. Überbelastung, vor allem bei jüngeren Patienten mit entsprechend hoher schwungvoller Kraftaufwendung (Wurfsportarten) sind die Ursache.

Die große Bedeutung der Bizeps-Pathologien als Ursache für Schulterbeschwerden wurden erst mit der Entwicklung der Schulter-Arthroskopie offenkundig.

Snyder hat für die Pathologien im Bereich des Glenoid-Ansatzes den Begriff der SLAP-Läsionen (Superior Labrum Anterior to Posterior) geprägt und eine Klassifikation für die verschiedenen Schweregrade geschaffen, die inzwischen zahlreiche, vor allem für die Operationsplanung wichtige Modifikationen erfahren hat (Snyder et al. 1995):

Ein weiterer Pathomechanismus der langen Bizepssehne im Schultergelenk ist die Pulley-Läsion. Dadurch, dass der Bindegewebszügel im Rotatorintervall geschädigt ist, verliert die Sehne ihre Führung im Gelenk, was ebenso wie bei der SLAP zur Subluxation der Sehne und damit zu Einklemmungserscheinungen führen kann. Auch die Pulley-Läsion kann dabei entweder als isolierter Schaden auftreten, häufiger ist sie jedoch mit einem Schaden der Supraspinatus-Sehne assoziiert.

1.2.6 Primäre, idiopathische Schultersteife (Frozen Shoulder)

Grundsätzlich kann man jede Bewegungseinschränkung des Schultergürtels als „Schultersteife" bezeichnen. Eine Schultersteife ist nahezu bei allen Erkrankungen und Verletzungen der Schulter ein Leitsymptom.

Allerdings gibt es am Schultergelenk ein in seiner Pathogenese bislang nicht vollständig aufgeklärtes Krankheitsbild, die primäre, idiopathische Schultersteife (frozen shouler, adhaesive Capsulitis), welches 1934 erstmals von Codman beschrieben wurde (Codman 1934). Die Erkrankung betrifft vornehmlich Personen im mittleren Lebensalter (90 % Frauen). Ohne erkennbare äußere Ursache (weder Trauma noch andere Pathologie der Schulter bzw. besondere berufliche oder sportliche Belastung) kommt es zu einer zunehmenden oft nur geringfügig schmerzhaften Bewegungseinschränkung im Schulterhauptgelenk. Histologisch zeigt sich bei dieser Erkrankung ein ähnliches Muster einer Fibrose wie bei Morbus Dupuytren. Das oftmals gute Ansprechen auf eine antiphlogistische Behandlung (Cortison, Indomethazin) lässt zudem eine entzündliche Genese vermuten (Prodromidis u. Charalambous 2016). Auch ohne aktive Maßnahmen wie einer Arthrolyse oder Narkosemobilisation klingen die Symptome meistens innerhalb eines Zeitraumes von 1,5 bis 2–3 Jahren weitgehend ab.

Dabei verläuft die Erkrankung in der Regel in 3 Phasen (Reeves 1975):

- Phase I (Freezing Phase)
  Anfänglich bestehen Schmerzen, innerhalb von ca. 3 Monaten kommt es zu einer weitgehenden Bewegungsunfähigkeit des Schultergelenks.
- Phase II (Frozen Phase)
  Bedingt durch die Einsteifung ist die Schulter zwar in der Funktion erheblich eingeschränkt, Schmerzen sind aber kaum oder gar nicht vorhanden. Diese Phase dauert ca. 4 bis 12/18 Monate.
- Phase III (Thawing Phase)
  Auch ohne aktive Behandlungsmaßnahmen kommt es schließlich zu einer oft weitgehenden Wiederherstellung der Bewegungsfähigkeit des Schultergelenks.

1.2.7 Bursitis subacromialis sive Tendinosis calcarea (Kalkschulter)

Die Bursa subacromialis ist für die Funktion des Gleitraums und des Funktionierens der Rotatorenmanschette sehr wichtig.

Eine Bursitis subacromialis simplex ähnelt dem Krankheitsbild der Schleimbeutelentzündungen, wie man sie auch im Bereich des Ellenbogens oder Kniegelenkes vorfindet. Sie ist gekennzeichnet durch eine synoviale Reaktion mit seröser Ergussbildung, Hypertrophie der Schleimhautzotten und Entstehung von Fibrinknoten. Dabei kann die Wand der Bursa verdicken, was zu einer mechanischen Einengung im Rahmen eines Impingement-Syndroms beitragen kann. Auch hier sind oftmals Überbelastung (länger dauernde Hochhalte der Arme mit Druckbelastung des Schleimbeutels) ursächlich für die Symptomatik.

Bei der Bursitis calcarea kommt es zur Ansammlung von Hydroxylapatit innerhalb des Subakromialraumes und innerhalb der Bursa (Bosworth 1941). In der Regel gehen diese Verkalkungen von Vernarbungen innerhalb von Supraspinatusrissen aus. Solche Kalkansammlungen, die häufig als scharf abgegrenztes Kalkdepot innerhalb des Subakromialraumes erkennbar sind, lassen sich in 2–30 % aller Röntgen- und MRT-Aufnahmen nachweisen. Einen Bezug zur Symptomatik hat dieser Befund häufig nicht. In ca. der Hälfte der Fälle handelt es sich hier um einen radiologischen Zufallsbefund. Im Falle einer Schulterproblematik überwiegen nach aller Regel die Symptome der Primärerkrankung (Rotatorenmanschetten-, Bizeps- oder Impingement-Symptomatik).

Liegen keine oder nur geringfügige Schulterbeschwerden vor, so bedarf die Bursitis calcarea oft keiner eigenständigen Therapie. Mitunter bilden sich innerhalb eines Zeitraums von 2–3 Jahren solche Kalkdepots durch Resorption spontan zurück (Uhthoff 1997).

Problematisch und hochakut kann das Krankheitsbild jedoch dann verlaufen, wenn sich aus dem Kalkdepot Teile lösen und in das Innere des Schulterhauptgelenkes geraten. Dies führt zu einer so akuten, oft hochdramatischen Symptomatik, weswegen dieses Ereignis auch als „Kalk-Infarkt" bezeichnet wird.

1.2.8 Primäre, atraumatische Schulterinstabilität

Schulterluxationen sind die häufigsten Verrenkungen des Menschen.

Durch erhebliche Gewalteinwirkung und Hebelwirkung des Arms (meist Sturz auf den gestreckten, außen rotierten und abduzierten Arm) tritt der Oberarmkopf aus der Pfanne entweder nur kurzzeitig heraus (Subluxation) oder er verbleibt in Luxationsstellung mit den typischen Symptomen der aufgehobenen Funktion, Schmerzen, tastbarer leerer Gelenkpfanne und federnder Fixation. Je nach Richtung, in welche der Kopf aus der Pfanne heraustritt, werden verschiedene Luxationformen unterschieden, wobei die vordere Luxation (Luxation subcoracoidea) mit 90 % am häufigsten ist.

Nach Reposition lassen sich in mehr als 80 % aller Fälle „Begleitverletzungen" radiologisch oder arthroskopisch nachweisen:

- Abriss des Labrum glenoidale von der Gelenkpfanne (Bankart-Schaden)
- Abrissfraktur der Gelenkfläche (knöcherner Bankart)
- Impressionsfraktur der dorsalen Seite des Humeruskopfes (Hill-Sachs-Delle)
- Abrissfraktur des Tuberculum majus

Rissbildungen im Bereich der Rotatorenmanschette, je nach Luxationsrichtung bevorzugt der Subscapularis und der Supraspinatus.

In Abhängigkeit von der einwirkenden Gewalt sind zusätzliche Begleitverletzungen insbesondere nach Rasanztraumen (zum Beispiel Motorradsturz) möglich: Luxationsfrakturen, Mitverletzung des ACG, des SCG bis zur vollständigen Dissoziation des Schultergelenks vom Rumpf („floating shoulder") und Schäden am Gefäß-Nerven-Trakt (Plexusläsion) sowie Weichteilverletzungen („terrible triad").

In 17–95 % der Fälle kommt es nach stattgehabten Schulterluxationen zu einer erneuten Verrenkung (Rezidiv-Luxation). Dabei gilt, je jünger der Patient (> 40 Jahre) und je ausgeprägter die vorstehend genannten Begleitverletzungen sind, umso höher ist das Risiko einer Rezidiv-Luxation (Odenwald et al. 2008). Eine Rezidiv-Luxation ist nicht zu verwechseln mit einer habituellen Schulterluxation!

Eine Differenzierung zwischen posttraumatischer und habitueller Schulterinstabilität ist manchmal schwierig.

Hilfreich vor allem für Therapieentscheidungen ist dabei die Einteilung der chronischen Schulterinstabilität nach Matsen et al. von 1994:

- **TUBS**
  Traumatisch, **U**nidirektional, **B**ankart-Läsion, „**S**urgical repair"
- **AMBRI**
  Atraumatisch, **M**ultidirektional, **B**ilateral, **R**ehabilitation, **I**nferiorer Kapsel-Shift mit Intervall-Verschluss (d.h. Rehabilitation = konservativ vor Operation und wenn dann auch nur Weichteileingriff; wenn OP überhaupt erforderlich).

1.2.9 Primäre Arthrose des Glenohumeralgelenks (Omarthrose)

Wie bei einer Reihe anderer Gelenke (Ellenbogengelenk, Handgelenk, Hüftgelenk und Sprunggelenk) gibt es das Krankheitsbild einer „idiopathischen primären Arthrose" nicht.

Isolierte Omarthrosen sind immer sekundäre Folge einer anderweitigen präarthrotischen Deformierung (Sharma u. Kapoor 2007).

Typisch für die Omarthrose ist, dass bei der Erkrankung immer eine „präarthrotische Deformierung" nach Hackenbroch nachweisbar ist (Hackenbroch 1983). Solche Deformierungen sind am häufigsten posttraumatische Zustände, gefolgt von Schultererkrankungen bedingenden Allgemeinerkrankungen (rheumatischer Formenkreis), Anlagestörungen und Tumoren.

Selbst dann, wenn eine BK-Nr. 2103 nach Berufskrankheiten-Verordnung (Erkrankungen durch Erschütterung bei Arbeit mit Druckluftwerkzeugen oder gleichartig wirkenden Werkzeugen) vorliegt, so ist die Arthrose im Schulterhauptgelenk entweder gar nicht vorhanden, oder sie ist zumindest geringer ausgeprägt als die Schweregrade der Arthrose im Bereich des Handgelenkes, des Ellbogengelenkes oder des ACG.

Massenrupturen der Rotatorenmanschette mit vollständiger Destruktion innerhalb des subakromialen Gleitraums führen durch die Impaktion des Humeruskopfes unter das Schulterdach zu einer Zerstörung der Gelenkflächen im Sinne einer Defektarthropathie (Milwaukee-Shoulder). Auch diese Omarthrose-Form ist als sekundäre Arthrose infolge des Schadens an der Rotatorenmanschette aufzufassen (Ersoy u. Pomeranz 2017).

1.2.10 Akromioklavikulargelenks-Arthrose

Anders als im Schulterhauptgelenk sind auch „primäre Arthrosen" im ACG häufig radiologisch nachweisbar (Mahakkanukrauh u. Surin 2003, Candela et al. 2021). In der Regel handelt es sich dabei um Zufallsbefunde.

Krankheitswert hat eine ACG-Arthrose nur im Fall eines ausgeprägten subakromialen Osteophyten (ACG-Sporn) mit Verursachung eines subakromialen Impingement.

1.2.11 Traumafolgen und sekundäre Schulterbeschwerden

Verletzungen des Schultergürtels, seien es auch nur banale Verstauchungen (Distorsion), Prellung, aber vor allem natürlich Luxation und Frakturen können zu bleibenden Beschwerden am Schultergelenk führen. Dies beinhaltet sowohl persistierende Schmerzen als auch Bewegungseinschränkung (posttraumatische Schultersteife). In Bezug auf die Prognose der Einzelverletzungen sei an dieser Stelle auf einschlägige traumatologische Literatur verwiesen.

1.2.12 Erkrankungen des rheumatischen Formenkreises und metabolische Ursachen

Primäre rheumatische Erkrankungen (rheumatoide Polyarthritis) oder eine Mitbeteiligung des Schultergelenks bei Gichterkrankung sind Raritäten.

1.2.13 Neuralgische Schulteramyotrophie (Parsonage-Turner-Syndrom)

Dieses Krankheitsbild betrifft häufig Personen im mittleren Lebensalter, ähnlich wie die idiopathische Schultersteife. Im Unterschied zu Schultersteife hingegen ist das Schultergelenk meistens frei beweglich, die Erkrankten klagen jedoch über zum Teil unerträgliche Schmerzen im Bereich des gesamten Schultergürtels mit Ausstrahlung in die HWS und teilweise in den Thoraxbereich hinein (Smith u. Bevelaqua 2014). Die Ursache ist bislang nicht geklärt, vermutet wird eine Autoimmunerkrankung mit Beteiligung des Armplexus (Neuralgie).

Zurzeit werden zahlreiche Erkrankte nach durchgemachter COVID-19-Infektion oder nach Impfungen mit einer solchen Symptomatik vorstellig (Mitry et al. 2021).

1.2.14 Infektionen

Primäre Schulter-Empyeme, bei denen eine allgemeine Bakteriämie zur Keimbesiedlung innerhalb des Schultergelenkes führt, sind selten. Da sie insbesondere nicht im beruflichen Kontext auftreten, sollen sie nicht an dieser Stelle behandelt werden.

1.2.15 Nervenkompressionssyndrome

Der Schultergürtel mit seinen komplexen Muskel- und Faszien-Zügen ist Durchzugsort zahlreicher vaskulärer und neurologischer Leitungsbahnen. Daher sind Engpass-Syndrome in diesem Bereich möglich und bereiten aufgrund der oft unspezifischen Symptomatik gelegentlich erhebliche differenzialdiagnostische Probleme.

Beispiele dafür sind (nach Lichtenberg u. Habermeyer 2011):

- Halsrippensyndrom
  Kompression der A. axillaris gegen die Halsrippe durch Druck des M. scalenus anterior
  Kompression des Plexus brachialis und der A. subclavia zwischen den Mm. scalenus anterior und medius.
- Scalenus-minimus-Syndrom
  Hyperabduktionssyndrom (Pectoralis-minor-Syndrom).
- Kostoklavikuläres Syndrom („thoracic inlet")
  Kompression der A. subclavia beim Durchtritt durch den M. scalenus minimus
  Abwinkelung und Kompression des Plexus und der A. axillaris zwischen Processus coracoideus und Ansatz des M. pectoralis minor durch Heben des Arms
  Kompression von Plexus und A. axillaris sowie V. subclavia zwischen Klavikula und 1. Rippe.
- SNES („suprascapular nerve entrapment superior")
  Mechanische Kompression des N. suprascapularis innerhalb der Incisura scapulae mit Schwächung des Supraspinatus und infraspinatus sowie diffusen Schmerzen im Schulterbereich mit vorwiegend dorsaler Lokalisation.
- SNEI („suprascapular nerve entrapment inferior")
  Einengung des N. suprascapularis in der spinoglenoidalen Notch. Schwäche und Atrophie des M. infraspinatus et teres minor.

1.2.16 Tumoren

Benigne oder maligne Tumoren bzw. Metastasen kommen auch im Bereich des Schultergürtels vor.

Ganglien sind mit seröser Flüssigkeit gefüllte Aussackungen der Gelenkkapsel. Anders als Schleimbeutel haben diese immer eine Verbindung zum Gelenk. Feingeweblich bestehen sie aus einer fibrösen Kapsel und einer inneren, synovialen Auskleidung. Charakteristisch ist dabei oftmals die wechselnde Größe, abhängig von körperlicher Aktivität. Am häufigsten betreffen diese das ACG (meist als Folge einer Arthrose), seltener das Schulterhauptgelenk bzw. das SCG.

Ein weiterer typischer, vornehmlich im Bereich des Schultergelenks vorkommender gutartiger Tumor ist das Lipoma aboresecens. Diese typischen Lipome liegen dabei nahezu immer innerhalb des Musculus deltoideus und haben Verbindung zur Gelenkkapsel.

Im Bereich des Schultergürtels finden neben der für das Impingement bedeutsamen Bursa subacromialis weitere Schleimbeutel. Die auf dem Acromion lokalisierte Bursa subcutanea acromialis schützt den Knochen vor Druck auf Schulterhöhe und kann sich bei längerem Tragen von Lasten auf der Schulter, ähnlich wie die Bursa am Kniegelenk, chronisch entzünden. In solchen Fällen ist unter Umständen das Vorliegen einer BK-Nummer 2105 anzunehmen.

Osteosarkome sind mit über 50 % im Bereich des Kniegelenks lokalisiert, aber immerhin auch 10 % aller dieser Tumoren liegen innerhalb der Knochen des Schultergürtels, vornehmlich im Bereich des Humeruskopfes (Mohr 2000).

Zusammenhänge zwischen beruflicher oder sportlicher Belastung fehlen dabei natürlich.

1.3   Diagnostik der Erkrankungen des Schultergürtels

1.3.1   Anamnese und klinische Diagnostik

Zweifellos haben sich die diagnostischen Möglichkeiten durch die Entwicklung der bildgebenden Verfahren, insbesondere der MRT, in den letzten Jahrzehnten enorm erweitert. Gerade unter diesem Gesichtspunkt kann es nicht ausdrücklich genug betont werden, dass auch heute nach wie vor gezielte Anamnese und klinische Untersuchung die Basis einer zielführenden Diagnostik sind!

MRT-Untersuchungen haben in Bezug auf verschiedene Pathologien zwar eine hohe Sensitivität, allerdings oftmals eine nur unzureichende Spezifität. Bei ca. der Hälfte der in einer MRT-Untersuchung nachgewiesenen pathologischen Veränderungen im Bereich der Rotatorenmanschette sind die Personen entweder völlig asymptomatisch oder die nachgewiesenen Schäden an der Manschette korrelieren nicht mit dem klinischen Beschwerdebild.

Wie bei jeder anderen Erkrankung umfasst die Anamnese folgende Fragen:

*   Seit wann besteht die Erkrankung?
*   Wie ist der Verlauf (Verschlechterung, gleichbleibend, Besserung)?
*   Schmerzanamnese (Ruheschmerz, verstärkter Nachtschmerz, Belastungsschmerz, Post-Belastungsschmerz)?
*   Was löst die Beschwerden aus (bestimmte Bewegungen, bestimmte Armhaltungen, bestimmte Situationen, zum Beispiel auch Stresssituationen)?
*   Welche Ursachen vermuten die Erkrankten (Unfälle, frühere Operationen, Medikamenten-Nebenwirkungen, stattgehabte Impfungen, berufliche oder sportliche Belastung)?
*   Erfolgte bereits eine Behandlung, wenn ja mit welchem Erfolg?
*   Welche Erwartungshaltung haben die Erkrankten von der Diagnostik und Therapie? Gerade diese Frage ist wichtig, um einerseits unrealistische bzw. auch ein Rentenbegehren zu erkennen?

- Welches soziale Umfeld haben die Erkrankten? Gibt es persönliche Probleme, Probleme am Arbeitsplatz (zum Beispiel Mobbing), müssen Angehörige gepflegt werden, gibt es außerberufliche Belastungen (zum Beispiel Hausbau, Nebenjob, Gartenarbeit)?
- Werden oder wurden schulterbelastende Sportarten ausgeübt? Welches Leistungsniveau? Wie lange?
- Wie sind seine Lebensgewohnheiten (Raucher, Alkoholkonsum, Drogenkonsum)?
- Welche sonstigen Erkrankungen bestehen (metabolische, entzündliche Erkrankungen; neurologische Erkrankungen, Erkrankungen anderer Körperregionen, psychischer Erkrankungen (!)?
- Besteht Arbeitsunfähigkeit? Wenn ja, wie lange? Bei sehr langer Arbeitsunfähigkeitsdauer sollte die AU-Hauptdiagnose erfragt werden (cave: psychiatrische Verursachung, die bei der Erstvorstellung vom Patienten oft gegenüber dem Orthopäden verschwiegen wird).
- Familienanamnese?

Gerade bei Schultererkrankungen mit oft multifaktoriell-bedingten Symptomen und Kombination mit anderen Krankheitsbildern gibt eine ausführliche Anamnese bereits richtungsgebende Informationen in Bezug auf die weitere Diagnostik und Therapie.

Wird ein Zusammenhang zwischen den beklagten Beschwerden und der beruflichen Belastung vermutet, ist eine Arbeitsplatzbeschreibung erforderlich. Zweifelsohne sind hier Arbeitsmedizinerinnen und -mediziner im Vorteil, sie können die Betroffenen am Arbeitsplatz aufsuchen und sich ein eigenes Bild machen. Ist dies nicht möglich, sollen die Betroffenen möglicherweise Bilder der Arbeitsplatzsituation zeigen. In der täglichen Praxis hat es sich dabei durchaus bewährt, mit den Betroffenen gemeinsam im Internet Bilder (zum Beispiel einer bestimmten Maschine) anzuschauen. Gleiches gilt im Übrigen auch für die heute in Unzahl ausgeübten modernen Trendsportarten.

Ein weiterer unverzichtbarer diagnostischer Schritt ist die genaue **Inspektion** der Betroffenen.

Eine genaue Beobachtung der Erkrankten bereits während des Gespräches erlaubt gewisse Rückschlüsse. Dabei muss auch auf die Mimik und Gestik geachtet werden, insbesondere dann, wenn unter Umständen Dinge aus dem persönlichen Umfeld der Erkrankten erfragt werden (psychosomatische Begleitkomponente!).

Wünschenswert ist es, wenn die Ärztinnen und Ärzte beim Auskleiden der Erkrankten anwesend sind und sie dabei beobachten können. Hierbei sollte auf Schwierigkeiten (zum Beispiel Ausgleichsbewegung bei der Unfähigkeit des Anhebens der Arme, benötigte Hilfe und gebrauchte Hilfsmittel) geachtet werden.

Es versteht sich von selbst, dass eine orthopädische Untersuchung immer den gesamten Menschen umfasst und daher die Erkrankten komplett entkleidet sein sollten.

Zum Abschluss der Inspektion bittet man die zu untersuchende Person seitengleich beide Arme nach vorn, zur Seite und nach hinten zu bewegen und den Nackengriff auszuüben.

Eine sehr wichtige Information liefert die Beobachtung bei der Ausführung des Schürzengriffs. Dabei bittet man die Person, aus dem Schürzengriff heraus die Daumen abzuspreizen und so weit wie möglich nach kranial an der Wirbelsäule heraufzuführen. Normalerweise sollte dies bis knapp unter die Schulterblätter problemlos gelingen. Bei der seitengleichen Ausführung dieser Bewegungstests lassen sich bereits grobe Hinweise auf die zu erwartende Schulter-Pathologie finden.

Die **klinische Untersuchung** des Schultergürtels erfolgt vorzugsweise am aufrechtstehenden Menschen, ist dies nicht möglich, sollte er auf einem Untersuchungshocker sitzen.

Zu beachten ist, dass bei der Untersuchung immer auch in gleicher Weise die nicht erkrankte/unverletzte Seite untersucht wird.

Ärztinnen und Ärzte sollten hinter der zu untersuchenden Person stehen, nur dadurch ist es ohne Probleme möglich, bei der Untersuchung den Arm und damit die Schulter in allen Freiheitsgraden zu bewegen.

Standardmäßig verwendet man bei der Untersuchung den Codman-Handgriff (Codman 1934): Der Daumen liegt dabei unterhalb der Spina scapulae auf dem dorsalen Gelenkspalt, der Zeigefinger auf dem Akromionrand und die Langfinger auf dem Schlüsselbein. Mit der anderen Hand werden von der betroffenen Person aktiv Bewegungen ausgeführt, wodurch man bereits Blockaden, einen möglichen Krepitus (zum Beispiel bei der Kalkschulter) eine Überwärmung (zum Beispiel bei einer Bursitis) erkennen kann.

Anschließend bleibt die Schulter im Codmann-Handgriff fixiert und der Untersuchende führt mit dem freien Arm die speziellen Schulter-Funktionstests aus. Da die meisten dieser Tests Schmerzen provozieren, sollten diese einerseits zunächst an der gesunden Seite ausgeführt werden und andererseits sehr vorsichtig. Fügen Ärztinnen und Ärzte der betroffenen Person bei der Untersuchung erst einmal einen erheblichen Schmerz zu, dann ist die Verwertbarkeit weitere klinischer Untersuchungen oft sehr eingeschränkt.

Liegen massive Schmerzen vor, so hat es sich bewährt, zunächst eine akute Schmerztherapie (zum Beispiel Schmerzinfusion) zu verabreichen, um dann die Untersuchung noch einmal zu wiederholen.

Für verschiedene Schultererkrankungen hat sich die Durchführung spezieller Provokationstests bewährt *(Tab. 1)*. Dazu wird die Schulter in bestimmte Positionen gebracht und dabei ein Schmerz provoziert. Gegebenenfalls können die Betroffenen diese Bewegungen auch aktiv selbst ausführen und man lässt sich dann die jeweilige Schmerzregion zeigen:

- Prüfung der Stabilität (Apprehension-Test, Sulcus-Zeichen, Schubladenzeichen nach Gerber)
- Impingement-Tests
- Rotatorenmanschetten-Tests
- Tests der langen Bizepssehne

Es muss explizit betont werden, dass die Untersuchung des Schultergürtels immer auch eine Untersuchung der Wirbelsäule, insbesondere der **Halswirbelsäule** und natürlich auch **der gesamten oberen Extremität** einschließen muss.

Weiterhin ist es erforderlich, die Durchblutung (Pulsstatus), die Motorik (Kraftgrade nach Janda bzw. Sehnen-Fremdreflexe) und die Sensibilität zu beurteilen.

Tab. 1:   Wichtige klinische Tests zur Funktionsuntersuchung des Schultergürtels (Bilder aus Spahn 1999)

Allgemeine Tests
Painful Arc Betroffene werden aufgefordert, den Arm aktiv zu applizieren bzw. zu antevertieren. Dies gelingt entweder gar nicht (drop-arm-sign, Pseudoparalyse), oder zwischen 30 und 90° werden entweder Ersatzbewegungen (Störung des Alignment) beobachtet, bzw. der Arm der gesunden Gegenseite wird benutzt, um ein Heben über die Horizontale hinaus zu ermöglichen. 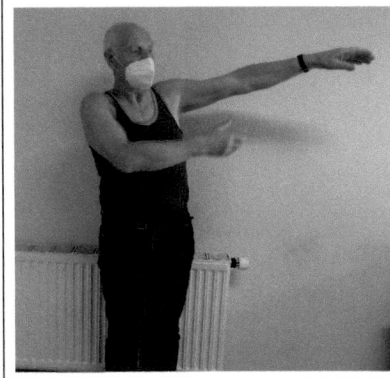
Handgriff nach Codman Der Untersucher steht hinter der zu untersuchenden Person. Daumen liegt dabei unterhalb der Spina scapulae auf dem dorsalen Gelenkspalt, der Zeigefinger auf Akromionrand und die Langfinger auf dem Schlüsselbein. Mit der anderen Hand werden von der Person aktiv Bewegungen ausgeführt. 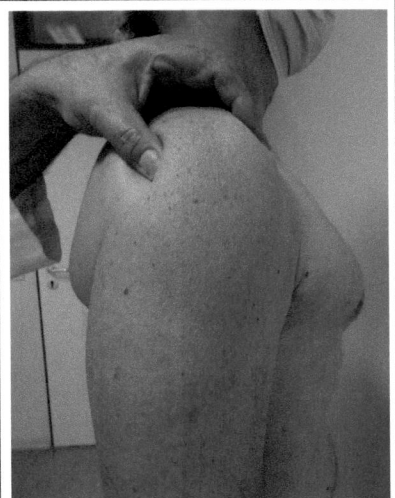

Tab. 1: Wichtige klinische Tests zur Funktionsuntersuchung des Schultergürtels (Bilder aus Spahn 1999) *(Forts.)*

Impingement-Tests

Test nach Neer

Die eine Hand des Untersuchenden fixiert die Schulter mit dem Handgriff nach Codman. Der Arm der zu untersuchenden Person ist maximal innenrotiert. Nunmehr wird der Arm in die Horizontale gehoben. Dies ist entweder nicht möglich oder bereitet erhebliche Beschwerden innerhalb des Subakromialraumes.

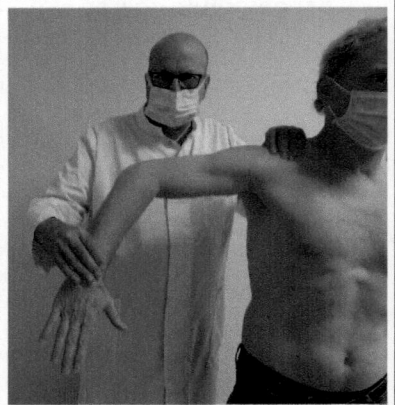

Test nach Hawkins und Kennedy

Der adduzierte und flektierte Arm wird schwungvoll in die Innenrotation geführt.

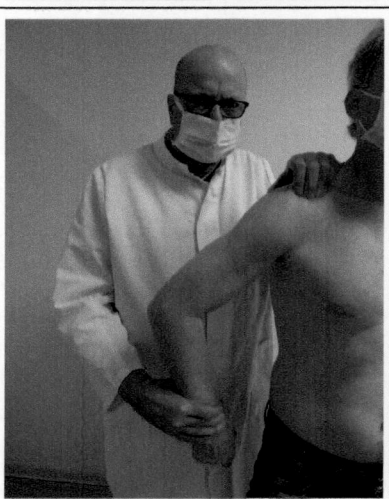

Rotatorenmanschetten-Tests

0°- bzw. 90°-Abduktionstest nach Cyriax (Supraspinatus-Test)

Dabei sind die Arme der zu untersuchenden Person gestreckt. Gegen Widerstand führt diese Person eine kraftvolle Abduktion aus. Dies geschieht entweder aus der 0°-Position bzw. bei 90°-abduziertem Arm heraus.

Bewertung: Ist der 0°-Test nicht ausführbar bzw. im Seitenvergleich schlechter, spricht dies für einen Supraspinatus-Schaden (fehlender Initialimpuls des Supraspinatus).

Bei positivem 90°-Test fehlt die Zentrierungswirkung des Supraspinatus auf den Oberarmkopf. Auch dies ist ein Indiz für einen entsprechenden Sehnenschaden.

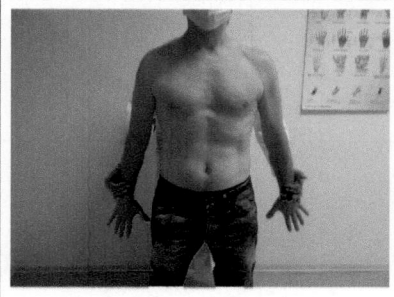

Tab. 1: Wichtige klinische Tests zur Funktionsuntersuchung des Schultergürtels (Bilder aus Spahn 1999) *(Forts.)*

Lift-of-Test Aus der Schürzengriff-Position heraus wird die zu untersuchende Person aufgefordert, die nach dorsal gerichtete Handfläche gegen Widerstand zu drücken. Der Untersuchende blockiert dabei die Innenrotation durch Druck auf den Pectoralis Major. *Bewertung:* Unmöglichkeit bzw. Kraftminderung im Seitenvergleich ist ein Indiz für einen Subscapularis- Schaden.	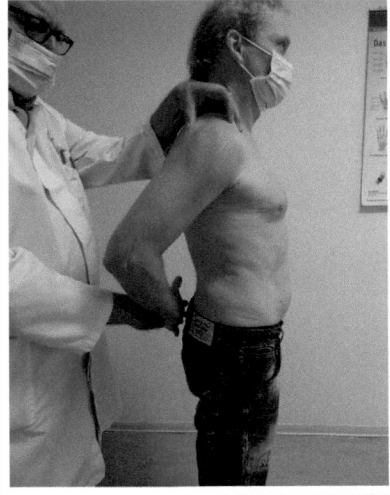
Jobe-Test Abgespreizter Daumen und 90°- abduzierter Arm. Wird die zu untersuchende Person aufgefordert, gegen den Widerstand des Untersuchenden den Arm weiter kranial zu bewegen, so gilt der Test als positiv, wenn dies entweder kraftlos im Seitenvergleich oder unmöglich ist. *Bewertung:* indirekter Nachweis eines Impingement-Syndroms bzw. eines Supraspinatus-Konflikts.	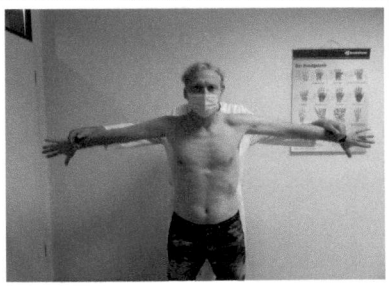
Subscapularis-Test Im rechtwinklig gebeugten Ellenbogengelenk und leicht abduzierten Arm übt die zu untersuchende Person Druck gegen den Widerstand des Untersuchenden aus. Gleichzeitig wird dabei die Stärke der Innenrotation im Seitenvergleich getestet. *Bewertung:* positives Testergebnis beweist mit einer sehr hohen Sensitivität einen Schaden des Subscapularis.	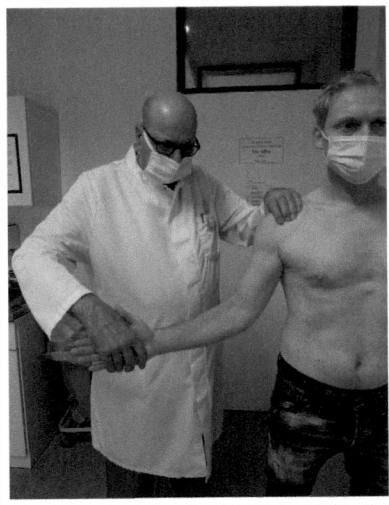

Tab. 1: Wichtige klinische Tests zur Funktionsuntersuchung des Schultergürtels (Bilder aus Spahn 1999) *(Forts.)*

Infraspinatus-Test

Aus ca. 80° Abduktion wird der in 90° Ellenbogen-Beugung befindliche Arm gegen Widerstand nach dorsal rotiert.

Bewertung: Unmöglichkeit bzw. Kraftminderung im Seiten-vergleich haben eine hohe Sensitivität beim Nachweis eines Infraspinatus-Schadens.

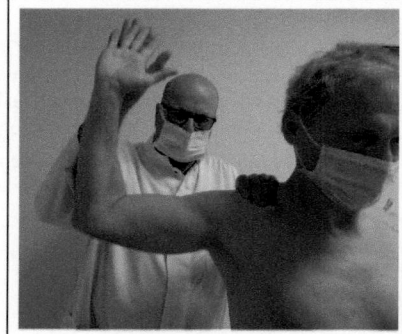

Lange Bizepssehne

Palpation der Bizepssehne im Sulcus bicipitalis (Druckschmerz, Konturunterbrechungen oder Nachweis des typischen Muskel-bauches bei Komplettruptur).

Yergason-Test

Nachweis einer Funktionsstörung innerhalb des Schultergelen-kes (SLAP, Pulley-Lesion mit oder ohne Subluxation). Zu unter-suchende Person wird zur versierten Supination aufgefordert, während der Untersuchende leichten Widerstand leistet und gleichzeitig mit der anderen Hand Druck auf den Sulcus ausübt. Der Test gilt dann als positiv, wenn in der Tiefe des Schulterge-lenkes Schmerzen angegeben werden.

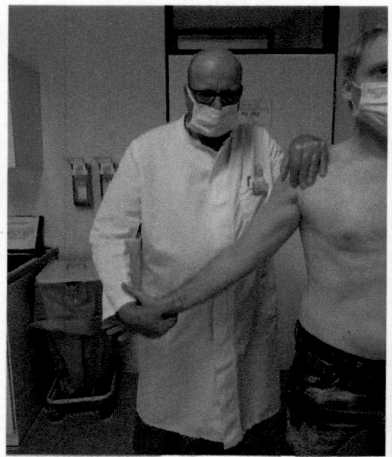

Palm-up-Test

Dieser Test ähnelt dem Yergason- Test. Allerdings wird die zu untersuchende Person hierbei aufgefordert, den Arm gegen den Widerstand des Untersuchenden nach oben zu drücken. Auch hier spricht eine Schmerzangabe in der Tiefe der Schulter für einen intraartikulären Schaden der langen Bizepssehne.

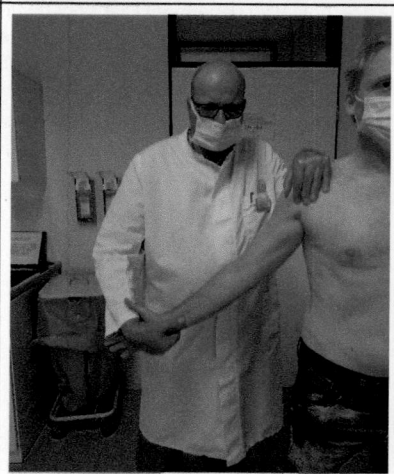

Tab. 1: Wichtige klinische Tests zur Funktionsuntersuchung des Schultergürtels (Bilder aus Spahn 1999) *(Forts.)*

Stabilitätstests

Schubladentest nach Leffert

Bei der stehenden oder sitzenden zu untersuchenden Person, der Arm hängt entspannt herab, wird Druck auf die Hinterseite des Oberarmkopfes ausgeübt. Dabei kann man sehen oder tasten, inwieweit der Oberarmkopf im Seitenvergleich nach ventral gleitet.

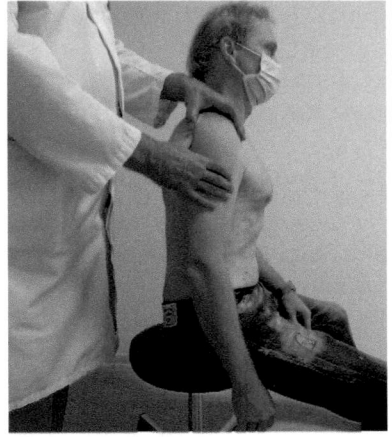

Schubladen-Test nach Gerber

Prinzipiell ähnliches Testprinzip wie beim Leffert-Test. Allerdings liegt die zu untersuchende Person mit abduziertem Arm; unter die Brustwirbelsäule wird ein Kissen gelegt, sodass die Schulter frei ist und der Kopf liegt entspannt in leichter Reklination.

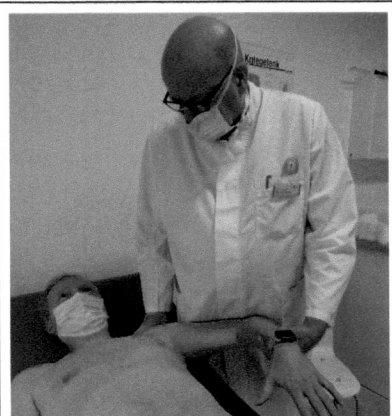

Sulcus-Zeichen

Der Arm hängt frei, der Untersuchende zieht im Seitenvergleich den Arm nach kaudal. Das Sichtbarwerden einer deutlichen Delle unter dem Akromion ist ein Beleg für eine multidirektionale Instabilität.

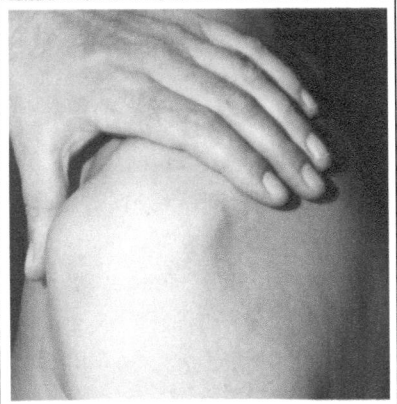

1.3.2   Bildgebende Diagnostik

Die Veranlassung einer radiologischen Untersuchung sollte immer nach erfolgter umfassender klinischer Untersuchung mit einer gezielten Fragestellung erfolgen. Neben den erhobenen klinischen Befunden und klar formuliert werden, welche konkrete Pathologie vermutet oder ausgeschlossen werden soll. Wird dies unterlassen, werden die radiologischen Kolleginnen und Kollegen systematisch sämtliche Auffälligkeiten innerhalb eines Röntgen bzw. MRT-Bildes auflisten. Solche Befunde sind dann in keiner Weise für die Therapieplanung zielführend!

Nach wie vor ist eine native **Standard-Projektionsradiographie (Röntgen)** Basis jeder bildgebenden Diagnostik. Diese sollte an den stehenden Erkrankten in korrekter Einstelltechnik durchgeführt werden. Nur das Röntgenbild (bzw. die CT) gibt uns Aufschluss über die Kongruenz innerhalb des Schultergelenkes und nur im Röntgenbild lassen sich knöcherne Veränderungen (Osteophyten, die Sklerose der Gelenkflächen, und das Vorliegen einer Arthrose, insbesondere einer ACG-Arthrose) nachweisen bzw. sicher ausschließen.

Die Computertomografie ist aber nur dann erforderlich, wenn es darum geht, spezielle Fragestellungen in der Therapieplanung zu beantworten. Routinemäßig kommt diese Untersuchung aufgrund der hohen Strahlenbelastung nicht zur Anwendung. Bei der Diagnostik von Frakturen oder vorgeplanten Korrekturosteotomien (zum Beispiel bei rezidivierender habitueller Schulterluxation) ist sie jedoch „Methode der Wahl".

Bei entsprechender Erfahrung des Untersuchers kann die Sonografie eine sehr wertvolle und kostengünstige diagnostische Methode sein. Der Vorteil ist die sofortige Verfügbarkeit. Vor allem durch die Möglichkeit, das Schultergelenk sonografisch auch funktionell (zum Beispiel Bestimmung der Weite des Subakromialraumes in unterschiedlichen Gelenkspositionen) zu untersuchen, hat keine andere bildgebende Methode.

Selbstverständlich wird man in der Regel auf eine **MRT (Magnetresonanztomographie)** in den meisten Fällen nicht verzichten. In Bezug auf die Beurteilung von Gelenkposition und knöcherne Strukturen ist sie allerdings der Projektionsradiographie in ihrer Aussagekraft unterlegen, da sie an liegenden Personen ausgeführt wird.

Zweifelsohne ist sie jedoch Methode der Wahl für die Beurteilung der Schulter-Weichteile.

Nachteil der Methode sind die hohen Kosten und die nicht beliebige Verfügbarkeit (langfristige Terminierung!).

Für spezielle Fragestellungen (Entzündungsdiagnostik, Dignität Beurteilung von Tumoren) kann die Reliabilität der MRT-Untersuchung durch Gabe von Kontrastmittel zusätzlich verbessert werden.

Eine der häufigsten Fragestellung in der MRT-Untersuchung bezieht sich auf die Schäden der **Rotatorenmanschette**.

Zudem ermöglicht es die MRT-Untersuchung, den Degenerationsgrad der Sehne indirekt zu bestimmen.

Die wichtigste MRT-Klassifikation des Rotatorenmanschettenschadens, die für die Prognosebeurteilung und Therapieplanung praktikabel ist, stammt von Lafosse (Lafosse et al. 2007):

- Grad I   Partialläsion des oberen Drittels
- Grad II   Komplette Läsion des oberen Drittels
- Grad III   Komplette Läsion der oberen zwei Drittel
- Grad IV Komplette Läsion mit zentriertem Humeruskopf und fettige Degeneration aber zentriertem Humeruskopf
- Grad V   Komplette Läsion mit dezentriertem Humeruskopf (Humeruskopfhochstand = intrinsisches Impingement) und fettiger Degeneration Stadium III nach

Bezüglich der MRT-Diagnostik vieler weiterer Schulter-Pathologien sei auf radiologische Fachbücher verwiesen.

1.3.3 Arthroskopie des Schulterhauptgelenkes und des Subakromialraumes

Die Arthroskopie (Gelenkspiegelung) wird heute mit wenigen Ausnahmen (Biopsie beim Verdacht auf seronegative Rheumatoidarthritis, Abklärung unklarer Blockaden) ausschließlich mit therapeutischer Intention durchgeführt. Da sie nicht zu den diagnostischen Verfahren der Arbeitsmedizin gehört, soll hier nicht näher auf sie eingegangen werden.

1.3.4 Differenzialdiagnostik

In der täglichen Praxis gibt es kaum Patienten, die unter einer einzigen Schulter-Pathologie leiden.

Abgesehen von Notfällen (Fraktur, Luxation, Infekt) sollten sich die behandelnden Ärztinnen und Ärzte ausreichend Zeit nehmen, alle Aspekte des Gesamtbeschwerdebildes der Erkrankten eingehend zu analysieren. Dies gilt umso mehr, falls eine operative Intervention angedacht wird. Der alleinige Verlass auf isolierte radiologische Befunde (zum Beispiel Rotatorenmanschetten-Riss) kann zu großer Enttäuschung und Frustration sowohl bei Ärztinnen und Ärzten als auch bei Betroffenen führen.

Dazu bedarf es der Zusammenarbeit auch mit Hausärztinnen/-ärzten, Arbeitsmedizinerinnen/-medizinern, Fachkräfte früherer Behandlungseinrichtungen, sonstigen Fachärztinnen/-ärzten (zum Beispiel aus der behandelnden Psychiatrie!), und der Einbeziehung von Bezugspersonen (zum Beispiel Familienangehörige und Pflegekräfte).

In der Differenzialdiagnose Schultererkrankung muss zunächst ein unspezifisches, möglicherweise beruflich oder außerberuflich bedingtes Schulter-Arm-Syndrom als Ursache der Symptomatik mit größter Sicherheit ausgeschlossen werden.

Gerade bei den sehr oft komplexen Beschwerden muss unbedingt eine Medikalisierung vermieden werden.

Bei zunächst offensichtlichen pathologischen Befunden (zum Beispiel Schaden der Rotatorenmanschette) muss auch immer an andere Ursachen/Mitursachen für die beklagten Beschwerden gedacht werden („einfach daran denken!").

Die bedeutsamste Differenzialdiagnose ist die Abgrenzung von Beschwerden, verursacht durch Erkrankungen der Halswirbelsäule (Spondylosis deformans mit oder ohne Radikulopathie).

Neben den in den *Abschnitten 1.2.1 bis 1.2.16* aufgeführten primären Schultererkrankungen sind daneben folgende nicht-orthopädische Krankheitsbilder in die Differenzialdiagnostik einzubeziehen:

- chronisch-ischämische Herzkrankheit (Angina pectoris, akuter Myokardinfarkt) mit Schmerzen in der linken Schulter
- Oberbaucherkrankungen (positives Zeichen nach Kehr infolge Phrenicus-Reizung), zum Beispiel bei Milzvergrößerung, Pankreatitis, Ulcus-Krankheit, oder nach Laparoskopien
- psychiatrische Erkrankungen oder psychosomatische Fehlsteuerung („Schulter-Neurose")
- Erkrankungen der übrigen Extremität mit Auswirkung auf den Schultergürtel.

2 Spezieller Teil

Über den kausalen Zusammenhang zwischen einer Läsion der Rotatorenmanschette der Schulter und beruflichen Einflussfaktoren wurde/wird kontrovers diskutiert. Unter Zugrundelegung und Bewertung der vorliegenden nationalen und internationalen Literatur hat der Ärztliche Sachverständigenbeirat „Berufskrankheiten" im Jahr 2021 dem Verordnungsgeber empfohlen, die Läsion der Rotatorenmanschette der Schulter in die Berufskrankheiten-Liste aufzunehmen. Aktuell prüft der Verordnungsgeber bei der nächsten Novellierung der Berufskrankheiten-Liste folgende neue Berufskrankheit „Läsion der Rotatorenmanschette der Schulter durch eine langjährige und intensive Belastung durch Überschulterarbeit, repetitive Bewegungen im Schultergelenk, Kraftanwendungen im Schulterbereich durch Heben von Lasten oder Hand-Arm-Schwingungen" in den Anhang 1 der Berufskrankheiten-Verordnung aufzunehmen.

Zudem können auch in seltenen Fällen bei Einhaltung der sozialrechtlichen Randbedingungen degenerative Veränderungen im Bereich der Schulter bei einer Exposition gegenüber niederfrequenten Schwingungen in einem Frequenzbereich von ca. 8 bis 50 Hz unter der BK 2102 (Erkrankungen durch Erschütterung bei Arbeit mit Druckluftwerkzeugen oder gleichartig wirkenden Werkzeugen oder Maschinen) als Berufskrankheit anerkannt und entschädigt werden. In der Regel sind jedoch von dieser Berufskrankheit weniger die

Schultergelenke sondern vielmehr die Ellenbogen- und Handgelenke sowie die Handwurzelknochen betroffen.

Literatur

Bey MJ, Brock SK, Beierwaltes WN, Zauel R, Kolowich PA, Lock TR (2007). In vivo measurement of subacromial space width during shoulder elevation: technique and preliminary results in patients following unilateral rotator cuff repair. Clin Biomech 22 (7): 767–773. doi: 10.1016/j.clinbiomech.2007.04.006

BGBau (2021). Ergonomie am Bau. Damit es leichter geht

Bicos J (2008). Biomechanics and anatomy of the proximal biceps tendon. Sports Med Arthrosc Rev 16 (3): 111–117. doi: 10.1097/JSA.0b013e31818247a1

Bosworth BM (1941). Calcium deposits in the shoulder and subacromial bursitis: A survey of 12.122 shoulders. J Am Med Assoc 116: 2477–2482

Brezinschek HP (2008). Mechanismen des Muskelschmerzes. Zeitschrift für Rheumatologie 67 (8): 653–657. doi: 10.1007/s00393-008-0353-y

Brinckmann P, Frobin W, Leivseth G (2000). Orthopädische Biomechanik. Thieme Verlag, Stuttgart

Candela V, Villani C, Preziosi Standoli J, Scacchi M, Gumina S (2021). AC joint osteoarthritis: The role of genetics. An MRI evaluation of asymptomatic elderly twins. J Anat 238 (4): 1023–1027. doi: 10.1111/joa.13340

Codman EA (1934). The Shoulder: Rupture of the Supraspinatus Tendon and other Lesions in or about the subacromial Bursa. Thomas Todd Company, Boston

Duplay S (1896). De la periarthrite scapulo-humerale. Rev pract d trav de med 53: 226–230

Ersoy H, Pomeranz SJ (2017). Milwaukee Shoulder Syndrome. J Surg Orthop Adv 26 (1): 54–57

Forst R, Ingenhorst A (2005). Das myofasziale Syndrom. Der Internist 46 (11): 1207–1217 doi: 10.1007/s00108-005-1525-3

Hackenbroch MH (1983). Prevention of arthrosis. ZFA, Stuttgart 59 (3): 113–118. Retrieved from http://www.ncbi.nlm.nih.gov/pubmed/6837105

Hohmann G (1949). Die Periarthritis humeroscapularis (Duplay). In: Hand und Arm: Ihre Erkrankungen und deren Behandlung (S. 96–103). J.F. Bergmann-Verlag, München

Hoy DG, Protani M, De R, Buchbinder R (2010). The epidemiology of neck pain. Best Pract Res Clin Rheumatol 24 (6): 783–792. doi: 10.1016/j.berh.2011.01.019

Janowitz HD (2000). Burrill B. Crohn (1884–1983). Mt Sinai J Med 67 (1): 12–13

Karthikeyan S, Griffin DR, Parsons N, Lawrence TM, Modi CS, Drew SJ, Smith CD (2015). Microvascular blood flow in normal and pathologic rotator cuffs. J Shoulder Elbow Surg 24 (12): 1954–1960. doi: 10.1016/j.jse.2015.07.014

Keener JD, Patterson BM, Orvets N, Chamberlain AM (2019). Degenerative Rotator Cuff Tears: Refining Surgical Indications Based on Natural History Data. J Am Acad Orthop Surg 27 (5): 156–165. doi: 10.5435/jaaos-d-17-00480

Lafosse L, Jost B, Reiland Y, Audebert S, Toussaint B, Gobezie R (2007). Structural integrity and clinical outcomes after arthroscopic repair of isolated subscapularis tears. J Bone Joint Surg Am 89 (6): 1184–1193. doi: 10.2106/jbjs.F.00007

Lichtenberg S, Habermeyer P (2011). [Nerve compression syndrome of the shoulder: Arthroscopic decompression procedures]. Orthopade 40 (1): 70–78. doi: 10.1007/s00132-010-1681-6

Longo UG, Berton A, Papapietro N, Maffulli N, Denaro V (2012). Epidemiology, genetics and biological factors of rotator cuff tears. Med Sport Sci: 57, 1–9. doi:10.1159/000328868

Longo UG, Loppini M, Marineo G, Khan WS, Maffulli N, Denaro V (2011). Tendinopathy of the tendon of the long head of the biceps. Sports Med Arthrosc Rev 19 (4): 321–332. doi: 10.1097/JSA.0b013e3182393e23

Luime JJ, Koes BW, Hendriksen IJ, Burdorf A, Verhagen AP, Miedema HS, Verhaar JA. (2004). Prevalence and incidence of shoulder pain in the general population; a systematic review. Scand J Rheumatol 33 (2): 73–81. doi: 10.1080/03009740310004667

Mahakkanukrauh P, Surin P (2003). Prevalence of osteophytes associated with the acromion and acromioclavicular joint. Clin Anat 16 (6): 506–510. doi:10.1002/ca.10182

Matsen FA, Lippitt S, Sidles JA, Haryman DT (1994). Practical evaluation and management of the shoulder. Saunders, Philadelphia

Mellano CR, Shin JJ, Yanke AB, Verma NN (2015). Disorders of the long head of the biceps tendon. Instr Course Lect 64: 567–576

Mense S (2011). Unterschiede zwischen myofazialen Triggerpunkten und „tender points". Der Schmerz 25 (1): 93–104. doi:10.1007/s00482-010-0965-4

Mitry MA, Collins LK, Kazam JJ, Kaicker S, Kovanlikaya A (2021). Parsonage-turner syndrome associated with SARS-CoV2 (COVID-19) infection. Clin Imaging 72: 8–10. doi: 10.1016/j.clinimag.2020.11.017

Mohr W (2000). Gelenkpathologie. Historische Grundlagen, Ursachen und Entwicklungen von Gelenkleiden und ihre Pathomorphologie. Springer Verlag, Berlin Heidelberg

Mokone GG, Gajjar M, September AV, Schwellnus MP, Greenberg J, Noakes TD, Collins M (2005). The guanine-thymine dinucleotide repeat polymorphism within the tenascin-C gene is associated with achilles tendon injuries. Am J Sports Med 33 (7): 1016–1021. doi:10.1177/0363546504271986

Neer CS, 2nd. (1972). Anterior acromioplasty for the chronic impingement syndrome in the shoulder: a preliminary report. J Bone Joint Surg Am 54 (1): 41–50

Odenwald S, Lemke J, Bauer GJ, Mauch F, Brunner UH, Krackhard T (2008). Die traumatische Schultererstluxation. Der Unfallchirurg 111 (7): 507–513. doi: 10.1007/s00113-008-1443-7

Põldoja E, Rahu M, Kask K, Weyers I, Kolts I (2017). Blood supply of the subacromial bursa and rotator cuff tendons on the bursal side. Knee Surg Sports Traumatol Arthrosc 25 (7): 2041–2046. doi: 10.1007/s00167-016-4379-4

Prodromidis AD, Charalambous CP (2016). Is There a Genetic Predisposition to Frozen Shoulder? A Systematic Review and Meta-Analysis. JBJS Rev 4 (2). doi: 10.2106/jbjs.Rvw.O.00007

Reeves B (1975). The natural history of the frozen shoulder syndrome. Scand J Rheumatol, 4 (4): 193–196. doi: 10.3109/03009747509165255

Saupe N, Pfirrmann CW, Schmid MR, Jost B, Werner CM, Zanetti M (2006). Association between rotator cuff abnormalities and reduced acromiohumeral distance. AJR Am J Roentgenol 187 (2): 376–382. doi: 10.2214/ajr.05.0435

Sayampanathan AA, Andrew TH (2017). Systematic review on risk factors of rotator cuff tears. J Orthop Surg 25 (1), 2309499016684318. doi: 10.1177/2309499016684318

Sharma L, Kapoor D (2007). Epidemiology of Osteoarthritis. In: R. W. Moskowitz, R. Altman, M. C. Hochberg, J. A. Buckwalter, V. M. Goldberg (Eds.). Osteoarthritis. Diagnosis, Medical/Surgical Management (S. 3–26): Lippincott Williams and Wilkins

Sitthipornvorakul E, Janwantanakul P, Purepong N, Pensri P, van der Beek AJ (2011). The association between physical activity and neck and low back pain: a systematic review. Eur Spine J 20 (5): 677–689. doi: 10.1007/s00586-010-1630-4

Smith CC, Bevelaqua AC (2014). Challenging pain syndromes: Parsonage-Turner syndrome. Phys Med Rehabil Clin N Am 25 (2): 265–277. doi: 10.1016/j.pmr.2014.01.001

Snyder SJ, Banas MP, Karzel RP (1995). An analysis of 140 injuries to the superior glenoid labrum. J Shoulder Elbow Surg 4 (4): 243248. doi: 10.1016/s1058-2746(05)80015-1

Spahn G (1999). Klinische Untersuchung des Schultergelenkes. Validität klinischer Tests im Vergleich zur arthroskopischen Diagnostik. Akt Traumatol 29: 237–245

Stanton TR, Leake HB, Chalmers KJ, Moseley GL (2016). Evidence of Impaired Proprioception in Chronic, Idiopathic Neck Pain: Systematic Review and Meta-Analysis. Phys Ther 96 (6): 876–887. doi: 10.2522/ptj.20150241

Tashjian RZ (2012). Epidemiology, natural history, and indications for treatment of rotator cuff tears. Clin Sports Med 31 (4): 589–604. doi: 10.1016/j.csm.2012.07.001

Teunis T, Lubberts B, Reilly BT, Ring D (2014). A systematic review and pooled analysis of the prevalence of rotator cuff disease with increasing age. J Shoulder Elbow Surg 23 (12): 1913–1921. doi: 10.1016/j.jse.2014.08.001

Travell J, Rinzler S, Herman M (1942). Pain and disabiliy of the shoulder and arm: treatment by intramuscular infiltration with procaine hydrochloride. JAMA 120: 427–432

Uhthoff HK (1997). Anatomopathology of Calcifying Tendinitis of the Cuff. In D. F. Gazielly, P. Gleyze, T. Thomas (Eds.). The Cuff. Elsevier Verlag, Paris

Waldt S, Woertler K (2014). Measurements and Classifications in Musculoskeletal Radiology. Thieme Verlag, Stuttgart

Wesiack W (1995). Psychosomatische Aspekte funktioneller Syndrome. In: H. Feiereis, R. Saller (Eds.). Psychosomatische Medizin und Psychotherapie. (S. 711–719). H. Marseille-Verlag, München

Wolff R, Clar C, Lerch C, Kleijnen J (2011). Epidemiology of chronic non-malignant pain in Germany. Schmerz 25 (1): 26–44. doi: 10.1007/s00482-010-1011-2

24 Schmerzen im Bereich des Ellenbogengelenks

Jörg Jerosch

Zusammenfassung

Im folgenden Artikel findet sich eine Übersicht über die typischen Beschwerden im Bereich des Ellenbogengelenkes. Auf klinisch besonders relevante Erkrankungen von Golfer- und Tennisellenbogen, Bursitiden, Nervenkompressionssyndromen, Osteochondrosis dissecans, Bandverletzungen sowie fortgeleitete Beschwerden wird besonders eingegangen. Spezifische Bken am Ellenbogen durch Erschütterungen bei der Arbeit mit Druckluftwerkzeugen oder gleichartig wirkenden Werkzeugen oder Maschinen sind in der BK 2103 geregelt.

1 Allgemeiner Teil

1.1 Einleitung

Ellenbogenprobleme haben viele mögliche Ursachen. In Verbindung mit der großen Beweglichkeit des Schultergelenks trägt der Ellenbogen zu einer sehr fein aussteuerbaren Motorik bei, die eine Vielzahl Bewegungen in Beruf, Freizeit und Sport erlaubt.

Reizungen im Gelenk werden meist durch einseitige Bewegungsmuster verursacht, die bei manchen Berufen häufig über Jahre sehr monoton in hoher Intensität auftreten. Jede Bewegung des Ellenbogens belastet spezifische Teile der Sehnen und Bänder. Das kann zu schmerzhaften Sehnenansatzentzündungen oder Überlastung der Gelenkflächen führen.

Für die Diagnose ist es wichtig, die genauen Umstände der Schmerzentstehung zu kennen. Büroarbeitende mittleren Alters oder Schwerarbeitende haben sicher ein anderes Belastungsprofil als junge Sportlerinnen oder Sportler, die Handball oder Tennis spielen.

Die Bewegungsmöglichkeiten des Ellenbogengelenks sind vielfältig. Möglich sind Beugung und Streckung (Scharnierbewegung) sowie Einwärts- und Auswärtsdrehung des Ellenbogens (Drehbewegung). Es handelt sich beim Ellenbogen also um ein Drehscharniergelenk. Die größte Entspannung des Gelenks liegt in leichter Beugestellung des Unterarmes vor. Personen mit einer Entzündung oder einem Erguss im Gelenk nehmen automatisch diese Schonhaltung ein.

Personen mit rezidivierenden Schwellungen und Beschwerden im Bereich der Ellenbogengelenke stellen sich immer wieder in der arbeitsmedizinischen Praxis vor.

1.2 Wichtigste Erkrankungen des Ellenbogengelenks

1.2.1 Zerrung und Verstauchung

Wenn die Beweglichkeit des Ellenbogens durch zu starke Dehnung überfordert wird, können Verletzungen an Sehnen und vor allen an den Seitenbändern entstehen. Auch eine Zerrung kann zu Schmerzen und Bandschäden führen, die aber meist wieder konservativ abheilen. Meist ist eine Schonung oder Ruhigstellung des Ellenbogens erforderlich. Kühlung und eventuell eine topische Anwendung mit nicht steroidalen Antirheumatika (NSAID) helfen gegen die Schmerzen. Mit der Entwicklung von Pflastern, Gelen und Sprays gibt es verschiedene Strategien, um eine gewünschte lokale Wirkstoffexposition bei gleichzeitig reduzierten Rate an unerwünschten Wirkungen im Vergleich zur systemischen Gabe zu erreichen (Seefried et al. 2020, Zhang et al. 2020, Zeng et al. 2018).

1.2.2 Chronische Schäden

Viele Arten von Ellenbogenschmerzen treten dann auf, wenn bestimmte Bewegungen immer wiederkehren, häufig in monotonen Bewegungsabläufen. Die sorgfältige Anamnese der beruflichen Belastung ist hierzu ein entscheidender Faktor. Chronische Ellenbogenschmerzen können im Büro, auf der Baustelle bei Schwerarbeit oder auf dem Sportplatz entstehen.

1.2.3 Bursitis

Eine Bursitis entsteht typischerweise durch die einseitige rezidivierende mechanische Belastung, durch das einseitige Wiederholen einer monotonen Bewegung oder – wie bei einer Bursitis olecrani – durch mechanische Dauerreize, etwa ständiges Aufstützen des Ellenbogens beim Arbeiten. Sie kann jedoch auch die Folge eines Traumas (Prellung) oder einer bakteriellen Infektion sein. Bei einer abakteriellen Bursitis ist zunächst die topische Anwendung von NSAIDs indiziert (s.o.). Bei einem bakteriellen Infekt gelten die Grundsätze der septischen Gelenkbehandlung *(siehe Kapitel „Knieschmerzen")*.

1.2.4 Epikondylitis (Tennis- und Golferellenbogen)

Eine Epikondylitis entsteht auf Basis einer chronischen Sehnenüberlastung. Beide Erkrankungen werden trotz des eingängigen Namens nicht nur durch Sport verursacht.

Tennisellenbogen (Epikondylitis humeri radialis)

Der Tennisellenbogen (Epikondylitis humeri radialis) ist eine schmerzvolle Erkrankung der Hand- und Fingerextensoren am lateralen Epikondylus. Sie wurde erstmals in der deutschen Literatur durch Runge im Jahre 1873 beschrieben.

Ätiologie

Ätiologisch wird eine chronische Überbeanspruchung mit Degeneration im Sehnenansatzbereich der an den Epikondylen entspringenden Muskulatur mit Bildung eines degenerativen Granulationsgewebes angenommen; gelegentlich kann es auch zu degenerativen Teileinrissen der betroffenen Sehnenansätze führen. Der Tennisarm stellt die häufigste Myotendinose der Unterarmstreckmuskulatur dar (M. extensor carpi radialis brevis, M. extensor digitorum communis). Dieses Krankheitsbild wird häufig als Tennisellenbogen beschrieben, da es früher häufig mit dem Tennissport assoziiert wurde (Major 1883).

Eine der ersten konsequenten Studien zur lateralen Epikondylitis wurde durch Goldie (1964) in Schweden 1964 durchgeführt. Hier wurde als klinische Entität eine Inflammation des Extensor carpi brevis radialis und des Extensor comunis am aponeurotischen Ansatz am lateralen Epikondylus des Ellenboges dargestellt. Nirschl (1992) beschrieb die Alteration am Ursprung des Extensor carpi radialis brevis als fibroblastische Tendinose mit degenerativer Natur auf Grund der fehlenden akuten inflammatorischen Zellen. Eine Untersuchung von Ljung et al. (1999) bestätigte diese morphologischen Veränderungen des Extensor carpi radialis brevis Muskel bei Personen mit Tennisellenbogen. Diese Veränderungen können auf Grund eines kumulativen Effektes, durch mechanische Überlastung und metabolische Veränderungen resultieren. Auch Boyer und Hastings (1999) sowie Kraushaar und Nirschl (1999) zeigen, dass beim sogenannten Tennisellenbogen ein akuter inflammatorischer Prozess nicht die Ursache ist.

Diagnostik

Anamnestisch geben die betroffenen Personen gelegentlich eine kurz zurückliegende Überlastung an. Dies ist jedoch nicht immer eruierbar. Im Rahmen der klinischen Diagnostik findet sich ein Bewegungsschmerz bei der aktiven Handextension sowie ein Druckschmerz an den Insertionsbereichen der Handextensoren *(Abb. 1)*.

Die Abgrenzung zwischen einer Verletzung des M. flexor communis (Schmerzen bei Flexion und Pronation gegen Widerstand) und einer Verletzung des medialen Kollateralbandes

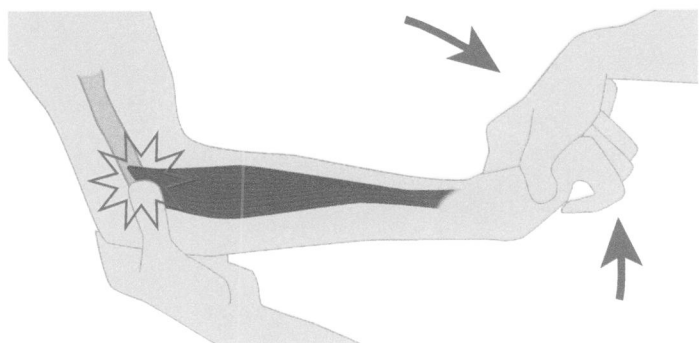

Abb. 1: Klinische Zeichen beim sog. „Tennisellenbogen"

(Schmerz bei Valgusstress) ist im klinischen Alltag wichtig. In 60 % finden sich gleichzeitige Zeichen der Ulnarisdysfunktion.

Das Ausmaß der Schmerzen kann nach Nirschl (1992) klassifiziert werden *(Tab. 1)*. Die Einschränkung der Funktion kann durch den Mayo Score (Morrey et al. 1985) objektiviert werden *(Tab. 2)*. Radiologisch finden sich selten Verkalkungen im Ansatzbereich der Muskulatur. Mit Hilfe der Kernspintomographie kann gelegentlich eine Veränderung der Sehnenansätze dokumentiert werden. Die Diagnose wird jedoch klinisch gestellt.

Tab. 1: Schmerzstadien (Nirschl 1992)

Stadium	Beschreibung
I	milder Schmerz nach körperlicher Aktivität; verschwindet innerhalb von 24 Stunden
II	Schmerzen bei körperlichen Aktivitäten, welche für 48 Stunden andauern; verschwinden nach Aufwärmung
III	Schmerzen bei körperlichen Aktivitäten, welche diese jedoch nicht einschränken
IV	Schmerzen bei körperlichen Aktivitäten, welche diese einschränken
V	Schmerzen bei ausgeprägten Aktivitäten des täglichen Lebens
VI	intermittierender Schmerz in Ruhe, welcher den Schlaf jedoch nicht beeinflusst; Schmerzen bei leichten Aktivitäten des täglichen Lebens
VII	kontinuierlicher Schmerz, welcher auch den Schlaf beeinträchtigt.

Tab. 2: Mayo Clinic Ellenbogen Evaluation (Morrey et al. 1985) *(Forts.)*

	Funktion	Score*
1	Gebrauch der Hosengesäßtasche	
2	Aufstehen aus dem Stuhl	
3	Anal-Hygiene	
4	Waschen der gegenseitigen Achsel	
5	Essen mit Besteck	
6	Haare kämmen	
7	Tragen eines Gewichtes von 4,5–7 kg mit dem Arm an der Seite	
8	Anziehen	
9	Ziehen	
10	Werfen	
11	Durchführen von normaler Arbeit	
	Spezifizieren der Arbeit:	
12	Durchführen von normalen Sportarten	
	Spezifizieren der Sportart:	

*12 Punkte sind Maximum.
Bewertung:
4 = Normal (1)
3 = geringe Einschränkung (0,75)
2 = schwierig (0,5)
1 = mit Hilfe (0,25)
0 = nicht durchführbar (0)
NA = nicht anwendbar

Das Röntgen zeigt nur selten Veränderungen. Im MRI lassen sich die Veränderungen in der Regel nachweisen *(Abb. 2)*.

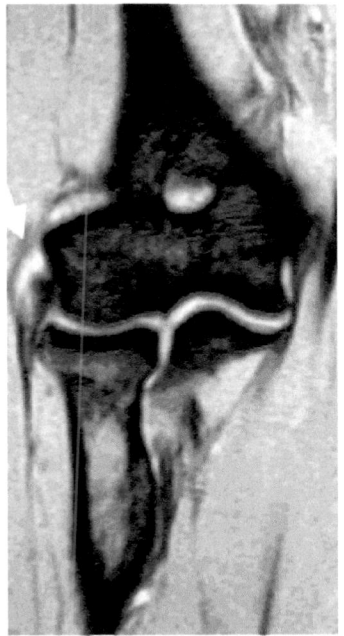

Abb. 2:   Signalerhöhung am radialen Epikondylus

Therapie

Die meisten Betroffenen mit einer Epikondylitis radialis sprechen gut auf eine konservative Therapie an. Grundsätzlich entspricht die Therapie der üblichen Therapie bei Ansatztendinosen mit lokalen symptomatischen Maßnahmen (balneophysikalische Therapie, Akupunktur, topische NSAID, Epikondylitis-Bandage, Injektionen etc.) (Jerosch 2008, Schoch et al. 2021).

Auch die Botulinum-Injektion hat in verschiedenen Studien einen Effekt gezeigt. Ziel ist es hier, den M. extensor carpi radialis brevis über einige Wochen zu tetonisieren und somit die Abheilung des Sehnenansatzes zu ermöglichen. Eine weitere lokale Injektion direkt an den Schmerzpunkt kann auch unmittelbar die Freisetzung von Schmerzmediatoren reduzieren (Jerosch 2008, Schoch et al. 2021).

Zwischen 5 und 10 % der Erkrankten entwickeln jedoch ein chronisches Krankheitsbild, welches einer operativen Intervention bedarf (Boyd u. McLeod 1973, Boyer u. Hastings 1999, Calvert et al. 1985, Coonrad u. Hooper 1973, Nirschl u. Pettrone 1979, Poehling et al. 1978). In einigen Studien wird dieser Anteil bis auf 25 % eingeschätzt (Kraushaar u. Nirschl 1999). Dieses scheint jedoch für den deutschen Sprachraum als zu hoch eingeschätzt.

Golfer- oder Werferellenbogen (Epikondylitis humeri medialis bzw. ulnaris)

Der Golfer- oder Werferellenbogen (Epikondylitis humeri medialis bzw. ulnaris) tritt als stechende Schmerzen an der Innenseite des Ellenbogens auf. Dabei ist der Bereich um den medialen Epikondylus druckempfindlich. Geschädigt sind hier Sehnenansätze auf der Beugeseite des Ellbogens. Beugung im Handgelenk und der Faustschluss sind schmerzhaft. Da auch Speerwerferinnen und -werfer häufiger unter dem Problem leiden, gibt es die Alternativbezeichnung Werferellenbogen. Es gelten von Grundsatz her dieselben therapeutischen Ansätze wie bei Tennisellenbogen; die Therapieerfolge sind hier jedoch schlechter (Jerosch 2008).

Kletterellenbogen

Eine weitere Variante ist der Kletterellenbogen. Zum Beugen und Strecken der Finger sind Muskeln aktiv, deren Sehnen an den Fingergelenken und am Ellbogen ansetzen. Beim Klettern oder Bouldern entstehen hier starke Zugkräfte. In der Folge sind wiederum Überlastungserscheinungen am Ellbogen möglich, sei es wie beim Tennisarm mehr außen (Streckmuskeln) oder wie beim Golferellenbogen weiter innen (Beugemuskeln).

1.2.5 Repetitive Strain Syndrome (RSI)

Ätiologie

Beim sogenannten Repetitive Strain Syndrome (RSI) („Sekretärinnenkrankheit" oder „Mausarm") sind vor allem ständige schnelle Bewegungen der Finger oder rasche Drehbewegungen des Unterarms ohne besondere Kraftentfaltung infolge langanhaltender, monotoner Bewegungen und/oder falscher Sitzhaltung ausschlaggebend. Das RSI betrifft zum Beispiel Musikerinnen und Musiker, Menschen, die viel am Computer arbeiten oder Beschäftigte an Kassenarbeitsplätzen oder in der Fließ(band)produktion.

Es gibt zwei Formen der RSI:

* **RS-1** = chemisch-physiologischer Typ. Durch lang andauernde, niedrig tonische Muskelkontraktion. Milchsäure kann nicht abtransportiert werden → man bewegt sich weniger, weil es schmerzt. Durch erhöhten Muskeltonus kommt es zu lokalen Durchblutungsstörungen.
* **RS-2** = Cinderella-Syndrom. Durch zu viel kurzzyklische, hochfrequente Belastungen

Symtomatik

Erste Anzeichen eines RSI-Syndroms sind spontaner Kraftverlust und Missempfindungen; Schmerzen treten erst später auf. Häufig ändern sich die Beschwerden und können über das gesamte belastete Organ wandern. Nur bei ca. 10 % der Betroffenen wird den Beschwerden eine medizinische Krankheit zugeordnet. Auch dieses gelingt nur mit eingegrenzter Sicherheit, weil die Diagnose sich häufig aus (subjektiven) Symptomen, wie z.B. Schmerz ableitet.

Subjektive Beschwerden können sein: Verlust an Kraft, Beweglichkeit und Sensibilität, Missempfindungen, Fehlbewegungen Muskelkrämpfe, sowie Schmerzen bei Bewegung und Ruhe.

1.2.6 Stressfrakturen am Ellenbogengelenk

Überbeanspruchung des Ellenbogengelenks, vor allem bei sehr starken Wurf- oder Schlagbewegungen, kann zu überlastungsbedingten Knochenbrüchen am Gelenk führen. Die Stressfrakturen am Ellenbogen äußern sich immer stärker bei Belastung. In Ruhe geht der resultierende Ellenbogenschmerz wieder zurück.

1.2.7 Nervenkompressions-Syndrome

Kompression Nervus ulnaris

Durch Kompression und Einengung des Nervus ulnaris (Ellennerv) in der Ulnarisrinne (Nervendurchtrittsstelle) am inneren Ellenbogengelenk entstehen ausstrahlende stechende Schmerzen, Gefühlsstörungen und Taubheit bis in die Finger hinein.

Der sogenannte Handy-Ellenbogen wird auch hier eingeordnet. Wer ständig im Handy-am-Ohr-Modus ist und dabei den gebeugten Ellbogen krampfhaft in Körpernähe hält, was den N. ulnaris unter Druck setzen kann.

Kompression Nervus radialis

Beim Sulcus-radialis-Syndrom (Radialtunnelsyndrom) wird der eine Ast des N. radialis an der Außenseite des Ellenbogengelenks eingeklemmt. Hier sind brennende Schmerzen oder Taubheit an der Außenseite des Ellenbogens die Folge (Assmus et al. 2015).

1.2.8 Arthritis und Arthrose

Ätiologie

Arthritis im Ellenbogen führt zu stechenden Schmerzen und Entzündungen sowie Schwellung und Überwärmung im Gelenk. Dabei greift das körpereigene Immunsystem das gesunde Gewebe des Körpers an. Die schmerzhafte Entzündung führt auch zur Knorpelerweichung und zum Knorpelabbau in den Gelenkflächen des Ellenbogengelenks. Auf diese Weise entwickelt sich eine Arthrose (Cubitalarthrose) und das Ellenbogengelenk versteift. Im fortgeschrittenen Krankheitsstadium reiben die Knochen direkt aufeinander.

Symptomatik

Zu Beginn der Arthrose bestehen belastungsabhängige Schmerzen und Muskelverspannungen, die vom Gelenk selber oder von den periartikulären Weichteilen ausgehen können. Synoviale Entzündungen mit palpabler Schwellung und Ergussbildung sind Zeichen der aktivierten Arthrose. Im fortgeschrittenen Stadium der Arthrose kommt es zum Bewegungsschmerz und schließlich auch zum Ruheschmerz sowie zu passiver Bewegungseinschränkung mit Streck- und Beugedefizit.

Diagnostik

In bildgebenden Verfahren finden sich typische degenerative Veränderungen mit Gelenkspaltverschmälerungen und osteophytären Ausziehungen. Das Radiusköpfchen kann eine durch Verdickung imponierende Deformierung aufweisen; häufig besteht eine Vergrößerung des Proc. coronoideus. Bei fortgeschrittenen degenerativen Veränderungen können sich freie Gelenkkörper bilden.

1.2.9 Osteochondrosis dissecans

Die Osteochondrosis dissecans ist eine Erkrankung des subchondralen Knochens *(Abb. 3)*. Es kommt zu Durchblutungsstörungen dieses Bereiches im Sinne einer aseptischen Nekrose. Der nekrotische Teil löst sich mit dem darüberliegenden Gelenkknorpel und kommt dann zu freien Gelenkkörpern, die zur weiterer Knorpelzerstörung beitragen. Die Durchblutungsstörungen können berufliche Ursachen haben. Zu differenzieren hiervon ist die Gelenkchondromatose *(Tab. 3)*.

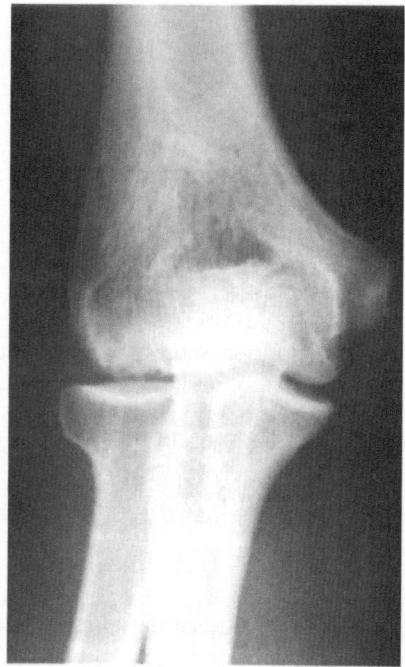

Abb. 3:   Radiologisches Bild einer Osteochondrosis dissecans

Tab. 3: Differenzialdiagnose Osteochondrosis dissecans versus Gelenkchondromatose

Erkrankung	Symptome	Anmerkungen
Osteochondrosis dissecans	Schwellung, Druckschmerz, Belastungs-schmerz, evtl. Blockierungen	jüngere Erwachsene, fam. Häufig 10–30 % beidseits, meist nur ein freier Gelenkkörper
Gelenkchondromatose	häufig Blockierungen, Bewegungs- und Belastungsschmerzen, Ergussbildung	bei Verkalkung und Verknöcherung multiple kleine Gelenkkörper im Röntgenbild, m:w = 5:1

1.2.10 Gicht

Die Ablagerung von Harnsäurekristallen führt zu Entzündungen im Ellenbogen und in anderen Gelenken. Harnsäure entsteht im Stoffwechsel und wird normalerweise ausreichend entsorgt. Klappt dies nicht, steigt der Harnsäurespiegel im Blut an (Hyperurikämie). Es gibt verschiedenste Ursachen. Überschüssige Harnsäure schlägt sich in verschiedenen Körpergeweben nieder, es können sich entzündliche Knoten bilden, eben Tophi. Sie sind Zeichen der chronischen, unzureichend therapierten Gicht. Liegen sie direkt über Gelenken, zum Beispiel an den Fingern und am Ellbogen, zeigen sich die Tophi als Knoten mit weißen Flecken.

Am gelenknahen Knochen entstehen dagegen regelrechte Löcher, die Gelenke können sich mit der Zeit erheblich verformen. Die Ablagerungen kommen außerdem in Sehnenscheiden und häufig auch in Schleimbeuteln vor.

Über eine Blutuntersuchung wird die Harnsäure bestimmt. Viele Betroffene verbessern ihren Stoffwechsel über eine Anpassung der Ernährung.

1.2.11 Luxation und Frakturen

Bei traumatischen Ellenbogenverletzung muss immer die ligamentäre Situation mit beachtet werden. Die Luxation des Ellenbogengelenkes stellt die zweithäufigste Luxation großer Gelenke bei Erwachsenen dar. Die jährliche Inzidenz wird mit 6,1 auf 100 000 eingeschätzt.

Coroniodfrakturen sind zwar seltene Frakturen, werden jedoch oftmals unterschätzt und führen in der weiteren Folge oft zu akuten oder chronischen Bandinstabilitäten. Frakturen der anteromedialen Coronoidfacette gehen in der Regel mit Verletzungen der lateralen Kollateralbandes sowie gelegentlich auch des medialen Kollateralbandes einher. Unbehandelt kann es zur posteromedialen Rotationsinstabilität kommen. In der weiteren Folge stellen sich Knorpelschäden bis hin zur Cubitalarthrose ein. Die frühzeitige Diagnose und beim funktionell anspruchsvollen Erkrankten ist die operative Therapie deshalb essenziell. Zwar ist das Röntgenbild nach wie vor die erste bildgebende Diagnostik, aufgrund der geringen Größe der knöchernen Fragmente ist in der Regel jedoch ein CT notwendig (Zimmermann et al. 2021).

1.2.12 Ausstrahlende Schmerzen in Arm und Ellenbogen

Oft entstehen Schmerzen in Arm und Ellenbogen durch Fehlhaltung, beispielsweise durch langes Sitzen am Computerarbeitsplatz. Dieses kann zu lokalen Verspannungen der HWS-Muskulatur führen. Auch Bandscheibenvorfälle oder Blockaden der kleinen Wirbelgelenke können zu Beschwerden im Bereich des Ellenbogengelenkes führen. Das Ausmaß der radiologischen oder kernspintomographischen Veränderungen korreliert jedoch nicht mit dem Ausmaß der Beschwerden. So bleiben schwere Abnutzungserscheinungen in einigen Fällen symptomlos, wohingegen geringe Abnutzungen starke Schmerzen auslösen können. Auch Infektionen, Osteoporose oder Tumore im Bereich der Halswirbelsäule können zu Schmerzen im Arm führen.

2   Spezieller Teil

2.1   Besondere arbeitsmedizinische Aspekte der Ellenbogenarthrose

Erkrankungen durch Erschütterungen bei der Arbeit mit Druckluftwerkzeugen oder gleichartig wirkenden Werkzeugen oder Maschinen sind in der **BK 2103** geregelt.

2.1.1   Ätiologie

Die von Vibrationen (vorrangig tiefe Frequenzanteile von 8–50 Hz) erzeugte Schwingungsenergie wird über die Handgriffe auf das Hand-Arm-Schulter-System übertragen. Längere Einwirkungen solcher Schwingungen können zu pathologische Veränderungen an den Gelenken und Knochen führen. Gefahrenquellen sind z.B. Arbeiten mit dem Presslufthammer, Pressluftmeißel, Pressluftbohrer, Pressluftstampfer oder gleichartig wirkenden Werkzeugen oder Maschinen, und zwar im Bergbau, in Steinbrüchen, in Gussputzereien, in Kesselschmieden, beim Schiffsbau und im Straßenbau.

2.1.2   Krankheitsbilder

Besonders betroffen sind das Ellenbogengelenk; daneben auch das Akromio-Clavikulargelenk sowie das distale Radioulnargelenk. Radiologisch können sich die Veränderungen am Ellenbogengelenk wie eine Osteochondrosis dissecans oder eine Cubitalarthrose darstellen. Veränderungen im Handbereich und im Schultergelenk werden in den entsprechenden Kapiteln besprochen.

2.1.3   Arbeitstechnische Voraussetzungen

Eine Anzeige des Verdachtes auf das Vorliegen einer Berufskrankheit nach der Nummer 2103 ist begründet, wenn eine entsprechende Arbeitsanamnese mit entsprechendem Befund vorliegt. Für die Beurteilung der arbeitstechnischen Voraussetzungen wird davon ausgegangen, dass die degenerativen Veränderungen von der Dauer und der Intensität der Schwingungsbelastung sowie von der Stärke der Ankoppelung der Hände an den vibrierenden Handgriffen abhängig sind. Eine kumulative Dosis der Schwingungsbelastung des Hand-Arm-Systems, die als Richtwert für die Begründung einer Erkrankung im Sinne der BK-Ziffer 2103 herangezogen werden könnte, lässt sich nach derzeitigem Erkenntnisstand nicht festlegen. Die zunächst bei Bergleuten gewonnenen Erfahrungen weisen darauf hin, dass die arbeitsbedingten arthrotischen Veränderungen an den Gelenken in der Regel nicht vor Ablauf einer zweijährigen, täglich wiederholten mehrstündigen Arbeit mit hoher Schwingungsintensität auftreten.

Für die Osteochondrosis dissecans sind Mindestexpositionszeiten derzeit nicht bekannt. Die arthrotischen Gelenkschäden können auch noch nach Aufgabe der gefährdenden Tätigkeiten in Erscheinung treten oder sich verschlimmern.

2.2 Besondere arbeitsmedizinsche Aspekte der Bursitiden

Häufige Druckbelastungen im Bereich des Ellbogengelenkes als Dauerbelastung (z.B. durch Zwangshaltungen) oder als häufig wiederkehrende, kurzzeitige Stoß- oder Reibebewegungen können zur BK 2105 (Chronische Erkrankungen der Schleimbeutel durch ständigen Druck) führen. Typische Berufsbilder, bei denen derartige Belastungen auftreten sind:

- Bergleute,
- Bodenleger und -abzieher,
- Fliesenleger,
- Straßenbauer,
- Steinsetzer,
- Reinigungspersonal,
- Glas- und Steinschleifer
- sowie Lastenträger.

In den betroffenen Schleimbeuteln kommt es zunächst zu einer Reizung serösen Exsudates, welches im weiteren Verlauf fibrinös umgewandelt werden kann; gelegentlich sind Einblutungen möglich. In der weiteren Folge kann sich ein Hygrom bilden, welches aus einem fibrösen ein- oder mehrkammerigen Hohlraum besteht. Aus diesen können sich im weiteren Verlauf reiskornähnliche Körperchen entwickeln. Auch Kalkeinlagerungen sind möglich. Die darüber liegende Haut ist oft schwielig verändert. Im Bereich des erkrankten Gewebes sind Spannungsgefühl mit Bewegungseinschränkungen vorhanden; Sekundärinfektionen kommen vor. Differenzialdiagnostisch sind immer nicht beruflich bedingte Veränderungen abzugrenzen. Dies sind z.B. Verletzungsfolgen, akute und spezifische Entzündungen, chronische, mechanisch bedingte Erkrankungen der Schleimbeutel sowie körpereigene Ursachen, wie Exostosen und Geschwülste.

2.3 Besondere arbeitsmedizinische Aspekte der Repetitive Strain Syndrome (RSI)

Es handelt sich beim RSI nicht um ein medizinisch klar definiertes Krankheitsbild. Unter diesem Begriff werden verschiedene Krankheitsbilder zusammengefasst, die durch chronische monotone Belastungen entstehen. Hierzu zählen Erkrankungen der Sehnen (z.B. Sehnenscheidenentzündungen), Nervenkompressionssyndrome, komplexes regionales Schmerzsyndrom, Verschleißerscheinungen der Gelenke und/oder der Halswirbelsäule.

Medizinische Bezeichnungen, die auf ein RSI hinweisen können sind: Bursitis, Epicondylitis lateralis bzw. ulnaris, Insertionstendopathie, Ganglionzyste, Karpaltunnelsyndrom, Raynaud-Syndrom, Styloiditis ulnaris bzw. radialis, Tendovaginitis stenosans [Quervain-Krankheit], Tendopathie, Tendomyalgie, Tenosynovitis, Tendovaginitis und Kettentendinose.

Eine Therapie bzw. eine Umgestaltung des Arbeitsplatzes ist daher nur nach einer genauen Untersuchung möglich.

2.4 Fazit für die arbeitsmedizinische Praxis

- Die Anamnese gibt ganz entscheidende Hinweise für die Ursache von Beschwerden.
- Vor jeglicher Bildgebung erfolgt eine klinische Untersuchung.
- Nach wie ist das Röntgenbild in 2 Ebenen der Standard.
- Die Kernspintomographie, erlaubt nur in Zusammenschau mit der Anamnese, der klinischen Untersuchung und dem Röntgenbild eine richtige Zuordnung der kernspintomographischen Befunde.
- Bei Infektverdacht muss unverzüglich eine weitere Ergussdiagnostik (Mikrobiologie und Pathologie) und Blutuntersuchung (CRP-Wert) angestrebt werden. Die Ergussdiagnostik muss vor Antibiotikagabe erfolgen.
- Die topische Anwendung von NSAID ist effektiv und mit weniger unerwünschten Wirkungen behaftet als die systemische Gabe.
- Beim Tennisellenbogen ist der Therapieerfolg größer als beim Golferellenbogen.
- Spezifische Bken am Ellenbogen durch Erschütterungen bei der Arbeit mit Druckluftwerkzeugen oder gleichartig wirkenden Werkzeugen oder Maschinen sind in der BK 2103 geregelt.

Literatur

Assmus H, Antoniadis G, Bischoff Ch (2015). Karpaltunnel-, Kubitaltunnel- und seltene Nervenkompressionssyndrome. Dtsch Arztebl 112: 14–26. doi: http:// 10.3238/arztebl.2015.0014

Baker CL, Cummings PD (1998). Arthroscopic management of miscellaneous elbow disorders. Oper Tech Sports Med 6, 16–21

Baker CL, Murphy KP, Gottlob CA, Curd DT (2000). Arthroscopic classification and treatment of lateral epicondylitis – two year clinical results. J Shoulder Elbow Surg 9: 475–482

Baker CL, Shalvoy RM (1991). The prone position for elbow arthroscopy. Clin Sports Med 10: 623–628

Baker CL; Jones GL (1999). Current concepts: arthroscopy of the elbow. Am J Sports Med 27: 251–264

Baumgard SH, Schwartz DR (1982). Percutaneous release of the epicondylar muscles for humeral epicondylitis. Am J Sports Med 10: 233–236

Bosworth DM (1965). Surgical treatment of tennis elbow: a follow-up study. J Bone Joint Surg Am 47: 1533–1536

Boyd HB, McLeod AC (1973). Tennis elbow. J Bone Joint Surg Am 55: 1183–1187

Boyer MI, Hastings H (1999). Lateral tennis elbow: is there any science out there? J Shoulder Elbow Surg 8: 481–91

Calvert PT, Allum RL, Macpherson IS, Bentley G (1985). Simple lateral release in treatment of tennis elbow. J R Soc Med 78: 912–915

Coonrad RW, Hooper WR (1973). Tennis elbow: its course, natural history, conservative and surgical management. J Bone Joint Surg Am 55: 1 177–182

Gardner RC (1970). Tennis elbow: diagnosis, pathology and treatment. Nine severe cases treated by a new reconstructive Operation. Clin Orthop 72: 248–253

Goldie I (1964). Epicondylitis lateralis humeri. Acta Chir Scand Suppl: 339

Jerosch J (2008). Konservative und operative Therapie der Epikondylitiden. Obere Extremität 4: 219–226

Jerosch J, M.Schröder, T.Schneider (1998). Good and relative indications for elbow arthroscopy. A retrospective study on 103 patients. Arch Orthop Trauma Surg 117: 246–249

Jerosch J, Schunck J (2005). Indikation, OP-Technik und erste Ergebnisse der arthropskopischen Therapie der lateralen Epikondylitis. Orthop Praxis 41: 64–68

Kraushaar BS, Nirschl RP (1999). Tendinosis of the elbow (tennis elbow). J Bone Joint Surg Am 81: 259–278

Kuklo TR, Taylor KF, Murphy KP, Islinger RB, Heekin RD, Baker CL (1999). Arthroscopic release for lateral epicondylitis: a cadaveric model. Arthroscopy 15: 259–264

Ljung BO, Lieber RL, Friden J (1999). Wrist extensor muscle pathology in lateral epicondylitis. J Hand Surg Br 24: 77–83

Major HP (1883). Lawn-tennis elbow. Br Med J 2: 557

Morrey BF, An KN, Chao EYS (1985). Functional evaluation of the elbow. In: Morrey BF, editor. The elbow and its disorders. 2nd edition. S. 73–91. WB Saunders, Philadelphia

Nirschl RP (1992). Elbow tendinosis/tennis elbow. Clin Sports Med 11: 851–870

Nirschl RP, Pettrone FA (1979). Tennis elbow. The surgical treatment of lateral epicondylitis. J Bone Joint Surg Am 61: 832–839

O'Driscoll SW, Bell DF, Morrey BF (1991). Posterolateral rotatory instability of the elbow. J Bone Joint Surg 73: 440–446

Poehling GG, Whipple TL, Sisco L, Goldman B (1989). Elbow arthroscopy: a new technique. Arthroscopy 5: 222–224

Posch JN, Goldberg VM, Larrey R (1978). Extensor fasciotomy for tennis elbow: a long-term follow-up study. Clin Orthop 135: 179–182

Runge F (1873). Zur Genese und Behandlung des Schreibekrampfes. Berl Klin Wchnschr 10: 245–248

Schoch C, Dittrich M, Geyer M (2021). Stadiengerechte Behandlung der lateralen Epikondylopathie des Ellenbogens. Obere Extremität 16: 182–191

Seefried L, Blyth M, Maheshwari R, McDonnell SM, Frappin G, Hagen M, Maybaum N, Moreira S, Pandit H (2020). Penetration of topical diclofenac into synovial tissue and fluid of osteoarthritic knees: a multicenter, randomized, placebo-controlled, pharmacokinetic study. Ther Adv Musculoskelet Dis 29, 12: 1759720X20943088. doi: 10.1177/1759720X20943088. PMID: 32922524; PMCID: PMC7457412

Stovell PB, Beinfield MS (1979). Treatment of resistant lateral epicondylitis of the elbow by lengthening of the extensor carpi radialis brevis tendon. Surg Gynecol Obstet 149: 526–528

Verhaar J, Walenkamp G, Kester A, van Mameren H, van der Linden T (1993). Lateral extensor release for tennis elbow: a prospective long-term follow-up study. J Bone Joint Surg Am 75: 1034–1043

Zeng C, Wei J, Persson MSM, Sarmanova A, Doherty M, Xie D, Wang Y, Li X, Li J, Long H, Lei G, Zhang W (2018). Relative efficacy and safety of topical non-steroidal anti-inflammatory drugs for osteoarthritis: a systematic review and network meta-analysis of randomised controlled trials and observational studies. Br J Sports Med 52 (10): 642–650. doi: 0.1136/bjsports-2017-098043. Epub 2018 Feb 7. PMID: 29436380; PMCID: PMC5931249

Zhang Q, Flach CR, Mendelsohn R, Page L, Whitson S, Boncheva Bettex M (2020). Visualization of Epidermal Reservoir Formation from Topical Diclofenac Gels by Raman Spectroscopy. J Pain Res 2, 13: 1621–1627. doi: 10.2147/JPR.S253069. PMID: 32753939; PMCID: PMC7342390

Zimmermann F, Hackl M, Hollinger B, Müller LP, Burkhart KJ (2021). Die Behandlung der posteromedialen Ellenbogeninstabilität. Obere Extremität 16: 173–181

25 Schmerzen im Bereich des Handgelenks und der Finger

FALK LIEBERS

Zusammenfassung

Die Hände ermöglichen dem Menschen die Interaktion mit der unmittelbaren Umwelt und damit das Handeln (Agieren) und Arbeiten. Durch die große Breite an motorischen Freiheitsgraden können wir mit den Händen Gegenstände feinfühlig und auch kraftvoll und hochkoordiniert greifen und manipulieren. Die Hand ist auch ein Sinnesorgan. Sie ermöglicht z.B. das Fühlen und Ertasten von Oberflächen, das Wahrnehmen von Schmerzen, Temperaturen und Vibrationen, aber auch die Wahrnehmung von Kraft und Spannungen und Positions- und Längenveränderungen.

Das Spektrum der den Beschwerden in den Händen zugrundeliegenden Erkrankungen ist breit. Zu berücksichtigen sind Verletzungen, Abnutzungserscheinungen, neurologische Erkrankungen oder systemisch entzündliche Ursachen. Auch häufig wiederholte hochrepetitive Bewegungen und kraftvolles Greifen mit den Händen und die Einwirkung von mechanischen Schwingungen in die Hände können zu biomechanischen Belastungen, Überbeanspruchungen und nachfolgend zu Beschwerden und Gesundheitsstörungen im Bereich der Hände führen. Betroffen sind daher in besonderem Maße Beschäftigte in beruflichen Tätigkeiten mit manuellen Anforderungen.

Die Strukturen und die Funktionen der Hand sind klinisch gut zu untersuchen. Für die Diagnosestellung sind aber Kenntnisse der gesamten Anamnese, anderer klinischer Befunde und ggf. auch zusätzliche Untersuchungen bzw. Funktionsuntersuchungen und bildgebende Diagnostik notwendig.

1 Allgemeiner Teil

1.1 Epidemiologie

Die Ätiologie von Muskel- und Skeletterkrankungen ist generell multifaktoriell (WHO 1985). Im Spektrum der beruflichen Risikofaktoren sind hochrepetitive und kraftvolle Arbeiten mit den Händen (manuelle Arbeitsprozesse) für Handbeschwerden von großer Bedeutung. Repetitive und/oder kraftbetontes Arbeiten mit den Händen kann zu degenerativen strukturellen Veränderungen in den Muskeln und Sehnen der Arme und Hände führen und spezifische Erkrankungen wie z.B. das Karpaltunnelsyndrom (KTS) verursachen (Palmer et al. 2007, van Rijn et al. 2009, da Costa u. Vieira 2010, da Costa et al. 2015, BAuA

2019, Bernard u. Putz-Anderson 1997). Eine Reihe von Erkrankungen der Hand und des Handgelenkes sowie der Sehnenscheiden sind in Deutschland gesetzlich als Berufskrankheiten definiert und können im Einzelfall anerkannt werden. Dazu gehörten das Karpaltunnelsyndrom (BK-Nr. 2113) und die Sehnenscheidenentzündungen durch repetitive manuelle Arbeitsprozesse (BK-Nr. 2101), die Lunatummalazie und Arthrosen des Handgelenkes durch die Einwirkung von Hand-Arm-Vibrationen (BK-Nr. 2103) sowie das Hypothenar-Hammersyndrom durch Schlageinwirkungen (BK-Nr. 2114). So wurde in 2018 durch die Unfallversicherungsträger in 304 von 1.033 Fällen ein KTS als Berufskrankheit BK-Nr. 2113 bestätigt (DGUV 2018, Crawford u. Davis 2020).

Typischerweise werden manuelle Arbeitsprozesse als Aufgaben beschrieben, die mit der Hand ausgeführt werden. Dazu gehören Arbeitstätigkeiten, die manuelle Fähigkeiten erfordern, wie sich stark wiederholende Abfolgen von Hand- und Armbewegungen und/oder Tätigkeiten, die ein hohes Maß an Hand- und Armkraft erfordern (Steinberg u. Liebers 2014). Manuelle Arbeitsprozesse sind durch eine sich wiederholende sowie statische Belastung der Muskeln und Bandstrukturen gekennzeichnet. Die Belastung des Körpers bei diesen Tätigkeiten hängt von der Intensität der erforderlichen Anstrengung, dem Bewegungsumfang sowie der Dauer und Häufigkeit der Bewegungen ab.

Tätigkeiten, die manuelle Arbeitsprozesse erfordern, sind eine häufige Form körperlicher Arbeitsbelastung in der europäischen und deutschen Erwerbsbevölkerung. Im Rahmen der sechsten europäischen Umfrage zu Arbeitsbedingungen Eurofound (2017) berichteten 33 % der befragten Frauen und 30 % der Männer, dass die Ausführung von manuellen Arbeitsprozessen einen großen Teil ihres Arbeitstages ausmacht. Ein ähnlicher Prozentsatz gab an, dass manuelle Arbeitsprozesse zwischen 25 % und 75 % ihrer Arbeitszeit ausmachen.

Neben manuellen Arbeitsprozessen stehen auch andere Faktoren in Zusammenhang mit Störungen, Beschwerden oder Schmerzen in den Händen. Es gibt Hinweise darauf, dass andere körperliche Belastungen, wie das manuelle Heben schwerer Lasten (Palmer et al. 2007, van Rijn et al. 2009, da Costa u. Vieira 2010, Bernard u. Putz-Anderson 2020) und Überkopfarbeiten (Palmer et al. 2007, van Rijn et al. 2009), Risikofaktoren für Erkrankungen der Hände und Unterarme sind. Außerdem hat sich gezeigt, dass manuelle Arbeitsprozesse häufig auch mit physikalischen Expositionen wie Hand-Arm-Vibrationen (Palmer et al. 2007, van Rijn et al. 2009, Bernard u. Putz-Anderson 2020) und klimatischen Aspekten (Hildebrandt et al. 2002, Pienimaki 2002, Piedrahíta et al. 2004, Warrender et al. 2018) assoziiert sind. Individuelle Faktoren wie Alter (Roquelaure et al. 2009), Geschlecht (Treaster u. Burr 2004, Balogh et al. 2019), Übergewicht (Roquelaure et al. 2009, Capodaglio et al. 2010, Shiri et al. 2015) und das Rauchverhalten (Al-Bashaireh et al. 2018) werden als Risikofaktoren für Schmerzen in den Händen und Armen beschrieben. Es wurden auch Zusammenhänge zwischen psychosozialen Faktoren (Mansfield et al. 2018, Bernard u. Putz-Anderson 2020) sowie dem sozioökonomischen Status (Mackenbach et al. 2008, Putrik et al. 2015) und muskuloskelettalen Erkrankungen der Hände und Arme nachgewiesen.

In einer Auswertung der Daten der Erwerbstätigenbefragung des Bundesinstituts für Berufsbildung (BIBB) in Kooperation mit der Bundesanstalt für Arbeitsschutz und Arbeitsmedizin (BAuA 2018) konnten Müller et al. 2021 zeigen, dass die rohe 12-Monatsprävalenz an Beschwerden bei 14,2 % liegt. Frauen sind stärker betroffen als Männer (17,8 % vs. 11,9 %). Es gibt dabei eine starke Abhängigkeit der Prävalenz in den Händen von der selbstberichteten Häufigkeit an manuellen Arbeitsprozessen. Bei Beschäftigten, die „häufig" diese manuellen Arbeitsprozesse durchführten, wurde eine adjustierte 12-Monatsprävalenz von Handschmerzen von 25,9 % bestimmt (24,0 %–28,0 %). Gegenüber Beschäftigten, die nie manuelle Arbeitsprozesse ausführen mussten, entspricht das einer um den Faktor 2,26 (CI 2,00–2,55) erhöhten Prävalenz an Handbeschwerden. Bei Beschäftigten, die „manchmal", „selten" oder „nie" manuelle Arbeitsprozesse ausführten, betrug die adjustierte 12-Monatsprävalenz von Handschmerzen 15,5 % (13,5 %–17,6 %), 13,4 % (11,4 %–15,8 %) bzw. 13,4 % (11,4 %–15,8 %). Ähnliche Gradienten im Risiko für Beschwerden in der Hand im Zusammenhang mit manueller Arbeit konnte auch z.B. im Zusammenhang mit der Validierung der Leitmerkmalmethode Manuelle Arbeitsprozesse im Projekt MEGAPHYS gezeigt werden (Liebers et al. 2019).

1.2 Anatomie und Funktion der Hand und des Handgelenkes

Literatur für diesen Abschnitt: Platzer (2013), Hirt (2015), Kapandji u. Koebke (2016), Wappelhorst u. Kittelmann 2021).

Anatomisch sind die Hand (manus) und das Handgelenk (carpus mani) Bestandteil des Haltungs- und Bewegungsapparates des Menschen und bezeichnet die distalen Abschnitte der oberen Extremitäten. Knöchern besteht das Handgelenk (carpus) aus 8 in 2 Reihen angeordneten Handwurzelknochen (ossa carpi). In der proximalen Reihe liegen von lateral nach medial das Kahnbein (os scaphoideum), das Mondbein (os lunatum), das Dreiecksbein (os triquetrum) und das Erbsenbein (os pisiforme), in der distalen Reihe liegen das große Vierecksbein (os trapezium), das kleine Vierecksbein (os trapezoideum), das Kopfbein (os capitatum) und das Hakenbein (os hamatum).

Die Hand wird unterteilt in die Mittelhand (metacarpus) mit fünf Mittelhandknochen (ossa metacarpi) und die Finger (ossa digitorum manus). Zeigefinger (index), Mittelfinger (digitus medius), Ringfinger (digitus anularis) und Kleinfinger besitzen drei Fingerglieder (phalanx proximalis, medialis et distalis) und der Daumen (pollux) zwei Fingerglieder.

Die Gelenke der Fingerglieder werden als Interphalangealgelenke (IP), die Gelenke zwischen Grundphalanx und den jeweiligen Mittelhandknochen als Metakarpophalangealgelenke (MP) und die Gelenke zwischen Handwurzel und Mittelfingern als Karpometakarpalgelenke (CM) bezeichnet. Die Mittelhandknochen II bis V. sind distal durch Intermetakarpalgelenke straff verbunden. Zwischen der distalen und proximalen Reihe der Handwurzelknochen liegen die Mediokarpalgelenke, zwischen Handwurzel und Radius das Radiokarpalgelenk. Die proximale Gelenkfläche des 1. Metakarpalknochens ist sattelförmig (Daumensattelgelenk).

Die Handwurzelknochen und die Mittelhandknochen sind durch Bänder miteinander straff verbunden. Palmar, also handflächenwärts werden die Handwurzelknochen vom Retinaculum mm. flexorum überspannt und bilden hier den Karpaltunnel (canalis carpi).

Die Gelenke zwischen den Mittelhandknochen und den Fingern (MP) sind Kugelgelenke mit einer schlaffen Gelenkkapsel, die Gelenke zwischen den distalen und proximalen Fingergliedern (DIP, PIP) sind Scharniergelenke mit seitlichen Bandstrukturen.

Der feingliedrige anatomische Aufbau der Hand aus Handwurzel, Mittelhand, Finger und Daumen in Kombination mit den Bewegungsmöglichkeiten des Unterarmes, des Ellenbogens und der Schulter lässt eine Vielzahl von Bewegungen der Hand im Raum zu.

Bewegungsumfang (Neutral-Null) im Bereich der Handwurzelgelenke

- Radial- und Ulnarabduktion: ca. 15/20° – 0° – 40°
- Flexion (Palmarflexion) und Extension (Dorsalextension): ca. 70° – 0° – 70°
- Kombinationsbewegungen
- Pronation und Supination des Unterarmes: ca. 80° – 0° – 80°

Bewegungsumfänge des Daumensattelgelenkes

- Abduktion und Adduktion
- Opposition und Reposition
- Zirkumduktion

Bewegungsumfänge der anderen CM-Gelenke und der intermetakarpalen Gelenke

- Straff verbunden

Bewegungsumfänge der Fingergelenke

- MCP-Gelenke: Flexion und Extension, Abduktion in Flexion, passiv Rotation
- IP-Gelenke: Flexion und Extension

Die Streck-, Beug- und Seitbewegungen im Handgelenk und die Streckung und Beugung der Finger erfolgt über die Unterarmmuskulatur, deren Sehnen in entsprechenden Sehnenscheiden über das Retinakulum extensorum (Streckerband) und abgedeckt durch die Fascia dorsalis manus bzw. über den Karpaltunnel (Beuger) und abgedeckt durch die Palmaraponeurose in die Handwurzel bzw. die Finger einstrahlen. Dabei sind die entsprechenden Muskelgruppen wie folgt innerviert:

Tab. 1: Innervation der Handbewegungen

Dorsalflexion	N. radialis		
Palmarflexion	N. radialis	N. medianus	N. ulnaris
Radialabduktion	N. radialis	N. medialis	
Ulnarabduktion	N. radialis		N. ulnaris

Zu berücksichtigen sind auch die kurzen Handmuskeln. Unter den Muskeln der Mittelhand wirken die Mm. interossei palmares eher adduktorisch und die M. interossei digitorum dorsale abduktorisch sowie beugend. Die Mm. lumbricales beugen im Grundgelenk und strecken in den Mittel- und Endgelenken der Finger. Die kurzen Muskeln des Daumenballens (Thenar) und des Kleinfingerballens (Hypothenar) ermöglichen die Flexion, Opposition, Abduktion (und Adduktion) des Daumens bzw. des Kleinfingers.

Innerviert wird die Hand durch die Nn. medianus, radialis und ulnaris.

- Der N. medialis verläuft durch den Karpaltunnel und versorgt motorisch die Unterarmbeuger und die Pronatoren (Ausfall: Schwurhand). Sensibel versorgt der N. medianus den Zeigefinger, den Mittelfinger; den radialen Bereich des Ringfingers und die Handinnenfläche radial.
- Der N. ulnaris versorgt motorisch die Mm. interossei et lumbricalis (Ausfall: Krallenhand). Sensibel versorg der N. ulnaris den Kleinfingerballen, den Kleinfinger sowie den ulnaren Bereich des Ringfingers.
- Ein Ausfall des N. radialis führt zu einer Lähmung der Unterarmstrecker (Fallhand). Innerviert werden vom N. radialis der Daumen und die radiale Dorsalseite des Handrückens.

Die Hand wird arteriell in der Regel durch die A. ulnaris, die im Canalis ulnaris zusammen mit dem N. ulnaris in einer Faszienloge (Guyon-Loge) liegt und im Arcus palmaris superficialis endet, versorgt. Variationen der arteriellen Versorgung sind häufig.

1.3 Diagnostik

Die nachfolgende Aufstellung zur Diagnostik orientiert sich an dem Übersichtsartikel von Springorum et al. (2017).

Im Rahmen von Betriebsbefragungen kann die Periodenprävalenz an Beschwerden mit Fragebogeninstrumenten erfasst werden (Liebers et al. 2020). Für eine einfache und standardisierte Untersuchung des Muskel-Skelett-Systems sind in der arbeitsmedizinischen Praxis Verfahren etabliert (Spallek u. Kuhn 2005, Grifka 2005, Liebers 2019). Als Hilfsmittel für eine detaillierte Anamneseerhebung und Funktionsbeschreibung im klinischen Kontext kann auf den DASH-Score zurückgegriffen werden (Gummesson et al. 2003).

Die klinische Diagnostik von Beschwerden im Bereich der Hand und der Handgelenke basiert auf der Erhebung der Anamnese, der Inspektion, der Palpation, der Prüfung der Sensibilität, der motorischen Funktionsprüfung, und Prüfung des Bewegungsausmaßes sowie ggf. speziellen Funktionstests (Buckup 1995, Spallek u. Kuhn 2005, Gross et al. 2016, Salis-Soglio 2016, Springorum et al. 2017, Konrads u. Rudert 2018, Breusch et al 2019, Buckup et al. 2019). Es sind immer beide Extremitäten im Seitenvergleich zu betrachten!

1.3.1 Anamnese in Bezug auf Beschwerden in den Händen bzw. den Handgelenken

- Allgemeine Informationen: Händigkeit, berufliche Belastungen, Freizeitbelastungen, vorangegangene Operationen und Erkrankungen. Bekannte systemische Erkrankungen. Bisherige Therapien und Medikamenteneinnahmen.
- Schmerzanamnese: Lokalisation der Schmerzen, Intensität (z.B. mit einer visuellen Analgoskala), Schmerzqualität (stechend, brennend, kribbelnd, einschießend).
- Ggf. Unfallanamnese: Zeitpunkt, Unfallhergang, Begleitverletzungen, mögliche Kontaminationen. Zeitpunkt der letzten Tetanus-Immunisierung.
- Funktionelle Anamnese: spezifische Bewegungs- und Funktionseinschränkungen, Tageszeitabhängigkeit, Belastungsabhängigkeit.

1.3.2 Inspektion der Hand

- Achsenfehlstellungen der Hand
- Vollständigkeit, Fehlbildungen: Syndaktylien, Brachydaktylien, Verstümmelungen, Fehlstellungen, Knopfloch- und Schwanenhalsdeformitäten
- Formveränderungen: Ulnardeviation der Langfinger, verminderte Carpushöhe, Handskoliose
- Schwellungen: allgemein, lokalisiert, weich, hart
- Hautveränderungen: Durchblutungsstörungen, Glanzhaut, Nävusbildungen, Nekrosen, trophische Störungen, Hinweis auf Sklerodermie, Ekzeme, Raynaud-Symptomatik
- Beschwielung und Formbild der Handmuskulatur: Schwielen, Hypotrophie/Atrophie z.B. des Hypothenars oder Thenars
- Nagelveränderungen: Uhrglasnägel, Spaltnägel, Onychomykose, Entzündungen

1.3.3 Palpation der Hand

Es werden alle anatomischen Strukturen der Hand und des Handgelenkes im Seitenvergleich abgetastet (Knochen, Gelenke, Gelenkspalten, Sehnen, Tabatiere → Skaphoidfraktur, Karpaltunnel → KTS).

Tab. 2: Palpation der Hand

Hauttemperatur	erhöht (Entzündungen), vermindert (Durchblutungsstörungen)
Gefäßstatus	A. radialis, Allen-Test (Kompression von Aa. ulnaris und radialis → Reperfusion beobachten)
Schwellungen	weich (Lymphödem, Synovialitiden, Tenosynovialitiden), prall-elastisch (Ganglien, Hämatome, Entzündung, Phlegmone)

1.3.4 Prüfung der Sensibilität in der Hand

Orientierend und anlassbezogen im Detail sind das Schmerz- und Berührungsempfinden (spitz-stumpf, Schmerzreiz, 2-Punktdiskrimination), das Temperaturempfinden (heiß-kalt), das Vibrationsempfinden (Stimmgabeltest), das Lageempfinden und die Stereognosie (simultan beide Körperseiten, Zahlenerkennen, Berührungsempfindung) zu prüfen. Ausfälle erfordern eine Zuordnung zu einem Dermatom, zum Versorgungsgebiet des jeweiligen peripheren Nervens oder des Nervenplexus.

Tab. 3: Versorgungsgebiete der Nerven an der Hand

Nervenwurzeln	C6 (Daumen), C7 (Mittelfinger), C8 (Kleinfinger)
N. medianus	D1 bis D3 palmar, Ringfinger radialseitig, D2/D3 dorsal
N. ulnaris	ulnarer Ringfinger, Kleinfinger palmar und dorsal
N. radialis	proximale IP-Gelenke dorsal D1 bis D4 radialseitig

Tab. 4: Spezielle (neurologische) Funktionstests

Phalen-Test	Missempfindung bei beidseitiger Dorsalflexion der Hände für 30–60 s (Hinweis auf KTS)
Hoffmann-Tinel-Zeichen	Missempfindung bei Beklopfen des Karpaltunnels (Hinweis auf KTS)
Sulcus-ulnaris-Syndrom	Kompression führt zu Missempfindung im Kleinfinger/Ringfinger

1.3.5 Motorische Funktionsprüfung

Die Beurteilung der motorischen Funktion erfolgt orientierend anhand von Komplexbewegungen (Greifen, Strecken der Hand, Faustschluss) und anlassbezogen über spezifische Tests gegen den Kraftwiderstand des Untersuchers. Einschränkungen werden klinisch anhand des Kraftgrades im Seitenvergleich und zur Kraft des Untersuchers eingeschätzt (5/5 normale Kraft, 4/5 Bewegung gegen aktiven Wiederstand; 3/5 Bewegungen gegen Schwerkraft; 2/5 Bewegung bei Aufhebung der Schwerkraft, 1/5 sichtbare oder tastbare Kontraktion; 0/5 keine muskuläre Aktivität bzw. Lähmung). Typische Schädigungsmuster sind zu beachten.

Tab. 5: Schädigungsmuster der Handnerven

Schädigung des N. radialis	eingeschränkte Hand- und Fingerstreckung
Schädigung des N. medianus	Ochsner-Test positiv (fehlender Faustschluss D2/D3)
	Schwurhandbildung
	Affenhandstellung (Hypothrophie der Thenarmuskulatur)
	Flaschentest nach Lüthy positiv
Schädigung des N. ulnaris	Sulcus-ulnaris-Syndrom (Krallhand)
	Insuffizienz des M. adductor pollicis bei Kompression in Loge de Guyon (Schlüsselgriff nicht möglich)
	Insuffizienz der M. interossei (Papier kann nicht zwischen den Fingern gehalten werden)

1.3.6 Funktionsprüfung und Bewegungsausmaß

Der Bewegungsumfänge der Hand und der Finger werden orientierend und ggf. direkt im Zusammenhang mit der motorischen Prüfung aktiv (Testperson führt vor, auch gegen Widerstand) und passiv (Untersucher führt die Bewegung) in allen Gelenken der Hand und des Handgelenks geprüft. Geprüft wird im Seitenvergleich, ob der Bewegungsumfang eingeschränkt ist und ob mit der Bewegung ggf. Schmerzen verbunden sind oder ausgelöst werden.

Tab. 6: Motorische Funktionsprüfung an der Hand

Handgelenk	Radial/Ulnarabduktion, Dorsal/Palmarflexion, Pronation/Supination
Finger	Griffformen (Pinzettengriff, Schlüsselgriff, Grobgriff), Fingerspreizen, Faustschluss, Überstreckung der Finger
Daumen	Opposition, Zirkumduktion, Radial/Palmarabduktion

1.3.7 Test der Sehnen und Sehnenscheiden

Die Prüfung in Bezug auf Verletzungen oder degenerativ entzündlich bedingte Veränderungen der Sehnen und Sehnenscheiden erfolgt orientierend durch Palpation und Inspektion der jeweiligen Sehnen während der aktiven und passiven Funktionsprüfung der Streckung und Beugung der Hand gegen Widerstand.

Für den Nachweis von Bandinstabilitäten im Bereich der Hand existiert eine Reihe von speziellen Tests, die ggf. orthopädischen Lehrbüchern entnommen werden können.

2 Spezieller Teil

Literatur für diesen Abschnitt: Netter u. Böttcher (2001), Frank et al. (2003), Grifka u. Krämer (2013), Wirth u. Abdolvahab (2014), Niethard et al. (2017), Breusch et al. (2019), Grifka (2021).

2.1 Karpaltunnelsyndrom

Definition: Druckschädigung des N. medianus im Karpaltunnel.

Ätiologie: Oft degenerativ im Zusammenhang mit rheumatischen, hormonellen, stoffwechselbedingten Erkrankungen oder manuellen Tätigkeiten. Auch durch Traumata, Arthrosen und Raumforderungen im Karpaltunnel. Inzidenz ca. 3,5 Fälle/1000 pro Jahr. Frauen sind häufiger betroffen als Männer. Erkrankungsalter zwischen 40 und 70. Beschäftigte mit manuellen Tätigkeiten sind 3–7-fach häufiger betroffen.

Anamnese: Kribbelparästhesien und Hypästhesien der Fingerspitzen des Zeige- und Mittelfingers. Verstärkung durch Druck und Dorsalflexion der Hände. Nächtliche Parästhesien. Kraftlosigkeit

Diagnostik und Klinik: Klopfschmerz und Parästhesien bei Perkussion des Karpaltunnels (Hoffmann-Tinel-Zeichen). 30-s-Kompressionstest des Karpaltunnels positiv. Phalen-Test (max. Flexion im Handgelenk über 1 min) positiv. Flaschentest positiv. Hypo/Atrophie des Thenars. Elektroneurophysiologische Diagnostik.

Berufskrankheitenrelevanz: BK-Nr. 2113 „Druckschädigung des Nervus medianus im Karpaltunnel (Karpaltunnel-Syndrom) durch repetitive manuelle Tätigkeiten mit Beugung und Streckung der Handgelenke, durch erhöhten Kraftaufwand der Hände oder durch Hand-Arm-Schwingungen" (BMAS 2009, BKV 2021).

2.2 Degenerative Veränderungen

2.2.1 Arthrose des Daumengrundgelenkes (Rhizarthrose)

Definition: Arthrose des Daumensattelgelenkes (CMI-Gelenk)

Ätiologie: Primäre Arthrose häufiger bei Frauen in Menopause. Kombiniert mit anderen Arthrosen der Hand. Meist doppelseitig. Sekundär nach Traumata.

Diagnose und Klinik: Belastungsabhängige und Ruhe-Schmerzen. Kapselschwellung, Bewegungseinschränkung, Subluxation, Adduktionskontration des ersten Mittelhandknochens. Krepitation. Röntgenologische Befundsicherung.

2.2.2 Die Lunatumnekrose/Lunatummalazie (Morbus Kienböck)

Definition: Aseptische Knochennekrose des Os lunatum (Mondbein)

Ätiologie: Folge der Einwirkung von niedrigfrequenten Hand-Arm-Schwingungen (Presslufthammer). Im Zusammenhang mit Verkürzung der distalen Ulna.

Diagnose und Klinik: Unspezifische Schmerzen/Beschwerden auf Streckseite des Handgelenkes, Kraftminderung, Abnahme der Beweglichkeit, Schwellung. Röntgenologische Befundsicherung. Später Ausbildung einer Handgelenksarthrose.

Berufskrankheitenrelevanz: Ein spezifisches Krankheitsbild der BK-Nr. 2103 „Erkrankungen durch Erschütterung bei Arbeit mit Druckluftwerkzeugen oder gleichartig wirkenden Werkzeugen oder Maschinen" (BMAS 2005, BKV 2021).

2.2.3 Handgelenksarthrose

Definition: Arthrose (degenerative Veränderung) des Handgelenkes

Ätiologie: Degnerativ. Posttraumatisch nach Frakturfehlheilung. Im Zusammenhang mit der Einwirkung von niedrigfrequenten Hand-Arm-Vibrationen über die Hände

Diagnose und Klinik: Beschwerden primär meist im Radiokarpalgelenk, später auch in den Karpalgelenken. Schmerzhafte Funktionseinschränkungen. Reduzierte Beweglichkeit. Schwellungen. Tastbare Osteophytenbildung.

Berufskrankheitenrelevanz: Ein spezifisches Krankheitsbild der BK-Nr. 2103 „Erkrankungen durch Erschütterung bei Arbeit mit Druckluftwerkzeugen oder gleichartig wirkenden Werkzeugen oder Maschinen" (BMAS 2005, BKV 2021).

2.2.4 Arthrosen der Fingergelenke (Heberden-, Bouchard-Arthrosen)

Heberden-Arthrose

Definition: Arthrose der Fingerendglieder (distale IP-Gelenke)

Ätiologie: Degenerativ, meist bei Frauen.

Diagnose und Klinik: Beschwerden, Verdickung der Gelenke, Beugekontraktur

Bouchard-Arthrose

Definition: Arthrose der Fingermittelgelenke (proximale IP-Gelenke)

Ätiologie: Degenerativ, seltener.

Diagnose und Klinik: Beschwerden, Verdickung der Gelenke

2.3 Ganglien

Definition: Unter der Haut gelegener gutartiger Weichteiltumor. Meist prallelastisch. Mit Verbindung zum darunterliegenden Gelenk oder der Sehnenscheide.

Ätiologie: Unklar. Häufiger Weichteiltumor. Bei Frauen häufiger als bei Männern.

Diagnostik und Klinik: Tastbarer prallelastischer Tumor unter der Haut. Im Bereich des scapholunären Bandes, auch im Bereich der Ringbänder der Finger (Ringbandganglion) oder an den Endgliedern (Mukoidzyste). Abhängig von Lokalisation, Schmerzen und Dysästhesien. Röntgenologische Abklärung.

2.4 Erkrankungen der Sehnen-, der Sehnenscheiden und Sehengleitgewebe

2.4.1 Tendovaginitis/Paratenonitis crepitans

Definition: Entzündung des Sehnengleitgewebes. Bevorzugt betroffen ist die Umgebung der Strecksehnen der Finger, besonders des Daumens.

Ätiologie: In der Regel biomechanische Überbeanspruchung (z.B. durch manuelle hochrepetitive oder kraftbetonte Tätigkeiten).

Diagnostik und Klinik: Druck- und Bewegungsschmerz. Fühlbares schneeballartiges Knirschen über dem betreffenden Sehnengebiet.

Berufskrankheitenrelevanz: Spezifische Erkrankung der BK-Nr. 2101 „Schwere oder wiederholt rückfällige Erkrankungen der Sehnenscheiden oder des Sehnengleitgewebes sowie der Sehnen- oder Muskelansätze" (BMAS 2005, BKV 2021).

2.4.2 Tendovaginitis stenosans de Quervain

Definition: Sehnenscheideneinengung des ersten Sehnenfaches (Daumens) im Bereich des Retinakulums externsorums.

Ätiologie: Chronische Reiz- und Entzündungszustände, ggf. im Rahmen rheumatischer Erkrankungen. Gemeinsames Strecksehnenfach des M. abductor pollucis longus und M. extensor pollicis brevis betroffen.

Diagnostik und Klinik: Beschwerden, Druckschmerz, Belastungsschmerz beim Halten und Greifen. Aktives Abspreizen und Strecken des Daumens schmerzhaft, Schneeballknirschen. Ggf. Sehnenschnellen (s.u.). Diagnose klinisch.

Berufskrankheitenrelevanz: Ggf. spezifische Erkrankung der BK-Nr. 2101 „Schwere oder wiederholt rückfällige Erkrankungen der Sehnenscheiden oder des Sehnengleitgewebes sowie der Sehnen- oder Muskelansätze" (BMA 1963, BKV 2021).

2.4.3 Schnellender Finger oder Daumen (Tenovaginitis stenosans)

Definition: Einengung des Sehnenfachs durch krankhafte Wandveränderungen der Sehnenscheide, vorwiegend der Sehnenscheiden der Finger.

Ätiologie: Degenerativ. Im Zusammenhang mit biomechanischer Überlastung.

Diagnostik und Klinik: Schmerzen bei Beugung und Streckung des betroffenen Fingers. Schnappende/schnellende Bewegung des Fingers bei zunehmender Extension. Ggf. vollständige Streckhemmung. Palpation: knotige Verdickung und Reiben im Bereich des MC-Gelenks. Diagnose klinisch.

Berufskrankheitenrelevanz: Ggf. spezifischer Erkrankung der BK-Nr. 2101 „Schwere oder wiederholt rückfällige Erkrankungen der Sehnenscheiden oder des Sehnengleitgewebes sowie der Sehnen- oder Muskelansätze" (BMA 1963, BKV 2021).

2.4.4 Morbus Dypuytren

Definition: Fibröse Hypertrophie der Palmarfaszie der Hohlhand.

Ätiologie: Idiopathisch. Häufiger bei Männern ab dem 40. Lebensjahr. Familiäre Häufung.

Diagnostik und Klinik: Knoten und Strangbildung der Palmaraponeurose. Zunehmende Beugekontraktur der Finger. Verhärtung der Haut und Unterhaut in Höhe der Fingergrund- und Mittelgelenke. Hohlhandbildung. Zugreifen behindert. Diagnose klinisch.

Berufskrankheitenrelevanz: Ist keine spezifische Erkrankung der BK-Nr. 2101!

2.5 Manifestationen rheumatischer Erkrankungen im Bereich der Hand

Zu beachten ist, dass Beschwerden in den Händen und Handgelenken neben degenerativen Veränderungen oft auch chronisch-entzündliche bzw. rheumatische Erkrankungen sowie Infektionserkrankungen als Ursache haben. Durch chronisch-entzündliche Erkrankungen hervorgerufene Beschwerden sind eher durch Ruhe-, Dauer- und nächtliche Schmerzen/Beschwerden gekennzeichnet. Gelenkschwellungen treten spontan (ohne Belastungsbezug) auf oder sind ständig vorhanden. Der Verlauf ist häufig in Schüben. Die Labordiagnostik zeigt typische Veränderungen (Blutkörperchensenkungsgeschwindigkeit [BSG], C-reaktives Protein [CRP]). Röntgenologisch sind meist typische Veränderungen nachweisbar. Beschwerden in den Händen und den Handgelenken sind z.B. typisch für die Rheumatoide Arthritis (RA), die Psoriasisarthritis (PsA) oder Sklerodermie. Wichtig ist, die Beschwerden und klinischen Veränderungen in den Händen und Handgelenken im Zusammenhang zu anderen Gelenkveränderungen sowie zum gesamten Status der Betroffenen einzuordnen.

Typisch für die Rheumatoide Arthritis (RA) ist der Befall der proximalen Handgelenke sowie der MCP-Gelenke mit schmerzhaften Bewegungseinschränkungen und Schwellungen. Klinisch imponieren die Radialabweichung und Volarverkippung der Handwurzel sowie die Ulnardeviation der Langfinger (Handskoliose). Zu finden sind Knopflochdeformitäten mit fixierter Beugestellung der proximalen IP-Gelenke und Überstreckung in den distalen IP-Gelenken. Unter der Schwanenhalsdeformität ist dagegen die Überstreckung der PIP-Gelenke und Beugestellung der DIP-Gelenke zu verstehen.

2.6 (Akute) Infektionen der Hand

Definition: In der Regel (lokale, verletzungsbedingte, akute) Infektionen im Nagelbereich bzw. im Bereich der Fingerendglieder, aber auch der Sehnenscheiden der Hand.

Ätiologie: Nach Mikroverletzungen der Haut. Staphylokokkeninfekte, Streptokokkeninfekte, Mischinfekte, auch Viren, Pilze und Tbc.

Diagnostik und Klinik: Panaritium (Eiterherd am Fingerendglied), Paronychie (Infektion am Nagelwall), Schwielenabszess (Infektion im Fingerzwischenraum), Sehnenscheidenphlegmone (Infektion der Beugesehnenscheiden), V-Phlegmone. Pochende (Bewegungs-) Schmerzen, Rötung, Schwellung, Fluktuation, Lympangenitis, Fieber, Schüttelfrost. Labordiagnostik (BSG, CRP, Blutbild) und röntgenologische Abklärung.

2.7 Verletzungen der Hand und des Handgelenkes

- Unfallbedingte Verletzungen können in allen Bereichen der Hand und des Handgelenkes auftreten und ggf. nach Abheilung Beschwerden und Funktionseinschränkungen bedingen.
- Im Bereich des Daumens sind z.B. die Frakturen der Basis des Os metacarpale I (Benett-, Rolando- und Winterstein-Frakturen) oder der sogenannte Skidaumen durch Ruptur des ulnaren Seitenbandes des Daumengrundgelenkes zu erwähnen.
- Im Bereich der Finger sind die Folgen von Frakturen der Mittelhandknochen und der Fingerendglieder zu beachten.
- Häufig sind auch Skaphoidfrakturen, also Frakturen der Handwurzelknochen. Ursache ist meist der Sturz auf das Handgelenk oder die Überstreckung und Verdrehung im Handgelenk. Typisch sind Schmerzen radial im Handgelenk, Stauchungsschmerz und Einschränkung der Beweglichkeit im Handgelenk sowie Schwellungen. Eine Komplikation ist die Nichtausheilung der Fraktur.
- Im Zusammenhang mit Schnittverletzungen und Gewebetraumata im Bereich der Hand kann es zu Verletzungen/Durchtrennung von oberflächlichen und tiefen Sehnen kommen. Die Diagnostik bzw. der Nachweis des Funktionsausfalles sind teilweise schwierig. Der Vergleich zur Gegenseite ist wichtig.
- Im weiteren Sinne sind auch Gefäßverletzungen der Hand zu beachten. So wird das Hypothenar-Hammer-Syndrom traumatisch durch einmalige, meist aber wiederholte oder chronische stumpfe Gewalteinwirkung – auch in Form von niederfrequenten Vibrationen auf die Arteria ulnaris im Bereich des Os hamatum der Handinnenfläche bzw. der Handkante verursacht (spezifische Erkrankung der BK-Nr. 2114 „Gefäßschädigung der Hand durch stoßartige Krafteinwirkung (Hypothenar-Hammer-Syndrom und Thenar-Hammer-Syndrom" (BMA 1963, BMAS 2009).

Literatur

Al-Bashaireh AM, Haddad LG, Weaver M, Kelly DL, Chengguo X, Yoon S (2018). The Effect of Tobacco Smoking on Musculoskeletal Health: A Systematic Review. J Environ Public Health: 1–190. doi: 10.1155/2018/4184190

Balogh I, Arvidsson I, Bjork J, Hansson GA, Ohlsson K, Skerfving S, Nordander C (2019). Work-related neck and upper limb disorders - quantitative exposure-response relationships adjusted for personal characteristics and psychosocial conditions. BMC Musculoskelet Disord 20: 139. doi: 10.1186/s12891-019-2491-6

BAuA (2019). MEGAPHYS - Mehrstufige Gefährdungsanalyse physischer Belastungen am Arbeitsplatz - Gemeinsamer Abschlussbericht der BAuA und der DGUV - Band 1. vol. 1. Dortmund, Berlin, Dresden: Bundesanstalt für Arbeitsschutz und Arbeitsmedizin (BAuA). https://www.baua.de/DE/Angebote/Publikationen/Berichte/F2333.html (Zugriff: 27.10.2021)

Bernard BP, Putz-Anderson V (1997). Musculoskeletal disorders and workplace factors: a critical review of epidemiologic evidence for work-related musculoskeletal disorders of the neck, upper extremity, and low back. Cincinnati: National Institute for Occupational Safety and Health (NIOSH). https://www.cdc.gov/niosh/docs/97-141/default.html (Zugriff: 07.06.2020)

BKV (2021). Berufskrankheiten-Verordnung vom 31. Oktober 1997 (BGBl. I S. 2623), zuletzt durch Artikel 1 der Verordnung vom 29. Juni 2021 (BGBl. I S. 2245) geändert

BMA (1963). Merkblatt zur BK Nr. 2101. Erkrankungen der Sehnenscheiden oder des Sehnengleitgewebes sowie der Sehnen- oder Muskelansätze, die zur Unterlassung aller Tätigkeiten gezwungen haben, die für die Entstehung, die Verschlimmerung oder das Wiederaufleben der Krankheit ursächlich waren oder sein können - Bek. des BMA v. 18.2.1963, BArbBl. Fachteil Arbeitsschutz 1963, 24 u. Bek. d. BMAS v. 1.12.2007 – IVa 4-45222 – 2101/3. BArbBl Fachteil Arbeitsschutz 1963: 24

BMAS (2005). Merkblatt zur Berufskrankheit Nr. 2103 der Anlage zur Berufskrankheiten-Verordnung (BKV) Erkrankungen durch Erschütterung bei Arbeit mit Druckluftwerkzeugen oder gleichartig wirkenden Werkzeugen oder Maschinen. BArbBl 3: 51

BMAS (2009). Wissenschaftliche Begründung für die Berufskrankheit „Druckschädigung des Nervus medianus im Carpaltunnel (Carpaltunnel-Syndrom) durch repetitive manuelle Tätigkeiten mit Beugung und Streckung der Handgelenke, durch erhöhten Kraftaufwand der Hände oder durch Hand-Arm-Schwingungen" – Bek. des BMAS vom 1.5.2009 – IVa4-45226-2. GMBl 2009; 30.6.2009:573–581

Breusch S, Clarius M, Mau H, Sabo D, Abel R (2019). Klinikleitfaden Orthopädie Unfallchirurgie. 9. Auflage edn. Elsevier Verlag, München

Buckup J, Hoffmann R, Buckup K, Goehtz F (2019). Klinische Tests an Knochen, Gelenken und Muskeln: Untersuchungen, Zeichen, Phänomene. 6., überarbeitete und erweiterte Auflage edn. Thieme Verlag, Stuttgart

Buckup K (1995). Klinische Tests an Knochen, Gelenken und Muskeln: Untersuchungen, Zeichen, Phänomene. 6., überarbeitete und erweiterte Auflage edn. Thieme Verlag, Stuttgart

Capodaglio P, Castelnuovo G, Brunani A, Vismara L, Villa V, Capodaglio EM (2010). Functional limitations and occupational issues in obesity: a review. Int J Occup Saf Ergon 16: 507–523. doi: 10.1080/10803548.2010.11076863

Crawford JO, Davis A (2020). Work-related musculoskeletal disorders: why are they still so prevalent? Evidence from a literature review – European Risk Observatory Report. Luxembourg: Publications Office of the European Union, European Agency for Safety and Health at Work. https://osha.europa.eu/de/publications/work-related-musculoskeletal-disorders-why-are-they-still-so-prevalent-evidence (Zugriff: 26.06.2020)

da Costa BR, Vieira ER (2010). Risk factors for work-related musculoskeletal disorders: A systematic review of recent longitudinal studies. Am J Ind Med 53: 285–323. doi: 10.1002/ajim.20750

da Costa JT, Baptista JS, Vaz M. (2015). Incidence and prevalence of upper-limb work related musculoskeletal disorders: A systematic review. Work 51:635–644. doi: 10.3233/WOR-152032

DGUV (2018). DGUV-Statistiken für die Praxis 2018 - Aktuelle Zahlen und Zeitreihen der gewerblichen Berufsgenossenschaften und Unfallversicherungsträger der öffentlichen Hand [DGUV statistics for practice 2018 – Current figures and time series of the industrial accident insurance companies and the accident insurance companies of the public sector]. Berlin: Deutsche Gesetzliche Unfallversicherung (DGUV). https://publikationen.dguv.de/zahlen-fakten/ueberblick/3673/dguv-statistiken-fuer-die-praxis-2018 (Zugriff: 06.07.2020)

Eurofound (2017). Sixth European Working Conditions Survey – Overview report (2017 update). Luxembourg: Publications Office of the European Union. https://www.eurofound.europa.eu/publications/report/2016/working-conditions/sixth-european-working-conditions-survey-overview-report (Zugriff: 06.07.2020)

Frank J, Pralle H, Marzi I (2003). Funktionelle Anatomie und Biomechanik des Handgelenkes und distalen Radioulnargelenkes. OP-Journal 19: 4–9

Grifka J (2021). Orthopädie Unfallchirurgie. 10., überarb. und erw. Auflage edn. Springer Verlag, Berlin Heidelberg

Grifka J, Krämer Jr (2013). Orthopädie, Unfallchirurgie. 9., überarb. Aufl. edn. Springer Verlag, Berlin Heidelberg

Grifka J, Liebers F, Linhardt O (2005). Mehrstufendiagnostik von Muskel-Skelett-Erkrankungen in der arbeitsmedizinischen Praxis. Wirtschaftsverl. NW Verlag für Neue Wiss., Bremerhaven

Gross JM, Fetto J, Rosen E (2016). Musculoskeletal examination. 4. ed. edn. Wiley Blackwell, Chichester

Gummesson C, Atroshi I, Ekdahl C (2003). The disabilities of the arm, shoulder and hand (DASH) outcome questionnaire: longitudinal construct validity and measuring self-rated health change after surgery. BMC Musculoskelet Disord 4: 11. doi: 10.1186/1471-2474-4-11

Hildebrandt VH, Bongers PM, van Dijk FJ, Kemper HC, Dul J (2002). The influence of climatic factors on non-specific back and neck-shoulder disease. Ergonomics 45: 32–48. doi: 10.1080/00140 130110110629

Hirt B (2015). Anatomie und Biomechanik der Hand. 3., überarb. und erw. Aufl. edn. Thieme Verlag, Stuttgart

Kapandji AI, Koebke J (2016). Funktionelle Anatomie der Gelenke: Schematisierte und kommentierte Zeichnungen zur menschlichen Biomechanik. 6. Auflage edn. Thieme Verlag, Stuttgart

Konrads C, Rudert M (2018). Klinische Tests und Untersuchung in Orthopädie und Unfallchirurgie. Springer Verlag, Berlin Heidelberg

Liebers F, Freitag S, Dulon M, Latza U (2020). Nordischer Fragebogen zu Muskel-Skelett-Beschwerden (NFB*MSB). 1. edn. BAuA, Dortmund

Liebers F, Klußmann A, Hartmann B, Schust M (2019). Kriteriumsvalidität der Methoden des Speziellen Screenings (Fragestellung/Arbeitshypothese 1). In: Bundesanstalt für Arbeitsschutz und Arbeitsmedizin (BAuA). MEGAPHYS Mehrstufige Gefährdungsanalyse physischer Belastungen am Arbeitsplatz - Gemeinsamer Abschlussbericht der BAuA und der DGUV - Band 1. Dortmund, Berlin, Dresden: Bundesanstalt für Arbeitsschutz und Arbeitsmedizin (BAuA): 295–579. https://www.baua.de/DE/Angebote/Publikationen/Berichte/F2333.html

Mackenbach JP, Stirbu I, Roskam AJ, Schaap MM, Menvielle G, Leinsalu M, Kunst AE, European Union Working Group on Socioeconomic Inequalities in H (2008). Socioeconomic inequalities in health in 22 European countries. N Engl J Med 358: 2468–2481. doi: 10.1056/NEJMsa0707519

Mansfield M, Thacker M, Sandford F (2018). Psychosocial Risk Factors and the Association With Carpal Tunnel Syndrome: A Systematic Review. Hand 13: 501–508. doi: 10.1177/1558944717736398

Mueller C, Sauter M, Barthelme J, Liebers F (2021). The association between manual handling operations and pain in the hands and arms in the context of the 2018 BIBB/BAuA Employment Survey. BMC Musculoskelet Disord 22: 644. doi: 10.1186/s12891-021-04495-z

Netter FH, Böttcher T (2001). Netters Orthopädie. Thieme Verlag, Stuttgart

Niethard FU, Pfeil J, Biberthaler P (2017). Orthopädie und Unfallchirurgie. 8., unveränderte Auflage edn. Thieme Verlag, Stuttgart

Palmer KT, Harris EC, Coggon D (2007). Carpal tunnel syndrome and its relation to occupation: a systematic literature review. Occup Med (Lond) 57: 57–66. doi: 10.1093/occmed/kql125

Piedrahíta H, Punnett L, Shahnavaz H (2004). Musculoskeletal symptoms in cold exposed and non-cold exposed workers. Int J Ind Ergon 34: 271–278. doi: 10.1016/j.ergon.2004.04.008

Pienimaki T (2002). Cold exposure and musculoskeletal disorders and diseases. A review. Int J Circumpolar Health 61: 173–182. doi: 10.3402/ijch.v61i2.17450

Platzer W (2013). Taschenatlas Anatomie. 1, Bewegungsapparat. 11., überarb. Aufl. edn. Thieme Verlag, Stuttgart

Putrik P, Ramiro S, Chorus AM, Keszei AP, Boonen A (2015). Socioeconomic inequities in perceived health among patients with musculoskeletal disorders compared with other chronic disorders: results from a cross-sectional Dutch study. RMD Open 1:e000045. doi: 10.1136/rmdopen-2014-000045

Roquelaure Y, Ha C, Rouillon C, Fouquet N, Leclerc A, Descatha A, Touranchet A, Goldberg M, Imbernon E, Members of Occupational Health Services of the Pays de la Loire R (2009). Risk factors for upper-extremity musculoskeletal disorders in the working population. Arthritis Rheum 61: 1425–1434. doi: 10.1002/art.24740

Salis-Soglio G (2016). Klinische Untersuchung der Stütz- und Bewegungsorgane. Springer Verlag, Berlin Heidelberg

Shiri R, Pourmemari MH, Falah-Hassani K, Viikari-Juntura E (2015). The effect of excess body mass on the risk of carpal tunnel syndrome: a meta-analysis of 58 studies. Obes Rev 16: 1094–1104. doi: 10.1111/obr.12324

Spallek M, Kuhn W (2005). Funktionsorientierte körperliche Untersuchungssystematik – die fokus-Methode zur Beurteilung des Bewegungsapparates in der Arbeits- und Allgemeinmedizin. ecomed Medizin, Landsberg

Springorum HR, Baier C, Gotz J, Schwarz T, Benditz A, Grifka J, Heers G (2017). Klinische Untersuchung des Handgelenkes und der Hand (Examination of the wrist and hand). Schmerz 31: 179–193. doi: 10.1007/s00482-017-0196-z

Steinberg U, Liebers F (2014). Manuelle Arbeit ohne Schaden. Grundsätze und Gefährdungsbeurteilung [Manual work without harm – principles and risk assessment]. BAuA; Dortmund. https://www.baua.de/DE/Angebote/Publikationen/Praxis/A55.html (Zugriff: 06.07.2020)

Treaster DE, Burr D (2004). Gender differences in prevalence of upper extremity musculoskeletal disorders. Ergonomics 47: 495–526. doi: 10.1080/00140130310001638171

van Rijn RM, Huisstede BM, Koes BW, Burdorf A (2009). Associations between work-related factors and the carpal tunnel syndrome--a systematic review. Scand J Work Environ Health 35:19–36. doi: 10.5271/sjweh.1306

Wappelhorst U, Kittelmann A (2021). Funktionelle Anatomie des Bewegungsapparates: Arbeitsbuch. 1. Auflage edn. Elsevier Verlag, München

Warrender WJ, Henstenburg J, Maltenfort M, Lutsky K, Beredjiklian PK (2018). Seasonal Variation in the Prevalence of Common Orthopaedic Upper Extremity Conditions. J Wrist Surg 7: 232–236. doi: 10.1055/s-0037-1612637

Wirth C-J, Abdolvahab F (2014). Praxis der Orthopädie und Unfallchirurgie. 3., vollst. überarb. Aufl. edn. Thieme Verlag, Stuttgart

World Health Organization (1985). Identification and control of work-related diseases: report of a WHO expert committee. World Health Organization, Geneva. https://apps.who.int/iris/handle/10665/40176 (Zugriff: 06.07.2020)

26 Sensibilitätsstörungen, Taubheitsgefühl

Christoph J. G. Lang

Zusammenfassung

Sensibilitätsstörungen sind wie Schmerzen ein grundsätzlich subjektives Phänomen, das als Begleitsymptom oder führende Beschwerde bei zahlreichen neurologischen oder anderen Erkrankungen in Erscheinung treten kann. Ihre Zuordnung erfolgt einerseits durch eine gründliche klinische Untersuchung, die darauf gerichtet sein muss, Topik und Qualität bestimmten nervalen Strukturen zuzuordnen, andererseits durch objektivierende elektrophysiologische Methoden. Besonders häufig hat man es in der Arbeits-, Sozial- und Umweltmedizin mit Polyneuropathien (PNP) als systemischen Affektionen des peripheren, manchmal auch des autonomen Nervensystems zu tun. Diese Krankheitsgruppe kann Ausdruck toxischer Expositionen sein, muss aber stets gegenüber anderen endo- wie exogenen schädigenden Einflüssen abgegrenzt werden, wobei die Statistik Diabetes mellitus und Äthylismus als häufigste Ursachen ausweist. Daneben gilt es eine Reihe von mechanischen Nervenschäden zu beachten.

1. Allgemeiner Teil

Im allgemeinen Teil dieses Kapitels wird auf die Physiologie und Pathophysiologie von Sensibilitätsstörungen eingegangen, sowohl Plus- (Dysästhesie, Parästhesie) als auch Minus-Phänomene (Hyp- und Anästhesie und -algesie) unter Bezugnahme auf die Leitlinie „Diagnostik bei Polyneuropathien" (Heuß et al. 2019) und die Berufskrankheitenverordnung (BKV). Darüber hinaus werden auch psychiatrische Erkrankungen und Störungen erwähnt, da das Erleben von Gefühlsbeeinträchtigungen deren Bestandteil sein kann. Stets kommt es auf die Würdigung des Gesamtbefundes unter Einbeziehung von Labor- und elektrophysiologischen Meßdaten, manchmal auch bildgebenden Verfahren an.

1.1 Definition

Sensible Informationen (lat. sensibilis = empfindbar, spürbar, empfindsam) dienen nicht nur der Wahrnehmung von Sinnesnahreizen, sondern auch der Regulierung der Motorik. Sie sind in weit stärkerem Maße als motorische von subjektiven Faktoren wie Einstellung, Aufmerksamkeit oder Stimmung abhängig (Steiner und Diem 2016). Beeinträchtigungen der taktilen Sphäre werden mit einer Vielzahl deskriptiver Adjektive wiedergegeben, die zum einen die besondere Art des Erlebens unter Rückgriff auf typische Entstehungsbedingungen bezeichnen (etwa brennend, stechend, drückend, ziehend, quetschend, reibend), zum anderen die empfundene Intensität widerspiegeln, die mithilfe von psychophysischen Skalen – etwa in Prozentsätzen oder Bruchteilen – quantifiziert werden kann, bis hin zum vollständigen Verlust der entsprechenden Wahrnehmung (Anästhesie, Analgesie).

1.2 Epidemiologie

Sensibilitätsstörungen und Schmerzen sind eine häufig vorgetragene Beschwerde in der Allgemeinmedizin und Neurologie, aber auch der Inneren Medizin, Chirurgie und Arbeitsmedizin. Klagen über Taubheit oder Kribbelgefühle stellen ein wichtiges und häufiges diagnostisches Problem dar und bedürfen einer eingehenden und vor allem kritischen Prüfung, zumal sie schwer fassbar sind. Für Schmerzpatienten gibt es mittlerweile zahlreiche auch interdisziplinär besetzte Spezialambulanzen. Nicht selten sind Störungen der Gefühlssphäre auch Anlass für stationäre Aufnahmen.

1.3 Physiologie

1.3.1 Anatomische und physiologische Grundlagen der Sensibilität

Das anatomische Substrat des sensiblen Systems ist in der folgenden *Abbildung 1* dargestellt. Eine Sensibilitätsstörung kann sowohl nach ihrer topischen Anordnung, als auch ihrer Qualität analysiert werden.

Die Afferenz beginnt an den Hautrezeptoren und freien Nervenendigungen der Epidermis und tieferliegend im Periost, den Muskeln, Sehnen und Gelenken. Die peripheren Neuriten bündeln sich zu (meist gemischten) Nerven und erreichen über die Hinterwurzeln das Rückenmark: Hier gliedern sie sich in vier verschiedene Typen auf:

Kurze Hinterwurzelfasern

Kurze Hinterwurzelfasern schließen sich im Reflexbogen für die Eigen- und Fremdreflexe mono- oder polysynaptisch an die motorischen Vorderhornzellen an und werden im Hinterstrang synaptisch umgeschaltet (1. Neuron). Das 2. Neuron kreuzt auf der Eingangsebene oder ein bis zwei Segmente darüber in der vorderen Kommissur (Commissura anterior) und zieht im kontralateralen Vorderseitenstrang als Tractus spinothalamicus nach rostral. In dieser Höhe können dissoziierte Empfindungsstörungen entstehen (s.u.). Auf Höhe der Medulla oblongata schließt sich diese Bahn der medialen Schleife (Lemniscus medialis) an. Die synaptische Umschaltung zum Thalamus geschieht in den darüberliegenden Kernen. Das 3. Neuron erreicht über die innere Kapsel (Capsula interna) die Hirnrinde.

Mittlere Hinterwurzelfasern

Mittlere Hinterwurzelfasern schalten in der Clarke-Säule an der Basis des Hinterhorns um. Das 2. Neuron steigt vorwiegend gleichseitig als Tractus spinocerebellaris anterior und

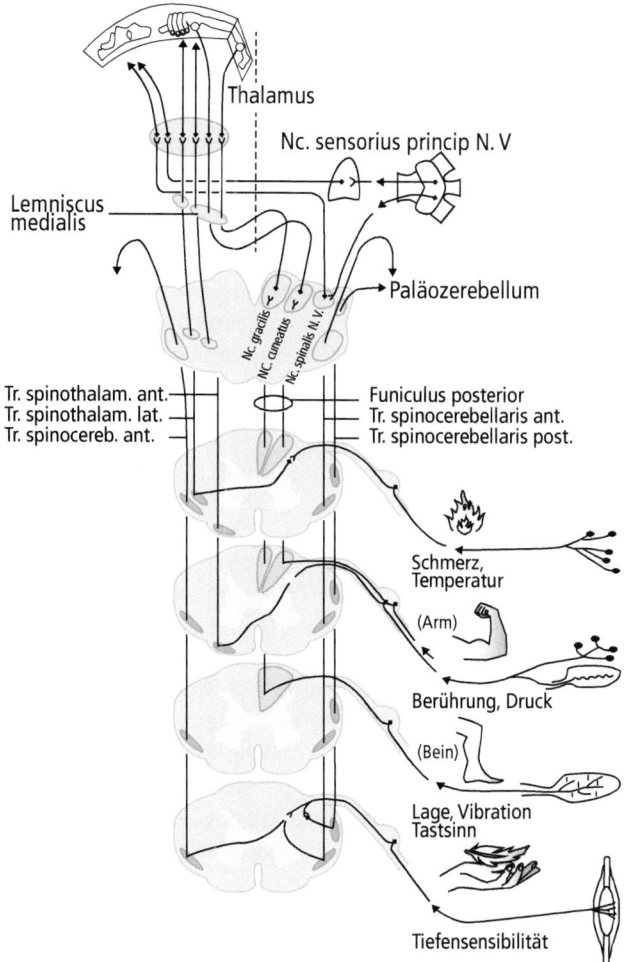

Abb. 1: Anatomischer Aufbau des sensiblen Systems

posterior durch den hinteren und vorderen Kleinhirnstiel (Pedunculus cerebellaris) zum Cerebellum auf.

Lange Hinterwurzelfasern

Lange Hinterwurzelfasern steigen ohne synaptische Umschaltung im gleichseitigen Hinterstrang (Tractus spinobulbaris) zu den sensiblen Hinterstrangkernen in der Medulla oblongata auf. Im Halsmark sind ein medial gelegener Fasciculus gracilis (Goll) und ein lateraler Fasciculus cuneatus (Burdach) zu unterscheiden, denen jeweils ein gleichnamiger

Kern entspricht. Das 2. Neuron zieht durch die Schleifenkreuzung (Decussatio lemnisci medialis) in der Medulla oblongata zu den sensiblen Kernen des Thalamus.

Drittes Neuron

Hier beginnt das 3. Neuron, das durch den hinteren Schenkel (Crus posterior) der inneren Kapsel zu den sensiblen Projektionsfeldern in der hinteren Zentralwindung verläuft. Auf jeder Ebene lässt sich eine somatotopische Gliederung nachweisen, die im Gyrus postcentralis näherungsweise dem Homunculus der vorderen Zentralwindung entspricht.

Die rezeptiven Felder der *sensiblen Einheiten* (Rezeptor samt angeschlossener Nervenfaser) überlappen sich ausgedehnt. Natürliche Stimuli reizen stets mehrere Rezeptoren und Fasern, die nicht nur fördernde, sondern auch hemmende Wirkung haben können. Die Stimuli setzen einen Verarbeitungsprozess in Gang, bei dem auf verschiedenen Stationen Erregungen gebahnt, gehemmt, modifiziert und mit anderen Erregungen verrechnet werden, wobei sich das Muster verändert.

Sensible Hirnrinde

Nach Umschaltung in den thalamischen Projektionskernen erreichen die Impulse die *sensible Hirnrinde*. Die Repräsentation der Körperregionen bildet mehr die Bedeutung, weniger die physische Größe der Region ab. So ist etwa das Handareal beim Menschen besonders groß angelegt. Im sensiblen Repräsentationskortex des Gyrus postcentralis kann es zur plastischen Ausweitung oder Verminderung von Repräsentanzen kommen, zum Beispiel nach sensiblen Ausfällen bei chronischem Schmerz, nach Amputationen oder beim komplexen regionalen Schmerzsyndrom (CRPS, complex regional pain syndrome, Sudeck). In physiologischen Experimenten wurden sogar zentrifugale fördernde und hemmende Einflüsse der Formatio reticularis des Mittelhirns auf die Synapsen der afferenten sensiblen Leitungssysteme nachgewiesen. Diese sind Glieder eines Rückkopplungssystems, in dem der Zufluss sensibler Signale selektiv gedrosselt oder gebahnt wird. Daraus ergibt sich, dass die Funktion des sensiblen Systems nicht in dem einfachen Schema Reiz – Erregungsleitung – Empfindung begründet ist. Es entspricht also nicht jedem physikalischen Reiz quasi eins zu eins eine entsprechende Empfindung, sondern deren Qualität ist zusätzlich von Aufmerksamkeit, Erwartung, affektiver Situation, Bedeutungsgehalt des Stimulus und früheren Erfahrungen abhängig. So wird z.B. Schmerz bei depressiver Verstimmung oft stärker als sonst und manchmal sogar ohne externen schmerzhaften Stimulus erlebt (vgl. u.).

1.4 Klassifikation

1.4.1 Topische Klassifikation

Bevor die sinnvolle Zuordnung einer Sensibilitätsangabe (das „Was") zu einer nervalen Struktur erfolgen kann (dem „Wo"), muss ein Abgleich mit neuroanatomischen Gegebenheiten erfolgen. Dies sind in erster Linie die peripheren Versorgungsgebiete sensibler Nerven, die segmentale bzw. radikuläre Innervation und die zentrale Repräsentation, sowohl auf Rückenmarks- wie zerebraler Ebene *(Abb. 2 bis 5)*.

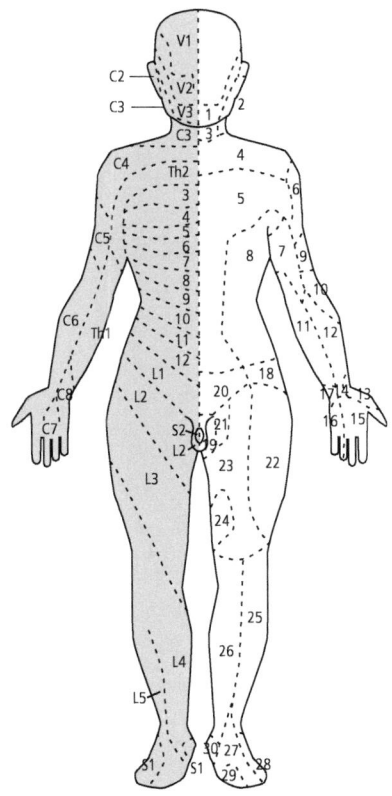

Abb. 2: Sensible Innervationsareale von vorne (rechte Körperhälfte radikulär, linke peripher):

1 N. trigeminus	16 Nn. digitales palmares communes
2 N. auricularis magnus	17 R. palmaris n. ulnaris
3 N. transversus colli	18 N. iliohypogastricus (R. cutaneus lateralis)
4 Nn. supraclaviculares	19 N. ilioinguinalis (Nn. scrotales anteriores)
5 Rr. cutanei anteriores nn. intercostalium	20 N. iliohypogastricus (R. cutaneus anterior)
6 N. cutaneus brachii lateralis superior (N. axillaris)	21 N. genitofemoralis (R. femoralis)
7 N. cutaneus brachii medialis	22 N. cutaneus femoris lateralis
8 Rr. mammarii laterales nn. intercostalium	23 N. femoralis (Rr. cutanei anteriores)
9 N. cutaneus brachii posterior (N. radialis)	24 N. obturatorius (R. cutaneus)
10 N. cutaneus antebrachii posterior	25 N. cutaneus surae lateralis
11 N. cutaneus antebrachii medialis	26 N. saphenus
12 N. cutaneus antebrachii lateralis	27 N. fibularis superficialis
13 R. superficialis n. radialis	28 N. suralis
14 R palmaris n. mediani	29 N. fibularis profundus
15 N. medianus	30 N. tibilais (Rr. calcanei)

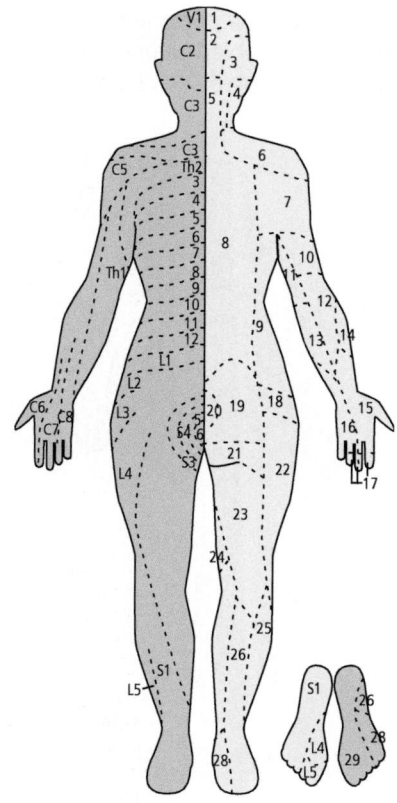

Abb. 3:   Sensible Innervationsareale von hinten (rechte Körperhälfte radikulär, linke peripher):

  1 N. frontalis (V1)
  2 N. occipitalis major
  3 N. occipitalis minor
  4 N. auricularis magnus
  5 Rr. dorsales nn. cervicalium
  6 Nn. supraclaviculares
  7 N. cutaneus brachii lateralis superior (N. axillaris)
  8 Rr. dorsales nn. spinalium cervicalium, thoracicorum, lumbalium
  9 Rr. cutanei laterales nn. intercostalium
 10 N cutaneus brachii posterior
 11 N cutaneus brachii medialis
 12 N. cutaneus antebrachii posterior
 13 N. cutaneus antebrachii medialis
 14 N. cutaneus antebrachii lateralis

 15 R. superficialis n. radialis
 16 R. dorsalis n. ulnaris
 17 N. medianus
 18 N iliohypogastricus (R. cutaneus lateralis)
 19 Nn. clunium superiores
 20 Nn. clunium medii
 21 Nn. clunium inferiores
 22 N. cutaneus femoris lateralis
 23 N. cutaneus femoris posterior
 24 N. obturatorius (R. cutaneus)
 25 N. cutaneus surae lateralis
 26 N. suralis
 27 N. saphenus
 28 N. plantaris lateralis
 29 N. plantaris medialis

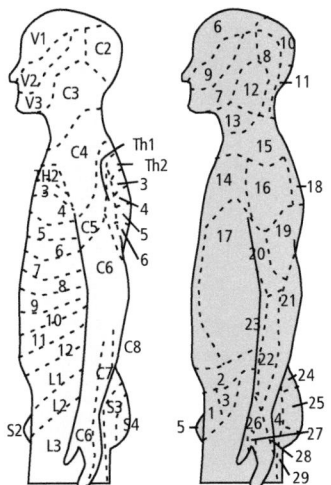
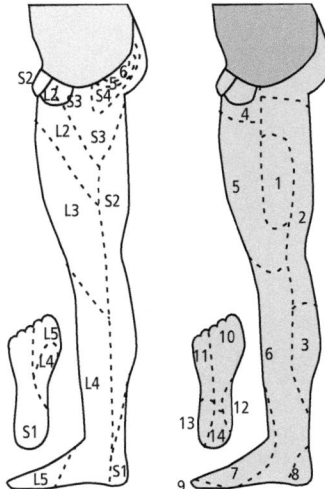

Abb. 4:

Sensible Innervationsareale von der Seite
(links jeweils radikulär, rechts peripher):

1 N. ilioinguinalis
2 N. iliohypogastricus
3 N. genitofemoralis (R. femoralis)
4 N. cutaneus femoris lateralis
5 N. dorsalis penis (N. pudendus)
6 N. trigeminus (1)
7 N. trigeminus (3)
8 N. occipitalis minor
9 N. trigeminus (2)
10 N. occipitalis major
11 Rr. dorsales nn. cervicalium
12 N. auricularis magnus
13 N. transversus colli
14 Rr. cutanei anteriores nn. intercostalium
15 Nn. supraclaviculares
16 N. cutaneus brachii lateralis superior (N. axillaris)
17 Nn. intercostobrachiales (Nn. intercostalium)
18 Rr. dorsales nn. thoracicorum
19 N. cutaneus brachii posterior
20 N. cutaneus antebrachii lateralis
21 N. cutaneus antebrachii posterior (N. radialis)
22 N. cutaneus antebrachii lateralis superior
23 N. cutaneus antebrachii medialis
24 R. cutaneus lateralis n. iliohypogastrici
25 Nn. clunium superiores
26 R. superficialis n. radialis
27 Autonomes Gebiet des R. superficials n. radialis
28 R. dorsalis n. ulnaris
29 Nn. clunium inferiores

1 R. cutaneus n. obturatorii
2 N. cutaneus femoris posterior
3 N. cutaneus surae lateralis
4 N. ilioinguinalis und R. genitalis n. genitofemoralis
5 Rr. cutanei anteriores n. femoralis
6 Rr. cutanei cruris mediales n. sapheni
7 N. cutaneus dorsalis medialis (n. fibularis superficialis)
8 Rr. calcanei mediales
9 + 10 N. plantaris medialis
11 N. plantaris lateralis
12 Rr. cutanei cruris mediales nn. sapheni
13 N. suralis
14 Rr. calcanei mediales

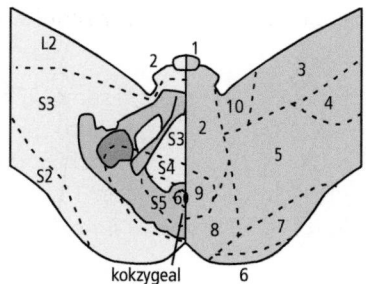

Abb. 5:   Sensible Innervationsareale von unten (links radikulär, rechts peripher):

1 N. dorsalis penis (clitoris) (n. pudendus)   6 Nn. clunium superiores
2 Nn. scrotales (labiales) posteriores   7 Nn. clunium inferiores
3 Rr. cutanei anteriores n. femoralis   8 Nn. clunium medii
4 N. obturatorius   9 Nn. anococcygei
5 N. cutaneus femoris posterior   10 N. ilioinguinalis und R. genitalis n. genitofemoralis

Ferner sind Kenntnisse über häufige systematische Verteilungsmuster, etwa bei Polyneu-ropathien (PNP), erforderlich, die symmetrisch oder asymmetrisch, akrodistal oder proxi-mal betont, mononeuropathisch oder nach Art einer Mononeuropathia multiplex gestal-tet sein können *(Abb. 6)*.

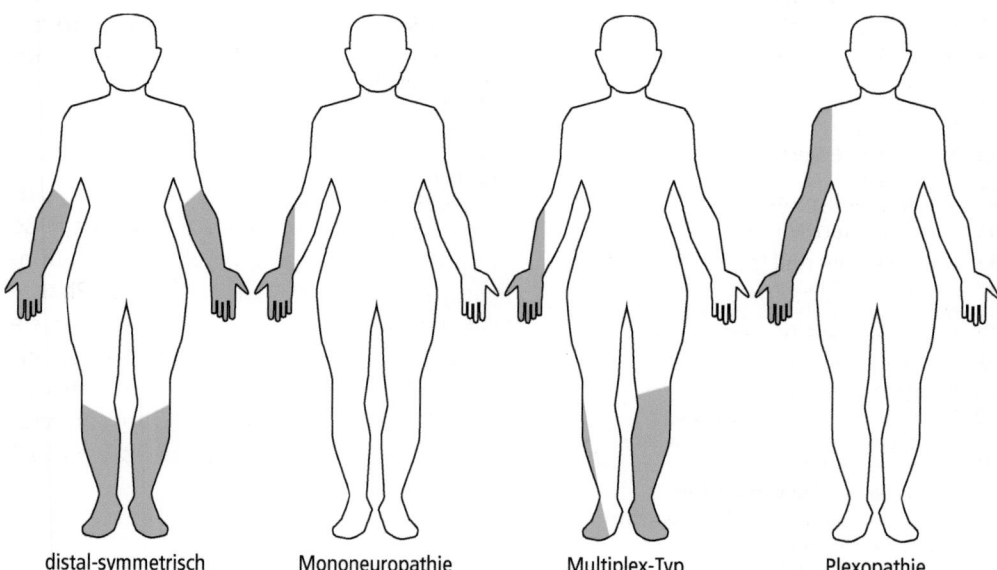

distal-symmetrisch   Mononeuropathie   Multiplex-Typ   Plexopathie

Abb. 6:   Verteilungsmuster peripherer Neuropathien

Es gibt noch einen – seltenen – proximalen Typ, der schulter- bzw. beckengürtelnah angesiedelt ist.

Im Rahmen beruflicher Expositionen hat man es besonders häufig mit systemischen Einwirkungen zu tun, die sich in Form einer akrodistal betonten, symmetrischen Manifestation äußern, die vorwiegend sensibel, manchmal auch gemischt (sensomotorisch) sein kann, gelegentlich in Verbindung mit ausgeprägten Tiefensensibilitäts- oder vegetativautonomen Störungen bzw. Veränderungen des Schmerzempfindens (Engelhardt 2020).

1.4.2 Qualitative Klassifikation

Sensible Reizsymptome (Plusphänomene)

Sie treten als Schmerzen oder Missempfindungen auf. *Parästhesien* sind spontane Entäußerungen und werden als Kribbeln (wie Ameisenlaufen), Brennen (wie Feuer) oder Stechen (wie ein spitzer Gegenstand) empfunden. Sie beruhen auf einer Übererregbarkeit peripherer sensibler Rezeptoren und Nervenfasern oder zentripetaler Bahnen, unter anderem der Hinterstränge. Parästhesien werden bereits beim Befall weniger Fasern wahrgenommen. Die pathologische Erregungsausbreitung beruht vermutlich auf einer ephaptischen Erregungsübertragung. *Dysästhesien* treten dagegen auf einen äußeren Reiz hin auf und sind eine qualitative unangenehme Empfindungsveränderung. Wenn Kälte zum Beispiel als Schmerz, Berührung als Kribbeln empfunden wird, spricht man von *Allästhesie*. Auch diese Missempfindungen folgen meist einer bestimmten topischen Anordnung, die Rückschlüsse auf die zugrundeliegenden nervalen Strukturen zulässt. Ist die Wahrnehmung taktiler Berührungsreize gesteigert, spricht man von *Hyperästhesie*, die auch bezüglich des Temperatursinns auftreten kann *(Thermhyperästhesie)*.

Nervenschmerzen (Neuralgien)

Lassen sich Schmerzen einzelnen peripheren Nerven, Nervenplexus oder -wurzeln zuordnen, spricht man von *Neuralgie*. Sie tritt meist spontan, wellenförmig oder attackenweise auf und wird als hell, reißend, ziehend oder brennend empfunden, wobei diese Empfindung typischerweise auf ein sensibles Versorgungsareal begrenzt bleibt. Tritt das Phänomen nur bei externer Schmerzreizung auf, spricht man von *Hyperalgesie* oder, wenn sie lang anhält, von *Hyperpathie*. Sie wird manchmal nach partiellen peripheren Nervenverletzungen, bei Hinterstrang- oder Thalamusläsionen beobachtet, wobei in dem betroffenen Gebiet die oberflächliche Berührungsempfindung (Ästhesie) nicht selten herabgesetzt ist. Zur Erfassung von Schmerzen hat sich der Deutsche Schmerzfragebogen (DSF) bewährt (zur nichtkommerziellen Verwendung im Internet zugänglich).

Allodynie und Kausalgie

Als *Allodynie* bezeichnet man die Erscheinung, dass bereits leichte taktile, normalerweise nicht schmerzhafte Berührungsreize einen unangenehmen, oft brennenden Schmerz auslösen. Dieser setzt typischerweise mit einer kurzen Latenz ein, verstärkt sich oft nach Beendigung des Reizes und breitet sich manchmal sogar auf benachbarte Areale aus. Als *Kausalgie* wird ein dumpf brennender, lokalisatorisch schlecht abgrenzbarer, meist in der Tiefe lokalisierter, kaum erträglicher Schmerz bezeichnet, der bereits in Ruhe vorhanden, aber häufig mit Hyperpathie und Dysästhesie verbunden ist; er verstärkt sich mitunter bei affektiver Erregung oder körperlicher Bewegung. Dieses Phänomen tritt meist im Versorgungsgebiet von Nerven auf, die besonders viele vegetative Fasern enthalten (gemischte Nerven). Entsprechend oft findet man begleitend trophische Veränderungen der Haut und Durchblutungsstörungen.

Stumpf- und Phantomschmerz

Manche Amputierte haben neuralgische, andere kausalgiforme Schmerzen im oder am Amputationsstumpf, die häufig, besonders bei Wetterwechsel oder Bewegung, exazerbieren. Viele haben sogar die lebhafte Empfindung, das fehlende Körperglied sei noch vorhanden. Sie können dieses Phantomglied oft subjektiv bewegen und selbst Berührungsreize oder hartnäckige und quälende Schmerzen daran empfinden. Diese Wahrnehmungen sind Ausdruck einer Übererregbarkeit der zentralen sensomotorischen Repräsentation der amputierten Glieder.

Sensibilitätsminderungen (Minussymptome)

Anästhesie

Wenn alle sensiblen Afferenzen ausgefallen sind, empfindet der Patient in der betroffenen Region, an Haut und Schleimhäuten, nichts mehr *(taktile Anästhesie)*. Dies entspricht einer Schädigung dicker markhaltiger Nervenfasern der Gruppe I und II. Wenn sich die Anästhesie auf einzelne Modalitäten beschränkt, spricht man analog von *Thermanästhesie, Analgesie* oder *Pallanästhesie*. Bei *Hypästhesie* besteht eine sensible Wahrnehmung, die aber im Vergleich zu gesunden Regionen abgeschwächt ist. Diese kann oft graduell oder prozentuell quantifiziert werden, insbesondere im Vergleich mit einer ungestörten Region.

Dissoziierte Sensibilitätsstörung

Wenn an einer Körperpartie nur bestimmte sensible Qualitäten gestört, andere aber erhalten sind, spricht man von einer dissoziierten Sensibilitäts- oder Empfindungsstörung, zumal dann, wenn es sich um den Ausfall oder eine Minderung der Schmerz- und Temperaturempfindung bei erhaltener Berührungsempfindung und Lagesinn handelt. Sie kommt typischerweise bei mittelliniennahen Läsionen des Rückenmarks vor, kann aber auch bei peripheren Erkrankungen, insbesondere bei diabetischer und lepromatöser Polyneuropathie beobachtet werden. Da das Gegenteil selten auftritt, wird es in der Regel nicht unter dem Terminus der *dissoziierten Sensibilitätsstörung* (d. S.) subsumiert, sondern eigens bezeichnet, etwa als Anästhesie ohne Analgesie oder *funikulärer* Typ. Diese Konstellation findet sich vor allem bei Hinterstrangläsionen des Rückenmarks, es gibt sie aber selten auch bei metabolisch-toxischen Schädigungen des peripheren Nervensystems. Eine Besonderheit sind zentromedulläre Prozesse wie etwa eine Syringomyelie, die beim Befall des Thorakalmarks mit einem rumpfbetonten Schwerpunkt einer d. S. einhergehen kann.

1.5 Diagnostik

1.5.1 Klinisch-qualitative Diagnostik

Anamnestisch fragt man nach Gefühlsstörungen, Missempfindungen oder Schmerzen und deren genauer Lokalisation. Anschließend versucht man, die Angaben im Rahmen einer klinischen Untersuchung zu überprüfen. Häufig genannte abnorme Sensationen sind ein Taubheitsgefühl oder Eingeschlafensein, Ameisenlaufen, Kribbeln, Kältegefühl oder Brennen. Stets muss man sich dessen bewusst sein, dass es sich um verbale Wiedergaben subjektiver Empfindungen handelt. Eine „objektive" Sensibilitätsstörung auf der Basis eines klinischen Befundes gibt es nicht. Daher kommt auch der Verhaltensbeobachtung eine wichtige Rolle zu. Zur genaueren Einschätzung bei begründeten Zweifeln gibt es psychometrische Instrumente wie das SRSI (Merten et al. 2019) oder die SSS (Bikowski 1996).

Wenn die Anamnese keine Hinweise auf eine Sensibilitätsstörung ergeben hat, verschafft man sich zunächst durch Bestreichen größerer Hautbezirke an den Extremitäten und am Rumpf im Seiten- und Höhenvergleich einen ersten Überblick. Weitere semiquantitative bzw. psychophysische Prüfmethoden ergeben sich bei der Untersuchung des Vibrationssinns, der Prüfung mit geeichten Tasthaaren nach von Frey zur Bestimmung der Reizschwelle oder der Messung der Zwei-Punkt-Diskrimination mittels einer Schublehre, Messschiebers oder zweier Zahnstocher (vgl. Zimmermann 1997). Dazu sind Kenntnisse über die normalen physiologischen Verhältnisse erforderlich. Die feinste räumliche Auflösung gelingt an den Fingern und im Zungen-Lippen-Raum, die gröbste an den proximalen Extremitätenabschnitten und am Rumpf, v.a. am Rücken. Die Begrenzungsermittlung eines Areals erfolgt idealerweise in zwei Richtungen, aus dem gestörten Bezirk heraus und von einer ungestörten Partie aus in ihn hinein. Eine exakt mittige Begrenzung (zum Beispiel auf dem Nasenrücken oder am Nabel) ist meist Ausdruck einer subjektiven Vorstellung und nicht einer organisch begründbaren Schädigung. Bei einer Routineuntersuchung werden folgende Qualitäten geprüft:

Berührungsempfindung

Die Oberfläche wird mit der Fingerspitze, einem festen Gegenstand oder einem Wattetupfer berührt, wobei der Patient angeben soll, ob und wie stark er die Berührung wahrnimmt. Dabei soll er den Ort der Reizung und die Grenze des gestörten Areals angeben.

Unterscheidung von Spitz- und Stumpfreizen bzw. Schmerzempfindung

Eine verminderte Reaktion auf Schmerzreize *(Hypalgesie)* ist Zeichen einer Funktionsstörung nozizeptiver Afferenzen. Die Haut wird in unregelmäßiger Reihenfolge mit spitzen und stumpfen Reizen untersucht. Der Patient soll angeben, was er empfindet und ob der Reiz schmerzhaft ist. Besonders rasch gelingt die Schmerzprüfung mit einem Nadelrad.

Temperaturempfindung

Eine Minderung der Temperaturempfindung für Kalt- und Warnreize weist auf eine Mitbeteiligung von Gruppe-III- bzw. -IV-(C-)Fasern hin. Man prüft sie zum Beispiel mit zwei Reagenzgläsern, von denen das eine warmes, das andere kaltes Wasser enthält. Idealerweise wird die Reihenfolge regellos variiert und danach gefragt, ob die Empfindung an verschiedenen Körperstellen gleich intensiv ist. Für eine kursorische Überprüfung genügt es oft schon, eine typischerweise kühlere Partie, wie etwa die Zehen, mit einer wärmeren in Kontakt zu bringen. Für eine exaktere quantifizierende Überprüfung gibt es spezielle Thermotestgeräte (z.B. Tip Therm oder Pen Therm).

Lage- und Bewegungssinn

Störungen des Lagesinns treten bei Beteiligung von afferenten Fasern aus Dehnungs- und Gelenksrezeptoren auf. Subjektiv werden sie nur selten bemerkt. Ein hochgradiger Ausfall von Gruppe-I- und -II-Afferenzen führt zum Bild der sensiblen Ataxie. Die Prüfung beginnt distal an den Interphalangeal-Gelenken der Zehen und Finger, um dann nach proximal fortzuschreiten. Die untersuchte Gliedmaße wird seitlich mit Daumen und Zeigefinger geführt, weil der Patient sonst allein aus dem Druck die Richtung der Bewegung erschließen kann. Diese soll er jeweils benennen. Die Prüfung muss stets mehrfach erfolgen, um die Fehlerwahrscheinlichkeit zu verringern, da die Ratewahrscheinlichkeit (oben/unten) bei einmaliger Prüfung 50 % beträgt.

Graphästhesie

In besonderen Fällen wird man das Erkennen auf die Haut geschriebener Zahlen prüfen, die man mit der Spitze des Zeigefingers oder dem stumpfen Ende eines Stifts appliziert. Kann der Patient das nicht, soll er wenigstens den Unterschied zwischen zwei stark differenten Zeichen (z.B. Kreis und Kreuz) angeben.

Pallästhesie

Das *Vibrationsempfinden* gibt Aufschluss über die Funktion von Gruppe-I- und -II- Afferenzen, überwiegend aus den schnell adaptierenden Vater-Pacini-Körperchen. Erkrankungen des peripheren Nervensystems stören diese Sinnesqualität frühzeitig und oft, z.B. bei Diabetes. Die Untersuchung erfolgt üblicherweise mit der Rydel-Seiffer-Stimmgabel, die skalierte Schwingungsdämpfer besitzt, an denen die Schwingungsamplitude abgelesen werden kann. Man setzt sie auf markante Knochenpunkte (Großzehengrundgelenk, Malleolen, Tuberositas tibiae, Patella, Daumengrundgelenk, Ellenbogen) auf, wobei der Patient aufgefordert wird, anzugeben, bis zu welchem Moment der spontan abklingenden Vibration er die Schwingungsreize noch auflösen kann. Abgelesen wird der Schwingungsknoten des mit einer Achtel-Teilung versehenen Dämpfers, so dass der Befund in Achtelschritten gradiert wird. 0/8 bezeichnet eine vollständige Aufhebung der Vibrationswahrnehmung, 6/8 oder mehr gelten als normal, im Senium auch noch 5/8. Als Gegenkontrolle kann die Wahrnehmung des als Ton wahrzunehmenden Reizes beim Aufsetzen auf das Schädeldach herangezogen werden, ähnlich einer Prüfung der Knochenleitung des Hörens.

Doppelt simultane Reizung

Die Diskriminierung simultaner Berührungsreize erfolgt durch möglichst unregelmäßige Berührung entweder nur einer oder beider Körperseiten an homotoper Stelle. Bei zentralen Sensibilitätstörungen werden auf der betroffenen Seite Einzelreize oft noch erkannt, während die gleichzeitige beidseitige Berührung nur auf der gesunden Seite wahrgenommen wird *(Extinktion)*.

Stereognosie

Bei zentralen Sensibilitätstörungen kann die Fähigkeit beeinträchtigt sein, Gegenstände durch bloßes Betasten zu erkennen (Astereognosie). Unterschiedlich geformte Gegenstände werden nicht mehr korrekt diskriminiert. Dabei muss aber sichergestellt sein, dass die elementare taktile Sensibilität ausreicht, um eine Wahrnehmung überhaupt zu gewährleisten.

Fehlerquellen

Die Sensibilitätsprüfung ist von der subjektiven Wahrnehmung und Auskunftsbereitschaft wie -fähigkeit des Untersuchten abhängig und deswegen grundsätzlich fehleranfällig. Einfach strukturierte, kognitiv beeinträchtigte oder psychisch gestörte Menschen verstehen die Aufgabenstellung manchmal nicht auf Anhieb oder geben unzutreffende, z. T. regelhaft wechselnde Antworten, ohne auf die Qualität des Reizes zu achten. Die Untersuchung der Sensibilität ist also besonders leicht durch psychogene Tendenzen, von bewusster oder unbewusster Aggravation bis zur Simulation, beeinflussbar. Kontrollmöglichkeiten *siehe Abschnitt 1.5.1 „Klinisch-qualitative Diagnostik".*

Psychogene Sensibilitätsstörungen

Verschiedene psychische Erkrankungen oder Störungen können die Sensibilitätsprüfung beeinflussen. Eine typische Angabe wäre beispielsweise eine ausgedehnte Analgesie selbst bei starken Schmerzreizen. Sie ist aber meist nicht von einer Beeinträchtigung der Temperaturempfindung, trophischen oder vasomotorischen Störungen oder Verletzungen begleitet, die man häufig bei organisch bedingter Analgesie findet. In diesen Fällen ist eine elektrophysiologische Überprüfung von Bedeutung. Die Angabe einer Un- oder Minderempfindlichkeit für sämtliche Qualitäten weist nicht selten eine Verteilung auf, die der subjektiven gliedmaßenförmigen Begrenzung oder derjenigen von Kleidungsstücken bzw. ihrer Teile (Ärmel, Hosenbeine) entspricht. Manchmal werden von schlicht strukturierten Menschen keine Unterschiede zwischen Motorik und Sensibilität gemacht, indem bei einer Lähmung geklagt wird, die entsprechende Gliedmaße sei taub oder bei Sensibilitätsstörungen, die Kraft sei vermindert. Geführte Bewegungen und auf die Haut geschriebene Zahlen werden manchmal systematisch falsch angegeben, zum Beispiel beim Schreiben einer eckigen Zahl (etwa 7) stets eine runde (etwa 6) oder umgekehrt. Nennt der Patient bei der Lage- und Bewegungssinnprüfung konstant die Gegenrichtung der geführten Bewegung, so ist dies ein Beleg für eine erhaltene Sensibilität. Eine Besonderheit stellt der Dermatozoenwahn dar, bei dem der Kranke unkorrigierbar davon überzeugt ist, von Parasiten befallen zu sein, die in oder unter der Haut kriechen (Möller et al. 2015), weil er dort spontane Empfindungen erlebt, ohne dass sichtbare Veränderungen vorliegen.

Bei Verdacht auf eine psychogene Störung oder Ausgestaltung ist oft eine Beobachtung außerhalb der unmittelbaren Untersuchungssituation nützlich. Dabei ist meist leicht zu erkennen, ob tatsächlich eine sensible Ataxie oder Behinderung der Motorik besteht, die bei schwerer Sensibilitätsstörung nie ausbleibt. Auch wird eine anästhetische Gliedmaße, etwa eine Hand, bei organischer Schädigung typischerweise nicht für Manipulationen eingesetzt. Wenn eine komplette taktile Anästhesie behauptet wird, die entsprechenden Messwerte (sensible Neurographie) aber vollkommen normal ausfallen, ist sie widerlegt. Gleiches gilt, wenn an angeblich schmerzunempfindlicher Stelle bei unerwarteter Reizung eine eindeutige Reaktion erfolgt, z.B. durch Grimassieren oder Wegziehen. Eine rudimentäre Schmerzprüfung ist daher selbst beim Bewusstlosen oder Bewusstseinsgetrübten möglich.

1.5.2 Klinisch-topische Diagnostik

Ganzer Körper

Missempfindungen am ganzen Körper sind meist Ausdruck einer Allgemeinerkrankung oder einer psychischen Störung. Man findet sie etwa bei grippalen Infekten, Hypothyreose, einem Hodgkin-Lymphom, einer Polyzythämie, bei Dialysepatienten oder einem beginnenden Arzneimittelexanthem; tatsächliche neurologische Erkrankungen wie etwa eine Dysautonomie oder ein Angiokeratoma corporis diffusum sind sehr selten, häufiger dagegen eine Fibromyalgie oder rein psychiatrische Besonderheiten, wie Depressionen, eine Somatisierungsstörung oder Stupor.

Eine Körperhälfte

Hier ist in erster Linie an zerebrale Durchblutungsstörungen zu denken, vor allem, wenn sie das Gesicht mitumfassen, selten auch an eine Migräne mit Aura oder epileptische Äquivalente. Ist das Gesicht ausgespart, kommen Störungen auf Rückenmarksniveau in Betracht. Über eine exakt mittige Begrenzung *siehe Abschnitt 1.5.1 „Klinisch-qualitative Diagnostik"*.

An den Extremitäten

Vor allem an den Extremitätenenden, d.h. an Füßen und Händen, also akrodistal lokalisierte, mitunter brennende Missempfindungen oder Ausfälle finden sich bei vielen Polyneuropathien *(vgl. Abb. 6)*. Sind rein schmerzhafte brennende Missempfindungen an den Füßen lokalisiert, spricht man von „burning feet". Zugrunde liegt oft eine Irritation dünnkalibriger Fasern (C und Aδ). An den Händen lokalisiert kommen Sensibilitätsstörungen beim Karpaltunnelsyndrom oder im Rahmen einer Myeloradikulopathie bei zervikaler Spondylose vor. An den Füßen macht sich das Tarsaltunnelsyndrom oder eine Suralisläsion bemerkbar.

Nervenwurzeln

Radikuläre Reiz- und Ausfallssymptome folgen dem Innervationsareal der jeweiligen Nervenwurzel *(vgl. Abb. 1 und 2)*, wobei auch Kombinationen möglich sind. Am häufigsten findet man an den oberen Extremitäten Beeinträchtigungen der Wurzeln C6 bis C8, an den unteren Extremitäten L4 bis S1.

Rumpf

Sensibilitätsstörungen des Rumpfes sind selten. Manchmal kommt es zu Affektionen der thorakalen Spinalnerven mit entsprechendem zirkulär-radikulärem Verlauf, selten zu einer chronischen Kompression sensibler Hautäste bei ihren Durchtritt durch die Faszien. Über Syringomyelie *siehe Abschnitt 1.4.2 „Qualitative Klassifikation".*

1.5.3 Apparative Diagnostik

Es existieren elektro- bzw. neurophysiologische und neuromorphologische Untersuchungsmethoden (Weiler u. Gottschalk 2016, Vogel u. Aroyo 2018)

Elektroneurographie (ENG)

Die ENG untersucht die Leitfunktion sensibler Fasern eines peripheren Nerven nach elektrischer Stimulation. Die Nervenleitgeschwindigkeiten (NLG) sind für verschiedene Nerven, sogar für einzelne Abschnitte ein- und desselben Nerven (etwa des Nervus ulnaris im Sulcus und distal davon) unterschiedlich und darüberhinaus temperatur- (ca. 1 bis 2 m/s pro °C) und alters- oder größenabhängig, so dass ihre Beurteilung nur mithilfe von Normwerttabellen erfolgen sollte (z.B. Berlit 2016). Deren Benutzung setzt eine konsequente Vereinheitlichung der Untersuchungsbedingungen voraus. Vergleichsuntersuchungen sollten idealerweise durch das nämliche Labor bzw. den identischen Untersucher erfolgen. Krankhafte Veränderungen der Markscheiden beeinflussen die NLG besonders stark und zwar stets in Richtung einer Reduktion. Wenn die Markscheiden der schnellstleitenden Fasern betroffen sind, kann die NLG-Reduktion extrem sein. Primär axonale Schädigungen dagegen haben oft zunächst keine oder eine nur geringe Änderung der NLG zur Folge. Die Amplitude des abgeleiteten Antwortpotenzials (AP) wird jedoch niedriger.

Nach einem überschwelligen Reiz wird in den Nervenfasern ein fortgeleitetes AP ausgelöst. Dieses läuft vom Reizort aus in beide Richtungen: Orthodrom, d.h. im Sinne der physiologischen Leitung des betreffenden Nerven, und antidrom, also in entgegengesetzter Richtung. Bei der sensibel-antidromen ENG wird die gegenläufige Erregungsausbreitung gemessen. Man reizt einen Nerven und leitet distal davon an Fingern oder Zehen mit Oberflächenelektroden das sensible Nervenaktionspotenzial (SNAP) ab. Da keine synaptische Übertragung zwischengeschaltet ist, kann man bereits aus einem Meßwert (distale sensible Latenz, dsL) und der Distanz die sensibel-antidrome NLG berechnen (Geschwindigkeit = Weg/Zeit). Diese Technik ist eine gute Routinemethode, die ohne großen Aufwand vorgenommen werden kann.

Bei der sensibel-orthodromen ENG, die aufwendiger ist, aber zu Ergebnissen von höherer Aussagekraft führt, werden die entsprechenden Nerven, zum Beispiel eines Fingers, gereizt und die Ableitung des SNAP, z.B. mit unipolaren Nadelelektroden, oder transkutan mit Oberflächenelektroden nach wiederholter Reizung in der Nähe des Nervenstamms *proximal* davon vorgenommen. Der Einsatz der orthodromen Technik ist besonders bei Polyneuropathien und Engpasssyndromen von Interesse. Mithilfe der ENG lassen sich die verschiedenen Störungen der Nervenleitung objektivieren und lokalisieren. Eine fokale Störung der Erregungsfortleitung eines Nerven, etwa infolge einer Druckläsion, kann am Ort der Schädigung einen *Leitungsblock* verursachen. Stimuliert man einen solchen Nerven elektrisch distal und proximal des Läsionsorts, resultiert hieraus eine deutiche Amplitudenreduktion des AP bei proximaler Stimulation im Vergleich zur distalen. Beim Vorliegen eines kompletten Leitungsblocks kann proximal der Schädigungsstelle überhaupt kein Antwortpotenzial mehr ausgelöst werden, während dies bei distaler Stimulation regelrecht erhältlich ist. Außer bei akuten Nervendruckschädigungen findet man Leitungsblöcke auch bei entzündlich-demyelinisierenden Prozessen.

H-Reflex

Der Hoffmann-Reflex ist ein elektrisch ausgelöster Eigenreflex. Die Afferenz läuft orthodrom über die 1A-Afferenzen via Hinterwurzeln zum Rückenmark und wird dort auf die motorischen Vorderhornzellen umgeschaltet; die Efferenz verläuft über die Vorderwurzeln und motorische Nervenfasern zum Muskel. Der H-Reflex ist beim Erwachsenen am leichtesten von der Wadenmuskulatur aus auszulösen. Er entspricht dann dem Achillessehnenreflex (ASR).

F-Welle

Die F-Welle ist gewissermaßen das elektrophysiologische Äquivalent eines Eigenreflexes. Reizt man einen motorischen Nerven supramaximal, breitet sich der Impuls nach distal und proximal aus. Der nach proximal verlaufende wird von einem gewissen Prozentsatz der Neurone reflektiert, läuft an der motorischen Faser nach distal und führt zu einem zweiten Antwortpotenzial. Bedeutung hat das Verfahren im Zusammenhang mit der Diagnostik von Polyneuropathien und Nervenwurzelschäden (Vogel u. Aroyo 2018).

Somatosensibel evozierte Potenziale (SEP oder SSEP, Buchner 2022)

In der klinischen Diagnostik werden die SEP durch elektrische Stimulation der Nervenstämme anhand einer Mittelung von oft mehreren Hundert Durchgängen bei Ableitung über dem kontralateralen sensiblen Projektionsgebiet registriert. Für die klinische Beurteilung dienen nur die ersten positiven und negativen Auslenkungen *(Abb. 7)*, die im primären somatosensorischen Kortex generiert werden.

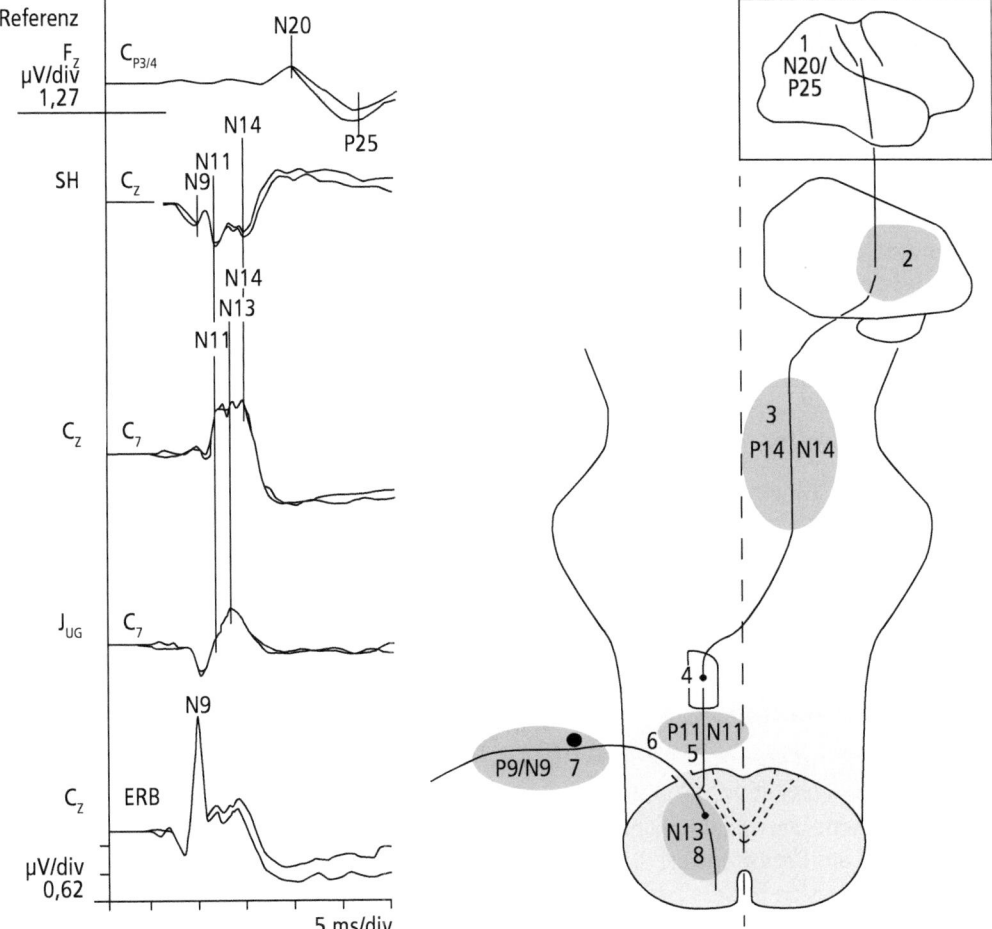

Abb. 7: Somatosensibel evozierte Potenziale nach Stimulation des Nervus medianus. Ableitung über dem zum Reiz kontralateralen Handfeld (CP3/4) mit einer Referenz bei Fz, vom Vertex (Cz) zur reizkontralateralen Schulter (SH), von HWK7 (C7 zum Vertex bzw. zum vorderen Hals JUG = Fossa jugularis) und vom Erb-Punkt zum Vertex (nach Weiler und Gottschalk aus Hacke 2016).
1 = Gyrus postcentralis, 2 = Thalamus, 3 = Lemniscus medialis, 4 = Nucleus cuneatus, 5 = Fasciculus cuneatus, 6 = Radix dorsalis nervi spinalis, 7 = Ganglion spinale, 8 = spinale Interneurone

SEP können aber auch über dem Armplexus und der Wirbelsäule abgeleitet werden. Damit ist eine fraktionierte Untersuchung wesentlicher Teile der gesamten somatosensorischen Bahn möglich. In der üblichen Konfiguration werden vor allem der Beitrag schnelleitender epikritischer und propriozeptiver Fasern und die Bahnen der Hinterstränge untersucht. Aussagen sind über den Vergleich mit Normalwerten der Latenzen und im Seitenvergleich möglich. SEP sollten wenn möglich immer bilateral beurteilt werden. Sie können auch bei unklaren Sensibilitätsstörungen oder dem Verdacht auf psychogene Gefühlsstörungen angewandt werden, insbesondere, wenn eine Anästhesie behauptet wird.

Autonome Messmethoden

Da periphere Nervenschädigungen nicht selten mit neurovegetativen Störungen verbunden sind, kann auch eine Hauttemperaturmessung (Hautthermometer), eine Bestimmung der Hautfeuchte, der Schweißtest (Ninhydrin-Test) oder galvanische Hautreflex (SSR, sympathetic skin response, SHR = sympathischer Hautreflex) zur Anwendung kommen. Nach Schmerzreizen tritt mit einer Latenz von wenigen Sekunden eine nicht nur auf die gereizte Extremität beschränkte Änderung des Hautwiderstandes auf, der meßbar ist. Deshalb kann das Verfahren auch zum Läsionsnachweis peripherer Nerven oder spezifischer autonomer Schädigungen herangezogen werden, u.a. beim CRPS. Eine verminderte Herzfrequenzvariabilität (heart rate variability, HRV) kann ebenfalls einen Hinweis auf eine systemische neurovegetative Beteiligung liefern.

Weitere Methoden

Zusätzliche nichtinvasive Methoden sind die quantitative sensorische Testung (QST) und die Untersuchung mittels laser-evozierter Potenziale (LEP), wobei letztere nur in spezialisierten Zentren verfügbar sind. Schmerzevozierte Potenziale (pain-evoked potentials, PEP), die korneale konfokale Mikroskopie und Axonreflextests sind weitere Verfahren zum Nachweis einer C- bzw. Aδ-Faserschädigung, jedoch ebenfalls nur in Spezialeinrichtungen verfügbar, wobei nicht für alle Tests validierte Normwerte existieren (vgl. Schlereth 2019).

Nerv-Muskel-Haut-Biopsie

Als diagnostische Methode kann im Einzelfall eine Nerv-, Muskel- oder Hautbiopsie erwogen werden (Heuß 2007), wobei am häufigsten der Nervus suralis untersucht wird. Bevorzugt entscheidet man sich hierfür, wenn die klinischen und elektrophysiologischen Befunde auf ein Betroffensein dieses Nerven oder eine distal betont sensible PNP schließen lassen, die sich anders nicht objektivieren lassen. Wenn der Patient eindeutige und konstante Sensibilitätsstörungen im Versorgungsgebiet des Nervus suralis angibt und der elektrophysiologische Befund (sensible NLG, SNAP) dennoch normal ist, kann dies auf einer Schädigung dünn- und nichtmyelinisierter Nervenfasern hindeuten. In einem solchen Fall ist eine Biopsie zu erwägen. Sie wird unter Lokalanästhesie durchgeführt und das Biopsat einer eingehenden Diagnostik, ggf. einschließlich Immunhistochemie und Elektronenmikroskopie, unterzogen. Der Eingriff zieht eine Sensibilitätsstörung im entsprechenden Versorgungsareal nach sich, was aber funktionell in aller Regel unbedeutend ist. Die meisten Patienten sind danach langfristig beschwerdefrei. Die morphologische Aufarbeitung muss stets anhand stringenter pathomorphologischer Kriterien von einem erfahrenen Labor und in ausgewiesenen Zentren vorgenommen werden (Heuß 2019). Als diagnostischer Standard wird – mit gewissen Einschränkungen – die Hautbiopsie beim begründeten Verdacht auf eine Small-Fibre-Neuropathie angesehen.

Laborbefunde

Natürlich gehört eine Standardlaboruntersuchung zur ursächlichen Abklärung von Sensibilitätsstörungen, die auf eine systemische Ursache hindeuten (z.B. BSG, CRP, Differenzialblutbild, Elektrolyte, Leber- und Nierenwerte, Bence-Jones-Proteine i. U., TSH, HbA1c, Transaminasen, MCV, Vitamine B1, B6 und B12, CDT). Bei arbeitsmedizinischen Fragestellungen steht meist eine toxikologische Analyse im Vordergrund.

2 Spezieller Teil

Abgesehen von Einzelnervschädigungen, die entweder traumatisch oder durch repetitive Belastung bedingt sind (zum Beispiel Karpaltunnelsyndrom, *siehe Abschnitt 2.2.9 „Mechanisch-bedingte Nervenschäden mit Sensibilitätsstörungen"*) haben in der Arbeitsmedizin vor allem systemisch-toxische Polyneuropathien Bedeutung. Hinweise zu deren Diagnostik finden sich in der AWMF-Leitlinie 030/067 (Heuß 2019), eine Übersicht der verschiedenen Formen z.B. bei Neundörfer u. Heuß (2007), Lang (2015) oder Engelhardt (2020).

2.1 Definition der Polyneuropathien

Unter einer PNP versteht man die Folgeerscheinungen einer ausgedehnten Affektion peripherer Nerven. Sind die Nervenwurzeln schwerpunktmäßig mitbetroffen, spricht man von Polyradikuloneuropathie (PRNP). Eine Erkrankung des peripheren Nervensystems führt zu Reizerscheinungen (Parästhesien, Schmerzen, Krämpfen, Faszikulationen), Sensibilitätsminderungen (Hypästhesie, Hypalgesie, Thermhypästhesie, Pallhypästhesie) und Ausfällen wie Reflexverlust oder Lähmungen, daneben kommen auch Störungen des autonomen Nervensystems, selbst der Hirnnerven, vor. Das klinische Muster richtet sich danach, welche funktionellen Anteile (motorische, sensible, autonome) in welcher Lokalisation (symmetrisch, asymmetrisch, proximal oder akrodistal betont, Mononeuropathia multiplex) und in welchen anatomischen Regionen (Wurzeln, Plexus, Spinalnerven, distale Nervenaufzweigungen, Hirnnerven) betroffen sind. Elektrophysiologisch werden *demyelinisierende* (verlängerte Nervenleitgeschwindigkeiten) und vorwiegend *axonale* (verringerte Reizantwortamplituden) unterschieden. Wenn mehr als ein Internodium für die Erregungsleitung ausfällt, kommt es zu einem Leitungsblock (Dudel u. Toyka 1993).

2.2 Ätiologien

Eine Einteilung der PNP erfolgt üblicherweise in vier große Gruppen:

1. entzündlich, d.h. Polyneuritiden,
2. vaskulär bedingt (unter Einschluss der Kollagenosen),
3. exotoxisch und
4. endogen-toxisch-metabolisch.

Hier interessiert vor allem die Gruppe 3), in der Einflüsse durch Medikamente und Genuss-mittel einerseits und Umwelt- oder Gewerbegifte andererseits unterschieden werden. Die letztgenannte Gruppe umfasst Substanzen wie Acrylamid, Alkohole, Alkylphosphate, Allyl-chlorid, Arsen, Benzol, Blei, DDT, Dichlorbenzol, Dinitrophenol, Dimethylaminopropionitril (DMAPN), Dioxine (TCDD), Dipropionitril, Doxorubicin, Dichlorphenoxyessigsäure (2,4 D), Ethylenoxid, Ethylenglykol, Heroin, Hexacarbone, Hexachlorcyclohexan (Lindan), Hexa-chlorophen (HC), Iminodipropionitril (IDPN), Methylbromid, Methylpropionate, Nitrate, Pentachlorphenol, polychlorierte Biphenyle (Pc3), Quecksilber, Schwefelkohlenstoff, Tetra-chlorkohlenstoff, Thallium, Triäthylzinn, Triorthokresylphosphat, Trichlorethylen, Zinkpyri-dinethion und Zyanide (vgl. Neundörfer u. Heuß 2007, Engelhardt 2020).

Epidemiologisch-statistisch gesehen steht als exogen-toxische Noxe in der Rangreihe der PNP jedoch Äthylalkohol (Äthylismus, C_2H_5OH) an erster Stelle, den man bei rund 20 % aller chronischen Alkoholiker findet (Engelhardt 2020) und der rund 11 % *aller* PNP ausmacht, während andere exogen-toxische Substanzen zusammengenommen nur 0,9 % bedingen (Neundörfer u. Heuß 2007, Engelhardt 1994 u. 2020).

2.2.1 Toxische Polyneuropathien

Für die Diagnose einer toxischen PNP sind drei Voraussetzungen zu fordern: 1. Ein für das Toxin typisches klinisches Ausfallsmuster 2. Eine gesicherte Exposition, wobei Auftreten und Schweregrad der PNP eine Dosisabhängigkeit aufweisen müssen sowie 3. Eine Repro-duzierbarkeit im biologischen Experiment. Letzteres kann nicht immer im Tierexperiment erfüllt werden, weil es Substanzen gibt, die nur beim Menschen eine PNP erzeugen (z.B. Allylchlorid oder 3-(Dimethylamino)propionsäurenitril (DMAPN)). In aller Regel handelt es sich um axonal-degenerative Formen (Ausnahmen: Perhexilin- und Amiodaron-PNP mit primärer Demyelinisation, *siehe Tab. 1*). Das klinische Bild entspricht anfänglich meist einer symmetrisch-sensiblen PNP, die erst im weiteren Verlauf in einen symmetrisch-paretischen Manifestationstyp übergeht.

Alkoholbedingte, medikamenteninduzierte und PNP bei Heroinabhängigen sollen hier ausgespart werden, vielmehr wird vorwiegend auf Metalle, nichtmetallische organische Substanzen, aliphatische, halogenierte und aromatische Kohlenwasserstoffe sowie organi-sche Phosphorsäureester und andere organische Phosphorverbindungen eingegangen.

Tab. 1: Polyneuropathien bei Schadstoffen im Rahmen berufsbedingter neurologischer Erkrankungen (vgl. Lang 2015). Sämtliche dieser PNP, die auf einer systemischen Einwirkung beruhen, weisen ein vorwiegend symmetrisches Verteilungsmuster auf und sind von einem prädominant axonalen Typ

Stoff	moto-risch	sensibel	auto-nom	Schmerz	distal	Hirn-nerven	ZNS	Bemerkung
Acrylamid		+					*	nur Monomere sind neurotoxisch
Arsen	+	+		+	+	+	*	häufig gastrointestinale Symptome
Benzol					+			Leberschäden
Blei	+				+		*	Anämie, Koliken, Mononeuropathie
Hexacarbone		+			+			schwere Verläufe bei „Schnüfflern"
Organophosphatester (Triorthokresylphosphat)	+				+		+	oft auch erstes Motoneuron betroffen
Quecksilber		+			+		+	ZNS-Symptome können dominieren
Schwefelkohlenstoff		+			+		+	
Thallium	+	+	+	*	+	*	*	Alopezie
Pyrinuron (Vacor)			+	*	+	+	*	

+ = häufig
* = oft, aber nicht führend

2.2.2 Metalle

Arsen (BK 1108)

Chronische Vergiftungen können bei Arbeitern auftreten, die an Schmelzprozessen von Kupfer und Blei beteiligt sind, weil die dabei entstehenden Dämpfe auch Arsenik enthalten können. Expositionen finden sich auch in der Glasindustrie und Farbenherstellung. Ihre Bedeutung ist aber geringer geworden, seitdem die Verwendung arsenhaltiger Pigmente und Pestizide verboten wurde. Arsenverbindungen werden über den Magen-Darm-Trakt, die Haut und Atemwege aufgenommen und in verschiedenen Organen abgelagert, zumal in Haaren und Nägeln, die Ausscheidung erfolgt über Stuhl und Urin. Morphologisch findet man in Nervenbiopsien eine vorwiegend axonale Degeneration. Dementsprechend ist elektroneurographisch die NLG nur leicht verzögert, die Amplitude der Muskelantwort- und sensiblen Nervenpotenziale jedoch gemindert. Eine Arsen-PNP kann sich nach einer akuten Vergiftung, aber auch chronisch entwickeln. Nach akuter Vergiftung kann mit einer Latenz von wenigen Wochen eine vezögerte PNP auftreten, die mit sensiblen Reizerscheinungen an den distalen Extremitätenabschnitten einsetzt und von nach proximal wandernden sensomotorischen Ausfallserscheinungen gefolgt wird. Der Verlauf kann einem Guillain-Barré-Syndrom (GBS) ähneln. Die Rückbildung bleibt bei primär schwerem Ausfallsmuster mitunter unvollkommen. Bei chronischer Vergiftung kann eine PNP sukzessive und stetig einsetzen: Zunächst klagen die Patienten oft über ein Brennen an Füßen und Händen. Bei der Untersuchung findet man einen Reflexverlust und in leichteren Fällen besonders ausgeprägte Störungen der Tiefensensibilität (Lage- und Bewegungssinn). Bei weiterer Zunahme treten Lähmungen auf, die besonders die vom Nervus peroneus versorgten Muskeln betreffen (Fuß- und Zehenheber), aber oft auch auf die oberen Extremitäten übergreifen. Regelmäßig sind vasomotorisch-neurotrophische Störungen der Haut zu beobachten.

Blei (BK 1101)

Bezüglich einer chronischen Vergiftung sind Arbeiter in Bleihütten, Blei- und Zinkgießereien, Akkumulatoren-, Bleisalz- und Bleifarbenfabriken, der Automobilindustrie und Fabriken der Emaillegeräte-, Glas- und Tonwarenherstellung besonders gefährdet. Hierbei kann es neben einer PNP zu Symptomen einer Bleienzephalopathie, zu gastroenteralen Symptomen, Hepato- wie Nephropathie und Blutbildveränderungen kommen. Als typisch gilt ein Bleisaum des Zahnfleischs. Als kennzeichnend wird ein Beginn der Ausfälle mit einer motorischen Symptomatik im Bereich der Finger- und Handstrecker beschrieben (Fallhand). Es gibt aber auch Berichte über das Vorkommen einer weitgehend symmetrisch-sensiblen PNP. Die NLG ist als Hinweis auf eine primär axonale Degeneration in der Regel nur leicht verzögert. Sensible Störungen stehen insgesamt nicht im Vordergrund des Störungsbildes.

Quecksilber (BK 1102)

Quecksilber kann sowohl in elementarer Form, als auch in Gestalt anorganischer wie organischer Verbindungen toxisch wirken. Ein erhöhtes Intoxikationsrisiko besteht bei Arbeitern in der quecksilberverarbeitenden Industrie und der Landwirtschaft durch Umgang mit quecksilberhaltigen Beizmitteln. Klinisch gibt es einige Berichte über eine symmetrisch-sensible bis symmetrisch-sensomotorische PNP bei einer Exposition gegenüber anorganischem Quecksilber. Auch Fälle mit dominierenden motorischen Ausfällen und einem GBS-ähnlichen Verlauf wurden beschrieben. Bei Vergiftungen mit organischen Quecksilberverbindungen wird von den Patienten immer wieder über Parästhesien und Schmerzen geklagt, wobei zwar vom Verteilungsmuster her an eine PNP zu denken ist (vgl. Schiele 1998); da aber bei NLG- Messungen bei vielen solcher Patienten keine Normabweichungen festzustellen waren, wurde angenommen, dass die Sensibilitätsstörungen auch zentraler Natur sein könnten, da auch eine Quecksilber-Enzephalopathie möglich ist.

Thallium (BK 1106)

Thallium kommt in Ratten- und Mäusegift vor und kann in Immissionen bei der Produktion von Hütten- und Hochofenzement vorkommen. Intoxikationen können auch durch Einatmen von thalliumhaltigem Staub entstehen. Pathomorphologisch handelt es sich um eine primär axonale Degeneration mit besonderer Vulnerabilität der dickkalibrigen bemarkten sensiblen Fasern. Klinisch unterscheidet man vom Verlauf her eine akut bis subakut einsetzende Form, wobei der Schweregrad der Vergiftung den zeitlichen Verlauf bestimmt, und chronische Verläufe, die aber selten sind und von extrapyramidalen Störungen dominiert werden. Bei einer akuten Vergiftung entwickeln sich in Abhängigkeit vom Schweregrad der Intoxikation die Symptome einer PNP nach 24 Stunden bis zum Ende der zweiten Woche. Besonders charakteristisch ist ein Haarverlust am ganzen Körper, ab der 2.–4. Woche werden auch die typischen Mees'schen Querstreifen an den Fingernägeln sichtbar. Die polyneuropathischen Störungen sind immer symmetrisch angeordnet, meist sensomotorisch. Zu Beginn klagen die Patienten häufig über retrosternale und Gliederschmerzen sowie über eine Berührungs- und Druckempfindlichkeit an Zehen, Füßen und Unterschenkeln. Die von distal nach proximal aufsteigenden Lähmungen greifen nur in schwersten Fällen auf die oberen Extremitäten über. Das autonome Nervensystem ist meistens miteinbezogen. Die NLG ist nur gering verzögert. Die Rückbildung verläuft meist äußerst langsam, es können Residualsymptome bleiben.

2.2.3 Nichtmetallische organische Substanzen

Schwefelkohlenstoff (CS2) (BK 1305)

Schwefelkohlenstoff wird als Lösungsmittel in der Gummi- und Kunststofffaserindustrie verwandt. Während bei akuten und subakuten Intoxikationen Symptome des Zentralnervensystems im Vordergrund stehen, kommt es bei chronischer Vergiftung auch zu einer PNP. Das klinische Bild ist geprägt von symmetrisch-sensiblen bis -motorischen Ausfällen, wenngleich einzelne Fälle einer Mononeuropathia multiplex oder Schwerpunktsneuropathie *(vgl. Abb. 6)* beschrieben wurden. Zu Beginn klagen die Patienten über Parästhesien und Schmerzen. Die Sensibilitätsstörungen sind distal betont, zum Teil dissoziiert *(vgl. Abschnitt 1.4.2 „Qualitative Klassifikation")*. Es werden häufig Störungen des autonomen Nervensystems mit neurotrophisch-vasomotorischen Störungen der Haut, gestörter Herzfrequenzvariabilität sowie vereinzelt Impotenz berichtet. Die NLG ist meist nur gering verzögert. Die Rückbildung der Symptome nach Beendigung der Exposition vollzieht sich nur langsam.

Zyanide

Akute Vergiftungen mit Blausäure und ihren Salzen verlaufen in der Regel tödlich. Chronische Intoxikationen sind weniger aus der Arbeitswelt, als vielmehr durch Ernährungsgewohnheiten (zyanidhaltige Nüsse und Kerne) bekannt geworden. Bei diesen Patienten entwickelt sich neben einer beidseitigen Optikusatrophie mit schließlichem Visusverlust (nachweisbar durch VEP) und meist zusätzlichen sensoneuralen Hörstörungen (AEP) auch eine PNP, die mit schmerzhaften Parästhesien an den Füßen beginnt und im weiteren Verlauf zu sensomotorischen, distal an den unteren Extremitäten betonten Ausfällen führt. Vor allem wegen eines Verlustes der Tiefensensibilität entwickeln die Patienten ein atakisches Gangbild.

3-(Dimethylamino)propionitril (DMAPN)

DMAPN ist ein Katalysator für Polymerisationsprozesse und wurde für die Produktion von Polymethanschäumen verwendet. In einer Suralisbiopsie wie auch in tierexperimentellen Befunden zeigte sich eine distale axonale Degeneration mit zum Teil axonalen Anschwellungen, die Neurofilamente und unspezifische Organellen enthalten. Das klinische Bild ist insofern ungewöhnlich, als die Symptomatik mit Blasenstörungen und erektiler Dysfunktion, also autonomen Störungen, beginnt. Später kommt es zu Parästhesien und Taubheit an Füßen und Händen. Bei der Untersuchung findet man Oberflächensensibilitätsstörungen vor allem in den sakralen Dermatomen und eine Pallhyp- bis -anästhesie an den Füßen. Die NLG ist normal oder nur gering verzögert. Nach Beseitigung der Noxe bilden sich die Symptome in der Regel zurück.

Ethylenoxid

Ethylenoxid ist ein Präkursor von Industriechemikalien und wird vor allem zur Sterilisation von hitzeempfindlichen Materialien eingesetzt. Pathomorphologisch handelt es sich um eine axonale Degeneration vom Typ des „dying back" (Absterben von distal nach proximal). Eine PNP entwickelt sich bei wochen- bis monatelanger Exposition. Zu Beginn klagen die Patienten über Parästhesien an Fingern und Händen, bald gefolgt von in nervus-peroneus-versorgten Muskeln betonten motorischen Ausfällen. Oberflächensensibilitätsstörungen können fehlen, meist ist jedoch eine Beeinträchtigung des Vibrationsempfindens nachweisbar. Die NLG ist entsprechend einer primären axonalen Degeneration nur gering verzögert, die Amplituden des motorischen Antwortpotenzials bzw. sensiblen Nervenpotenzials sind erniedrigt. Nach Beendigung der Exposition bilden sich die Symptome relativ rasch zurück.

Ethylenglykol

Die farb- und geruchlose Flüssigkeit wird als Lösungsmittel für viele Farbstoffe und als Gefrierschrankkühlmittel oder Heizbadflüssigkeit verwandt. Mit einer Verzögerung von 6–18 Tagen wurden in mehreren Fällen nach akuter schwerer Intoxikation Hirnnervenausfälle berichtet, wobei zumal der Nervus facialis, meist beidseitig betroffen war. Spezielle sensible Störungen wurden i. d. R. nicht berichtet.

2.2.4 Aliphatische Kohlenwasserstoffe

Acrylamid

Acrylamid ist als Momomer hochtoxisch, als polymere Substanz atoxisch. Es wird vorwiegend bei der Produktion von Polyacrylamid und Copolymeren verwendet. Das klinische Bild entwickelt sich 4–12 Wochen nach einer Exposition, wobei die Latenz von der Gesamtdosis des aufgenommenen Gifts abhängig ist. Anfänglich klagen die Patienten über Parästhesien und Brennschmerzen an den Händen, an denen gleichzeitig Hautveränderungen in Form von Abschilferungen oder Blasenbildungen auftreten. Im Vordergrund der neurologischen Ausfälle stehen Tiefensensibilitäts(Lagesinn-)störungen, so daß das Bild einer Pseudotabes peripherica mit einer Ataxie imponiert. Darüberhinaus entwickeln sich aber auch Oberflächensensibilitätsstörungen der Extremitäten und Paresen, die an den unteren Extremitäten betont sind. Nicht selten ist eine starke Hyperhidrosis als sympathische Reizerscheinung erkennbar, selten eine autonome Blasenstörung. Die Rückbildung der Symptome erfolgt langsam. Elektroneurographisch finden sich oft nur eine leichte NLG-Verlangsamung und Reduktion des SNAP. Pathomorphologisch fand man in Suralisbiopsaten von Patienten, die von einer PNP genesen waren, eine Degeneration vor allem dickkalibriger Fasern.

Hexacarbone (n-Hexan, Methyl-n-Butylketon)

Lösungs- und Klebemittel, die besonders in der Leder-, Schuh-, Holz- und Farbenindustrie verwendet werden, enthalten eine Gruppe von Substanzen, die unter dem Sammelbegriff Hexacarbone zusammengefasst werden und eine neurotoxische Potenz aufweisen. In manchen Lösungs- und Klebemittelgemischen ist auch Methylethylketon (MEK) enthalten, bei dem aber in Reinform keine toxische Wirkung nachgewiesen werden konnte. Größere Fallserien wurden außerdem aus dem Bereich der lösungsmittel- und kunststoffverarbeitenden Industrie berichtet. Darüberhinaus gibt es Mitteilungen über eine PNP bei Personen, die Lösungsmittel als Suchtstoff inhalieren. Die ersten Symptome entwickeln sich meist erst Wochen bis Monate nach Beginn der Exposition. Die Patienten klagen anfänglich über Parästhesien an Händen und Füßen. Sensibilitätsstörungen treten im weiteren Verlauf aber eher in den Hintergrund. Auch das autonome Nervensystem kann betroffen sein: Es kommt zu neurotrophisch-vasomotorischen Störungen der Haut mit Hyper- oder Anhidrose, Zyanose, Ödemen und Nagelwachstumsstörungen sowie in Einzelfällen zu Blasen- und Mastdarmfunktionsstörungen. Nach Beendigung der Exposition schreitet die Symptomatik manchmal noch ein bis zwei Wochen fort, bevor sie sich langsam zurückzubildet, wobei Residualsymptome bestehen bleiben können. Die NLG sind manchmal leicht bis mäßig verzögert. Als früheste Zeichen einer nervalen Störung sind die Amplituden der SNAP erniedrigt. Charakteristisch für den pathomorphologischen Befund in Suralisbiopsaten ist eine primär axonale Degeneration mit paranodalen Anschwellungen durch eine Ansammlung von Neurofilamenten, sowohl in den dick- wie dünnkalibrigen Fasern.

Methylbromid

Methylbromid wurde früher zum Feuerlöschen, heutzutage wird es vorwiegend als Desinfektionsmittel eingesetzt. Über die Entwicklung einer PNP nach chronischer Exposition beim Desinfizieren gibt es nur wenige Berichte. Das klinische Bild einer PNP war vorwiegend von Tiefensensibilitätsstörungen geprägt. Nach Beendigung der Exposition bildeten sich die PNP-Symptome meist praktisch vollständig zurück.

Tetrachlorkohlenstoff (TCK)

Tetrachlorkohlenstoff wird in der Industrie vor allem als Fettlösungsmittel verwandt. Nur ausnahmsweise wurde über periphere nervale Schädigungen berichtet. Es handelte sich um eine zunächst symmetrisch-sensible, später symmetrisch-paretische PNP, deren Ausfälle sich nach Beendigung der Exposition zurückbildeten.

2.2.5 Halogenierte Kohlenwasserstoffe

Allylchlorid

Allylchlorid ist eine farblose, stechend riechende Flüssigkeit, die als Rohmaterial zur Herstellung von Epichlorohydrin, glycerinhaltigen Pestiziden und Polyacrylnitril verwandt wird. Es gibt Berichte über das Auftreten einer symmetrisch-sensomotorischen PNP mit socken- bis strumpfförmig angeordneten Sensibilitätsstörungen und distal-motorischen Ausfällen mit ASR-Verlust. Nach Beendigung der Exposition bildete sich die Symptomatik zurück. Manchmal fand man eine Verlängerung der distalen Überleitungszeit (dmL, dsL). Pathomorphologisch handelt es sich um eine Axonopathie.

Trichlorethylen (TRI)

TRI war als Lösungsmittel weit verbreitet und fand Anwendung vor allem in der chemischen Reinigung wie der gummi- und metallverarbeitenden Industrie. Bei chronischer und selten akuter Exposition wurden Fälle berichtet, bei denen es zu sensiblen Ausfällen im

Trigeminusbereich kam. Die Rückbildung der Ausfälle verläuft über Monate und kann fleckförmige Sensibilitätsstörungen hinterlassen. Wenn auch immer wieder über das Auftreten von PNP mit vorwiegend symmetrisch-sensiblen bis -motorischen Ausfällen berichtet wurde, so bleiben doch Zweifel hinsichtlich des kausalen Zusammenhangs, nachdem zwei größere Felduntersuchungen keine NLG-Veränderungen bei Exponierten feststellen konnten.

2.2.6 Aromatische Kohlenwasserstoffe, Hydroxy-, Halogen- und Carboxyverbindungen (vgl. Neundörfer und Heuß 2007)

Bei Exposition gegenüber Angehörigen dieser Substanzgruppe sind insgesamt nur wenige Fälle einer PNP bekannt geworden. Es gibt aber auch Einzelfallberichte über sensible PNP bei Benzol (vgl. BKV 1303), Dichlorbenzol und Pentachlorphenol, Dinitrophenol, n-Hexochlorocyclohexan (Lindan), polychlorierten Biphenylen (Pc3), Dioxin und DDT.

2.2.7 Organische Phosphorsäureester (BK 1307)

Triorthokresylphosphat (TOP)

Es wurden immer wieder kleinere oder größere Vergiftungsserien bekannt. Nach einem Frühstadium mit vorwiegend gastrointestinalen Symptomen kann eine PNP mit einer Verzögerung von 1–3 Wochen auftreten. Die Symptomatik beginnt mit Schmerzen in den Waden, Muskelkrämpfen und Parästhesien, vor allem in Form von Kältemissempfindungen (Parästhesien). Anschließend kann es zu atrophischen Prozessen kommen, die distal an den unteren Extremitäten beginnen und Beuger wie Strecker motorisch betreffen. Sensibilitätsstörungen treten demgegenüber ganz in den Hintergrund. Charakteristisch sind ausgedehnte neurotrophisch-vasomotorische Störungen mit Hyperhidrosis, Zyanose und Kühle der Haut. Die Rückbildung der Symptome geht langsam vor sich und richtet sich graduell nach der Schwere der Primärsymptomatik. Die NLG sind manchmal leicht verzögert. Pathomorphologisch findet man eine axonale Degeneration der peripheren Nerven sowie eine Hinterstrangdegeneration in Höhe des Halsmarks. Selbst viele Jahre nach dem Ausbruch der Erkrankung können mitunter noch deutliche Restsymptome und erhebliche Leitungsverzögerungen an peripheren Nerven registriert werden.

Andere organische Phosphorverbindungen wie etwa Trichlorfon, Parathion (E605), Methamidophos oder Chlorpyrifos können ebenfalls zu einer PNP, evtl. in Verbindung mit Hirnnervenausfällen, führen.

Lösungsmittelgemische, insbesondere, wenn sie n-Hexan enthalten (BK 1317)

Zunehmende Bedeutung haben in den letzten Jahrzehnten Lösungsmittelgemische erlangt, wie sie in Lacken, Farben, Verdünnern und Klebern vorkommen. Da es sich fast immer um eine Kombination von vielen Einzelsubstanzen wie aliphatischen, aromatischen und halogenierten Kohlenwasserstoffen handelt, ist es beim Auftreten neurotoxischer

Nebenwirkungen schwierig, diese einer bestimmten Verbindung zuzuordnen. Bei akuter Intoxikation wie bei langwährender Exposition gegenüber höheren Luftkonzentrationen entstehen vor allem Symptome von seiten des ZNS mit Rauschzuständen, Benommenheit, Kopfschmerzen und vereinzelt auch organischen Psychosyndromen. Wenn die Lösungsmittelgemische n-Hexan enthalten, ist die Zuordnung von peripher-nervalen Störungen kein Problem. Aber auch bei Exposition gegenüber Lösungsmittelgemischen ohne Hexacarbone wurde das Auftreten von peripher-nervalen Störungen und Beeinträchtigungen des autonomen Nervensystems berichtet. Das klinische Bild der PNP ist symmetrisch-sensibel bis symmetrisch-paretisch. Bei n-Hexan wurde zudem eine zentrale Verzögerung der Tibialis-SEP beschrieben (Buchner 2022). Die NLG ist nur leicht verzögert. Die autonomen Funktionsstörungen wurden meist als Veränderungen der Herzfrequenzvariabilität erfasst.

2.2.8 Andere gasförmige Stoffe

In jüngster Zeit war vor allem im Zusammenhang mit Fernflügen von einem aerotoxischen Syndrom (Schwarzer et al. 2014) nach sogenannten „Smell Events" (Geruchsbelästigung) oder „Fume Events" (Rauchaustritt) die Rede, als dessen Folge, selbst nach einmaliger Exposition, zum Teil sogar ohne gesicherte adverse Erscheinungen, das Auftreten einer sensiblen PNP behauptet wurde. Ursächlich wurde vorwiegend verbranntes Hydrauliköl angeschuldigt, jedenfalls eine Einwirkung von Organophosphaten bzw. Acetylcholinesterasehemmern unterstellt. Dies ist bisher allerdings nicht hinreichend gesichert, zumal unplausibel ist, dass häufig nur einzelne Personen betroffen waren, während andere, gleichermaßen exponierte, keine Beschwerden hatten. Die oft ohne zureichende klinisch-neurologische Begründung durchgeführte Suralis- oder Hautbiopsie ergab mehrheitlich uneindeutige Befunde oder war durch andere, nicht exogen-toxische Einflüsse erklärbar. Wird eine small-fibre-Neuropathie vermutet, ist nach einer vorausgegangenen neurophysiologischen Evaluation die eingehende quantifizierende Untersuchung durch ein speziell dafür ausgewiesenes Labor erforderlich. Bis zum Vorliegen weiterer besser belastbarer Daten ist die Behauptung einer aerotoxischen PNP daher sehr kritisch zu sehen. Bessere diagnostische Kriterien wurden erst jüngst vorgeschlagen (Hageman et al. 2020). Zu bronchopulmonalen Aspekten siehe Nowak in diesem Buch.

2.2.9 Mechanisch bedingte Nervenschäden mit Sensibilitätsstörungen

Karpaltunnelsyndrom (BK 2113)

Dieses Engpasssyndrom tritt am häufigsten spontan oder bei abnormen Engen des Karpaltunnels, etwa Verletzungen der Handwurzelknochen oder rheumatischen Gelenks- oder synovialen Veränderungen auf, ist aber auch bei Tätigkeiten mit repetitiver Greifbelastung der Hand, etwa im Rahmen manueller Kraftarbeiten, nicht selten. Weil es insgesamt sehr häufig ist, sind an die Attribuierung zu einer beruflichen Tätigkeit hohe Anforderungen zu stellen. Die Erkrankung beginnt mit nächtlichen schmerzhaften, oft brennenden Parästhesien auf der Beugeseite der radialen dreieinhalb Finger und in den angrenzenden

Hautarealen. Schmerzbedingt wachen die Patienten oft nachts auf und schütteln die Hand aus. Die Missempfindungen können auf die ganze Hand und bis über den Ellenbogen nach proximal ausstrahlen (Brachialgia paraesthetica nocturna). Dies hängt unter anderem damit zusammen, dass der Nervus medianus besonders reich an vegetativen Fasern ist. Nimmt die Erkrankung zu, treten sensible Reizsymptome auch am Tag auf, bis es zu einer bleibenden Hypästhesie und Hypalgesie kommt. Schließlich werden auch motorische Fasern betroffen, was sich durch eine Parese und Atrophie vor allem des Musculus abductor pollicis brevis und opponens pollicis äußert (Thenaratrophie). Sensibel findet man zunächst eine Dysästhesie, oft auch Hyperalgesie oder Hyperpathie der Volarseite der Hand mit einem Schwerpunkt im Versorgungsgebiet des Nervus medianus, später eine Anästhesie und -algesie. Beim Beklopfen des volaren Handgelenks über dem Karpaltunnel lässt sich typischerweise ein unangenehmes elektrisierendes Gefühl im distalen sensiblen Versorgungsgebiet des Nerven auslösen (Hoffmann-Tinel-Zeichen). Die Schweißsekretion ist dort häufig vermindert, was sich durch ein vergleichendes Betasten und Bestreichen der entsprechenden Finger auch ohne spezielle apparative Techniken verifizieren lässt. Elektrophysiologisch findet man schon frühzeitig eine Verlängerung der distalen motorischen und sensiblen Latenzen. Auch die sensible Nervenleitgeschwindigkeit ist bereits im Frühstadium vermindert. Beim Fortschreiten tritt als Ausdruck einer axonalen Schädigung oft eine Amplitudenminderung hinzu, in diesem Stadium findet man im Elektromyogramm Denervierungszeichen. Man kann den Nervus medianus außerdem neurosonographisch (Ultraschall) und kernspintomographisch untersuchen, obwohl Letzteres kaum je notwendig ist. Charakteristisch ist eine Verdickung im Bereich des Retinaculum flexorum. Sofern nicht zu weit fortgeschritten, bessern sich die Symptome nach mechanischer Entlastung oder Ruhigstellung, etwa durch Anlage einer volare Handgelenksschiene oder Orthese. Oft ist allerdings ein hand- oder neurochirurgischer Eingriff unumgänglich (Weiler u. Pham 2016).

Druckschädigungen von Nerven (BK 2106)

Ursächlich sind sich wiederholende mechanische und durch Druck schädigende Einwirkungen auf meist relativ oberflächlich verlaufende Nerven, die aufgrund anatomischer Gegebenheiten nicht hinreichend ausweichen können oder geschützt sind. Entscheidend ist die Identifikation des nervalen Versorgungsgebietes. Gefährdete Nerven sind an der oberen Extremität vor allem der Armplexus (sog. Thoracic-outlet-Syndrom, selten), der Nervus axillaris, musculocutaneus, radialis, suprascapularis, thoracicus longus und ulnaris, an der unteren Extremität neben dem Beinplexus der Nervus tibialis und peroneus, selten suralis. Gefährdend sind vor allem Tätigkeiten mit körperlichen Zwangshaltungen, Haltungskonstanz, einseitigen Belastungen oder Arbeiten mit hohen Wiederholungsraten (Schönberger et al. 2017). Die Druckschädigung äußert sich anfänglich durch eine Neurapraxie, was sich elektrophysiologisch in einer Verminderung der Reizantwortamplitude niederschlägt, bei fortdauernder Einwirkung aber auch in einem umschriebenen Untergang der Myelinscheide mit einer Reduzierung der Nervenleitgeschwindigkeit. Als Sensibilitätsstörungen resultieren sowohl Reiz- wie Ausfallssymptome, die manchmal in Verbindung mit trophischen

Störungen nebeneinander bestehen können. Durch Druck beim Ansatz von Blasinstrumenten (z.B. Trompete) kann es auch zu einer Neuropathie von Endästen des Nervus trigeminus kommen, die sich als periorale Sensibilitätsstörung bemerkbar macht.

Bandscheibenbedingte Erkrankungen der Lenden- bzw. Halswirbelsäule (BK 2108, 2109 und 2110)

Auch hier gilt das zum Karpaltunnelsyndrom Gesagte, dass angesichts der hohen Prävalenz in der Gesamtbevölkerung hohe Anforderungen an die Ableitbarkeit aus einer spezifischen beruflichen Tätigkeit zu stellen sind. Arbeitstechnische Voraussetzungen sind schweres Heben, Tragen, Ziehen oder Schieben erheblicher Lasten über sehr lange Zeiträume oder die langjährige vorwiegend vertikale Einwirkung von Ganzkörperschwingungen im Sitzen. Prädisponierende Faktoren (Degeneration, familiäre Veranlagung) spielen oft eine zusätzliche Rolle. Da bevorzugt Segmente betroffen sind, die auch ohne spezifische berufliche Belastung tangiert werden, zumal die unteren zervikalen und lumbalen Wurzeln einschließlich S1, muss die Ursachensicherung besonders kritisch erfolgen. Nicht immer liefert die Bildgebung (CT oder MRT) aussagekräftige Befunde. Wenn ja, muss? eine strikte Koinzidenz zwischen Bildgebung und Neurostatus gefordert werden. Die Symptomatik äußert sich in erster Linie in Gestalt radikulärer Reizerscheinungen bzw. Schmerzen, selten als bleibender Sensibilitätsausfall, da es dazu in aller Regel der Affektion zweier unmittelbar benachbarter Dermatome bedarf. Hilfreich sind bei der Identifikation und Abgrenzung Reflexbefunde (z.B. der ASR bzgl. der Wurzel S1) oder elektrophysiologische Untersuchungen (z.B. H-Reflex oder F-Welle). Die Abgrenzung gegenüber weiter peripher gelegenen Nervenschädigungen (z.B. die Differenzialdiagnose zwischen einer L4-Wurzel- und N.-femoralis-Schädigung) erfordert mitunter eine eingehende elektrophysiologische Diagnostik.

Literatur

Berlit P (2016). Memorix Neurologie. 6. Aufl. Thieme Verlag, Stuttgart

Berlit P (Hrsg.) (2020). Klinische Neurologie. 4. Aufl. Springer Verlag, Berlin Heidelberg

Berufskrankheiten-Verordnung (BKV) Anlage 1 BGBl. I 1997; 2625-2626. Bundesministerium der Justiz und für Verbraucherschutz, Bundesamt für Justiz

Bikowski JWW (1996). Die „Schmerz-Simulations-Skala" als Beitrag zur Erkennung von Aggravation bei der gutachterlichen Beurteilung von Schmerzen. Diss, Ulm

Buchner H (Hrsg.) (2022). Praxisbuch Evozierte Potenziale. 2. Aufl. Thieme Verlag, Stuttgart

Dörfler H, Eisenmenger W, Lippert H-D, Wandl U (Hrsg.) (2015). Medizinische Gutachten. 2. Aufl. Springer Verlag, Berlin Heidelberg

Dudel J, Toyka KV (1993). Kap. 21 Periphere Nerven, zentrale Bahnen, Somatosensorik. In: Hierholzer K, Schmidt RF (Hrsg.) Pathophysiologie des Menschen. S. 21.1–21.18. VCH, Weinheim

Engelhardt A (1994). Vaskulitische Neuropathien: Klinische und nervenbioptische Befunde. Roderer, Regensburg

Engelhardt A (2020). Differentialdiagnostik von Polyneuropathien. Kap. 46 in: Berlit P (Hrsg.) Klinische Neurologie. S. 499 ff., 4. Aufl. Springer Verlag, Berlin Heidelberg

Engelhardt A (2020). Toxische Polyneuropathien. Kap. 50, S. 525 ff. In: Berlit P (Hrsg.) Klinische Neuro-logie. 4. Aufl. Springer Verlag, Berlin Heidelberg

Hacke W (Hrsg.) (2016). Neurologie, 14. Aufl. Springer Verlag, Berlin Heidelberg

Hageman G, Pal TM, Nihom J, Mackenzie Ross SJ, van den Berg M (2020). Aerotoxic syndrome, dis-cussion of possible diagnostic criteria. Clin Toxicol (Phila) 58: 414–416

Heuß D (2007). Morphologische Untersuchungen bei Polyneuropathien – Nerven- und Muskel-biopsie. Kap. 3, S. 19 ff. In: Neundörfer B, Heuß D (Hrsg.). Polyneuropathien. Thieme Verlag, Stutt-gart

Heuß D et al. (federführend) (2019). Diagnostik bei Polyneuropathien, S1-Leitlinie. In: Deutsche Ge-sellschaft für Neurologie (Hrsg.) Leitlinien für Diagnostik und Therapie in der Neuroloige. AWMF-Registernummer 030/067, gültig bis Februar 2024

Hierholzer K, Schmidt RF (Hrsg.) (1993). Pathophysiologie des Menschen. VCH, Weinheim

Lang C (2015). Nervensystem. Kap. 12, S. 361 ff. In: Dörfler H, Eisenmenger W, Lippert H-D, Wandl U (Hrsg.). Medizinische Gutachten. 2. Aufl. Springer Verlag, Berlin Heidelberg

Mattle H, Mumenthaler M (2013). Neurologie. 13. Aufl. Thieme Verlag, Stuttgart

Mehrtens G, Valentin H, Schönberger A (Hrsg.) (2017). Arbeitsunfall und Berufskrankheit. 9. Aufl. Erich Schmidt Verlag, Hamburg

Merten T, Giger P, Merckelbach H, Stevens A (2019). SRSI. Self-Report Symptom Inventory – deutsche Version. Hogrefe, Göttingen

Möller H-J, Laux G, Deister A (2015). Psychiatrie, Psychosomatik und Psychotherapie. 6. Aufl. Thieme Verlag, Stuttgart

Mumenthaler M, Bassetti C. Daetwyler C (2005). Neurologische Differenzialdiagnostik. 5. Aufl. Thieme Verlag, Stuttgart

Neundörfer B (2007). Toxische Polyneuropathien. Kap. 5.2, S. 61 ff. In: Neundörfer B, Heuß D (Hrsg.). Polyneuropathien. Thieme Verlag, Stuttgart

Neundörfer B, Heuß D (Hrsg.) (2007). Polyneuropathien. Thieme Verlag, Stuttgart

Schiele R (1998). Quecksilber. Kap. 3.4, S. 345 ff. In: Triebig G, Lehnert G (Hrsg.). Neurotoxikologie in der Arbeitsmedizin und Umweltmedizin. Gentner Verlag, Stuttgart

Schlereth T et al. (2019). Diagnose und nicht interventionelle Therapie neuropathischer Schmerzen, S2k-Leitlinie. In: Deutsche Gesellschaft für Neurologie (Hrsg.). Leitlinien für Diagnostik und Thera-pie in der Neurologie, AWMF-Registernummer 030/114

Schwarzer M, Ohlendorf D, Groneberg DA (2014). Aerotoxisches Syndrom. Zbl Arbeitsmed 64: 119–121

Steiner T, Diem R (2016). Sensibilität. Kapitel 1.12, S. 56 ff. In: Werner Hacke (Hrsg.). Neurologie, 14. Aufl. Springer Verlag, Berlin Heidelberg

Stöhr M, Pfister R (2014). Klinische Elektromyographie und Neurographie – Lehrbuch und Atlas. 6. Aufl., Kohlhammer Verlag, Stuttgart

Triebig G, Lehnert G (Hrsg.) (1998). Neurotoxikologie in der Arbeitsmedizin und Umweltmedizin. Gentner Verlag, Stuttgart

Vogel P, Aroyo I. (2018). Kursbuch klinische Neurophysiologie. 4. Aufl. Thieme Verlag, Stuttgart

Weiler M, Gottschalk A (2016). Neurophysiologische Methoden. Kapitel 3.2, S. 124–141. In: Werner Hacke (Hrsg.). Neurologie, 14. Aufl. Springer Verlag, Berlin Heidelberg

Weiler M, Pham M (2016). Schädigungen der peripheren Nerven. Kap. 31, S. 735–782. In: Hacke W (Hrsg.). Neurologie, 14. Aufl., Springer, Heidelberg

Zimmermann M (1997). Das somatoviszerale sensorische System. Kap. 12. In: Schmidt RF, Thews G (Hrsg.). Physiologie des Menschen. 27. Aufl. Springer Verlag, Berlin Heidelberg

27 Schwindel

Andreas Zwergal

Zusammenfassung

Schwindel ist ein häufiges Leitsymptom neuro-otologischer, internistischer und psychiatrischer Erkrankungen, das oft mit einer relevanten Einschränkung der Funktionsfähigkeit und Lebensqualität einhergeht. Zu berufsbedingten Ursachen von Schwindel gibt es keine systematischen Erhebungen. Aus der klinischen Versorgungspraxis eines tertiären Referenzzentrums sind die häufigen Schwindelursachen allerdings nicht mit beruflichen Expositionen assoziiert. Als Ausnahmen können berufsbedingte Schädel-Hirn-Traumata gelten, die zu Innenohrerkrankungen oder zentral-nervösen Schädigungen führen können, sowie selten Expositionen gegenüber Neurotoxinen mit Wirkung auf Innenohr, Zerebellum oder die Basalganglien.

1 Allgemeiner Teil

Schwindel ist ein Symptom, dem peripher- und zentral-vestibuläre Krankheitsbilder, internistische Erkrankungen und funktionelle Störungen zugrunde liegen können (Strupp et al. 2020). Ein wichtiges Unterscheidungskriterium der verschiedenen Schwindelsyndrome ist deren zeitlicher Verlauf:

1. akute Schwindelsyndrome (Dauer Tage bis Wochen),
2. episodische Schwindelsyndrome (Dauer Sekunden bis Tage) und
3. chronische Schwindelsyndrome (Monate bis Jahre) (Zwergal u. Dieterich 2021).

1.1 Epidemiologie

Schwindel ist mit einer Lebenszeitprävalenz von bis zu 30 % eines der häufigsten Leitsymptome (Neuhauser et al. 2005). Alle Altersgruppen können davon betroffen sein. Häufige Schwindelsyndrome wie etwa die vestibuläre Migräne oder der funktionelle Schwindel betreffen Menschen im aktiven Arbeitsleben. Die sozioökonomischen Folgen von Schwindelerkrankungen sind dabei gravierend. Etwa 20 % der betroffenen Menschen geben ihre berufliche Tätigkeit auf, 50 % leiden unter einer Einschränkung der beruflichen Leistungsfähigkeit (Bronstein et al. 2010).

1.2 Physiologie

Das vestibuläre System ist ein bilateral organisiertes Sinnessystem, das Bewegungs- und Lageinformationen des Kopfes und Körpers über die Rezeptororgane im Innenohr (Bogengänge – Rotationsbeschleunigung, Otolithenorgane – Translationsbeschleunigung, Schwerkraftinformation) detektiert und in einem weit verzweigten zentral-vestibulären Netzwerk verarbeitet (Brandt und Dieterich 2017, Strupp et al. 2020). Besonders wichtig sind dabei Reflexbögen zur Haltungsregulation (vestibulo-spinale Projektionen) und zur Kontrolle der Blickstabilität (vestibulo-okulärer Reflex, VOR). Aufsteigende vestibuläre Projektionen zum Kortex ermöglichen eine Perzeption von Bewegung und sind in Zusammenspiel mit anderen Sinnensystemen (visuelles, propriozeptives System) für die Wahrnehmung des Körpers und der räumlichen Umgebung relevant. Das vestibuläre System verfügt über eine hohe Ruheaktivität (von ca. 1,5 Millionen Nervenimpulsen pro Sekunde pro Innenohr). Schwindel als Folge einer vestibulären Störung kann durch eine einseitige Erregung oder Hemmung von vestibulären Afferenzen als Ausdruck einer vestibulären Asymmetrie entstehen oder durch eine beidseitige Unterfunktion vestibulärer Afferenzen oder eine gestörte zentrale Signalverarbeitung. Eine gesteigerte Selbstwahrnehmung vestibulärer Impulse kann zu einem funktionellen Schwindel führen. Internistische Schwindelursachen führen indirekt zur Wahrnehmung von Benommenheits- oder Schwankschwindel etwa durch eine Störung der Blutdruckregulation (mit zerebraler Hypoperfusion) oder durch eine globale Störung der Nervenzellaktivität (bei metabolischen Entgleisungen oder Intoxikationen).

1.3 Klassifikation

Die acht häufigsten Schwindelsyndrome liegen über 70 % aller Schwindelpräsentationen zugrunde. Bei den akuten (meist einzeitigen) Schwindelsyndromen sind die akute unilaterale Vestibulopathie und der vestibuläre Schlaganfall von besonderer Bedeutung, bei den episodischen Schwindelerkrankungen der gutartige Lagerungsschwindel, der Morbus Menière und die vestibuläre Migräne und bei chronischem Schwindel die bilaterale Vestibulopathie, der funktionelle Schwindel und der zerebelläre Schwindel (Zwergal u. Dieterich 2021). In der letzten Dekade wurden für die häufigsten Schwindelsyndrome international konsentierte diagnostische Kriterien und Krankheitsbezeichnungen erarbeitet, die einfach im klinischen Alltag angewendet werden können (Bisdorff et al. 2009). Die diagnostischen Leitlinien beruhen überwiegend auf einer gezielten Anamnese (Beginn, Dauer, Verlauf, Trigger, Begleitsymptome), klinischen Untersuchung und wenigen apparativen Verfahren zur Diagnosesicherung (vor allem mittels Videookulographie und Audiometrie) (Strupp et al. 2020).

1.3.1 Akute Schwindelsyndrome

Akuter Schwindel gehört mit 5 % aller Kontakte zu den häufigsten Leitsymptomen in der Notfallversorgung (Newman-Toker et al. 2008, Royl et al. 2013, Zwergal u. Dieterich 2020).

In den meisten Fällen liegt eine benigne Ursache zugrunde, in circa 25 % der Patienten aber eine potenziell lebensbedrohliche Erkrankung, am häufigsten ein Schlaganfall (bis zu 15% aller Patienten, in 8 % zerebrale Ischämien, 5 % transiente ischämische Attacken (TIA), 1 % intrazerebrale Blutungen). Bei der Unterscheidung akut peripher- und zentral-vestibulärer Ursachen hilft die gezielte Anamnese und klinisch neuro-otologische Untersuchung (Zwergal et al. 2017, Zwergal u. Dieterich 2020). Die diagnostischen Kriterien für die häufigsten akuten peripher- und zentral-vestibulären Schwindelsyndrome werden in den folgenden Unterkapiteln dargestellt.

Akute unilaterale Vestibulopathie (Neuritis vestibularis)

Charakteristische Symptome sind ein subakut einsetzender, meist über Tage anhaltender heftiger Drehschwindel und Übelkeit. Die akute unilaterale Vestibulopathie ist gekennzeichnet durch folgende Diagnosekriterien (Strupp u. Magnusson 2015):

a) subakut einsetzenden, ohne Therapie > 72 h anhaltenden Drehschwindel, mit Oszillopsien, Fallneigung und Übelkeit
b) horizontal rotierender Spontannystagmus (zur nicht betroffenen Seite)
c) Verkippung der subjektiv visuellen Vertikalen (SVV) zur Seite des betroffenen Labyrinths
d) einseitige peripher-vestibuläre Funktionsstörung des VOR (vHIT: Verstärkungsfaktor < 0,7) und/oder Seitendifferenz der kalorischen Prüfung > 25 %
e) keine Hinweise für akute Hörstörung
f) keine zentralen Zeichen

Akuter vestibulärer Schlaganfall

Ein akutes zentral-vestibuläres Syndrom ist sicher, wenn eines der folgenden Kriterien erfüllt ist (Zwergal et al. 2017):

a) Zentrale vestibuläre oder okulomotorische Zeichen: normaler Kopfimpulstest und/ oder richtungswechselnder Nystagmus, und/oder Vertikaldeviation beim akuten vestibulären Syndrom, zentrale Okulomotorikstörung (u.a., vertikaler/torsioneller Fixationsnystagmus, einseitige Sakkaden- oder Blickparese, asymmetrisch sakkadierte Blickfolge, asymmetrischer Blickrichtungsnystagmus, asymmetrisch gestörte Fixationssuppression des VOR, paradoxer Kopfschüttelnystagmus), zentraler Lagerungsnystagmus, ausgeprägte posturale Instabilität ohne Hinweise auf vestibulo-okulomotorische Asymmetrie (Nystagmus, SVV-Abweichen)
b) Zentrale fokal-neurologische Zeichen: u.a. Dysarthrie, zentrale faziale Parese, koinzidente Doppelbilder, Singultus, Hemiataxie, dissoziierte Sensibilitätsstörung, Hemiparese
c) Frische Diffusionsrestriktion, KM-aufnehmende Läsion in der MRT-Bildgebung im Hirnstamm/Kleinhirn oder seltener Thalamus, insulären Kortex.

1.3.2 Episodische Schwindelsyndrome

Rezidivierende Schwindelattacken entstehen durch eine pathologische Reizung oder Hemmung des peripheren oder zentralen vestibulären Systems. Die häufigsten Krankheitsbilder in dieser Gruppe sind der gutartige Lagerungsschwindel, Morbus Menière und die vestibuläre Migräne. Der gutartige Lagerungsschwindel wird durch diagnostische Lagerungsmanöver für die verschiedenen Bogengänge diagnostiziert. Die Klassifikation des Morbus Menière und der vestibulären Migräne beruht überwiegend auf der Dauer der Attacken und der Begleitsymptomatik. Während die vestibuläre Migräne eine rein klinische Diagnose ist, kann der Verdacht auf einen Morbus Menière durch apparative Zusatzdiagnostik (Audiometrie) erhärtet werden. Mischsyndrome zwischen beiden Krankheitsbildern sind möglich.

Gutartiger Lagerungsschwindel (BPPV)

Das Leitsymptom des BPPV sind rezidivierende, durch Lageänderungen des Kopfes relativ zur Schwerkraft ausgelöste, Sekunden anhaltende Drehschwindelattacken. Die aktuellen diagnostischen Kriterien für den häufigen BPPV des posterioren Bogengangs sind wie folgt (von Brevern et al. 2015):

a) Rezidivierende Attacken mit Lagerungsschwindel, hervorgerufen durch Hinlegen oder Umdrehen in der Rückenlage
b) Dauer der Attacken < 1 min
c) Lagerungsnystagmus, der nach einer Latenz von wenigen Sekunden durch das seitliche Lagerungsmanöver (diagnostisches Sémont-Manöver) oder Dix-Hallpike-Manöver entsteht. Der Nystagmus ist eine Kombination aus einem torsionellen Nystagmus (oberer Pol der Augen schlägt zum unten liegenden Ohr) und einem vertikalen Nystagmus, der nach oben (in Richtung der Stirn) schlägt, und dauert typischerweise < 1 min
d) Nicht auf eine andere Störung zurückzuführen.

Morbus Menière

Beim Morbus Menière gilt das rezidivierende Auftreten von Schwindelattacken mit begleitenden Hörsymptomen als typisch. Gemäß den kürzlich revidierenden diagnostischen Kriterien der Bárány Gesellschaft (Lopez-Escamez et al. 2015) wird die Diagnose als gesichert („definite Menière's disease") erachtet, wenn

a) Zwei oder mehr spontan einsetzende Schwindelattacken von 20 min bis 12 h Dauer auftreten
b) Mindestens einmal eine sensorineurale Hörminderung im Tief-/Mitteltonbereich in einem Ohr vor, während oder nach einer Schwindelattacke audiometrisch nachgewiesen wird
c) Fluktuierende Ohrsymptome (Hörminderung, Tinnitus oder Ohrdruck) auf dem betroffenen Ohr bestehen und
d) die Symptome nicht besser durch eine andere vestibuläre Diagnose erklärt werden können.

Vestibuläre Migräne

Eine typische vestibuläre Migräne präsentiert sich mit rezidivierenden Schwindelattacken von Minuten bis Stunden Dauer und begleitenden Kopfschmerzen. Die aktuellen diagnostischen Kriterien der Bárány Gesellschaft basieren ausschließlich auf anamnestischen Angaben (Lempert et al. 2012). Für eine sichere vestibuläre Migräne werden gefordert:

a) Mindestens 5 Episoden mit vestibulären Symptomen mittlerer oder starker Intensität und einer Dauer von 5 min bis 72 h
b) Aktive oder frühere Migräne mit oder ohne Aura nach den Kriterien der ICHD
c) Ein/mehrere Migränesymptome während mindestens 50 % der vestibulären Episoden: Kopfschmerzen mit mindestens 2 der folgenden Merkmale (einseitige Lokalisation, pulsierender Charakter, mittlere oder starke Schmerzintensität, Verstärkung durch körperliche Routineaktivitäten), Photophobie und Phonophobie, visuelle Aura
d) Nicht auf eine andere vestibuläre oder ICHD-Diagnose zurückzuführen.

1.3.3 Chronische Schwindelsyndrome

Ein über mehrere Monate bestehender Schwindel kann entweder durch eine beidseitige Störung der Funktion der Vestibularorgane, eine Störung der zentralen vestibulären Verarbeitung (überwiegend im Kleinhirn) oder eine funktionelle somatoforme Schwindelwahrnehmung zurückgeführt werden. Während chronisch bilaterale peripher- und zentral-vestibuläre Störungen überwiegend bei älteren Menschen vorkommen, zeigen funktionelle Schwindelsyndrome die höchste Prävalenz in der Altersgruppe zwischen 20–60 Jahren.

Bilaterale Vestibulopathie

Leitsymptome der bilateralen Vestibulopathie sind ein bewegungsabhängiger Schwankschwindel mit Gang- und Standunsicherheit verstärkt in Dunkelheit und auf unebenem Grund (vestibulospinale Funktionsstörungen) sowie Wackeln der Umwelt (Oszillopsien) bei Kopfbewegungen (Funktionsstörung des VOR). Die diagnostischen Kriterien der bilateralen Vestibulopathie (Strupp et al. 2017) wurden kürzlich von der Bárány Gesellschaft operationalisiert:

a) Bewegungsabhängiger Schwankschwindel mit Gangunsicherheit und
b) Scheinbewegungen (Oszillopsien) beim Gehen und raschen Kopfwendungen oder
c) Vermehrte Gangunsicherheit in Dunkelheit oder auf unebenem Untergrund
d) Pathologischer Kopfimpulstest-Gain (< 0,6) oder Summe bithermaler kalorischer Erregbarkeit (< 6°/sec) oder pathologischer angulärer VOR-Gain (< 0,1).

Zerebellärer Schwindel

Schwindel- und Gleichgewichtsstörungen können auch die Folge zerebellärer Syndrome sein (Zwergal et al. 2020). In einer kürzlich publizierten Studie an 369 Patienten mit zerebellärem Schwindel litten 81 % unter persistierenden Schwindelbeschwerden, 31 % unter Schwindelattacken und 21 % unter beidem (Feil et al. 2019). Folgende Diagnosen liegen einem zerebellären Schwindel am häufigsten zugrunde: sporadische Ataxie unbekannter Ursache (26 %), idiopathisches Downbeatnystagmus (DBN)-Syndrom (20 %), CANVAS (10 %), Episodische Ataxie Typ 2 (EA 2), MSA-Typ C (6 %).

Zur Diagnosesicherung ist die Untersuchung der zerebellären Okulomotorikfunktion entscheidend, da diese Patienten häufig isoliert Auffälligkeiten in diesem Bereich aufweisen. Am häufigsten finden sich Störungen der glatten Blickfolge in alle Richtungen (85 %), ein Blickrichtungsnystagmus (80 %), ein Kopfschüttelnystagmus (60 %), Reboundnystagmus (25 %), zentraler Fixationsnystagmus – überwiegend ein Downbeatnystagmus – (25 %), hypermetrische Sakkaden (30 %), sowie eine Divergenzinsuffizienz in der Ferne (30 %), die zu horizontal versetzten Doppelbildern führen kann.

Funktioneller Schwindel

Funktionelle Schwindelsyndrome können entweder primär ohne organisch-vestibuläre Störung oder sekundär bei abgelaufenen oder aktiven Vestibulopathien (z.B. BPPV, Morbus Menière, vestibuläre Migräne) auftreten (Habs et al. 2020). In der Bárány Klassifikation wird als Synonym für den funktionellen Schwindel der persistierende subjektive Schwankschwindel (persistent postural-perceptual dizziness, PPPD) verwendet (Staab et al. 2017). Die funktionellen Schwindelerkrankungen sind gekennzeichnet durch einen hohen subjektiven Symptomdruck, der durch organische Befunde nicht erklärt werden kann, und eine symptomatische Besserung bei sportlicher Betätigung und moderatem Alkoholkonsum. Gemeinsame diagnostische Kriterien sind (Staab et al. 2017):

a) Fluktuierender Dauerschwank- oder Benommenheitsschwindel oder subjektive Gang- und Standunsicherheit über mindestens 3 Monate an den meisten Tagen
b) Persistierende Symptome mit Verstärkung durch aufrechte Körperposition, aktive oder passive Bewegung, visuelle Stimuli
c) Vorausgehende akute, episodische oder chronische vestibuläre Erkrankungen, kritische internistische Erkrankungen oder psychologische Stressoren
d) Relevante funktionelle Beeinträchtigung und Distress.

1.4 Diagnostik

Schlüssel zur Diagnose von Schwindel und Gleichgewichtsstörungen sind eine systematische Anamnese und klinische Untersuchung, insbesondere der vestibulären, okulomotorischen und zerebellären Systeme (Strupp et al. 2015). Wichtige Unterscheidungskriterien der verschiedenen Schwindelsyndrome sind

1. deren zeitlicher Verlauf (Attacken, akut einsetzende über Tage dauernde Symptome oder über Monate bis Jahre anhaltende Beschwerden)
2. Art der Symptome (Dreh- oder Schwankschwindel)

3. modulierende Faktoren (z.B. Lageänderung, Druckänderungen oder bestimmte Situationen) und
4. begleitende Symptome (z.B. Ohrsymptome, migränetypische oder zentrale Symptome).

Für die klinische Untersuchung des vestibulären Systems stehen uns im Wesentlichen nur fünf Tests zur Verfügung: Kopfimpulstest, dynamische Sehschärfe, Untersuchung auf einen Spontannystagmus, Lagerungsmanöver und Romberg-Test. Die wichtigsten apparativen Zusatzuntersuchungen sind die kalorische Testung, der Kopfimpulstest mit Videookulographie und die Audiometrie. Ergänzend können je nach Ursache eine zerebrale MRT-Bildgebung, eine erweiterte kardiovaskuläre Diagnostik oder eine laborchemische Diagnostik sinnvoll sein (Strupp et al. 2020).

1.4.1 Anamnese

Die meisten Schwindelsyndrome lassen sich nach sorgfältiger Anamnese und körperlicher Untersuchung auch ohne apparative Zusatzuntersuchung diagnostisch korrekt und leitliniengerecht einordnen. Die vier wichtigen Unterscheidungskriterien der verschiedenen Schwindelsyndrome sind:

a) Dauer der Symptome
   - Sekunden bis Minuten (z.B. BPPV, Vestibularisparoxysmie, Perilymphfistel und Bogengangsdehiszens, paroxysmale Hirnstammattacken, orthostatische Dysregulation, TIA
   - Minuten bis Stunden (z.B. Morbus Menière, vestibuläre Migräne, episodische Ataxien)
   - Tage bis Wochen (z.B. akute einseitige Vestibulopathie, Schlaganfall)
   - Monate bis Jahre (z.B. bilaterale oder chronische unilaterale Vestibulopathie, funktioneller (somatoformer) Schwindel, neurodegenerative Erkrankungen wie zerebelläre Ataxien, Downbeat-Nystagmussyndrom, MSA, Parkinsonsyndrom oder NPH)
b) Die Art des Schwindels
   - Drehschwindel wie Karussellfahren (z.B. BPPV, akute einseitige Vestibulopathie)
   - Schwankschwindel wie Bootfahren (z.B. bilaterale Vestibulopathie, posttraumatischer Otolithenschwindel oder funktioneller Schwindel)
   - Benommenheitsschwindel (z.B. funktioneller Schwindel oder unerwünschte Medikamentenwirkung)
c) Auslösbarkeit/Verstärkung/Abschwächung der Symptome
   - Schwindel bereits in Ruhe vorhanden oder spontan auftretend (z.B. akute einseitige Vestibulopathie, Hirnstamm- oder Kleinhirninfarkt, Morbus Menière, Vestibularisparoxysmie)
   - Schwindel beim Gehen (z.B. bilaterale oder chronische einseitige Vestibulopathie, funktioneller Schwindel)

- Kopflageänderung relativ zur Schwerkraft (z.B. BPPV oder zentraler Lagenystagmus)
- horizontale Kopfdrehungen (z.B. Vestibularisparoxysmie, „rotational vertebral artery occlusion syndrome")
- Husten, Pressen, Niesen oder Heben schwerer Lasten (z.B. Bogengangsdehiszenz, Perilymphfistel)
- bestimmte soziale Situationen wie Menschenmengen, Kaufhaus (z.B. phobischer Schwankschwindel)
- Besserung der Symptome nach leichtem Alkoholgenuss oder beim Sport und kaum oder keine Symptome morgens nach dem Aufwachen: dies ist typisch für funktionellen Schwindel

d) Mögliche Begleitsymptome
- „Otogene" Symptome: z.B. attackenartig verstärkter Tinnitus oder Hypakusis, die für einen M. Menière sprechen, aber auch bei Hirnstammischämien auftreten können
- Potenzielle Hirnstammsymptome wie Doppelbilder, Gefühlsstörungen im Gesicht oder an den Extremitäten, Schluck-, Sprechstörungen, Lähmungen oder Feinmotorikstörungen (diese Symptome deuten auf eine zentrale, meist Hirnstammläsion hin)
- Episodischer Kopfschmerz und/oder Licht- oder Lärmempfindlichkeit, visuelle Aura zusammen mit den Schwindelbeschwerden oder anamnestische Hinweise für Migräne: diese deuten auf eine vestibuläre Migräne hin. Kopfschmerz kann natürlich aber auch bei einer Hirnstammischämie oder Blutungen in die hintere Schädelgrube auftreten
- Scheinbewegungen der Umgebung (Oszillopsien): diese finden sich spontan bei Patienten mit Nystagmus (Ausnahme: kongenitaler Nystagmus) oder beim Gehen und Kopfbewegungen bei Patienten mit bilateraler Vestibulopathie aufgrund des VOR-Defizits.
- Übelkeit, Erbrechen: hierbei handelt es sich um unspezifische Begleitsymptome, die sowohl bei akuten peripheren als auch zentralen vestibulären Störungen, aber selten auch bei funktionellen Störungen vorkommen können

1.4.2 Körperliche Untersuchung

Untersuchung des vestibulären Systems

a) Kopfimpulstest mit der Frage nach einem ein- oder beidseitigen Funktionsdefizit des VOR oder, wenn möglich, Video-Kopfimpulstest (Video-HIT) (s.u.), der der klinischen Untersuchung überlegen ist (Yip et al. 2016)
b) Bestimmung der dynamischen Sehschärfe (sog. VOR Lese-Test). Bei beidseits pathologischem VOR fällt die Sehschärfe während Kopfdrehungen um mehr als 0,2 Punkte ab (komplementäre Untersuchung zum Kopfimpulstest)
c) Untersuchung auf einen peripheren vestibulären Spontannystagmus mittels Frenzelbrille. Dies ermöglicht eine Differenzierung zwischen einem zentralen Fixationsnystag-

mus, der sich typischerweise nicht durch Fixation unterdrücken lässt und einen peripheren vestibulären Spontannystagmus wie bei einer akuten einseitigen Vestibulopathie (Strupp et al. 2021)

d) Lagerungsmanöver mit der Frage nach einem gutartigen Lagerungsschwindel oder einem zentralen Lagerungs-/Lagenystagmus. Wichtigstes Unterscheidungskriterium zwischen beiden ist die Richtung des ausgelösten Nystagmus (Büttner et al. 1999). Bei einem peripheren Lagerungsnystagmus entspricht die Richtung des Nystagmus der Ebene des betroffenen Bogengangs: vertikal-torsionell beim posterioren Kanal, linear horizontal beim horizontalen Bogengang; bei einem zentralen Lagerungsnystagmus findet sich in unterschiedlichen Kopfpositionen eine jeweils sehr ähnliche Nystagmus-richtung, meistens im Sinne eines Downbeat-Nystagmus.

e) Untersuchung auf das Vorliegen einer „ocular tilt reaction" (Kopfverkippung, vertikale Divergenz der Augen, Auslenkung der subjektiv visuellen Vertikalen, Augenverrollung am Fundus) (Halmagyi et al. 1991).

f) Untersuchung des Stand- und Gehvermögens mit offenen und geschlossenen Augen und verschiedenen Schwierigkeitsgraden (Romberg-Test, Tandem-Romberg-Test, Stehen auf einem Bein), insbesondere mit der Frage nach sensorischen Defiziten vor allem des vestibulären Systems.

Untersuchung des okulomotorischen Systems

Im Einzelnen sind das: Blickfolge, Blickhaltefunktion, Sakkaden, visuelle Fixationssuppression des VOR in horizontaler und vertikaler Richtung mit der Frage nach zentralen Okulomotikstörungen, die häufig auch eine genaue topograpisch anatomische Diagnose erlauben (Strupp et al. 2011).

Testung des Hörvermögens

Klinisch kann dies durch Reibegeräusche und mittels Stimmgabel im Seitenvergleich erfolgen. Bei Verdacht auf eine Störung ist insbesondere für die Diagnose eines M. Menière eine audiometrische Testung erforderlich; bei Letzterem wird eine Hörminderung unter 2 000 Hz für die Diagnosestellung gefordert (Lopez-Escamez et al. 2015).

Untersuchung des kardiovaskulären Systems

Bei lageabhängigen Schwindelbeschwerden kann auch eine Blutdruckmessung unter Orthostasebedingungen (Schellong-Test, Kipptisch-Versuch) sinnvoll sein.

1.4.3 Apparative Untersuchungen des vestibulären und auditiven Systems

Die wichtigsten apparativen Zusatzuntersuchungen beim Leitsymptom Schwindel sind die Videookulographie, inklusiver kalorischer Prüfung und Kopfimpulstest mit quantitativer Messung des VOR und die Audiometrie.

Videookulographie

Die Videookulographie stellt eine nicht invasive Methode dar, die in den letzten Jahren so weit entwickelt wurde, dass sie als valide und reliable Methode zur Registrierung von Augenbewegungen eingesetzt wird. Mittels einer oder zweier Videokameras (d.h. mon- oder binokulärer Registrierung), die in eine kopfgebundene Maske integriert sind, werden die Augen gefilmt. So lässt sich z.B. die Intensität eines Spontannystagmus messen, eine kalorische Testung durchführen und in Kombination mit dem Kopfimpulstest die Funktion des VOR im Hochfrequenzbereich quantifizieren; Letztere ist der Testung mit dem klinischen Kopfimpulstest deutlich überlegen.

Audiometrie

Bei Auftreten von Hörsymptomen in Zusammenhang mit den Schwindelbeschwerden ist eine Reintonaudiometrie sinnvoll, um z.B. Tief- oder Mitteltonsenken (< 2000 Hz) zu detektieren, die beim Morbus Menière auf dem betroffenen Ohr vorkommen können.

1.5 Therapie

Die Therapie der häufigen Schwindelsyndrome basiert in der Regel auf einer Kombination aus physikalischen Verfahren (Lagerungsmanöver, multimodales Gleichgewichtstraining), pharmakologischen Prinzipien (u.a. Kortikosteroide, Antiepileptika, Antidepressiva, Kaliumkanalblocker, plastizitätsfördernde Medikamente), psychologischen Ansätzen (u.a. Psychoedukation, kognitive Verhaltenstherapie) und sehr selten operativen Verfahren (Strupp et al. 2015, Zwergal et al. 2019). Allerdings fehlt meist eine hochwertige Evidenz aus prospektiven und kontrollierten Studien. In der klinischen Praxis lassen sich die häufigen Schwindelsyndrome meist effektiv behandeln, so dass eine Chronifizierung oder sekundäre Komorbidität (durch Immobilität, Stürze oder psychiatrische Erkrankungen wie Angst oder Depression) vermieden werden kann.

2 Spezieller Teil

Zu Schwindel als Symptom von tätigkeits- oder berufsbedingten Erkrankungen gibt es keine systematischen Erhebungen. Die folgende Darstellung potenziell arbeitsmedizinisch relevanter Ursachen von Schwindel reflektiert daher eine Expertenmeinung und lässt sich nicht durch Studienevidenz unterlegen. In der Regel besteht bei den meisten häufigen Schwindelsyndromen kein unmittelbarer kausaler Zusammenhang zu einer beruflichen Tätigkeit oder Exposition.

2.1 Traumatische Schwindelursachen

Schwindel kann nach einem berufsbedingten Schädel-Hirn-Trauma oder HWS-Trauma vorkommen. Mögliche Ursachen können in einer Innenohrkontusion, in einem posttraumatischen BPPV, einer HWS-Distorsion und einer milden traumatischen Hirnverletzung liegen (Fife u. Giza 2013).

2.1.1 Innenohrkontusion

Die Innenohrkontusion kann bei Kopfanpralltraumen entstehen und entspricht phänomenologisch der Präsentation der akuten unilateralen Vestibulopathie (Drehschwindel, Spontannystagmus zur Gegenseite, Fallneigung zur betroffenen Seite). Häufig treten begleitend auch uni- oder bilaterale Hörstörungen auf (Choi et al. 2013). Bildgebend sollte eine Fraktur des Felsenbeins ausgeschlossen werden. In der Regel kompensiert die Schwindelsymptomatik spontan im Laufe von Tagen bis Wochen unter regelmäßigem Gleichgewichtstraining. Es können aber peripher-vestibuläre Defizite zurückbleiben, die dann insbesondere bei raschen Kopfbewegungen als Oszillopsien empfunden werden.

2.1.2 Posttraumatischer BPPV

Durch ein Schädel-Hirn-Trauma kann es zu einer Abscherung von Otokonien von den Otolithenorganen kommen. Diese werden dann in die Bogengangsysteme disloziert und provozieren klinisch Symptome, die analog zum sporadischen BPPV sind (Drehschwindel bei Lageänderung des Kopfes). Beim posttraumatischen BPPV können auch mehrere Bogengänge oder beide Innenohre betroffen sein (Di Cesare et al. 2021). Die klinische Diagnose beruht auf der typischen anamnestischen Schilderung der Beschwerden und der Durchführung von diagnostischen Lagerungsmanövern insbesondere für die posterioren und horizontalen Bogengänge auf beiden Seiten. Die Therapie erfolgt analog zum sporadischen BPPV in Form von therapeutischen Lagerungsmanövern, die an den betroffenen Bogengang angepasst werden sollten. Die Symptome lassen sich in der Regel nach wenigen Tagen deutlich bessern. Es kann nach erfolgreicher Reposition der Otokonien noch für wenige Tage ein Schwank-/Benommenheitsschwindel bestehen.

2.1.3 HWS-Distorsion

Nach einem Rotations- oder Akzelerationstrauma der HWS kann ein passagerer Schwankschwindel vorkommen (Rowlands et al. 2009). Dieser wird häufig von Nacken- und Kopfschmerzen und einer gewissen Standunsicherheit begleitet. Es ist wichtig zu erwähnen, dass ein HWS-Distorsionstrauma ohne Gefäßverletzung keinen Drehschwindel oder einen Spontannystagmus auslösen kann. Die Schwindelbeschwerden nach HWS-Distorsion bessern sich unter krankengymnastischer Beübung im Laufe von Tagen bis Wochen. Chronische Schwindelbeschwerden sind mit einer stattgehabten HWS-Distorsion nicht vereinbar.

2.1.4 Milde traumatische Hirnverletzung

Bei schweren oder rezidivierenden leichten Schädel-Hirn-Traumata (z.B. im Rahmen von Kontaktsportarten wie American Football, Fußball, Boxen) kann es zu diffusen hirnstrukturellen Veränderungen und Mikroverletzungen kommen. Diese Patienten können in diesem Zusammenhang auch über Schwindel oder eine Gangunsicherheit klagen (Fife u. Kalra 2015). In der Regel sind aber noch weitere neurologische Zeichen, wie kognitive Defizite nachweisbar. Diagnostisch ist eine kranielle Kernspintomographie, sowie eine ausführliche neuropsychologische und neurologische Untersuchung zur Diagnosestellung erforderlich.

2.2 Toxische Schwindelursachen

Schwindel als Folge toxischer Expositionen ist sehr selten. Mögliche Ursachen können in einer toxischen Innenohrschädigung im Sinne einer bilateralen Vestibulopathie oder in einer toxischen Schädigung zerebellärer oder extrapyramidaler Systeme liegen. Denkbar sind dabei neurotoxische Substanzen wie organische Lösungsmittel oder Schwermetalle. Diagnostisch kann eine Innenohrschädigung durch die Testung des VOR und eine zentrale Schädigung durch den Nachweis zerebellärer Okulomotorikstörungen oder extrapyramidal motorischer Störungen diagnostiziert werden. Bei zentral-wirksamen Intoxikationen ist Schwindel aber selten als isoliertes Syndrom vorhanden.

Literatur

Bisdorff A, Von Brevern M, Lempert T, Newman-Toker DE (2009). Classification of vestibular symptoms: towards an international classification of vestibular disorders. J Vestib Res 19 (1–2): 1–13

Buttner U, Helmchen C, Brandt T (1999). Diagnostic criteria for central versus peripheral positioning nystagmus and vertigo: a review. Acta Otolaryngol 119: 1–5

Brandt T, Dieterich M (2017). The dizzy patient: don't forget disorders of the central vestibular system. Nat Rev Neurol 13 (6): 352–362

Bronstein AM, Golding JF, Gresty MA, Mandalà M, Nuti D, Shetye A, Silove Y (2010). The social impact of dizziness in London and Siena. J Neurol 257(2): 183–190

Choi MS, Shin SO, Yeon JY, Choi YS, Kim J, Park SK (2013). Clinical characteristics of labyrinthine concussion. Korean J Audiol 17(1): 13–17

Di Cesare T, Tricarico L, Passali GC, Sergi B, Paludetti G, Galli J, Picciotti PM (2021). Traumatic benign paroxysmal positional vertigo: personal experience and comparison with idiopathic BPPV. Int J Audiol 60 (5): 393–397

Feil K, Strobl R, Schindler A, Krafczyk S, Goldschagg N, Frenzel C, Glaser M, Schöberl F, Zwergal A, Strupp M (2019). What Is Behind Cerebellar Vertigo and Dizziness? Cerebellum 18 (3): 320–332

Fife TD, Giza C (2013). Posttraumatic vertigo and dizziness. Semin Neurol 33 (3): 238–243

Fife TD, Kalra D (2015). Persistent vertigo and dizziness after mild traumatic brain injury. Ann N Y Acad Sci 1343: 97–105

Habs M, Strobl R, Grill E, Dieterich M, Becker-Bense S (2020). Primary or secondary chronic functional dizziness: does it make a difference? A DizzyReg study in 356 patients. J Neurol 267(Suppl 1): 212–222

Halmagyi GM, Curthoys IS, Brandt T, Dieterich M (1991). Ocular tilt reaction: clinical sign of vestibular lesion. Acta Otolaryngol Suppl 481: 47–50

Lempert T, Olesen J, Furman J, Waterston J, Seemungal B, Carey J, Bisdorff A, Versino M, Evers S, Newman-Toker D (2012). Vestibular migraine: diagnostic criteria. J Vestib Res 22: 167–172

Lopez-Escamez JA, Carey J, Chung WH, Goebel JA, Magnusson M, Mandalà M, Newman-Toker DE, Strupp M, Suzuki M, Trabalzini F, Bisdorff A; Classification Committee of the Barany Society; Japan Society for Equilibrium Research; European Academy of Otology and Neurotology (EAONO); Equilibrium Committee of the American Academy of Otolaryngology-Head and Neck Surgery (AAO-HNS). Korean Balance Society (2015). Diagnostic criteria for Meniere's disease. J Vestib Res 25: 1–7

Neuhauser HK, von Brevern M, Radtke A, Lezius F, Feldmann M, Ziese T, Lempert T (2005). Epidemiology of vestibular vertigo: a neurotologic survey of the general population. Neurology 65 (6): 898–904

Newman-Toker DE, Hsieh YH, Camargo CA Jr, Pelletier AJ, Butchy GT, Edlow JA (2008). Spectrum of dizziness visits to US emergency departments: cross-sectional analysis from a nationally representative sample. Mayo Clin Proc 83: 765–775

Rowlands RG, Campbell IK, Kenyon GS (2009). Otological and vestibular symptoms in patients with low grade (Quebec grades one and two) whiplash injury. J Laryngol Otol 123 (2):182–185

Royl G, Ploner CJ, Leithner C (2011). Dizziness in the emergency room: diagnoses and misdiagnoses. Eur Neurol 66(5): 256–263

Staab JP, Eckhardt-Henn A, Horii A, Jacob R, Strupp M, Brandt T, Bronstein A (2017). Diagnostic criteria for persistent postural-perceptual dizziness (PPPD): Consensus document of the committee for the Classification of Vestibular Disorders of the Barany Society. J Vestib Res 27 (4): 191–208

Strupp M, Hufner K, Sandmann R, Zwergal A, Dieterich M, Jahn K, Brandt T (2011). Central oculomotor disturbances and nystagmus: a window into the brainstem and cerebellum. Dtsch Arztebl Int 108: 197–204

Strupp M, Magnusson M (2015). Acute Unilateral Vestibulopathy. Neurol Clin 33: 669-685.

Strupp M, Dieterich M, Zwergal A, Brandt T (2015). Diagnosis and treatment options in vertigo syndromes. Nervenarzt 86 (10): 1277–1290

Strupp M, Kim JS, Murofushi T, Straumann D, Jen JC, Rosengren SM, Della Santina CC, Kingma H (2017). Bilateral vestibulopathy: Diagnostic criteria Consensus document of the Classification Committee of the Barany Society. J Vestib Res 27 (4): 177–189

Strupp M, Brandt T, Dieterich M (2020). Vertigo - Leitsymptom Schwindel. 3. Auflage ed. Springer Verlag, Heidelberg

Strupp ML, Straumann D, Helmchen C (2021). Nystagmus: Diagnosis, Topographic Anatomical Localization and Therapy. Klin Monbl Augenheilkd. 238 (11): 1186–1195

von Brevern M, Bertholon P, Brandt T, Fife T, Imai T, Nuti D, Newman-Toker D (2015). Benign paroxysmal positional vertigo: Diagnostic criteria. J Vestib Res 25: 105–117

Yip CW, Glaser M, Frenzel C, Bayer O, Strupp M (2016). Comparison of the Bedside Head-Impulse Test with the Video Head-Impulse Test in a Clinical Practice Setting: A Prospective Study of 500 Outpatients. Front Neurol 7:58. doi: 10.3389/fneur.2016.00058

Zwergal A, Möhwald K, Dieterich M (2017). Vertigo and dizziness in the emergency room. Nervenarzt 88 (6): 587–596

Zwergal A, Strupp M, Brandt T (2019). Advances in pharmacotherapy of vestibular and ocular motor disorders. Expert Opin Pharmacother 20 (10):1267–1276

Zwergal A, Dieterich M (2020). Vertigo and dizziness in the emergency room. Curr Opin Neurol 33 (1): 117–125

Zwergal A, Feil K, Schniepp R, Strupp M (2020). Cerebellar Dizziness and Vertigo: Etiologies, Diagnostic Assessment, and Treatment. Semin Neurol 40 (1): 87–96

Zwergal A, Dieterich M (2021). [Update on diagnosis and therapy in frequent vestibular and balance disorders]. Fortschr Neurol Psychiatr 89 (5): 211–220

28 Tremor

JELENA JUKIC UND JÜRGEN WINKLER

Zusammenfassung

Der Tremor ist eine der häufigsten Bewegungsstörungen in der Neurologie. Definiert ist der Tremor als eine unwillkürliche rhythmische Oszillation eines oder mehrerer Körperpartien. Der Tremor wird auf unterschiedliche Art klassifiziert. Es werden zum einen physiologische und pathologische Tremorformen unterschieden. Weiterhin definiert man den isolierten Tremor, der ohne weitere Symptome und als eigene Entität auftritt, und Tremorformen, die Teil einer Erkrankung sind. Bei diesen Erkrankungen handelt es sich oft um degenerative, entzündliche oder metabolische Erkrankungen.

Das Auftreten ist altersabhängig und so tritt eine häufige Tremorform, der verstärkte physiologische Tremor, bei über 50-Jährigen bei fast jedem zehnten auf. Die häufigste Bewegungsstörung, der essenzielle Tremor wiederum tritt über dem 70. Lebensjahr bei etwa jedem achten auf (Ceballos-Baumann 2020).

Die aktuelle Klassifikation beruht auf zwei orthogonal aufgestellten Achsen. Die eine Achse basiert auf klinischen Merkmalen (Alter bei Beginn, Familienanamnese und zeitliche Entwicklung), Tremorcharakteristika (Körperverteilung, Aktivierungszustand), begleitenden Anzeichen (systemisch, neurologisch) und apparativer Zusatzdiagnostik (Elektrophysiologie, Bildgebung). Die zweite Achse bezieht die Ätiologie der Tremorformen ein (erworben, genetisch oder idiopathisch) (Bhatia et al. 2018).

Der Tremor hat einen nachhaltigen Effekt auf die Fähigkeiten, die Aktivitäten des täglichen Lebens und die Berufsausübung selbständig zu gestalten. Unter arbeits-/berufsspezifischen Gesichtspunkten ist der Tremor am häufigsten mit Schwermetall- und Lösungsmittelexposition assoziiert.

1 Allgemeiner Teil

Der Allgemeine Teil des Kapitels Tremor orientiert sich vorrangig an der Leitlinie der Deutschen Gesellschaft für Neurologie (DGN) und Übersichtsarbeiten der Movement Disorder Society (MDS). Die Leitlinie Tremor der DGN ist formal abgelaufen und befindet sich zurzeit in Überarbeitung. Um aktuelle Ergebnisse einzubeziehen, nimmt das Kapitel auf die genannten Übersichtsarbeiten und weitere Originalarbeiten Bezug.

Der Tremor ist eine sehr häufige neurologische Erkrankung, die im täglichen Leben und Berufsleben eine besondere Bedeutung hat. So wurde der Tremor in der Menschheitsgeschichte bereits im Altertum z.B. in Ägypten und Griechenland beschrieben. Eine genaue

Beschreibung aus dem Mittelalter geht auf einen Mönch im 13. Jahrhundert zurück, der als „the Tremulous Hand of Worcester" bekannt wurde. In seiner Tätigkeit als Schreiber wurde er durch seinen Tremor erheblich eingeschränkt und die Schriftanalyse zeigt, dass er häufig Pausen einlegen musste. Andererseits zeigt dieses frühe Beispiel auch die diagnostischen Möglichkeiten. So schlossen die Autoren 900 Jahre später einen Parkinson- und einen dystonen Tremor aus und diskutieren am ehesten einen essenziellen Tremor als Ursache der Einschränkungen der Berufsausübung des mittelalterlichen Schreibers (Thorpe u. Alty 2015).

1.1 Definition

Der Tremor ist definiert als unwillkürliche rhythmische Oszillation eines oder mehrerer Körperabschnitte (Bhatia et al. 2018). Zu beachten ist, dass die Extremitäten und der Kopf, wenn sie nicht anderweitig gestützt werden, grundsätzlich einen geringgradigen Tremor zeigen. Hierbei handelt es sich um den physiologischen Tremor, der von oszillierenden zentralnervösen Zentren stammt (McAuley u. Marsden 2000). Dieser Tremor ist Ausdruck einer physiologischen Funktion der Kopplung und Rückkopplung des Gehirns und der Skelettmuskultur, um einen koordinierten Bewegungsablauf zu gewährleisten (Groß et al. 2002). Der physiologische Tremor kann mittels apparativer Diagnostik erfasst, aber in der Regel mit dem bloßen Auge nicht wahrgenommen werden (Schnitzler u. Gross 2005). Allerdings ist eine Steigerung des physiologischen Tremors zum Beispiel durch Anspannung oder Erschöpfung möglich und kann dann zu funktionellen Einschränkungen führen (Bhatia et al. 2018). Neben dem physiologischen Tremor gibt es eine Vielzahl von pathologischen Tremorformen. Diese können sich ausschließlich oder hauptsächlich als Tremor äußern oder im Rahmen anderer Erkrankungen auftreten (Bhatia et al. 2018). Der Tremor ist also zunächst ein klinisches Symptom und ätiologisch sehr heterogen. Die Klassifikation des Tremors trägt dem Rechnung und es lassen sich einerseits bestimmte Charakteristika und andererseits bestimmte Ätiologien voneinander abgrenzen, die beide in der Klassifikation abgebildet wurden (AWMF 2012) und in zwei orthogonal aufgestellten Achsen beschrieben werden *(siehe 1.4 Klassifikation des Tremors)* (Bhatia et al. 2018).

1.2 Epidemiologie

Der essenzielle Tremor ist die häufigste Bewegungsstörung und eine der häufigsten neurologischen Erkrankungen. Er tritt zwischen 0,5 und 5 % in der Allgemeinbevölkerung auf. Das Auftreten ist altersabhängig und die Prävalenz beträgt bei über 40-Jährigen 5,5 %, bei über 70-Jährigen 12,5 % (Ceballos-Baumann 2020). Die Angaben zeigen eine hohe Varianz. So finden sich Prävalenzen von 14,3 % und 20,5 % für über 65-Jährige in Kanada und den USA (Moghal et al. 1994, Khatter et al. 1996), wobei alle Studienteilnehmer von Neurologen untersucht wurden. Für die USA haben wir für den identischen Altersbereich der 40- und über 70-Jährigen sehr abweichende Daten, nämlich 3,9 % und 5,5 % (Louis et al. 1995, Louis et al. 2009). Einschränkend ist jedoch zu bemerken, dass die Studienteilnehmer nicht klinisch untersucht wurden, sondern ein Screening-Instrument verwendet (Louis et al. 1995), bzw. eine Schriftprobe analysiert wurde (Louis et al. 2009). Die Daten verschiedener Studien weisen auf eine exponentielle und nicht lineare Zunahme der Prävalenz im Alter hin (Louis et al. 2009, Mancini ML et al. 2007).

Unterschiede zeigen sich in der Geschlechterverteilung, mit einer höheren Prävalenz bei Männern sowie hinsichtlich spezifischer ethnischer Prävalenzen, bezüglich dessen Louis et al. zeigen konnten, dass in einem gemischten nordamerikanischen Kollektiv die Häufigkeit unter Kaukasiern höher als bei Hispaniern und hier wiederum höher als unter Afroamerikanern war (Louis et al. 1995, Louis et al. 2009).

Die Prävalenz des verstärkten physiologischen Tremors beträgt fast 10 % bei über 50-Jährigen (AWMF 2012). Der Parkinson-assoziierte Tremor zeigt wie auch der essenzielle Tremor eine Geschlechterverteilung zugunsten männlicher Patienten mit einem Verhältnis von 2:3 (w:m) (Wooten et al. 2004). Während Daten zur Prävalenz der Parkinson-Erkrankung eine große Verteilungsbreite aufweisen, kann wenigstens für die europäische Population der über 55 oder 65-Jährigen eine Inzidenz von 0,4 bis 0,5 % angenommen werden (Wirdefeldt et al. 2011).

1.3 Physiologie

Als Ursache des Tremors wird eine oszillierende Erregungsbildung in verschiedenen Zentren des Gehirns angenommen (Klimesch 2018). Eine zentralnervöse Phasenkopplung verschiedener Oszillatoren konnte bei Menschen zum Beispiel im Rahmen vom Lösen von Aufgaben (visuelles Arbeitsgedächtnis) mittels geeigneter apparativer Diagnostik (Elektroenzephalographie/Magnetenzephalographie) nachgewiesen werden und hierbei kam es zu einer 1:4 Phasenkopplung zweier Zentren mit einem Alpha- (13 Hz) und einem Gammafrequenzband (52 Hz) (Siebenhühner et al. 2016). Auch typische Regelkreise konnten identifiziert werden: die zentralnervösen Oszillationen im Bereich von 6–9 Hz, die in der primären Motorregion auftreten, haben ihren Erregungsursprung im kontralateralen Kleinhirn. Von dort wird die oszillierende Erregung zum kontralateralen Thalamus und weiter zum prämotorischen Kortex projiziert. Hier kommt es zur Erregung der primären Motorregion, die wiederum weiter an das kontralaterale Kleinhirn und den Thalamus geleitet wird (Groß et al. 2002). Die zentrale Oszillation setzt sich in Oszillationen der Skelettmuskulatur fort (Groß et al. 2002, Grosse et al. 2002). Die Funktion der Kopplung zentralnervöser Zentren und der Skelettmuskulatur durch Oszillation ist die Koordination von muskulären Mikrobewegungen, die zur feinmotorischen raschen Motorkontrolle beitragen (Groß et al. 2002). Somit sind die zentralen und muskulären Oszillationen eine Grundlage einer präzisen Feinmotorik, finden ihren Ausdruck allerdings auch im physiologischen (Raethjen et al. 2007, Budini et al. 2014) und im pathologischen Tremor (McAuley u. Marsden 2000). Bei den verschiedenen Tremorformen haben verschiedene zentralnervöse Zentren unterschiedliche Relevanz. Die Entstehung des essenziellen Tremors hat seinen Ursprung in olivozerebellären und thalamischen Strukturen, während hier die thalamo-kortikale Schleife wohl eine geringere Rolle spielt (Raethjen u. Deuschl 2012). Beim Parkinson-assoziierten Tremor gibt es Hinweise auf eine zusätzliche relevante Rolle des Dienzephalons (Timmermann et al. 2002).

1.4 Klassifikation des Tremors

Die Klassifikation des Tremors ist aus den genannten Gründen herausfordernd. Der Vorschlag der MDS ist es, Tremorformen in zwei Achsen zu charakterisieren. Dies stellt eine Neuerung zu früheren Tremor-Klassifikationen dar, die zwischen diesen beiden Dimensionen nicht unterschied. Die eine der Achsen beschreibt klinische Eigenschaften, die zweite adressiert die Ätiologie.

Die **klinischen Eigenschaften** lassen sich mit den folgenden vier Kategorien zusammenfassen:

1. anamnestische Hinweise
2. klinische Tremorcharakteristika
3. assoziierte Zeichen
4. apparative Zusatzdiagnostik.

Unter den **anamnestischen Hinweisen** sind von besonderer Bedeutung:

- das Alter der Erstmanifestation
- Eigen- und Familienanamnese und
- Alkohol- und Medikamentenanamnese

Die Leitlinien der DGN führen hinsichtlich der Eigenanamnese neben Emotionen, Stress und Erschöpfung folgende häufige Ursachen eines verstärkten physiologischen Tremors auf: Hyperthyreose, Hyperparathyreodismus, Hypokalziämie, Hypoglykämie, Niereninsuffizienz, Vitamin B_{12}-Mangel und Drogenentzug (AWMF 2012). Hinsichtlich des medikamentös/toxisch induzierten Tremors beschreiben die DGN-Leitlinien und ein Review von Morgan und Sethi (2005) folgende Faktoren: Antipsychotika, Reserpin, Tetrabenazin, Metoclopramid; Antidepressiva (trizyklische Antidepressive, Lithium, Selektive Serotonin-Wiederaufnahme-Inhibitoren) Sympathomimetika, Theophyllin, Steroide, Antiarrhythmika (vor allem Amiodaron, Mexiletin, Procainamid); Antikonvulsiva: Valproat; Hormonpräparate (Schilddrüsenhormone, Thyroxin, Calcitonin, Medroxyprogesteron); Zytostatika, Antiöstrogene (Tamoxifen), Immunsuppressiva (Ciclosporin A, Tacrolimus, Interferon alpha); Bronchodilatatoren (Salbutamol, Salmeterol); Alkohol, Kokain, 3,4-Methylendioxy-N-Methylamphetamin, Nikotin (Morgan u. Sethi 2005, AWMF 2012).

Zu den **Tremorcharakteristika** zählen

- die anatomische Verteilung,
- der Kontext des Auftretens/Tremoraktivierung und
- die Tremorfrequenz

Die *anatomische Verteilung* ist von großer diagnostischer Bedeutung. Zu unterscheiden ist die fokale (eine Körperregion wie zum Beispiel Kopf, Kiefer, eine Extremität oder die Stimme betreffend), die segmentale (zwei oder mehr benachbarte Körperregionen wie zum Beispiel Kopf und Arm betreffend), der Hemitremor, wenn eine Körperhälfte betroffen ist und der generalisierte Tremor.

Von ebenso großer Bedeutung ist die Klassifikation der Tremoraktivierung. Grundsätzlich werden der Ruhe- von dem Aktionstremor unterschieden. Die Gruppe der Aktionstremores umfasst die kinetischen, intentionalen, posturalen, orthostatischen, aufgabenspezifischen und isometrischen Tremorformen (Bhatia et al. 2018).

Ruhetremores treten auf, wenn ein Körperteil nicht bewusst aktiviert wird. Um den Ruhetremor festzustellen, muss daher oftmals die Arbeit gegen die Schwerkraft durch geeignete Lagerung aufgehoben werden. Ruhetremores sind bei Aktivität minimal ausgeprägt oder fehlen ganz. Bei der Parkinson-Erkrankung sistiert der Ruhetremor bei Bewegungsinitiierung typischerweise vorübergehend gänzlich und wird durch geistige Anspannung verstärkt. Ruhetremores treten häufig mit einer Frequenz von 3–6 Hz auf.

Aktionstremores treten auf, wenn ein Körperteil in statischer Position gehalten wird (postularer oder orthostatischer Tremor) oder wenn eine Bewegung ausgeführt wird (kinetischer Tremor). Bei dem kinetischen Tremor wird unterschieden zwischen dem einfachen kinetischen Tremor, der während der Bewegung keiner namhaften Veränderung unterliegt, dem Intentionstremor, der in der Endphase einer Zielbewegung am stärksten ausgeprägt ist, und dem Aufgaben-spezifischen Tremor, der bei bestimmten Tätigkeiten wie zum Beispiel dem Schreiben oder Phonieren auftritt.

Die Einteilung nach der Tremorfrequenz ist üblich, hat aber besondere Bedeutung nur in dem Frequenzbereich unter 4 Hz, da sie dann auf eine Myorhythmie oder bestimmte palatale Tremorformen hinweist, oder über 13 Hz, da sie dann typischerweise mit einem primär orthostatischen Tremor assoziiert ist. Die Frequenz der meisten pathologischen Tremorformen liegt zwischen 4 und 8 Hz und die zentral neurogene Komponente des physiologischen Tremors liegt zwischen 8 und 12 Hz. Daher lässt sich eine Tremorfrequenzeinteilung in < 4, 4 – 8, 8 –12 und > 12 Hz ableiten (Bhatia et al. 2018).

Hinsichtlich der assoziierten Zeichen schlägt die MDS vor, grundsätzlich zwischen isoliertem und kombiniertem Tremor zu unterscheiden. Der kombinierte Tremor kann dann mit anderen neurologischen Symptomen verbunden sein (zum Beispiel dystone Haltung, akinetisch-rigide Symptomatik, Bradykinesie oder Myoklonus) oder mit systemischen klinischen Zeichen (zum Beispiel Kayser-Fleischer-Cornealring oder Hepatosplenomegalie bei Kupferstoffwechselstörung oder Exophthalmus bei Schilddrüsenfunktionsstörung).

Die oben beschriebenen klinischen Eigenschaften lassen Rückschlüsse auf die Tremorursache zu, allerdings sind sie nicht pathognomonisch, so dass die zweite Achse der Klassifikation, die unabhängig von der ersten die Ätiologie adressiert, in der Tremorklassifikation der MDS 2018 eingeführt wurde.

Die zweite Achse beschreibt die **ätiologische Klassifikation**. Hier wird zunächst wieder die Unterscheidung der isolierten und kombinierten Tremor-Syndrome aufgegriffen. Im Folgenden seien die häufigsten Tremorformen nach ätiologischer Klassifikation kurz beschrieben, die eben auch als die häufigsten Differenzialdiagnosen für berufsbedingte Tremorformen berücksichtigt werden müssen. Der häufigste Tremor und die häufigste Bewegungsstörung ist der **essenzielle Tremor** (ET). Es handelt sich hierbei um ein isoliertes Tremorsyndrom. Die Angaben zur Prävalenz zeigen in Abhängigkeit des Alters der Population, der geographischen Region und der Ethnizität große Unterschiede (unter 0,5 % und bis zu 20,5 %) (Louis u. Ferreira 2010). Zusammenfassend kann eine Prävalenz von etwa 1 % über alle Altersgruppen und eine stete Zunahme der Prävalenz im Verlauf des Lebens mit einer Prävalenz von 4,6 % der über 65-Jährigen (Louis u. Ferreira 2010) bzw. 12,5 % bei über 70-Jährigen (Ceballos-Baumann 2020) beobachtet werden. Das mittlere Erkrankungsalter liegt etwa bei 40 Jahren. Bei ca. 60 % ergeben sich Hinweise für eine multifaktorielle Vererbung (AWMF 2012). Der ET ist eine in der Regel langsam progrediente Erkrankung, bei der vorwiegend ein Bewegungs-, bzw. ein Haltetremor vorliegt. Etwa die Hälfte der Patientinnen und Patienten leidet allerdings auch unter einem kinetischen Tremor mit teilweise schweren, alltagsrelevanten Einschränkungen. Etwa 15 % der Betroffenen leiden zusätzlich unter einem Ruhetremor. Anamnestisch typisch ist die Reduktion der Stärke des Tremors nach Alkoholkonsum, die von der Hälfte bis zu drei Vierteln der Patientinnen und Patienten beschrieben wird. In der Regel ist der ET beidseitig, vor allem die Hände betreffend (94 %), allerdings auch an Kopf (33 %), Stimme (16 %) und Beinen (12 %) und nur selten im Rumpf- oder Gesichtsbereich vorkommend (je 3 %) (AWMF 2012). Die klinischen Diagnosekriterien für den ET sind entsprechend der DGN Leitlinie Tremor die folgenden:

Notwendige Kriterien sind (Deuschl et al. 1998, Bain 2000):

* Vorkommen eines bilateralen, meist symmetrischen Tremors unter Halte- und Aktionsbedingungen.
* Der weitere neurologische Befund ist regelrecht.
* Ein zusätzlicher oder isolierter Kopftremor kann vorkommen, jedoch ohne Hinweise auf eine kraniozervikale Dystonie.

Unterstützend für die Diagnose sind:

* langer Verlauf
* positive Familienanamnese
* Reduktion der Tremorstärke nach Alkoholgenuss

Auszuschließen sind unter anderem andere neurologische Erkrankungen oder Ursachen eines verstärkten physiologischen Tremors, plötzlicher Beginn oder schubartige Verschlechterung des Tremors (AWMF 2012).

Die wichtigsten Differenzialdiagnosen sind der verstärkte physiologische Tremor, der beginnende Parkinson-assoziierte Tremor und der Dystonie-assoziierte Tremor.

Die Prävalenz des **verstärkten physiologischen Tremors** (VPT) liegt bei über 50-Jährigen bei fast 10 %. Insbesondere unter Haltebedingungen ist der VPT sichtbar und zeigt in der Regel eine höhere Frequenz (über 6 Hz, normale physiologische zentrale Oszillationsfrequenz 8–12 Hz). Die Ursache des VPT ist in der Regel reversibel (zu häufigen Ursachen *siehe Abschnitt 1.4 „Klassifikation des Tremors"*).

Ein Symptom der Parkinson-Erkrankung kann der Tremor sein, der in verschiedenen Formen auftreten kann. Daher ist die Diagnose der zugrundeliegenden Parkinson-Erkrankung das entscheidende Kriterium für die Diagnose eines Parkinson-assoziierten Tremors (PT). Der PT ist ein kombiniertes Tremor-Syndrom. Es werden drei Tremorformen unterschieden (Deuschl et al. 1998): Typ I, der klassische PT ist vor allem ein Ruhetremor und ein Kardinalsymptom der Parkinson-Erkrankung. Der isolierte Ruhetremor ist selten und kommt sonst bei dem Holmes-Tremor, beim dystonen Tremor, Myorhythmien und beim ET plus mit Ruhetremor, einer Sonderform des ET vor (Raethjen u. Deuschl 2020). Der Typ I PT kann zusätzlich eine posturale oder eine kinetische Komponente haben, zeichnet sich allerdings dadurch aus, dass der Tremor beim Übergang von Ruhe zu Bewegung kurz sistiert und dass die Frequenzen der beiden Tremorformen ähnlich sind (reemergent Tremor, < 1,5 Hz Unterschied) und im Frequenzbereich von 4 bis 8 Hz liegen (Koller et al. 1989). Typ II PT: gemischter Ruhe- und Haltetremor mit unterschiedlichen Frequenzen (Differenz > 1,5 Hz). Der Typ II PT ist eher selten (< 10 % der Patienten) (AWMF 2012). Typ III PT: reiner Aktionstremor mit Halte- und kinetischer Komponente und in der Regel Frequenzen < 5 Hz. Diagnostisch herausfordernd ist der monosymptomatische Ruhetremor. Hierbei handelt es sich bei der Parkinson-Erkrankung um ein dopaminerges Defizit, das in einer Dopamin-Transporter-Szintigraphie (DAT-Scan) Untersuchung nachgewiesen werden kann (Brooks et al. 1992).

Notwendig zur Diagnose des PT sind (AWMF 2012):

* neurologische Anamnese (insbesondere Medikamentenanamnese)
* neurologischer Status
* Nachweis, dass Akinese und Rigor, meist auch Tremor, auf dopaminerge Substanzen ansprechen

Im Einzelfall erforderlich sind:

* quantitative Tremoranalyse
* erweiterte Laboruntersuchungen (nach klinischem Verdacht)
* SPECT-Untersuchungen mit dem ^{123}I-markierten Dopamintransporter-Liganden FP-CIT (DaTSCAN™), FP-CIT-SPECT

1.5 Diagnostik

Die Diagnose beruht zunächst auf einer eingehenden klinischen Untersuchung auf der Basis der Tremorklassifikation entlang der beiden orthogonalen Achsen (Bhatia et al. 2018). Die gebotene weitere Zusatzdiagnostik orientiert sich an den klinischen Charakteristika des Tremors. Bei Betroffenen mit einem abrupten Beginn der Symptomatik und im Alter unter 50 Jahren sind insbesondere der verstärkte physiologische Tremor, Stoffwechselstörungs-bedingter Tremor und Medikamenten- oder toxisch induzierter Tremor zu erwägen. Dies gilt insbesondere, wenn die Familienanamnese hinsichtlich Tremorformen negativ ist. Zu den notwendigen laborchemischen Untersuchungen gehören dann zunächst Leberwerte, Nierenwerte, Thyreotropin (TSH), Triiodthyronin (fT$_3$), Thyroxin (fT$_4$) und Elektrolyte (AWMF 2012). Geeignete Untersuchungen zum Ausschluss eines Morbus Wilson sollten durchgeführt werden (Serum Ceruloplasmin-Konzentration, Serum und ggf. Urin Kupfer-Konzentration, Spaltlampenuntersuchung).

In Bezug auf die kombinierten Tremorsyndrome ist eine vollständige klinisch-neurologische Untersuchung eine wichtige Grundvoraussetzung. Hinweisend auf den Parkinson-assoziierten Tremor sind die weiteren Kardinalsymptome der Parkinson-Erkrankung wie Bradykinese und Rigidität. Myorhythmien, die sich durch eine niedrige Tremorfrequenz von 1 bis 4 Hz auszeichnen, gehen in der Regel mit anderen Hirnstammsymptomen und Hirnnervenausfällen einher. Der dystone Tremor zeigt dystone Bewegungsstörungen zusätzlich zu einem 4–8 Hz Tremor. Auch der ET kann mit weiteren neurologischen Symptomen auftreten. Dann handelt es ich um einen ET Plus, der zum Beispiel mit Einschränkungen im Seiltänzergang oder milden Gedächtnisstörungen einhergehen kann (Bhatia et al. 2018).

Eine neurophysiologische Tremor-Analyse mit Oberflächen-Elektromyographie (EMG) stellt insbesondere beim orthostatischen Tremor eine wichtige diagnostische Ergänzung dar, da die Tremorfrequenz von 13–18 Hz für diesen Tremor typisch ist (Bhatia et al. 2018).

Zusammenfassend können folgende diagnostische Zusatzuntersuchungen als nützlich empfohlen werden, um Achse 1 Charakteristika genauer zu beschreiben (1, 2 und 3) und Achse 2 Ätiologien zu klären (2, 3 und 4) (Bhatia et al. 2018):

1. Neurophysiologische Tests: a) Oberflächen-EMG, um die Präsenz eines Tremors zu dokumentieren, die Tremorfrequenz zu messen und die Morphologie und Rhythmik von EMG-Bursts zu beurteilen (z.B. zur Erkennung von Myoklonus und Asterixis); b) Fourier-Analyse von akzelerometrischen und EMG-Aufzeichnungen mit und ohne Gewichtsbelastung der Hand, um mechanisch-reflexiven und zentral-neurogenen Tremor zu erkennen; c) Fourier- und Kohärenzanalyse von EMG-Aufzeichnungen aus mehreren Extremitäten zur Diagnose des primären orthostatischen Tremors
2. Strukturell-bildgebende Verfahren: Magnetresonanz- oder Computertomographie (MRT, bzw. CT) des Kopfes um fokale Läsionen (z.B. entzündlich oder vaskulär) oder metabolische Störungen zu detektieren
3. Liganden-basierte nuklearmedizinische Untersuchungen: FP-CIT-SPECT (DAT-Scan)
4. Serum- und Gewebeunterschungen: metabolische Bluttests, Infektions- und genetische Diagnostik.

1.6 Therapie

1.6.1 Nicht-medikamentöse Interventionen

Bezüglich der arbeits-/berufsspezifischen Tremorformen steht das Vermeiden der Exposition im Vordergrund. Allerdings kann auch nach konsequentem Ausschluss einer weiteren Exposition der Tremor progredient sein, zum Beispiel beim Mangan-assoziierten Tremor (Merkblatt zur BK Nr. 1105). Ebenfalls sollten Tremor-verstärkende Substanzen (z.B. Medikamente wie Sympathomimetika oder Genußmittel, z.B. Koffein und Nikotin) gemieden werden (Hopfner u. Deuschl 2020). Ebenfalls sollte auf ausreichenden Schlaf und eine gute zirkadiane Rhythmik geachtet werden (Jiménez-Jiménez et al. 2020).

Symptomatisch können verschiedene Tremorformen durch weitere nicht-medikamentöse Maßnahmen gelindert werden. So können Entspannungsverfahren, wie zum Beispiel die progressive Muskelrelaxation, zu einer Reduktion des essenziellen Tremors genutzt werden (Wake et al. 1974, Hopfner u. Deuschl 2020). Die Alltagseinschränkungen können ggf. durch gezielte ergotherapeutische Interventionen gelindert werden, so zum Beispiel durch Nutzung von Unterstützungsgeräten wie einer elektrischen anstelle einer mechanischen Zahnbürste oder von schweren oder künstlich beschwerten Gegenständen wie Tasse oder Stift, die sich als effektiv für den essenziellen Tremor gezeigt haben (Hopfner u. Deuschl 2020). Insbesondere, wenn die sozialen Interaktionen aufgrund des Tremors betroffen sind, kann ebenfalls ein psychotherapeutischer Ansatz verfolgt werden (Hopfner u. Deuschl 2020).

1.6.2 Medikamentöse Interventionen

Die medikamentösen Behandlungsmöglichkeiten des Tremors sind grundsätzlich auf die Tremordiagnosen bezogen. So werden der verstärkte physiologische und der essenzielle Tremor häufig mit nicht-selektiven Betablockern, z.B. Propranolol behandelt. Nach einer Gruppierung klinischer Nützlichkeit durch die MDS werden zur Behandlung des **essenziellen Tremors** Propranolol (in einer Tagesdosis von 30 bis 240 mg, Hopfner u. Deuschl 2020), Primidon (in einer Tagesdosis von 30 bis 500 mg, Hopfner u. Deuschl 2020) und Topiramat (in den nicht aktualisierten Leitlinien der DGN als Substanz der 2. Wahl in einer Tagesdosis von 50 bis 400 mg) empfohlen (Deuschl et al. 2011, Hopfner u. Deuschl 2020). Als weitere Substanz der 2. Wahl wird von den Leitlinien der DGN ebenfalls Gabapentin empfohlen (in einer Tagesdosis von 1200 bis 2400 mg).

Bei den **medikamentös oder toxisch induzierten Tremorformen** empfehlen die Leitlinien der DGN einen Behandlungsversuch mit Propranolol. Die Datenlage für diese Tremorform ist sehr schwach. Ein Behandlungsversuch mit Clonazepam, beruhend auf Einzelfallberichten, wird ebenfalls diskutiert.

Die Behandlung des Parkinson-assoziierten Tremors beruht zunächst auf einer bestmöglichen dopaminergen Therapie für die Kardinalsymptome Akinese und Rigor. Bei persistierenden Tremorbeschwerden trotz einer guten Einstellung werden die folgenden Medikamente zur symptomatischen Behandlung empfohlen: Anticholinergika (nicht bei älteren Patienten, z.B. Biperiden, Bornaprin), Propranolol und beim therapierefraktären Parkinson-assoziierten Tremor Clozapin in niedriger Dosierung.

Eine generelle Empfehlung für die Behandlung der arbeits-/berufsspezifischen Tremorformen kann allerdings aus der bestehenden Datenlage nicht abgeleitet werden.

1.6.3 Invasive Verfahren

Hinsichtlich invasiver Verfahren ist als Standardverfahren die Tiefe Hirnstimulation (THS) zu nennen. Die THS, beim Essenziellen Tremor mit einer Stimulation im Nucleus ventralis intermedius oder bei der Parkinson-Erkrankung meist im Nucleus subthalamicus (wegen der vorteilhaften Wirkung auf Akinese und Rigor), zeigt bei dem Essenziellen Tremor (Zhang et al. 2010) und beim Parkinson-assoziierten Tremor (Deuschl u. Agid 2013) die besten Ergebnisse, kann aber auch erfolgreich bei der Behandlung von fokalen (z.B. entzündlichen) Kleinhirnläsionen, die einen Tremor verursachen, zur Tremor-Behandlung eingesetzt werden (Hooper et al. 2002, Foote et al. 2006).

1.6.4 Nicht-invasive Verfahren

Als weiteres, neu entwickeltes Verfahren zur interventionellen Neuromodulation ist der Magnetresonanz-gesteuerte hoch fokussierte Ultraschall (MRgFUS) zu nennen. Die Ultraschallwellen führen zu einer thermischen Läsion in Zielgeweben, wie zum Beispiel dem Nucleus ventralis intermedius (VIM) oder den zerebello-thalamischen Bahnen (Rohani et al. 2017, Schreglmann et al. 2018).

Die hohe neuroanatomische Präzision wird durch die MRT-Bildgebung gewährleistet. Vorteil des Verfahrens ist der nicht-invasive Charakter. Die Irreversibilität stellt im Gegensatz zur THS einen Nachteil dar. Die Ultraschallbehandlung wird derzeit an wenigen Deutschen Zentren bei Patientinnen und Patienten mit essenziellem Tremor, die nicht auf eine medikamentöse Therapie ansprechen, ausschließlich einseitig durchgeführt.

2 Spezieller Teil

Tremor kann im Zusammenhang mit tätigkeitsassoziierten und berufsbedingten Expositionen auftreten. Hierbei handelt es sich in der Regel um einen 4–12 Hz Aktionstremor. Verschiedene Noxen können Tremor oder Syndrome mit Tremor hervorrufen, hervorzuheben sind hierbei Mangan, Blei, Quecksilber und β-Carboline. Ebenfalls sind verschiedene Infektionskrankheiten mit dem Auftreten von Tremor assoziiert, u.a. Tuberkulose und Neuroborreliose.

2.1 Tremor infolge Exposition von Umweltgiften

2.1.1 Mangan als Ursache für Tremor

Der physiologische **Manganstoffwechsel** ist von entscheidender Bedeutung für die Kör-per- und namentlich die Hirnfunktionen. Mangan ist ein essenzielles Spurenelement, das in der Nahrung aufgenommen wird (vor allem Vollkorn, Nüsse und Samen, Ananas und Bohnen, Bowman et al. 2014) und für normales Wachstum, Entwicklung und zelluläre Ho-möostase (Erikson et al. 2005) als Koenzym verantwortlich ist. Mangan kann allerdings auch inhalativ aufgenommen werden (Bowman et al. 2014). Die Enzyme, die Mangan als Koenzym benötigen, werden Manganoproteine genannt. Als Koenzym ist Mangan not-wendig für die Funktion von Enzymen, die beim Stoffwechsel von Neurotransmittern be-teiligt sind. Das häufigste Manganoprotein spielt eine Rolle für die Glutaminsynthetase (Wedler u. Denman 1984), in dessen Kontext ein Manganmangel zu einer veränderten neuronalen Erregbarkeit führen kann. Mangan erlangt eine besondere Bedeutung bei der Entstehung eines Tremors, da seine Konzentration bei erhöhter Exposition in den eisen-reichen Arealen des Gehirnes, den Basalganglien, besonders hoch ist (Wedler u. Denman 1984, Erikson u. Aschner 2003, Erikson et al. 2005). Die Daten weisen darauf hin, dass eine Manganexposition auch die Bildung von γ-Aminobuttersäure (GABA) aus Glutamat ver-ändert und so zeigen in vivo Untersuchungen einen reduzierten GABA-ergen Effekt aus-gehend von subthalamischen Projektionen zur Substantia nigra (Butterworth 1986, Erik-son u. Aschner 2003). Wie bei anderen Schwermetallen auch (u.a. Quecksilber, Blei, Chrom und Aluminium) besteht auch bei Mangan ein Zusammenhang zwischen chronischer und übermäßiger Exposition und Neurodegeneration. Unter Normalbedingungen kann das Gehirn Aufnahme und Speicherung von Mangan gut kontrollieren. Eine Vielzahl von Trans-portern und membrangebundenen Proteinen, die eine Diffusion erleichtern, steuern die Manganaufnahme und -speicherung. Unter anderem handelt es sich bei Transportern, die Mangan in verschiedenen Oxidationsstufen die Blut-Hirn-Schranke passieren lassen, um den divalenten Metallionentransporter 1 (DMT1), den Transferrin-Rezeptor (TfR), der vor allem die Aufnahme von dreiwertigem Eisen vermittelt, und den transmembranösen lyso-somalen PARK9/ATP13A2-Transporter, der bei der Entstehung einer genetischen Form der Parkinson-Erkrankung ursächlich ist (Bowman et al. 2014). Intrazelluläres Mangan wird in Gehirn und Leber über den Ca^{2+}-Uniporter in die Mitochondrien aufgenommen (Gunter u. Puskin 1972).

Mangan wird vielfältig **industriell** genutzt. Mangan liegt in verschiedenen Oxidationsstu-fen und in Form von Salzen und Chelaten vor. Mangan findet breite industrielle Nutzung. Dies gilt für die Bereiche Glas und Keramik, Klebemittel, Schweißen, Eisenindustrie zur Des-oxidation und Entschwefelung, Farben-, Lack- und Trockenbatteriefabrikation und als Anti-klopfmittel von Treibstoffen, zur Sauerstoff- und Chlorerzeugung, als Oxidationsmittel und Katalysator (Bowman et al. 2014, Merkblatt zur BK Nr. 1105)

Mangan kann enteral oder inhalativ aufgenommen werden und so sind Gefahrenquellen einer Manganexposition insbesondere dann gegeben, wenn Mangan als Staub oder Rauch eingeatmet werden kann (Merkblatt zur BK Nr. 1105). Besondere Erwähnung finden das Elektroschweißen mit manganhaltigen ummantelten Elektroden und Braunsteinmühlen, da Mangan in der Natur vor allem als Braunstein (MnO_2) vorkommt (Merkblatt zur BK Nr. 1105).

Mangantoxizität vermittelt unterschiedliche klinische Symptome. Die akute Exposition von Mangan führt im experimentellen Setting zu einer Degeneration dopaminerger Neurone (Martinez-Finley et al. 2011), die in der feingeweblichen Untersuchung deutliche Hinweise auf einen Zusammenhang zwischen Manganexposition und oxidativem Stress ergab (Bowman et al. 2014).

Langandauernde Mangan-Expositionen führen zu Manganakkumulation in den Basalganglien und können Symptome einer Parkinson-Erkrankung hervorrufen. Neben dem Gehirn ist auch die Lunge durch Manganexposition betroffen, wobei eine Manganpneumonie (kruppöse Pneumonie) auftreten kann (Merkblatt zur BK Nr. 1105). In verschiedenen Hirnregionen finden sich unterschiedlich hohe Konzentrationen. Beim Menschen ist die höchste Mangankonzentration im Globus pallidus (Prohaska 1987). Der Globus pallidus gilt als ein hauptsächlicher Frequenzgeber für die zentralen oszillatorischen Regelkreisläufe und ist unter anderem an der Entstehung von Tremorsyndromen maßgeblich beteiligt (Hutchison et al. 1997). Weiterhin treten auch unspezifische Allgemeinsymptome wie Müdigkeit, Schwindel, Schwäche, Apathie (Müsch 2005) und kognitive Defizite auf (Peres et al. 2015).

Zur Neurotoxizität von Mangan sei beispielhaft eine Studie von Dietz et al. aus Heidelberg mit 90 Testpersonen genannt, die einer inhalativen Exposition von durchschnittlich elf Jahren am Arbeitsplatz ausgesetzt waren. Die Autoren kamen zum Schluss, dass der Blutmanganspiegel einen validen Biomarker für die Manganexposition darstellt und bei Blutmangankonzentrationen bis 20 µg/l nicht mit dem Auftreten von neurologischen oder neuropsychologischen Funktionsstörungen zu rechnen sei. Weiterhin empfehlen sie zum Monitoring Mangan-induzierter Gesundheitsstörungen ein Biomonitoring mit der Bestimmung der Blutmangankonzentration sowie arbeitsmedizinisch-neuropsychologische Untersuchungsmethoden anzuwenden (Dietz et al. 2003). Ebenfalls kann der Nachweis eines erhöhten Koproporphyringehaltes im Urin ein Hinweis auf eine erhöhte Exposition darstellen (Merkblatt zur BK Nr. 1105). Während hinsichtlich der Maximalen Arbeitsplatzkonzentration (MAK-Wert) ein maximaler Einatemwert von 0,02 mg/m^3 definiert wird, ist der Biologische Arbeitsplatz-Toleranz-Wert (BAT-Wert) für Mangan nicht definiert (Forschungsgemeinschaft, MAK-und BAT-Werte-Liste 2017).

Die Progression des Mangan-induzierten Parkinson-Syndroms korreliert mit der kumulativen Manganexposition (Racette et al. 2017). Es handelt sich um eine Neurodegeneration mit chronischem Krankheitsverlauf. Dies muss in der Beurteilung mitbedacht werden: die Erkrankung kann daher auch erst mehrere Jahre nach einer Exposition manifest werden. Dann verläuft sie meist chronisch und progredient (Merkblatt zur BK Nr. 1105).

2.2.3 Blei als Ursache für Tremor

Blei ist ein „weiches" Metall, das durch Verhüttung von Erzen, z.B. bei Bleiglanz gewonnen wird. **Gefährliche Expositionen** bestehen dann, wenn Blei in Staub- oder Dampfform auftritt. Dies trifft zu, wenn Blei und Bleiverbindungen durch Schleifen, Polieren, Sägen oder Fräsen bearbeitet werden. Ebenfalls die Verarbeitung bleihaltiger Farben in Pulverform und deren Verwendung stellen Gefahrenquellen dar. Weiterhin kann die Verarbeitung und Entsorgung bleihaltiger Verbindungen zu Exposition führen. Diese sind häufig zum Beispiel in Emaille, bleihaltigen Glasuren, Kristallgläser sowie beim Reinigen Bleibenzin-betriebener Motoren und bei der Herstellung und Entsorgung von Antiklopfmittel in Vergaserkraftstoffen (Bleialkyle). Die Aufnahme findet dann hauptsächlich über die Atemwege und kaum über den Magen-Darm-Trakt statt mit der Ausnahme der genannten Bleialkyle, die leicht über die Haut resorbiert werden (Hutchison et al. 1997). In der Regel verläuft die Bleivergiftung langsam. Eine akute Intoxikation ist selten, da Blei von Erythrozyten zunächst gespeichert werden kann. Plötzliche krisenhafte Verläufe können auftreten und haben ihre Ursache entweder in besonders hohen Bleiaufnahmen oder in der Freisetzung von Blei aus dem Knochen. Die akute Vergiftung zeichnet sich durch das Auftreten von zentral-nervöse Störungen mit Vigilanzstörung, Delir und Tremor aus (Cho E 2008).

Klinische Symptome, die mit Bleiexposition einhergehen, sind die Enzephalopathie und die „Bleilähmung" **(BK 1101)** (Hutchison et al. 1997). Für Blei wurde allerdings auch eine Assoziation mit dem Auftreten eines Tremors gezeigt. In einer Querschnittsstudie verglichen Louis et al. in einem 2003 veröffentlichten Artikel die Blutbleikonzentrationen von Patienten mit der Diagnose eines essenziellen Tremors (n = 100) mit denen von gesunden Testpersonen (n = 143). Hier konnte in der Gruppe der Patienten mit Tremor eine signifikant höhere Bleiblutplasmakonzentration gefunden werden als bei den gesunden Testpersonen (Louis et al. 2003). Die Studie untersuchte anamnestisch, ob es Hinweise für eine berufliche Exposition gab. Die Studienteilnehmer, die eine mögliche oder wahrscheinliche Exposition hatten, zeigten auch einen signifikant erhöhten Bleiblutplasmaspiegel. Im direkten Vergleich der Expositionsgruppe gegenüber der Nicht-Expositionsgruppe konnte jedoch kein häufigeres Auftreten eines Tremors gefunden werden. Allerdings ist die ausschließlich anamnestisch und ggf. auch sehr weit zurückreichende retrospektive Datenerfassung kritisch zu hinterfragen (Louis et al. 2003). Eine weitere Untersuchung fand in einem Kollektiv von insgesamt 210 Studienteilnehmern, von denen die Hälfte die Diagnose eines essenziellen Tremors hatte, Erhöhung der Bleiblutplasmakonzentration um 1 µg/dl zu einer vierfach erhöhten Wahrscheinlichkeit des Auftretens eines Tremors führt (Dogu et al. 2007). In einer großen Studie zu Blei und essenziellem Tremor mit über 1 200 Studienteilnehmern im Alter zwischen 50 und 98 Jahren konnte in einem kontrollierten Modell (lineare Regression für Alter, höchster erreichter Ausbildung, Nikotin- und Alkoholgenuss) kein Zusammenhang zwischen Bleikonzentrationen in Blut oder Knochen und dem Auftreten eines Tremors gefunden werden. Erwartungsgemäß war der stärkste Prädiktor das Alter. Wurden allerdings die Studienteilnehmer unter dem medianen Alter von 68,9 Jahren untersucht, konnte in dieser Subgruppenanalyse gezeigt werden, dass hier schon die Auftretenswahrscheinlichkeit eines Tremors mit den Blut-, aber nicht den Knochenkonzentrationswerten von Blei korrelierte (Ji et al. 2015).

2.2.4 Quecksilber als Ursache für Tremor

Quecksilber ist ein flüssiges Metall, das auch bereits bei Raumtemperatur verdampft. **Verwendung findet Quecksilber** unter anderem bei der Herstellung von Unterbrechern, Gleichrichtern, Thermostaten, Thermometern, in der Hochvakuumtechnik, in der Pyrotechnik als Knallquecksilber, als Quecksilberfarben und als Amalgamen in der Metallurgie und insbesondere in zahnärztlichen Praxen und Laboratorien.

Quecksilber führt zu verschiedenen klinischen Symptomen: Neben einer Neuropathie und einer Enzephalopathie führt Quecksilberexposition auch zu einem Tremor, der als *„Tremor mercurialis"* bezeichnet wird **(BK 11 02)**. Quecksilber und seine Verbindungen werden vorwiegend in Dampf- oder Staubform eingeatmet. Es kann ebenfalls, wenn auch in geringeren Maßen, über Haut oder den Magen-Darm-Trakt aufgenommen werden (Hutchison et al. 1997). So zeigte eine Untersuchung typische Merkmale der Quecksilberexposition wie Tremor und Gingivitis infolge der Nutzung von quecksilberhaltigen Hautprodukten (Sun et al. 2017). In den 80er Jahren bereits konnte ein linearer Zusammenhang zwischen der Expositionsdauer und der Schwere (im Sinne der Amplitude) des Tremors festgestellt werden (Fawer et al. 1983). Im Rahmen elektrophysiologischer Untersuchungen können speziell angebrachte Beschleunigungssensoren (Tremerometer) und eine Mustererkennungssoftware genutzt werden, um die Veränderung des Tremors über die Zeit zu monitoren. Es gibt ebenfalls Hinweise, dass der Quecksilber-assoziierte Tremor spezifische Bewegungscharakteristika hat, die ihn z.B. vom Parkinson-assoziierten Tremor in der Tremoranalyse abheben, indem eine andere Frequenz (v.a. 7–8 Hz) prävalent ist (Biernat et al. 1999). Ebenfalls zeigt sich eine typische klinische Entwicklung von einem feinschlägigen Tremor der Finger hin zu einem segmentalen Tremor, der auch die proximalen Arme und den Hals sowie den Kopf betrifft. So können die Charakteristika eine Differenzierung von altersbedingter Zunahme eines essenziellen Tremors und Quecksilberexpositions-bedingter Zunahme des „Tremor mercurialis" unterstützen (Beuter u. De Geoffroy 1996, McCullough et al. 2001, Jones 2017).

2.2.5 Toxisch induzierte Polyneuropathie als Ursache für einen Tremor

Bei peripherer Polyneuropathie kann ein Aktionstremor (Halte- oder kinetischer Tremor) auftreten. Die Klassifikation hierfür ist ein kombinierter Tremor, da er in Zusammenhang und in diesem Falle auch als Folge der Polyneuropathie auftritt. Der Tremor entsteht am ehesten in zerebellären (Schwingenschuh et al. 2013) oder anderen zentralen (Weiss et al. 2011) Zentren, die in Folge der veränderten afferenten Informationen einen Tremor generieren. Am häufigsten tritt dies bei der inflammatorischen und der paraproteinämischen Polyneuropathie auf. Im arbeitsmedizinischen Zusammenhang verursachen allerdings auch viele Stoffe Polyneuropathien *(siehe Tab. 1)* (Hutchison et al. 1997). Gemeinsam scheint die Afferenzstörung aufgrund einer Demyelinisierung zu sein. Zu beobachten ist dann ein Halte- und kinetischer Tremor der Arme und Beine, der typischerweise eine Frequenz von 4 bis 11 Hz hat, niedrigere Frequenzen in den distalen im Vergleich zu proximalen Muskeln und keine Frequenzreduktion durch eine Gewichtsbelastung zeigt. Einen Zusammenhang zwischen Schwere der Polyneuropathie und der Schwere des Tremors gibt es nicht. Bei behandelbaren Ursachen der Polyneuropathie kann der Tremor auch nach deutlicher klinischer Besserung der Polyneuropathie fortbestehen (Hufschmidt et al. 2019). So können Betroffene sich wegen des Tremors vorstellen, während die Polyneuropathie entweder als nicht störend empfunden wird oder bereits nur noch geringgradig klinisch oder elektrophysiologisch fassbar ist. Im Folgenden ist eine Tabelle mit den Substanzen und Angaben zur Form der Polyneuropathie, die sie verursachen, zusammengefasst:

Tab. 1: Substanzen, die Polyneuropathien hervorrufen

BK Nummer	Substanz	Klinisches Symptom
11 02	Quecksilber	Polyneuropathie, vorwiegend sensibel (Engelhardt 2020) und Tremor mercurialis
11 06	Thallium	Polyneuropathie, typisch bulbäre Neuropathie oder Optikusneuritis, sonst motorisch und axonal betont (Lukács 2003), *Tremor unwahrscheinlich**
11 08	Arsen	demyelinisierende Polyneuropathie (Kawasaki et al. 2002, Rodrıguez et al. 2003)
13 02	Halogenkohlenwasserstoffe	Polyneuropathie
13 03	Benzol/Styrol	distal-symmetrisch, ggf. schmerzhafte Polyneuropathie (Yoon u. Limmroth 2006)
13 05	Schwefelkohlenstoff	Polyneuropathie, eher axonale Form (Corsi et al. 1983) und eher Hirnnerven (N. acusticus, N. opticus), *Tremor unwahrscheinlich*
13 06	Methanol	Polyneuropathie und Putamenläsionen, die zu einem Parkinsonoid führen können mit Tremor (Ley u. Gali 1983, Le Witt u. Martin 1988, Pelletier et al. 1992); Tremor i.d.R. nicht das führende Symptom
13 10	Alkyloxide, Aryloxide, Alkylaryloxide	Polyneuropathie eher axonal, motorisch und autonom (Engelhardt 2020), *Tremor unwahrscheinlich*
13 17	Organische Lösungsmittel	Polyneuropathie, Ataxie und Tremor (Lücking 2010)

* In diesen Fällen ist die dominante Form der Polyneuropathie nicht vorwiegend demyelinisierend und nicht vorwiegend sensibel; in der Literatur finden sich keine Angaben zur Häufigkeit des Auftretens für einen Tremor; damit ist die Assoziation eines Tremors eher unwahrscheinlich, aber nicht ausgeschlossen und muss im Einzelfall hinsichtlich der klinischen Differenzialdiagnosen (verstärkter physiologischer Tremor, essenzieller Tremor, Parkinson-/Monosymptomatischer Ruhetremor) kritisch abgegrenzt werden.

2.2 Tremor infolge von Infektionserkrankungen

2.2.1 Tuberkulose als Ursache für Tremor

Die Tuberkulose kann im beruflichen Kontext im Gesundheitsdienst, Labor oder ähnlichen Bereichen (BK 31 01) oder als Zoonose (BK 31 02) erworben werden. Während die häufigste Manifestation pulmonal ist, kann im Rahmen einer Miliartuberkulose auch das Zentralnervensystem betroffen sein. Während Paresen, insbesondere Hemi- und Tetraparesen sowie Hemiballismus häufiger sind, ist das Auftreten eines Tremors selten und in der Regel nicht isoliert, sondern im Rahmen anderer zentralnervöser Symptome (Udani et al. 1971).

2.2.2 Neuroborreliose als Ursache für Tremor

Die Neuroborreliose kann als Zoonose (BK 31 02) auftreten. Die chronische Neuroborreliose, die neben zahlreichen neurologischen Symptomen auch einen Tremor zur Folge haben kann, tritt infolge eines Zeckenstiches durch den gemeinen Holzbock, einer Schildzeckenart auf. Im Rahmen einer Neuroborreliose kann ein Tremor auftreten, am ehesten im Rahmen eines sekundären Parkinson-Syndroms. Die Inzidenz der Neuroborreliose liegt in Deutschland bei 1/100 000. Hier ist die Manifestation, nämlich das Bannwarth-Syndrom, häufig mit einer schmerzhaften Polyradikulitis und Hirnnervenausfällen sowie einer Meningitis assoziiert. Spätmanifestationen treten in 2 % der Fälle auf, darunter auch eine Enzephalomyelitis, in deren Rahmen sich ein Tremor manifestieren kann. Der Tremor tritt in der Regel nicht isoliert auf, sondern eher gemeinsam mit Paresen, kognitiven Störungen und einem sekundären Parkinson-Syndrom (Biesiada et al. 2008, Bremell et al. 2011, Markeljević et al. 2011).

Literatur

AWMF (2012). Tremor. Leitlinien für Diagnostik und Therapie in der Neurologie - Kapitel Extrapyramidalmotorische Störungen. https://dgn.org/wp-content/uploads/2013/01/030-011l_S1_Tremor_2012-verlaengert.pdf (Zugriff: 14.11.2021)

Bain PG (2000). Tremor assessment and quality of life measurements. Neurology 54 (11 Suppl 4): S26–29

Beuter A, De Geoffroy A (1996). Can tremor be used to measure the effect of chronic mercury exposure in human subjects? Neurotoxicology 17 (1): 213–227

Bhatia KP et al. (2018). Consensus Statement on the classification of tremors. from the task force on tremor of the International Parkinson and Movement Disorder Society. Movement Disorders 33 (1): 75–87

Biernat H et al. (1999). Tremor frequency patterns in mercury vapor exposure, compared with early Parkinson's disease and essential tremor. Neurotoxicology 20 (6): 945–952

Biesiada G et al. (2008). Neuroborreliosis with extrapyramidal symptoms: a case report. Polskie Archiwum Medycyny Wewnętrznej= Polish Archives of Internal Medicine 118 (5)

Bowman AB et al. (2014). Die Rolle von Mangan bei neurodegenerativen Erkrankungen. Perspectives in Medicine 2 (1–4): 91–108

Bremell D et al. (2011). Lyme neuroborreliosis in HIV-1 positive men successfully treated with oral doxycycline: a case series and literature review. Journal of medical case reports 5 (1): 1–5

Brooks D et al. (1992). Isolated tremor and disruption of the nigrostriatal dopaminergic system: an 18F-dopa PET study. Neurology 42 (8): 1554–1554

Budini F et al. (2014). Alpha band cortico-muscular coherence occurs in healthy individuals during mechanically-induced tremor. PLoS One 9 (12): e115012

Butterworth J (1986). Changes in nine enzyme markers for neurons, glia, and endothelial cells in agonal state and Huntington's disease caudate nucleus. Journal of neurochemistry 47 (2): 583–587

Ceballos-Baumann A (2020). Essenzieller Tremor. In: Klinische Neurologie. S. 1387-1394. Springer Verlag, Berlin, Heidelberg

Cho E (2008). Arbeits-und Sozialmedizin, in Das Zweite-kompakt. S. 95–132. Springer Verlag, Berlin, Heidelberg

Corsi G et al. (1983). Chronic peripheral neuropathy in workers with previous exposure to carbon disulphide. Occupational and Environmental Medicine 40 (2): 209–211

Deuschl G et al. (1998). Consensus statement of the movement disorder society on tremor. Movement disorders 13 (S3): 2–23

Deuschl G et al. (2011). Treatment of patients with essential tremor. The Lancet Neurology 10 (2): 148–161

Deuschl G, Agid Y (2013). Subthalamic neurostimulation for Parkinson's disease with early fluctuations: balancing the risks and benefits. The Lancet Neurology 12 (10): 1025–1034

Dietz M et al. (2003). Arbeitsmedizinische Feldstudie zur chronischen Neurotoxizität von Mangandioxid. Arbeitsmed Sozialmed Umweltmed 38: 57–66

Dogu O et al. (2007). Elevated blood lead concentrations in essential tremor: a case–control study in Mersin, Turkey. Environmental health perspectives 115 (11): 1564–1568

Engelhardt A (2020). Toxische Polyneuropathien, in Klinische Neurologie. S. 525–527 Springer Verlag, Berlin, Heidelberg

Erikson KM et al. (2005). Interactions between excessive manganese exposures and dietary iron-deficiency in neurodegeneration. Environmental toxicology and pharmacology 19 (3): 415–421

Erikson KM, Aschner M (2003). Manganese neurotoxicity and glutamate-GABA interaction. Neurochemistry international 43 (4–5): 475–480

Fawer R et al. (1983). Measurement of hand tremor induced by industrial exposure to metallic mercury. Occupational and Environmental Medicine 40 (2): 204–208

Foote KD et al. (2006). Dual electrode thalamic deep brain stimulation for the treatment of post-traumatic and multiple sclerosis tremor. Operative Neurosurgery 58 (suppl_4): ONS-280-ONS-286

Forschungsgemeinschaft, MAK-und BAT-Werte-Liste 2017. Ständige Senatskommission zur Prüfung gesundheitsschädlicher Arbeitsstoffe, Mitteilung 53. 2019: Wiley Online Library

Groß J et al. (2002). The neural basis of intermittent motor control in humans. Proceedings of the National Academy of Sciences 99 (4): 2299–2302

Grosse P, Cassidy M, Brown P (2002). EEG-EMG, MEG-EMG and EMG-EMG frequency analysis: physiological principles and clinical applications. Clinical Neurophysiology 113 (10): 1523–1531

Gunter T, Puskin J (1972). Manganous ion as a spin label in studies of mitochondrial uptake of manganese. Biophysical journal 12 (6): 625–635

Hooper J et al. (2002). A prospective study of thalamic deep brain stimulation for the treatment of movement disorders in multiple sclerosis. British journal of neurosurgery 16 (2): 102–109

Hopfner F, Deuschl G (2020). Managing essential tremor. Neurotherapeutics 1–19

Hufschmidt A, Rauer S, Glocker FX (2019). Neurologie compact: Für Klinik und Praxis. Vol. 8. Thieme Verlag, Stuttgart

Hutchison W et al. (1997). Identification and characterization of neurons with tremor-frequency activity in human globus pallidus. Experimental brain research 113 (3): 557–563

Ji JS et al. (2015). Lead exposure and tremor among older men: the VA normative aging study. Environmental health perspectives 123 (5): 445–450

Jiménez-Jiménez FJ et al. (2020). Sleep disorders in essential tremor: systematic review and meta-analysis. Sleep 43 (9): zsaa039

Jones L (2017). Residual Effects from Occupational Mercury Exposure Include a Proposed Mercury Tremor Biomarker or "Fingerprint". Journal of Environmental Protection 8 (10): 1075

Kawasaki S et al. (2002). Chronic and predominantly sensory polyneuropathy in Toroku Valley where a mining company produced arsenic. Rinsho shinkeigaku= Clinical neurology 42(6): 504–511

Khatter AS et al. (1996). Prevalence of tremor and Parkinson's disease. Parkinsonism & related disorders 2 (4): 205–208

Klimesch W (2018). The frequency architecture of brain and brain body oscillations: an analysis. European Journal of Neuroscience 48 (7): 2431–2453

Koller WC, Vetere-Overfield B, Barter R (1989). Tremors in early Parkinson's disease. Clinical neuropharmacology 12 (4): 293–297

Le Witt PA, Martin SD (1988). Dystonia and hypokinesis with putaminal necrosis after methanol intoxication. Clinical neuropharmacology 11 (2): 161–167

Ley CO, Gali FG (1983). Parkinsonian syndrome after methanol intoxication. European neurology 22 (6): 405–409

Louis ED et al. (1995). Differences in the prevalence of essential tremor among elderly African Americans, whites, and Hispanics in northern Manhattan, NY. Archives of neurology 52 (12): 1201–1205

Louis ED et al. (2003). Association between essential tremor and blood lead concentration. Environmental health perspectives 111 (14): 1707–1711

Louis ED, Ferreira JJ (2010). How common is the most common adult movement disorder? Update on the worldwide prevalence of essential tremor. Movement Disorders 25 (5): 534–541

Louis ED, Thawani SP, Andrews HF (2009). Prevalence of essential tremor in a multiethnic, community-based study in northern Manhattan, New York, NY. Neuroepidemiology 32 (3): 208–214

Lücking H (2010). Enzephalopathie und Polyneuropathie durch organische Lösungsmittel-Review aktueller Literatur und Patientenuntersuchung am Institut für Arbeitsmedizin der Universität Erlangen. Friedrich-Alexander-Universität Erlangen-Nürnberg (FAU), Erlangen

Lukács M (2003). Thallium poisoning induced polyneuropathy--clinical and electrophysiological data. Ideggyogyaszati szemle 56 (11–12): 407–414

Mancini ML et al. (2007). Prevalence of essential tremor in the territory of Lake Trasimeno, Italy: results of a population-based study. Movement disorders 22(4): 540-545

Markeljević J, Šarac H, Radoš M (2011). Tremor, seizures and psychosis as presenting symptoms in a patient with chronic lyme neuroborreliosis (LNB). Collegium antropologicum 35 (1): 313–318

Martinez-Finley EJ et al. (2011). Insights from Caenorhabditis elegans on the role of metals in neurodegenerative diseases. Metallomics 3 (3): 271–279

McAuley J, Marsden C (2000). Physiological and pathological tremors and rhythmic central motor control. Brain 123 (8): 1545–1567

McCullough JE, Dick D, Rutchik J (2001). Chronic mercury exposure examined with a computer-based tremor system. Journal of occupational and environmental medicine 43 (3): 295–300

Merkblatt zur BK Nr. 1105: Erkrankungen durch Mangan oder seine Verbindungen, B.F. Arbeitsschutz

Moghal S et al. (1994). Prevalence of movement disorders in elderly community residents. Neuroepidemiology 13 (4): 175–178

Morgan JC, Sethi KD (2005). Drug-induced tremors. The Lancet Neurology 4 (12): 866–876

Müsch FH (2005). Berufskrankheiten. Wissenschaftlichen Verlagsgesellschaft (WVG)

Pelletier J et al. (1992). Putaminal necrosis after methanol intoxication. Journal of neurology, neurosurgery, and psychiatry 55 (3): 234

Peres TV et al. (2015). Developmental exposure to manganese induces lasting motor and cognitive impairment in rats. Neurotoxicology 50: 28–37

Prohaska JR (1987). Functions of trace elements in brain metabolism. Physiological reviews 67 (3): 858–901

Racette BA et al. (2017). Dose-dependent progression of parkinsonism in manganese-exposed welders. Neurology 88 (4): 344–351

Raethjen J et al. (2007). Cortical involvement in the generation of essential tremor. Journal of neurophysiology 97 (5): 3219–3228

Raethjen J, Deuschl G (2012). The oscillating central network of essential tremor. Clinical neurophysiology 123 (1): 61–64

Raethjen J, Deuschl G (2020). The differential diagnosis of tremor. DGNeurologie 3: 335–345

Rodrıguez V, Jiménez-Capdeville ME, Giordano M (2003). The effects of arsenic exposure on the nervous system. Toxicology letters 145 (1): 1–18

Schnitzler A, Gross J (2005). Normal and pathological oscillatory communication in the brain. Nature reviews neuroscience 6 (4): 285–296

Schwingenschuh P et al. (2013). Cerebellar learning distinguishes inflammatory neuropathy with and without tremor. Neurology 80 (20): 1867–1873

Siebenhühner F et al. (2016). Cross-frequency synchronization connects networks of fast and slow oscillations during visual working memory maintenance. Elife 5: e13451

Sun G-F et al. (2017). Characteristics of mercury intoxication induced by skin-lightening products. Chinese medical journal 130 (24): 3003

Thorpe DE, Alty JE (2015). What type of tremor did the medieval 'Tremulous Hand of Worcester' have? Brain 138 (10): 3123

Timmermann L et al. (2002). The cerebral oscillatory network of parkinsonian resting tremor. Brain 126 (1): 199–212

Udani P, Parekh U, Dastur D (1971). Neurological and related syndromes in CNS tuberculosis Clinical features and pathogenesis. Journal of the neurological sciences 14v(3): 341–357

Wake A et al. (1974). Treatment of essential tremor by behavior therapy. Use of Jacobson's progressive relaxation method (author's transl). Seishin shinkeigaku zasshi= Psychiatria et neurologia Japonica 76 (7): 509–517

Wedler FC, Denman RB (1984). Glutamine synthetase: the major Mn (II) enzyme in mammalian brain. Current topics in cellular regulation 24: 153–154

Weiss D et al. (2011). Central oscillators in a patient with neuropathic tremor: evidence from intraoperative local field potential recordings. Movement disorders 26 (2): 323–327

Wirdefeldt K et al. (2011). Epidemiology and etiology of Parkinson's disease: a review of the evidence. European journal of epidemiology 26 (1): 1

Wooten G et al. (2004). Are men at greater risk for Parkinson's disease than women? Journal of Neurology, Neurosurgery & Psychiatry 75 (4): 637–639

Yoon M-S, Limmroth V (2006). Polyneuropathien (PNP), in Neurologie für Praktiker. S. 257–282. Springer Verlag, Berlin, Heidelberg

Zhang K et al. (2010). Long-term results of thalamic deep brain stimulation for essential tremor. Journal of neurosurgery 112 (6): 1271–1276

29 Dysexekutive Störungen

Martin Peper

Zusammenfassung

Beeinträchtigungen der Handlungssteuerung aufgrund von Funktionsstörungen der zielgerichteten Aufmerksamkeitszuwendung, des Arbeitsgedächtnisses, der Urteilsbildung und Entscheidungsfindung, der kognitiven Flexibilität und Umstellungsfähigkeit während des Entscheidungsprozesses, der Überwachung von Fehlern, sowie des strategisch-planenden Denkens einschließlich der zielangemessenen Regulation von Affekten werden als „Dysexekutive Störungen" bezeichnet. Beschwerden, Beeinträchtigungen und Störungen dieses Funktionsbereichs gelten als Symptome zahlreicher Erkrankungen der fronto-striatalen Regionen des Zentralen Nervensystems. Auch die unter dem Konzept der „Toxischen Enzephalopathien" aufgrund von toxischen Einflüssen mit Arbeitsbezug zusammengefassten zerebralen Veränderungen können mit entsprechenden Beschwerden und Funktionsbeeinträchtigungen einhergehen. Im Kontext arbeitsmedizinischer Beurteilungen berufsbedingter Expositionen sind daher Symptome dysexekutiver Störungen durch neuropsychologische Untersuchungen leitlinienkonform zu objektivieren und vor dem Hintergrund prämorbider und sonstiger Einflussfaktoren auf der Grundlage der Erkenntnisse der Neuropsychologischen Toxikologie zu bewerten.

1 Allgemeiner Teil

Subjektive Beschwerden und Störungen der kognitiven und emotionalen Funktionen können mit zahlreichen exogenen Einflussfaktoren mit Arbeitsbezug in Beziehung stehen. Mögliche berufsbezogene Symptome aufgrund neurotoxischer Exposition werden im Rahmen einschlägiger Sachaufklärungsroutinen objektiviert und klassifiziert. In diesem Zusammenhang haben sich zur Erfassung von Veränderungen des Erlebens und Verhaltens seit mehreren Jahrzehnten international die multidisziplinären Assessmentstrategien der Neuropsychologischen Toxikologie bewährt (z.B. Berent u. Albers 2015, Hartman 1987 und 1995). Auch im deutschen Sprachraum ergänzen entsprechende Ansätze die etablierte arbeitsmedizinische Diagnostik (Peper 1999, 2004 und 2022, Winneke 2007).

Nach Exposition gegenüber neurotoxischen Substanzen am Arbeitsplatz oder im Privatleben können neurotoxische Syndrome bzw. toxische Enzephalopathien beobachtet werden. Diese können mit einer relativ großen Bandbreite subjektiver Beschwerden und psychischer Funktionsstörungen einhergehen. Aus diesem Spektrum möglicher psychischer Gesundheitsbeeinträchtigungen und Funktionsstörungen wird im Folgenden eine Gruppe von Beschwerden und Symptomen hervorgehoben, welche einen Bezug zu den kognitiven Kernfunktionen des anterioren zerebralen Kortex aufweist – den Exekutivfunktionen (EF).

Es ist seit langem gut bekannt, dass neurotoxische Expositionseinflüsse mit allgemeinen intellektuellen Beeinträchtigungen, Störungen der Intelligenzfunktionen und der Leistungsfähigkeit, zuweilen bis hin zu globalen kognitiven Einschränkungen im Sinne einer Demenz einhergehen können (Hartman 1995, Han et al. 2011). Sieht man von den anderweitigen sensorisch-perzeptuellen Funktionsstörungen ab und lässt auch Beeinträchtigungen des Lernens und Gedächtnisses unberücksichtigt (siehe dazu Thöne-Otto 2012), verbleibt bei Betrachtung repräsentativer Kataloge neurotoxischer Symptome (Hartman 1995) ein vermeintlich heterogenes Cluster von Beschwerden und psychischen Funktionsstörungen: Einschränkungen des Arbeitsgedächtnisses, der zielgerichteten Aufmerksamkeitszuwendung, des abstrakten Denkens, des flexiblen Handelns, der beeinträchtigten Vorbereitung und Kontrolle von Bewegungshandlungen, sowie der erhöhten Reizbarkeit (mangelnde Emotionsregulation) und der Antriebsarmut.

Im Bereich der Verhaltensneurowissenschaften hat die Forschung des zurückliegenden Jahrzehnts verdeutlicht, dass es sich bei diesem Cluster um Hypo- oder Hyperaktivitäten neurobiologisch fundierter Mechanismen handelt, deren Substrat im Bereich der (prä-) frontalen Hirnregionen und Basalganglien liegt. Dieses Cluster psychischer Funktionen wird in der Neuropsychologie als der Bereich der Exekutivfunktionen bezeichnet.

Während ältere Übersichten neurotoxischer Symptome noch allgemein auf Störungen der Intelligenz, Persönlichkeit und Affektivität verwiesen, wird aus heutiger Sicht deutlich, dass einem Teil der „typischen" Beschwerden eine mögliche Hypo- oder Hyperaktivierung der präfrontal organisierten EF zugrunde liegt. Hierbei können Veränderungen des subjektiven Erlebens durch widersprüchliche Tendenzen gekennzeichnet sein: Angstzustände, Depressionen, Euphorie, Erregbarkeit, Müdigkeit, Reizbarkeit, Abgeschlagenheit, Lethargie, Nervosität, Schläfrigkeit, Müdigkeit. Auch in der klinischen Verhaltensbeobachtung fallen widersprüchliche Symptome auf: Apathie, Anorexie, Abgeschlagenheit, zwanghaftes Verhalten, Delir, psychoseartige Zustände, beeinträchtigtes Urteilsvermögen, Benommenheit, Schlaflosigkeit, betäubende bzw. lähmende Effekte, psychische Störungen, Rigidität, übermäßige Erregtheit (Hartman 1995, Peper 1999).

Das Konzept der EF mit seinen ambivalenten Effekten aufgrund von Hypo- oder Hyperaktivierung miteinander in Beziehung stehender Teilfunktionen ist deshalb für das Verständnis und die Kategorisierung eines wichtigen Teils der neurotoxisch begründbaren psychischen Gesundheitsstörungen von herausragender und zunehmender Bedeutung.

Das Ziel einer angemessenen Erfassung neurotoxisch vermittelter Beschwerden und Störungen besteht heute deshalb nicht mehr ausschließlich in der Abschätzung des Ausmaßes bzw. globalen Schweregrades einer vermuteten hirnorganischen Beteiligung („Organizität" einer Symptomatik, welche sich in Sammelbegriffen wie *psycho-organic syndrome", „encephalopathy", „mild dementia"* widerspiegelt). Vielmehr steht vor allem eine Differenzierung spezifischer Teilleistungsstörungen im Vordergrund, welche unter Berücksichtigung individueller pathogenetischer Mechanismen sowie expositionsunabhängiger Einflussfaktoren im Gesamtzusammenhang bewertet werden müssen.

Die Erfassung und Erklärung von Gesundheitsstörungen im Bereich der neuropsychologischen Funktionen im Allgemeinen und der Exekutivfunktionen im Besonderen bedürfen hierbei einer qualitätsgesicherten, d.h. leitlinienkonform und kompetent durchgeführten neuropsychologischen Diagnostik. Für den Bereich der toxischen Enzephalopathien durch organische Lösungsmittel hat die Deutsche Gesetzliche Unfallversicherung (DGUV) deshalb 2018 Empfehlungen für die ärztliche Begutachtung herausgegeben, welche für den Erlebens- und Verhaltensbereich unter Mitwirkung der Gesellschaft für Neuropsychologie (GNP) überarbeitet wurden (Hildebrandt et al. 2018). In diese Empfehlungen wurde erstmalig auch das Konzept der EF eingebracht, so dass diese Ergänzungen entsprechend auch als Grundlage der im Folgenden zusammengestellten Hinweise zu verwenden waren.

Obwohl die einschlägigen und permanent angepassten Leitlinien der Arbeitsgemeinschaft der Wissenschaftlichen Medizinischen Fachgesellschaften e.V. (AWMF) und Fachgesellschaften (Leitlinien für Exekutive Funktionen, Müller et al. 2019, GNP 2021) auch für den Bereich der neurotoxischen Beschwerden mit Arbeitsbezug relevant sind, bezieht sich die AWMF-Leitlinie explizit *nicht* auf „dysexekutive Störungen aufgrund von Intoxikationen mit Giftstoffen". Dennoch besitzen die grundlegenden Konzepte dieser Leitlinie auch für den Bereich der Neurotoxikologie eine inhaltliche Gültigkeit und müssen deshalb für diesen Kontext adaptiert werden. Des Weiteren sind stets die grundlegenden Prinzipien des diagnostischen Handelns im Bereich der neuropsychologischen Toxikologie (z.B. Hartman 1995) und Neuropsychologie (Lezak et al. 2012, Sturm et al. 2009) qualitätssichernd mit zu bedenken. Die folgenden Überlegungen sollen zu einer verbesserten multidisziplinären Diagnostik beitragen.

1.1   Definition

Die Ansätze des neuropsychologischen Assessments in der Toxikologie dienen der Erfassung von Konstrukten, die sich durch mindestens dreistellige Verknüpfungen auszeichnen: diese nehmen Bezug auf (1) die toxisch-kausale Expositionssituation bzw. interne biologische Beanspruchungszustände, (2) neurologisch beschreibbare Krankheitszustände des Gehirns, meist unter dem Oberbegriff der Enzephalopathie, sowie (3) korrespondierende psychische Funktionsänderungen, die als subjektive Beschwerden, Verhaltensänderungen, kognitive Störungen oder Persönlichkeitsveränderungen in Erscheinung treten können.

Das Konzept der „Toxischen Enzephalopathien" (*Encephalopathy due to toxicity*, ICD 11, 8D43.0; ICD-10 2019: G92) ist ein globaler, neuropsychiatrischer Sammelbegriff für krankhafte Erscheinungsbilder mit Hirnbeteiligung. Spezifikationen der unterschiedlichen pathogenetischen Mechanismen und der mit ihnen einhergehenden psychischen Beeinträchtigungen sind notwendig. Insbesondere zeichnen sich die Toxischen Enzephalopathien unter anderem durch subklinische Defizite des Denkens und Handelns aus, lange bevor diese Störungen klinisch offensichtlich werden. Die Störungen hängen hierbei von den spezifisch toxikologisch betroffenen Hirnregionen, -systemen und Zelltypen ab. Die Verwirrtheit von Denken und Handeln bei Enzephalopathien kann in moderner Terminologie auch als Störung der EF bzw. dysexekutives Syndrom beschrieben werden.

Neuropsychologische Konzepte können im Allgemeinen durch zweistellige Verknüpfungsrelationen zwischen neurobiologischen und psychischen Funktionsbereichen definiert werden (Peper 2018). Es werden die nach hirnorganischen Schädigungen auftretenden Veränderungen der kognitiven, affektiven und sozialen Funktionen, des Erlebens und Verhaltens, sowie der Persönlichkeit konzeptualisiert (z.B. Sturm et al. 2009, Peper 2021). Das klinisch-neuropsychologische Assessment ermöglicht hierbei eine diagnostische Erfassung und Bewertung unter anderem der Wahrnehmung, der Aufmerksamkeit, des Gedächtnisses, der EF, der Sprache, des Rechnens, sowie der motorischen Funktionen (Lezak et al. 2012). Im Kontext neuropsychologischer Berichte, Beurteilungen oder Gutachten werden diese Symptome unter Berücksichtigung der Persönlichkeit der untersuchten Person erfasst und interpretiert. In den medizinischen Versorgungsystemen ist die neuropsychologische Diagnostik sozialrechtlich anerkannt; die Ausübung erfordert eine einschlägige, durch Berufsordnungen geregelte Weiterbildung.

Störungen der „Exekutiven Funktionen" (bzw. das „dysexekutive Syndrom") bezeichnen Beeinträchtigungen der Handlungssteuerung aufgrund von Störungen der zielgerichteten Aufmerksamkeitszuwendung, des Arbeitsgedächtnisses, der Flexibilität und Umstellungsfähigkeit bei Entscheidungen, der Überwachung von Fehlern, sowie des strategisch-planenden Denkens, einschließlich der zielangemessenen Regulation von Affekten (nach Müller et al. 2019). Es handelt sich demnach um integrative metakognitive Prozesse, welche die genannten Subprozesse so koordinieren, dass konkrete Handlungsziele flexibel erreicht werden können oder dass neue Ziele definiert werden können, sofern noch kein Ziel vorliegt.

Das verwandte Konzept der „kognitiven Kontrolle" beinhaltet Komponenten der simultanen Speicherung und Verarbeitung von Information im Arbeitsgedächtnis, der Supervision und der Koordination von Informationen (z.B. Oberauer et al. 2003). In beruflichen Kontexten ermöglichen EF durch das koordinierte Zusammenwirken der verschiedenen Teilfunktionen eine intentionale, flexible Handlungssteuerung (z.B. Müller 2016): es müssen zunächst Handlungsziele ausgewählt werden; zielgerichtetes, vorausschauendes Denken setzt voraus, dass Aufmerksamkeitskapazität bezüglich relevanter Informationen gebunden und irrelevante Information ausgeblendet wird. Vor- und Nachteile von Handlungsalternativen werden abgewogen. Die einzelnen Arbeitsschritte werden intern überwacht und gesteuert (Monitoring), um künftige Fehler zu vermeiden. Diese Schritte setzen eine ausreichende Kapazität des Arbeitsgedächtnisses voraus.

Das „Dysexekutive Syndrom" bezeichnet Probleme, Handlungen organisieren und umsetzen zu können. Entsprechende Symptome können sein: Störung des (prospektiven)

Arbeitsgedächtnisses, mangelnde Inhibition automatischer Handlungsneigungen, Defizite der zeitlichen Strukturierung von Handlungen, verminderte Flexibilität bzw. Suche nach Handlungsalternativen, sowie reduziertes Lernen aus Fehlern (siehe *Tab. 1* für eine Übersicht der Überschuss- und Defizitsymptome). Des Weiteren können Veränderungen der Emotionalität und Persönlichkeit meist im Sinne einer verminderten Regulationsfähigkeit mit erhöhter Impulsivität und Erregbarkeit auftreten.

Tab. 1: Beeinträchtigungen exekutiver Funktionskomponenten bei dysexekutiven Störungen (modif. nach Müller et al. 2019)

	Antizipation	**Planung**	**Ausführung**	**Selbstbeobachtung**
Defizit-symptome	Unfähigkeit, Konsequenzen vorherzusehen und abstrakt zu denken, Anosognosie	schlechte Organisation, vermindertes intentionales Verhalten	Abulie, Antriebsminderung, Unfähigkeit, ein Aufgabenset aufrechtzuerhalten	schlechte Fehlererkennung, mangelnde Fehlerkorrektur
Überschuss-symptome	unrealistische Erwartungen, Reizabhängigkeit, soz. unpassendes Verhalten	Stereotypie, Ablenkbarkeit, Impulsivität	Perseverationen, Intrusionen, automatisiertes Verhalten	Zwanghaftigkeit, Konfabulation, emotionale Unkontrolliertheit

1.2 Epidemiologie

Eine wachsende Zahl industrieller Substanzen und Verbindungen treten zu den ca. 40 000 Substanzen und 2 000 000 Mischungen hinzu, die bereits in Gebrauch sind (Landrigan et al. 1980). In den USA kommen etwa 20 Mio. Arbeitnehmerinnen und Arbeitnehmer mit mehreren hundert potenziell neurotoxischen Stoffen mit Arbeitsbezug in Kontakt (Hartman 1995). In Deutschland kamen etwa zwei Mio. Arbeitnehmerinnen und Arbeitnehmer regelmäßig mit neurotoxischen Substanzen in Kontakt, welche sich auch auf EF auswirken können. Berufsgenossenschaftliche Untersuchungen erfolgten in der Vergangenheit insbesondere bei Personen mit Exposition gegenüber organischen Lösungsmitteln (z.B. Toluol, Xylol mit 63 000 Betroffenen, Triebig 1992). Entsprechend der epidemiologischen Salienz sind die in der BK-Nr. 1317 „Polyneuropathie oder Enzephalopathie durch organische Lösungsmittel oder deren Gemische" genannten Gefahrstoffe von besonderer Bedeutung; auf die einschlägigen Begründungen bezüglich relevanter epidemiologischer Ergebnisse wird verwiesen (Bundesministerium für Arbeit, 24.06.1996). Weitere epidemiologisch saliente Substanzgruppen sind die Metalle (Blei, Quecksilber, Mangan, Aluminium etc.) und Organometalle (z.B. Blei mit 41 000 Betroffenen) (Triebig 1992). Zunehmende Bedeutung in Bezug auf kognitive Funktionsänderungen erlangten auch die Pestizide (z.B. Organophosphate, Pyrethroide) sowie die Halogenkohlenwasserstoffe.

Spezifische Angaben zur Häufigkeit exekutiver Störungen nach Exposition gegenüber neurotoxischen Substanzen sind aus verschiedenen Gründen kaum möglich: zum einen erschwert die Vielzahl der potenziell die präfrontalen Hirnfunktionen beeinträchtigenden Stoffe und deren variable Belastungen die Übersicht; zum anderen wurde das Konzept der

EF in den älteren Studien noch nicht verwendet, so dass zusammenfassende Effektmaße bzw. Risikoerhöhungen für dysexekutive Störungen noch nicht angegeben werden können.

1.3 Physiologie

1.3.1 Strukturelle und funktionelle Neuroanatomie der Exekutivfunktionen

Ohne Kenntnis der strukturell- und funktionell-neuroanatomischen Organsisation können exekutive Kontroll- und Steuerungsfunktionen sowie deren Beeinträchtigungen kaum angemessen konzeptualisiert werden. Das Kernkonzept der EF beruht auf einem gut etablierten Modell fronto-thalamischer Funktionskreise, durch die verschiedene Areale des präfrontalen Kortex (PFC) – vermittelt über Basalganglien und Thalamus – mehrere rückbezüglich organisierte Netzwerke ausbilden (Alexander et al. 1991, zur Übersicht z.B. Ullsperger u. von Cramon 2006). Diese Netzwerke bieten auf verschiedenen Ebenen Ansatzpunkte für die Wirkungen neurotoxischer Substanzen.

Für die dysexekutiven Störungen interessieren hier primär diejenigen neuroanatomischen Strukturen, die für die Realisierung der kognitiven und emotionalen Teilfunktionen der EF bedeutsam sind. *Abbildung 1* vermittelt eine Übersicht der verschiedenen Ebenen der rückbezüglichen fronto-striatalen Netzwerke, wobei eine Verzahnung primär kognitiver und emotional-motivationaler Funktionsschleifen auf den einzelnen Ebenen deutlich wird – der Grundlage einer integrierten, motivational-kognitiven Handlungssteuerung.
Die Teilfunktionen der EF werden im Folgenden detaillierter erläutert, da diese das Verständnis des dysexekutiven Syndroms erleichtern. Demnach sollen die Netzwerke des dorsalen Striatums (blau markiert in *Abb. 1*) für die kognitiven Teilfunktionen bei der Entscheidungsfindung, Handlungsplanung und -initiierung wesentlich sein, während motivational-emotionale Aspekte primär in den ventralen Anteilen des Striatums verarbeitet werden (z.B. Balleine et al. 2007, rot markiert in *Abb. 1*).

Emotional-motivationale Komponenten bilden einen eigenen Funktionskreis aus, welcher die Kontrolle des gesamten Systems beeinflussen kann („hot executive functions"; Dolcos u. McCarthy 2006, Geurts, van der Oord u. Crone 2006, s.a. Peper 2008). Insbesondere wurden belohnungsbezogene Teilfunktionen detailliert beschrieben (z.B. Cardinal et al. 2002, Berridge 2004). Demnach erfolgt die Verarbeitung von Belohnungsreizen und das Belohnungslernen als Wechselwirkung des orbitalen und des medialen PFC, der Amygdala, des ventralen Striatums und der dopaminergen Mittelhirnareale (O'Doherty 2004). Der orbitale PFC soll hierbei den Belohnungswert von Objekten ermitteln und gemeinsam mit der Amygdala und den Netzwerken des ventralen Striatums auch den zukünftig zu erwartenden Belohnungswert vorhersagen.

Der Prozess der Handlungsselektion bezieht neben den Beiträgen des orbitalen und medialen PFC auch Beiträge des dorsalen Striatums und dessen assoziierter Strukturen mit ein (O'Doherty 2004). Eine zentrale Aufgabe des PFC ist es deshalb, eine neurophysiologi-

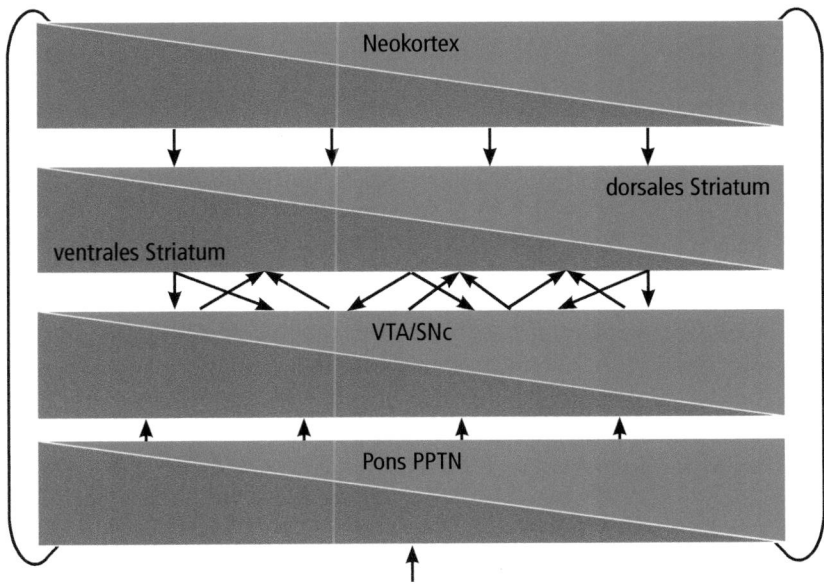

Abb. 1:   Fronto-thalamische Netzwerke und physiologische Funktionskreise als neurobiologische Grundlage der EF: aus dem multifunktionellen Modell werden hier die kognitiven (blau) und motivational-emotionalen (rot) Kontrollprozesse hervorgehoben, welche auf mehreren, heterarchisch organisierten Systemebenen in komplexe Wechselwirkung treten (nach Haruno u. Kawato 2006) (VTA: ventrales tegmentales Areal; SNc: Substantia nigra pars compacta; PPTN: pedunculopontiner tegmentaler Nucleus).

sche Grundlage der zielangemessenen Handlungskontrolle zu schaffen. Zu diesem Zweck werden auch nach Ende der Präsentation eines sensorischen Reizes relevante Informationen im Arbeitsgedächtnis aufrechterhalten; diese Aktivität ermöglicht es dem PFC, einen „top-down"-Einfluss auf die nachfolgende Verhaltensreaktion auszuüben (z.B. Frank u. Claus 2006). Das regelgebundene Entscheidungsverhalten („wenn-dann"-Regeln) ist mit den Funktionen des dorsolateralen PFC verbunden (z.B. O`Reilly u. Frank 2006). Dieser wirkt außerdem an der aufmerksamkeitsbezogenen Filterung mit, hält aufgabenrelevante Information im Arbeitsgedächtnis aufrecht und trägt dadurch dazu bei, irrelevante Aspekte auszublenden. Insbesondere wird im Arbeitsgedächtnis das Ergebnis von Gewinn- und Verlust-Rechnungen integriert und zielbezogen aufrechterhalten. Des Weiteren gehören das „updating" von Ereignissen, das rasche Umkehrlernen und weitere Mechanismen der Verhaltenssteuerung zum elementaren Repertoire des PFC (Wallis u. Miller 2003).

Störungen der EF werden im Allgemeinen mit pathophysiologischen Mechanismen unter anderem im Bereich des Frontalcortex, insbesondere den Basalganglien, dem Thalamus und ihren Verbindungen in Beziehung gesetzt; mögliche Ursachen können diese Regionen betreffende diffuse Hirnschädigungen, neurodegenerative Erkrankungen, oder Veränderungen der Neurotransmittersysteme sein (Müller et al. 2019).

1.3.2 Pathophysiologische Kausalmodelle aufgrund neurotoxischer Einflüsse

Die Wirkungsmechanismen der meisten Neurotoxine sind noch nicht ausreichend erforscht, dementsprechend können auch die pathophysiologischen Grundlagen erst ansatzweise mit den korrespondierenden dysexekutiven Störungen in Beziehung gesetzt werden. Für viele chronische Zustände ist davon auszugehen, dass sowohl neokortikale als auch subkortikale pathophysiologische Mechanismen relevant zu sein scheinen. Systemische zerebrale Veränderungen (Neuropathien bestimmter ZNS-Neuronen, die Degeneration subkortikaler Kerngruppen bzw. neokortikaler grauer Substanz) können auf zellulärer Ebene mit zahlreichen Mechanismen der Toxizität in Beziehung stehen: einer Störung des Zell- bzw. Neurotransmitter-Stoffwechsels, einer Schädigung erregbarer Membranen, einer Schädigung der strukturellen Integrität insbesondere der myelinisierten Zellen bzw. aufgrund reduzierter Synaptogenese, oder Schädigung anderer Strukturen wie Blutgefäßen. Im vorliegenden Zusammenhang interessieren neben dem Wirkmechanismus vor allem der primäre Wirkort innerhalb des ZNS, da dies Aufschluss über die resultierenden Funktionsänderungen geben könnte.

Angesichts der Komplexität der Netzwerke des PFC stellt auch die Zuordnung der Substanzen mit Arbeitsbezug zu den potenziellen Schädigungsmechanismen und -orten eine Herausforderung dar. Genaue Kenntnisse zu den Wirkmechanismen sind erfroderlich, um die korrespondierenden erlebten Beschwerden der Betroffenen bzw. der Veränderungen präfrontaler Teilfunktionen klassifizieren zu können. Auch wenn dieses Forschungsziel noch nicht erreicht ist, kann doch bereits für einige Substanzen ein entsprechender Wirkungspfad angegeben werden.

Zu diesem Zweck werden die Informationen zu kausal wirksamen toxischen Substanzen den neurobiologischen Lokalisationen des Schädigungsgeschehens – und den mit diesen Strukturen korrespondierenden Funktionskomponenten – in einem einheitlichen Modell zusammengestellt (*Abb. 2*, Box 1–3). Wenn hier die pathophysiologischen Veränderungen der fronto-striatalen Systeme (Box 2) den neuropsychologischen Änderungen der EF (Box 3) gegenübergestellt werden, entspricht diese Modellierung dem Konzept eines Linsenmodells (Peper 2018). Die toxischen Einflüsse (Box 1) wirken sich entsprechend ihres substanzgruppenabhängigen Schädigungsmechanismus kausal im Bereich der neurobiologischen Systeme aus und verursachen dort lokale Hypo- bzw. Hyperaktivierungen (Box 2). Diese Veränderungen begründen Funktionsänderungen (Überschuss- oder Defizitsymptome) der EF (Box 3). Je nach Substanzgruppe können unterschiedliche Teilgebiete der fronto-striatalen Netzwerke betroffen sein, so dass Hypothesen zu resultierenden Funktionsstörungen formuliert werden können. Diese drei Datenbereiche bilden zugleich den Kern eines allgemeinen Assessmentmodells der neuropsychologischen Diagnostik der EF (*Abschnitt 1.5 „Diagnostik"*).

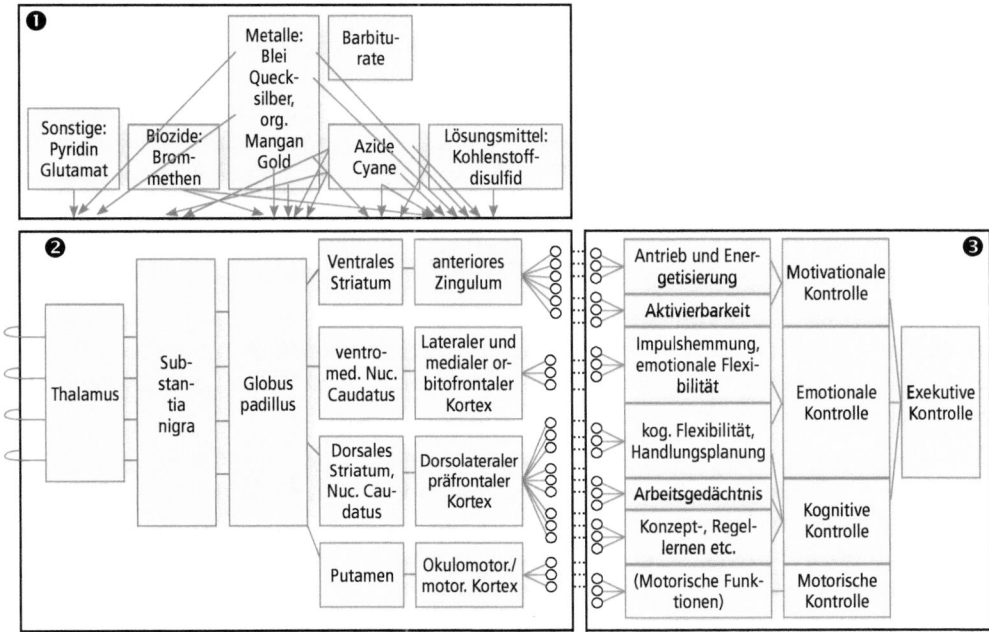

Abb. 2: Exemplarische Darstellung des Assessmentmodells der neuropsychologischen Toxikologie der Exekutivfunktionen beim Menschen: Box 1 enthält die Informationen zu den jeweils im neurobiologischen Substrat kausal wirksamen toxischen Einflüssen (hier: Substanzen mit Bezug zu den Basalganglien aus Hartman 1995, Tabelle 1.3, S. 20, modifiziert). Box 2 beschreibt den relevanten Ausschnitt der fronto-thalamischen Funktionskreise und Netzwerke (Erläuterung siehe Text). Box 3 beschreibt die korrespondierenden EF als Hierarchie motivationaler, emotionaler und kognitiver Kontrollprozesse, welche den in Box 2 skizzierten Schleifensystemen zugeordnet werden können. Die Boxen 2-3 repräsentieren somit eine neuro-psychologische Linsenmodellierung (Peper 2018), wobei im Bereich der psychischen Symptome dysexekutive Veränderungen beschrieben werden, welche mit den Veränderung der neurobiologischen Eigenschaften der fronto-striatalen Systeme einhergehen.

1.3.3 Deskriptive Klassifikation

Toxische Enzephalopathien beschreiben neuropathologische Veränderungen des ZNS, die mit einem ähnlichen klinischen Erscheinungsbild verbunden sind: demnach handelt es sich um „diffuse Störungen der Hirnfunktion", für die Konzentrations- und Merkschwäche, Auffassungsschwierigkeiten, Denkstörungen und Persönlichkeitsveränderungen, verbunden mit Antriebsarmut, Reizbarkeit und Affektstörungen typisch sind (Kommentar zur BK Nr. 1317, Bundesministerium für Arbeit und Soziales 1996). Entsprechend ICD-11 werden neurologische Störungen, die ähnliche neurotoxische Symptome aufweisen, unter 8D43.0 (Toxische Enzephalopathien) kodiert. Geringer ausgeprägte kognitive Störungen im Sinne des dysexekutiven Sydroms können unter 8D43.1 (Cognitive impairment due to toxicity) kodiert werden. Bei globalen zerebralen Hirnfunktionsstörungen aufgrund von Toxizität wird zusätzlich die jeweils relevante chemische Substanzgruppe (unbeabsichtigte Exposition oder schädliche Wirkung) mit einem Zusatzcode gekennzeichnet: organische Lösungsmittel (z.B. PB31, PE91, PH51), Alkohole (z.B. PB30), Metalle (z.B. PB36; insbesondere z.B. Blei XM0ZH6, Quecksilber XM1FG4, Mangan, XM3FY4), Pestizide (PB33, insbesondere Organophosphat- oder Carbamat-Insektizide, XM0231), Halogenderivate aliphatischer oder aromatischer Kohlenwasserstoffe (z.B. PB35), Narkosemittel oder therapeutische Gase (z.B. PB21), andere Dämpfe und Gase (PB14), sowie Kohlenmonoxid (PB32).

Des Weiteren kann das Vorliegen globaler kognitiver Störungen auch kodiert werden als: Demenz aufgrund der Exposition gegenüber Schwermetallen und anderen Toxinen (6D85.2), Demenz aufgrund einer Kohlenmonoxidvergiftung (6D84.Y) oder Demenz aufgrund von Mangantoxizität (6D84.Y).

Andere, hier nicht weiter betrachtete, neurologische Erkrankungen aufgrund spezifizierter Toxine können die motorischen Ausführung von Handlungen beeinträchtigen: Periphere und zentrale toxische Neuropathien (8D43.2), Bewegungsstörungen (z.B. Parkinsonismus, 8A00.2Y, Chorea, 8A01.1Y, Dystonie, 8A02.1Y, Störungen der Bewegungskoordination, 8A03.3Y, Hyperkinesien, Dyskinesien, Myoklonus, Chorea, Tremor und Tics, 8D43.4,).

Bei ICD-11 Kategorien handelt es sich bekanntlich nicht um Krankheiten, da Letztere durch einschlägige Leitlinien abgegrenzt werden. Wenn zukünftig bei der Klassifikation psychischer Störungen die verhaltensneurowissenschaftlichen Konstrukte und Modelle stärker zu berücksichtigen sein werden (vgl. Research Domain Criteria Project des NIMH, z.B. Sharp et al. 2016), dann könnte dies auch für den Bereich der Störungen mit Arbeitsbezug bedeuten, dass die oben genannten deskriptiven Kategorien in Zukunft durch genauere Konzeptualisierungen auf der Ebene der betroffenen neuronalen Systeme zu ergänzen sein werden (vgl. entsprechend Abb. 2).

1.4 Klassifikation

Störungen der EF sind mit einer Vielzahl möglicher, ursächlicher Erkrankungen verbunden; eine ICD-Diagnose für EF ist nicht vorgesehen, vielmehr bietet die Internationale Klassifikation der Funktionsfähigkeit, Behinderung und Gesundheit (ICF) (DIMDI 2005) eine Möglichkeit zur klassifikatorischen Einordnung der Funktionsstörungen. Die Kodierung dysexekutiver Störungen erfolgt hierbei auf der Grundlage des ICF – Kapitels (b1), insbesondere der Funktionen des Frontalkortex (b140-b189). EF werden hier als „komplexe zielgerichtete Verhaltensweisen wie Entscheidungen treffen, abstrakt denken sowie einen Plan aufstellen und durchführen, mentale Flexibilität, sowie entscheiden, welche Verhaltensweisen unter welchen Umständen angemessen sind" interpretiert (DIMDI 2005, Tab. 2).

Tab. 2: Klassifikation mentaler Funktion mit Bezug zu Exekutivfunktionen entsprechend der Internationalen Klassifikation der Funktionsfähigkeit, Behinderung und Gesundheit (ICF)

ICF-Code	ICF (2005)	Kommentar: EF-Unterfunktionen
b164: Höhere kognitive Funktionen	Spezifische mentale Funktionen, die insbesondere von den Frontallappen des Gehirns abhängen, einschließlich komplexe zielgerichtete Verhaltensweisen wie Entscheidungen treffen, abstrakt denken sowie einen Plan aufstellen und durchführen, mentale Flexibilität, sowie entscheiden, welche Verhaltensweisen unter welchen Umständen angemessen sind (häufig „exekutive Funktionen" genannt). Inklusive: Funktionen, die Abstraktionsvermögen und Ordnen von Ideen betreffen; Zeitmanagement, Einsichts- und Urteilsvermögen; Konzeptbildung, Kategorisierung und kognitive Flexibilität.	Exklusive: Funktionen des Gedächtnisses (b144); Funktionen des Denkens (b160); Kognitiv-sprachliche Funktionen (b167); Das Rechnen betreffende Funktionen (b172)
b1640 Das Abstraktionsvermögen betreffende Funktionen	Mentale Funktionen, die die Entwicklung von allgemeinen Vorstellungen, Qualitäten oder Charakteristiken betreffen, hervorgegangen aus und losgelöst von den konkreten Realitäten, spezifischen Gegenständen oder aktuellen Gegebenheiten	Zielgerichtete Aufmerksamkeitszuwendung und Halten relevanter Information im Arbeitsgedächtnis; zusammenfassende Integration perzptueller Information während des Aufrechthaltens im Arbeitsgedächtnis
b1641 Das Organisieren und Planen betreffende Funktionen	Mentale Funktionen, die das Zusammenfügen von Teilen zu einem Ganzen und das Systematisieren betreffen; diese mentale Funktion trägt dazu bei, eine methodische Vorgehens- oder Handlungsweise zu entwickeln	Prospektive und systematische Organisation von Information im Hinblick auf ein Handlungsziel
b1642 Das Zeitmanagement betreffende Funktionen	Mentale Funktionen, die das Ordnen von Ereignissen in eine chronologische Reihenfolge und das Zuweisen von Zeiten zu Ereignissen und Aktivitäten betreffen	Strategisch-planendes Denken im Hinblick auf zielbezogene Aktivitäten
b1643 Kognitive Flexibilität	Mentale Funktionen, die das Ändern von Strategien oder Denkansätzen betreffen, insbesondere beim Problemlösen	Flexibilität bzw. Umstellungsfähigkeit in Bezug auf Handlungspläne

Tab. 2: Klassifikation mentaler Funktion mit Bezug zu Exekutivfunktionen entsprechend der Internationalen Klassifikation der Funktionsfähigkeit, Behinderung und Gesundheit (ICF) *(Forts.)*

ICF-Code	ICF (2005)	Kommentar: EF-Unterfunktionen
b1645 Das Urteilsvermögen betreffende Funktionen	Mentale Funktionen, die daran beteiligt sind, zwischen verschiedenen Möglichkeiten zu unterscheiden und diese zu bewerten, wie solche, die an der Meinungsbildung beteiligt sind	Urteilsbildung und Entscheidungsfindung (deciion making)
b1646 Das Problemlösungsvermögen betreffende Funktionen	Mentale Funktionen, die Identifizieren, Analysieren und Integrieren nicht übereinstimmender oder sich widersprechender Informationen in eine Lösung betreffen	Strategisch-planendes Denken im Hinblick auf Handlungsziele
b1648/b1649 Höhere kognitive Funktionen, anders bezeichnet		
b1521 Affektkontrolle	Mentale Funktion, die Erleben und Ausdruck von Affekten kontrolliert	Regulation von Affekten

Links: Funktion mit Bezug zu Exekutivfunktionen (b140-b189) entsprechend der ICF-Klassifikation (DIMDI 2005). (b1521) wurde aufgrund der Empfehlung der AWMF-Leitlinie zu EF hinzugefügt. Rechts: neuropsychologische Konzeptualisierungen der entsprechenden EF-Teilfunktionen.

Aus Perspektive der Neuropsychologie lässt sich die ICF-Kategorisierung der EF noch feinkörniger operationalisieren. So setzt das Abstraktionsvermögen (b1640) ebenso wie alle anderen ICF-Funktionen basale Grundfunktionen der Aufmerksamkeitszuwendung und des Aufrechthaltens eingehender Information im Arbeitsgedächtnis voraus. Während des Haltens werden perzeptuelle Informationen zusammenfassend verarbeitet und integriert. Im Arbeitsgedächtnis gehaltene Information kann bereits im Hinblick auf ein Handlungsziel organisiert werden, so dass ein reaktives und ein prospektives Halten von Information unterschieden werden kann. Aufbauend auf diesen basalen Verarbeitungsprozessen kann eine zielgerichtete Planung von Handlungen erfolgen (b1641). Erfolgreiches Handeln setzt des Weiteren ein gelingendes Zeitmanagement der einzelnen Teilhandlungen voraus (b1642). Führt die gewählte Handlung nicht zum Ziel, ist eine Umstellungsfähigkeit in Bezug auf den Handlungsplan erforderlich (b1643).

Die Überwachung bzw. das Monitoring des Handlungsergebnisses mit Erkennung von Fehlern (Einsichtsvermögen, b1644) trägt dabei zur Urteilsbildung und Entscheidungsfindung *(decision making)* bei (b1645). Ein weiterer kognitiver Funktionsbereich entspricht dem strategisch-planenden Denken im Hinblick auf Handlungsziele (Problemlösungsvermögen, b1646). Emotionale Funktionen (b152) und hierbei insbesondere die Regulation von Affekten (b1521, Affektkontrolle) sind zwar anderweitig zu kodieren; die neuere Forschung hat ebenso wie die AWMF-Leitlinie auf Wechselwirkungen emotionaler und kognitiver EF hingewiesen.

Überschneidungen der ICF-Kodierung (b164) können sich des Weiteren ergeben mit speziellen Störungen des Ablaufs des Denkens (b160), der kognitiv-sprachlichen Funktionen (b167), des Rechnens (b172), sowie der Selbst- und Zeitwahrnehmung. Abzugrenzen sind Störungen der EF von Gedächtnisstörungen (b144), Wahrnehmungsfunktionen (b156), psychomotorischen Funktionen (b147) und komplexen Bewegungsstörungen bzw. Apraxien (b176). Entsprechende Beeinträchtigungen können jedoch die Bearbeitung exekutiver Tests erschweren und müssen daher ggf. in der Diagnostik mitberücksichtigt werden.

1.5 Diagnostik

Die Erfassung spezieller toxischer Symptome mit Arbeitsbezug im Bereich der EF und anderer psychischer Funktionen (z.B. Gedächtnis, Aufmerksamkeit, psychomotorische Fähigkeiten, Emotionen, etc.) erfolgt im Allgemeinen im Rahmen der neuropsychologischen Diagnostik (z.B. World Health Organization 2001). Die entsprechenden Methoden zur Erfassung und Beurteilung kognitiver Funktionsstörungen sind inzwischen auch in den Empfehlungen zu den Sachaufklärungsroutinen im Bereich der Berufskrankheiten verankert: So trägt zum Beispiel der Begutachtungsteil des Berufskrankheiten-Report 1317 „Polyneuropathie oder Enzephalopathie durch organische Lösungsmittel oder deren Gemische" (dritte Auflage, Abschnitt 3.2.7 „Neuropsychologische Untersuchung") dazu bei, eine einheitliche Rechtsanwendung auf wissenschaftlich gesicherter Basis zu ermöglichen (Deutsche Gesetzliche Unfallversicherung 2018). Die neuropsychologische Diagnostik ist somit nicht nur in der Forschung, sondern auch bei der Einzelfallbeurteilung zu einer wichtigen Komponente der multidisziplinären Untersuchungsmethodik geworden.

Ziel des neuropsychologischen Assessments ist die Objektivierung der Art und Ausprägung exekutiver Dysfunktionen. Kognitive, verhaltensbezogene, sozioemotionale oder partizipative Funktionsstörungen, die im Zusammenhang mit der toxischen Exposition mit Arbeitsbezug stehen, sollen mit der prämorbiden Situation der Betroffenen in Beziehung gesetzt werden. Zu diesem Zweck können individuelle Leistungsprofile ermittelt werden, die mit prämorbiden Aktivitäten verglichen werden. Aufgabe der Diagnostik ist es, ein Störungsmodell der expositionsbezogenen Beeinträchtigungen zu erstellen. Unter Berücksichtigung der Erkenntnisse der neuropsychologischen Toxikologie sind mögliche exekutive Störungen vor dem Hintergrund des prämorbiden Zustands differenzialdiagnostisch einzuschätzen, insbesondere bezüglich der Frage, ob psychische Störungen expositionsunabhängig zu einer Verstärkung der Symptome beigetragen haben könnten (z.B. Depression, somatoforme Beeinträchtigungen, etc.). *Abbildung 3* skizziert eine mögliche Prozedur unter Einbezug neuropsychologischer (Zusatz-) Untersuchungen zwecks Objektivierungen dysexekutiver Störungen.

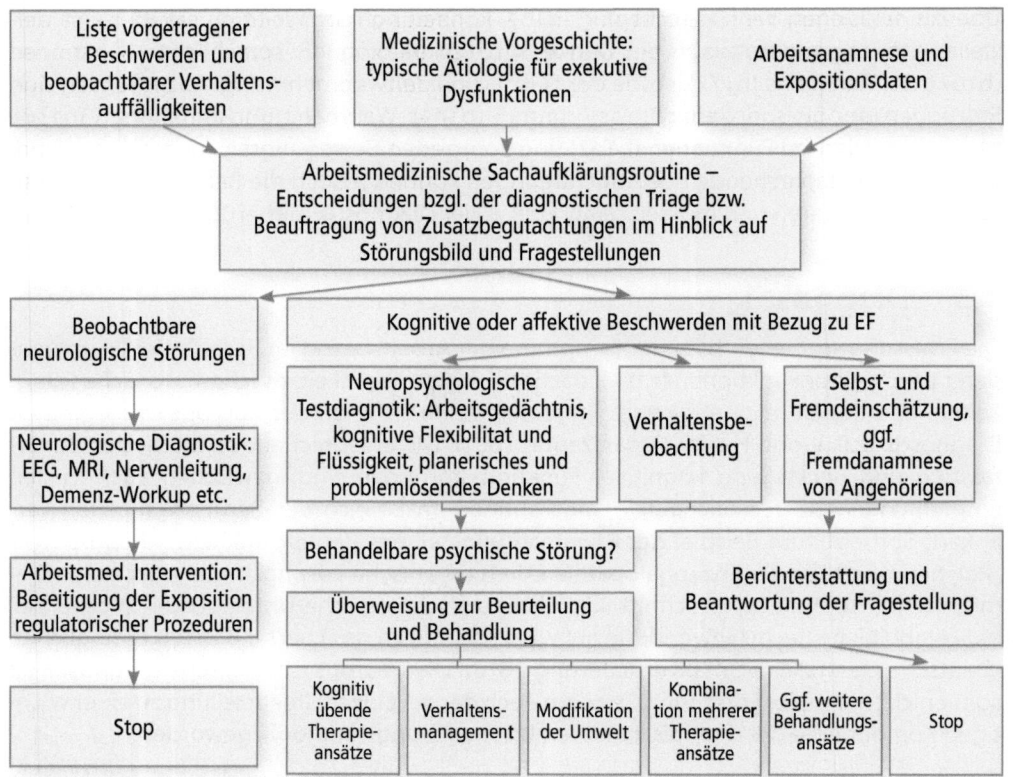

Abb. 3:   Einbettung des diagnostischen Vorgehens zur Erfassung von Störungen der EF im Kontext eines multidisziplinären, arbeitsmedizinischen Settings (modifiziert nach Hartman 1995, Müller et al. 2018).

Das Assessment der EF setzt eine adaptierte neuropsychologische Datentheorie voraus, deren Grundlagen im Folgenden erläutert werden. Der Kern dieses Assessment-Modells wird konstituiert durch (a) den Mess- und Datenbereich der relevanten EF-Indikatoren (*Abb. 1*, Box 3), welcher (b) mit den zuvor beschriebenen neurobiologischen Funktionskonzepten symmetrisch in Beziehung steht. Dieser Bereich der biologischen Kriteriumsvariablen (*Abb. 2*, Box 2) umfasst alle biomedizinisch relevanten Informationen zu physiologischen Struktur- oder Funktionsänderungen der fronto-striatalen Systeme (zugleich ist dieser Bereich Teil eines hier nur ausschnittsweise dargestellten, biomedizinischen Prädiktionssystems).

Ziel der Diagnostik ist es, die Effekte einer ursächlichen toxischen Exposition (Box 1) auf die „zweistelligen" neuropsychologischen Konstrukte (Box 2/3) zu ermitteln, um diese Zusammenhänge zur Beantwortung von gutachterlichen oder wissenschaftlichen Fragestellungen zu nutzen. Zwecks Beantwortung der diagnostischen Fragen ist eine Assessment-Strategie zu realisieren, welche nicht nur eine Abschätzung möglicher kausaler Effekte der Noxen erlaubt, sondern auch der Einflüsse der Moderatoren (z.B. prämorbides Funktionsniveau und weitere konfundierende Variablen). *Abbildung 4* gibt eine Übersicht eines möglichen Datenmodells, das sich an den Erfahrungen der psychologischen Evaluationsforschung orientiert (z.B. Wittmann et al. 2002, s.a. Peper 2018 für weitere Begründungen und Literaturangaben) und das im Hinblick auf die Zielsetzungen im Einzelfall weiter angepasst werden muss.

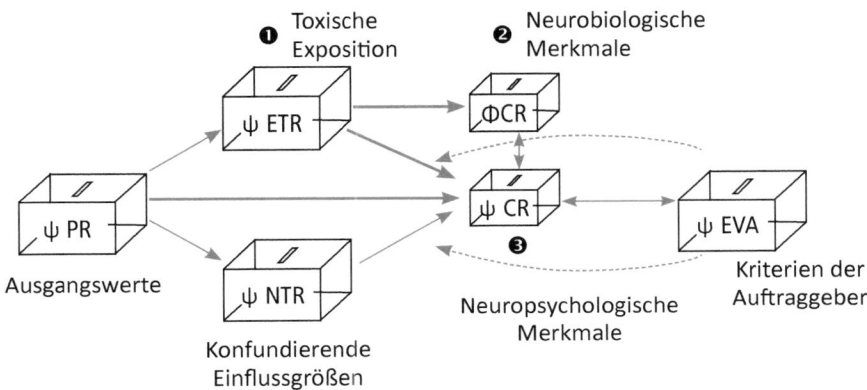

Abb. 4:   Einbettung der neuropsychologischen Diagnostik in die multidisziplinäre Untersuchungsmethodik und ihre korrespondierenden Datenbereiche. Box 1: Datenbereich zur Identifikation der potenziell ursächlichen toxischen Expositionsmerkmale *(vgl. Abb.1)*; Box 2: Neurobiologische Merkmale umfassen biomedizinische Informationen zu relevanten physiologischen Struktur- oder Funktionsänderungen der fronto-striatalen Funktionsschleifen *(vgl. Abb.1*; dieser Datenbereich der biologischen Kriteriumsvariablen ist Teil eines hier nur als Ausschnitt dargestellten, biologischen Prädiktionssystems); Box 3: Datenbereich der neuropsychologischen Indikatoren *(vgl. Abb. 1)*. Weiterhin sind die Datenbereiche der Ausgangsvariablen (z.B. prämorbides Funktionsniveau) aufgeführt, ebenso wie der Bereich der konfundierenden, nicht manipulierten Einflussgrößen (NTR), sowie der Bereich der Merkmale, der die Interessen der Auftraggeber der Diagnostik abbildet (EVA) und der sich auf die Zusammenhänge von Exposition und psychischen Gesundheitseffekten oder von alternativen Einflüssen und diesen Effekten bezieht (gestrichelte Linien).

1.5.1   Toxische Exposition

Da die *kausalen* Wirkungen der jeweiligen Arbeitsstoffe interessieren, wären Expositionsvariablen im Prinzip zumindest im Kontext der Forschung experimentell zu variieren, um resultierende Verhaltensänderungen erfassen zu können (vgl. Experimentelle Treatment Box 1, ETR). Da ein solches Treatment in der Regel kaum möglich ist, repräsentieren toxikologische Variablen oft nicht-experimentelle Mediatoren. Mögliche Expositionsmerkmale wurden bereits in *Abschnitt 1.3.2 „Pathophysiologische Kausalmodelle aufgrund neurotoxischer Einflüsse"* zusammengefasst. Des Weiteren werden Interviews und Fragebögen genutzt, um die Expositionsvorgeschichte abbilden zu können.

1.5.2 Neurobiologische und biomedizinische Merkmale

Abbildung 2 zeigt ausgewählte Lokalisationen des neurobiologischen Substrats (fronto-striatale Systeme) bzw. biomedizinische Indikatoren (z.B. physiologische Hypo- bzw. Hyperaktivierungen), welche dysexekutive Veränderungen mediieren können, nachdem Expositionseffekte auf den Organismus eingewirkt haben. Neben neurophysiologischen Verfahren und objektiven Tests werden Fragebögen und Interviews zur Erfassung relevanter biomedizinischer Merkmale eingesetzt.

1.5.3 Neuropsychologisches Assessment

Die Auswahl neuropsychologischer Untersuchungsmethoden orientiert sich in der Regel an den erwarteten Effekten der jeweiligen toxischen Substanz bzw. deren Schädigungsmechanismus. Das neuropsychologische Assessment der EF beschränkt sich im Allgemeinen nicht auf die Erfassung dieser Funktionsstörungen, sondern umfasst orientierend auch ein breiteres Profil des neurokognitiven Leistungsspektrums einschließlich der Emotionalität und Persönlichkeit (Hildebrandt et al. 2018).

Subjektiv erlebte Beeinträchtigungen im Bereich der EF können mittels Anamneseinterview und/oder Fragebogen erfasst werden. Hierbei sind standardisierte Fragebogenverfahren zu empfehlen, welche die Bandbreite der EF abdecken (BRIEF). Des Weiteren ist zu bedenken, dass Störungen der EF auch durch einen Teil mancher allgemeiner neurotoxischer Problemfragebögen abgefragt werden (z.B. Q16, Psychologisch-Neurologischer Fragebogen, PNF). Die Auswertung entsprechender Itemantworten könnte deshalb aufschlussreich sein. Zur Erfassung allgemeiner Beschwerden wurde des Weiteren der Einsatz standardisierter Beschwerdelisten (z.B. Freiburger Beschwerdeliste, FBL-R) empfohlen (Hildebrandt et al. 2018).

Neben möglichen akuten Beschwerden steht vor allem das Ausmaß chronischer kognitiver Beeinträchtigungen im Mittelpunkt des Assessments. Bei Betroffenen mit toxischen Enzephalopathien durch Lösungsmittel ist häufig der Schweregrad der Beschwerden und die Ausprägung kognitiver Beeinträchtigungen zu ermitteln *(siehe Abschnitt 2 „Spezieller Teil")*. Im Hinblick auf die Erfassung von Lösungsmittel-Effekten empfehlen Hildebrandt et al. (2018), folgende Funktionsbereiche zu berücksichtigen: Zum einen soll die kognitive Handlungssteuerung anhand von Planungs- und Problemlöseaufgaben erfasst werden. Die daran beteiligten Teilprozesse sind etwa das Arbeitsgedächtnis und die Fähigkeit zur Zuwendung von Aufmerksamkeit, das vorausschauende Denken, die Flexibilität und Umstellfähigkeit, die Strategieentwicklung und die Überwachung von Fehlern.

Mögliche Verfahren sind zum Beispiel die Arbeitsgedächtnis-Subtests aus der TAP, auch das Zahlennachsprechen rückwärts, der TAP-Subtest Flexibilität, sowie der Stroop-Test und der Regensburger Wortflüssigkeitstest (RWT). Für den Kontext forensischer Zusatzuntersuchungen hat Mokros (2021) folgende Tests zur Erfassung von EF empfohlen: (a) Aufmerksamkeit und EF (BADS, TAP: Arbeitsgedächtnis, Geteilte Aufmerksamkeit, Alertness;

FAIR-2, d2R, Stroop Test, ggf. Demenz-Test), (b) der kognitiven Flexibilität (WCST, Ruff Figural Fluency Test), (c) Planungsvermögen (Turm-von-London-Test); (d) Impulskontrolle (TAP Go/Nogo), sowie (e) Arbeitsgedächtnis (Corsi-Blockspannen-Test, Subtests aus WMS-IV).

Moderne Versionen oder Varianten der oben genannten Tests werden heute auch computergestützt appliziert. Obwohl zahlreiche automatisierte Testbatterien, meist für Forschungszwecke, auch im Bereich der Neurotoxikologie verfügbar sind, kommt es hierbei auf eine sachgerechte Verhaltensbeobachtung und angemessene Interpretation der resultierenden Daten im Kontext des beschriebenen Assessmentmodells an, um Fehlbeurteilungen zu vermeiden.

Zur Erfassung kognitiver Störungen mit Arbeitsbezug wurden in der Vergangenheit auch Screeninginstrumente empfohlen: dabei handelt es sich häufig um Kurztests aus dem Kontext der Demenzdiagnostik. Diese weisen jedoch den Nachteil auf, dass sie aufgrund von Deckeneffekten und geringer Prädiktionskraft nur eine geringe Sensitivität aufweisen (Jahn 2020). Bei der Interpretation ist eine große klinische Erfahrung seitens der Untersuchenden erforderlich, welche bei nicht einschlägig ausgebildetem Personal wahrscheinlich nicht vorliegt. Bei leichter Betroffenen könnten dann bestehende, subtile neurokognitive Defizite zuweilen übersehen werden; es erhöht sich das Risiko falsch negativer Entscheidungen.

Des Weiteren sollten Probleme bei der sozio-emotionalen, zielangemessenen Regulation von Handlungen erfasst werden. Soziale Kompetenzen können anhand der Fähigkeit, soziale Signale zu interpretieren und für die Handlungssteuerung einzusetzen, sowie auch das Kommunikationsverhalten beobachtet werden (Hildebrandt et al. 2018). Hierzu sind Verhaltensbeobachtungen durch ausgebildete Untersuchende sowie Informationen aus der Fremdanamnese wertvoll. Diskrepanzen von Selbst- und Fremdbeobachtungen können eine interessante Informationsquelle darstellen (empfohlene Fragebogenverfahren sind zum Beispiel das Dysexecutive Questionnaire (DEX) aus das Behavioural Assessment of the Dysexecutive Syndrome, BADS).

1.5.4 Ausgangswerte

Obwohl die kausalen expositionsbezogenen Wirkungen auf Veränderungen der EF im Vordergrund stehen, muss die dem Expositionsgeschehen vorausgegangene Situation des betroffenen Individuums eingeschätzt werden, um anhand von Informationen zur kognitiven und Persönlichkeitsentwicklung Anhaltspunkte zur prämorbiden Ausgangslage zu erhalten. Auch für EF gilt, dass akute Erschöpfungszustände aufgrund körperlich-motorischer oder kogntiver Tätigkeiten von arbeitsstoffbezogenen Wirkungen zu unterscheiden sind. Dies kann erreicht werden, indem Beschwerdebewertungen längsschnittlich mit den Zuständen nach dem Wochenende oder dem Urlaub verglichen werden.

Auch bei der Bewertung chronischer neurotoxischer Effekte von Substanzen mit Arbeitsbezug werden prämorbide Bezugspunkte benötigt, um mögliche Beeinträchtigungen der

EF zu beurteilen. Prämorbide biomedizinische und psychologische (Baseline-) Daten würden zwar die Bewertung kognitiver Veränderungen erleichtern, jedoch liegen solche Vorinformationen selten vor. Grobe Einschätzungen des früheren Leistungsniveaus durch explorative Datenerhebungen oder Messungen der kristallinen Intelligenz können zwar Indikatoren liefern, sind jedoch nur begrenzt als Grundlage für Vergleiche tauglich.

Da EF konzeptuell und statistisch hoch mit der Allgemeinen Intelligenz assoziiert sind, ist es unmittelbar einsichtig, dass das Intelligenzniveau bekannt sein sollte (z.B. WAIS-IV, fluide Intelligenz entsprechend Adaptivem Matrizentest, CFT 20-R, SPM, etc., vgl. Mokros 2021). Da Intelligenzfunktionen durch toxische Einflüsse beeinträchtigt werden können, ist es üblich, das expositionsunabhängige, prämorbide Niveau der Intelligenz abzuschätzen. Obwohl solche Schätzungen ohne Vorliegen geeigneter psychometrischer Daten schwierig bleiben, werden hierfür zuweilen der Bildungs- und Berufsabschluss sowie der sozioökonomische Status als Indikatoren herangezogen. Es wurden auch Prädiktionsgleichungen zur Vorhersage einer geschätzten prämorbiden Intelligenz vorgeschlagen, welche soziodemographische Merkmale, bildungsnahe Lebensgewohnheiten sowie Ergebnisse aus Tests enthalten, die stabile bzw. bildungsabhängige Leistungen erfassen sollen (Jahn et al. 2013). Zur Schätzung des expositions-unabhängigen Leistungsniveaus sind diese Gleichungen besser geeignet als einzelne, vermeintlich stabile Leistungen zum Beispiel in Wortschatztests, zumal diese die sprachgebundene Intelligenz zuweilen überschätzen (Satzger et al. 2002). In gruppenstatistischen Analysen kann ein schätzendes Vorgehen wertvolle Kovariaten erbringen, jedoch könnte in der Begutachtung Einzelner die Argumentation anhand mehrerer, belegter Anknüpfungstatsachen aus dem Bildungs- und Verhaltenssbereich überzeugender sein (Hildebrandt et al. 2018).

1.5.5 Moderatoren und konfundierende Merkmale

Der NTR-Datenbereich umfasst psychologische Moderatorvariablen, die experimentell nicht manipuliert werden und die den Zusammenhang zwischen Exposition und den Kriteriumsvariablen der EF beeinflussen. Zum Beispiel können Störungen anderer kognitiver Funktionen die Ausprägung der EF beeinflussen. Auch Beeinträchtigungen der psychischen Gesundheit können sich unabhängig auf die Entwicklung exekutiver Funktionsstörungen auswirken.

Insbesondere stellen visuo-perzeptive und -konstruktive Funktionen wichtige Grundfunktionen dar, deren Intaktheit bei der Prüfung der EF vorausgesetzt wird. Sofern sich Anhaltspunkte für Auffälligkeiten ergeben, sollten diese mittels geeigneter Verfahren untersucht werden (Hildebrandt et al. 2018, vgl. Thöne-Otto 2012). Des Weiteren beinhaltet die Endstrecke der exekutiven Handlungskontrolle auch die motorische Ausführung einer konkreten Einzelhandlung. Für die Erfassung von neurotoxisch bedingten Beschwerden mit Arbeitsbezug ist diese finale Phase der Handlungsausführung von großer Relevanz, da neben den planenden Funktionen häufig auch die motorische Ausführung betroffen ist, so dass eine Verlangsamung motorischer Reaktionskomponenten bzw. der Verarbeitungsgeschwindigkeit die Folge ist. Computergestützte Verfahren können deshalb zur Erfassung der motorischen Fertigkeiten und Differenzialdiagnose beitragen.

Zu den Voraussetzungen der Untersuchung der EF zählt des Weiteren eine angemessene Aufmerksamkeitszuwendung, das heißt, die untersuchten Personen müssen eine ausreichende Aufmerksamkeitssteigerung zur Aufgabenbearbeitung (Alertness) sowie Daueraufmerksamkeit und Vigilanz aufbringen. Aufmerksamkeitsbeeinträchtigungen, Ermüdbarkeit und Antriebsprobleme wirken sich auf EF aus, können jedoch auch als Teilkomponente einer dysexekutiven Störung interpretiert werden. Deshalb ist es sinnvoll, diese Bereiche zu erfassen, um ggf. die Spezifität der dysexekutiven Symptome beurteilen zu können. Aufmerksamkeitsbeeinträchtigungen, Aktivierungs- und Ermüdungseffekte können zum Beispiel anhand computergestützter Verfahren erfasst werden (z.B. TAP, vgl. Hildebrandt et al. 2018).

Psychologische Moderatoren (z.B. intellektuelles Leistungsniveau, siehe oben) und Mediatorvariablen (z.B. Merkmale der Krankheitsverarbeitung und der sozialen Unterstützung etc.) sollten ebenfalls berücksichtigt werden. Je nach Persönlichkeitsdisposition kann die Beanspruchung durch Expositionsereignisse unterschiedlich ausgeprägt sein. Unter der Annahme, dass das Ausmaß geklagter Beschwerden nur bedingt das tatsächliche Leistungsvermögen widerspiegelt und vom Selbstkonzept bzw. Persönlichkeitsmerkmalen der betroffenen Person abhängt, sollten diese Effekte durch ein Assessment relevanter Persönlichkeitsdimensionen abgeschätzt werden. Zu diesem Zweck können Persönlichkeitsinventare wie das Freiburger Persönlichkeitsinventar (FPI-R) oder die Symptom Checkliste (SCL-90-R) verwendet werden (Hildebrandt et al. 2018). Auf diese Weise kann herausgearbeitet werden, welche emotionalen Beeinträchtigungen (z.B. emotionalen Labilität, somatisierende Verarbeitung von Beschwerden, etc.). zu einer Verstärkung von Beschwerden beigetragen haben könnten. Im rechtspsychologischen Kontext wurden folgende Verfahren zur Erfassung von Persönlichkeit und Emotionalität vorgeschlagen: z.B. SKID-II, NEO-PI-R, FPI-R); STAI, ADHS-E (vgl. Mokros 2021).

Schließlich könnten Untersuchuungen der EF auch durch eine eingeschränkte Fähigkeit oder Bereitschaft zur Mitarbeit, d.h. durch mangelnde Leistungsmotivation und Anstrengungsbereitschaft verfälscht werden. Hildebrandt et al. schlagen deshalb vor, Aufgaben zur Symptomvalidierung einzuschließen, über deren Einsatz die zu untersuchten Personen aufmerksam gemacht werden müssten. Entsprechende „Validierungstests" garantieren eine Entdeckung mangelnder Anstrengungsbereitschaft jedoch nicht immer. Falsch Positive sind zum Beispiel möglich, wenn Pathologien der ventralen fronto-striatalen Systeme die Anstrengungsbereitschaft und -fähigkeit auf einem basalen Niveau der motivationalen Kontrolle in Mitleidenschaft ziehen. Die gutachterliche Erfahrung ist gefragt, wenn intentionale Aggravationstendenzen von expositionsbedingten Leistungsminderungen wie Ermüdbarkeit, Antriebsmangel und Anstrengungsunfähigkeit unterschieden werden müssen.

1.5.6 Berufskrankheiten-Relevanz

Die neuropsychologische Diagnostik hat in den letzten Jahrzehnten – zuletzt auch als Methode der heilkundlichen Neuropsychologischen Psychotherapie – eine sozialrechtliche Anerkennung erfahren. Im Kontext der Sachaufklärungsroutinen und Entschädigungsprozeduren und -richtlinien für Berufskrankheiten – insbesondere der Enzephalopathie durch organische Lösungsmittel oder deren Gemische (BK 1317) – tragen neuropsychologische (Zusatz-) Gutachten heute wesentlich zur Sachaufklärung bei. Die Neuropsychologie liefert einen theoretischen Bezugsrahmen, um Kausalannahmen zwischen Exposition mit Arbeitsbezug und speziellen psychischen Gesundheitsstörungen für die Domäne der Exekutivfunktionen prüfen zu können (z.B. Bolla 2000). Insbesondere kann die Neuropsychologische Diagnostik zur Bestimmung des Ausmaßes der Berufsunfähigkeit und zur Quantifizierung der Schwere einer Beeinträchtigung beitragen (Hartje 1989). Der Bezug der EF zu den Berufskrankheiten liegt auf der Hand, da erstere eine genauere Operationalisierung und Objektivierung relevanter höherer kognitiver Funktionen ermöglichen, so dass eine Grundlage für validere Entscheidungs- und Bewertungsstandards angeboten werden kann.

2 Spezieller Teil

Eine umfassende Darstellung aller exekutiven Störungen, die mit der Exposition gegenüber Substanzen mit Arbeitsbezug einhergehen können, ist hier aus Raumgründen nicht möglich (siehe z.B. Hartman 1995, Berent u. Albers 2015). Eine Substanzgruppe, die exemplarisch hervorgehoben werden kann, ist die der Lösungsmittel. Die universelle Verwendung hat diese Arbeitsstoffe und deren kognitive und emotionale Wirkungen zu einem bedeutenden Gegenstand der Neuropsychologischen Toxikologie gemacht (Arlien-Søborg 1992, Hartman 1995, DGUV 2018).

2.1 Ätiologie

Ein Lösungsmittel ist eine bei normaler Temperatur flüchtige, stark lipophile Substanz (Cranmer u Golberg 1986). Ein Arbeitsbezug kann bei zahlreichen Berufsgruppen (Maler, Lackierer, Arbeitnehmer in der Metallverarbeitungs- und Plastikindustrie, Baugewerbe etc.) festgestellt werden. Aus der Gruppe der organischen Lösungsmittel (Aromate, Alkohole, Ketone, Ester, Glykolether u.a) interessieren aus neuropsychologischer Perspektive vor allem die adversen Effekte der Chloraromate (Chlormethan, Dichlormethan, Trichlormethan, Tetrachlormethan, Chlorethan, Trichlorethen und Tetrachlorethen) (Estler 1995). Die neurotoxischen Eigenschaften der aromatischen und aliphatischen Kohlenwasserstoffe, deren halogenierter Derivate sowie der Alkohole und Glykole sind mehrfach nachgewiesen und bewertend zusammengefasst worden (vgl. Arlien-Søborg 1992, Hartman 1995, DGUV 2018).

Typischerweise durchdringen Lösungsmittel Haut- oder Lungenmembranen, zeigen eine Affinität für Nervengewebe und können zu chemischen Abhängigkeiten führen (Übersicht siehe z.B. Spencer u. Schaumburg 1985, Grasso 1988). Abhängig von der Dosis können Lösungsmittel eine allgemeine oder graduelle Reduktion aller Funktionen des ZNS vermitteln, jedoch scheinen einzelne Lösungsmittel auch eine besondere Affinität zu Strukturen der Basalganglien aufzuweisen (z.B. Kohlenstoffdisulfid: Striatum).

Sofern Lösungsmittel nicht missbräuchlich und hochdosiert inhaliert werden, kommt es akut meist zu geringgradigen, reversiblen (pränarkotischen) Intoxikationen, die unspezifische, sedierende Effekte (z.B. Müdigkeit, Konzentrationsstörungen) zur Folge haben können. Nach langandauernder Lösungsmittelexposition wurden Beschwerden beschrieben, die einen Bezug zu den Störungen der EF aufweisen: Störungen der Intelligenzfunktionen, insbesondere der Problemlösefähigkeit, des (Arbeits-) Gedächtnisses, der Konzentrationsfähigkeit sowie der kognitiven Verarbeitungsgeschwindigkeit. Ebenso wurden motivationale Beeinträchtigungen wie mangelnde Initiative, rasche Ermüdbarkeit, Schwächezustände und Müdigkeit beobachtet. Häufige Symptome betreffen auch die emotionale Regulationsfähigkeit mit Symptomen der emotionalen Labilität, Irritabilität, Angst und Depression (Hartman 1995).

Auch im pränarkotischen bzw. Niedrigdosisbereich soll die langjährige Lösungsmittelexposition mit psychischen Veränderungen (z.B. depressive Symptome) einherzugehen (vgl. Bolla et al. 1990). Untersuchungen chronischer Niedrigdosis-Expositionsbedingungen haben allerdings aufgrund von Selektionseffekten, geringen Expositionsstärken, der Heterogenität der untersuchten Substanzen, der geringeren Zuverlässigkeit subjektiver Angaben zum Ausmaß und zur Dauer der Exposition, und der fraglichen Sensitivität eingesetzter Testverfahren zu einer inkonsistenten Befundlage geführt (Lees-Haley u. Williams 1997).

2.2 Diagnostik

Zur Klassifikation der Lösungsmittel-Exposition (zu ICD und ICF: siehe oben) hatten die Weltgesundheitsorganisation (WHO) und der International Solvent Workshop, Raleigh, N.C. (Baker u. Seppäläinen 1986) zuvor ein vierstufiges Kategoriensystem vorgeschlagen, welches Dauer, Ausmaß und Reversibilität der Symptomatik berücksichtigen soll: Typ I entspricht der älteren Bezeichnung „Neurasthenisches Syndrom". Diese Patienten beschreiben primär subjektive und emotionale Beschwerden, z.B. Müdigkeit, Reizbarkeit, Depression und Angst; es sind noch keine kognitiven Funktionsbeeinträchtigungen nachweisbar und eine Reversibilität der Symptome wird angenommen. Typ II entspricht einer „leichten toxischen Enzephalopathie", wobei Störungen des Typ IIa durch Störungen der Persönlichkeit und Befindlichkeit sowie der Impulskontrolle und Motivation charakterisiert sind. Typ IIb zeichnet sich durch neuropsychologisch erfassbare Beeinträchtigungen im Bereich des Gedächtnisses, des Lernens und der Konzentration aus. Obwohl nicht explizit genannt, ist aus heutiger Sicht davon auszugehen, dass mindestens auch die als Teil des dysexekutiven Syndroms anzusehenden Störungen des Arbeitsgedächtnisses und der exekutiven Aufmerksamkeitskontrolle diesem Typ zugerechnet werden können. Typ III bezeichnet die schwerste Form des Lösungsmittelsyndroms und ist durch fortschreitende und globale intellektuelle und emotionale Beeinträchtigungen gekennzeichnet, welche den Merkmalen einer Demenz entsprechen (Baker u. Seppäläinen 1986). Damit wäre auch die gesamte Bandbreite dysexekutiver Störungen, wie oben beschrieben, eingeschlossen.

Die DGUV (2018) definiert: „Eine ‚Befindlichkeitsstörung' im Sinne der toxischen Enzephalopathie ist dann festzustellen, wenn ein konsistentes Bild von Beschwerden und Persönlichkeitsveränderungen nachweisbar ist, das zeitlich und toxisch-kausal mit dem erhöhten Erkrankungsrisiko infolge des Lösungsmittelumgangs zu begründen ist." Damit dürften die Störungen nach Typ I – IIa gemeint sein, welche anhand klinischer Interviews und neurotoxischer Problemfragebögen erfasst werden können.

Störungen des Typ IIb – III nach prolongierter Lösungsmittelexposition setzen eine weitergehende neuropsychologische Untersuchung voraus (siehe oben). Die entsprechenden neuropsychologischen Methoden sind in *Abschnitt 1.5 „Diagnostik"* zusammengefasst und wurden in der Literatur ausführlich beschrieben (z.B. Edling 1985, Mikkelsen et al. 1985). Gesundheitseffekte sind im Allgemeinen mit der Dauer und dem Ausmaß der Exposition, der spezifischen chemischen Zusammensetzung sowie mit weiteren Merkmalen der betroffenen Person assoziiert (s. ausführlich DGUV 2018).

2.3 Berufskrankheiten-Relevanz

Gesundheitsschädigungen am Arbeitsplatz durch Lösungsmittel fallen in den Bereich der meldepflichtigen Berufskrankheiten (vgl. Merkblatt zur BK Nr. 1317 sowie Nr. 1302, Bundesministerium für Arbeit 1996).

Literatur

Alexander GE, Crutcher MD., DeLong MR (1991). Basal ganglia-thalamocortical circuits: Parallel substrates for motor, oculomotor, „prefrontal" and „limbic" functions. Progress in Brain Research 85: 119–146

Arlien-Søborg P (1992). Solvent neurotoxicity. Boca Raton, Florida, CRC.

Baker EL, Seppäläinen AM (1986). Human aspects of solvent neurobehavioral effects. In: Cranmer J, Golberg L (Hrsg.): Proceedings of the workshop on neurobehavioral effects of solvents. Neurotoxicology 7: 43–56

Balleine BW, Delgado MR, Hikosaka O (2007). The role of the dorsal striatum in reward and decision-making. J Neurosci 27: 8161–8165

Berent S, Albers JW (2015). Neurobehavioral toxicology: Neurological and neuropsychological perspectives. Volume III: Central nervous system. Taylor & Francis, London

Berridge KC (2004). Motivation concepts in behavioral neuroscience. Physiol Behav 81: 179–209

Bolla KI (2000). Use of neuropsychological testing in idiopathic environmental testing. Occupational Medicine 15: 617–625

Bolla KI, Schwartz BS, Agnew J, Ford PD, Bleecker ML (1990). Subclinical neuropsychiatric effects of chronic low-level solvent exposure in US paint manufacturers. Journal of Occupational Medicine 32: 671–677

Bundesministerium für Arbeit (24.06.1996). Polyneuropathie oder Enzephalopathie durch organische Lösungsmittel oder deren Gemische: Wissenschaftliche Begründung zur BK Nr. 1317. BArbBl. 9/1996, S. 44ff

Cardinal RN, Parkinson JA, Hall J, Everitt BJ (2002). Emotion and motivation: The role of the amygdala, ventral striatum, and prefrontal cortex. Neurosci. Biobehav. Rev., 26, 321-352.

Cranmer JM, Golberg L. (Hrgs.) (1986). Proceedings of the workshop on neurobehavioral effects of solvents. Neurotoxicology 7: 1–95

Deutsche Gesetzliche Unfallversicherung e.V. (Hrsg.) (2018). Polyneuropathie oder Enzephalopathie durch organische Lösungsmittel oder deren Gemische: BK 1317. BK-Report 1/2018 (3. Auflage). DGUV, Berlin

Deutsches Institut für Medizinische Dokumentation und Information, DIMDI, WHO-Kooperationszentrum für das System Internationaler Klassifikationen (Hrsg.) (2005). ICF: Internationale Klassifikation der Funktionsfähigkeit, Behinderung und Gesundheit. World Health Organization, Genf

Dolcos F, McCarthy G (2006). Brain systems mediating cognitive interference by emotional distraction. J Neurosci 26: 2072–2079

Edling C (1985). Nervous systems symptoms and signs associated with long-term organic solvent exposure. In: World Health Organization (Ed.), Chronic Effects of Organic Solvents on the Central Nervous System and Diagnostic Criteria (S. 140–155). Copenhagen

Estler CJ (Hrsg.) (1995). Pharmakologie und Toxikologie. Schattauer Verlag, Stuttgart,

Frank MJ, Claus ED (2006). Anatomy of a decision: striato-orbitofrontal interactions in reinforcement learning, decision making, and reversal. Psychol Rev 113: 300–326

Gesellschaft für Neuropsychologie (2021). Leitlinien. https://www.gnp.de/fachinformationen/leitlinien

Geurts HM, van der Oord S, Crone EA (2006). Hot and cool aspects of cognitive control in children with ADHD: decision-making and inhibition. J. Abnorm. Child Psychol 34: 813–824

Grasso P (1988). Neurotoxic and neurobehavioral effects of organic solvents on the nervous system. Journal of Occupational Medicine 3: 525–539

Han DY, Hoelzle JB, Dennis BC, Hoffmann M (2011). A brief review of cognitive assessment in neurotoxicology. Neurologic Clinics 29 (3): 581–590. https://doi.org/10.1016/j.ncl.2011.05.008

Hartman DE (1987). Neuropsychological toxicology: Identification and assessment of neurotoxic syndromes. Archives of Clinical Neuropsychology 2 (1): 45–65

Hartman DE (1995). Neuropsychological toxicology. Identification and assessment of human neurotoxic syndromes (2nd edition). New York, Plenum Press. https://doi.org/10.1007/978-1-4615-1849-5

Haruno M, Kawato M (2006). Heterarchical reinforcement-learning model for integration of multiple cortico-striatal loops: fMRI examination in stimulus-action-reward association learning. Neural Netw 19 (8): 1242–1254. doi: 10.1016/j.neunet.2006.06.007

Hildebrandt H, Lidzba K, Müller SV, Peper M (2018). Neuropsychologische Untersuchung. In: Deutsche Gesetzliche Unfallversicherung e.V. (Hrsg.), Polyneuropathie oder Enzephalopathie durch organische Lösungsmittel oder deren Gemische, BK 1317. BK-Report 1/2018 (Kap. 3.2.7, S. 86–88). DGUV, Berlin

Jahn T (2020). Neuropsychologische Tests in der Demenzdiagnostik: Wann und womit? Schweizer Zeitschrift für Psychiatrie & Neurologie, 01/2020, 7-10. https://www.rosenfluh.ch/43679

Jahn T, Beitlich D, Hepp S, Knecht R, Köhler K, Ortner C, Sperger E, Kerkhoff G (2013). Drei Sozialformeln zur Schätzung der (prämorbiden) Intelligenzquotienten nach Wechsler. Zeitschr. f. Neuropsychologie 24: 7–24

Kiesswetter E, Sietmann B, Seeber A. (1997). Standardization of a questionnaire for neurotoxic symptoms. Environmental Research 73 (1-2): 73–80. https://doi.org/10.1006/enrs.1997.3716

Landrigan PJ, Kreiss K, Xintaras C, Feldman RG, Heath Jr CW (1980). Clinical epidemiology of occupational neurotoxic disease. Neurobehavioral Toxicology 2: 43–48

Lees-Haley PR, Williams CW (1997). Neurotoxicity of chronic low-dose exposure to organic solvents: A skeptical review. Journal of Clinical Psychology, 53, 699–712

Lezak, M. D., Howieson, D. B., Bigler, E. D., & Tranel, D. (2012). Neuropsychological assessment (5th ed.). Oxford University Press

Mikkelsen S, Browne E, Jorgensen M, Gyldensted C (1985). Association of symptoms of dementia with neuropsychological diagnosis of dementia and cerebral atrophy. In: WHO (Ed.), Chronic effects or organic solvents on the central nervous system and diagnostic criteria. S. 166–184. Copenhagen.

Mokros A (2020). Standardisierte und psychometrische Untersuchungsverfahren in der forensisch-psychiatrischen Begutachtung. In: Venzlaff U, Foerster K, Dressing H, Habermeyer E (Hrsg.), Psychiatrische Begutachtung. 7. Auflage, S. 29–52. Urban & Fischer, Elsevier, München

Müller SV, Klein T et al. (2019). Diagnostik und Therapie von exekutiven Dysfunktionen bei neurologischen Erkrankungen, S2e-Leitlinie. In: Deutsche Gesellschaft für Neurologie (Hrsg.): Leitlinien für Diagnostik und Therapie in der Neurologie. https://www.awmf.org/uploads/tx_szleitlinien/030-125l_S2e_LL_Diagnostik-Therapie-exekutive-Dysfunktionen_2020-06.pdf

Müller SV (2016). Therapiemöglichkeiten bei exekutiver Dysfunktion. Fortschritte in Neurologie Psychiatrie 84: 542–549. doi:10.1055/s-0042-114870

O'Doherty J, Dayan P, Schultz J, Deichmann R, Friston K, Dolan RJ (2004). Dissociable roles of ventral and dorsal striatum in instrumental conditioning. Science 304: 452–454

Peper M (1999, online 2006). Neuropsychological toxicology. European Psychologist, 4(2): 90–105. https://doi.org/10.1027//1016-9040.4.2.90

Peper M (2004). Umweltbezogene Verhaltensstörungen: Neuropsychologische Toxikologie der Chlorkohlenwasserstoffe. Ecomed, Landsberg

Peper M (2008). Neurobiologische Emotionsmodelle. In: Stemmler G (Hrsg.): Enzyklopädie der Psychologie: Themenbereich C Theorie und Forschung, Serie 4, Band 3: Psychologie der Emotion. Hogrefe, Göttingen

Peper M (2022, in Vorber). Neuropsychologische Toxikologie. Göttingen, Hogrefe.

Peper M (2021). Neuropsychologische Störungen. In: Wirtz M (Hrsg.) Dorsch – Lexikon der Psychologie. Hogrefe, Göttingen

Peper M (2018). The value of the lens model paradigm in neuropsychological assessment. Zeitschrift für Neuropsychologie, 29, 258–276. https://doi.org/10.1024/1016-264X/a000235

Satzger W, Fessmann H, Engel RR (2002). Liefern HAWIE-R, WST und MWT-B vergleichbare IQ-Werte? Z. Diff Diagnost Psychol 23: 159–170

Sharp C, Fowler JC, Salas R, Nielsen D, Allen J, Oldham J, Kosten T, Mathew S, Madan A, Frueh BC, Fonagy P (2016). Operationalizing NIMH Research Domain Criteria (RDoC) in naturalistic clinical settings. Bulletin of the Menninger Clinic 80(3): 187–212. https://doi.org/10.1521/bumc.2016.80.3.187

Spencer PS, Schaumburg HH (1985). Organic solvent neurotoxicity. Facts and research needs. Scandinavian Journal of Work, Environment, & Health, 11, 53–60

Sturm W, Herrmann M, Münte T (Hrsg.) (2009). Lehrbuch der Klinischen Neuropsychologie (2. Aufl.). Springer Spektrum, Heidelberg

Thöne-Otto A (2012). Diagnostik und Therapie von Gedächtnisstörungen. In: Diener HC, Weimar C (Hrsg.): Leitlinien für Diagnostik und Therapie in der Neurologie: Kommission „Leitlinien" der DGN. 5. Aufl., S. 1112. Thieme Verlag, Stuttgart

Triebig G (1992). Neurotoxic risks from occupational exposure to chemical substances in Germany. 13th Asian Conference on Occupational Health, Nov. 25–27, 1991, Bangkok

Ullsperger M, von Cramon DY (2006). Funktionen frontaler Strukturen. In: Karnath HO, Thier P (Hrsg.), Neuropsychologie, 2. Aufl., S. 479–488. Springer Verlag, Berlin, Heidelberg

Wallis JD, Miller EK (2003). Neuronal activity in primate dorsolateral and orbital prefrontal cortex during performance of a reward preference task. Eur J Neurosci 18: 2069–2081

Winneke G (2007). Appraisal of neurobehavioral methods in environmental health research: the developing brain as a target for neurotoxic chemicals. International Journal of Hygiene and Environmental Health 210 (5): 601–609. https://doi.org/10.1016/j.ijheh.2007.07.015

Wittmann W, Nübling R, Jürgen S (2002). Evaluationsforschung und Programmevaluation im Gesundheitswesen. Zeitschrift für Evaluation 1: 39–60

World Health Organization (WHO) (2001). Neurotoxicity risk assessment for human health: Principles and approaches. Environmental Health Criteria 223. WHO, Genf

30 Angst, Angststörungen und Arbeitsplatzangst

Michael Linden

Zusammenfassung

Angstgefühle kommen bei Tieren wie beim Menschen vor und sind alltägliche Reaktionen auf Bedrohungssituationen. Es gibt angeborene wie erworbene Ängste. Bei höherer Intensität und Dauer können sie pathologisch entarten. Es sind ein Dutzend unterschiedliche Angsterkrankungen zu unterscheiden, mit unterschiedlicher Symptomatik, Entstehung, unterschiedlichem Verlauf und unterschiedlichen Behandlungserfordernissen.

Bei Arbeitsplatzängsten ist der Arbeitsplatz, seien es situative Merkmale oder Personen, der Auslöser der Angst. Sie können entstehen im Zusammenhang mit vorbestehenden psychischen Störungen und insbesondere primären Angsterkrankungen. In etwa der Hälfte der Fälle sind es ausschließlich arbeitsplatzassoziierte Ängste. Auch hier gibt es ein breites Spektrum an unterschiedlichen Angstformen. Im Extrem kann es zur Arbeitsplatzphobie mit Arbeitsplatzvermeidung kommen.

Arbeitsplatzängste haben eine unmittelbare Teilhaberelevanz, mit erheblichen Negativfolgen für die Betroffenen, den Arbeitgeber und die Gesellschaft. Arbeitsplatzängste werden häufig nicht erkannt, da sie kaschiert werden unter Verweis auf die Arbeitsplatzverhältnisse. Sie erfordern ein gezieltes therapeutisches Nachfragen und eine gründliche Differenzialdiagnostik. Arbeitsplatzängste erfordern spezielle Therapiemaßnahmen. Qualitätssicherung, Controlling, Zielvereinbarungen u.ä. sind angstfördernd. Ebenso können Arbeitsunfähigkeitsatteste das Problem verschärfen. Arbeitsplatzängste sollten in der Mitarbeiterführung, Arbeitsmedizin und -psychologie, Psychiatrie und Psychotherapie der medizinischen Rehabilitation und wissenschaftlich angemessene Aufmerksamkeit finden.

1 Allgemeiner Teil

1.1 Angst

Angst ist ein emotionaler Zustand, den man in der Tierwelt ebenso findet wie beim Menschen (Zwanzger 2018). Es handelt sich um ein angeborenes Reaktionsmuster. Typisch sind Angstattributionen, d.h. die Betroffenen sehen etwas, und „wissen", dass es Gefahr bedeutet. Dabei muss der angstauslösende Stimulus nicht einmal aktuell vorliegen. Es kann auch zu einer *„antizipatorischen" Angst* kommen und es genügt die Vorstellung, man „würde" beispielsweise an einem Kletterseil hängen. Es kann, muss aber nicht zu physiologischen Reaktionen kommen, wie Herzklopfen, Verspannung usw. Dies kann als „Bereitstellungsreaktion" verstanden werden. Sie dient der Vorbereitung auf eine Gefahrenabwehr mit Mobilisierung aller Kräfte, d.h. Muskelanspannung, Herzschlagerhöhung, Cortisol- und Endorphinausschüttung. Dies ermöglicht dann Verhaltensreaktionen in Form von Flucht oder Kampf oder Erstarrung und verleiht außergewöhnliche Kräfte.

Zur Angst gehören auch kognitive Reaktionen, wie Aufmerksamkeitseinengung, Erinnerung an ähnliche Gefahrensituationen, Reaktionsentdifferenzierung und reduzierte Selbstsicherheit. Angst kann also lebensrettend sein bei Konfrontation mit einer äußeren physikalischen Gefahr, sei es einem Angreifer oder einem bissigen Hund. Sie ist in der Regel dysfunktional bei komplexen Anforderungen, wie in einer Prüfungssituation oder einer Auseinandersetzung im Arbeitsteam. Antizipatorische Angst kann funktional sein, indem sie vor Übermut schützt, sie kann aber auch dysfunktional sein, indem sie die eigenen Freiheitsgrade einschränkt.

Neben diesen situationsbezogenen Angstformen gibt es auch *„generalisierte Beliefs" und Selbstattributionen*, welche zu Angst führen. Unabhängig von konkreten Gegebenheiten haben die Betroffenen die Selbstwahrnehmung, dass sie inkompetent sind und ihnen deswegen vieles misslingt. Sie sind also in vielen Situationen vorsichtig und „trauen sich nicht". Es gibt auch das Gegenteil, nämlich die Wahrnehmung einer übertriebenen Selbstsicherheit, häufig in Form eines „Sensation Seeking", also Menschen, die meinen, dass sie alles immer unter Kontrolle haben und sei es, dass sie ohne Sicherung mit bloßen Händen eine Wand hochklettern (Roth u. Hammelstein 2003).

Schließlich gibt es auch noch eine *konstitutionelle Ängstlichkeit* im Sinne einer erhöhten vegetativen Labilität und Erschreckbarkeit. Diese Eigenschaft ist in der Bevölkerung in etwa normalverteilt. Solche Menschen erschrecken „zu Tode", wenn hinter ihnen eine Tür ins Schloss fällt. Solche Reaktionstypen kennt man auch aus Tierexperimenten. Es gibt ängstliche und mutige Ratten oder Hunde.

Die Auslöser von Angst können vielfältig sein. Es gibt angeborene „unbedingt" angstauslösende Stimuli (z.B. Höhe, Enge, Blick und soziale Hierarchie, Spinnen, Unerklärtes). Daneben gibt es „erworbene oder gelernte" angstauslösende Stimuli, z.B. „konditionierte" Ängste (einmal vom Hund gebissen und danach Panik auch bei friedlichen Hunden), „Erfahrungsängste" (der Chef kennt keine Gnade), oder „Appraisalängste" (mein Lernstand reicht nicht für die Prüfung).

Angst hat die Eigenschaft, sich selbst zu verstärken. Man spricht vom „Teufelskreis der Angst". Dazu gehört, dass es bei Menschen, die Angst verspüren, in der Folge zu einer weiteren Furcht- und Negativorientierung kommt, zu einer Wahrnehmungseinengung auf die Bedrohung, zu einem negativen Gedächtnis-Bias bezüglich negativer Erfahrungen, zu Insuffizienzgefühlen, zu Denkblockaden, zu antizipatorischen Angstphantasien und auch zu einer Reaktionsentdifferenzierung. Ausgeprägte Angst macht z.B. in einer Prüfung nicht klug, sondern kann zu einem Versagen führen.

1.2   Angststörungen

Ängstlichkeit und Angstreaktionen kennt jeder Mensch. Jedermann weiß was Angst ist, auch ohne ein Psychologielehrbuch gelesen zu haben. Angst ist also Teil des „normalen" menschlichen Reaktionsrepertoires. In höherer Intensität und Dauer kann Angst aber auch pathologisch entgleisen. In *Tabelle 1* sind wichtige Kriterien pathologischer Angst zusammengestellt mit erläuternden Hinweisen am Beispiel der Krankheitsängste und Hypochondrie.

Tab. 1:   Kriterien pathologischer Angst am Beispiel hypochondrischer Ängste

- ständige ängstliche Aufmerksamkeit auf die Gefahr (z.B. auf den Körper oder ein bestimmtes Organsystem)
- Vertrauensverlust in die Umwelt (z.B. den eigenen Körper)
- Vermeidung (z.B. Schonhaltung)
- ständige gedankliche Beschäftigung mit der Bedrohung (z.B. Selbstbeobachtung des eigenen Körpers)
- ständige Erwartung, dass etwas Schlimmes kommen könnte (z.B. Angst vor Infektionen)
- katastrophisierende Verarbeitung (z.B. Beunruhigung bei bagatellhaften Körpersensationen)
- Fixierung darauf, was sein könnte (z.B. was der Arzt übersehen haben könnte)
- Ignorierung von Sicherheitshinweisen (z.B. die ärztliche Beruhigung könnte falsch sein)
- ständiges Rückversicherungsverhalten (z.B. Ärztehopping)
- Tendenz zur verdeutlichenden/aggravierenden Beschwerdenschilderung (z.B. ausgeprägte Klagen bei Rückenverspannung)
- Misstrauen, dass andere einen nicht verstehen (z.B. Sorge, dass Ärzte nicht zuhören)
- Misstrauen, dass andere sich über einen lächerlich machen (z.B. Ärzte könnten einen für einen Psychofall halten)
- Ausrichtung des gesamten Lebens auf die Angst (z.B. nur noch hochgesunde Ernährung)
- Einbezug der Familie mit viel emotionaler Beteiligung in die Angstbewältigung (z.B. der Partner muss sich ständig die Hände waschen wegen der Infektionsgefahren)
- ständige Suche nach weiteren Detailinformationen (z.B. regelmäßige Internetsuchen)
- großes Detailwissen zur Situation (z.B. Kenntnis über ungewöhnliche Krankheitsfälle)
- ständige Forderung nach Absicherung (z.B. wiederholte Diagnostikmaßnahmen)
- Aufklärung über die Realität führen nicht zur Beruhigung, sondern eher zur weiteren Verunsicherung (z.B. der Hinweis auf gesunde Ernährung führt zur Angst vor normaler Ernährung)

Diese allgemeinen Kriterien der pathologischen Angst finden sich in ähnlicher Weise bei unterschiedlichen Angsterkrankungen. Diese sind dennoch voneinander abzugrenzen, da sie jeweils eine unterschiedliche Symptomatik, eine unterschiedliche Entstehungsgeschichte und unterschiedliche Verläufe haben und insbesondere auch unterschiedlich zu behandeln sind. Vor daher ist eine sorgfältige Differenzialdiagnose angezeigt. Die in der klinischen Praxis zu unterscheidenden Angststörungen sind in *Tabelle 2* zusammengestellt.

Tab. 2:   Angsterkrankungen

- Agoraphobie: Vermeidung von öffentlichen Plätzen, Kaufhäusern, Bussen usw.
- Panikstörung: plötzliche Angstanfälle in unterschiedlichsten Situationen
- soziale Phobie: Angst im Mittelpunkt zu stehen und vor Blicken anderer Menschen
- isolierte Phobien: Angst vor Spinnen, Mäusen, Höhe usw.
- generalisierte Angststörung: ständige vorausschauende Erwartung, dass etwas Schlimmes passieren könnte
- Zwangserkrankung: repetitives monomorphes Wiederholen von Handlungen oder Gedanken (z.B. stundenlanges Händewaschen)
- posttraumatische Belastungsstörung: sich ständig aufdrängendes lebhaftes Wiederleben (Intrusionen, Flashback) von früheren panikauslösenden Ereignissen
- ängstliche Anpassungsstörung: vorübergehende eingeengte Beschäftigung mit einem angstauslösenden Erlebnis
- Somatisierungsstörung: ständige Angst um die körperliche Unversehrtheit
- hypochondrische Störung: Wissen um das Vorliegen einer bestimmten Erkrankung (real oder vermutet) und pathologische Befassung mit dieser Krankheit
- ängstlich-vermeidende Persönlichkeitsstörung: überdauernde konstitutionelle leichte Erschreckbarkeit und allgemeine Ängstlichkeit
- abhängig-selbstunsichere Persönlichkeitsstörung: Angst vor der Bewertung anderer und mangelndes Selbstvertrauen
- anankastisch-zwanghafte Persönlichkeitsstörung: übertriebene Ordentlichkeit

2   Spezieller Teil

2.1   Arbeitsplatzängste und Arbeitsplatzphobie

Es wird als selbstverständlich akzeptiert, dass Menschen vor Prüfungen Angst haben können, dass sie sich auf hohen Balkonen fürchten, oder dass es Angsterkrankungen gibt, die dazu führen, dass ein erwachsener Mensch sich nicht wagt, mit dem Bus oder der U-Bahn zu fahren. Spricht man hingegen von „Arbeitsplatzangst" oder gar von „Arbeitsplatzphobie", dann löst das nicht selten Irritation oder sogar ein Lachen aus, mit der lustig gemeinten Bemerkung, „das habe ich auch". Es gibt sogar einen Song "Arbeitsplatzphobie" von dem Liedermacher Jürgen Trunczik in dem er singt *„Ich habe eine Arbeitsplatzphobie, die ist viel schlimmer noch als manche Allergie, und wenn ich früh am Morgen aufstehn soll, dann kommt es mir so vor, als hätte ich im Magen ‚nen Tumor".* Diese Beschreibung ist gar nicht so falsch.

Das Thema „Angst am Arbeitsplatz" hat jedoch auch wissenschaftlich eine umfangreiche Bearbeitung gefunden, mit dem Ergebnis, dass es sich um eine häufige Krankheit handelt, die regelhaft nicht adäquat diagnostiziert wird, die selten fachgerecht behandelt wird und die erhebliche soziale Negativfolgen für die Betroffenen, den Arbeitgeber und die Gesellschaft hat (Muschalla u. Linden 2013).

Zunächst ist einmal festzustellen, dass die U-Bahn mit Enge, Gedränge, Dunkelheit und Geräuschkulisse durchaus einige beklemmende Aspekte hat, so dass zumindest partiell nachvollziehbar ist, warum manche Menschen sich mit Händen und Füßen dagegen wehren, in die U-Bahn zu gehen und panikartige Zustände und heftige Abwehr zeigen, wenn man sie dazu drängen will. Die U-Bahn ist aber vergleichsweise harmlos im Vergleich zum Arbeitsplatz. Der Arbeitsplatz ist der Lebensbereich mit den meisten potenziell angstauslösenden Charakteristika. *Tabelle 3* gibt einen Überblick über angstauslösende Faktoren am Arbeitsplatz.

Tab. 3: Angstauslöser am Arbeitsplatz

- sachliche Bedrohungen, z.B. Unfallgefahren oder sonstige Gesundheitsgefährdungen
- Bedrohungen durch Dritte, z.B. unfreundliche Kunden, schwierige Patienten oder Schüler
- soziale Hierarchien und soziale Unterordnung und „Hackordnungen"
- soziale Konflikte, Rivalitäten, Unfreundlichkeiten, bis hin zum „Mobbing"
- öffentliche Exposition in Konferenzen, beim Mittagessen, im Großraumbüro
- situative Besonderheiten, z.B. dunkle Keller, Enge, Leitern
- Leistungsanforderungen und damit auch die Möglichkeit des Scheiterns. Dazu gehören Leistungs- und Zielvereinbarungen, Controlling, selbstgesteckte Ziele
- unkontrollierbare und undurchschaubare Abläufe und Entscheidungsprozesse
- unkontrollierbare Veränderungen, wie Firmenauflösungen und -fusionen, die Einführung neuer Technologien, neue Arbeitsvorschriften und -abläufe
- Bedrohung der Existenz. Vom Einkommen hängt der Lebensstandard oder die Ausbildung der Kinder ab

Alle diese Faktoren sind angstbehaftet und können zu Angstreaktionen führen, die auch pathologisch entgleisen können. Dies hängt von den genannten individuellen Rahmenbedingungen, aber auch der betroffenen Person ab. Es stellt sich die Frage des „Person-Environment-Fits" (van Vianen 2018). Wenn der Arbeitsplatz verlangt auf hohe Leitern zu steigen, dann sollten Beschäftigte schwindelfrei sein. Wenn jemand als Lehrkraft arbeiten will, sollte die Person über gute soziale Fertigkeiten verfügen.

Zur Illustration mag die Entwicklung von Arbeitsängsten und Arbeitsplatzphobie im Bereich einer Behörde dienen, die eine erhöhte Krankenstandsrate von 6,4 % im Vergleich zu 3,8 % in Banken-Versicherungen aufweist (Badura et al. 2018). Will man das verstehen, dann muss man wissen, dass Menschen, die ein hohes Sicherheitsbedürfnis haben und denen daher auch an beruflicher Sicherheit liegt, eher in einer Behörde arbeiten wollen, als in einer Bank, wo die Stellensicherheit deutlich geringer ist, so es die klinische Erfahrung zeigt. Solche Menschen, denen Unsicherheit Probleme macht (Uncertainty Intolerance, McEvoy et al. 2019), treffen nun auf ein berufliches Umfeld, das zum einen sehr eng reguliert ist, sodass man stets mit der Sorge leben muss, eine Vorschrift (von denen es viele gibt!) nicht korrekt umgesetzt zu haben. Des Weiteren sind in Behörden die Entscheidungswege sehr verschlungen und vielfach nicht zu durchschauen. Selbst die Bestellung eines neuen Computers kann zum undurchschaubaren Abenteuer werden. Es gibt niemanden, der eigenverantwortlich eine Entscheidung fällen kann. Es bedarf immer des Mehraugenprinzips oder der Entscheidungen in Gremien. Es gibt zudem eine sehr ausgeprägte interne Hierarchie mit Rivalitäten und einer klaren Hackordnung (Treten nach unten, Conley 2018). Es gibt regelhaft Arbeitsplätze in Büros mit mehreren Kollegen und der Möglichkeit zu Auseinandersetzungen, auch um Bagatellen (Fenster auf oder zu?). Diese Kombination von multiplen angstauslösenden Arbeitsplatzcharakteristika einerseits und eher angstgeneigten Menschen andererseits muss bei einer gewissen Zahl von Beschäftigten zwingend zu Beklemmungen und Anspannungen am Arbeitsplatz und letztendlich dann auch zur Arbeitsplatzvermeidung führen, z.B. durch ein Arbeitsunfähigkeitsattest. Die hohen Arbeitsunfähigkeitsraten in Behörden sind also systemisch und lassen sich nicht durch wohlmeinende Ratschläge oder kritische Verweise an die Vorgesetzten lösen. Viele derartige Versuche und Interventionen verschärfen das Problem eher, anstatt zu einer Lösung beizutragen.

Das Beispiel zeigt die Interaktion zwischen personellen Faktoren und Umweltfaktoren. Es ist also in einem ersten Schritt immer zu prüfen, wie die Angstneigung eines Menschen aussieht. Wer per se an einer Angsterkrankung leidet, wird diese Störung auch in den Arbeitsplatz hineintragen. Dies betrifft nach epidemiologischen Untersuchungen in der Bevölkerung etwa 10 % der Menschen und damit auch der Beschäftigten (Jacobi et al. 2017). Menschen mit einer generalisierten Angststörung, die sich um alles verstärkt Sorgen machen, werden dies auch am Arbeitsplatz tun und auf jede Veränderung und Anforderung (z.B. Installation eines neuen Computerprogramms) mit großer Angst reagieren. Menschen mit einer phobischen Störung werden auch am Arbeitsplatz sich schwertun, bestimmte Wege zu gehen oder sich in Konferenzen zu Wort zu melden.

Diagnostisch sind jedoch nicht nur die Angsterkrankungen, sondern alle psychischen Erkrankungen potenziell Risikofaktoren für die Entwicklung von Angststörungen (Linden u. Muschalla 2007). Hirnorganische Entwicklungen und benigne kognitive Beeinträchtigungen mit zunehmendem Alter können zu Problemen mit dem Gedächtnis und der Konzentrationsfähigkeit führen und dadurch zum Erleben von Überforderung und Versagensangst. Suchterkrankungen können zu Leistungsminderungen aber auch zu Problemen in der sozialen Interaktion führen. Schizotype oder schizoide Störungen führen zu Misstrauen und sozialem Rückzug, d.h. auch zu Ungeselligkeit am Arbeitsplatz und Negativreaktionen der Umwelt. Persönlichkeitsstörungen gehen mit inadäquatem Interaktionsverhalten einher, was natürlich bei den Kolleginnen und Kollegen zu Gegenreaktionen bis hin zu „Mobbing" führt. Depression beeinträchtigt die Stimmung, den Antrieb, das Selbstwertgefühl und die Leistungsfähigkeit, mit der Folge von Überforderungsgefühlen, Verunsicherung und nicht zuletzt auch sozialen Problemen. In diesem Zusammenhang gibt es auch die Erinnerungsangst. Die Patienten haben im depressiven Zustand den Arbeitsplatz als furchtbar erlebt. Nach der Genesung zeigen sie jedoch weiterhin eine Arbeitsplatzvermeidung wegen der überdauernden Insuffizienzerinnerungen. Menschen mit somatoformen Störungen leiden unter multiplen körperlichen Beschwerden und Überlastungsgefühlen. Sie machen die Arbeitsplatzanforderungen für ihren Zustand verantwortlich (Arbeitsstress macht krank) und reagieren mit Schon- und Vermeidungsverhalten.

Arbeitsplatzängste sind auch dann gesondert zu diagnostizieren und zu behandeln, wenn sie Teil einer sonstigen psychischen Störung sind. Wie das Beispiel der depressionsbedingten Arbeitsplatzphobie zeigt, genügt die Behandlung der Grunderkrankung in vielen Fällen nicht, um auch die arbeitsbezogene Problematik zu klären. Erst recht bedürfen Arbeitsplatzängste einer speziellen Beachtung, wenn sie als primäre Störung auftreten. Etwa die

Hälfte einschlägiger Fälle sind primäre Arbeitsplatzängste und nicht Nebenaspekte einer sonstigen psychischen Störung (Muschalla u. Linden 2013).

Analog zu den o.g. unterschiedlichen Typen der Angststörungen finden sich ähnliche Formen von Arbeitsplatzängsten *(Tab. 4)*, die u.a. in den Subdimensionen der Job-Angst-Skala (JAS) zusammengestellt sind (Linden et al. 2008).

Dazu gehören als erste Gruppe *stimulusabhängige Arbeitsplatzängste* mit antizipatorischen Ängsten („Im Allgemeinen habe ich vor Arbeitstagen einen deutlich schlechteren Schlaf als vor Nicht-Arbeitstagen"), phobischen Ängsten („Lieber laufe ich einen Umweg, als dass ich die Straße entlanggehe, in der sich meine Arbeitsstelle befindet"), konditionierten Ängsten („Bestimmte Situationen bei meiner Arbeit rufen Erinnerungen an frühere unangenehme Arbeitssituationen in mir wach, bei denen ich unruhig werde"), und globalen Ängsten („Ich erlebe starke Befindlichkeitsstörungen oder Unbehagen, wenn ich an meinem Arbeitsplatz bin").

Die zweite Gruppe sind *soziale* Ängste mit Ausbeutungsangst („Meine Kollegen nutzen mich aus"), Sozialängsten („Ich bekomme Panik, wenn ich zu einem Gespräch mit meiner Führungskraft gerufen werde"), Bedrohungs- und Beeinträchtigungsängsten („An meinem Arbeitsplatz bin ich aller Willkür und Ungerechtigkeit ausgeliefert").

Eine dritte Gruppe sind die *Gesundheits- und körperbezogenen Ängste*, mit den hypochondrischen Ängsten („Meine Arbeit ruiniert mich gesundheitlich"), Panikängsten und körperlichen Symptomen („In bestimmten Situationen am Arbeitspatz bekomme ich Panikgefühle"), sowie funktionsbezogenen Ängsten („Ich habe nachgewiesene gesundheitliche Einschränkungen, die meine Leistungsfähigkeit bei der Arbeit beeinträchtigen").

Zur vierten Gruppe der *Insuffizienzängste* gehören allgemeine Insuffizienzgedanken („Ich mache viele Fehler bei der Arbeit oder bin zu langsam") und Veränderungsängste („Ich leide darunter, dass ich ständig im Unklaren gelassen werde, was auf mich zukommt").

Tab. 4: Arbeitsplatzbezogene Ängste

stimulusbezogene Ängste und Vermeidungs-verhalten	• antizipatorische Angst • phobische Vermeidung • konditionierte Angst • globale Arbeitsplatzangst
soziale Beeinträchtigungsängste	• Ausbeutungsangst • Sozialängste • Bedrohungsängste
gesundheits- und körperbezogene Ängste	• hypochondrische Ängste • Panikängste • funktionsbezogene Ängste
Insuffizienzerleben	• allgemeine Insuffizienzgedanken • Veränderungsängste
Sorgen	• generalisierte Ängste • Existenzängste

Fünftens sind die *Sorgenängste* abzugrenzen im Sinne arbeitsplatzbezogener generalisierter Ängste („Ich mache mir ständig Sorgen um Dinge, die meine Arbeit betreffen") und Existenzängste („Wenn man heute arbeitslos ist oder wird, findet man sowieso nie wieder einen Job").

Die Unterscheidung dieser Arbeitsplatzängste ist wichtig, da sich aus der Differenzialdiagnose unterschiedliche Therapieansätze ableiten, besonders aber auch, weil die Folgen sehr unterschiedlich sein können. Menschen mit phobischen Ängsten vermeiden in der Mehrzahl den Arbeitsplatz, während sich Menschen mit Sorgenängsten trotz der Beschwerden zum Arbeitsplatz quälen, weil sie sich vor den Folgen einer Arbeitsplatzvermeidung fürchten.

Alle diese Arbeitsplatzängste können im Sinne einer gemeinsamen Endstrecke in einer Arbeitsplatzphobie münden *(Tab. 5)*, wie sie in der Arbeitsplatzphobieskala erfasst wird, die entsprechende Items aus der JAS zusammenfasst (Muschalla u. Linden 2008). Es handelt sich um eine Phobie, so wie auch jede andere Kaufhaus- oder U-Bahn-Phobie. Es finden sich panikartige Angstzustände bei der Annäherung oder beim Gedanken an den gefürchteten Stimulus und ein Nachlassen der Angst bei Vermeidung. Die Besonderheit der Arbeitsplatzphobie ist, dass sie unmittelbar zu erheblichen Negativfolgen führt wegen der Vermeidung des Arbeitsplatzes (Muschalla u. Linden 2009a). Auch die Therapie ist erschwert, da therapeutisch zwar eine gestufte Annäherung an die gefürchtete U-Bahn möglich ist, man jedoch nicht übungshalber einmal schnell bei der Führungskraft vorbeischauen kann.

Tab. 5: Arbeitsplatzphobie

- Phobie:
  Panikartige Angstzustände bei der Annäherung oder beim Gedanken an eine gefürchtete Situation und Nachlassen der Angst bei Vermeidung.
- Arbeitsplatzphobie:
  Der angstauslösende Stimulus ist der Arbeitsplatz, eine Mitarbeiterin, ein Mitarbeiter, die Führungskraft u.a.
- Besonderheit der Störung:
  Sie führt unmittelbar zu erheblichen negativen sozialmedizinischen Folgen.
- Die Arbeitsplatzphobie ist zunächst einmal keine Krankheit, sondern ein Leitsymptom (analog zur Schulphobie) im Kontext unterschiedlicher psychischer Störungen und Reaktionen.
- Der Arbeitsplatzphobie kommt jedoch eine besondere Krankheitswertigkeit zu, da sie unmittelbar zu erheblichen negativen sozialmedizinischen Folgen führt.
- Besonderheiten der Therapie:
  Die Arbeitsplatzphobie benötigt besondere Behandlungsmaßnahmen, da eine Expositionstherapie bei arbeitsplatzbezogenen Ängsten, anders als z.B. bei einer U-Bahn-Angst, nur bedingt möglich ist (erschwerter Zugang zur angstauslösenden Situation, keine Anonymität, direkte soziale Konsequenzen).
- Auch wenn die Arbeitsplatzangst bzw. -phobie Zusatzsymptom einer sonstigen Erkrankung ist, sollte sie dennoch gesondert benannt und kodiert werden (ähnlich wie ein Insult bei einer Gefäßerkrankung). Der Diagnosecode nach ICD-10 ist F41.8 (Sonstige spezifische Angststörungen im Sinne einer Arbeitsplatzangst) oder F 40.8 (Sonstige phobische Störungen im Sinne einer Arbeitsplatzphobie).

2.2   Diagnostische und therapeutische Konsequenzen

Die Diagnostik einer Arbeitsplatzangst gestaltet sich in der Regel schwierig, da die Betroffenen selten über ihre Angst klagen, sondern zumeist nur über den Arbeitsplatz (Muschalla et al. 2016). Dies stellt im doppelten Sinn ein Problem dar. Man erkennt die eigentliche Krankheit nicht wegen einer externalen Kausalerklärung. Dazu muss man wissen, dass bei allen Angststörungen von den Betroffenen die „Ursache" in äußeren Faktoren gesucht wird. So behaupten beispielsweise manche Menschen mit einer U-Bahn-Phobie in großer Ernsthaftigkeit, sie würden die U-Bahn vermeiden, weil es dort nicht genug Sauerstoff gebe. Solche Kausalitätsverkennungen sind bei der Arbeitsplatzphobie unter Umständen aber auch therapeutisch gefährlich, weil sie zu inadäquaten Behandlungsschritten führen. Einem depressiven Patienten, der darüber klagte, dass der Stress am Arbeitsplatz die Ursache seiner Depression wäre und er deshalb dort auf keinen Fall mehr hingehen wolle, wurde therapeutisch geraten, den Arbeitsplatz zu wechseln, mit der Folge, dass der Patient seine Lebenszeitverbeamtung aufgab. Er war danach weiterhin depressiv und nun zusätzlich in einer schlimmen sozialen Lage, mit Verlust des sicheren Arbeitsplatzes und der Pensionsansprüche und ohne Chance wieder Fuß zu fassen.

Die Diagnostik muss dementsprechend fachkundig und mehrdimensional sein *(Tab. 6)*. Dazu gehört eine sorgfältige medizinische Befundung und ein qualifizierter psychopathologischer Befund mit besonderer Differenzierung der Angstsymptomatik. Es kann eine Test- und Leistungsdiagnostik durchgeführt werden. Wichtig ist eine Fähigkeitsbeurteilung, die kontextadjustiert mit Blick auf den Arbeitsplatz zu erfolgen hat (Linden et al. 2014). Dazu sind auch Details der Arbeitsplatzanforderungen zu erfassen. Es können auch Arbeitserprobungen durchgeführt werden und schließlich ist natürlich auch das Spontanverhalten der Betroffenen zu beobachten.

Tab. 6:   Diagnostik der Arbeitsplatzängste

- medizinische Befundung
- psychopathologischer Befund mit speziellem Fokus auf Arbeitsprobleme
- standardisierte Leistungs- und Testdiagnostik (z.B. Job-Angst-Skala: Linden et al. 2008, Arbeitsplatzphobieskala: Muschalla u. Linden 2008)
- Fähigkeitsdiagnostik
- Diagnostik von Berufsstatus, Berufsproblemen, Anforderungsprofil
- ergotherapeutische und/oder bewegungstherapeutische Leistungsbeurteilung
- berufliche Belastungserprobung
- Beobachtung des Spontanverhaltens

Je nach Art der Arbeitsplatzangst und den individuellen und situativen Gegebenheiten ist dann eine personalisierte Therapie erforderlich *(Tab. 7)*. Liegt eine psychische Primärerkrankung vor, dann ist diese störungsangemessen zu behandeln. Ansonsten sind auch reine Arbeitsplatzängste, so wie alle anderen Angststörungen, primär psychotherapeutisch zu behandeln. Es gibt auch die Möglichkeit zu indikativen Gruppen, beispielsweise Therapiegruppen mit dem Fokus auf „Konfliktmanagement am Arbeitsplatz", „Zeitmanagement am Arbeitsplatz", „Berufliche Neuorientierung" (Muschalla u. Linden 2009b, 2012, Muschalla et al. 2016). Eine angstspezifische Pharmakotherapie kann im Einzelfall ebenfalls indiziert sein. Von Hilfe können Trainingstherapien sein oder je nach Fall auch berufsspezifische Fortbildungen (Ommert 2020). Ein sehr hilfreiches Instrument zur Überwindung von phobischer Arbeitsplatzvermeidung kann die stufenweise Wiedereingliederung gemäß § 74 Sozialgesetzbuch V oder § 44 Sozialgesetzbuch IX sein. So wie man auch sonst in der Phobiebehandlung eine gestufte Exposition durchführt, ermöglicht auch dieses Verfahren eine gestufte Wiederannäherung an den Arbeitsplatz, was allerdings sorgfältig therapeutisch begleitet werden sollte. Auch ein Betriebliches Eingliederungsmanagement gemäß § 167 Sozialgesetzbuch IX kann zur Problemlösung beitragen, indem ein „leidensgerechter Arbeitsplatz" gesucht wird. So kann beispielsweise ein Mitarbeiter mit sozialen Ängsten vom Kundenkontakt entpflichtet werden und stattdessen einen Computerarbeitsplatz zugewiesen bekommen.

Tab. 7:   Therapie bei Arbeitsplatzängsten

- Einzel- und Gruppenpsychotherapie zum Angstabbau, zur Depressionsreduktion, Besserung von Selbstwirksamkeit, Belastungsbewältigung
- Rehapharmakotherapie
- ergotherapeutisches Leistungstraining
- Konzentrations-, Ausdauer-, Funktionstraining
- fähigkeitsbezogene Therapiegruppen „Konfliktmanagement am Arbeitsplatz", „Zeitmanagement am Arbeitsplatz", „Beruf und Chance - Bewerbungstraining"
- berufliche Neuorientierung
- berufliche Rehabilitation und LTA
- arbeitsplatzbezogene Einzelberatung bzgl. leidensgerechtem Arbeitsplatz
- berufliche Belastungserprobung

Ein Sonderproblem in der Behandlung von Arbeitsplatzängsten stellen die Arbeitsunfähigkeitsatteste dar. In vielen Fällen ersuchen die Betroffenen um eine „Krankschreibung". Das Arbeitsunfähigkeitsattest ist die sozial und juristisch naheliegende Möglichkeit, den Arbeitsplatz zu vermeiden. Hinzu kommt, dass nach der Arbeitsunfähigkeitsrichtlinie (G-BA 2020) eine Arbeitsunfähigkeit dann vorliegt, wenn der Arbeitsplatz zu einer Verschlechterung des Gesundheitszustands beiträgt. Dies ist bei Arbeitsangst fraglos gegeben. Ein Arbeitsunfähigkeitsattest ist also juristisch korrekt. Dem steht entgegen, dass das Arbeitsunfähigkeitsattest psychologisch die Unterstützung eines Vermeidungsverhaltens ist und damit selbst wiederum zu einer Verschlechterung der Erkrankung beiträgt. Die klinische Erfahrung und wissenschaftliche Beobachtungen sprechen dafür, dass Menschen mit diesen Störungen nach einigen Wochen der Entfernung vom Arbeitsplatz immer größere Probleme bekommen, an den Arbeitsplatz zurückzukehren und die Erkrankung schlechter wird (Muschalla u. Linden 2009b). Querschnitt- und Längsschnittbetrachtung führen also zu unterschiedlichen Konsequenzen. Die Empfehlung ist dementsprechend, mit Arbeitsunfähigkeitsattesten bei Arbeitsangst eher zurückhaltend zu sein.

Literatur

Badura B, Ducki A, Schröder H, Klose J, Meyer M (Hrsg.) (2018). Fehlzeiten-Report 2018 „Sinn erleben – Arbeit und Gesundheit". Springer Verlag, Berlin Heidelberg

Conley D (2018). Pecking order. Vintage Books, New York

G-BA (2020). Richtlinie des gemeinsamen Bundesausschusses über die Beurteilung der Arbeitsunfähigkeit und die Maßnahmen zur stufenweisen Wiedereingliederung (Arbeitsunfähigkeits-Richtlinien) nach § 92 Abs. 1 Satz 2 Nr. 7 SGB V. Bundesanzeiger AT 20.05.2020 B4. (in Kraft getreten am 19.05.2020)

Jacobi F, Becker M, Müllender S, Bretschneider J, Thom J, Fichter MM (2017). Epidemiologie psychischer Störungen. In: Schneider F, Weber S (Hrsg.). Psychiatrie, Psychosomatik, Psychotherapie. Springer Verlag, Berlin Heidelberg

Linden M, Muschalla B (2007). Arbeitsplatz-bezogene Ängste und Arbeitsplatzphobie. Der Nervenarzt 78, 39–44

Linden M, Muschalla B, Olbrich D (2008). Die Job-Angst-Skala (JAS). Ein Fragebogen zur Erfassung arbeitsplatzbezogener Ängste. Zeitschrift für Arbeits- und Organisationspsychologie 52, 126–134

Linden M, Baron S, Muschalla B, Ostholt-Corsten M. (2014). Fähigkeitsbeeinträchtigungen bei psychischen Erkrankungen. Diagnostik, Therapie und sozialmedizinische Beurteilung in Anlehnung an das Mini-ICF-APP (S. 222). Huber, Bern

McEvoy PM, Hyett MP, Shihata S, Price JE, Strachan L (2019). The impact of methodological and measurement factors on transdiagnostic associations with intolerance of uncertainty: A meta-analysis. Clinical psychology review 73, 101778, https://doi.org/10.1016/j.cpr.2019.101778

Muschalla B, Linden M (2008). Die Arbeitsplatzphobieskala. Ärztliche Psychotherapie 3, 258–262

Muschalla B, Linden M (2009a). Arbeitsplatzängste und Arbeitsplatzphobie und ihre Auswirkungen auf die berufliche Partizipation. Versicherungsmedizin 61, 63–68

Muschalla B, Linden M (2009b). Bedeutung und Behandlung von arbeitsplatzbezogenen psychischen Störungen und Ängsten in der psychosomatischen Rehabilitation. Arbeitsmedizin, Sozialmedizin und Umweltmedizin 44, 618–623

Muschalla B, Linden M (2012). Selbstbehauptung am Arbeitsplatz. Eine Gruppentherapie für Rehabilitanden mit arbeitsbezogenen Ängsten am Rehazentrum Seehof der Deutschen Rentenversicherung Bund, Teltow. In: Löffler S, Gerlich C, Lukasczik M, Vogel H, Wolf HD, Neuderet S (Hrsg.). Arbeits- und berufsbezogene Orientierung in der medizinischen Rehabilitation. Praxishandbuch (S. 243–250). DRV-Bund Selbstverlag, Berlin

Muschalla B, Linden M (2013). Arbeitsplatzbezogene Ängste und Arbeitsplatzphobie. Phänomenologie, Diagnostik, Behandlung, Sozialmedizin (S. 234). Kohlhammer, Stuttgart

Muschalla B, Fay D, Linden M (2016a). Self-reported workplace perception as indicators of work anxieties. Occupational Medicine 66, 168–170

Muschalla B, Linden M, Jöbges M (2016b). Work-anxiety and sickness absence after a short inpatient cognitive behavioral group intervention in comparison to a recreational group meeting. Journal of Occupational and Environmental Medicine 58, 398–406

Ommert J (2020). Teilhabe an Arbeit und Beschäftigung. Springer VS, Wiesbaden

Roth M, Hammelstein P (2003). Sensation Seeking-Konzeption, Diagnostik und Anwendung. Hogrefe, Göttingen

van Vianen AE (2018). Person–environment fit: A review of its basic tenets. Annual Review of Organizational Psychology and Organizational Behavior 5, 75–101

Zwanzger P (Hrsg) (2018). Angst. MWV Medizinisch Wiss. Verlagsgesellschaft, Berlin

31 Aufmerksamkeits- und Konzentrationsstörungen (ADHS im Berufsleben)

Heiner Lachenmeier

Zusammenfassung

Konzentration ist eine Spezialform von Aufmerksamkeit. Aufmerksamkeits- und Konzentrationsstörungen können bei zahlreichen Krankheiten vorkommen, doch meist stehen dabei andere Symptome im Vordergrund. Die große arbeitsmedizinische Bedeutung von ADHS rechtfertigt eine gesonderte Darstellung. Die in den psychiatrischen Diagnosemanuals ICD-11 und DSM-5 beschriebenen Leitsymptome „Unaufmerksamkeit, Hyperaktivität und Impulsivität" greifen im betriebsärztlichen Umfeld zu kurz, um verlässlich die große Bandbreite der klinischen Phänomenologie zu erkennen.

Anhand eines Filtermodells, eines Steuerungsmodells sowie anhand sekundärer Copingmechanismen wird die Funktionsweise von ADHS kurz erklärt. Das erlaubt typische, arbeitsmedizinisch relevante Phänomene von ADHS nachvollziehbar zu verstehen, insbesondere Probleme in der Einarbeitungszeit von neuen Beschäftigten, Leistungsschwankungen, gelegentlich explosives Verhalten von an sich friedlichen Beschäftigten, Abgrenzungsprobleme mit konsekutiver Erschöpfung und anderes. Viele – nicht alle – der dargelegten Problemverläufe wären bei Kenntnis der Funktionsweise von ADHS zu verhindern, zum Nutzen der Beschäftigten, der Betriebe und letztlich der Gesamtgesellschaft. Die positiven Qualitäten von ADHS-Beschäftigten wie innovatives Denken, Improvisationsgabe in Notfallsituationen und – bei guten Arbeitsplatzbeziehungen – großer Loyalität können so zur Geltung kommen.

1 Allgemeiner Teil

1.1 Definitionen

Im ärztlichen Alltag werden die Begriffe Aufmerksamkeit und Konzentration häufig synonym verwendet. Konzentration bezeichnet indes eine bestimmte Art der Aufmerksamkeit, eine bei der sich die Aufmerksamkeit auf eine bestimmte Sache richtet, ohne von anderen Reizen abgelenkt zu werden. Mit Aufmerksamkeit ist generell die Wahrnehmung von Signalen aus der ganzen Umwelt gemeint, die kombiniert mit Vigilanz das schnelle Erfassen von Gesamtsituationen in ihrer Bedeutung gewährleistet (Rietzel u. Grolimund 2019). In der neuropsychologischen Literatur werden auch die Begriffe der geteilten und fokussierten Aufmerksamkeit verwendet (Lund 2001), wobei Letztere der Konzentration entspricht.

1.2 Allgemeine Differenzialdiagnostik von Störungen der Aufmerksamkeit und der Konzentration

Sollen Aufmerksamkeits- und Konzentrationsstörungen als alleiniger Ausgangspunkt für arbeitsmedizinische Überlegungen genommen werden, so müsste eine fast unendliche Liste an möglichen Differenzialdiagnosen diskutiert werden. Zum Beispiel:

Schlafmangel, Überlastung, verschiedene Angstzustände, zahlreiche andere psychische Störungen, Intoxikationen, Folgen von Substanz-Abusus, Medikamentennebenwirkungen, Eisenmangel und Anämie, Vitaminmangel, Unterernährung, Diabetes und andere endokrinologische Fehlfunktionen, weitere Stoffwechselkrankheiten oder Resorptionsstörungen, Insuffizienz verschiedener innerer Organe, paraneoplastisches Syndrom, starke Schmerzen, Dehydration, arterielle Hypotonie, beginnende Demenz, und vieles mehr.

Bei den meisten der oben angegebenen Krankheiten stehen jedoch andere Symptome als Aufmerksamkeits- und Konzentrationsstörungen im Vordergrund.

Auch Desinteresse, mangelndes Engagement bis Faulheit, sowie Über- und Unterforderung können die Aufmerksamkeit und Konzentration stören. Ebenso können verschiedener Formen von dysfunktionaler Führungskultur zu Aufmerksamkeits- und Konzentrationsproblemen führen.

Und natürlich kann ADHS, also die Aufmerksamkeitsdefizit- und Hyperaktivitätsstörung, zu Aufmerksamkeits- und Konzentrationsstörungen am Arbeitsplatz führen. Die in den letzten Jahren gestiegene Wahrnehmung der großen arbeitsmedizinischen Bedeutung von ADHS (Kessler et al. 2005, Fuermaier et al. 2021) legt eine gesonderte Darlegung nahe.

2 Spezieller Teil: Aufmerksamkeitsdefizit und Hyperaktivitätsstörung

2.1 ADHS-Symptome in den aktuell geltenden Diagnosesystemen ICD-11 und DSM-5

Die geltenden psychiatrischen Diagnosesysteme ICD-11 (WHO 2022) und DSM-5 (APA 2020) führen für ADHS die drei Leitsymptome Unaufmerksamkeit, Hyperaktivität und Impulsivität auf. Dabei wird zwischen einem vorwiegend unaufmerksamen, einem vorwiegend hyperaktiv-impulsiven und einem gemischten Typus unterschieden. Zu dieser kategorialen Einteilung wird, anders als in ICD-10 und DSM-IV, neu eine dimensionale Einschätzung in leicht, mittel und schwer eingeführt.

2.2 Einzelsymptome gegenüber klinischem Erscheinungsbild im Arbeitsumfeld

Andreasen sprach vom Tod der Phänomenologie, als sie darauf hinwies, dass die ausschließliche Konzentration auf einzelne in einer Liste abzuhakender Symptome für das verlässliche Erkennen und Verstehen von psychischen Störungsbildern nicht ausreichend ist (Andreasen 2007). Das trifft ganz besonders auf Menschen mit ADHS zu. So sind Konzentration und Aufmerksamkeit bei ADHS nicht gleichbleibend eingeschränkt, sondern können unter bestimmten Voraussetzungen sogar überdurchschnittlich sein. Bei demselben Individuum können sowohl die geteilte als auch die fokussierte Aufmerksamkeit erhöht oder erniedrigt sein, abhängig von der Situation.

Für eine verlässliche arbeitsmedizinische Diagnostik entstehen Schwierigkeiten, wenn die klinische Präsentation von ADHS eine große Variabilität aufweist, teilweise gar in scheinbarem Widerspruch zu den Leitsymptomen. Wesentliche und häufig vorkommende, typische Phänomene von ADHS können auf diese Weise nicht als Symptomatik einer ADHS erkannt werden und führen zu falschen Schlussfolgerungen. Das kann zu Arbeitsplatzproblemen führen, die bei entsprechenden Kenntnissen über ADHS vermeidbar wären: zum Vorteil der Beschäftigten und der Führungskräfte.

2.3 Exkurs: Funktioneller Hintergrund des klinischen Erscheinungsbildes von ADHS

Für ein besseres Verständnis der nachfolgend aufgeführten, speziellen ADHS-Phänomene soll kurz ein Überblick über Pathogenese und Funktionsweise gegeben werden.

Bei ADHS kann man heute von einer genetischen Ursache ausgehen (Faraone 2004). Die Prävalenz beträgt rund 5 %. Weitere Faktoren wie das soziale Umfeld, die Familienverhältnisse, Begabungen, individuelle Interessen und anderes spielen ebenso eine pathogenetische Rolle.

Bei den genetisch bedingten, neurobiologischen Mechanismen sind einige Grundlagen bekannt. So steht bei ADHS in gewissen Hirnbahnen weniger Dopamin und Noradrenalin zur Verfügung, wobei Dopamin unwesentliche Informationen dämpft, während Noradrenalin die wichtigen verstärkt (Trott 1993). Darauf aufbauend wurden verschiedene Filter- und Steuerungsmodelle entwickelt, die für das klinische Verstehen von ADHS relevant sind.

2.3.1 Informationen: Filtermodell

Informationen – sowohl die von außen kommenden Reize als auch die eigenen Gedanken und Assoziationen – werden weniger automatisch in wichtig und unwichtig aufgeteilt (Armstrong et al. 2001). Die Bedeutung für das praktische Leben liegt darin, dass im Alltag schnell zu viel an Eindrücken und ausgelösten Gedanken anfällt, was zu einem Verlust des

Überblicks, konsekutiver Unsicherheit und Entscheidungshemmung führt *(Abb. 1)*. Dieses native Grundmuster von ADHS ist bei Alltagsanforderungen hinderlich, es bedeutet aber keineswegs, dass Menschen mit ADHS immer langsam sind. Unter bestimmten Umständen, wie z.B. bei großem Interesse oder langer Erfahrung in einem Gebiet, in Notfallsituationen, oder falls günstige Copingmechanismen erarbeitet werden konnten, können Menschen mit ADHS oft besonders schnell und innovativ auf wechselnde Situationen reagieren.

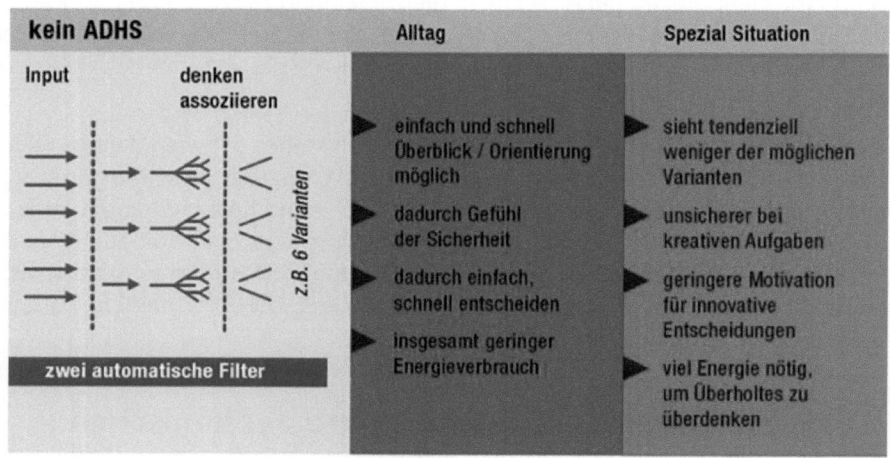

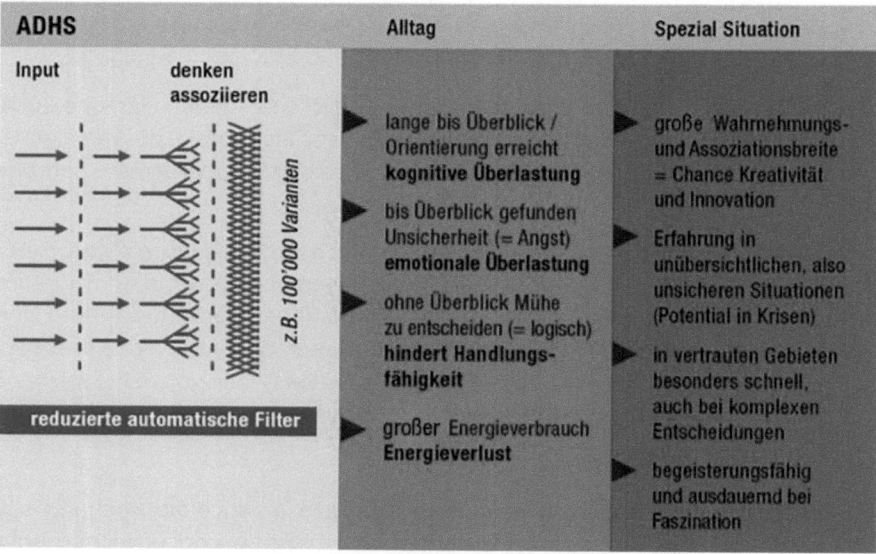

Abb. 1: Filtermodell ADHS: Vergleich der Vor- und Nachteile zwischen neurotypischer und ADHS-Kondition (Lachenmeier 2021)

2.3.2 Funktionen: Steuerungsmodell

Unter Exekutiven Funktionen wird eine Gruppe höherer Hirnfunktionen verstanden, die auch als zentrales Managementsystem des Gehirns (Kordon u. Kahl 2004) bezeichnet wird. Das beinhaltet v.a. Funktionen der Fokussierung, der Wahrnehmung, der Impulssteuerung und der Organisation. Diese Funktionen sind bei ADHS normal (!) vorhanden. Deren Ansteuerung und Dosierung ist jedoch aufgrund einer reduziert aktiven Steuerung teilweise an spezielle Voraussetzungen gebunden *(Abb. 2)*. Der Nachteil ist, dass momentan interessante Reize leicht die Funktion der Steuerung übernehmen, also zur Ablenkung führen. Andererseits kann aus gleichem Grund positiv verbucht werden, dass sich Menschen mit ADHS bei gegebenem, intrinsischen Interesse besser und länger auf eine Aufgabe konzentrieren können als neurotypische. Das ist als positives Hyperfokussieren bekannt (Krause u. Krause 2013).

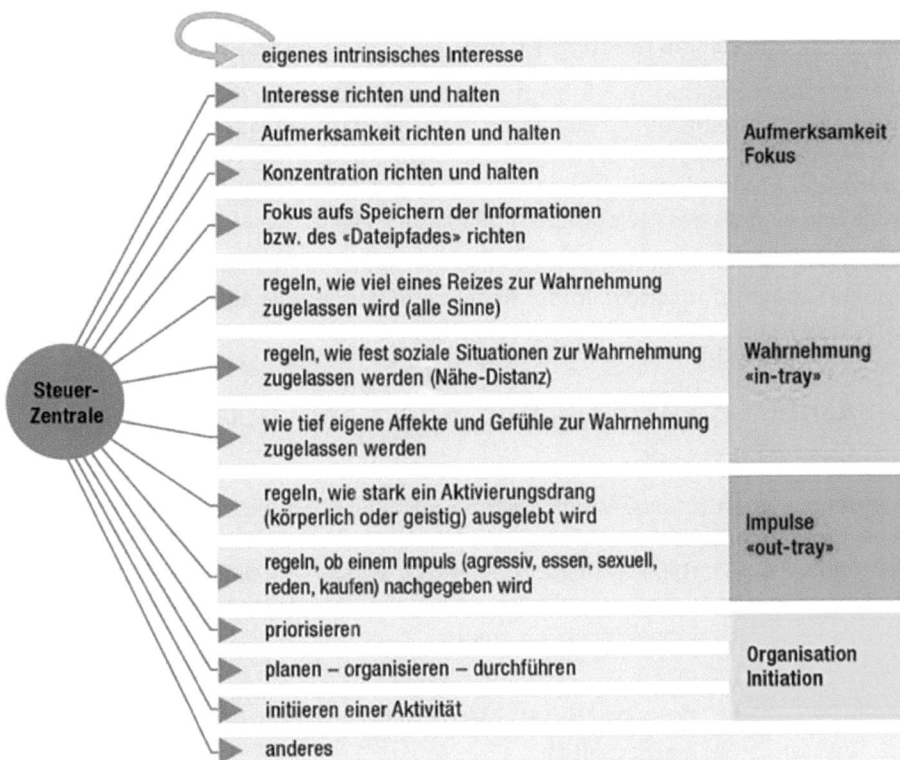

Abb. 2: Steuerungsmodell ADHS: die exekutiven Funktionen sind normal vorhanden, die Steuerzentrale ist dagegen reduziert aktiv

2.3.3 Coping und andere sekundären Phänomene

Folge der reduzierten Filter- und Steuerungsfunktion bei ADHS sind die primären Phänomene und verhaltensmäßigen Gesetzmäßigkeiten bei ADHS. Daneben entwickelt jede betroffene Person mehr oder weniger taugliche Wege (Copingmechanismen), wie sie mit der Flut an zu verarbeitenden Informationen und der reduzierten Ansteuerung ihrer exekutiven Funktionen umgeht, oft mit großem Erfindergeist.

Ein großer Teil der Schwierigkeiten mit ADHS resultiert aus ungünstigen Copingmechanismen oder aus Nebenwirkungen eines an sich zielführenden Copings. So kann mit habituellem, zweitem Nachfragen von Anweisungen zwar sichergestellt werden, dass man eine Aufgabe verstanden hat. Allerdings wird auch verlässlich Ärger bei der Führungskraft getriggert, mit entsprechend negativen Langzeitfolgen in der Arbeitsbeziehung. In diesem Sinn kommt es bei Unkenntnis der ADHS-Funktionsweise zu zahlreichen Missverständnissen, die zu verhindern wären.

2.3.4 Verzögerte Hirnentwicklung

Die genetische Kondition ADHS zeigt sich auch in einer verzögerten Hirnentwicklung (Shaw et al. 2007). Achtung: verzögert, nicht vermindert! Betroffen sind soziale und emotionale Fähigkeiten, dagegen ist die intellektuelle Entwicklung teilweise sogar weiter. Als Faustregel gilt, dass betroffene junge Menschen mit ADHS rund drei Jahre „jünger" (kindlicher, naiver) sind als das biologische Alter (Barkley 2011).

Bei Auszubildenden und jungen Angestellten ist daher häufig mehr Führung im Sinne von „klar aber herzlich" notwendig. In der Regel kann davon ausgegangen werden, dass der Rückstand zwischen 20 und 30 Jahren aufgeholt wird.

2.4 Arbeitsmedizinisch besonders bedeutsame klinische Symptomatik

Nachfolgend werden einige der wichtigsten klinischen Phänomene von ADHS geschildert, auf die es sich im arbeitsmedizinischen Umfeld besonders zu achten lohnt. Die Beschreibungen sind als archetypische Grundmuster zu verstehen, die aber individuell unterschiedlich stark ausgeprägt sein können. Die Tipps zu prophylaktischen oder reaktiven Maßnahmen gelten sinngemäß als Faustregeln.

2.4.1 Phänomen der speziellen Lernkurve (z.B. Einarbeitung an neuer Arbeitsstelle)

Typisches Phänomen

Ein gut qualifizierter, neuer Angestellter scheint in der ersten Zeit in keiner Weise seinen Qualifikationen zu entsprechen. Er findet sich schlecht zurecht, ist auffällig unsicher, stellt wiederholt die gleichen Fragen (oder versteckt auffällig seine Unsicherheit), wirkt unruhig, kennt die Namen der anderen in der Abteilung auch nach Wochen noch nicht, macht unerklärliche, banale Fehler.

Die Entwicklung nimmt dann meist einen von zwei Wegen:

*   Entweder das Arbeitsverhältnis wird schon in der Probezeit beendet, sei es, weil der neue Mitarbeiter aufgibt, sei es, weil der Arbeitgeber das Vertrauen in ihn verliert.
*   Oder es kommt nach einiger Zeit zu einem plötzlichen Wissenssprung. Von einem Tag auf den anderen kennt sich der neue Mitarbeiter fast besser aus als vergleichbare Mitarbeiter ohne ADHS.

Auf ähnliche Weise kann sich dieses Phänomen nach Änderung von Arbeitsabläufen, Reorganisationen, Versetzung auf andere Abteilungen oder beim Wechsel der direkten Mitarbeiter zeigen.

Erklärung

Die Lernkurve zeigt bei ADHS typische Eigenheiten, falls der Betroffene keine spezifischen Copingstrategien entwickelt hat. Aufgrund der weniger automatischen Gewichtung der neuen Informationen erscheinen diese vorerst weitgehend gleich wichtig. Unweigerlich wird versucht, sich alles zu merken, was natürlich nicht funktioniert. So werden zwar viele Daten aufgenommen, allerdings vorderhand ohne Gesamtzusammenhang. Subjektiv erlebt die betroffene Person dies als Unfähigkeit, die sie umso weniger versteht, wenn sie zuvor an einem vergleichbaren Arbeitsplatz erfolgreich gewesen war. Es resultieren Unsicherheit, Stress und Fehleranfälligkeit.

Kann diese Phase durchgestanden werden, dann werden sich die unzähligen, gleichgewichteten Informationen im neuen Gebiet zu einem Gesamtbild zusammensetzen, sobald ausreichend viele aufgenommen wurden. Dabei bildet sich nicht nur ein Gesamtüberblick. Aufgrund der vorgängigen, ungewichteten Aufnahme von Informationen gründet der Gesamtüberblick auf einer überdurchschnittlichen Anzahl an Details. Daraus entwickelt sich die besondere Gabe, dysfunktionale Abläufe sofort zu erkennen und kreative Lösungswege zu finden.

Prophylaktische oder reaktive Maßnahmen

Wird eine Lernkurve wie oben beschrieben beobachtet, sollte das frühzeitig angesprochen werden (Zusammenarbeit Führungskräfte und Betriebsärztinnen und Betriebsärzte). Dabei empfiehlt es sich, die funktionalen Abläufe zu erklären, vorzugsweise ohne diese mit „ADHS" zu etikettieren – zu diesem Zeitpunkt würden allfällige Vorurteile unnötig Widerstand hervorrufen.

Ist die ADHS schon bekannt, dann empfiehlt sich meist ein offenes Gespräch über die ADHS-Hintergründe der Lernkurve und möglichen Auswirkungen während der Einarbeitungszeit.

In beiden Fällen soll das Angebot eines Mentoring geprüft werden, allenfalls vermehrte Möglichkeiten für Rückfragen. Das reduziert sowohl aufseiten des Arbeitnehmers als auch beim Arbeitgeber den Druck. Die Einarbeitungszeit kann konstruktiv überstanden werden. Zahlt sich in besonders zufriedenen, aber auch einsatzbereiten, loyalen Beschäftigten aus.

2.4.2 Phänomen des Top-Flop

Typisches Phänomen

Arbeitnehmer, bei denen eine hohe Variabilität sowohl bezüglich Quantität als auch Qualität der Arbeitsleistung beobachtet werden kann. Zum Beispiel werden anspruchsvolle Aufgaben zeitgerecht mit Engagement bestens erledigt. Umgekehrt kommt es bei einfachen Alltagsaufgaben nicht nur zu Verzögerungen, sondern zu groben Fehlleistungen. Typisch auch, dass neben herausragenden fachlichen Leistungen oft die organisatorische und administrative Zuverlässigkeit weit unterdurchschnittlich ist. Kleine Aufgaben wie das Organisieren von Terminverschiebungen, die Beantwortung einfacher Mails u.ä. kann längere Zeit liegenbleiben und zu ernsthaften Problemen bei den Arbeitsabläufen führen.

Erklärung

- Bei reduzierter Aktivität der Steuerzentrale richtet sich die Aufmerksamkeit automatisch und überwiegend zu den spannenden Aufgaben, die ein intrinsisches Interesse wecken. Das Phänomen des positiven Hyperfokussierens ist bei ADHS erheblich ausgeprägter als bei Nicht-ADHS. Die entsprechenden Aufgaben können unter vollem Einsatz geleistet werden.
- Umgekehrt ist aus dem gleichen Grund die Aktivierung der Konzentration bei langweiligen Pflichtaufgaben bei ADHS ebenso deutlich erschwert, die Ablenkbarkeit erhöht.

Als extreme Variante des Top-Flop-Phänomens kann es bei positivem Hyperfokus dazu kommen, dass unglaublich schnell und enorm detailliert komplexe Ideen und Entwicklungen wie ein Wasserfall abgegeben werden, sodass niemand folgen kann. Das führt regelmäßig zu Missverständnissen. Häufig resultieren gegenseitig verhärtete bis rechthaberische Positionen. Nicht selten kommt es auch zur Kündigung, sei es durch den Arbeitnehmer oder den Arbeitgeber.

Prophylaktische oder reaktive Maßnahmen

- Soweit möglich ADHS-Mitarbeiter dort einsetzen, wo deren intrinsische Interessen hoch sind. Selbstverständlich nur bei entsprechender Qualifikation.
- Gleichzeitig auf klaren Strukturen und Abläufen bestehen. Selbstverständlich müssen auch Alltagsaufgaben gemäß Arbeitsvertrag erfüllt werden. Die Ausrichtung daran kann als Orientierungshilfe nützlich sein.
- Allenfalls Unterstützung in der Arbeitsorganisation bieten. Zum Beispiel darauf achten, dass der ADHS-Arbeitnehmer nicht unnötig unterbrochen wird. Jede Unterbrechung

bedeutet maximale Ablenkung mit unzähligen Assoziationsbäumen (Lachenmeier 2020). Um das zu verhindern, sollen den ADHS-Mitarbeitern im Idealfall die Aufträge gebündelt ein bis zweimal pro Tag und nicht sukzessive erteilt werden.

2.4.3 Phänomen des friedlichen, aber gelegentlich explosiven Mitarbeiters

Typisches Phänomen

Meist unauffälliger Arbeitnehmer, in manchen Situationen besonders zuvorkommend und bereit für Zusatzeinsatz oder für die Unterstützung von Kolleginnen und Kollegen. Eher zurückhaltend, fragt aber etwas vermehrt nach Rückbestätigungen, auch bei anerkannt guter Leistung. Wirkt dabei weder wirklich unterwürfig noch zeigt er ein penetrantes „fishing for compliments".

Aus kleinem Anlass kann schnell eine heftige Auseinandersetzung entstehen, überbordend und eskalativ. Von außen zunächst nicht verständlich. Oft – aber nicht immer – beruhigt sich die Situation schnell. Meist folgt darauf ein tendenziell übertriebenes Entschuldigen, bis hin zu lästigem Beteuern von Reue.

Erklärung

- Vielen Menschen mit ADHS fällt es aufgrund des reduzierten Filters schwer, die Orientierung über die eigenen Qualitäten und Leistungen im Vergleich zu anderen kontinuierlich zu erkennen. Als Vergleich kann die reduzierte Orientierung im Nebel dienen. Die *quantitative*, kognitive Überlastung verursacht Verunsicherung, was zu vermehrtem Einholen von Rückmeldungen führt. Dies hat weder mit psychodynamisch bedingtem, unterwürfigen Abwehren noch mit einer pathologisch narzisstischen Struktur zu tun, auch wenn dies leicht verwechselt wird.
- Als zweiter Mechanismus spielt das negative Hyperfokussieren eine zentrale Rolle (Lachenmeier 2014). Unter „*2.3.2. Funktionen: Steuerungsmodell*" wurde das Phänomen des positiven Hyperfokussierens beschrieben. Negatives Hyperfokussieren wird durch entsprechend negative Reize ausgelöst *(Abb. 3.)*. Dabei können die negativen Reize reale oder vermeintliche Kritik, Fehler oder Ablehnung sein. Die Wahrnehmung engt sich darauf ein. Die positiven Eigenschaften, über welche der Betreffende verfügt, werden von ihm kaum mehr als Gegengewicht wahrgenommen. Das eigene Selbst scheint existenziell in Frage gestellt, was zu entsprechend heftiger Reaktion und konsekutiver Eskalation führen kann.
- Sobald der negative Hyperfokus abebbt, erkennt der Betroffene meist sein übertriebenes Verhalten. Daraus entwickelt sich eine zweite Welle des negativen Hyperfokus, diesmal auf Scham und Schuldgefühle, mit der Folge des übertriebenen Entschuldigens.

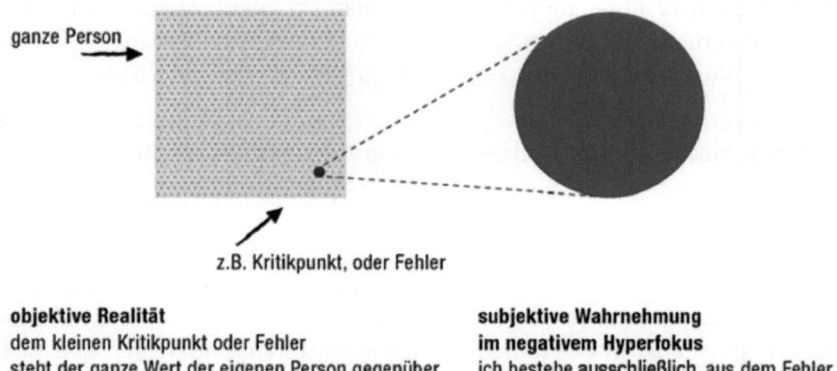

ganze Person

z.B. Kritikpunkt, oder Fehler

objektive Realität
dem kleinen Kritikpunkt oder Fehler
steht der ganze Wert der eigenen Person gegenüber

subjektive Wahrnehmung
im negativem Hyperfokus
ich bestehe ausschließlich aus dem Fehler

Abb. 3:   Negativer Hyperfokus: Situation wird extremer als real wahrgenommen, reaktive Gefühle und Impulse sind entsprechend verstärkt

Prophylaktische oder reaktive Maßnahmen

Mitarbeiter mit ADHS sollen aufgrund der beschriebene Phänomene keinesfalls in Watte gepackt werden. Vielmehr geht es darum, eine Person angemessen zu achten und zu respektieren. Förderlich ist dabei der Verzicht auf ein Schonklima (!) und eine Haltung des Zutrauens, dass anspruchsvolle, dem Ausbildungs- und Erfahrungsstand entsprechende Leistungen erbracht werden können.

Bedingung, dies zu gewährleisten, ist eine entsprechende Kenntnis und Berücksichtigung der ADHS-Funktionsweise. Bei notwendiger Kritik muss mehr als bei anderen Mitarbeitern sichergestellt werden, dass im Moment der Kritikäußerung der Adressat wahrnimmt, dass man ihm trotz aller Kritik mit grundsätzlicher Achtung begegnet. Das verhindert in den meisten Fällen die sonst oft verheerenden Eskalationen, zum Vorteil aller. Die Bedeutung der zwischenmenschlichen Beziehung für erfolgreiches Arbeiten von und mit Menschen mit ADHS kann nicht hoch genug eingeschätzt werden (Weiss 2012).

2.4.4 Phänomene der Abgrenzungsproblematik und konsekutiver Erschöpfung

Typisches Phänomen

Umgänglicher, zuvorkommender Mitarbeiter, immer wieder bereit, Zusatzaufgaben anzunehmen oder anderen bei deren Arbeit behilflich zu sein – unabhängig davon, ob der andere hierarchisch auf höherer, gleicher oder untergebener Stufe steht. Die Bearbeitung von Aufträgen unterliegt häufig perfektionistischen Ansprüchen. Selbst bei banalsten Alltagsaufgaben werden sämtliche Hintergründe überprüft sowie alle möglichen zukünftigen Eventualitäten berücksichtigt. Fünfe gerade sein zu lassen fällt außerordentlich schwer. Kernaufgaben bleiben teils liegen, gleichzeitig werden überdurchschnittlich viele Überstunden angehäuft.

Zunehmend entwickelt sich ein Gefühl der Überforderung, der Arbeitsüberlastung, der fehlenden Anerkennung. Er wähnt sich ausgenutzt und ausgeliefert, reagiert missmutig bis vorwurfsvoll. Erschöpfungsphänomene bis hin zu Burnout treten auf.

Erklärung

Informationen ungewichtet und ungefiltert aufzunehmen heißt, dass vorerst weder Selektion noch Priorisieren stattfindet. Ohne entsprechendes Coping ist das Erledigen der Kernaufgaben im passenden Perfektionsgrad erschwert.

Wird der Betreffende für Hilfestellungen angefragt, löst dies einen ungebremsten ungewichteten Gedankenbaum aus. Diesem Mitarbeiter fällt es äußerst schwer auszumachen, welcher Auftrag berechtigt oder ihm zuzumuten ist, und welcher nicht. Er müsste dafür zu viele der ausgelösten Gedanken und Assoziationen durcharbeiten. Als Coping kann sich eine Art Alles-oder-Nichts-Prinzip etablieren: man sagt immer nein, oder eben immer ja. Beziehungsweise man versucht immer alles im höchsten Perfektionsgrad zu erledigen. Das erscheint unbewusst als die einfachere Lösung, als all die vermeintlich unüberblickbaren Möglichkeiten durchzudenken und eine Auswahl zu treffen.

Prophylaktische oder reaktive Maßnahmen

Im Rahmen der betrieblichen Arbeitsmedizin darauf hinwirken, dass bei ADHS-Mitarbeitern möglichst eindeutige Strukturen definiert werden. Beginnend bei klarer Umschreibung des Arbeitsauftrages, bis hin zur Festlegung, wer in welchem Rahmen weisungsberechtigt ist. In gleichem Sinne gilt es festzuhalten (und daran zu erinnern), dass Hilfestellungen für andere i.d.R. nur dann geleistet werden sollen, wenn die Aufgaben nicht in Verzug sind.

Wichtig: diese Strukturen sind keine unterdrückenden Einschränkungen, sondern dienen dem Betreffenden, seine Fähigkeiten im Rahmen der eigenen Anstellung vollumfänglich zu nutzen. Solche Strukturen wären an sich für alle Beschäftigten sinnvoll, um die Arbeitsgestaltung zu optimieren.

Allenfalls empfiehlt sich dazu ein Coaching am Arbeitsplatz oder die Überweisung zur fachspezifischen Behandlung.

2.4.5 Phänomen des Adrenalinjunkies und allfälliges Suchtverhalten

Typisches Phänomen

Meist engagierter Mitarbeiter, der gerne die Grenzen auslotet. Im harmlosesten Fall dadurch, dass er seine Scherze zu weit treibt. Je nach Berufsumfeld werden riskante Geschäftsentscheide getroffen, in Handwerksbetrieben Sicherheitsregeln missachtet oder in

Blaulichtberufen gefährliche Alleingänge gemacht. Typischerweise aber absolut zuverlässig und einfallsreich in Krisen- und Notfallsituationen. Nach Notfalleinsätzen folgen häufig starke Selbstzweifel, allenfalls durch Prahlereien überdeckt. In ruhigeren Arbeitsphasen zeigt sich Unruhe mit wenig produktivem Herumtigern im Betrieb.

Mit der Zeit zeigen sich Verschleißerscheinungen. Manchmal treten depressive Stimmungsschwankungen auf, die aber mit neuen, spannenden Aufgaben sofort verschwinden. Nicht selten entwickelt sich über die Zeit ein Suchtverhalten, wobei Substanzabusus, Spielsucht, Sexsucht und Risikosportarten im Vordergrund stehen.

Erklärung

- Bei ADHS steht in gewissen Hirnbahnen weniger Noradrenalin zur Verfügung *(siehe Abschnitt 2.3 „Exkurs: Funktioneller Hintergrund des klinischen Erscheinungsbildes von ADHS")*, welches wichtige Reize verstärkt und dadurch Orientierung bietet, die bei ADHS im Alltag folglich vermindert ist. Durch risikoreiches Verhalten, oder wahlweise durch Notfallsituationen wird die Adrenalinausschüttung verstärkt. Dadurch wird das bei ADHS fehlende Noradrenalin teilweise ersetzt, der Betreffende taucht quasi aus dem Nebel der unzählig-ungewichteten in die klare Sicht der wenigen-doch-relevanten Informationen auf. Das erlaubt besonders kompetentes Handeln, was nicht nur beruflich hilfreich ist, sondern dem Betreffenden zumindest für den Moment das Wahrnehmen seiner Qualitäten ermöglicht.
- Nach Ende des Adrenalinkicks fällt der Filtereffekt zusammen, wodurch die Unsicherheit zurückkehrt mit den beschriebenen Selbstzweifeln und der Unruhe.
- Der Drang zum Erleben der Klarheit während eines Adrenalinschubes verführt zu entsprechendem Risk-Seeking und entsprechenden Fehlentwicklungen.

Prophylaktische oder reaktive Maßnahmen

Bei solchen ADHS-Mitarbeitern ist es wichtig, dass ihnen der Nutzen ihres Vorteils in Risikosituationen anerkannt wird. Gleichzeitig gilt es den Hintergrund davon zu vermitteln. Damit können die übermäßigen Selbstzweifel nach den Adrenalinkicks zumindest teilweise verhindert und die Gefahr eines gefährlichen Risk-Seeking beziehungsweise einer Suchtentwicklung vermindert werden.

2.4.6 Iatrogenes Phänomen bei ADHS: auffällig tageszeitliche Schwankungen

Typisches Phänomen

ADHS-Mitarbeiter, der bekannterweise mit Stimulanzien behandelt wird. Dabei fällt auf, dass er trotz Medikation ab frühem Nachmittag unkonzentriert, ineffizient und schnell gereizt ist.

Erklärung

Das Ansprechen auf die bei ADHS eingesetzten Stimulanzien wie Methylphenidat, Dexmethylphenidat und Lisdexamphetamin ist individuell sehr unterschiedlich, sowohl Effekt als auch Dauer der Wirkung betreffend. Zudem ist bei retardierten Produkten die klinische Wirkdauer selten so lange, wie von Herstellern angegeben. Das bedeutet, dass ein mit „ganztägige Wirkung" beworbenes Präparat u.U. nur sechs bis acht Stunden anhält, am Nachmittag demnach nicht mehr wirkt. Durch das Absinken der Wirkung kehren die mit der Medikation behandelten Schwierigkeiten zurück. Damit einher gehen verständlicherweise Frustrationen bei den Betroffenen.

Dieses Phänomen ist demnach nicht dem Vorliegen einer ADHS zuzuschreiben. Es ist iatrogen bedingt durch eine – leider nicht selten – ungenügend begleitete Medikamenteneinstellung.

Prophylaktische oder reaktive Maßnahmen

Evaluation der Medikation mit dem Mitarbeiter und Vorschlag an den behandelnden Arzt, eine ausreichende Medikation über den ganzen Tag verteilt anzustreben. Darauf achten, dass nicht durch eine große Einmaldosis am Morgen vormittags eine Überdosierung entsteht (geringe Überdosierung → besonders unruhig-fahrig; mittlere Überdosierung → gedämpft-verlangsamt), und es nachmittags wegen der kurzen Wirkdauer trotzdem zur Unterdosierung kommt. Die Gesamtmenge muss sinnvoll verteilt eingenommen werden.

2.5 Die andere – positive – Seite der Medaille ADHS

Zum Abschluss sei nochmals betont, dass die genetische Kondition ADHS nicht nur zu großen Schwierigkeiten führen, sondern auch handfeste Vorteile bieten kann. Wenn diese bekannt sind, und vor allem wenn bekannt ist, welche Voraussetzungen diese aktivieren beziehungsweise verhindern, dann eröffnen sich Chancen für die Betroffenen, die Betriebe und letztlich die gesamte Gesellschaft. Bei der gegebenen Prävalenz von 5 % ist es sinnvoll, entsprechendes Grundwissen in die Betriebe zu tragen.

Literatur

American Psychiatric Association (2020). Diagnostische Kriterien DSM-5®. Hogrefe, Bern

Andreasen NC (2007). DSM and the death of phenomenology in America: an example of unintended consequences. Schizophr Bull 33(1):108–112

Armstrong CL, Hayes KM, Martin R (2001). Neurocognitive problems in inattention deficit disorder. Alternative concepts and evidence for impairment in inhibition of selective attention. Ann NY Acad Sci 931: 196–210

Barkley RA (2011). ADHD through lifecircle – new developments and new trends in diagnosis and treatement. Workshop Swiss Society for ADHD, Bern

Faraone S (2004). A family genetic perspective. APA, New York

Fuermaier, A.B.M., Tucha, L., Butzbach, M. et al. (2021). ADHD at the workplace: ADHD symptoms, diagnostic status, and work-related functioning. J Neural Transm 128, 1021–1031. doi: 10.1007/s00702-021-02309-z (Stand 10.2021)

Kessler RC, Adler L, Ames M, Barkley RA, Birnbaum H, Greenberg P et al (2005). The prevalence and effects of adult attention deficit/hyperactivity disorder on work performance in a nationally representative sample of workers. J Occup Environ Med 47 (6): 565–572

Kordon A, Kahl KG (2004). Aufmerksamkeitsdefizit-/Hyperaktivitätsstörung (ADHS) im Erwachsenenalter. Psychother Psychosom Med 54: 124–136

Krause K, Krause KH (2013). ADHS im Erwachsenenalter: Symptome-Differenzialdiagnose-Therapie. Schattauer, Stuttgart

Lachenmeier H (2014). Selbstwertwahrnehmung bei ADHS Erwachsener. Swiss Arch Neurol Psychiatry 165 (2): 47–53

Lachenmeier H (2020). Coaching der Arbeitgeber und Führungskräfte von ADHS Mitarbeitern. ADHS Fokus Nr.21/2020: 4–7

Lachenmeier H (2021). Mit ADHS erfolgreich im Beruf. So wandeln Sie vermeintliche Schwächen in Stärken um. Springer Verlag, Berlin Heidelberg

Lund H (2001). Attention and pattern recognition. Routledge, Hove East Sussex

Rietzel St, Grolimund F (2019). Erfolgreich lernen mit ADHS: Der praktische Ratgeber für Eltern. Hogrefe, Bern

Shaw P, Eckstrand K, Sharp W, Blumenthal J, Lerch JP, Greenstein D, Clasen L, Evans A, Griedd J, Rapoport JL (2007). Attention-deficit/hyperactivity disorder ist characterized by a delay in cortical maturation. PNAS 104 (49): 19649–19654

Trott GE (1993). Das hyperkinetische Syndrom und seine medikamentöse Behandlung. Johann Ambrosius Barth, Leipzig

Weiss L (2012). ADS im Job: kreativ, hyperaktiv – und erfolgreich. 4. Aufl. Brendow, Moers

World Health Organization (2022). ICD-11. https://icd.who.int/browse11/l-m/en#/http://id.who.int/icd/entity/821852937 (Stand 10.2021)

32 Niedergeschlagenheit

KRISTIN HUPFER UND JESSICA LANG

Zusammenfassung

Die Niedergeschlagenheit kann eine gesunde und biologisch sinnvolle Reaktion auf belastende Situationen sein: Betroffene können als Folge ihrer Wahrnehmung, dass ihre Lebensumstände unbefriedigend sind, Ressourcen aktivieren, vielleicht auch zusätzlich Unterstützer finden, um in eine bessere Lage zu kommen. Andererseits kann sich die Niedergeschlagenheit jedoch auch zum Symptom einer psychischen Störung entwickeln. Dann ist diese Emotion verknüpft mit anderen Gefühlen und Ängsten wie Hoffnungslosigkeit, Einengung des Denkens auf Negatives, Ratlosigkeit und Entscheidungsunfähigkeit bis hin zur inneren Lähmung. Die häufigsten Krankheitsbilder mit diesen Symptomen sind je nach Ätiologie und Symptomatik Anpassungsstörung, posttraumatische Belastungsstörung, Dysthymie oder depressive Episode. Die Ursachen von Niedergeschlagenheit und Depression sind multifaktoriell. Neben Veranlagung und privater Lebensumstände kann auch der Arbeitsplatz Auslöser und Verstärkungsfaktor sein. Dies belegt die Notwendigkeit von primär- sekundär- und tertiärpräventiven Maßnahmen in Form der Verhaltens- und Verhältnisprävention für alle Beschäftigten: Das beginnt mit menschengerechten Arbeitsplätzen – die Gefährdungsbeurteilung psychische Belastungen liefert dazu umfangreiche Anhaltspunkte zur diesbezüglichen Arbeitsgestaltung. Eine zweite Säule ist die Früherkennung von psychisch beanspruchten Beschäftigten mit dem Ziel der Verhinderung von manifesten Erkrankungen durch eine situationsangepasste Unterstützung oder, wenn schon eine Erkrankung vorliegt, durch schnelle Vermittlung in Therapie. Betriebe benötigen darüber hinaus ein valides Konzept für die Rückführung erkrankter Beschäftigter an den Arbeitsplatz (Tertiärprävention). Hier spielt das Betriebliche Eingliederungsmanagement (BEM) eine wichtige Rolle. Ein gelingendes Präventionskonzept basiert auf einer engen Koordination der innerbetrieblichen Akteure (Betriebsleitung, Personalstelle, Betriebsrat, Betriebsärzte, Sicherheitsfachkräfte und ggf. betriebliche Sozialarbeit) und einer guten Vernetzung mit externen Institutionen bzw. Fachkräften.

1 Allgemeiner Teil

1.1 Definition und Stellenwert des Symptoms – Abgrenzung zu Anpassungsstörung, Burnout und Depression

1.1.1 Niedergeschlagenheit als Adaptationsmechanismus

Niedergeschlagenheit ist eine natürliche und erst einmal gesunde Emotion, die eine Reaktion auf ein für das Individuum unerwünschtes Ereignis darstellt. Synonyme zu Niedergeschlagenheit sind Traurigkeit, Bedrücktheit, Trübsinnigkeit. Die Niedergeschlagenheit zählt neben Freude, Überraschung, Ekel, Wut und Angst zu den 6 Basisemotionen. Anders als bei der Depression, bei der nicht selten gar kein direkter Auslöser gefunden wird, ist die Niedergeschlagenheit typischerweise situativ bedingt: Die 6 typischen Auslöser für eine Niedergeschlagenheit sind Todesfälle, Partnerverlust, soziale Isolation, Misserfolg, Überlastung aber auch die Wintersaison (Keller u. Nesse 2005).

Emotionen wie z.B. die Niedergeschlagenheit treten in allen Kulturen auf. Sie beruhen auf einer subjektiven Bewertung einer Reizsituation und sind verbunden mit den zugehörigen physiologischen Reaktionen (Tachykardie, Schwitzen, weite Pupillen...), einem typischen Gesichtsausdruck und einer charakteristischen Körperhaltung. So senden Menschen nonverbale Botschaften über ihre Befindlichkeit an ihre Mitmenschen. Das kann bei positiven Emotionen ansteckend wirken und so das Wohlbefinden und die Gruppenkohäsion verstärken. Bei negativen Emotionen kann dadurch Hilfsbereitschaft ausgelöst werden oder aber auch Ärger, Unverständnis und Abwendung. Insofern birgt das Zeigen negativer Emotionen durchaus Risiken, die am Arbeitsplatz, je nachdem, welch ein Klima dort herrscht, fatale Folgen haben können. Schlechte Erfahrungen mit einer solchen Offenheit können daher Ursache für das Unterdrücken von Gefühlen sein. Längerfristig besteht dann jedoch die Gefahr, dass sich diese negativen Gefühle anstauen, die dann das Abgleiten in eine Opferrolle bzw. egozentrische Sichtweise begünstigen und so zu chronischer Unzufriedenheit führen („innere Kündigung"). Diese Haltung kann dann unkontrolliert eine zerstörerische Kraft entfalten.

Quoidbach et al. (2014) konnten zeigen, dass Menschen, die ihre eigenen Emotionen differenziert wahrnehmen können, auch einfühlsamer gegenüber ihren Mitmenschen sind, und eine hohe emotionale Intelligenz zeigen. Dies ist mit psychischer Stabilität assoziiert. Die Forscher vermuten, dass diese Menschen durch die höhere emotionale Variabilität besser in der Lage sind, ihre Gefühle zu regulieren und das eigene Verhalten an die Herausforderungen des Alltags anzupassen.

Der biologische Sinn hinter den Emotionen ist auch, dass sich das Individuum der unbefriedigenden oder befriedigenden Situation dahinter bewusst wird und sich bemüht, entweder Veränderungen herbeizuführen, um das Unwohlsein zu beenden bzw. anstrebt, diesen Status aufrecht zu erhalten, wenn er angenehm ist. Sowohl positiv als auch negativ gefärbte Emotionen fördern also Motivation, Handlungsbereitschaft, Lernen, Kommunikation und Kognition im Interesse der Zielerreichung (Furnham 2010).

Schon Darwin postulierte, das ultimative Ziel unserer Emotionen bestehe darin, Anpassung, Überleben und Koexistenz zu erleichtern (Darwin 1897). So ist auch die Emotion Niedergeschlagenheit erst einmal biologisch sinnvoll und idealerweise letztlich ein kreativer Prozess. Je nach auslösender Situation leitet sie dann einen Adaptationsprozess bzw. eine Neuorientierung ein: Das kann der Abschied von unrealistischen Erwartungen sein, von gescheiterten Beziehungen oder anderen Schicksalsschlägen. Von einer produktiven Verarbeitung können wir sprechen, wenn die Betroffenen sich jetzt auf ihre Stärken besinnen, andere hilfreiche Beziehungen vertiefen, vielleicht auch neues Verhalten ausprobieren.

1.1.2 Psychische Störungen mit dem Symptom Niedergeschlagenheit

Beck und Bredemeier (2016) bezeichnen Depression als Anpassung zur Schonung von Energie nach dem wahrgenommenen Verlust einer Investition in eine lebenswichtige Ressource wie eine Beziehung, eine Gruppenidentität oder ein persönlicher Wert. Was für das akute Ereignis eine sinnvolle Reaktion ist, stellt über die Zeit allerdings eine Gefahr für unsere mentale Gesundheit dar. Wenn Niedergeschlagenheit unvermindert oder sogar zunehmend zu einer Lähmung, zu Rat- und Hilflosigkeit führt und die Bewältigung der Situation behindert, entwickelt sie Krankheitswert, wobei die Übergänge zwischen gesunder und pathologischer Reaktion fließend sind.

Die unmittelbar erste übersteigerte und irrationale Reaktion auf stark belastende, bedrohliche Ereignisse ist die *akute Belastungsreaktion*. Sie tritt direkt nach dem Ereignis auf und hält Stunden bis wenige Tage an, beginnend mit einer Art von „Betäubung", einer Bewusstseinseinengung und eingeschränkten Aufmerksamkeit. Dabei besteht Unfähigkeit, Reize zu verarbeiten. Betroffene zeigen oft Anzeichen einer Desorientiertheit und wirken völlig hilf- und ratlos. Die akute Belastungsreaktion kann abklingen mittels kognitiv-produktiver Bewältigungsstrategien oder auch später übergehen in eine *Anpassungsstörung*. (Bengel u. Hubert 2010). Diese tritt innerhalb eines Monats nach dem belastenden Ereignis auf und ist gekennzeichnet durch eine sehr gedrückte Stimmung, Angst und Sorge. Es besteht das Gefühl, mit den alltäglichen Gegebenheiten nicht mehr zurechtzukommen. Störungen des Sozialverhaltens können insbesondere bei Jugendlichen ein zusätzliches Symptom sein. Die Reaktion bei einer Anpassungsstörung geht über die zu erwartende emotionale Antwort auf das Ereignis hinaus, denn bei einer „normalen Reaktion"

- wäre situationsangemessenes Verhalten weiterhin möglich,
- blieben verschiedene Freiheitsgrade erhalten
- stünden nicht alle Lebensbereiche unter dem Eindruck der Belastung.

Als weitere pathologische Reaktion auf subjektiv unbefriedigende Lebensumstände kann die *Dysthymie* bezeichnet werden. Darunter versteht man eine jahrelang anhaltende chronische Niedergeschlagenheit, die meist schon in der Jugend beginnt, im Ausprägungsgrad jedoch nicht an die Schwere einer depressiven Episode heranreicht. In ca. 25 % der Fälle treten zwischenzeitlich zusätzlich depressive Episoden auf (Wittchen et al. 2010).

Mit einem stärkeren Fokus auf die Arbeitswelt als Auslöser für eine Überforderung mit der Bewältigung des Alltags ist das *Burnout* Syndrom zu nennen, welches sich kennzeichnet durch einen zunehmend emotionalen und körperlichen Erschöpfungszustand, die persönliche zynische Distanzierung von Interaktionspersonen am Arbeitsplatz oder der Tätigkeit an sich und einer verminderten Leistungsfähigkeit. Auslösende Faktoren für Burnout sind sowohl individuelle Merkmale der betreffenden Person als auch die Bedingungen am Arbeitsplatz *(siehe Abb. 1)*. Burnout an sich wird nicht als Erkrankung kategorisiert, doch gilt es als Risikozustand für die Entwicklung von psychischen und somatischen Erkrankungen. So konnten viele wissenschaftliche Studien zeigen, dass Burnout ein mediierender Faktor ist, der zwischen den auslösenden Faktoren und einer Depressiven Erkrankung steht (z.B. Ahola u. Hakanen 2007). Allerdings können auch somatische und psychische Erkrankungen (z.B. beginnende Demenz, Multiple Sklerose, Krebserkrankungen) Auslöser für Burnout-ähnliche Zustände sein, welche für die passende Therapievermittlung differenzialdiagnostisch mit berücksichtig werden müssen. Umgekehrt können andere somatische und psychische Erkrankungen mit dazu beitragen, dass die individuelle Belastbarkeit hinsichtlich der beruflichen Anforderungen reduziert sein kann und damit die Entwicklung eines Burnouts begünstigt wird.

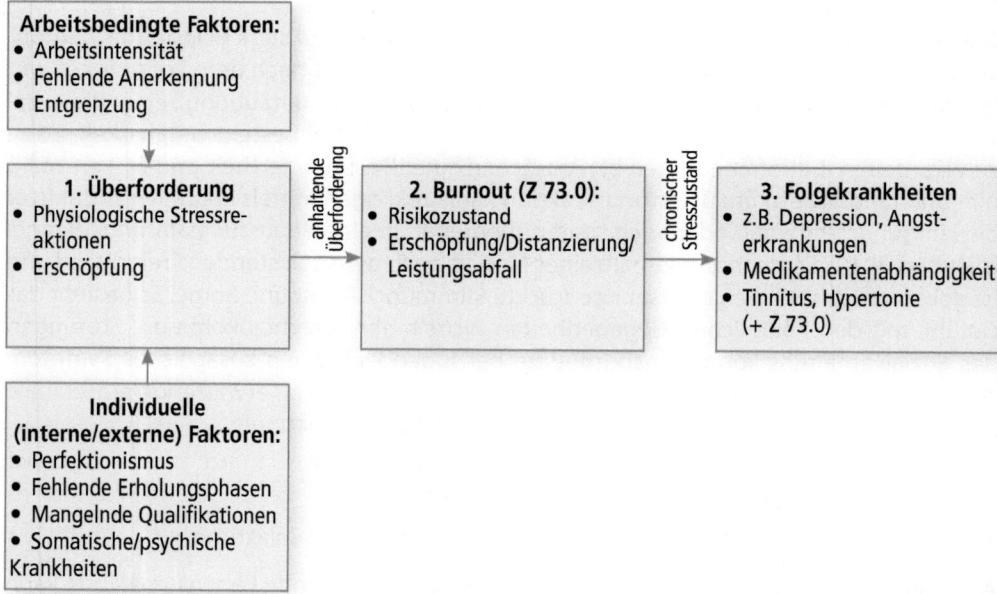

Abb. 1:   Pfadmodell über den Verlauf von Burnout hin zu Erkrankungen in Anlehnung an das Konzept der Deutschen Gesellschaft für Psychiatrie, Psychotherapie und Nervenheilkunde (DGPPN)

Die schwerste Störung mit dem Symptomkomplex Niedergeschlagenheit stellt die *depressive Episode* dar. Diese ist gekennzeichnet durch die 3 Kernsymptome tiefe Traurigkeit, Unfähigkeit, Freude zu empfinden und Antriebslosigkeit. Nach ICD-10 müssen mindestens zwei dieser drei Kernsymptome mindestens 2 Wochen durchgehend anhalten (Dilling et al. 1995). Darüber hinaus bestehen unterschiedliche Nebensymptome wie fehlendes Selbstvertrauen, Zukunftsangst, Suizidalität, Schlafstörungen, Konzentrations- und Merkfähigkeitsstörungen und meist auch verschiedene Schmerzsymptome. Bei schweren depressiven Episoden können auch wahnhaftes Denken (Verarmungswahn, Schuldwahn, paranoider Wahn) auftreten. Die Grenzen zur schizoaffektiven Psychose sind dann fließend. Menschen mit einer schweren depressiven Episode sind nicht mehr arbeitsfähig.

1.2   Individuelle Prädispositionen

Ob und in welchem Ausmaß ein Mensch mit Niedergeschlagenheit oder Depression auf seine Lebensumstände reagiert, ist multifaktoriell bedingt:

In großangelegten internationalen Bevölkerungsstudien konnten 44 Genloci identifiziert werden, die im Zusammenhang mit Depressivität stehen (Nöthen et al. 2018). Insofern ist fast jede Person – allerdings in unterschiedlichem Ausmaß – genetisch vorbelastet. Erstgradige Angehörige depressiv Erkrankter haben ein etwa 3-fach erhöhtes Erkrankungsrisiko. Ebenso können der Einfluss kindlicher Prägungen und Auswirkungen der unterschiedlichen Entwicklungschancen belegt werden. Ein hoher Vulnerabilitätsfaktor sind frühe Verlusterfahrungen und Enttäuschungen in lebensgeschichtlich frühen Beziehungen.

Weiterhin ist es unstrittig, dass die aktuellen privaten und beruflichen Lebensumstände die Prävalenz der Depression bestimmen. Wie resilient ein Mensch letztlich ist – d.h. ob er/sie belastende Situationen ertragen, Lösungswege aus Problemlagen entwickeln und dabei zuversichtlich und genussfähig bleiben kann, ist dann interindividuell sehr unterschiedlich. Menschen in genau derselben Lebenslage können glücklich oder unglücklich in ihrem Leben sein. Andererseits erhöhen gute Lebensumstände natürlich die Anzahl zufriedener Menschen. Insofern schaffen auch gute Arbeitsbedingungen gesündere Beschäftigte.

Eine Zwillingsstudie zu den Einflüssen der Persönlichkeit und Bewältigung arbeitsbedingter Anforderungen (durch Arbeitsengagement, Stressresistenz) konnte zeigen, dass sich lediglich 27 % der arbeitsbezogenen Stressresistenz auf genetische Prädispositionen zurückführen ließen (Maas u. Spinath 2012). Der Rest der Varianz wurde durch individuumsspezifische Umweltfaktoren aufgeklärt. Diese Zahl steht im Vergleich zu 40 % bis 60 % Einfluss der Erbanlagen auf die Ausprägung der Persönlichkeitsfaktoren. Allerdings fanden sich bei der Untersuchung der Beziehung zwischen der Bewältigung beruflicher Anforderungen und der Persönlichkeit nur mittlere Zusammenhänge. Die individuellen Persönlichkeitsmerkmale waren für maximal 16 % der Variabilität bei der Bewältigung beruflicher Anforderungen verantwortlich. Daher können die Bewältigung der beruflichen Anforderungen und die Persönlichkeitseigenschaften als weitgehend unabhängig voneinander betrachtet werden.

Diese Ergebnisse kann mal als Hinweise deuten, dass Erfahrungen während der Entwicklung sowie andere spezifische Umwelteinflüsse, die auf die Persönlichkeit eines Menschen einwirken, sich von Erfahrungen am Arbeitsplatz, die das berufliche Verhalten beeinflussen, unterscheiden. Ebenso scheinen sich die Gene, die Persönlichkeitsmerkmale beeinflussen, stark von den Genen zu unterscheiden, die die Stressresistenz und damit das Bewältigungsverhalten beeinflussen. Als Folge davon könnten sich verhaltenspräventive Interventionen gezielt auf die berufliche Stressbewältigungskompetenz fokussieren, ohne die Notwendigkeit diese Interventionen auf individuelle Persönlichkeitsunterschiede anzupassen.

1.3 Diagnostik

1.3.1 Depressive Episode

Nach ICD-10 wird zwischen leichten, mittelschweren und schweren depressiven Episoden unterschieden. Sie unterscheiden sich nur durch die Anzahl und Schwere der Symptome und der damit verbundenen Einschränkung der Fähigkeiten in der Lebensbewältigung.

Affektiv äußert sich eine depressive Episode durch eine niedergeschlagene Stimmung und einer verminderten Fähigkeit, Freude und Interesse an Aktivitäten oder Ereignissen zu empfinden. Charakteristisch sind Hoffnungslosigkeit, Schuldgefühle, ein geringeres Selbstwertempfinden und Grübelzwänge. *Kognitiv* sind das Konzentrationsvermögen und die Auffassungsgabe beeinträchtigt. Auf der *Verhaltensebene* sind Antrieb und Aktivität reduziert, was auch mit großer Müdigkeit bei minimaler Anstrengung einhergeht. Auffällig ist auch eine Entscheidungsunfähigkeit selbst bei Bagatellentscheidungen. Auf der *körperlichen Ebene* klagen Betroffene häufig über verschiedene Schmerzen (Kopfschmerzen, Schwindel, Rückenschmerzen, unspezifische Herzbeschwerden, Magen-Darm-Beschwerden), fast immer auch über Schlafstörungen und Appetitlosigkeit.

Möchte man auf das Vorhandensein einer depressiven Symptomatik testen, bietet sich ein Screening mit der deutschen Version des Gesundheitsfragebogens für Patienten an (Patient-Health Questionnaire, PHQ-D, Löwe et al. 2002). Der PHQ-D misst mit 9 Items (PHQ-9) die Häufigkeit des Auftretens der Diagnosekriterien für eine Depression, welche in den letzten vierzehn Tagen aufgetreten sind, wobei Interessenlosigkeit und Niedergeschlagenheit jeweils an mindestens mehr als der Hälfte der Tage aufgetreten sein müssen. Bevor allerdings der Verdacht einer depressiven Episode gestellt wird, sollten andere Symptomursachen ausgeschlossen werden, bei denen die Leitsymptome einer Depression ebenfalls auftreten können, wie organische Erkrankungen (z.B. beginnender Diabetes mellitus, Schilddrüsenunterfunktion, neurologische Erkrankungen [z.B. Morbus Parkinson]; Störungen des Blutdrucks, Tumorerkrankungen, etc.) oder auch Nebenwirkungen von anderen Medikamenten (wie z.B. bei Bluthochdruck, Cortison, einige Antibiotika). Aber auch chronische Schmerzen oder Schlafstörungen wie z.B. das Schlaf-Apnoe Syndrom können tagsüber zu depressionsähnlichen Symptomen führen. Hier ist das Anamnesegespräch zu Auslösern und Ursachen der Beschwerden immer ausschlaggebend, da jede standardisierte Befragung die Erkrankung nur auf Syndromebene zu erfassen vermag. Als zusätzlichen Hinweis: für ein erstes schnelles Screening auf eine depressive Erkrankung sind die ersten beiden Items der PHQ-Depressionsskala (PHQ-2) als Indikatoren wissenschaftlich validiert worden (Arroll et al. 2010).

Als weiterer Screening-Indikator für Depression lässt sich auch der Well-Being Index der WHO (WHO-5) aufführen, welcher ebenso für den deutschen Sprachraum normiert ist (Brähler et al. 2007). Dieser Fragebogen besteht aus knappen 5 Items, welche über das psychische Wohlbefinden der letzten beiden Wochen erfragen. Der WHO-5 hat sich auch im betrieblichen Kontext als sensitives Screening-Instrument für eine Depression gezeigt (Topp et al. 2014).

1.3.2 Erhebung weiterer Befindensbeinträchtigungen als Frühwarnindikatoren

Im arbeitsmedizinischen Kontext käme die Erhebung eines weiteren Beanspruchungsparameters ohne Krankheitswert in Betracht, wenn man nach möglichen Frühwarnindikatoren sucht, um frühzeitig verhaltenspräventive Maßnahmen (Beratung der Beschäftigten) oder verhältnispräventiven Maßnahmen (Verbesserung der Arbeitsbedingungen bei der Beratung der Unternehmensleitung) einleiten zu können.

Als eine erste Befindensbeinträchtigung ist die Irritation zu nennen, die in kognitive Irritation (nicht von der Arbeit abschalten können) und emotionale Irritation (Gereiztheit) unterschieden wird (Mohr u. Rigotti 2014). Es konnte gezeigt werden, dass sich der Zustand der Irritation als eine Zwischenstufe auf dem Weg psychischer Ermüdung (die durch Erholung wieder ausgeglichen werden kann) hin zu einer psychischen Erkrankung (z.B. Depression; welche als chronisch bezeichnet wird) darstellen kann. Mit jeweils 5 Fragen pro Subskala können erste Warnzeichen für die beginnende Überforderung aufgrund von ungünstig ausgestalteten Arbeitsbedingungen aufgezeigt werden. Für die Skala liegen Normwerte vor (Mohr et al. 2005).

1.4 Epidemiologie

Nach den Angststörungen sind die affektiven Störungen die zweithäufigsten psychischen Erkrankungen. In einer breit angelegten Bevölkerungsstudie in Deutschland wurde eine 12-Monats-Prävalenz von 28 % für irgendeine psychische Störung gefunden, davon waren 15,3 % Angststörungen und 11 % affektive Störungen. In dieser Erhebung wurden nur die F3-Diagnosen erfasst und nicht F4-Diagnosen wie z.B. die Anpassungsstörung und die akute Belastungsstörung (Jacobi 2014). Die Punktprävalenz für depressive Erkrankungen beträgt 5,6 %, die Lebenszeitprävalenz um die 20 % (Jacobi et al. 2014).

Unter Berücksichtigung der Schwere der Beeinträchtigung und Dauer der Arbeitsunfähigkeit ist die depressive Erkrankung für die Gesellschaft am stärksten belastende Volkskrankheit – noch vor Diabetes mellitus oder koronaren Herzerkrankungen. Zu dieser Einschätzung kommen regelmäßige Untersuchungen unter Führung der WHO, die für alle Erkrankungen – psychische wie körperliche – einheitliche Methoden und Indikatoren einsetzen (z.B. Disability Adjusted Life Years, DALY, Murray u. Acharaya 1997).

Die DAK gab in ihrem Gesundheitsreport 2017 an, dass 17 % aller Arbeitsunfähigkeitstage auf psychische Erkrankungen zurückgingen. Damit stehen diese an zweiter Stelle nach den muskuloskelettalen Erkrankungen (Storm 2017). Die Rentenversicherung berichtet, dass im Jahr 2020 42 % aller Neuzugänge für Erwerbsunfähigkeitsrenten auf psychische Erkrankungen zurückzuführen waren. Dabei waren die depressiven Störungen mit 27 % die mit Abstand häufigste Einzeldiagnose, die zu einem Rentenbezug geführt haben.

Die jährlichen Kosten, die der deutschen Volkswirtschaft durch depressive Erkrankungen entstehen, werden auf 15,5 bis 21,9 Milliarden Euro geschätzt. Das sind ca. 1 % der nationalen Wirtschaftsleistung (Allianz 2010).

Bei Frauen wird eine Depression doppelt so häufig im Vergleich zu Männern diagnostiziert. Dabei muss aber berücksichtigt werden, dass sich depressive Störungen bei Männern mit anderen Symptomen bemerkbar machen, häufig sind hier Aggressivität, Wechsel zwischen Überaktivität und Antriebslosigkeit, diverse körperliche Beschwerden und ein Suchtmittelmissbrauch. Männer sind auch wesentlich zurückhaltender darin, psychologische/psychiatrische Hilfe in Anspruch zu nehmen. Daher wird diese Störung bei ihnen auch häufiger übersehen. Insofern kann man davon ausgehen, dass die Erkrankung bei Männern stärker unterdiagnostiziert ist als bei Frauen. Das Durchschnittsalter der Frauen bei Erstmanifestation liegt bei 31,7 Jahren, bei Männern sind es 33 Jahre (Köllner 2007). Häufige komorbide Erkrankungen der depressiven Episode sind Angst- und Panikstörungen (30–50 %), Suchterkrankungen (30–60 %), aber auch Essstörungen, somatoforme Schmerzstörungen, Persönlichkeitsstörungen und Zwangserkrankungen finden sich deutlich gehäuft (Hasin et al. 2005)

2 Spezieller Teil

2.1 Niedergeschlagenheit am Arbeitsplatz

Berufstätigkeit kann sinnstiftend sein, kann das Selbstbewusstsein festigen und darüber hinaus durch die Kontakte zu Arbeitskolleginnen und Arbeitskollegen das Bedürfnis nach Gemeinschaft, oft auch Freundschaft befriedigen. Arbeit gibt dem Alltag Struktur und Verlässlichkeit und sorgt für die nötige finanzielle Absicherung.

Andererseits ist Arbeit mit Fremdbestimmung verbunden, mit Leistungsanforderung und oft auch der Notwendigkeit der Unterordnung oder zumindest Kompromissfindung. Ausgeprägte psychosoziale Arbeitsbelastungen lösen zentralnervös vermittelte Stressreaktionen aus, die, wenn sie chronisch auftreten, zu einer erhöhten sympathischen Aktivierung führen. Dies wiederum erhöht die Gefahr sowohl für Herzinfarkt/Schlaganfall als auch für Depressionen (Angerer et al. 2014), Letztere vermutlich insbesondere vermittelt über die Cortisolachse.

Trotz allen Belastungen ist die Mehrheit der deutschen Beschäftigten insgesamt zufrieden mit ihrem Arbeitsplatz: Das zeigt das „European Working Conditions Survey", eine Studie, die seit 1991 jährlich durchgeführt wird. Für die Erhebung im Jahre 2020 wurden 43 850 Erwerbstätige aus 35 europäischen Ländern befragt, darunter 2 093 in Deutschland. Demzufolge liegt Deutschland mit einer Arbeitszufriedenheitsquote von 88 % im Europa-Vergleich über dem Durchschnitt von 86 % (Burke 2020).

Im Stressreport der BAuA für das Jahr 2019 (n = 17 829) geben allerdings 60 % der Befragten an, sie litten unter Multitasking, 48 % empfinden bei ihrer Arbeit einen starken Termin- und Leistungsdruck, 46 % berichten über häufige Unterbrechungen und 16 % sehen sich hart an der Grenze ihrer Leistungsfähigkeit. Als Folge davon klagten 26 % der Befragten über eine starke emotionale Erschöpfung, 30 % über nächtliche Schlafstörungen und 22 % berichteten, oft in der Freizeit nicht abschalten zu können. Nur 59 % aller Beschäftigten gaben an, sie würden sich durch ihre Führungskraft unterstützt fühlen. Wenn so viele Beschäftigte über oben genannte Belastungen klagen, birgt das ein hohes Gefahrenpotential, im Laufe der nächsten Jahre unter den Lasten zusammenzubrechen und dann über lange Zeit arbeitsunfähig zu werden. Diese Zahlen zeigen deutlich, dass eine Überlastung am Arbeitsplatz ein häufiges Phänomen ist. Deswegen ist ein Reagieren, sobald ein Krankheitsfall auftritt, keinesfalls ausreichend.

Zielführend ist es auf allen Ebenen des Arbeits- und Gesundheitsschutzes primärpräventiv vorzugehen und bezogen auf den Arbeitsplatz zu analysieren, wie die Arbeitsbedingungen gestaltet sind. So ist auch laut Arbeitsschutzgesetz seit 2013 die gesetzliche Pflicht des Arbeitgebers verankert worden, im Rahmen der Gefährdungsbeurteilung auch psychische Belastungen am Arbeitsplatz zu ermitteln (§ 5 ArSchG). Gemäß dem Wissen, das Vorbeugen besser ist als Heilen, gilt es, bei der Belastungserhebung systematisch mögliche Gefährdungen aus den verschiedensten Merkmalsbereichen (dem Arbeitsinhalt, der Arbeitsorganisation, den sozialen Beziehungen und den Arbeitsumgebungsbedingungen) der Arbeit zu ermitteln, und bei ungünstigen Ausprägungen diesen mit Maßnahmen des Arbeits- und Gesundheitsschutzes konsequent zu begegnen und die Wirksamkeit der Maßnahmen auch zu überprüfen (NAK 2018). Laut einer neueren Umfrage der Bundesanstalt für Arbeitsschutz und Arbeitsmedizin (Beck u. Lenhardt 2019) kommen lediglich 19 % deutscher Unternehmen dieser gesetzlichen Verpflichtung praktisch auch nach. Führt man sich die wissenschaftlichen Belege vor Augen, dass spezifische Stressoren am Arbeitsplatz über Jahre zu Depressionen (z.B. Dormann u. Zapf 2002) aber auch somatischen Beeinträchtigungen führen können (z.B. Leitner u. Resch 2005), sind alle im Arbeits- und Gesundheitsschutz handelnden Personen in einem Betrieb gefragt, ihre individuelle Expertise mit einzubringen und den Prozess der vollständigen Gefährdungsbeurteilung zielführend voranzubringen, damit auf Seiten der Arbeitswelt, die protektiven Faktoren von Arbeit (Sinnstiftung, Struktur, finanzielle Absicherung) für die Beschäftigten und damit letztlich auch für die Produktivität der Unternehmen dominieren können und Gefährdungen für die mentale Gesundheit durch stressauslösende Arbeitsbedingungen minimiert werden.

2.2 Einfluss der Arbeitsfaktoren auf Niedergeschlagenheit und Depression

Angerer et al. (2014) konnten bei Auswertung zahlreicher auch internationaler prospektiver Studien und Meta-Analysen zeigen, dass konservativ geschätzt das Risiko für die Entwicklung depressiver Symptome bei Beschäftigten an Arbeitsplätzen mit ungünstig ausgeprägten Arbeitsbedingungen um 80 % höher lag im Vergleich zu den Beschäftigten, die keinen arbeitsspezifischen Stressoren ausgesetzt waren. Bei den Arbeitsbedingungen, die depressive Symptomatik auslösen können, handelt es sich z.B. um die Arbeitszeit. So war die Chance von psychisch gesunden Beamtinnen und Beamten in einem Zeitraum von über fünf Jahren eine Depression zu entwickeln um das Zweieinhalbfache erhöht, wenn diese 11–12 Stunden pro Tag arbeiteten, im Vergleich zu den Angestellten, die zwischen 7 und 8 Stunden am Tag arbeiteten (Virtanen et al. 2012).

Theorell und Kollegen fassten 2015 die Ergebnisse von 95 Primärstudien zusammen, die prospektiv den Zusammenhang psychischer Belastungsausprägungen am Arbeitsplatz und depressiver Symptomatik untersuchten. Neunundfünfzig Artikel von hoher oder mittelhoher bis hoher wissenschaftlicher Qualität wurden einbezogen. Dabei fanden sich relativ starke Belege dafür, dass zum einen die Kombination aus hoher Arbeitsanforderung und geringem Entscheidungsspielraum sich signifikant auf die Entstehung depressiver Symptome auswirkte. Aber auch als einzelner Einflussfaktor führte geringe Kontrolle am Arbeitsplatz zu vermehrtem Auftreten depressiver Symptome ebenso wie Mobbing. Begrenzte Evidenz für den Einfluss von Arbeitsbedingungen auf die Entstehung depressiver Symptome wurde u.a. für das alleinige Auftreten hoher Arbeitsanforderungen gefunden, ebenso hinsichtlich der Gratifikationskrisen, geringer Unterstützung, ungünstigem sozialem Klima und fehlender organisationaler Gerechtigkeit und Konflikte im Team festgestellt. Dabei gab es keine geschlechtsspezifischen Unterschiede bei den gefundenen Effekten.

2.3 Therapie, Handlungsansätze im arbeitsmedizinischen Setting

Bei der situativ nachvollziehbaren Niedergeschlagenheit brauchen Betroffene Freunde und Unterstützer, die ihnen hilfreich zur Seite stehen, die Mitgefühl und Hilfsbereitschaft zeigen, und auch der Traurigkeit verständnisvoll begegnen. Dabei versuchen sie nicht, die Auslöser des Unglücks zu bagatellisieren, denn sonst fühlt sich der/die Leidtragende unverstanden, vielleicht auch abgewertet als „Jammerlappen". Eine solidarische Zuwendung und menschliche Nähe tragen dazu bei, dass Betroffene Zuversicht entwickeln, auch diesen Schicksalsschlag bzw. diese Enttäuschung bewältigen zu können und erwarten, dass sich ihr Befinden allmählich auch wieder verbessern wird.

Behandlungsbedarf besteht jedoch, wenn das Denken und Erleben über Wochen und Monate auf Negatives eingeengt bleibt, wenn das Selbstvertrauen schwindet, Zukunftsängste sich verstärken, Konzentration, Energie und Kreativität schwinden, hartnäckige Schlafstörungen und andere körperliche und/oder psychosomatische Beschwerden auftreten und Betroffene sich zunehmend aus ihren sozialen Bindungen zurückziehen. In Verbindung mit Antriebsminderung und einer gefühlten Unfähigkeit, sich an Situationen erfreuen zu können, entsteht ein sich selbst verstärkender Teufelskreis.

Viele Betroffene versuchen, sich ihre Niedergeschlagenheit nicht anmerken zu lassen, auch deshalb bleibt die Störung oft längere Zeit unerkannt. Aufmerksame Freunde und Arbeitskollegen, vor allem diejenigen mit Vorerfahrungen, erkennen allerdings oft trotzdem Veränderungen im Verhalten: eine andere Körperhaltung und Mimik, eine nachlassende Beteiligung an Gesprächen und Aktivitäten, eine quantitativ und qualitativ nachlassende Arbeitsleistung, Fehlerhäufungen durch Unkonzentriertheit, eine Ruhelosigkeit und/oder eine seltsame Unbeteiligtheit an den Belangen der anderen oder des Betriebes.

Auch wenn es schwerfällt: Dann muss das Gespräch mit der betroffenen Person gesucht werden. Voraussetzung ist dabei eine gute innere Vorbereitung auf das Gespräch, eine ruhige Umgebung und ausreichend Zeit. Im Gespräch spricht der Beobachter respektvoll die erlebten Veränderungen an, betont, dass er sich um den/die Betroffenen Sorgen macht, eventuell auch, dass er eine ärztliche oder psychotherapeutische Behandlung empfiehlt. Dabei sollten die Nicht-Mediziner aber keine Diagnosen nennen, sondern bei der Beschreibung ihrer Beobachtungen bleiben, ansonsten würden sie damit ihre Kompetenz überschreiten und möglicherweise Widerstand provozieren.

Betroffenen Menschen ist oft gar nicht bewusst, dass sich bei ihnen eine psychische Krankheit entwickelt, die behandlungsbedürftig ist. Viele erleben nämlich die subjektive pessimistische Weltsicht als real und ihre Stimmungslage somit als situationsadäquat. Selbst neutrale Ereignisse werden depressiv verarbeitet und das Verhalten des Umfeldes möglicherweise fälschlich als uninteressiert oder feindlich wahrgenommen.

Der Rat, therapeutische Hilfe zu suchen und die Hilfestellung bei der Suche nach der passenden Therapie zu leisten, kann dazu beitragen, dass frühzeitig behandelt wird, was Chronifizierungen vermeiden hilft.

2.3.1 Psychotherapie, Pharmakotherapie oder beides?

Behandlungsoptionen bei depressiven Störungen sind die Psychotherapie und die Pharmakotherapie, oft auch eine Kombination aus beiden. Schwer depressiv Erkrankte sind im Denken oft derart eingeengt und innerlich blockiert, dass eine Psychotherapie erst einmal gar nicht wirken kann, dann sollte eine Pharmakotherapie versucht werden. Dahingegen sind die Antidepressiva bei der leichten depressiven Episode nicht wirksamer als eine Placebo-Behandlung und werden daher auch von den S3 Behandlungsleitlinien nicht empfohlen (AWMF S3 Leitlinie Unipolare Depression). Hier sollte eher eine Psychotherapie angeboten werden. Je stärker die genetische Komponente im Vordergrund steht und je weniger die äußeren Lebensumstände die Heftigkeit der Symptomatik erklären können, desto wirksamer ist allerdings die Pharmakotherapie.

Psychotherapie

Grundsätzlich wirkt die Psychotherapie dann besser, wenn den Lebensumständen eine wesentliche Rolle bei der Entstehung der Depression zukommt. Bei der *tiefenpsychologisch fundierten Psychotherapie* werden zugrundeliegende Konflikte vor dem Hintergrund ungelöster kindlicher Konstellationen bearbeitet. So wird Klientinnen und Klienten mit beispielsweise ungelöstem Vaterkonflikt verständlicher, warum sie so empfindlich auf jede Kritik ihres Vorgesetzten reagieren und dann nicht mehr sachlich und zielorientiert argumentieren können.

In der *Verhaltenstherapie* wird an der Veränderung von aktuell beobachtbaren, dysfunktionalen Denk- und Verhaltensmustern gearbeitet: Beispielsweise werden über einen Verstärkerplan Aktivitäten aufgebaut, um die Antriebslosigkeit zu überwinden, es wird eingeübt, Angenehmes wieder intensiver wahrnehmen und genießen zu können. Ein wichtiges Element, das Struktur gibt und Veränderungen im Therapieprozess sichtbar macht, ist die Verhaltensanalyse und die Zielanalyse.

Mit den Jahren ergaben sich folgende Ergänzungen dieses Ansatzes:

- die *kognitive Verhaltenstherapie* arbeitet an negativen Selbstbewertungen und anderen depressiven Gedankenschleifen und soll zur Relativierung dysfunktionaler Befürchtungen und Bewertungen führen.
- die *interpersonelle Therapie* nach Klermann konzentriert sich auf die Bewältigung von Verlusterlebnissen und aktuellen zwischenmenschlichen Konflikten.
- in der „Dritten Welle" kamen ergänzend als weitere Behandlungsverfahren die *Achtsamkeitsbasierte Stressreduktion* nach Kabat-Zinn (Kabat-Zinn 1999), die Akzeptanz- und Commitmenttherapie nach Hayes (Hayes et al. 2012), die Selbstmanagement-Therapie nach Kanfer (Kanfer et al. 2012), die kognitive Umstrukturierung und etliche andere Behandlungsansätze in das Therapieprogramm.

Die meisten Psychotherapeutinnen und -therapeuten heute haben Kenntnisse sowohl in der tiefenpsychologischen als auch in der verhaltenstherapeutischen Therapie und nutzen Elemente aus beiden „Schulen" mit unterschiedlicher Schwerpunktsetzung. Die Wirksamkeit der Psychotherapie hinsichtlich depressiver Symptomatik setzt nach den üblichen wöchentlichen Terminen durchschnittlich erst nach ca. 10 Wochen ein, während bei der Behandlung mit Antidepressiva schon nach 2–4 Wochen mit einer allmählichen Verbesserung gerechnet werden kann, wenn die Medikation anspricht.

Allerdings halten die Therapieeffekte der Psychotherapie im Vergleich zur Pharmakotherapie längerfristig an und die Rückfallrate innerhalb eines Jahres nach Beendigung der Akuttherapie liegt mit 30 % unter der einer Psychopharmakotherapie mit 60 % (Schramm u. Berger 2015) bzw. 65 % (Schmauß 2015).

Psychopharmakotherapie

Pharmaka bewähren sich insbesondere bei schweren Depressionen und auch dann, wenn eine starke genetische Komponente besteht. Außerdem können sie angeboten werden, wenn Betroffene (vorerst) eine Psychotherapie ablehnen.

Die altbewährten trizyklischen Antidepressiva wie Amitryptilin und Doxepin spielen inzwischen wegen ihres höheren Nebenwirkungspotenzials (anticholinerge Wirkungen, QT-Verlängerung, Sedierung, andauernde Müdigkeit, Gewichtszunahme) als Antidepressivum nur noch eine geringere Rolle. Stattdessen werden meist selektive Serotonin- Wiederaufnahmehemmer (SSRI) wie Citalopram oder Serotonin+Noradrenalin-Wiederaufnahmehemmer wie Venlafaxin verordnet. Häufige Nebenwirkungen vor allen in den ersten Wochen sind leichte Übelkeit, Schwindel, Kopfschmerzen, Schlafstörungen, sexuelle Funktionsstörungen, z.T. auch Müdigkeit. Während bei leichten Depressionen kein signifikant besseres Behandlungsergebnis als bei einer Placebo- Behandlung besteht, sprechen bei den schwerer ausgeprägten Depressionen etwa 50–75 % der Patienten auf ein SSRI an, während etwa 25–33 % der behandelten Personen auf Placebo ansprechen (Bauer u. Möller 2006). Bei der agitierten Depression kann ein niedrig dosiertes Trizyklikum als Medikament gegen innere Unruhe und Schlafstörungen zumindest in der Anfangsphase mitverordnet werden.

Wenn die Antidepressiva eine gute Wirksamkeit entfalten, sollten sie bei der ersten depressiven Episode bis zum Abklingen der Erkrankung eingenommen werden und dann weiter als Erhaltungstherapie über insgesamt 6–9 Monate, anderenfalls ist die Rückfallgefahr deutlich erhöht. Nach zwei und mehr Episoden sollte die Einnahmezeit deutlich länger, oft über viele Jahre erfolgen. Wenn abgesetzt werden soll, empfiehlt sich eine stufenweise Reduktion der Dosis über mindestens 4 Wochen, je nach Dauer der Behandlung auch deutlich länger, da der dann auftretende relative Serotoninmangel zu starken Absetzbeschwerden (Übelkeit, Kopfschmerzen, Gleichgewichtstörungen, Reizbarkeit, Niedergeschlagenheit) führen kann. Die Rückfallwahrscheinlichkeit beträgt nach einer Psychopharmakatherapie ca. 65 % innerhalb eines Jahres (Schmauß 2015).

2.4 Krankheitsverlauf und Prognose

Die Dauer einer depressiven Episode reicht von wenigen Wochen bis zu vielen Jahren. In etwa 70 % der Fälle ist die Depression nach spätestens einem Jahr abgeklungen, 20 % der Patienten wiesen jedoch auch nach 2 Jahren noch krankheitswertige depressive Symptome auf, nach 5 Jahren noch 12 %. Etwa 10 % der Betroffenen entwickeln eine chronische Depression (Angst et al. 2005).

Die große Mehrheit von 80 % der Menschen mit depressiven Störungen haben zumindest zeitweise Suizidgedanken, 40–60 % haben schon einen Suizidversuch unternommen, 10–15 % sterben durch Suizid (Köllner 2007).

Zwei Drittel der Patientinnen und Patienten erleben im Laufe ihres Lebens eine weitere depressive Episode. Die mittlere Anzahl von Krankheitsepisoden liegt über die gesamte Lebenszeit bei 5,7 (Köllner 2007).

In einer Erhebung zeigte sich, dass von den betroffenen Beschäftigten 85,4 % nach einer depressiven Episode wieder an ihren Arbeitsplatz zurückkehrten (Simon et al. 2000). Allerdings haben Beschäftigte mit Depressionen im ersten Jahr nach der Wiedereingliederung eine höhere Wahrscheinlichkeit, aufgrund ihrer Erkrankung wieder arbeitsunfähig zu werden – im Vergleich zu Beschäftigten mit einer chronischen somatischen Erkrankung (Conti u. Burton 1994). Daher ist betriebliches präventives Handeln gefragt.

2.5 Betriebliches Handeln bei Niedergeschlagenheit

Ein frühzeitiges Erkennen und wirkungsvolles Intervenieren bei depressiven Störungen ist angesichts der Häufigkeit dieser Störung für die Unternehmen eine wichtige Herausforderung. Wenn unser Ziel ist, dass Menschen frühzeitig erreicht und zeitnah behandelt werden, damit arbeitsunfähig Erkrankte nicht Monate auf den Beginn einer Behandlung warten, dann müssen dafür Ressourcen geschaffen werden, muss Zeit und Geld investiert werden.

In Zukunft werden *verhältnispräventive Angebote* zu einem entscheidenden Standortvorteil gehören, insbesondere im Hinblick auf einen Arbeitsmarkt mit einem sich verschärfenden Arbeitskräftemangel. So gilt es Arbeitsbedingungen zu optimieren, zusätzlich die Möglichkeit der aktiven Unterstützung von Work-Life Balance (flexible Arbeitszeiten, Unterstützung hinsichtlich Kinderbetreuung, Wohnen, Krisenintervention …) umzusetzen und das Ganze in ein Betriebliches Gesundheitsmanagement einzubetten. Zu den weiteren Maßnahmen zählen:

- ernsthafte und konsequente Bearbeitung der erhobenen psychischen Belastung in der Gefährdungsbeurteilung von einem motivierten, multiprofessionellen Team
- Führungskräfteschulung zur Sensibilisierung
- Angebot einer externen Moderation bei verfahrenen Teamkonflikten
- effizientes Betriebliches Eingliederungsmanagement (BEM)
- sachorientierte, zielorientierte und vertrauensvolle Zusammenarbeit betrieblicher Unterstützer (Betriebsrat, Sozialberatung, Betriebsarzt, Sicherheitsfachkraft) mit den Arbeitsplatzgestaltern (Betriebsleitung und Personalabteilung)
- Vernetzung zwischen Betriebsärzten und den externen Behandlern der Mitarbeitenden (Haus- und Fachärzte, Kliniken, Beratungsstellen)
- bilaterale Vereinbarungen zwischen Betrieben und externen Gesundheitsanbietern, um einen zügigen Behandlungsbeginn der Beschäftigten zu gewährleisten.

Um auf der Ebene der *Verhaltensprävention* für den Bereich der seelischen Gesundheit effektiv Verbesserungen erreichen zu können, ist ein breit aufgefächertes Angebot für Beschäftigte zur besseren Bewältigung bzw. zur schnellen therapeutischen Unterstützung in seelischen Krisen erforderlich. Dabei müssen die Angebote dem individuellen Hilfebedarf gerecht werden. Bewährte Elemente hierfür sind:

- die Qualifizierung von Beschäftigten zu Ersthelfern psychischer Gesundheit (MHFA – Mental Health First Aid)
- Bereitstellung therapeutisch geschulter Ansprechpersonen in seelischen Krisen z.B. im Rahmen spezieller Angebote der betrieblichen Sozialberatung, der Betriebsärzte oder durch ein EAP (Employee Assistance Program)
- Kursangebote im Rahmen des BGM zum Thema Resilienz, gesunder Schlaf, Stressmanagement, Selbstbehauptung, Konfliktmanagement u.a.

Wichtig für präventives Handeln ist also eine von der Unternehmensleitung geförderte Kultur, das Thema psychisches Wohlbefinden konsequent anzupacken. Als einen Indikator für eine derartige Kultur bietet sich das seit über 10 Jahren in Australien erfolgreich praktizierte Konzept des Psychosozialen Sicherheitsklimas (Psychosocial Safety Climate – PSC, Hall et al. 2010). PSC ist eine grundlegende Ressource in einem Unternehmen zum Erhalt der mentalen Gesundheit und erfasst aus Beschäftigtensicht die Werte und Einstellungen der Führungskräfte und des Managements, die zum Erhalt des Wohlbefindens der Beschäftigten dienlich sind. Eine aktuelle Studie hat gezeigt, dass geringes PSC mit einem dreifach erhöhten Risiko für die Entstehung neuer depressiver Symptome einhergeht (Zadow et al. 2021). In Deutschland hat die Bundesanstalt für Arbeitsschutz und Arbeitsmedizin an der deutschsprachigen Validierung des Konzepts und seiner Anwendungsmöglichkeiten begonnen.

Literatur

Ahola K, Hakanen J (2007). Job strain, burnout, and depressive symptoms: A prospective study among dentists. Journal of Affective Disorders 104 (1–3): 103–110. doi: 10.1016/j.jad.2007.03.004

Allianz AG Deutschland. Hrsg. Ulrich H, RWI Essen Hrg Schmidt J (2010). Depression – Wie die Krankheit unsere Seele belastet. Lohse Druckgesellschaft, München

Angerer P, Gündel H, Siegrist K. (2014). Stress: Psychosoziale Arbeitsbelastung und Risiken für kardiovaskuläre Erkrankungen sowie Depression. Dtsch Med Wochenschr 139 (24): 1315–1320

Angst J, Gamma A, Neuenschwander M et al. (2005). Prevalence of mental disorders in the Zurich Cohort Study: A twenty year prospective study. Epidemiol Psychiatr Soc 14: 68–76

Arroll B, Goodyear-Smith F, Crengle S, Gunn J, Kerse N, Fishman T, Falloon K, Hatcher S. (2010). Validation of PHQ-2 and PHQ-9 to screen for major depression in the primary care population. Ann Fam Med 8 (4): 348–353. doi: 10.1370/afm.1139

AWMF (2017). Nationale S3 Versorgungsleitlinie Unipolare Depression Register Nr: nvl 005

BAuA (2020). Stressreport Deutschland 2019. doi: 10.21934/baua: bericht20191007 (online)

Bauer M, Möller HJ (2006). Akut- und Langzeittherapie der Depression. In: Voderholzer U, Hohagen F. Therapie psychischer Erkrankungen. Elsevier Verlag, München

Beck AT, Bredemeier K (2016). A Unified Model of Depression: Integrating Clinical, Cognitive, Bio-logical, and Evolutionary Perspectives. Clinical Psychological Science 4 (4): 596–619. doi: 10.1177/2167702616628523

Beck D, Lenhardt U (2019). Consideration of psychosocial factors in workplace risk assessments: findings from a company survey in Germany. Int Arch Occup Environ Health 92: 435–51

Bengel J, Hubert S (2010). Anpassungsstörung und Akute Belastungsreaktion. Hogrefe Verlag, Göttingen

Brähler E, Mühlan H, Albani C, Schmidt S (2007). Teststatistische Prüfung und Normierung der deut-schen Versionen des EUROHIS-QOL Lebensqualität-Index und des WHO-5 Wohlbefindens-Index. Diagnostica 53: 2, 83–96

Burke H (2020). European Working Conditions Survey. EuroFound Yearbook. doi: 10.2806/642416

Conti DJ, Burton WN (1994). The economic impact of depression in a workplace. J Occup Med 36 (9): 983–988

Darwin C (1897). The Expression of the Emotions in Man and animals. D. Appleton and Company, New York

Dilling H, Mombour W, Schmidt MH (1995). WHO Internationale Klassifikation psychischer Störungen ICD-10 Kapitel V(F). Verlag Hans Huber, Bern

Dormann C, Zapf D (2002). Social stressors at work, irritation, and depressive symptoms: Accounting for unmeasured third variables in a multi-wave study. Journal of Occupational and Organizational Psychology 75 (1), 33–58. doi: 10.1348/096317902167630

Furnham A (2010). Welchen Sinn haben Emotionen? In: 50 Schlüsselideen Psychologie. Spektrum Akademischer Verlag, Heidelberg

Hall G, Dollard M, Coward J (2010). Psychosocial Safety Climate. International Journal of Stress Management 17 (4), 353–383. doi: 10.1037/a0021320

Hasin DS, Goodwin RD, Stinson FS, Grant BF (2005). Epidemiology of major depressive disorder: Results from the National Epidemiologic Survey on alcoholism and related conditions. Archives of General Psychiatry 62: 1097–1106. http://dx.doi.org/10.1001/archpsyc.62.10.1097

Hayes SC, Strohsal KD, Kelly GW (2012). Akzeptanz- & Commitment-Therapie. Guildford Press, New York

Jacobi F, Höfler M, Siegert J, Mack S, Gerschler A (2014). Psychische Störungen in der Allgemeinbevöl-kerung: Die Studie zur Gesundheit Erwachsener in Deutschland und ihr Zusatzmodul „Psychische Gesundheit" (DEGSI-MH). Nervenarzt 85: 77–87

Kabat-Zinn J (1999). Stressbewältigung durch die Praxis der Achtsamkeit. Arbor Verlag, Freiburg

Kanfer FH, Reinecker H, Schmelzer D (2012). Selbstmanagement-Therapie. Springer Verlag, Heidel-berg

Keller MC, Nesse R (2005). Is low mood an adaption? Journal of Affektive Disorders 86 :27–35 doi: 10.1016/jad.2004.12.005

Köllner V (2007). Depressive Störungen und Beruf. In: Weber A, Hörmann G (Hrsg.): Psychosoziale Gesundheit im Beruf. S. 124–131: Gentner Verlag, Stuttgart

Leitner K, Resch MG (2005). Do the effects of job stressors on health persist over time? A longitudinal study with observational stressor measures. J Occup Health Psychol 10 (1): 18–30. doi: 10.1037/1076-8998.10.1.18

Löwe B, Spitzer RL, Zipfel S, Herzog W (2002). Manual Kompettversion und Kurzform des PHQ-D Ge-sundheitsfragebogen für Patienten (2. A.). Pfizer, Karlsruhe

Maas H, Spinath FM (2012). Personality and coping with professional demands: A behavioral genetics analysis. Journal of Occupational Health Psychology 17 (3): 376–385. doi: 10.1037/a0027641

Mental Health first Aid. MHFA. (mhfa-ersthelfer.de)

Mohr G, Müller A, Rigotti T (2005). Normwerte der Skala Irritation: Zwei Dimensionen psychischer Beanspruchung. Diagnostica 51 (1): 12–20. doi: 10.1026/0012-1924.51.1.12

Mohr G, Rigotti T (2014). Irritation (Gereiztheit). Zusammenstellung sozialwissenschaftlicher Items und Fragen. doi: 10.6102/zis30

Murray CJ, Acharaya AK (1997). Understanding DALYs. J Health Econ 703–730. doi: 10.1016/s0167-6296(97)00004-0

NAK – Nationale Arbeitsschutzkonferenz (2018). Leitlinie Beratung und Überwachung bei psychischer Belastung am Arbeitsplatz BAuA, Berlin

Nöthen M et al. (2018). Genome-wide association analyses identify 44 risk variants and refine the genetic architecture of major depression. Nature Genetics. doi: 10.1038/s41588-018-0090-3

Quoidbach J, Gruber J, Mikolajczak M, Kogan A, Kotsou I, Norton MI (2014). Emodiversity and the emotional ecosystem. Journal Of Experimental Psychology: General 143 (6): 2057–2066. doi: 10.1037/a0038025

Schmauß M (2015). Depression – Pharmakotherapie. In: Voderholzer U, Hohagen F: Therapie psychischer Erkrankungen. Elsevier Verlag, München

Schramm E, Berger M (2015). Unipolare Depression-Psychotherapie. In: Voderholzer U, Hohagen F: Therapie psychischer Erkrankungen. Elsevier Verlag, München

Simon GE, Revicki D, Heiligenstein J et al. (2000). Recovery from depression, work productivity, and health care costs among primary care patients. Gen Hosp Psychiatry 22: 153–162. doi: 10.1016/S0163-8343(00)00072-4

Storm A (Hrsg.) (2017). DAK Gesundheitsreport 2017. DAK Gesundheit, Band 16, DAK, Hamburg

Theorell T, Hammarström A, Aronsson G, Bendz LT, Grape T, Hogstedt C et al. (2015). A systematic review including meta-analysis of work environment and depressive symptoms. BMC Public Health 15: 738. doi: 10.1186/s12889-015-1954-4

Topp CW, Østergaard SD, Søndergaard S, Bech P (2015). The WHO-5 Well-Being Index: A Systematic Review of the Literature. Psychother Psychosom 84: 167–176. doi: 10.1159/000376585

Virtanen M, Stansfeld SA, Fuhrer R, Ferrie JE, Kivimäki M (2012). Overtime Work as a predictor of Major Depressive Episode: A 5-Year Follow-Up of the Whitehall II Study. PLoS ONE 7 (1). e30719. doi: 10.1371/journal.pone.0030719

Wittchen H-U, Jacobi F, Klose M, Ryl L (2010). Depressive Erkrankungen: Gesundheitsberichterstattung des Bundes Heft 51

Zadow AJ, Dollard MF, Dormann C et al. (2021). Predicting new major depression symptoms from long working hours, psychosocial safety climate and work engagement: a population-based cohort study. BMJ Open 11: e044133. doi: 10.1136/bmjopen-2020-044133

33 Müdigkeit

Peter Maisel und Stephan Letzel

Zusammenfassung

Müdigkeit wird u.a. definiert als Zustand mit verminderter Fähigkeit, Tätigkeiten auf dem gewünschten Aktivitätsniveau auszuüben, aufgrund von Abgeschlagenheit oder Erschöpfung der mentalen und/oder körperlichen Kraft. Angaben zur Häufigkeit von Müdigkeit in der Bevölkerung schwanken stark, für Deutschland werden Zahlen zwischen 20 % und 60 % angegebenen. Vielfältige somatische, psychische und soziale Ursachen können Müdigkeit verursachen oder ggf. als gemeinsame Endstrecke bedingen. Dabei interagieren sie häufig untereinander. Insbesondere bei Vorerkrankungen sind zudem therapeutische Maßnahmen, erschöpfte Kompensationsmechanismen, Überlastungen und körperlicher Trainingsmangel zu bedenken. Statistisch dominieren im primärärztlichen Setting psychosoziale Überlastungen, Depressionen, Angsterkrankungen, Schlafstörungen und schlafbezogene Atemstörungen, postinfektiöse Ursachen, Medikamentennebenwirkungen, Alkoholmissbrauch sowie bereits bekannte chronische Grunderkrankungen. Aus arbeitsmedizinischer Sicht ist zu berücksichtigen, dass das Symptom Müdigkeit mit Arbeitsbezug unspezifisch ist und nur eines von einer Vielzahl von Begleitsymptomen arbeitsbedingter Erkrankungen bzw. Einflussfaktoren darstellen kann. Hierbei sind ursächlich insbesondere Nacht- und Schichtarbeit, toxikologische und psychosoziale Einflussfaktoren sowie Infektions- und Krebserkrankungen differenzialdiagnostisch zu berücksichtigen. Zur Beurteilung von Müdigkeit in einem ursächlichen Zusammenhang mit beruflichen Einflussfaktoren kommt der detaillierten Arbeitsanamnese, der Kenntnis des speziellen Arbeitsplatzes und den Ergebnissen der Gefährdungsbeurteilung eine wichtige Rolle zu.

1 Allgemeiner Teil

1.1 Definition

Für das Symptom Müdigkeit gibt es keine international verbindliche und einheitliche Definition. Es umfasst sehr unterschiedliche Aspekte: emotionale (Unlust, Motivationsmangel), kognitive (verminderte geistige Leistungsfähigkeit bis hin zum „brain fog", der typisch ist für die Myalgische Enzephalomyelitis/das Chronische Fatigue-Syndrom, ME/CFS-Syndrom), behaviorale (Leistungsknick) und körperliche Aspekte, wie z.B. muskuläre Schwäche.

Diese verschiedenen Facetten spiegeln sich auch in den unterschiedlichen Formulierungen, mit denen Patientinnen und Patienten ihren Zustand beschreiben: Erhöhte Ermüdbarkeit, Erschöpfung, Schlappheit, Energiemangel oder Schläfrigkeit (Baum et al. 2017). Für die kurative Medizin wird vorgeschlagen, Müdigkeit zu definieren als Symptom, „das in unterschiedlichem Maße die Fähigkeit reduziert, die üblichen täglichen Aktivitäten durchzuführen" (Mota u. Pimenta 2006). Anlass zur ärztlichen Konsultation besteht zumeist, wenn die Müdigkeit länger anhält, nicht unmittelbar erklärt werden kann, wie z.B. bei akutem Schlafmangel, im Alltag erheblich belastet und nicht durch bekannte Eigenmaßnahmen wie verlängerte Ruhephasen oder Belastungsabbau behoben werden kann. Ähnlich wird die Müdigkeit im arbeitsmedizinischen Kontext definiert (siehe „Spezieller Teil"). Vom Symptom Müdigkeit differenziert werden müssen dabei die rein muskuläre Schwäche durch muskuläre oder neurogene Störungen, die Tagesschläfrigkeit, bei der bereits bei normalen Alltagstätigkeiten der Schlaf eintreten kann, sowie die seltene Narkolepsie mit extremer Tagesschläfrigkeit mit plötzlichem ungewolltem Einschlafen am Tage.

1.2 Epidemiologie

Je nach Erfassungsmethodik bestehen große Streuungen in den Häufigkeitsangaben. In der europäischen Bevölkerung liegen die Häufigkeitswerte für das Symptom Müdigkeit zwischen 22 % und 38 %, in Deutschland zwischen 20 % und 60 %, abhängig vom Alter der Befragten und der angewandten Erhebungsmethodik. Größere Studien an Erwachsenen zwischen 18 und 60 Jahren in Westdeutschland in den Jahren 1975, 1994 und 2013 ergaben für eine „moderate Müdigkeit" Prävalenzen zwischen 20,1 % und 37,3 %. Bei Frauen und Älteren kommt das Symptom häufiger vor als im Durchschnitt. In der arbeitenden europäischen Bevölkerung wurde „Müdigkeit" als Gesundheitsproblem von 35 % angegeben (Eurofound 2017). Die Häufigkeit das ME/CFS-Syndroms in der Bevölkerung betrug in einer Studie aus den USA 0,42 % (Jason u. Mirin 2021), in drei europäischen Prävalenzstudien variierten die Ergebnisse zwischen 0,1 und 2,2 % (Estévez-López et al. 2020). In der hausärztlichen Praxis liegt der Anteil dieses Syndroms unter den ungeklärten Müdigkeitsfällen bei etwa 1–2 %.

1.3 Klassifikation

Eine Zeitdauer von mehr als 6 Monaten trennt die einfache von der chronischen Müdigkeit. Für die Diagnose eines ME/CFS-Syndroms müssen die Symptome länger als 6 Monate bestehen und die zusätzlichen Kriterien eines ME/CFS-Syndroms erfüllt sein, wozu neben Kardinalsymptomen (s.u.) insbesondere der Ausschluss aller anderen Ursachen gehört.

1.4 Ätiologie

Vielfältige somatische, psychische und soziale Ursachen können Müdigkeit verursachen oder als gemeinsame Endstrecke bedingen. Dabei interagieren sie häufig untereinander. Insbesondere bei Vorerkrankungen sind zudem therapeutische Maßnahmen, erschöpfte Kompensationsmechanismen, Überlastungen und körperlicher Trainingsmangel zu bedenken. Statistisch dominieren im primärärztlichen Setting psychosoziale Überlastungen, Depressionen, Angsterkrankungen, Schlafstörungen und schlafbezogene Atemstörungen, postinfektiöse Ursachen, Medikamentennebenwirkungen, Alkoholmissbrauch sowie bereits bekannte chronische Grunderkrankungen. Wenn die Primärdiagnose noch nicht bekannt ist, sind bisher unbekannte schwerwiegende somatische Krankheiten (4,3 %, 95 % KI 3,4–5,9 %), Tumorleiden (0,6 %, 95 % KI 0,3–0,7) und Anämien (2,8 %, 95 % KI 1,4–4,6 %) selten (Baum et al. 2017).

1.4.1 Übersicht der Müdigkeitsursachen

Tab. 1: Müdigkeitsursachen bei Patienten im primärärztlichen Bereich

	häufig	selten
seelische Störungen (ca. 70 %)	Depression, Angststörungen, somatoforme Erkrankungen, psychosoziale Belastungen	Schizophrene Psychosen
postinfektiöse Zustände	Mononukleose, Atemwegsinfekte, COVID-19, Giardia, Hepatitis	AIDS, Borreliose, Brucellose, Malaria, Toxoplasmose, Tuberkulose
chronische Grunderkrankungen	Herzinsuffizienz, COPD, Parkinson, Z.n. Schlaganfall, Karzinome, Lebererkrankungen, Niereninsuffizienz, rheumatoide Arthritis, (Zöliakie?)	Multiple Sklerose, Hirntumor, systemischer Lupus erythematodes, Endokarditis
Schlafstörungen, schlafbezogene Atmungsstörungen	Insomnie, obstruktive/restriktive Schlafapnoe	
endokrine Erkrankungen	Hypothyreose, Diabetes mellitus	M. Addison, Conn-Syndrom, M. Cushing, Hypopituitarismus
hämatologische Krankheiten	Anämie, Eisenmangel	Leukämien
Medikamente, Substanzgebrauch	Antidepressiva, Antihistaminika, Benzodiazepine, Antihypertensiva, Neuroleptika, Opiate, Parkinson-Medikamente, Alkohol	Antipsychotika, Interferon, antivirale Medikamente, Zytostatika, Cannabis
metabolische Störungen		M. Meulengracht (Gilbert), Hyperkalzämie, Hypophosphatämie
Umwelt-, Arbeitsplatzeinflüsse (siehe 2 Spezieller Teil)	Lärmbelastung (Basner u. McGuire 2018), Schichtarbeit, Vibrationen, extreme Temperaturen	chemische Einflüsse wie CO_2-Vergiftungen, Kohlenwasserstoffverbindungen, Amalgam evtl. im zahnmedizinischen Bereich, aber sehr umstritten, Sick-Building-Syndrom? (zahlreiche Confounder!)
Sonstiges	postoperative Zustände, v.a. abdominelle Eingriffe	Zustand nach Schädel-Hirntrauma

Chronic Fatigue Syndrom (CFS)/„Myalgische Enzephalomyelitis (Enzephalomyelopathie, ME)"

Bei diesem Syndrom besteht eine neu aufgetretene, schwere, teilweise immobilisierende Müdigkeit und Erschöpfung mit gravierenden Alltagseinschränkungen über mindestens 6 Monate (bei Kindern mindestens 3 Monate). Andere Ursachen müssen ausgeschlossen sein. Die Müdigkeit ist verbunden mit einer Reihe von weiteren Kardinalsymptomen oder Symptomkomplexen, von denen für die primärärztliche Diagnostik vor allem die Kriterien des US-amerikanischen Institute of Medicine, IOM (seit 2015 umbenannt in National Academy of Medicine), geeignet sind:

- langanhaltende (mindestens auch am nächsten Tag andauernde) Symptomverschlechterung nach körperlicher oder geistiger Belastung (post-exertional malaise, PEM) trotz ausreichender anschließender Ruhe,
- nicht erholsamer Schlaf,
- kognitive Einschränkungen („brain fog") und/oder orthostatische Intoleranz (IOM 2015).

Die wissenschaftlichen Daten zu diesem Syndrom sind sehr umfangreich und teilweise widersprüchlich. In den letzten 35 Jahren wurden mehr als 20 verschiedene Definitionen publiziert. Von der Expertengruppe EUROMENE (Nacul et al. 2021) sowie der Neuauflage der ME/CFS NICE-Leitlinie (NICE-Guideline206 2021) werden drei Definitionen empfohlen, von denen die oben erläuterte IOM-Definition für den primärärztlichen Bereich als das beste Screening-Instrument gilt. Eine Screening-Alternative sind die Center-of-Disease-Control-Kriterien (CDC) (Holmes et al. 1988), aber obligat mit dem bisher fakultativen Symptom„Erschöpfung nach Belastung" (post-exertional malaise, PEM) (Fukuda et al.1994). Für die Sekundärversorgung und für Forschungszwecke kann man sich an den überarbeiteten Kriterien der kanadischen Konsensuskonferenz (Carruthers et al. 2011) orientieren. In allen drei Definitionen ist für Erwachsene eine Mindestkrankheitsdauer von 6 Monaten festgelegt. Da eine frühzeitige Verdachtsdiagnose zur Vermeidung von Versorgungsfehlern wichtig ist, sollte bei typischer Symptomatik bereits nach drei Monaten der Verdacht auf ein ME/CFS-Syndrom gestellt werden. Die Ätiologie des ME/CFS-Syndroms ist unklar. Diskutiert werden virale Ursachen, Autoimmunprozesse (Sweetman et al. 2019), Dysregulationen des autonomen Nervensystems, Umweltfaktoren oder psychosomatische Fehlsteuerungen. Da offen ist, ob eine Entzündung im ZNS besteht, wird alternativ der Begriff „myalgische Encephalopathie" verwendet. Beweisende Laborwerte oder Biomarker bestehen nicht.

Post-COVID-/Long-COVID-Syndrom

Nach einer akuten Infektion mit dem Sars-Cov-2-Virus können Beschwerden persistieren, die bei mehr als vier Wochen Dauer als Post-COVID (ongoing symptomatic COVID-19), bei mehr als 12 Wochen Dauer als Post-COVID-/Long-COVID-Syndrom (post-COVID-19 syndrome) bezeichnet werden (Koczulla et al. 2021, NICE-Guideline188 2021). Müdigkeit ist bei diesem Syndrom ein sehr häufiges und sehr belastendes Symptom. Es bestehen eine

Reihe von Überschneidungen zwischen dem Long-COVID-Syndrom und ME/CFS (Wong u. Weitzer 2021). Pathophysiologisch werden u.a. weiterschwelende virale Entzündungsprozesse, fortbestehende Organschäden, Autoimmunprozesse, Mikrodurchblutungsstörungen, psychische Folgeschäden sowie mögliche Therapienebenwirkungen diskutiert.

1.5 Diagnostik

Ziel der primärärztlichen Diagnostik ist zunächst, abwendbar gefährliche Verläufe zu vermeiden, bestehende Grunderkrankungen zu berücksichtigen und die häufigen Ursachen zielgerichtet zu erkennen. Der diagnostische Ansatz sollte von Anfang an offen sein für seelische, soziale und körperliche Müdigkeitsursachen und deren Kombinationen.

1.5.1 Anamnese und körperliche Untersuchung

Eine auf Müdigkeitsursachen bezogene Anamnese und körperliche Untersuchung sind die wesentlichen diagnostischen Instrumente. Bewährt hat sich zusätzlich zur ärztlichen Anamnese die Mitgabe eines Patienten-Selbstauskunftsbogens (Baum et al. 2018), der die Anamnese in der Praxis ergänzt und Ärztinnen/Ärzten sowie Betroffenen hilft, mögliche psychosoziale Ursachen zu erkennen. Ausdrücklich ist auf Warnhinweise (red flags) für gefährliche Erkrankungen zu achten:

- Hinweise auf eine schwere Depression (Suizidgefahr),
- unerklärlicher Gewichtsverlust (chronische Infektion, Tumorleiden),
- Kurzatmigkeit (Herzinsuffizienz, Lungenerkrankung, schwere Anämie),
- Schnarchen und Atemaussetzer im Schlaf (obstruktive Schlafapnoe)
- ausgeprägte Lymphknotenschwellungen (Tumorleiden, Leukämie, chronische Infektion, HIV),
- fokale neurologische Zeichen (Hirntumor, neurologische Systemerkrankung).

Wegen der Häufigkeit von Depressionen bei unter Müdigkeit leidenden Personen und der Suizidgefahr sollte ausdrücklich nach depressiver Verstimmung gesucht werden. Ein effektives Screening auf eine depressive Störung ist bereits mit zwei Fragen möglich:

- „Haben Sie sich im letzten Monat oft niedergeschlagen, schwermütig oder hoffnungslos gefühlt?
- Haben Sie im letzten Monat oft wenig Interesse oder Freude an Ihren Tätigkeiten gehabt?" (Whooley et al. 1997)

Angsterkrankungen können vermutet werden, wenn folgende Fragen bejaht werden:

„Fühlten Sie sich im letzten Monat deutlich beeinträchtigt durch …

- nervliche Anspannung, Ängstlichkeit, Gefühl, aus dem seelischen Gleichgewicht zu sein, Sorgen über vielerlei Dinge?
- Hatten Sie im letzten Monat eine Angstattacke (plötzliches Gefühl der Angst oder Panik)?" (Spitzer et al. 1994).

Weitere Fragen zum Schlafverhalten, zu psychosozialen Belastungen privat oder im Arbeitsleben, vorausgegangenen Infekten, bestehenden Grunderkrankungen, Medikamenten- oder Substanzgebrauch (v.a. Alkohol), Einschlafen am Steuer, stärkeren Körpergewichtsveränderungen, Organfunktionsstörungen, Lärm- oder chemischen Belastungen im Beruf oder Privatleben sowie ähnlichen Symptomen im beruflichen oder privaten Umfeld können die Anamnese vertiefen. Bewegungsmangel korreliert in Bevölkerungsstudien mit Müdigkeit (Engberg et al. 2014). Aerobes Training führt bei Gesunden wie auch bei einer Reihe von Erkrankungen zu einer Besserung der Müdigkeit. Sinnvoll sind auch die Frage nach der möglichen Müdigkeitsursache aus Sicht der Betroffenen sowie ein Symptomtagebuch. Beides vermittelt Erklärungsversuche und Befürchtungen der Betroffenen, einseitige Ernährungsformen oder besondere Ängste (Umwelt, COVID-19), die aus Sicht der Betroffenen relevant sein können. Bei Tumorpatientinnen und -patienten ist eine oft bleierne Müdigkeit neben Schmerzen das belastendste Symptom und sollte immer aktiv erfragt werden. Wegen einer Vielzahl möglicher ursächlicher Faktoren wie Schmerzen, Schlafstörungen, emotionalen Belastungen, Anämien, Ernährungsproblemen, Medikamentennebenwirkungen, Aktivitätseinschränkungen und Komorbiditäten ist eine differenzierte Diagnostik und Therapie erforderlich (Leitlinienprogramm Onkologie 2020, Fabi et al. 2020).

Für spezielle klinische oder wissenschaftliche Fragestellungen gibt es eine Vielzahl allgemeiner, aber auch krankheitsspezifischer Müdigkeitsfragebogen (Übersichten in der DEGAM-Leitlinie Müdigkeit, Baum et al. 2017, sowie bei Al Maqbali et al. 2019, Billones et al. 2021).

1.5.2 Laboruntersuchungen

Bei den Laboruntersuchungen sollten routinemäßig folgende Werte bestimmt werden: Blutglukose, Differenzial-Blutbild, Blutsenkung/C-reaktives Protein (CRP)-Wert, eine Transaminase oder alternativ die γ-Glutamyltransferase (GT), das Thyreoidea-stimulierende Hormon (TSH) sowie bei prämenopausalen Frauen zusätzlich Ferritin. Wenn bereits Grunderkrankungen bestehen, Anamnese oder Befund Verdachtsmomente oder Auffälligkeiten ergeben haben oder bei arbeitsmedizinischen Risikokonstellationen ist dieses Untersuchungsprogramm gezielt zu erweitern, ggf. durch Biomonitoring zur Gefahrstoffdifferenzierung. Ein ungezieltes Laborscreening birgt hingegen die Gefahr falsch positiver Befunde und dadurch notwendiger weiterführender Untersuchungen, die die Betroffenen belasten, unter Umständen ängstigen und das Risiko einer Fixierung auf eine somatische Grunderkrankung verstärken. Auch wenn bestehende Grunderkrankungen eine plausible Erklärung für die Müdigkeit bieten, soll das Basisprogramm aus Anamnese, Befund und Laboruntersuchungen durchgeführt werden, um relevante Zweiterkrankungen oder Komplikationen nicht zu übersehen. Weitere Aspekte, die notwendigen körperlichen Untersuchungen sowie die Routine-Laboruntersuchungen sind der *Tabelle 2* zusammengefasst.

Tab. 2: Untersuchungen beim Symptom Müdigkeit

Anamnese		
• Charakteristik des Symptoms, Abgrenzung zu Tagesschläfrigkeit und muskulärer Müdigkeit • Dauer der Müdigkeit (</> 6 Monate) • assoziierte und vorhergehende Beschwerden • Müdigkeit neu/ungewohnt • Beeinträchtigung im Alltag • anhaltende Verschlechterung (> 24 Std.) nach Belastung (post-exertionelle Malaise, PEM) • Vorstellung des Patienten zu Ätiologie und Behandlung seiner Müdigkeit • Symptome von Depression und Angst • Körpergewichtsänderungen • somatische Anamnese	• Schlaf: Dauer, Qualität, Änderungen zur individuellen Norm, Schnarchen, Atemaussetzer im Schlaf, Einschlafen am Steuer • kardiale/respiratorische/gastro-intestinale/urogenitale/ZNS-Funktion • Medikamente, psychotrope Substanzen, Alkohol-, Tabakkonsum • postinfektiös, chronische Erkrankung • soziale, familiäre, berufliche Situation • chemische- oder Lärm-Belastung • ähnliche Symptome im privaten/beruflichen Umfeld	Arbeitsmedizinische Aspekte • Ursachen: Nacht-, Schichtarbeit, arbeitsbedingte Infektionskrankheiten, toxikologische, physikalische Ursachen, arbeitsbedingte Über-, Unterforderungen, arbeitsbedingte Krebserkrankungen • Auswirkungen: Leistungsminderung, Überlastung, Eigen- und Fremdgefährdung • bestehendes Berufskrankheitenverfahren
Körperliche Untersuchung		
abhängig von Auffälligkeiten in der Anamnese	wenn keine Hinweise auf definierte körperliche Störungen: Abdomen, Herz, Kreislauf, Atemwege, Haut und Schleimhäute, Lymphregionen, orientierende neurologische Untersuchung	
Laboruntersuchungen		
abhängig von Auffälligkeiten in der Anamnese und körperlichen Untersuchung wenn keine Hinweise auf definierte körperliche Störung:	• Blutglukose • Differenzialblutbild • Blutsenkung/CRP • Transaminasen/γ-GT • TSH Kreatinin bei Hinweisen für Nierenerkrankung oder Risikofaktoren wie Hypertonie, Diabetes, nephrotoxische Medikamente	bei prämenopausalen Frauen ergänzend Ferritinbestimmung, wenn Anamnese, Befund und Basislabor unauffällig sind weitere Diagnostik nur bei definierten Auffälligkeiten in Anamnese oder körperlicher Untersuchung, bei vorbestehenden Grunderkrankungen oder bei arbeitsplatzbezogener Gefährdungssituation

1.6 Therapie und Verlaufsbeobachtung

Ursächliche Noxen und Störungen sollten möglichst eliminiert werden, Grunderkrankungen behandelt und der Therapieerfolg kontrolliert werden. Dabei sind die häufigen Verknüpfungen mehrerer Grunderkrankungen und bio-psychosozialer Einflussfaktoren zu beachten. Die erforderlichen Kontrollabstände und -untersuchungen hängen vom Einzelfall ab. Bei dem Verdacht auf eine berufsbedingte (Mit-)Verursachung sollte, unter Wahrung der Schweigepflicht und mit Einverständnis der Patientin/des Patienten, bei der Umsetzung eines Müdigkeits-Risikomanagements (Lerman et al. 2012) eine Zusammenarbeit zwischen der hausärztlichen Praxis und der Arbeitsmedizin angestrebt werden. Ziel ist eine Verbesserung der Lebensqualität, der Erhalt der Leistungsfähigkeit sowie die Verhütung einer Eigen- oder Fremdgefährdung durch ausgeprägte Müdigkeit.

Findet sich durch die Anamnese, körperliche Untersuchung und das Basislabor keine Ursache für die Müdigkeit, sollten regelmäßige Kontrollen angeboten werden. Ungezielte weiterführende technische Untersuchungen sind nicht hilfreich. Grundsätzlich können sich zwar im weiteren Verlauf bisher nicht erkennbare ernste Erkrankungen manifestieren, aber ohne entsprechende Hinweise in der Anamnese, der körperlichen Untersuchung und den Basis-Laboruntersuchungen ist nach den bisherigen Studien das Risiko für einen abwendbar gefährlichen Verlauf nicht größer als in der Normalbevölkerung und ein Nutzen ungezielter technischer Zusatzuntersuchungen nicht belegt. Empfehlenswert sind in diesen Fällen je nach Symptomlast körperliche Aktivierung, Maßnahmen zur Psychohygiene, Belastungsminderung, eventuell das Führen eines Symptomtagebuches, Verhaltenstherapie und regelmäßige Verlaufskontrollen. Bei Betroffenen mit dem Verdacht auf ein ME/CFS-Syndrom ist allerdings eine ungezielte körperliche Aktivierung schädlich und führt zu einer teilweise tagelang anhaltenden Erschöpfung (PEM). Bei Frauen sind vor der Menopause Eisenmangelzustände auch ohne Anämie eine mögliche Müdigkeitsursache, die sich unter Eisengabe bessert. Ein entsprechender Therapieversuch mit oraler, wenn erforderlich auch parenteraler Eisensubstitution, ist daher gerechtfertigt, wenn der Ferritinwert deutlich erniedrigt ist. Bei der parenteralen Eisensubstitution ist eine strenge Indikationsstellung und die Aufklärung und Beachtung ihrer Risiken zwingend erforderlich. Bei schädlichem Gebrauch insbesondere von Tabak, Alkohol oder Cannabis sollten die Bereitschaft zu Therapiemaßnahmen erkundet und entsprechende Angebote vermittelt werden.

Beim ME/CFS-Syndrom (Euromene 2020, NICE-Guideline206 2021) wie beim Long-COVID-Syndrom gibt es bisher keine kausale Therapie. Empfohlen werden ein empathischer Umgang mit der sehr belastenden Situation der Betroffenen, symptomlindernde Maßnahmen und ein individuelles Energiemanagement (Pacing) mit Vermeidung körperlicher Überlastung. Kognitive Verhaltenstherapie kann bei diesen Patientinnen und Patienten ergänzend als Unterstützung bei dem Coping-Prozess hilfreich sein, stellt jedoch keine kausale Behandlung für das ME/CFS-Syndrom dar.

1.7 Prognose

Wenn das Symptom Müdigkeit nicht durch eine ernsthafte körperliche oder seelische Krankheit verursacht wird, ist meist eine baldige Besserung zu erwarten. Nur bei einem kleinen Teil der Betroffenen dauert die Müdigkeit länger als 7 Monate. Bei höherem Alter, chronischen Grunderkrankungen, psychischen Krankheiten und der Überzeugung, an einer schweren somatischen Erkrankung zu leiden, obwohl in den Untersuchungen kein Hinweis dafür besteht, ist mit langer Symptomdauer zu rechnen. Betroffene mit ungewöhnlicher, nicht einfach behebbarer Müdigkeit haben ein höheres kardiovaskuläres Risiko und eine erhöhte Rate von Verkehrsunfällen, vor allem, wenn bei ihnen ein obstruktives Schlafapnoesyndrom oder ein Alkoholmissbrauch vorliegen. Die Gesamtmortalität scheint bei Patientinnen und Patienten mit anhaltender Müdigkeit nicht erhöht zu sein (Carr et al. 2019), vielleicht aber bei Personen mit ME/CFS (McManimen et al. 2016).

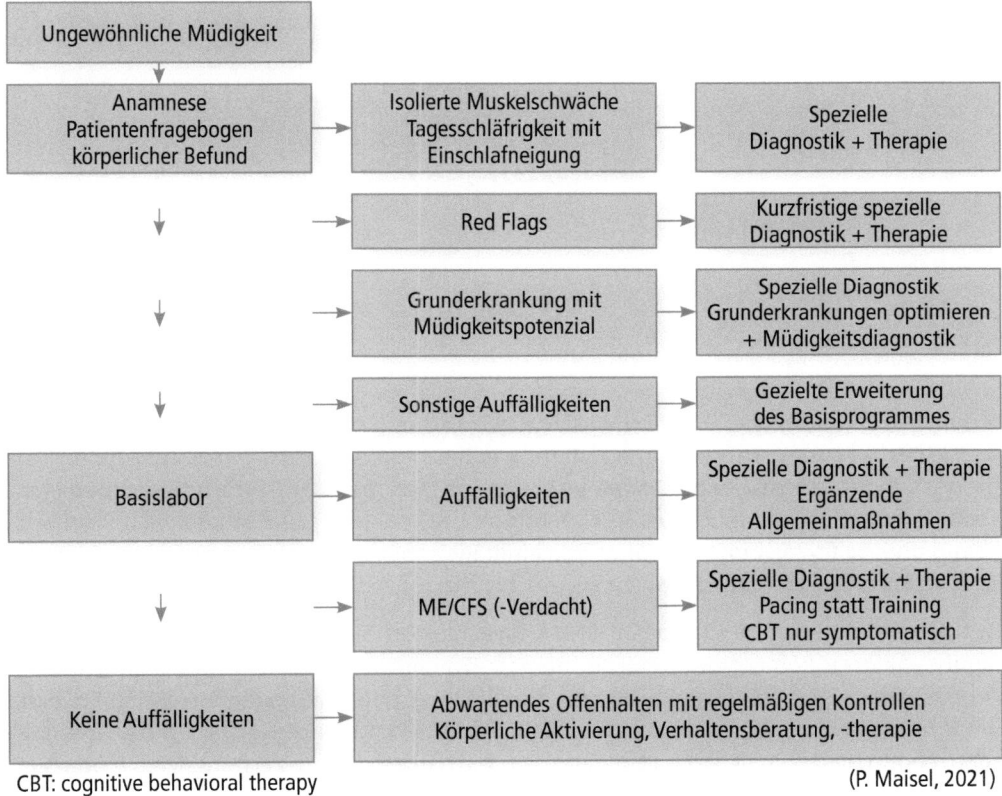

CBT: cognitive behavioral therapy   (P. Maisel, 2021)

Abb. 1:   Übersichtsalgorithmus Müdigkeit

2   Spezieller Teil

Der folgende spezielle Teil fokussiert auf arbeitsbedingte Erkrankungen bzw. berufliche Einflussfaktoren, die mit dem Symptom Müdigkeit verbunden sein können. Im Wesentlichen handelt es sich dabei um die in *Abbildung 2* dargestellten physischen und psychischen Einflussfaktoren. Nicht näher wird u.a. auf Müdigkeit als Folge von Überstunden, körperlicher Überanstrengung und/oder Trainingsmangel bei körperlicher Arbeit, als Folge von Jet-Lag bei beruflichen Flügen über Zeitzonen hinweg sowie bei Arbeiten in Räumen mit sauerstoffreduzierter Atmosphäre (Angerer et al. 2008) und ungünstigen klimatischen Arbeitsbedingungen eingegangen.

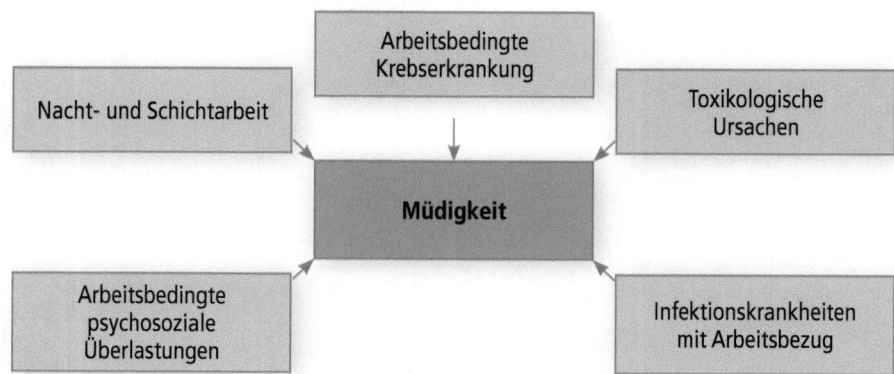

Abb. 2:   Arbeitsbedingte Ursachen für Müdigkeit (u.a.)

Müdigkeit im beruflichen Kontext wird u.a. von Techeral et al. (2016) als Zustand mit verminderter Fähigkeit, „Tätigkeiten auf dem gewünschten Aktivitätsniveau auszuüben aufgrund von Abgeschlagenheit oder Erschöpfung der mentalen und/oder körperlichen Kraft" definiert. Prinzipiell ist zu berücksichtigen, dass das Symptom Müdigkeit mit Arbeitsbezug unspezifisch ist und nur eines von einer Vielzahl von Begleitsymptomen arbeitsbedingter Erkrankungen darstellen kann.

Zur Beurteilung von Müdigkeit in einem ursächlichen Zusammenhang mit beruflichen Einflussfaktoren kommt der detaillierten Arbeitsanamnese, der Kenntnis des speziellen Arbeitsplatzes und den Ergebnissen der Gefährdungsbeurteilung eine wichtige Rolle zu. Bei akuten bzw. subakuten beruflichen Einflussfaktoren für Müdigkeit ist bei der Anamneseerhebung der zeitliche Bezug zur Exposition am Arbeitsplatz zu erfragen. Bei einem Verdacht auf eine berufliche Verursachung wird zur weiteren Abklärung beruflicher Einflussfaktoren durch kurativ tätige Ärztinnen und Ärzte, unter Einhaltung der ärztlichen Schweigepflicht, eine Kontaktaufnahme mit den zuständigen Betriebsärztinnen und -ärzten empfohlen.

2.1 Nacht- und Schichtarbeit

Schichtarbeit wird in der Leitlinie „Gesundheitliche Aspekte und Gestaltung von Nacht- und Schichtarbeit" als eine Beschäftigung definiert, bei der die Arbeitsleistung zu wechselnden Tages- oder Nachtzeiten oder zu konstanten, aber „ungewöhnlichen" Arbeitszeiten – also abweichend von der sog. Tagarbeit – erbracht wird. Der Begriff der „Nachtarbeit" ist für Deutschland durch § 2 des Arbeitszeitgesetzes als „jede Arbeit, die mehr als zwei

Stunden der Nachtzeit umfasst" definiert, wobei der Begriff der „Nachtzeit" den Zeitraum von 23:00 bis 06:00 beschreibt mit definierten Abweichungen. (AWMF 2021).

In Deutschland arbeitet etwa ein Fünftel aller Beschäftigten zu atypischen Arbeitszeiten, also zu versetzten Arbeitszeiten außer von 07:00 bis 19:00 Uhr oder in Schichtarbeit. Dieser Anteil ist in den letzten Jahren weitgehend gleichgeblieben, auch innerhalb der Beschäftigungsgruppen zeigen sich keine nennenswerten Veränderungen (Backhaus et al. 2020).

Die wissenschaftliche Literatur zur Nacht- und Schichtarbeit zeigt, dass Nacht- und Wechselschichten zu einer Disruption der zirkadianen Rhythmik und zu einem Schlafdefizit und Schlafstörungen führen können. Mögliche Folgen sind u.a. Müdigkeit, verminderte physische und kognitive Leistungsfähigkeit und kardiovaskuläre Erkrankungen sowie Stoffwechsel- und Krebserkrankungen. Auch neurologische und psychische Erkrankungen wie u.a. Depressionen werden als gesundheitliche Folgen diskutiert (AWMF 2021).

Zur Reduktion der Auswirkungen von Nacht- und Schichtarbeit auf den Schlaf und damit auch auf Müdigkeit empfiehlt die Leitlinie „Gesundheitliche Aspekte und Gestaltung von Nacht- und Schichtarbeit" die in *Tabelle 3* zusammengestellten präventiven Maßnahmen.

Tab. 3: Empfehlungen zur Reduktion der Auswirkungen von Nacht- und Schichtarbeit auf den Schlaf (AWMF 2021)

Primärprävention
Aus medizinischer Sicht dürfen Schichtpläne – unabhängig von der Rotationsrichtung – Ruhezeiten unter 11 Stunden im Hinblick auf Schlaf und Tagesbefindlichkeit nicht vorsehen.
Schichtpläne sollten möglichst individuell unter Berücksichtigung multifaktorieller Aspekte auf Schlafdauer und -qualität sowie auf Fatigue und/oder Schläfrigkeit gestaltet werden. Die individuelle Beratung zum Schichteinsatz umfasst neben Rotationsdauer, -richtung und -geschwindigkeit, u.a. auch den Chronotyp, das Alter und die Anpassungskapazität sowie Aspekte der Work-Life-Balance.
Um die Wachheit und das Leistungsvermögen während Nachtschichten zu erhöhen, können Kurzschlafepisoden (Naps) ohne negative Beeinflussung des nachfolgenden Tagschlafes empfohlen werden.
Im Rahmen der betrieblichen Gesundheitsförderung und des betrieblichen Gesundheitsmanagements sollten speziell auf Schichtarbeiterinnen und -arbeiter ausgerichtete edukative Maßnahmen hinsichtlich schlafstörender und schlaffördernder Verhaltensweisen angeboten werden.
Sekundärprävention
Zur rechtzeitigen Erkennung sollte bei der arbeitsmedizinischen Vorsorge nach Schlafstörungen, verstärkter Tagesschläfrigkeit und/oder Fatigue gefragt werden, bei entsprechenden Anhaltspunkten sollte eine weitere Diagnostik erfolgen.
Personen mit einem Verdacht auf eine spezifische Schlaf-Wach-Störung sind einer weiterführenden spezifischen Diagnostik zuzuführen.
Bei in Nachtschicht arbeitenden Personen mit einem klinischen Verdacht auf ein obstruktives Schlafapnoesyndrom sollte eine entsprechende apparative Diagnostik während des Tagesschlafs nach einer Nachtschicht erfolgen, wenn eine Diagnostik zu üblichen Nachtschlafzeiten keinen Hinweis auf ein relevantes Schlafapnoesyndrom erbringt.
Bei bedeutsamen Einschränkungen hinsichtlich Schlafqualität und Schlafdauer soll aus medizinischer Sicht den Betroffenen die Möglichkeit eingeräumt werden, bis zur Remission in die Tagschicht oder in eine geeignete kontinuierliche Schicht zu wechseln.

Tab. 3: Empfehlungen zur Reduktion der Auswirkungen von Nacht- und Schichtarbeit auf den Schlaf (AWMF 2021) *(Forts.)*

Sekundär- und Tertiärprävention
Um Chronifizierung (und Rezidive – nur bei Tertiärprävention) zu vermeiden, sollten Betroffenen mit insomnischen Beschwerden speziell auf Schichtarbeiterinnen und -arbeiter ausgerichtete Maßnahmen z.B. Edukation über eine adäquate Schlafhygiene bis hin zur Vermittlung von spezifischen therapeutischen Maßnahmen angeboten werden.
Bei vorhandenen moderaten und schweren Insomnien mit entsprechender Beeinträchtigung der Wachbefindlichkeit soll aus medizinischer Sicht den Betroffenen die Möglichkeit eingeräumt werden, bis zur Remission in die Tagschicht oder in eine geeignete kontinuierliche Schicht zu wechseln.
Personen mit schweren schlafbezogenen Atmungsstörungen mit ausprägten komorbiden Stoffwechsel- und Herz-Kreislauf-Erkrankungen soll die Möglichkeit eingeräumt werden, in Tagschichten zu wechseln.
Personen mit schwerem oder schwer behandelbarem Restless-Legs-Syndrom soll aus medizinischer Sicht die Möglichkeit eingeräumt werden, in Tagschichten oder geeignete kontinuierliche Schichten zu wechseln.
Bei Personen mit Narkolepsie soll Schichtarbeit gänzlich vermieden werden.
Betroffenen mit schwerer und/oder schlecht behandelbarer Parasomnie soll aus medizinischer Sicht die Möglichkeit eingeräumt werden, in Tagschichten oder geeignete kontinuierliche Schichten zu wechseln.
Es gibt aber auch altersbedingte Schlafstörungen bei Schichtarbeit, die eine dauerhafte Aufgabe von Nachtschichtarbeit oder Schichtarbeit insgesamt erfordern können.

2.2 Arbeitsbedingte psychosoziale Überlastungen

Müdigkeit kann ein wichtiges Begleitsymptom vieler psychischer Erkrankungen sein *(siehe Tab. 1)*. Müdigkeit und Erschöpfung als Folge einer (arbeitsbedingten) Überlastung werden häufig als Burnout bezeichnet. Für Burnout bzw. das Burnout-Syndrom gibt es eine Vielzahl von Definitionen. Von Känel und Egle (2020) beschreiben Burnout mit Bezug auf das Positionspapier der Deutschen Gesellschaft für Psychiatrie und Psychotherapie, Psychosomatik und Nervenheilkunde (DGPPN 2012) wie folgt: „Nach aktueller Lehrmeinung wird Burnout (Z73.0) nicht als eigenständige Krankheit, sondern als ein durch Arbeitsstress bedingter Risikozustand für psychische und körperliche Folgekrankheiten beschrieben. Die in Klinik und Forschung am häufigsten verwendete Konzeptualisierung des Risiko-Zustands Burnout beruht auf der Symptomtrias 1) emotionale Erschöpfung durch die Arbeit, 2) Zynismus bzw. Depersonalisation/Entfremdung von der Arbeit und 3) subjektiv empfundene Leistungsminderung bei der Arbeit …".

Bei den Risikofaktoren für Burnout und die dadurch verursachte Erschöpfung bzw. Müdigkeit sind in der Regel weniger die Arbeitsmenge als die Randbedingungen, unter denen die Arbeit ausgeführt wird, maßgeblich. Wichtige berufliche Risikofaktoren für Burnout sind in *Tabelle 4* zusammengefasst.

Tab. 4: Berufliche Risikofaktoren für Burnout (modifiziert nach psychenet, abgerufen 01/2022)

Berufliche Risikofaktoren für Burnout
• hohe Arbeitsbelastung • mangelnde Wertschätzung und Belohnung • mangelnde Fairness • geringer Tätigkeitsspielraum • zu viel Verantwortung • unklare Rolle am Arbeitsplatz • problembeladene Kundinnen/Kunden, Patientinnen/Patienten, Klientinnen/Klienten • zu wenig Transparenz am Arbeitsplatz • mangelnde Unterstützung durch Führungskräfte oder Kolleginnen/Kollegen, Zusammenbruch des Gemeinschaftsgefühls • zu wenig Feedback • zu viel Überwachung oder Kontrolle durch Führungskräfte oder Computer, auch im Rahmen von Qualitätsmanagement • zu hohe Leistungserwartungen • mangelnde Kontrolle, zu geringe Einflussmöglichkeiten und Aufstiegschancen • vor allem bei älteren Berufstätigen: Überforderung durch Computer und andere Innovationen • ständige Erreichbarkeit durch E-Mail und Handy • einseitige Verknüpfung von kurzfristiger Leistung und Verdienst, z.B. durch Bonuszahlungen

Nach derzeit geltendem Berufskrankheitenrecht sind in Deutschland für Burnout und die damit verbundene Erschöpfung und Müdigkeit nicht die Voraussetzungen für eine Berufskrankheit gegeben.

2.3 Toxikologische Ursachen

Die toxikologischen Ursachen für Müdigkeit können sehr vielfältig sein *(Beispiele siehe Tab. 5)*. Letztendlich kann in Abhängigkeit von Dauer und Höhe der Exposition sowie der speziellen Substanz bzw. des Substanzgemisches bei allen direkt oder indirekt zentralnervös wirkenden chemischen Substanzen Müdigkeit als Begleitsymptom auftreten. Zudem führt Sauerstoffmangel ebenfalls zu Müdigkeit. Des Weiteren ist Müdigkeit ein Leitsymptom für eine Anämie und/oder Knochenmarksdepression. Toxische Ursachen hierfür können u.a. Benzol oder 1,3-Butadien sein *(siehe auch Abschnitt 2.4 „Arbeitsbedingte Krebserkrankungen)*.

Toxische Enzephalopathien durch eine hohe Exposition gegenüber einzelnen organischen Lösungsmitteln *(Tab. 5)* können bei Einhaltung der sozialrechtlichen Randbedingungen als Berufskrankheit nach der BK-Nr. 1317 BKV anerkannt werden. Die Schwere der toxischen Enzephalopathie wird in drei Schweregrade eingeteilt. Beim Schweregrad I werden unspezifische Befindlichkeitsstörungen wie insbesondere verstärkte Müdigkeit beobachtet. Beim Schweregrad II ist die Symptomatik stärker ausgeprägt und langzeitig vorhanden. Im Vordergrund stehen auch hier Müdigkeit sowie Konzentrations- und Merkfähigkeitsstörungen (Kurzzeitgedächtnis), emotionale Labilität, Antriebsstörungen und Veränderungen von Stimmung und Motivation im Sinne einer andauernden Beeinträchtigung der Persönlichkeit. (Deutsche Gesetzliche Unfallversicherung, DGUV 2018)

Kohlenmonoxid (CO) ist ein hochtoxisches farb- und geruchsloses Gas, das bei jeder unvollständigen Verbrennung fossiler Brennstoffe entsteht. Die Toxizität von Kohlenmonoxid resultiert aus seiner hohen Affinität zu Hämoglobin, die ca. 250-mal höher ist als die von Sauerstoff. Subklinische Symptome, wie z.B. Müdigkeit, werden schon ab einem CO-Hämoglobinwert von 5 % gefunden (Schiele 2003). Zur Prävention am Arbeitsplatz wurde daher der Biologische Arbeitsstofftoleranzwert für CO-Hb auf 5 % festgelegt (Brinkmann et al. 2021).

Eine deutliche Zunahme von ZNS-Symptomen wie Kopfschmerzen, Müdigkeit, Schwindel und Konzentrationsschwäche finden sich bei Kohlendioxidkonzentrationen über 1 500 ppm (Umweltbundesamt 2008).

Bezüglich weiterer Einzelheiten zu den in *Tabelle 5* aufgeführten chemischen Substanzen sei auf die jeweiligen Begründungen der Senatskommission zur Prüfung gesundheitlicher Arbeitsstoffe und die jeweiligen wissenschaftlich begründeten arbeitsmedizinischen Grenzwerte verwiesen (MAK-Collection 2022). Um arbeitsbedingte Erkrankungen einschließlich Berufskrankheiten frühzeitig zu erkennen und zu verhüten, ist gemäß Anhang der Verordnung zur arbeitsmedizinischen Vorsorge (ArbMedVV) beim Umgang mit Gefahrstoffen ggf. eine arbeitsmedizinische Vorsorge zu veranlassen oder anzubieten, Einzelheiten finden sich in der entsprechenden Verordnung (BMAS 2019).

Tab. 5: Beispiele für toxikologische Ursachen für das Symptom Müdigkeit

Stoffgruppe und Vertreter (u.a.)	Vorkommen/Gefährdung (u.a.)	Berufskrankheit
Organische Lösungsmittel (u.a.)		BK-Nr. 1317 BKV
• Aliphatische Kohlenwasserstoffe (v.a. n-Hexan, geringer n-Heptan) • Ketone (Methyl-Ethyl-Keton, 2-Hexanon) • Alkohole (Methanol, Ethanol, 2-Methoxyethanol) • Aromatische Kohlenwasserstoffe (Benzol, gering auch Toluol, Xylole, Styrol) • Chlorierte aliphatische Kohlenwasserstoffe (Monochlormethan, Dichlormethan, 1,1,1-Trichlorethan, Trichlorethen, Tetrachlorethen)	• Abbeizen, Versiegeln, großflächiges Aufbringen von Klebstoffen und Lacken, großflächiges Auftragen von Polyesterharzen (Risikoberufe (u.a.): – Lackierer – Bodenleger – Parkettverleger – Handlaminierer – Tankreiniger – Säurebaumonteure (Nowak 2018, DGUV 2018)	• Aliphatische Kohlenwasserstoffe (v.a. n-Hexan, geringer n-Heptan) • Ketone (Methyl-Ethyl-Keton, 2-Hexanon) • Alkohole (Methanol, Ethanol, 2-Methoxyethanol) • Aromatische Kohlenwasserstoffe (Benzol, gering auch Toluol, Xylole, Styrol) • Chlorierte aliphatische Kohlenwasserstoffe (Monochlormethan, Dichlormethan, 1,1,1-Trichlorethan, Trichlorethen, Tetrachlorethen)

Tab. 5: Beispiele für toxikologische Ursachen für das Symptom Müdigkeit *(Forts.)*

Stoffgruppe und Vertreter (u.a.)	Vorkommen/Gefährdung (u.a.)	Berufskrankheit
Erstickungsgase (u.a.)		
Kohlenmonoxid	• unvollständige Verbrennung fossiler Brennstoffe (z.B. von Feuerungsanlagen, Fahrzeugen, Bränden, Hochofen) (Schiele 2003)	BK-Nr. 1201 BKV
Kohlendioxid	• unvollständige Verbrennung • schlecht gelüftete Innenräume (Umweltbundesamt 2008)	---
Schwefelwasserstoff	• Fäulnis- und Zersetzungsprozesse von Biomasse (z.B. in Brunnenschächten, Jauchegruben und Abwasserkanälen • Hochöfen • Erdölraffinerien • Gaswerke • Kokereien • Viskoseindustrie (Schiele 2003)	BK-Nr. 1202 BKV
Nitro- und Aminoverbindungen des Benzols, seiner Homologen oder ihrer Abkömmlinge (u.a.)		BK-Nr. 1304 BKV
• Nitrobenzol, Dinitrobenzol, Di- und Trinitrotoluol, Trinitrophenol (Pikrinsäure) und Dinitroorthokresol • Aminobenzol ,Toluidine, Paraphenylendiamin • Paranitroanilin, Tetranitromethylanilin	• Industrie (insbesondere Farbstoff- und Sprengstoffindustrie) • der pharmazeutischen Industrie • der Fertigung fotografischer Produkte • Imprägnierbetriebe • Pelzfärbereien • Seifen-, Parfümerie-, Riechstoff- und Schuhcremefabriken (DGUV 2022)	
Sonstiges (u.a.)		
1,3-Butadien	• Herstellung von Kautschuk • Herstellung von Kunststoffmonomeren • Herstellung von Polyamid-Kunststoffen • Herstellung von Treibstoff für Feststoffraketen (Ochmann 2018)	BK-Nr. 1320 BKV

2.4   Arbeitsbedingte Krebserkrankungen

Müdigkeit zählt zu den häufigsten Begleiterscheinungen von Krebserkrankungen, unabhängig davon, ob sie beruflich oder außerberuflich verursacht sind. Aus (arbeits)medizinischer Sicht sind daher bei chronischer Müdigkeit differenzialdiagnostisch Tumorerkrankungen auszuschließen. Da beruflich bedingte Krebserkrankungen z.T. lange Latenzzeiten von Jahren bis Jahrzehnte haben, ist berufsanamnestisch ggf. das gesamte Arbeitsleben zu berücksichtigen. In *Tabelle 6* sind Krebserkrankungen und deren berufliche Ursache aufgelistet, die bei Einhaltung der sozialrechtlichen Randbedingungen in Deutschland als Berufskrankheit anerkannt und ggf. entschädigt werden können.

Tab. 6:   Berufskrebserkrankungen

BK-Nr.	Noxe	Lokalisation der Krebserkrankung
1103	Chrom (VI)	Lunge
1104	Cadmium	Lunge, Nieren, (Verdacht: Prostata)
1108	Arsen	Lunge, Haut, Leber
1110	Beryllium	Lunge
1301	Aromatische Amine	Ableitende Harnwege
1302	• Trichlorethen (Trichlorethylen) TRI • Vinylchlorid	Nierenzellkarzinom Leber
1318	Benzol	Blutbildendes und lymphatisches System
1318	Schwefelsäurehaltige Aerosole	Kehlkopf
1320	1,3-Butadien	Chronisch-myeloische Leukämie
1321	Polyzyklische aromatische Kohlenwasserstoffe	Ableitende Harnwege
2402	Ionisierende Strahlung	Lunge, Leukämie, Haut, …
3101	„Hepatitis"	Leber
4101	Quarzstaub	Lunge
4104	Asbest	Lunge, Kehlkopf, Eierstock
4105	Asbest	Rippenfell, Bauchfell, Perikard (Mesotheliom)
4109	Nickel	Atemwege (Lunge, Kehlkopf)
4110	Kokereirohgase	Atemwege (Lunge, Kehlkopf)
4112	Quarzstaub	Lunge
4113	Polyzyklische aromatische Kohlenwasserstoffe	Lunge, Kehlkopf
4114	Polyzyklische aromatische Kohlenwasserstoffe + Asbest	Lunge
4116	Passivrauchexposition am Arbeitsplatz	Lunge
4203	Hartholzstäube (Buche, Eiche)	Nasenhaupt- und Nasennebenhöhlen (Adenokarzinom)
5102	Teer, Pech, usw.	Haut
5103	UV-Licht	Haut (Plattenepithelkarzinom)

2.5 Infektionskrankheiten mit Arbeitsbezug

Virale und bakterielle Infektionskrankheiten – unabhängig davon, ob es sich um eine berufliche oder außerberufliche Infektion handelt – verursachen in der Akutphase fast immer u.a. auch Müdigkeit und Abgeschlagenheit. Dauert die Müdigkeit über die akute Infektionsphase hinaus an bzw. tritt sie in Folge der Infektionskrankheit auf, spricht man von einer postinfektiösen Müdigkeit. Bezüglich postinfektiöser Zustände nach Infektionskrankheiten sei auf *Tabelle 1* verwiesen.

In *Tabelle 7* sind Infektionskrankheiten aufgeführt, die bei Einhaltung der sozialrechtlichen Randbedingungen in Deutschland als Berufskrankheit anerkannt und ggf. entschädigt werden können.

Tab. 7: Infektionskrankheiten als Berufskrankheiten

BK-Nr.	Legaldefinition der Berufskrankheit
3101	Infektionskrankheiten, wenn der Versicherte im Gesundheitsdienst, in der Wohlfahrtspflege oder in einem Laboratorium tätig oder durch eine andere Tätigkeit der Infektionsgefahr in ähnlichem Maße besonders ausgesetzt war
3102	Von Tieren auf Menschen übertragbare Krankheiten
3103	Wurmkrankheit der Bergleute, verursacht durch Ankylostoma duodenale oder Strongyloides stercoralis
3104	Tropenkrankheiten, Fleckfieber
4102	Quarzstaublungenerkrankung in Verbindung mit aktiver Lungentuberkulose (Siliko-Tuberkulose)

Besondere Bedeutung kommt aktuell, u.a. auch im beruflichen Kontext, COVID-19 zu. COVID-19-Erkrankungen können in Deutschland sowohl als Berufskrankheit (BK-Nr. 3101 BKV) als auch als Arbeitsunfall anerkannt und entschädigt werden. Bis zum 30.11.2021 wurden hier vom jeweils zuständigen Unfallversicherungsträger 114 542 Erkrankungen als Berufskrankheit und 11 060 als Arbeitsunfälle anerkannt (DGUV 2021). Tritt chronische Müdigkeit als Post-COVID- bzw. Long-COVID-Syndrom einer beruflich verursachten COVID-19-Erkrankung auf, kann diese als mittelbare Folge der Berufskrankheit bzw. des Arbeitsunfalles ggf. entschädigt werden.

Literatur

Al Maqbali M, Hughes C, Gracey J, Rankin J, Dunwoody L et al. (2019). Quality assessment criteria: psychometric properties of measurement tools for cancer related fatigue. Acta oncologica (Stockholm, Sweden) 58 (9): 1286–1297

Angerer P, Petru R, Stahmer K-W (2008). Arbeiten in sauerstoffreduzierten Räumen. Gefahrstoffe – Reinhaltung der Luft. 68, Nr. 10

Arbeitsgemeinschaft der Wissenschaftlichen Medizinischen Fachgesellschaften (AWMF): Leitlinie „Gesundheitliche Aspekte und Gestaltung von Nacht- und Schichtarbeit". 2021. https://www.awmf.org/uploads/tx_szleitlinien/002-030l_S2k_Gesundheitliche-Aspekte-Gestaltung-Nacht-und-Schichtarbeit_2020-03.pdf

Backhaus N, Wöhrmann AM, Tisch A (2020). BAuA-Arbeitszeitbefragung: Vergleich 2015-2017–2019. BAuA Bericht. Dortmund, Berlin, Dresden https://www.baua.de/DE/Angebote/Publikationen/Berichte/F2452-3.pdf?__blob=publicationFile&v=6

Basner M, McGuire S (2018). WHO Environmental Noise Guidelines for the European Region: A Systematic Review on Environmental Noise and Effects on Sleep. International journal of environmental research and public health 15 (3)

Baum E, Donner-Banzhoff N, Maisel P (2017). S3-Leitlinie Müdigkeit der Deutschen Gesellschaft für Allgemeinmedizin, Stand 11/2017. https://www.awmf.org/uploads/tx_szleitlinien/053-002l_S3_Muedigkeit_2018-06.pdf (Zugriff: 14.1.2022)

Baum E, Donner-Banzhoff N, Maisel P (2018). DEGAM-Anamnesefragebogen zum Leitsymptom Müdigkeit. https://www.degam.de/files/Inhalte/Leitlinien-Inhalte/Dokumente/DEGAM-S3-Leitlinien/053-002_Leitlinie%20Muedigkeit/Zusatzmodule%20Beratung%20%28Aerzte%29_2011/053-002z_Anamnesefragebogen_22-1-2018.pdf (Zugriff: 13.12.2021)

Billones R, Liwang JK, Butler K, Graves L, Saligan LN (2021). Dissecting the fatigue experience: A scoping review of fatigue definitions, dimensions, and measures in non-oncologic medical conditions. Brain, behavior, & immunity – health 15: 100266

Brinkmann B, Bartsch R, van Thriel C, Drexler H, Hartwig A (2021). Kohlenmonoxid – Addendum zur Reevaluierung des BAT-Wertes. The MAK Collection for Occupational Health and Safety Vol 6, No 3. https://series.publisso.de/sites/default/files/documents/series/mak/dam/Vol2021/Iss3/Doc063/bb63008d6_3ad.pdf

Bundesministerium für Arbeit und Soziales (BMAS) (2019). Verordnung zur arbeitsmedizinischen Vorsorge. https://www.gesetze-im-internet.de/arbmedvv/ArbMedVV.pdf

Carr MJ, Ashcroft DM, White PD, Kapur N, Webb RT (2019). Prevalence of comorbid mental and physical illnesses and risks for self-harm and premature death among primary care patients diagnosed with fatigue syndromes. Psychol Med. 2020 May. 50 (7): 1156–1163

Carruthers BM, van de Sande MI, Meirleir KL et al. (2011). Myalgic encephalomyelitis: International Consensus Criteria. Journal of internal medicine 270 (4): 327–338

Deutsche Gesetzliche Unfallversicherung (DGUV) (2018). BK-Report BK 1317. Polyneuropathie oder Enzephalopathie durch organische Lösungsmittel oder deren Gemische. 3. Auflage. https://d-nb.info/1160611769/34

Deutsche Gesetzliche Unfallversicherung (DGUV). BK 1304. In: BK-Info für Ärztinnen und Ärzte. https://www.dguv.de/bk-info/icd-10-kapitel/kapitel_03/bk1304/index.jsp. (Zugriff: 01/2022)

Deutsche Gesetzliche Unfallversicherung (DGUV). Daten zu Arbeitsunfall und Berufskrankheit COVID-19. https://www.dguv.de/de/mediencenter/hintergrund/corona_zahlen/index.jsp. (Zugriff: 01/2022)

Engberg I, Segerstedt J, Waller G, Wennberg P, Eliasson M (2014). Fatigue in the general population – associations to age, sex, socioeconomic status, physical activity, sitting time and self-rated health: the northern Sweden MONICA study 2014. BMC Public Health 2017. 17: 654

Estévez-López F, Mudie K, Wang-Steverding X, Bakken IJ, Ivanovs A et al. (2020). Systematic review of the epidemiological burden of Myalgic Encephalomyelitis/Chronic Fatigue Syndrome across Europe: Current evidence and EUROMENE research recommendations for epidemiology. J Clin Med. 2020 May 21;9 (5): 1557

Eurofound (2017). Sixth European Working Conditions Survey – Overview report (2017 update), Publications office of the European Union, Luxembourg. https://www.eurofound.europa.eu/sites/default/files/ef_publication/field_ef_document/ef1634en.pdf (Zugriff: 17.11.21)

Fabi A, Bhargava R, Fatigoni S et al. (2020). Cancer-related fatigue: ESMO clinical practice guidelines for diagnosis and treatment. Ann Oncol 31: 713–23

Fukuda K, Strauss SE, Hickie I, Sharpe MC, Dobbins JG, Komaroff A (1994). The chronic fatigue syndrome: a comprehensive approach to its definition and study. International Chronic Fatigue Syndrome Study Group. Ann Intern Med 121: 953–959

Holmes GP, Kaplan JE, Gantz NM et al. (1988). Chronic fatigue syndrome: a working case definition. Annals of internal medicine 108 (3): 387–389

Institute of Medicine (2015). Beyond Myalgic Encephalomyelitis/Chronic Fatigue Syndrome: Redefining an Illness. Report Guide for Clinicians. https://www.nap.edu/resource/19012/MECFSclinicansguide.pdf (Zugriff: 13.1.2022)

Jason LA, Mirin AA (2021). Updating the National Academy of Medicine ME/CFS prevalence and economic impact figures to account for population growth and inflation. Fatigue: biomedicine, health & behavior 9 (1): 9–13

Koczulla AR, Ankermann T, Behrends U, Berlit P, Böing S et al. (2021). S1-Leitlinie Post-COVID/Long-COVID. AWMF-Register Nr. 020/027. Hg. v. Deutsche Gesellschaft f. Pneumologie und Beatmungsmedizin (DGP) (federführend). https://www.awmf.org/uploads/tx_szleitlinien/020-027l_S1_Post_COVID_Long_COVID_2021-07.pdf (zuletzt aktualisiert am 12.07.2021, Zugriff: 03.12.2021)

Leitlinienprogramm Onkologie (Deutsche Krebsgesellschaft, Deutsche Krebshilfe, AWMF): Palliativmedizin für Patienten mit einer nicht-heilbaren Krebserkrankung, Langversion 2.2, 2020, AWMF-Registernummer: 128/001OL, https://www.leitlinienprogramm-onkologie.de/leitlinien/palliativmedizin/ (Zugriff: 13.12.2021)

Lerman SE, Eskin E, Flower D, George EC, Gerson B, Hartenbaum N et al. (2012). Fatigue risk management in the workplace. Journal of occupational and environmental medicine 54 (2), S. 231–258. https://acoem.org/acoem/media/News-Library/Fatigue-Risk-Management-in-the-Workplace.pdf (Zugriff: 16.1.2022)

McManimen SL, Devendorf AR, Brown AA, Moore BC, Moore JH., Jason LA (2016). Mortality in patients with Myalgic Encephalomyelitis and Chronic Fatigue Syndrome. Fatigue: biomedicine, health & behavior 4 (4): 195–207

Mota DDCF, Pimenta CAM (2006). Self-report instruments for fatigue assessment: a systematic review. Res Theory Nurs Pract 2006; 20: 49–78

Nacul L, Authier FJ, Scheibenbogen C, Lorusso L, Helland I et al. (2021). European Network on Myalgic Encephalomyelitis/Chronic Fatigue Syndrome (EUROMENE): Expert consensus on the diagnosis, service provision, and care of people with ME/CFS in Europe. Medicina (Kaunas, Lithuania) 57 (5): 510

National Institute for Health and Care Excellence (NICE), Royal College of Physicians RCGP) (Hg.) (2021). NICE-Guideline Myalgic encephalomyelitis (or encephalopathy)/chronic fatigue syndrome: diagnosis and management (NG 206). https://www.nice.org.uk/guidance/ng206 (zuletzt aktualisiert am 29.10.2021, Zugriff: 03.12.2021)

NG 188: NICE-/RCGP-/SIGN-Guideline 188 (2021). COVID-19 rapid guideline: managing the longterm effects of COVID-19. Vers. 1.7, published on 23.11.2021. https://www.nice.org.uk/guidance/ng188/resources/covid19-rapid-guideline-managing-the-longterm-effects-of-covid19-pdf-51035515742 (Zugriff: 3.12.2021)

Nowak D (2018). Neurologie und Arbeitsplatz. In: Arbeitsmedizin. Das wichtigste für Ärzte aller Fachrichtungen (Hrsg.: D. Nowak und U. Ochmann). Elsevier, München

Ochmann U (2018). Hämato-Onkologie und Arbeitsplatz. In: Arbeitsmedizin. Das wichtigste für Ärzte aller Fachrichtungen (Hrsg.: D. Nowak und U. Ochmann). Elsevier, München

Psychenet: Psychische Gesundheit. Was ist Burnout. https://www.psychenet.de/de/psychische-gesundheit/themen/burnout.html (Zugriff: 01/2022)

Schiele R (2003). BK 1201: Erkrankungen durch Kohlenmonoxid. In: Arbeitsmedizin. Handbuch für Theorie und Praxis. (Hrsg.: G. Triebig et al.) Gentner Verlag, Stuttgart

Schiele R (2003). BK 1202: Schwefelwasserstoff. In: Arbeitsmedizin. Handbuch für Theorie und Praxis. (Hrsg.: G. Triebig et al.) Gentner Verlag, Stuttgart

Spitzer RL, Williams JB, Kroenke K, Linzer M, deGruy FV, Hahn SR et al. (1994). Utility of a new procedure for diagnosing mental disorders in primary care. The PRIME-MD 1000 study. JAMA 272 (22): 1749–1756

Ständige Senatskommission zur Prüfung gesundheitsschädlicher Arbeitsstoffe, Deutsche Forschungsgemeinschaft: MAK-Collektion. 2022. https://series.publisso.de/de/pgseries/overview/mak

Sweetman E, Noble A, Edgar C, Mackay A, Helliwell A, Vallings R et al. (2019). Current research provides insight into the biological basis and diagnostic potential for Myalgic Encephalomyelitis/ Chronic Fatigue Syndrome (ME/CFS). Diagnostics (Basel, Switzerland) 9 (3)

Umweltbundesamt: Gesundheitliche Bewertung von Kohlendioxid in der Innenraumluft. Bundesgesundheitsbl – Gesundheitsforsch – Gesundheitsschutz 11 2008. https://www.umweltbundesamt.de/sites/default/files/medien/pdfs/kohlendioxid_2008.pdf

von Känel R, Egle T (2020). Burnout. In: Psychosomatik (Hrsg.: Egle, Heim, Strauß, von Känel). W. Kohlhammer, Stuttgart

Whooley MA, Avins AL, Miranda J, Browner WS (1997). Case-Finding Instruments for Depression. J Gen Intern Med 12(7):439–445

Wong TL, Weitzer DJ (2021). Long COVID and Myalgic Encephalomyelitis/Chronic Fatigue Syndrome (ME/CFS) A systemic review and comparison of clinical presentation and symptomatology. Medicina 2021, 57, 418

Ergänzende Internet-Links (Zugriff: 13.12.2021)

Family Practice Notebook: www.fpnotebook.com/fpnmvccore/searchBs2013?qu=fatigue
Beratungshilfen für Patienten mit Müdigkeit: https://www.degam.de/zusatz_müdigkeit
Patienteninformationen zum Bewegungstraining:
www.degam.de/files/Inhalte/Leitlinien-Inhalte/Dokumente/DEGAM-S3-Leitlinien/053–024_Risiko beratung%20kardiovaskul.%20Praevention/053–024PI_Bewegung_A4.pdf
Progressive Muskelrelaxation nach Jacobson: www.tk.de/techniker/magazin/life-balance/aktiv-entspannen/progressive-muskelentspannung-zum-download-2021142
IQWIG Patienteninformationen: http://www.gesundheitsinformation.de

Leitliniensammlungen:

AWMF: http://www.awmf.org/leitlinien/leitlinien-suche.html
Scottish Intercollegiate Guidelines Network (SIGN): http://www.sign.ac.uk
National Institute for Health and Care Excellence (NICE): https://www.nice.org.uk/guidance/published

Kostenfreie bibliographische Suchmaschinen

Beispielsuche für schnellen Überblick (den letzten Suchbegriff frageabhängig wählen): (fatigue OR tiredness) AND (work related OR occupational OR environmental) AND noise
Livivo: www.livivo.de (erfasst auch deutschsprachige Zeitschriften-Inhaltsverzeichnisse)
Pubmed: https://pubmed.ncbi.nlm.nih.gov/ (Zugang zu Datenbank Medline)
Epistemonikos: http://www.epistemonikos.org (viele systematische Übersichtsarbeiten)
TRIP: https://www.tripdatabase.com/ (Suche nach qualitativ hochwertiger Evidenz)
Google-Scholar: www.scholar.google.de (wissenschaftlicher „Ableger" von GOOGLE)
Cochrane Reviews: http://www.cochranelibrary.com (methodisch hochwertige Reviews)
Leitlinien Arbeits-/Umweltmedizin: https://www.dgaum.de/themen/leitlinien/

34 Gewichtsverlust

Lars Selig und Kristin Poser

Zusammenfassung

Gewichtsverlust sollte im klinischen Kontext und zur Risikoeinschätzung primär als „ungewollter Gewichtsverlust" konkretisiert werden. Ungewollter Gewichtsverlust und Kachexie gelten als Leitsymptome einer Mangelernährung. Bei chronischen und konsumierenden Erkrankungen (bspw. chronisch obstruktive Lungenerkrankungen, Herz-Kreislauf-Erkrankungen, maligne Tumorerkrankungen, gastrointestinale Erkrankungen, Tuberkulose) sind ungewollter Gewichtsverlust mit und ohne jegliche Veränderungen des Lebensstils und Kachexie ernst zu nehmende Symptome. Für jede arbeitsmedizinische Anamnese oder Beurteilung sind die Erhebung des Körpergewichts, die Ermittlung zu Veränderungen des Lebensstils und der Energieaufnahme somit unerlässlich.

Anders verhält es sich bei gewünschter Gewichtsreduktion bzw. der ärztlichen Empfehlung zur Gewichtsreduktion als präventive Maßnahme bei Übergewicht oder manifester Adipositas. Unabhängig des Body-Mass-Index (BMI) ist eine begleitende zertifizierte Ernährungsberatung optional auch im Rahmen eines BGM (Betriebliches Gesundheitsmanagement) empfehlenswert.

1 Allgemeiner Teil

Die Einschätzung des Körpergewichtes nach BMI-Kriterien wird nach wie vor sehr kontrovers diskutiert, ist aber sowohl in der Laienpresse wie auch in den Fachgesellschaften weiterhin fest verankert. Somit wird der BMI – trotz seiner Ausnahme als Klassifikationsinstrument für die Beurteilung von Untergewicht, Normalgewicht und Übergewicht – weltweit genutzt.

1.1 Definitionen

Der BMI wird aus dem gemessenen Körpergewicht in Kilogramm bezogen auf die Körpergröße in Metern im Quadrat errechnet:

BMI = Körpergewicht (kg)/[Körpergröße (m)]^2

Tabelle 1 gibt eine Übersicht über die Gewichtsklassen und den entsprechenden BMI.

Die Einschätzung eines Gewichtsverlustes als Risikofaktor gelingt durch nationale und internationale Kriterien der DGEM (Deutsche Gesellschaft für Ernährungsmedizin) und der ESPEN (European Society for Clinical Nutrition and Metabolism).

Tab. 1: Gewichtsklassifikation bei Erwachsenen (nach WHO 2000)

Gewichtsklasse	BMI [kg/m²]
Untergewicht	≤ 18,5
Normalgewicht	18,5–24,9
Übergewicht	≥ 25,0
Präadipositas	25–29,9
Adipositas Grad I	30–34,9
Adipositas Grad II	35–39,9
Adipositas Grad III	40

Krankheitsspezifische Mangelernährung „Disease-related Malnutrition" wird durch 3 unabhängige Kriterien definiert: Body-Mass-Index < 18,5 kg/m², unbeabsichtigter Gewichtsverlust von > 10 % in den letzten 3–6 Monaten oder BMI < 20 kg/m² mit vorhandenem Gewichtsverlust von > 5 % in den letzten 3–6 Monaten. Die Einbeziehung von Alter (ab 65 Jahre) wird ebenfalls in den aktuellen S3-Leitlinien der DGEM – Terminologie der Klinischen Ernährung (Valentini et al. 2013) empfohlen.

Krankheitsspezifische Unterernährung „Starvation-related Malnutrition" beschreibt eine chronische Unterernährung von Patienten, die unter medizinischer Betreuung stehen und keine Entzündungszeichen aufweisen. Erkrankungen wie Demenz, Depression oder Anorexia nervosa weisen häufig die bereits beschriebenen Kriterien auf.

Bei der chronisch krankheitsspezifischen Mangelernährung „chronic disease-related malnutrition" werden die Symptome bei Vorliegen einer subklinischen milden oder mäßigen Inflammation beschrieben, welche neben den allgemeinen Kriterien der krankheitsspezifischen Mangelernährung auch durch eine reduzierte Nahrungsaufnahme von < 75 % des geschätzten Energiebedarfes für < 1 Monat oder mit einer verminderten Muskelmasse < 10. Perzentile Armmuskelfläche oder < 80 % Kreatinin-Größen-Index UND Zeichen von Krankheitsaktivitäten korrelieren.

Die Kachexie wird als ein multifaktorielles Syndrom beschrieben, welches mit ungewolltem Gewichtsverlust, Muskelatrophie, Müdigkeit, Schwäche und einem Verlust von Appetit einhergeht und durch eine gering bis mittelgradige Inflammation charakterisiert ist. Zudem ist bei der Kachexie nicht nur der Verlust von Muskelmasse, sondern auch der Verlust von Fettmasse ein wichtiger Parameter und beweist meist, dass durch den alleinigen Einsatz von Ernährungsmaßnahmen dieser nicht vollständig aufgehoben werden kann. Die Diagnostischen Kriterien nach Evans (2008), welche auch in den Leitlinien der DGEM (2013) (Valentini et al. 2013) Einzug gehalten haben, beschreiben einen Gewichtsverlust von > 5 % (ohne Ödeme) in < 12 Monaten bei Vorliegen einer Erkrankung (falls der Gewichtsverlust nicht eruierbar, ist ein BMI < 20 kg/m² für die Diagnose Kachexie ausreichend) und drei der folgenden Kriterien: verringerte Muskelkraft, Erschöpfung (Fatigue), Anorexie, niedriger Fettfreie-Masse-Index und/oder abnormale Biochemie (erhöhte Entzündungsparameter, Anämie oder Hypoalbuminämie).

Der Begriff der Sarkopenie hat sich im Laufe der Zeit gewandelt und definiert sich mittlerweile durch den von Verlust von Skelett- und Muskelmasse, sowie Muskelkraft durch alters- und hypomobilitätsbedingte Beeinträchtigungen. Die Kriterien umfassen die Gehgeschwindigkeit $< 0{,}8–1$ ms oder eine Handkraftstärke von $< 19{,}3$ kg(f)/30,3 kg(m) und eine Muskelmasse von $< 5{,}67$ kg/m^2 (f)/ $< 7{,}24$ kg/m^2 (m) (Cruz-Jentoft et al. 2010).

So verwirrend die verschiedenen Definitionen im Rahmen der klinischen Ernährung zu sein scheinen, so klar ist die Botschaft hinter den einzelnen Termini, nämlich die Prävention und Behandlung einer Mangelernährung zur Verbesserung oder Aufrechterhaltung des Ernährungsstatus sowie der Lebensqualität.

2 Spezieller Teil

2.1 Mögliche Ursachen eines Gewichtsverlustes

Gewichtsverlust ist als Leitsymptom immer mit einem Energiedefizit verbunden. Die Ursachen einer nicht ausreichenden Aufnahme an Energie können multifaktoriell sein und von einer eingeschränkten oralen Nahrungsaufnahme bis hin zu ausgeprägten Malassimilationssyndromen führen.

Ohne Beeinträchtigungen oder Funktionseinschränkungen ist auch Inappetenz als Begleitsymptom einiger Berufskrankheiten aufgeführt. Der Gewichtsverlauf sollte bei arbeitsmedizinischen Untersuchungen vor allem bei Menschen mit bereits bekannten Vorerkrankungen erfasst werden.

2.2.1 Beeinträchtigungen im Kopf-Halsbereich

* Berufsbedingte Riechstörungen (Dysosmie) stellen in der Literatur keine „eigene" Berufskrankheit dar. Vielmehr wird beispielsweise Kohlenmonoxid aufgrund anderer toxischer Auswirkungen als Auslöser für Berufskrankheiten aufgelistet und die Riechstörung dann im Zuge dessen als zusätzliches Symptom erwähnt.
* Geschmacksstörungen (Dysgeusie) durch berufsbedingte toxische Einflüsse sind laut Stuck und Muttray (2009) eher selten. Klar ist jedoch, dass bei beeinträchtigtem Geruchssinn auch der Geschmackssinn betroffen sein kann.
* Veränderungen des Zahnfleisches durch berufsbedingte Expositionen verschiedener Metallverbindungen werden beschrieben.
* Kaubeschwerden aufgrund ausgeprägter mechanischer Schädigungen wie quarzstaubbelastende Tätigkeiten. Zähneknirschen und langfristige Folgen können Anzeichen von Stress sein, jedoch laut Literatur nicht ursächlich für erhebliche Kaubeschwerden mit Folgen eines risikobehafteten Gewichtsverlustes.
* Berufsbedingte Schluckstörungen (Dysphagie), beispielsweise in Verbindung mit Symptomen einer Speiseröhrenentzündung (Ösophagitis), können durch den Umgang mit bestimmten Chromverbindungen auftreten.

2.2.2 Gastrointestinaltrakt und organische Funktionseinschränkungen

Die **Malassimilation** ist ein Syndrom mit zahlreichen Ursachen, die zu einer Störung der Aufspaltung von Nahrungsbestandteilen (Maldigestion) führen oder in einer verminderten Aufnahme vollständig verdauter Nahrungsbestandteile (Malabsorption) resultieren.

Folgende Berufskrankheiten weisen auf Diarrhoe als mögliches Begleitsymptom hin.

* BK-Nr. 1202 BKV (Erkrankungen durch Schwefelwasserstoff)
* BK-Nr. 1102 BKV (Erkrankungen durch Quecksilber oder seine Verbindungen)
* BK-Nr. 2402 BKV (Erkrankungen durch ionisierende Strahlen)

Akute und chronische Diarrhoen können mit einem unbeabsichtigten Gewichtsverlust einhergehen, abhängig von Dauer und Ursache. Bei nicht selbstlimitierenden und wiederkehrenden Diarrhoeepisoden kann eine eingehende Diagnostik, angepasste Anamnese und Ursachenforschung empfohlen werden, um die hier im Kapitel beispielhaft aufgeführten Toxine als Ursache ein- bzw. ausschließen zu können (Powell 2003). Dabei ist es aus eigener Erfahrung im klinischen Alltag auch notwendig, das aktuelle Gewicht zu bestimmen und den Gewichtsverlauf zu erfragen, inklusive diätetischer Gewohnheiten und Veränderungen. Dies kann zur Risikoeinschätzung eines Gewichtsverlustes, einer Mangelernährung, Einschätzung der Belastbarkeit und Differenzialdiagnostik beitragen (Valentini et al. 2013).

2.2.3 Krebserkrankungen

Krebserkrankungen verlangen ein besonderes Augenmerk in Bezug auf unbeabsichtigten bzw. krankheitsassoziierten Gewichtsverlust, wobei Gewichtsverlust bzw. Mangelernährung häufig bereits vor der Erkrankung bestehen. Dabei spielt die Tumorlokalisation eine große Rolle.

Im Jahr 2010 wurden laut DGUV (Deutsche Gesetzliche Unfallversicherung, Robert Koch-Institut, Zentrum für Krebsregisterdaten Stand 31.07. 2019) ca. 2 140 Fälle der 490 000 Krebsneuerkrankungen beruflich verursacht (DGUV 2012). Berufsgruppen mit hohem Risiko für die Entstehung einer Krebserkrankung sollten bei jeder arbeitsmedizinischen Vorstellung gewogen werden, da ein Gewichtsverlust ein frühes Anzeichen einer konsumierenden Erkrankung sein kann, v.a. wenn ggf. keine weiteren Symptome bestehen. Beispielhaft erwähnt Magen-/Darmkrebs durch ionisierende Strahlen (BK-Nr. 2402 BKV), Lungenkrebs durch Chrom oder seine Verbindungen (BK-Nr. 1103 BKV) oder Leberzellkarzinom (HCC), Hämangioendothelsarkom durch Arsen oder seine Verbindungen (BK-Nr. 1108 BKV).

Zusätzlich sollte bei erhobenen Vorerkrankungen oder berufsbedingten Erkrankungen wie **COPD**, **Herzinsuffizienz** und **Leberzirrhose** die Erhebung des Gewichtsverlaufs und die Bestimmung des aktuellen Gewichts zur Basisdiagnostik gehören.

Tab. 2: Gewichtsverlust und Tumorlokalisation bei 500 Patienten, die 1991 in die Medizinische Universitätsklinik Göttingen überwiesen wurden (modifiziert nach Strain 1979)

Tumorlokalisation*	Anzahl der Patienten	Patienten mit Gewichtsverlust (%)		
		Ja	Nein	k.A.
Leber	11	80	10	10
Ösophagus/ Magen	17	65	20	5
Pankreas	64	70	20	10
Gallenblase	26	65	30	5
Mamma	28	50	40	10
Kolon/Rektum	33	47	20	33
Endokrine Tumore	34	45	18	37
Lunge	43	43	40	17
Uterus/Ovar	12	35	40	25
Mundhöhle	11	25	55	20
Lymphome	98	27	40	33
Niere	13	15	52	33
*110 Patienten mit unbekanntem Primärtumor oder Tumoren mit einer Häufigkeit < 10 % wurden nicht berücksichtigt				

2.2.4 Psychische Ursachen

Um die Ursachen eines Gewichtsverlustes im arbeitsmedizinischen Kontext zu beleuchten, müssen vorab Begrifflichkeiten bekannter Essstörungen definiert werden. Wobei es sich in vielen Fällen auch um Mischformen der definierten Essstörungen handeln kann.

Anorexia nervosa (AN)

„Bei der AN kommt es durch Einschränkung oder unzureichende Steigerung der Energieaufnahme (bei Wachstum/intensivem Sport) zur Entstehung oder Aufrechterhaltung eines Untergewichts. Das Körpergewicht liegt unter dem für Geschlecht, Größe und Alter zu erwartenden Gewicht. Betroffene haben trotz ihres Untergewichts Angst davor, zu dick zu sein und/oder zu dick zu werden. Es kann jedoch sein, dass diese Angst nicht berichtet bzw. nicht bewusst wahrgenommen wird. Der ganze Körper oder einzelne Körperteile werden trotz Untergewichts als „zu dick" empfunden (Körperbildstörung). Die Nahrungszufuhr wird – in der Regel durch eine Beschränkung der Nahrungsmenge oder eine selektive Nahrungsauswahl (Vermeidung von Fetten bzw. Kohlehydraten) – eingeschränkt. Hinzukommen können exzessive sportliche Betätigung, selbstinduziertes Erbrechen oder ein Missbrauch von Abführmitteln, Schilddrüsenpräparaten oder Diuretika" (S3-Leitlinie Diagnostik und Behandlung der Essstörungen 2020, S. 84–85).

Bulimia nervosa (BN)

„Kernmerkmal der BN ist ein übermäßiger Verzehr von Nahrungsmitteln im Sinne von regelmäßig wiederkehrenden Essanfällen. Unter einem Essanfall wird der Verzehr von ungewöhnlich großen Nahrungsmengen in einer bestimmten Zeitspanne verstanden (z.B. innerhalb eines Zeitraums von 2 Stunden). Dabei handelt es sich häufig um leicht verfügbare, kalorienreiche Nahrungsmittel, die bei der regulären Ernährung meistens vermieden werden (z.B. Süßigkeiten)" (S3-Leitlinie Diagnostik und Behandlung der Essstörungen 2020, S. 214).

Anschließend wird eine kompensatorische Maßnahme eingeleitet. Dabei kann es sich um Bewegung, missbräuchlichen Medikamentengebrauch oder selbstinduziertes Erbrechen handeln.

Binge-Eating-Störung (BES)

„Menschen mit der Diagnose einer Binge-Eating-Störung (BES) leiden unter regelmäßig auftretenden Essanfällen. Charakteristisch für einen Essanfall ist, dass die Betroffenen in einem begrenzten Zeitraum (z.B. innerhalb von zwei Stunden) eine erheblich größere Nahrungsmenge zu sich nehmen als die meisten Menschen unter vergleichbaren Umständen (American Psychiatric Association, APA 2013)" (S3-Leitlinie Diagnostik und Behandlung der Essstörungen 2020, S. 243).

Während der Essanfälle beschreiben Betroffene häufig einen Kontrollverlust. Im Unterschied zur BN wird keine Gegenmaßnahme eingeleitet, daher sind 20–30 % der Betroffenen stark übergewichtig.

Zu beachten ist zusätzlich, dass Essstörungen häufig mit weiteren psychischen Erkrankungen, wie Burn-Out, Depressionen oder Zwangsstörungen assoziiert sind (Milos et al. 2003)

Aus diesem Grund ist es wichtig, Anzeichen der hier erwähnten psychosozialen Erkrankungen auch im Kontext einer möglichen Essstörung zu betrachten. Diverse Checklisten zum Stress sind vorhanden und enthalten bereits Fragen zum Appetit, zu Magen- oder Verdauungsbeschwerden oder zu Unregelmäßigkeiten beim Essen (Kaluza 2018). Diese können Hinweise geben auf belastende Gewichtsfixierungen.

2.2 Berufliche Besonderheiten

Ausnahmen zum krankheitsassoziierten Gewichtsverlust stellen Berufsgruppen mit erheblicher körperlicher Belastung dar. Selten kommt es zum Gewichtsverlust, da kompensatorisch ausreichend Kalorien aufgenommen werden. Beispielhaft können Feuerwehrmitarbeiter im Rahmen eines Einsatzes in vollständiger Schutzausrüstung bis zu 600 kcal verbrauchen. Auch benötigen Leistungssportler, Berufstänzer oder Berufssoldaten im Einsatz häufig deutlich mehr Energie als andere Berufsgruppen.

Zur Einordnung der notwendigen Energiezufuhr für verschiedene Berufsgruppen empfiehlt die Deutsche Gesellschaft für Ernährung den PAL-Wert (Physical Activity Level = körperliches Aktivitätsniveau). Der berechnete Grundumsatz wird mit dem PAL multipliziert, damit wird der Energiebedarf für 24 Stunden berechnet.

Grundumsatzberechnung beispielhaft nach Harris-Benedict-Formel (Deutsche Gesellschaft für Ernährung, DGE e.V.):

Männer

Grundumsatz [kcal/24 h] = 66,47 + (13,7 × Körpergewicht [kg]) + (5 × Körpergröße [cm]) − (6,8 × Alter [Jahre])

Frauen

Grundumsatz [kcal/24 h] = 655,1 + (9,6 × Körpergewicht [kg]) + (1,8 × Körpergröße [cm]) − (4,7 × Alter [Jahre])

Tab. 3: PAL-Wert nach DGE (Deutsche Gesellschaft für Ernährung)

PAL	Beispiele
1,2–1,3	gebrechliche, immobile, bettlägerige Menschen (ausschließlich sitzende oder liegende Lebensweise
1,4–1,5	Büroangestellte, Feinmechaniker (ausschließlich sitzende Tätigkeit mit wenig oder keiner anstrengenden Freizeitaktivität)
1,6–1,7	Laboranten, Studenten, Fließbandarbeiter (sitzende Tätigkeit, zeitweilig auch zusätzlicher Energieaufwand für gehende und stehende Tätigkeiten, wenig oder keine anstrengende Freizeitaktivität)
1,8–1,9	Verkäufer, Kellner, Mechaniker, Handwerker (überwiegend gehende und stehende Arbeit)
2,0–2,4	Bauarbeiter, Landwirte, Waldarbeiter, Bergarbeiter, Leistungssportler (körperlich anstrengende berufliche Arbeit oder sehr aktive Freizeittätgkeit)

2.3 Besonderheit der metabolischen Chirurgie und Gewichtsverlust

Adipositasinterventionen sind sehr oft einhergehend mit einer Mangelversorgung an Nährstoffen. Fokus haben hier die bariatrisch-metabolisch operierten Patienten. Für diese Patientengruppe gibt es allerdings zahlreiche Publikationen und hinreichende Empfehlungen, um mögliche Mangelsituationen präventiv bereits zu begleichen. Es stehen speziell für die einzelnen Operationsverfahren geeignete Supplemente zur Verfügung, welche im Rahmen der Therapie eingesetzt werden (können).

Beispielsweise gibt es aber keine Supplementationsempfehlungen bei endoskopischen Verfahren, obwohl diese teilweise genauso restriktiv und malabsorptiv wirken wie bariatrische Verfahren. Aber auch konservative und medikamentöse Interventionen gehen zum Teil mit einer erheblichen Dysbalance an Nährstoffen einher und können damit die Ausprägung einer Mangelernährung zur Folge haben oder auch eine bestehende Mangelernährung manifestieren.

Mirkonährstoffmängel werden sehr häufig bei adipösen Patienten gesehen, da der Bedarf an Vitaminen und Mineralstoffen nur schlecht gedeckt werden kann. Diese Mängel sind meist als Zufallsbefunde oder bei Symptomsuche aufgrund Krankheitszeichen gefunden. Damit liegt die Aufgabe der Ernährungstherapie nicht alleine in der Reduktion von Energie im Rahmen einer Adipositastherapie, sondern auch im Spürsinn auf mögliche Mangelernährungsfaktoren. Häufig sind Calcium (10 %), Magnesium (35 %), Vitamin B_1 (29 %), Vitamin B_{12} (18 %), Folsäure (10 %), Vitamin A (17 %), Vitamin D (68 %), Eisen (18 %) und Zink (30 %) (Stein et al. 2014).

Mangelernährte Adipositaspatienten sind ein bisher sehr unterrepräsentiertes Patientenklientel, hauptsächlich dadurch bedingt, dass mit dem Krankheitsbild Adipositas viele Stigmata belegt sind.

2.4   Fazit

Die frühzeitige Feststellung und entsprechende Behandlung eines krankheitsassoziierten Gewichtsverlustes kann Mortalität, Therapietoleranz, Lebensqualität und Arbeitsleistung positiv beeinflussen. Dafür sollte die Diagnostik beim Verdacht eines ungewollten und/ oder krankheitsassoziierten Gewichtsverlustes unter standardisierten Kriterien erfolgen, bspw. wiegen in Unterwäsche ohne Schuhe.

Die Feststellung eines unbeabsichtigten Gewichtsverlustes sollte differenzialdiagnostisch weiter verfolgt werden. Zusätzlich kann es hilfreich sein, Betroffene über tatsächliche Kalorienbedürfnisse zu belehren, geeignete Quellen zu besprechen oder zertifizierte Ernährungsberatungsstellen zu empfehlen.

Im arbeitsmedizinischen Kontext sollte es immer möglich sein, die verhältnismäßig einfache Untersuchungsmöglichkeit der Gewichtsbestimmung zu nutzen und tatsächlich ein Gewicht zu bestimmen. Eigenangaben weichen nachweislich aus verschiedenen Gründen, wie Scham, fehlende Möglichkeiten, psychische Erkrankungen oder fehlende Standards, häufig ab.

Literatur

Cruz-Jentoft AJ, Baeyens J, Bauer JM, Boirie Y, Cederholm T, Landi F (2010). European Working Group on Sarcopenia on Older People. Sarcopenia: European consensus on definition and diagnosis: Report of the European Working Group on Sarcopenia in Older People. Age Ageing, 39 (4): 412–423

Deutsche Gesellschaft für Ernährung (DGE e.V.). https://www.dge.de/index.php?id=349 (Zugriff: Dez. 2021)

DGUV (2012). Beruflich verursachte Krebserkrankungen. Eine Darstellung der im Zeitraum 1978 bis 2010 anerkannten Berufskrankheiten. Deutsche Gesetzliche Unfallversicherung – Spitzenverband

Kaluza G (2018). Stressbewältigung, Trainingsmanual zur psychologischen Gesundheitsförderung. Springer-Verlag, Berlin, Heidelberg

Milos GF, Spindler AM, Buddeberg C, Crameri A (2003). Axes I and II comorbidity and treatment experiences in eating disorder subjects. Psychother Psychosom 72 (5): 276–285

Powell DW (2003). Approach to the patient with diarrhea. In: Yamada T, Alpers DH, Kaplowitz N, Laine L, Owyang C,Powell DW. Textbook of Gastroenterology, Vol. 1. 844–894

Stein J, Stier C, Raab H, Weiner R (2014). Review article: the nutritional and pharmacological Aliment. Pharmacol Ther (40): 582–609

Strain AJ (1979). Cancer cachexia in man: a review. Invest Cell Pathol 2 (3): 181–193

Stuck BA, Muttray A (2009). Begutachtung von Riech- und Schmeckstörungen. In T. Hummel, A. Welge-Lüssen. Riech- und Schmeckstörungen. S. 123–136, 157–158). Thieme Verlag, Stuttgart

Valentini L, Volkert D, Schütz T, Ockenga J, Pirlich M, Druml W, Lochs H (2013). Leitlinie der Deutschen Gesellschaft für Ernährungsmedizin (DGEM) – DGEM-Terminologie in der Klinischen Ernährung. Aktuel Ernahrungsmed (38): 97–111

35 Ödem

FABIAN DARSTEIN, T. IVO CHAO UND JÖRG WILTING

Zusammenfassung

Ödeme sind Schwellungen des Intra- oder Extrazellularraums als Folge bzw. Symptom einer breiten Palette möglicher zugrundeliegender Erkrankungen. Das Flüssigkeitsgleichgewicht zwischen dem Intrazellularraum und den verschiedenen Extrazellularräumen ist für die Aufrechterhaltung der Vitalfunktionen von großer Bedeutung. Die über ein Jahrhundert geltende Starling'sche Hypothese, wonach praktisch in allen Organen Flüssigkeit in den venösen Schenkel der Kapillaren rückresorbiert wird, gilt heute so nicht mehr. Vielmehr verlässt unter physiologischen Bedingungen deutlich weniger Flüssigkeit das Blutgefäßsystem, welche dann über das Lymphgefäßsystem zurücktransportiert wird. Die autonome Kontraktilität der Lymphkollektoren und die Rückresorption von Flüssigkeit in die Blutgefäße der Lymphknoten spielen dabei eine wichtige Rolle. Da die Lymphendothelzellen und die Lymphknoten einen ganz wesentlichen Beitrag zum Abtransport des Hyaluronans (HA) aus dem Interzellularraum (IZR) leisten, reichert sich beim Lymphödem, und in ähnlicher Weise beim Myxödem, HA im IZR an. Während es beim Lymphödem zu fibrosklerotischen Umbauvorgängen im IZR kommt, sind bei den anderen Ödemformen die Flüssigkeitseinlagerungen dominant.

Beim Umgang mit Ödemen in der Arbeitsmedizin stehen eine gezielte Anamnese und die körperliche Untersuchung an erster Stelle. Durch grundsätzliche differenzialdiagnostische Überlegungen müssen akut gefährliche Verläufe ausgeschlossen werden. Ist dies nicht möglich, sollte die weitere Abklärung und ggf. Therapie unverzüglich eingeleitet werden.

Bei stehenden oder sitzenden Tätigkeiten können Ödeme der unteren Extremität mit Beschwerden auch ohne generellen Krankheitswert auftreten. Durch Anpassung der Arbeitsprozesse und organisatorische Maßnahmen können monotone Körperhaltungen und damit einhergehende Ödembildung häufig reduziert werden. Sollte dies im Einzelfall nicht möglich sein, kann die Anwendung von Kompressionsstrümpfen erwogen werden.

1 Allgemeiner Teil

Im allgemeinen Teil dieses Kapitels werden zunächst anatomische und physiologische Aspekte von Ödemen dargestellt. Es folgen Ausführungen zur klinischen Einteilung und Diagnostik – insbesondere bei den häufigen Ödemen der Beine. Da das Ödem eine Begleiterscheinung einer Vielzahl von Erkrankungen ist, sind epidemiologische Daten kaum zu erfassen. Der Suchbegriff Oedema führt auf der AWMF-Internetseite bei den Leitlinien zu 69 Treffern (Stand Sept. 2021). Dies macht die Interdisziplinarität des Themas sehr deutlich.

1.1 Definition

Das Ödem ist eine Schwellung des Intra- oder Extrazellularraums als Folge bzw. Symptom einer breiten Palette möglicher zugrundeliegender Erkrankungen. Ödeme können im menschlichen Körper ubiquitär auftreten. Mit Abstand am häufigsten sind sie im Bereich der unteren Extremität lokalisiert. Aber auch Arme, Gesicht sowie weitere Körperteile können betroffen sein. Wenn mehrere Körperregionen betroffen sind, spricht man von generalisierten oder diffusen Ödemen. Der häufig verwendete Begriff *Wasseransammlung* ist in den meisten Fällen sicher richtig; in den fortgeschrittenen Stadien II und III des Lymphödems aber kommt es neben Fettgewebseinlagerung zu massiven Umbauvorgängen im Interzellularraum mit Fibrosklerose, so dass Wasser hier nicht mehr die dominierende Komponente ist. Bei manchen Ödemformen, vor allem dem Lipödem, ist die Ödemkomponente noch sehr umstritten, wobei jedoch erhöhte Natriumwerte in der Haut von Lipödem-Patientinnen auf Wasserverschiebungen hindeuten könnten (Crescenci et al. 2018). Die Begriffe *primäre* und *sekundäre* Ödeme sind schwierig, da sie nicht einheitlich verwendet werden. Mit ‚primär' können die akute oder chronische Niereninsuffizienz gemeint sein; oder auch Ödeme, die auf der Basis von Keimbahn- oder somatischen Mutationen und nachfolgenden Entwicklungs-Malformationen, z.B. des Blut- oder Lymphgefäßsystems, entstanden sind.

1.2 Physiologie

1.2.1 Komponenten des Interzellularraums

Wasser liegt im Interzellularraum (IZR) zumeist nicht in freier Form (Sol Phase), sondern in gebundener Form als Gel vor. Neben Flüssigkeit ist die wesentliche Komponente des IZR die Extrazellulärmatrix (EZM), bestehend aus den geformten Bestandteilen (Kollagenfibrillen, elastische Netze) und amorphen Bestandteilen (Glykosaminoglykane, Proteoglykane). Unser Genom kodiert 28 verschiedene Kollagentypen und mindestens 10 Kollagen-ähnliche Proteine. Ultrastrukturell sichtbare Fibrillen können zu Fasern gebündelt werden, die in Anpassung an ihre Funktion variable Durchmesser besitzen und mit weiteren Glykoproteinen assoziiert sein können (Lüllmann-Rauch u. Asan 2019). Elastische Fasernetze bestehen aus Mikrofibrillen (z.B. Fibrillin) und Elastin. Elastin und Fibrillin sind reversibel dehnbar und besitzen hohe Rückstellkräfte. Für die Bindung von Wasser sind die Proteoglykane (PG) unabdingbar, also Proteine, die kovalent mit Glykosaminoglykanen (GAG; früher als Mucopolysaccharide bezeichnet) verbunden sind. GAG sind lange, repetitive Disaccharid-Ketten, häufig sulfatiert und damit polyanionisch. Sie ziehen viele Kationen an und sind damit osmotisch sehr aktiv. Der Name der GAG bezieht sich häufig auf ihre dominante Lokalisation (z.B. Dermatansulfat, Chondroitinsulfat). Das größte (dabei nicht sulfatierte) GAG ist Hyaluronan (HA) mit 250–50 000 Disaccharid-Bausteinen (Lüllmann-Rauch u. Asan 2019). Beim Stadium I des Lymphödems ist HA die dominierende Substanz (Liu und Zhang 1998), so dass in diesem Stadium das Gewebe tief eingedrückt werden kann (pitting oedema). Auch beim Myxödem sind die GAG im Gewebe erhöht, insbesondere HA. Dabei findet sich eine generalisierte GAG-Erhöhung bei Schilddrüsenunterfunktion (Smith et al. 1989). Beim lokalisierten *prätibialen Myxödem (Graves disease, Hyperthyreose)* finden sich zudem erhöhte GAG-Werte im Serum. Dabei ist das Chondroitinsulfat, wie auch bei Gesunden, die dominierende Form, gefolgt von Dermatansulfat, welches bei Behandlung signifikant sinkt (Komosinska-Vassev et al. 2006).

1.2.2 Flüssigkeitshomöostase

Das Flüssigkeitsgleichgewicht zwischen dem Intrazellularraum und den diversen Extrazellularräumen ist für die Aufrechterhaltung der Vitalfunktionen von großer Bedeutung. Bei den Extrazellularräumen sind im Wesentlichen zu nennen das Blutgefäßsystem, der Interzellularraum der Gewebe und das Lymphgefäßsystem mit den jeweiligen Flüssigkeiten Blut, Interzellularflüssigkeit und Lymphe. Verstärkter Zufluss zum oder verminderter Abfluss von Flüssigkeit aus dem IZR können diese Homeostase stören und zum Ödem führen. Als wichtigste Ursachen für einen erhöhten Zufluss sind erhöhter hydrostatischer Druck (z.B. Thrombose) und veränderter kolloidosmotischer Druck (z.B. Hypoproteinämie, Myxödem), sowie Veränderungen der Kapillarwand (z.B. Entzündung, allergische Reaktion) zu nennen.

Die exzessive Erhöhung der Interzellularflüssigkeit führt nicht nur zu einer vergrößerten Diffusionsstrecke für Sauerstoff und Nährstoffe, sondern ebenso zu einer Reduktion des Abtransports von Metaboliten aus dem Gewebe (Scallan et al. 2010).

Die häufig leider zu beobachtende Gleichsetzung von Interzellularflüssigkeit und Lymphe ist falsch, da die Lymphendothelzellen (LEZ) aktiv bei der Produktion der Lymphe mitwirken. Dies wird am deutlichsten beim Abbau des Glykosaminoglykans Hyaluronan (HA) durch LEZ der initialen Lymphgefäße und Lymphknoten, und final in den Sinusoiden der Leber (Prevo et al. 2001). Der Turnover von HA ist in der Haut besonders hoch, innerhalb von Stunden. Beim Lymphödem, das durch eine Insuffizienz des Lymphgefäßsystems definiert ist, kommt der Abtransport von HA zum Erliegen. Es kann vermutet werden, dass die massiven Umbauvorgänge, die beim chronischen Lymphödem in der extrazellulären Matrix (EZM) stattfinden, durch den mangelnden Abtransport von HA getriggert werden.

Unsere Vorstellungen vom Austausch der Flüssigkeiten in den Extrazellularräumen war über ein Jahrhundert lang bestimmt von der Starling'schen Hypothese (Starling 1898). Nach Bestimmung der intra- und extravasalen hydrostatischen und kolloidosmotischen Drücke galt die Vorstellung, dass unter physiologischen Bedingungen Flüssigkeit aus dem arteriellen Schenkel der Kapillaren ins Interstitium gepresst und ein Teil im venösen Schenkel kolloidosmotisch rückresorbiert wird. Neue Ergebnisse zeigen, dass die Blutgefäße deutlich weniger permeabel sind, also weniger Flüssigkeit abgepresst wird und unter physiologischen Bedingungen auch keine Rückresorption stattfindet. Die Glykokalyx der Endothelzellen und die stabilisierende Funktion der Perizyten spielen dabei eine wichtige Rolle (Armulik et al. 2010). Somit kann den Lymphgefäßen praktisch eine Alleinstellungsfunktion für den Rücktransport von Interzellularflüssigkeit ins Blut zugesprochen werden

(Levick u. Michel 2010). Die einzigen Organe, die physiologischerweise Flüssigkeit in die Blutgefäße aufnehmen sind die Nieren, die Milz, der Darm und die Lymphknoten. Die Lymphknoten werden konstant mit Lymphe perfundiert, die nur ca. 50 % des Proteinanteils des Serums enthält, so dass ein Übertritt ins Blutgefäßsystem stattfindet. Bei einer kapillären Filtrationsrate von ca. 5 Liter pro Tag bei einem 70 kg schweren Menschen fließen 1–3 Liter über den *Ductus thoracicus* ab, eine sehr geringe Menge über den *Ductus lymphaticus dexter*, während ein beträchtlicher Anteil in den Lymphknoten resorbiert wird (Schad 2009).

1.3 Klinische Einteilung von Ödemen

Rein klinisch lassen sich Ödeme nach ihrer Lokalisation einteilen. Auf Grund der Schwerkraft können generalisierte Ödeme zunächst als lokale Ödeme der tiefliegenden Körperpartien imponieren. Wichtig bei jeder Erstdiagnose von Ödemen ist der zeitliche Verlauf: bei akut aufgetretenen Ödemen sind dynamische Verläufe möglich und Diagnostik und Therapie sollten nicht verzögert werden. Bei Ödemen, die über einen längeren Zeitraum entstanden sind, sind eher keine unmittelbaren Komplikationen zu erwarten. Eine Ursachenabklärung ist auch hier empfohlen – allerdings in der Regel weniger dringlich. Die Unterscheidung in eindrückbare und nicht eindrückbare Ödeme kann eine Hilfe bei differenzialdiagnostischen Überlegungen bieten. Unter arbeitsmedizinischen Gesichtspunkten ist dies aber eher von nachgeordneter Relevanz.

1.4 Diagnostik

Die Diagnose von Ödemen wird in erster Linie anhand der Anamnese und körperlichen Untersuchung gestellt. Generalisierten Ödemen liegen in der Regel systemische Ursachen zu Grunde. Lokale Ödeme entstehen meist durch lokalisierbare Veränderungen der entsprechenden Körperregion. Als Arbeitsmediziner:in ist es nur in Ausnahmefällen möglich, die Ursache der Ödeme abschließend festzustellen. Gängige Ursachen von generalisierten und lokalen Ödemen sind in *Tabelle 1* dargestellt.

1.4.1 Ödeme der unteren Extremität

Am häufigsten sind Ödeme der unteren Extremität. *Abbildung 1* stellt Ursachen von akuten Beinödemen nach ihrem Auftreten an einem oder beiden Beinen dar. Bei neu diagnostizierten Ödemen der unteren Extremität gilt es in erster Linie den möglichen gefährlichen Verlauf einer tiefen Beinvenenthrombose abzuwenden. Durch eine frühzeitige Diagnose und Therapie können hier Lungenarterienembolien und weitere Komplikationen verhindert werden (Smith et al. 2021).

Tab. 1: Häufige Ursachen von generalisierten und lokalen Ödemen

generalisiert	lokal
Herzinsuffizienz	Thrombose
Nierenerkrankung	venöse Insuffizienz
Lebererkrankung	Lymphödeme
Myxödem	Entzündungsprozesse
Schwangerschaft	• Erysipel • Trauma • Verbrennungen • Verätzungen
	allergische Reaktion (lokal)
	raumfordernde Prozesse
	nach operativen Eingriffen
Medikamentennebenwirkung	
idiopathisch/primär	

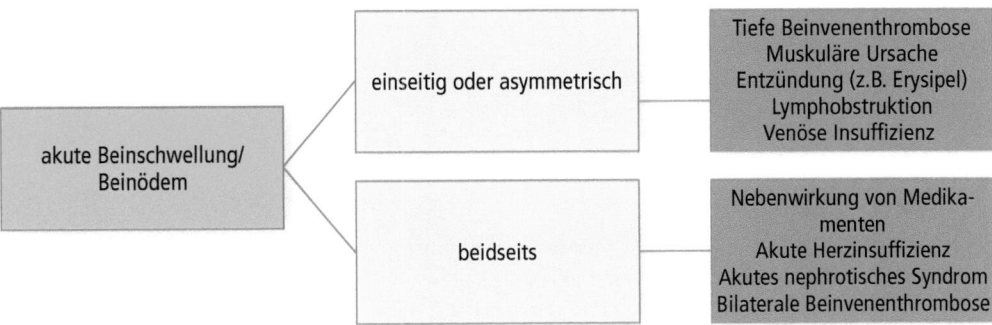

Abb. 1: Differenzialdiagnostisches Vorgehen bei akuter Beinschwellung/Beinödem mit häufigeren Ursachen (nach Smith et al. 2021)

Zunächst gilt es die klinische Wahrscheinlichkeit der tiefen Venenthrombose (TVT) zu evaluieren. Den hierfür häufig verwendeten und validierten Wells-Score zeigt *Tabelle 2*. Unabhängig von der klinischen Wahrscheinlichkeit sollte bei einer akuten Beinschwellung die weitere Diagnostik zeitnah erfolgen, um eine tiefe Beinvenenthrombose auszuschließen. *Abbildung 2* zeigt das empfohlene Ablaufschema zum Ausschluss einer tiefen Beinvenenthrombose. Auch wenn dies in aller Regel nicht durch Arbeitsmediziner und Arbeitsmedizinerinnen erfolgt, können Grundkenntnisse des weiteren Ablaufs für die Beratung der Patienten und Bahnung der weiteren Diagnostik hilfreich sein.

Tab. 2:   Wells-Score zur Ermittlung der klinischen Wahrscheinlichkeit einer tiefen Beinvenenthrombose (Wells et al. 2003)

klinische Charakteristik	Score
eindrückbares Ödem am symptomatischen Bein	1
aktive Tumorerkrankung	1
Lähmung oder kürzliche Immobilisation der Beine	1
Bettruhe (> 3 Tage), große Chirurgie (< 12 Wochen)	1
Schmerz/Verhärtung entlang der tiefen Venen	1
Schwellung des ganzen Beins	1
Unterschenkelschwellung > 3 cm gegenüber Gegenseite	1
Kollateralvenen	1
frühere, dokumentierte TVT	1
alternative Diagnose mindestens ebenso wahrscheinlich wie TVT	–2
Score ≥ 2: hohe Wahrscheinlichkeit für eine TVT	
Score < 2: niedrige Wahrscheinlichkeit für eine TVT	

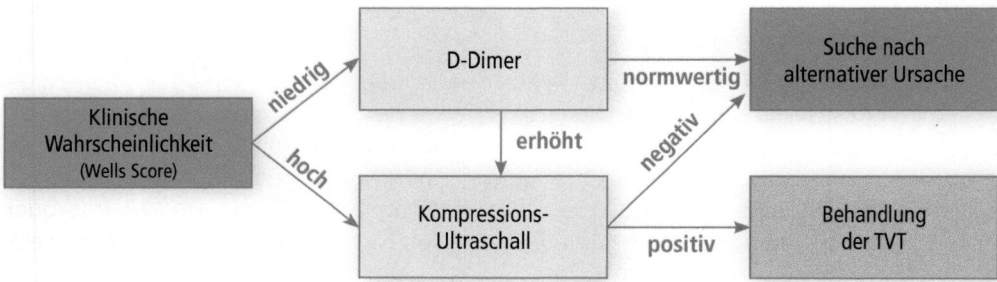

Abb. 2:   Diagnostik bei akuter Beinschwellung zum Ausschluss einer TVT (nach AWMF Leitlinie)

1.4.2   Ödeme anderer Körperregionen

Isolierte Ödeme der oberen Extremität kommen deutlich seltener vor als Ödeme der unteren Extremität. Auch weitere Körperpartien können von Ödembildung betroffen sein. Zu den möglichen Ursachen gehören Verletzungen, Entzündungsprozesse, Raumforderungen oder Thrombosen.

2 Spezieller Teil

Der folgende spezielle Teil beschäftigt sich mit Ödemen im arbeitsmedizinischen Kontext. Der Fokus liegt zunächst darauf, abwendbar gefährliche Verläufe zu erkennen und die Weiterbehandlung zu bahnen. Im Weiteren werden Personengruppen und Tätigkeiten mit erhöhter Wahrscheinlichkeit für das Auftreten von Ödemen genauer betrachtet.

2.1 Ödeme im arbeitsmedizinischen Kontext

Als Arbeitsmediziner:in gilt es bei Ödemen zunächst durch grundsätzliche differenzialdiagnostische Überlegungen akut gefährliche Verläufe wie Thrombosen, akute Entzündungsprozesse, akute Herzinsuffizienz oder progrediente allergische Reaktionen auszuschließen. Hierzu sind die Anamnese und das klinische Bild entscheidend. Besteht der Verdacht auf einen abwendbar gefährlichen Verlauf, sollte die weitere Diagnostik und ggf. Therapie unverzüglich eingeleitet werden. In den übrigen Fällen ist es ausreichend, eine haus- oder fachärztliche Ursachenabklärung im Verlauf anzuraten. Als Arbeitsmedizinerin, Arbeitsmediziner kann hier durch Berücksichtigung tätigkeitsspezifischer Aspekte ein Beitrag geleistet werden.

2.2 Arbeitsmedizinische Relevanz

Arbeitsmediziner und Arbeitsmedizinerinnen können regelmäßig nicht oder nur unzureichend diagnostizierte und behandelte Ödeme erkennen. So kann zum Beispiel eine Zunahme der Schuh- oder Handschuhgröße ein Hinweis auf Ödembildung sein. Eine zielgerichtete Anamnese und eine körperliche Untersuchung gehören zur ärztlichen Aufgabe (AWMF Leitlinie 058/001). Befunde, bei denen eine unverzügliche Diagnostik und/oder Behandlung der Ödeme erwogen werden muss („Red Flags"), zeigt *Tabelle 3*. In den meisten Fällen erfolgt die arbeitsmedizinische Empfehlung zur haus- oder spezialfachärztlichen Vorstellung, um weitere Untersuchungen und eine ggf. nötige Therapie zu evaluieren.

Tab. 3: Beschwerden, bei denen eine unverzügliche Abklärung erwogen werden sollte („Red Flags")

Red Flags: „Ödeme"	
akuter Beginn	
dynamischer Verlauf	
Schmerzen	
Gesichts- oder Atemwegsbeteiligung (Mund, Pharynx, Larynx etc.)	
relevante zusätzliche Beschwerden wie: Luftnot, Schwindel, Fieber, reduzierter Allgemeinzustand	

Darüber hinaus gibt es bestimmte Tätigkeiten und berufliche Gefährdungen, die typischerweise zu Ödemen führen können.

2.2.1 Ödeme als Folge einer Grunderkrankung

Ödeme als Folge weiterer Erkrankungen sollten bei der Gefährdungsbeurteilung berücksichtigt werden. Insbesondere eine mögliche verzögerte Wundheilung und Wundheilungskomplikationen sollten beim Einsatz von unter Ödemen leidenden Personen an Arbeitsplätzen mit erhöhter Verletzungsgefahr sorgfältig geprüft werden. Die physiologische Ödembildung bei sitzender oder stehender Tätigkeit kann durch vorbestehende Erkrankungen verstärkt werden. Hier können arbeitsorganisatorische Maßnahmen und Aufklärung andauernde Zwangshaltungen vermeiden und einen dynamischen Arbeitsablauf in wechselnden Körperhaltungen fördern.

2.2.2 Tätigkeiten mit Verletzungsgefährdung

Verbrennungen, Verätzungen, Strahlenschäden und sonstige Verletzungen können Ödeme zur Folge haben. Allerdings sind diese meist nur eine Begleiterscheinung mit nachgeordneter Relevanz. Sollte das Ödem das einzige Symptom darstellen, ist je nach Befund eine symptomatische Behandlung und Schonung der betroffenen Körperregion zunächst meist ausreichend. Sofern möglich, ist das Lagern der betroffenen Stelle über Herzhöhe die wichtigste Maßnahme (Ko und Levi 2017).

2.2.3 Tätigkeiten mit Kontakt zu Allergenen

Das histaminvermittelte Angioödem als akut auftretendes Ödem des Gesichts kann allergenvermittelt auftreten. Bei Vorliegen oder dem Verdacht auf eine Atemwegsbeteiligung (Lippenschwellung, geschwollenes Gaumensegel, geschwollene Zunge, Atembeschwerden, Sprechstörung o.ä.) sollte die Indikation zur medikamentösen abschwellenden Therapie niederschwellig erfolgen. Antihistaminika, ein Kortisonpräparat und im Bedarfsfall Adrenalin sind in der Regel Bestandteil der arbeitsmedizinischen Notfallausrüstung und damit jederzeit verfügbar. Falls die auslösende Ursache im Arbeitsumfeld ausgemacht werden kann, ist eine arbeitsmedizinische Beratung zum weiteren Arbeitseinsatz unter Meidung des Allergens erforderlich.

2.2.4 Tätigkeiten im Stehen oder Sitzen

In der modernen Arbeitswelt wird eine Vielzahl von Tätigkeiten stehend oder sitzend verrichtet. Auch wenn mittlerweile weithin bekannt ist, dass ein dynamischer Wechsel verschiedener Körperhaltungen gesundheitsfördernd wirkt, wird dies aus diversen Gründen an vielen Arbeitsplätzen nicht oder nur unzureichend umgesetzt (BAuA 2008, 2011). Auf Grund der Schwerkraft und des dadurch kontinuierlich erhöhten venösen Drucks sammelt sich nach längerem Stehen oder Sitzen bei inaktiver muskulärer Venenpumpe in den tiefliegenden Körperregionen extravaskuläre Flüssigkeit und es bilden sich Ödeme (Partsch et al. 2004). Hiervon abzugrenzen sind Ödeme anderer Ursache *(siehe Tab. 1)*, die gesondert zu betrachten sind.

Berufliche Reisetätigkeiten beinhalten oft langes Sitzen und können auch bei Venenge-sunden ohne Vorerkrankungen zu Ödemen führen (Schobersberger et al. 2004, Mittermayr et al. 2007). Das häufig postulierte Risiko in Folge einer Flugreise eine Venenthrombose zu erleiden, scheint nach aktuellen Erkenntnissen allerdings eher geringer als gemeinhin an-genommen. Insbesondere bei individuellen prädisponierenden Faktoren können Präven-tionsmaßnahmen hier trotzdem sinnvoll sein (Watson u. Baglin 2011).

Die Beinbeschwerden, die im Rahmen stehender und sitzender Tätigkeit berichtet werden, entsprechen häufig denen einer Venenkrankheit und sind in *Tabelle 4* aufgeführt.

Tab. 4: Beinbeschwerden, die nach längerem Stehen oder Sitzen verstärkt auftreten können (nach Blättler et al. 2008 und Blättler et al. 2016)

Beinbeschwerden durch sitzende oder stehende Tätigkeit
Ödeme
Schmerzen
Missempfindungen: • diffuses Unwohlsein • „schwere Beine" • „müde Beine" • Spannungsgefühl • Gefühl von Ruhelosigkeit • Gefühl von „geschwollenen Beinen"

Bein- und Unterschenkelödeme sind insbesondere bei warmen Umgebungstemperatu-ren und sitzender Tätigkeit ein häufiger Befund ohne generellen Krankheitswert (Belczak et al. 2015, Shibasaki et al. 2020). Bislang konnte kein eindeutiger Zusammenhang zwi-schen Ausmaß des Ödems und Beschwerden hergestellt werden. Gleichwohl orientieren sich die Maßnahmen zur Linderung der Beinbeschwerden an den Therapieprinzipien der venösen Insuffizienz und der konservativen Therapie von Beinödemen. Unter Beachtung des STOP-Prinzips sollte das erste Ziel sein, das Auftreten von Beschwerden durch dynami-sche Tätigkeiten zu verhindern (Wall et al. 2020). Hier wäre eine technische Anpassung von Arbeitsprozessen oder organisatorische Maßnahmen zur Vermeidung monotoner Kör-perhaltungen und andauernder Zwangshaltungen denkbar. Wenn diese übergeordneten Maßnahmen nicht sinnvoll umsetzbar sind, gibt es auf der Ebene der persönlichen Schutz-maßnahmen mehrere im Rahmen von kleinen Studien untersuchte Interventionsmöglich-keiten.

Unter den persönlichen Maßnahmen zur Verminderung von arbeitsbedingten Beinöde-men und Beinbeschwerden sind in erster Linie Unterbrechungen der monotonen Körper-haltung zur Aktivierung der venösen Muskelpumpe generell zu empfehlen. Die Anwen-dung von Kompressionsstrümpfen mit einer Kompressionswirkung im Bereich von 11 bis 20 mmHg kann unter Umständen sinnvoll sein. Dies ist auch trotz Grunderkrankungen, die ggf. eine relative Kontraindikation für höhergradige Kompression darstellen, meist mög-lich (Rother et al. 2020). Eine leistungssteigernde Wirkung von Unterschenkelkompression bei sportlicher Aktivität wird diskutiert. Bislang konnte ein positiver Effekt aber nicht konsistent objektiviert werden (Mota et al. 2020).

Eine Übersicht über die verschiedenen Maßnahmen zur Reduktion von Unterschenkelödemen bei sitzender oder stehender Tätigkeit mit orientierender Bewertung zeigt *Tabelle 5*.

Tab. 5: Persönliche Maßnahmen zur Verbesserung von Beinbeschwerden

Maßnahme	Bewertung
Kompressionsstrümpfe (Partsch et al. 2004, Blättler et al. 2008, Quilici et al. 2018, Agle et al. 2020, Gianesini et al. 2020)	• Verringerung von Ödemen • Verringerung von Beschwerden • 11–20 mmHg Kompressionsstärke kombiniert Komfort und Wirksamkeit
Aktivierung der Muskulatur („Muskelpumpe") (Stick et al. 1989, Padberg et al. 2004, Quilici et al. 2009)	• Verhindern von Ödembildung • bei Bewegungsunterbrechung der Tätigkeit wirksam • langfristiges Training kann Funktion der Muskelpumpe verbessern
spezielle Einlegesohlen (Nakano et al. 2020)	• Wirkung über Aktivierung der Unterschenkelmuskulatur
intermittierende pneumatische Kompression (Won et al. 2021)	• wirksam, aber kaum praktikabel
neuromuskuläre elektrische Stimulation (Wou et al. 2016)	• wirksam aber kaum praktikabel

2.2.5 Schwangere Beschäftigte

Es gibt keinen ausreichend evidenzbasierten Behandlungsansatz von Varizenbildung und Beinödemen in der Schwangerschaft. Relevante Befunde sollten in der individuellen Gefährdungsbeurteilung berücksichtigt werden (Smyth et al. 2015).

2.2.6 Thrombose par effort

Sir James Paget und Leopold Schroetter von Kristelli sind Erstbeschreiber und Namensgeber einer Thrombose der Axillarregion nach vorausgegangener körperlicher Aktivität: dem Paget-von-Schroetter-Syndrom (Illig u. Doyle 2010). Bei dieser „Thrombose par effort" kann ein Ödem des betroffenen Armes als Erstsymptom imponieren. Hinzu können ein Schweregefühl des Arms, eine bläuliche Hautverfärbung, Schmerzen sowie eine vermehrte Venenzeichnung als Ausdruck von Umgehungskreisläufen auftreten. Wie bei allen tiefen Venenthrombosen besteht auch beim Paget-von-Schroetter-Syndrom die Gefahr einer Lungenembolie. Allerdings ist diese bei Arm- und Axillarvenenthrombosen seltener als bei einer Beinvenenthrombose. Bewegungsabläufe wie das Werfen des Balles beim Baseball oder Gewichtheben können als Beispiele für gefährdende Bewegungsabläufe dienen und finden sich in abgewandelter Form auch in der Arbeitswelt. Auch Überkopfarbeit gilt als

Risikofaktor für die Entwicklung eines Paget-von-Schroetter-Syndroms (Illig u. Doyle 2010, Keller et al. 2020). Eine Thrombose par effort kann auch im Bereich der unteren Extremität auftreten.

2.2.7 Ödeme als Artefakt

Insbesondere im Rahmen der Begutachtung sollte bei unklaren Ödemen auch ein Artefakt in Erwägung gezogen werden. So können Schnürfurchen an Oberarm und Oberschenkel für einen Selbststau als Ödemursache sprechen. Ebenso kann durch Hämmern auf den Handrücken das sogenannte „Klopferödem" hervorgerufen werden. Der Ausschluss dieses lokalisierten Ödems der Hand kann sich schwierig gestalten. Bei begründetem Verdacht ist die diagnostische Gipsanlage zu erwägen, um die Hand vor Manipulation zu schützen und das Ödem zum Abschwellen zu bringen (Battegay 2017).

Literatur

Agle CG, Sá CK Couto de, Amorim DS, Figueiredo MA de Medeiros (2020). Evaluation of the effectiveness of wearing compression stockings for prevention of occupational edema in hairdressers. J vasc bras 19, e20190028. doi: 10.1590/1677-5449.190028

Armulik A, Genové G, Mäe M, Nisancioglu MH, Wallgard E, Niaudet C, He L, Norlin J, Lindblom P, Strittmatter K, Johansson BR, Betsholtz C (2010). Pericytes regulate the blood-brain barrier. Nature. 468 (7323): 557–561. doi: 10.1038/nature09522

AWMF Leitlinie 058/001. S2k Leitlinie Diagnostik und Therapie der Lymphödeme Nr. 058/001. Gesellschaft Deutschsprachiger Lymphologen e.V. (GDL). https://www.awmf.org/uploads/tx_szleitlinien/058-001l_S2k_Diagnostik_und_Therapie_der_Lymphoedeme_2019-07.pdf (Zugriff: 18.08.2021)

Battegay E (2017). Differenzialdiagnose Innerer Krankheiten. Thieme Verlag, Stuttgart

BAuA (2008). Stehend K.O.? Wenn Arbeit durchgestanden werden muss… 2. Auflage. Dortmund. https://www.baua.de/DE/Angebote/Publikationen/Praxis/A38.pdf?__blob=publicationFile&v= (Zugriff: 19.08.2021)

BAuA (2011). Sitzlust statt Sitzfrust. Sitzen bei der Arbeit und anderswo. 4. Auflage. Dortmund. Bundesanstalt für Arbeitsschutz und Arbeitsmedizin (ISBN 3-88261-476-5). https://www.baua.de/DE/Angebote/Publikationen/Praxis/A31.html (Zugriff: 19.08.2021)

Belczak CEQ, Godoy JMP, Seidel AC, Ramos RN, Belczak SQ, Caffaro RA (2015). Influence of prevalent occupational position during working day on occupational lower limb edema. J vasc bras 14 (2): 153–160. doi: 10.1590/1677-5449.0079

Blättler W, Kreis N, Lun B, Winiger J, Amsler F (2008). Leg symptoms of healthy people and their treatment with compression hosiery. Phlebology 23 (5): 214–221. doi: 10.1258/phleb.2008.008014

Blättler W, Thomae H-J, Amsler F (2016). Venous leg symptoms in healthy subjects assessed during prolonged standing. In: Journal of vascular surgery. Venous and lymphatic disorders 4 (4): 455–462. doi: 10.1016/j.jvsv.2016.03.002

Crescenzi R, Marton A, Donahue PMC, Mahany HB, Lants SK, Wang P, Beckman JA, Donahue MJ, Titze J (2018). Tissue Sodium Content is Elevated in the Skin and Subcutaneous Adipose Tissue in Women with Lipedema. Obesity (Silver Spring). 26 (2): 310–317. doi: 10.1002/oby.22090

Gianesini S, Raffetto JD, Mosti G, Maietti E, Sibilla MG, Zamboni P, Menegatti E (2020). Volume control of the lower limb with graduated compression during different muscle pump activation conditions and the relation to limb circumference variation. In: Journal of vascular surgery. Venous and lymphatic disorders 8 (5): 814–820. doi: 10.1016/j.jvsv.2019.12.073

Illig KA, Doyle AJ (2010). A comprehensive review of Paget-Schroetter syndrome. In: Journal of Vascular Surgery 51 (6): 1538–1547. doi: 10.1016/j.jvs.2009.12.022

Keller RE, Croswell, DP, Medina GIS, Cheng, TTW, Oh LS (2020). Paget-Schroetter syndrome in athletes: a comprehensive and systematic review. In: Journal of Shoulder and Elbow Surgery 29 (11): 2417–2425. doi: 10.1016/j.jse.2020.05.015

Ko, Jason H.; Levi, Benjamin (2017). Burns, An Issue of Hand Clinics, E-Book. Saintt Louis: Elsevier Health Sciences (The Clinics, v.Volume 33-2). https://books.google.de/books?id=jV2YDgAAQBAJ

Komosińska-Vassev K, Winsz-Szczotka K, Olczyk K, Koźma EM (2006). Alterations in serum glycosaminoglycan profiles in Graves' patients. Clin Chem Lab Med 44 (5): 582–588. doi: 10.1515/CCLM.2006.105

Levick JR, Michel CC (2010). Microvascular fluid exchange and the revised Starling principle. Cardiovasc Res 87 (2): 198–210. doi: 10.1093/cvr/cvq062

Liu NF, Zhang LR (1998). Changes of tissue fluid hyaluronan (hyaluronic acid) in peripheral lymphedema. Lymphology 31: 173–179

Lüllmann-Rauch R, Asan E (2019). Taschenlehrbuch Histologie. S. 781. Thieme Verlag, Stuttgart

Mittermayr M, Fries D, Gruber H, Peer S, Klingler A, Fischbach Uwe et al. (2007). Leg edema formation and venous blood flow velocity during a simulated long-haul flight. Thrombosis Research 120 (4): 497–504. doi: 10.1016/j.thromres.2006.12.012

Mota GR, Simim MA de Moura, Dos Santos IA, Sasaki JE, Marocolo M (2020). Effects of Wearing Compression Stockings on Exercise Performance and Associated Indicators: A Systematic Review. Open access journal of sports medicine 11: 29–42. doi: 10.2147/OAJSM.S198809

Nakano H, Murata S, Kai Y, Abiko T, Matsuo D, Kawaguchi M (2020). The effect of wearing insoles with a toe-grip bar on occupational leg swelling and lower limb muscle activity: A randomized crossover study. Jrnl of Occup Health 62 (1): e12193. doi: 10.1002/1348-9585.12193

Padberg FT, Johnston MV, Sisto SA (2004). Structured exercise improves calf muscle pump function in chronic venous insufficiency: a randomized trial. Journal of Vascular Surgery 39 (1): 79–87. doi: 10.1016/j.jvs.2003.09.036

Partsch H, Winiger J, Lun B (2004). Compression stockings reduce occupational leg swelling. In: Dermatol Surg 30 (5): 737–743, discussion 743. doi: 10.1111/j.1524-4725.2004.30204.x

Prevo R, Banerji S, Ferguson DJ, Clasper S, Jackson DG (2001). Mouse LYVE-1 is an endocytic receptor for hyaluronan in lymphatic endothelium. J Biol Chem 276 (22): 19420–19430. doi: 10.1074/jbc.M011004200

Quilici B, Cleusa E, Pereira de Godoy JM, Seidel AC, Belczak S, Neves Ramos R, Caffaro RA (2018). Comparison of 15–20 mmHg versus 20–30 mmHg Compression Stockings in Reducing Occupational Oedema in Standing and Seated Healthy Individuals. International Journal of Vascular Medicine 2018: 2053985. doi: 10.1155/2018/2053985

Quilici BCE, Gildo C, Godoy JM Pereira de, Quilici BS, Augusto CR (2009). Comparison of reduction of edema after rest and after muscle exercises in treatment of chronic venous insufficiency. Int Arch Med 2 (1): 18. doi: 10.1186/1755-7682-2-18

Rother U, Grussler A, Griesbach C, Almasi-Sperling V, Lang W, Meyer A (2020). Safety of medical compression stockings in patients with diabetes mellitus or peripheral arterial disease. BMJ Open Diab Res Care 8 (1), e001316. doi: 10.1136/bmjdrc-2020-001316

Scallan J, Huxley VH, Korthuis RJ (2010). Capillary Fluid Exchange: Regulation, Functions, and Pathology. San Rafael (CA): Morgan & Claypool Life Sciences. Chapter 4, Pathophysiology of Edema Formation. https://www.ncbi.nlm.nih.gov/books/NBK53445/

Schad, H (2009). Gilt die Starling'sche Hypothese noch? Lymph Forsch 13: 71–77

Schobersberger W, Mittermayr M, Innerhofer P, Sumann G, Schobersberger B, Klingler A et al. (2004). Coagulation changes and edema formation during long-distance bus travel. In: Blood Coagulation & Fibrinolysis 15 (5): 419–425. doi: 10.1097/01.mbc.0000114438.81125.cf

Shibasaki S, Kishino T, Yokoyama T, Sunahara S, Harashima K, Nakajima S et al. (2020). Sonographic detection of physiological lower leg oedema in the late afternoon in healthy young women. Clin Physiol Funct Imaging 40 (6): 381–384. doi: 10.1111/cpf.12654

Smith C, Aronson MD, Emmett M, Kunins L (2021). Clinical manifestations and evaluation of edema in adults. Hg. v. UpToDate. https://www.uptodate.com/contents/clinical-manifestations-and-eva luation-of-edema-in-adults?search=gesichts%C3%B6dem&source=search_result&selectedTitle =1~150&usage_type=default&display_rank=1#H4104044312 (Zugriff: 20.08.2021)

Smith TJ, Bahn RS, Gorman CA (1989). Connective tissue, glycosaminoglycans, and diseases of the thyroid. Endocr Rev 10(3): 366–391. doi: 10.1210/edrv-10-3-366. PMID: 2673756

Smyth RMD, Aflaifel N, Bamigboye AA (2015). Interventions for varicose veins and leg oedema in pregnancy. The Cochrane database of systematic reviews (10), CD001066. doi: 10.1002/14651858. CD001066.pub3

Starling EH (1898). The production and absorption of lymph. In: Textbook of physiology. Schäfer EA (Hrsg.) S. 285–311. Young J Pentland, Edinburgh, London

Stick C, Grau H, Witzleb E (1989). On the edema-preventing effect of the calf muscle pump. Europ J Appl Physio. 59 (1–2): 39–47. doi: 10.1007/BF02396578

Wall R, Garcia G, Läubli T, Seibt R, Rieger MA, Martin B, Steinhilber B (2020). Physiological changes during prolonged standing and walking considering age, gender and standing work experience. Ergonomics 63 (5): 579–592. doi: 10.1080/00140139.2020.1725145.

Watson HG, Baglin TP (2011). Guidelines on travel-related venous thrombosis. British Journal of Haematology 152 (1): 31–34. doi: 10.1111/j.1365-2141.2010.08408.x

Wells PS, Anderson DR, Rodger M, Forgie M, Kearon C, Dreyer J et al. (2003). Evaluation of D-dimer in the diagnosis of suspected deep-vein thrombosis. The New England journal of medicine 349 (13): 1227–1235. doi: 10.1056/NEJMoa023153

Won YH, Ko M-H, Kim DH (2021). Intermittent pneumatic compression for prolonged standing workers with leg edema and pain. Medicine 100 (28): e26639. doi: 10.1097/MD.0000000000026639

Wou J, Williams KJ, Davies AH (2016). Compression Stockings versus Neuromuscular Electrical Stimulation Devices in the Management of Occupational Leg Swelling. Int J Angiol 25 (2): 104–109. doi: 10.1055/s-0035-1558646

36 Fieber und Schüttelfrost

JOACHIM ASPACHER

Zusammenfassung

Die Symptome Fieber und Schüttelfrost erfordern unter arbeitsmedizinischen Gesichtspunkten eine etwas andere Perspektive, als üblicherweise bei der Darstellung fieberhafter Erkrankungen verschiedener Fachgebiete. Geht es doch nicht darum, möglichst vollständig alle Fieberursachen systematisch abzuarbeiten, sondern den Fokus darauf zu legen, für welche unter arbeitsmedizinischem Blickwinkel relevanten Risikokonstellationen und Krankheitsbilder die Symptome Fieber, Schüttelfrost und erhöhte Körpertemperatur Ausdruck sein können und deshalb in der (arbeitsmedizinischen) Diagnostik besondere Aufmerksamkeit verdienen. Nach der Darstellung der Physiologie und Pathophysiologie von Fieber, Schüttelfrost und Hyperthermie werden fieberhafte Erkrankungen aufgeführt, die im jeweiligen Arbeitszusammenhang ihre Ursache haben oder haben können und von häufig vorkommenden Erkrankungen, mit denen Menschen weiter berufstätig sind, weil sie sie überwunden haben oder weil sie unter z.T. sehr spezifischen Therapien gut behandelt sind und dadurch jedoch spezielle Erkrankungs- bzw. Komplikationsrisiken haben, die sich mit Fieber präsentieren können (z.B. Diabetes mellitus, chronisch entzündliche Darmerkrankungen, Autoimmunerkrankungen, in Remission befindliche Tumorerkrankungen u.v.a.). Abschließend werden ausgewählte fieberhafte Erkrankungen von Reiserückkehrerinnen und Reiserückkehrern, sei es aus dem Urlaub oder von beruflich veranlassten Auslandsaufenthalten, dargestellt.

1 Allgemeiner Teil

1.1 Physiologie und Pathophysiologie von Fieber, Schüttelfrost und Hyperthermie

1.1.1 Fieber

Fieber ist eine evolutionär sehr alte, physiologisch hochdifferenziert regulierte Reaktion des Körpers auf verschiedene externe und interne Pyrogene, die letztlich durch einen komplexen Prozess über das hypothalamische Endothel zu einer Erhöhung des üblicherweise beim gesunden Menschen bei etwa 37°C eingestellten thermoregulatorischen Schwellenwertes führt (sog. Sollwertverstellung). Um diesen neuen Sollwert (z.B. 39,5°C) zu erreichen, reduziert der Körper in einem ersten Schritt die Wärmeabgabe über die Haut in die Umgebung durch eine neuronal über das Vasomotorenzentrum induzierte Vasokonstriktion an Händen und Füßen, was wir als unangenehmes Frösteln und Kältegefühl noch ohne Anstieg der Körpertemperatur empfinden. In einem zweiten Schritt wird an verschiedenen Orten im Körper vermehrt Wärme gebildet (z.B. Leber, Muskulatur), bis die neue Körpertemperatur eingestellt ist. Dabei ist die Thermoregulation auch auf dem neuen Temperaturniveau erhalten, nur sehr selten kommt es zu sehr hohen Temperaturen im Sinne einer Hyperpyrexie (> 41,5°C), die mit einer Dekompensation der Thermoregulation einhergehen kann.

Exogene Pyrogene sind meist mikrobielle Toxine wie z.B. das Lipopolysaccharid-Endotoxin gramnegativer Bakterien oder verschiedene Enterotoxine von Staphylokokken und Streptokokken, die ohne die Freisetzung pyrogener Zytokine auf das hypothalamische Endothel einwirken. Daneben können auch die Mikroorganismen selbst pyrogen sein, einschließlich der Viren.

Interne Pyrogene sind Zytokine wie z.B. Interleukin 1, Interleukin 6, der Tumornekrosefaktor (TNF) und Interferone. Sie können durch Mikroorganismen wie Bakterien, Viren, Pilze und Parasiten oder durch inflammatorische Mediatoren im Rahmen von verschiedenen Krankheitsursachen (z.B. Traumata, Blutungen, Schlaganfälle, immunologische Erkrankungen und Prozesse etc.) in Monozyten, Makrophagen und Endothelzellen aktviert werden. Über den Kreislauf zum Hypothalamus gelangt, stimulieren sie dort die Synthese von Prostaglandin E2 (PGE2), welches über die Ausschüttung von zyklischem Adenosin-5-Monophosphat (zyklisches AMP) wesentlich an der hypothalamischen Temperatur-Sollwertverstellung beteiligt ist. Aber auch im peripheren Gewebe wird vermehrt Prostaglandin E2 gebildet und ist für die das Fieber begleitenden Symptome wie Myalgien und Arthralgien verantwortlich.

Eine besondere Form des Fiebers ist das dem Kliniker gut bekannte zentrale Fieber, nicht selten in Form einer Hyperpyrexie, am häufigsten bei ZNS-Blutungen, ZNS-Traumata und ZNS-Infektionen. Hier scheinen direkt im Gehirn produzierte Zytokine den hypothalamischen Stellwert zu beeinflussen.

Die Abläufe der Fieberentstehung sind in *Abbildung 1* zusammengefasst:

Neben den beschriebenen Vorgängen der Fieberentstehung sind zum Erhalt der Thermoregulation auch endogene Mechanismen der *Fieberbegrenzung* erforderlich. Diese Aufgabe wird von einer Reihe von Antipyrogenen aus der Familie der Zytokine (Interleukin 10, Interleukin 1β-Antagonist, aber auch TNFα), der Prostaglandine (Prostaglandin-D2), der Neurotransmitter (Endocannabinoid-System) und der Hormone (Glukocortikoide, Melanocortine, ADH, Östrogene) übernommen (Roth 2006). Außerdem wird die Denaturierung von Zellproteinen durch die Bildung sogenannter Hitzeschockproteine verhindert.

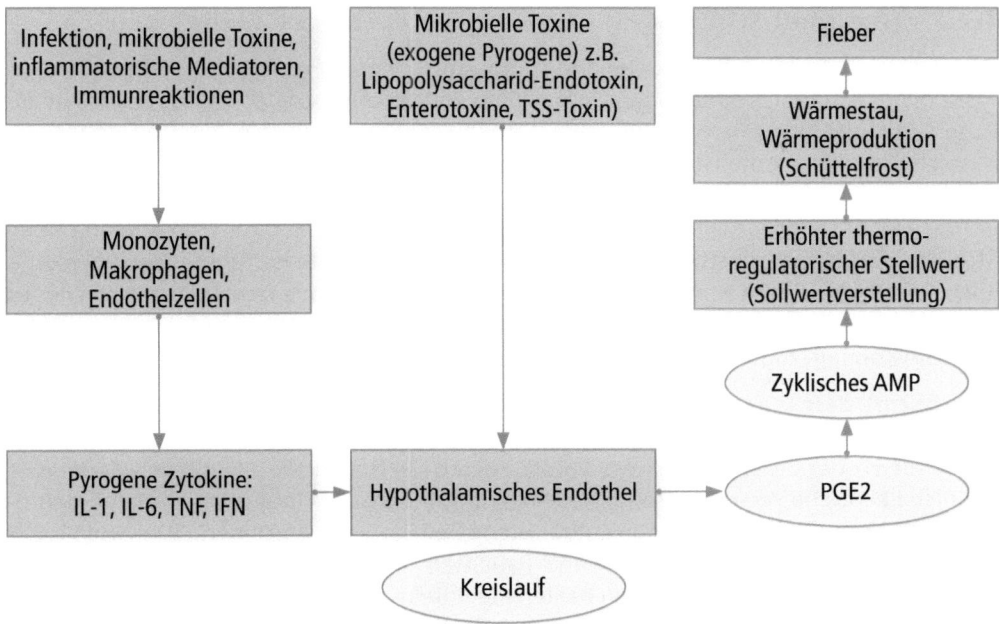

Abb. 1: Zur Fieberinduktion erforderliche Ereignisse (modifiziert nach Jameson et al. 2020), IL = Interleukin, TNF = Tumornekrosefaktor, IFN = Interferon, PGE2 = Prostaglandin E2, AMP = Adenosin-5-Monophosphat, TSS = Toxic-Schock-Syndrome

1.1.2 Schüttelfrost

Ein wesentlicher und klinisch auffälliger Mechanismus der vermehrten Wärmeproduktion des Körpers bei der Fieberentstehung ist das starke Muskelzittern und „Zähneklappern", das als Schüttelfrost (engl.: chills, shivering) von den Erkrankten und deren Angehörigen meist als sehr dramatisch wahrgenommen wird. Hierbei wird durch Kontraktionen der quergestreiften Muskulatur so lange Wärme erzeugt, bis der neue thermoregulatorische Schwellenwert erreicht ist. Dann endet der Schüttelfrost und die Haut gibt wieder Wärme ab, wenn das Fieber sinkt, weshalb erst ab diesem Zeitpunkt physikalische Maßnahmen zur Fiebersenkung (z.B. kühle (Waden)-Wickel) therapeutisch sinnvoll und hilfreich sind. Die Anwendung von Kälte noch während eines Schüttelfrostes wird als sehr unangenehm erlebt, während eine warme Decke oder eine Wärmflasche die Wärmeproduktion unterstützen und den Schüttelfrost lindern. Erkrankungen, die häufiger mit Schüttelfrost einhergehen, sind beispielsweise Septikämien verschiedener Ursachen, Endokarditiden, die Meningokokkenmeningitis, das Erysipel, bakterielle Pneumonien, Rickettiosen, Protozoenerkrankungen (z.B. Malaria) und die akute Pyelonephritis.

1.1.3 Physiologische Bedeutung und Therapie des Fiebers

Der evolutionär sehr lange bestehende und konservierte Prozess der Fieberinduktion weist auf eine für die betreffenden Organismen vorteilhafte Bedeutung des Fiebers in der Auseinandersetzung mit externen und internen Krankheitsursachen hin. Da Fieber beim Menschen in den allermeisten Fällen Ausdruck selbstlimitierender, überwiegend viraler Erkrankungen ist, wird immer wieder darüber diskutiert und z.T. auch gestritten, ob es besser ist, das Fieber medikamentös zu senken oder nicht. Für den Menschen existieren neben Studien über einen günstigeren Verlauf von Infektionskrankheiten ohne Fiebersenkung auch solche, die keinen Nachteil einer fiebersenkenden Therapie fanden. Letztlich wird es für beide Vorgehenswiesen ein Für und Wider geben und es ist eine Anforderung an das ärztliche Können, zum richtigen Zeitpunkt das Richtige zu tun.

Unstrittig ist, dass es allerdings klinische Konstellationen gibt, bei denen hohes Fieber oder überhaupt fieberhafte Zustände vermieden werden müssen, etwa bei Fieberkrämpfen von Kindern oder bei älteren, schwer vorerkrankten Menschen, die allein durch Fieber eine deutliche klinische Verschlechterung erleiden. So sind etwa in internistischen und neurologischen Notaufnahmen plötzlich aufgetretene Bewusstseinsstörungen, „Synkopen" oder „Schlaganfälle" älterer Patientinnen und Patienten nicht selten Folgen von subfebrilen oder febrilen Zuständen im Rahmen bakterieller Infektionen (Harnwegsinfektionen, Pneumonien etc.) und nicht immer Ausdruck spezifischer zerebraler Erkrankungen. Hier führt die zügige Fiebersenkung meist schnell zu einer Verbesserung des Zustandes, noch bevor z.B. die parallel eingeleitet antibiotische Therapie ihre Wirkung entfaltet. Die pharmakologische Wirkung der üblichen Antipyretika ist durch ihre mehr oder weniger ausgeprägte Hemmung der Cyclooxygenase mit daraus folgender Reduktion der PGE2-Spiegel gekennzeichnet und führt in jeder Phase des Fieberprozesses zu einer Erniedrigung des erhöhten hypothalamischen Sollwertes.

1.1.4 Hyperthermie

Von dem beschriebenen physiologisch regulierten Prozess des Fiebers ist die Hyperthermie im Sinne einer gestörten Thermoregulation aus diagnostischen, therapeutischen und

Tab. 1: Unterscheidungsmerkmale von Fieber und Hyperthermie (nach Winkelmann u. Hawle 1998)

Parameter	Fieber	Hyperthermie
pyrogene Zytokine	beteiligt	nicht beteiligt
Temperatursollwert	erhöht	unverändert
Temperaturregulation	erhalten	gestört
zirkadianer Temperaturrhythmus	meist erhalten	fehlt
Prostaglandinsynthesehemmer	Temperatursenkung	keine Temperatursenkung
kutane Vasodilatation und Schweißsekretion	intakt	oft gestört

prognostischen Gründen unbedingt abzugrenzen. Hier ist die erhöhte Körperkerntemperatur das Resultat eines Missverhältnisses von Wärmebildung und Wärmeabgabe mit der Folge einer gestörten Thermoregulation, ohne Beteiligung von Pyrogenen und damit ohne Erhöhung des hypothalamischen Temperatur-Sollwertes. Dabei können außergewöhnlich hohe Körperkerntemperaturen von > 41°C erreicht werden, die typischerweise nicht auf Antipyretika und Antibiotika ansprechen.

Die Ursachen einer Hyperthermie sind vielfältig und im Folgenden schlaglichtartig aufgeführt:

- (Anstrengungsbedingte) Überhitzung („Sonnenstich", Hitzekrampf, Hitzekollaps, Hitzschlag)
- maligne Hyperthermie
- malignes neuroleptisches Syndrom
- Erkrankungen des ZNS mit Läsionen des Hypothalamus und gestörter Thermoregulation
- endokrine Erkrankungen (z.B. thyreotoxische Krise, Phäochromozytom)
- Störungen der Schweißsekretion
  - Bei Hauterkrankungen
  - Bei Erkrankungen des ZNS
  - Bei Erkrankungen des peripheren Nervensystems
  - Bei Medikamenten, die die Schweißsekretion und die Wärmeabgabe reduzieren
- Vegetative oder habituelle Hyperthermie

Für die Arbeitsmedizin ist sicherlich der anstrengungsbedingte Hitzschlag die wichtigste Hyperthermieursache und bedarf der besonderen Aufmerksamkeit. Vermehrte Wärmeproduktion, meist durch starke körperliche Anstrengung und Wärmestau infolge einer insuffizienten Wärmeabgabe, z.B. durch Tragen isolierender Schutzkleidung und/oder hohe Umgebungstemperaturen, sind die entscheidenden ursächlichen Faktoren und müssen bei der arbeitsmedizinischen Begutachtung des Arbeitsplatzes und der Art der Tätigkeit besonders berücksichtigt werden, um einer durchaus lebensgefährlichen Hyperthermie vorzubeugen *(siehe Tab. 2)*. In Zeiten des menschengemachten Klimawandels könnte diese Thematik zukünftig für Arbeitsmedizinerinnen und Arbeitsmedizinern einen höheren Stellenwert bekommen, auch im Hinblick auf die schnelle Verfügbarkeit einer adäquaten Therapie im Sinne einer suffizienten und nicht zeitverzögerten Kühlung (Leyk et al. 2019).

Personen mit anstrengungsbedingtem Hitzschlag in arbeitsmedizinischen Zusammenhängen sind in der Regel kardiovaskulär gesunde jüngere Menschen, weshalb bei den sofort einzuleitenden Kühlungsmaßnahmen keine Sorge vor Komplikationen bestehen muss. Im Gegenteil: Bei verzögerter Kühlung steigen Morbidität und Mortalität deutlich. Therapieziel ist die Senkung der Körperkerntemperatur auf Werte < 40°C innerhalb von 30 Minuten. Am schnellsten wird dies durch Eintauchen des gesamten Körpers in bis zu 2°C kaltes Wasser erreicht, wobei die Entkleidung – um Zeitverzögerungen zu vermeiden – im eingetauchten Zustand erfolgen kann (Leyk et al. 2019).

Tab. 2: Prädisponierende Faktoren für einen anstrengungsbedingten Hitzschlag (modif. nach Leyk D et al. 2019)

Umweltfaktoren	Medikamente und Substanzen
• hohe Umgebungstemperatur • hohe Luftfeuchtigkeit • fehlende Luftbewegung • fehlender Schatten	• Alkohol • Antihistaminika • Benzodiazepine • Betablocker • u.v.m.
aktuelle konstitutionelle Faktoren	**prädisponierende Erkrankungen**
• Alter • Übergewicht • niedriges Fitnesslevel • keine Hitzeakklimatisation • Dehydratation • Schlafmangel	• virale Infektionen • Diabetes mellitus • sonstige fieberhafte Erkrankungen • kardiovaskuläre Erkrankungen
mentale Faktoren • hoher Leistungswille/Übermotivation • bei (noch) inadäquater Leistungsbreite, • z.B. bei Sportlerinnen und Sportlern sowie • bei Militärpersonal	

2 Spezieller Teil

2.1 Fieber als Symptom arbeitsbedingter Erkrankungen

2.1.1 Infektionskrankheiten

In der Regel handelt es sich bei arbeitsbedingten fieberhaften Erkrankungen um Infektionen unterschiedlichen Ursprungs. Die sorgfältige Anamnese und die Beachtung weiterer Symptome (thorakal-pulmonal, abdominell, Kopf- und Halssymptome, Hauterscheinungen, Lymphknotenschwellungen, Knochen- und Gelenkschmerzen etc.) führen zu weiterer gezielter Diagnostik. Bei der Lungentuberkulose, bis 2019 weltweit die häufigste Berufskrankheit, können die oft nur subfebrilen Temperaturen, der Nachtschweiß, der Gewichtsverlust und der produktive oder unproduktive Husten wegweisend sein. Neben der bildgebenden Diagnostik ist für eine aktive Tuberkuloseerkrankung die Untersuchung von potenziell infektiösem Material erforderlich. Für die Diagnostik einer vermuteten Lungen-Tbc sollten wenigstens drei Sputumproben an möglichst drei aufeinander folgenden Tagen mikroskopisch, kulturell und mittels Nukleinsäureamplifikationstechniken (NAT z.B. als PCR) untersucht werden. Kann spontan oder nach Provokation kein Sputum produziert werden, ist die bronchoalveoläre Lavage (BAL) die Methode der Wahl und hat die Gewinnung von Magensaft bis auf wenige Ausnahmefälle abgelöst. Ansteckend ist und isoliert werden muss, wer in der Mikroskopie des Sputums säurefeste Stäbchen aufweist. Wer nur in der Kultur positiv ist, ist in der Regel nicht ansteckend. Bei positiver PCR und negativer Mikroskopie wird im Einzelfall anhand von Risikokonstellationen für eine Ansteckung (z.B.

große Kavernen, starker, produktiver Husten) über die Isolierung entschieden (Suarez u. Wassilew 2021). Unbedingt beachtet werden muss, dass der sogenannte Interferon-Gamma-Release-Assay (IGRA) oder der Tuberkulin-Hauttest (THT) nur zur Diagnose einer latenten Tuberkulose (Personen sind definitionsgemäß nicht erkrankt!) geeignet und zugelassen sind. Eine aktive TBC-Erkrankung kann mit diesen Verfahren nicht diagnostiziert oder ausgeschlossen werden (Bauer et al. 2019)

Seit der COVID-19-Pandemie ist diese virale Erkrankung weltweit die häufigste, während einer Berufstätigkeit erworbene Infektionskrankheit. Die Symptomatik ist vielfältig und inzwischen hinlänglich bekannt und publiziert. Fieber gehört dazu, ist aber nicht obligat, manchmal fehlt es, manchmal steht es im Vordergrund. Der diagnostische Goldstandard ist aktuell der suffiziente (gegebenenfalls wiederholte) Abstrich aus dem Naso- und/oder Orophayrnx zur Durchführung einer PCR auf SARS-CoV 2. Aus arbeitsmedizinischer Sicht sollte mit den Beschäftigten vor allem die Möglichkeit der Impfung kompetent thematisiert werden.

Weitere möglichweise berufsbedingte fieberhafte Infektionskrankheiten ergeben sich aus der Art und dem Ort der Tätigkeit und sind in *Tabelle 3* aufgeführt:

Tab. 3: Mögliche berufsbedingte Infektionskrankheiten, die mit Fieber einhergehen können (modif. nach Nowak et al. 2021)

Erkrankung	Steckbrief
Brucellose (Q-Fieber) (verschiedene Brucellaspezies)	• Kontakt zu Nagern, Schafen, Ziegen, Rindern, Schweinen und Wildtieren. Überwiegend importierte Fälle, am häufigsten aus der Türkei. Insgesamt wurden in den letzten Jahren 24–37 Fälle pro Jahr registriert. • Infektion über den Verzehr kontaminierter Lebensmittel (meist nicht pasteurisierte Milch) oder über direkten Kontakt mit infizierten Tieren. • Inkubationszeit 5–60 Tage. • Klinisch sehr variabler Verlauf, aber auffällige, länger anhaltende Fieberschübe möglich! • Übertragung von Mensch zu Mensch fast nur durch Stillen, ganz vereinzelt durch Bluttransfusionen, KM- oder Stammzelltransplantationen und Geschlechtsverkehr beschrieben. • Erreger-Diagnostik aus Blutkulturen, Knochenmark, Liquor und Gewebeproben. • Therapie Rifampicin und Doxycyclin (Cotrimoxazol). • Meldepflicht.
Zystische und alveoläre Echinokokkose (Fuchs- und Hundebandwurm) (E. granulosus und E. alveolaris)	• Ansteckung durch die Aufnahme von durch die Hauptwirte (Hund, Fuchs, Katze) ausgeschiedenen Eier. Meist jahrelange Inkubationszeiten. Keine Mensch zu Mensch-Übertragung. • Charakteristische Zystenbildung (E. granulosus) oder solide Raumforderungen (E. alveolaris) vor allem in der Leber, aber auch in anderen Organen (Lunge, Gehirn, Wirbelsäulenbefall). • Erregerdiagnostik mittels Serologie (in 20 % negativ!). Mikroskopie der Cystenflüssigkeit, Histologie. • Therapie mit Albendazol oder Mebendazol und spezielle OP-Verfahren.

Tab. 3: Mögliche berufsbedingte Infektionskrankheiten, die mit Fieber einhergehen können (modif. nach Nowak et al. 2021) *(Forts.)*

Erkrankung	Steckbrief
Ornithose (Vogelkrankheit) (Chlamydophila psittaci)	• Übertragung von Papageienvögel, Wirtschaftsgeflügel, Tauben, Möwen überwiegend aerogen auf den Menschen. Keine Mensch zu Mensch-Übertragung. Inkubationszeit 1–4 Wochen. • Heftiges Krankheitsbild mit Fieber, Schüttelfrost und atypischer Pneumonie möglich. • Erregernachweis mittels PCR in resp. Sekreten (Sputum) und serologische Verfahren. • Therapie mit Doxycyclin oder Makroliden.
Pasteurellose (Pasteurella multocida und Mannheimia haemolytica)	• Überwiegend Erkrankungen von Säugetieren und Vögeln, geringe Virulenz für den Menschen. • Wenn, dann meist durch Katzenbisse oder seltener durch andere Tierbisse. • Beim Menschen Wundinfektionen, Sepsis, Meningitis, selten Pneumonie und Pleuraempyem. • Erregernachweis mittels Bakterienkultur aus verschiedenen Materialien. • Therapie mit β-Laktam-Antibiotika.
Rindertuberkulose (Mykobakterium bovis und caprae)	• Infektion des Menschen meist durch den Konsum von Rohmilch aus infizierten Rinderbeständen und durch Kontakt mit erkrankten Rindern und Kälbchen. Übertragung von Mensch zu Mensch möglich. • Erkrankung des Menschen wie bei TBC mit M. tuberculosis. • Übliche TBC-Diagnostik. • Therapie wie bei TBC.
Toxokarose (Hunde- und Katzenspulwurm) (Toxocara canis und cati)	• Infektion über die Aufnahme von Eiern des Spulwurms oral und über Schmierinfektion von infizierten Hunden, Füchsen und Katzen. • Beim Menschen Larva migrans visceralis-(LMV)Syndrom, das okuläre Larva migrans-(OLM)Syndrom, das covert toxocariasis-Syndrom und eine Neurotoxokarose. Oft jahrelange Latenz. • Nachweis mittels ELISA und Westernblot. • Therapie mit Albendazol.
Tularämie (Hasenpest) (Francisella tularensis)	• Ansteckung über infektiöses Material infizierter Tiere (Hasen, Kaninchen Mäuse, Wildtiere, Haus- und Nutztiere, Zecken, Bremsen). • Vielfältiges klinisches Bild vom Hautulcus über Lymphknotenschwellungen bis zur fieberhaften Bronchopneumonie. • Erregernachweis kulturell und serologisch sowie mittels PCR. • Therapie mit Aminoglykosiden, Tetracylinen, Rifampicin, Fluorchinolonen und Chloramphenicol.

Zusätzliche fieberhafte Infektionskrankheiten, bei denen ein Zusammenhang zu spezieller beruflicher Tätigkeit bestehen kann, sind u.a. die Legionellose, die Borreliose und die FSME, z.B. bei (ungeimpften) Forstarbeitern. Die Anerkennung als Berufskrankheit kann im Einzelfall kompliziert und hürdenreich sein, auf die einschlägige sozialgerichtliche Rechtsprechung sei verwiesen. Außerdem sollte auch an die zunehmend häufiger auftretende Hantavirusinfektion gedacht werden, die mit hohem Fieber und ausgeprägten Krankheitssymptomen einhergehen kann und oftmals ein buntes klinisches Bild zeigt, noch bevor das charakteristische und in der Regel vollständig reversible akute Nierenversagen auftritt.

2.1.2 Nichtinfektiöse fieberhafte (arbeitsbedingte) Erkrankungen

Neben diesen infektiösen Erkrankungen mit stärker oder schwächer ausgeprägtem Fieber gibt es einige arbeitsmedizinisch relevante Krankheiten nicht infektiöser Natur, bei denen Fieber ein wichtiges Symptom darstellt. Das klinische Bild der exogen allergischen Alveolitis (EEA) ist Ausdruck einer Typ III- und Typ IV-Immunrekation auf inhalative Allergene, gegen die die Betroffenen sensibilisiert sind. Vor allem bei massiver Allergenzufuhr kommt es mit einer Latenz von einigen Stunden zu Schüttelfrost, hohem Fieber, Gliederschmerzen, Reizhusten und Atemnot. Unter Allergenkarenz – z.B. am Wochenende – klingen die Symptome ab, um bei erneuter Allergenzufuhr wieder aufzutreten, weshalb auch der Begriff „Montagsfieber" geprägt wurde.

Bei chronischer Antigenzufuhr, auch kleiner Mengen, kommt es in letzter Konsequenz über eine chronisch interstitielle Lungenerkrankung (ILD) zum Vollbild der Lungenfibrose mit allen bekannten Folgen.

In *Tabelle 4* sind wichtige Ursachen einer (arbeitsbedingten) exogen allergischen Alveolitis aufgeführt.

Tab. 4: Mögliche Ursachen einer (arbeitsbedingten) exogen allergischen Alveolitis (EAA) (nach Lungenärzte im Netz 2021)

Erkrankung	Antigenquelle und Allergene
Vogelhalterlunge	Vogelstaub. Proteine aus Vogelkot etc.
Farmerlunge (Landwirte etc.)	Heu oder Strohstaub. Thermophile Aktinomyceten
Befeuchterlunge	Befeuchterwasser. Bakterien Schimmelpilze, Parasiten
Innenraumalveolitis	Schimmel im Haus. Schimmelpilze
Holzarbeiterlunge	Holzstäube. Hölzer, Schimmelpilze
Malzarbeiterlunge	Gerste- und Malzstäube. Pilzsporen (Aspergillusarten)
Maschinenarbeiterlunge	bakterielle Antigene (z.B. Mycobakterien, Pseudomonas)
Dampfbügeleisenalveolitis	verunreinigtes Wasser im Bügeleisen. Sphingobacterium
Fußpflegealveolitis	Pilzantigene in Fußnägeln und in der Haut
Blasinstrumentenspielerlunge	Bakterien- und Schimmelpilzantigene
Bettfedernalveolitis	Vogelfedernantigene
Saunabesucherlunge	durch Pilzsporen auf verschimmeltem Holz
Kürschnerlunge	Tierhaare und Staub aus Pelzen
Chemiearbeiterlunge	Isocyanate, z.B. aus Kühlschmierstoffen
Waschmittellunge	Enzymproteine aus Waschmitteln

Diagnostisch sind neben einer exakten Anamnese Allergen-spezifische Antikörper im Blut wertvoll, ergänzt durch – wenn vorhanden – typische klinische Zeichen wie z.B. das Knisterrasseln (Sklerophonie) bei der Auskultation der Lunge. Die weitere Abklärung umfasst dann eine spezifische Bildgebung mittels hochauflösender Lungen-CT(HRCT) und die spezielle pneumologische Diagnostik, wie die bronchoalveoläre Lavage (BAL) mit Bestimmung des sog. CD4-/CD8-Quotienten der T-Lymphozyten und die Messung der Diffusionskapazität. Therapeutisch steht selbstverständlich die konsequente Allergenkarenz im Zentrum der Bemühungen.

Eine inzwischen durch arbeitsmedizinische Schutzmaßnahmen selten gewordene Fieberursache ist das sogenannte Metalldampffieber, welches durch das ungeschützte Einatmen von metalloxidhaltigen Aerosolen entsteht (z.B. Kupfer, Zink, Cadmium, Magnesium oder Chrom). Grippale Symptome mit Fieber klingen Stunden bis Tage nach Exposition spontan ab und hinterlassen außer bei Cadmium keine bleibenden Schäden (Kaye et al 2002).

2.1.3 Sonstige fieberhafte Erkrankungen, mit denen die Arbeitsmedizin konfrontiert werden kann

Neben den beispielhaft aufgeführten potenziell berufsbedingten Erkrankungen werden Arbeitsmedizinerinnen und Arbeitsmediziner insbesondere in Betrieben durchaus mit akuten fieberhaften Erkrankungen von Mitarbeiterinnen und Mitarbeitern konfrontiert, noch bevor diese sich in der medizinischen Regelversorgung vorstellen konnten. Hier müssen dann Betriebsärztinnen und Betriebsärzte akute Einschätzungen vornehmen und ggfs. schnelle Entscheidungen treffen. Dabei steht bei fieberhaften Erkrankungen immer die Frage im Raum: Wann harmlos? Wann gefährlich?

Besondere Risikofaktoren und Alarmsymptome für eine lebensbedrohliche Erkrankung sind:

- Vorbekannte schwere Grunderkrankungen (z.B. Diabetes mellitus, Tumorerkrankungen mit oder ohne Immunsuppression, andere schwere chronische Erkrankungen)
- Schweres Krankheitsgefühl, reduzierter AZ, Bewusstseinsstörungen, Nackensteife
- Hypotonie, Tachykardie, Tachypnoe und evtl. sogar Untertemperatur (Sepsis)
- Auffällige Hauterscheinungen wie z.B. akrale Embolien, Erythrodermie, akute Hauteinblutungen- oder Nekrosen, akute Petechien, Hämatome oder akute Purpura
- Immunsuppressive Therapie (Glukocorticoide, MTX, u.a.m.)
- Z.n. Splenektomie oder bekannte funktionelle Asplenie

In diesen Fällen ist eine umgehende Klinikeinweisung zwingend.

Eine besondere Aufmerksamkeit sollte von Arbeitsmedizinerinnen und Arbeitsmedizinern Beschäftigten mit Fieber bei bestimmten Vorerkrankungen gelten. Wer nach einer durch Operationen, Chemotherapie, Bestrahlung und andere immunsuppressive/immunmodulierende Therapieformen überstandenen malignen Erkrankung wieder in das Arbeitsleben zurückkehrt, ist noch einige Jahre gefährdet, leichter und heftiger Infektionen zu bekommen. Die genaue Erfassung der Grunderkrankung und der durchgeführten oder noch laufenden Therapien ist für die Einschätzung des Infektionsrisikos arbeitsmedizinisch relevant. Außerdem sollte von arbeitsmedizinischer Seite immer wieder auch der Impfstatus überprüft und indizierte Impfungen durchgeführt oder veranlasst werden.

Auch Beschäftigte mit chronisch entzündlichen Darmerkrankungen und einer ganzen Reihe von (auto)immunologischen Krankheiten wie z.B. der rheumatoiden Arthritis, der Psoriasis, dem M. Bechterew etc. bedürfen der Aufmerksamkeit. Die moderne Behandlung dieser Erkrankungen umfasst viele neue Substanzen mit sehr spezifischen Wirkungen und Nebenwirkungen und einem erhöhten Infektrisiko, auch wenn bei den Betroffenen eine gute Krankheitsremission eingetreten ist und sie gerade deshalb wieder im Arbeitsleben stehen. So ist z.B. unter einer TNFα-Blockade immer die Möglichkeit einer TBC-Neumanifestation oder Reaktivierung im Auge zu behalten. Darüber hinaus kann sich aber auch das Rezidiv der Grunderkrankung mit Fieber manifestieren.

Nicht wenige Beschäftigte leiden an einem mehr oder weniger gut kontrollierten Diabetes mellitus Typ 1 oder Typ 2. Auch hier können Infektionen vermehrt auftreten, insbesondere, wenn Folgeerkrankungen entstehen oder bereits vorhanden sind. Von größter Bedeutung ist die arbeitsmedizinische Erfassung des diabetischen Fußsyndroms (DFS), welches vor allem in seiner neuropathischen Ausprägung wegen der Schmerzlosigkeit von den Betroffenen oft nicht bemerkt wird und sich dann im Stadium einer schweren Fußinfektion mit Fieber und Schüttelfrost manifestiert. Aus diesem Grunde gehört bei Beschäftigten mit Diabetes und Fieber unbedingt die sorgfältige Fußinspektion zur körperlichen Untersuchung dazu.

Ein arbeitsbedingter Risikofaktor für die Entstehung von infizierten diabetischen Fußläsionen (Malum perforans) ist nicht selten das Tragen vorgeschriebener Sicherheitsschuhe, die bei fortgeschrittener diabetischer Neuropathie oft unbemerkt Druckstellen induzieren. Hier muss nach vollständiger Ausheilung arbeitsmedizinisch unbedingt eine Lösung gefunden werden, um Rezidive zu vermeiden.

2.2 Fieberhafte Erkrankungen bei Reiserückkehrerinnen und Reiserückkehrern

(Siehe hierzu auch die sehr gute Übersicht bei Neumayer et al. 2018).

Auch für Arbeitsmedizinerinnen und Arbeitsmediziner können Reiserückkehrerinnen und Reiserückkehrer (ob aus dem Urlaub oder aus dem beruflich veranlassten Auslandsaufenthalt) mit Fieber und anderen Symptomen eine erhebliche Herausforderung darstellen. Die Differenzialdiagnose kann schnell uferlos und unübersichtlich werden, weshalb auch hier der Grundsatz gilt: „Häufiges ist häufig und Seltenes selten". Daneben muss wie bei sonstigen fieberhaften Erkrankungen auch, Gefährliches schnell erkannt werden. Klinisch stehen insbesondere bei der Rückkehr aus den Tropen und Subtropen drei Beschwerdebilder im Vordergrund: *Fieber, Durchfall und Hauterscheinungen* (Freedman et al. 2006). Die Analyse der Daten von 82 825 erkrankten Reiserückkehrerinnen und Reiserückkehrern, die zwischen 1996 und 2011 vom GeoSentinel Netzwerk gesammelt wurden, erbrachte folgende Ergebnisse (Jesenius et al. 2013):

- In 4,4 % (n = 3 655) der Fälle lag eine akute, potenziell lebensbedrohliche Tropenerkrankung vor. In 91 % dieser Fälle war Fieber das Leitsymptom.

- Unter den lebensbedrohlichen Tropenerkrankungen dominiert im Hinblick auf Morbidität und Mortalität die Malaria (P. falciparum und P. knowlesi), weshalb diese bei der diagnostischen Abklärung von Fieber bei Reiserückkehrern aus Endemiegebieten (insbesondere Zentralafrika und Südostasien) von zentraler Bedeutung ist.
- Neben der Malaria sind Todesfälle durch tropische Infektionserkrankungen bei Reiserückkehrern vor allem auf schwer verlaufendes Dengue-Fieber, „Scrub Typhus" (Tsutsugamushi-Fieber), Melioidose, Abdominaltyphus und Enzephalitiden zurückzuführen, während die Influenza, bakterielle Pneumonien und Septikämien unter den nichttropischen Infektionserkrankungen als führende Mortalitätsursachen beschrieben werden (Wilson et al. 2007).

Dabei ist anzumerken, dass selbst in tropenmedizinischen Referenzzentren mit entsprechender diagnostischer Expertise in einem Viertel der Fälle keine Ursache identifiziert wird, d.h. aber im Umkehrschluss, dass in drei Viertel der Fälle eine Ursache gefunden wird. Glücklicherweise zeigt sich in den allermeisten Fällen ein benigner selbstlimitierender Verlauf und die Mortalität ist bei febrilen Reiserückkehrern mit 0,2–0,5 % niedrig. Außerdem werden bei rund einem Drittel febriler Reiserückkehrerinnen und Reiserückkehrern letztlich „nichttropische" Ursachen diagnostiziert (Bottieau et al. 2006).

Auf die Problematik, dass inzwischen aus vielen Ländern der Erde multiresistente Bakterien (MRE) importiert werden und in der Auswahl unserer kalkulierten Antibiotikatherapie berücksichtigt werden müssen, sei an dieser Stelle hingewiesen.

Die strukturierte Anamnese bei febrilen Reiserückkehrerinnen und Reiserückkehrern sollte folgende Punkte umfassen:

1. Die detaillierte geographische und zeitliche Reiseanamnese.
2. Die potenzielle Inkubationszeit der in Betracht kommenden Erkrankungen.
3. Die Ermittlung der Expositionsrisiken.
4. Die Ermittlung prädisponierender Vorerkrankungen.
5. Die zeitliche und körperliche Entwicklung der Symptome.
6. Die detaillierte Medikamentenanamnese (auch während der Reise eingenommene neue Medikamente, z.B. Antibiotika, die das Krankheitsbild verändern können).

In *Tabelle 5* sind die Inkubationszeiten und die relativen Häufigkeiten der sich *akut febril* manifestierenden Tropenkrankheiten aufgeführt.

Aus dieser Aufstellung ist nochmals gut ersichtlich, dass an erster Stelle bei Fieber nach Rückkehr aus einem potenziellen Malariagebiet obligat der Nachweis oder Ausschluss der Malaria tropica stehen muss und zwar unabhängig davon, ob eine Prophylaxe durchgeführt wurde. Hier gilt unbedingt der Satz, *dass über einem Malaria-Verdacht die Sonne weder unter- noch aufgehen darf!* Bei einer Malaria tropica kann der nächste Fieberschub tödlich sein. Diagnostisch ist der heute verfügbare Schnelltest auf Plasmodium falciparum sehr verlässlich, parallel muss jedoch immer ein Blutausstrich zur mikroskopischen Diagnostik an ein tropenmedizinisch erfahrenes Labor versandt werden, auch um evtl. Differenzial-

Tab. 5: Inkubationszeiten und Häufigkeit wichtiger Differenzialdiagnosen bei febrilen Reiserückkehrern (nach Neumayr A et al. 2018)

Erkrankung	Inkubationszeit	Häufigkeit
Malaria	> 6 Tage bis Monate	+++++
Arbovirosen (Dengue, Chikungunya, Zika)	< 14 Tage	+++++
Rickettiosen	< 4 Wochen	+++
Typhus/Paratyphus	< 8 Wochen	+++
Akute Schistosomiasis/Bilharziose (Katayama-Fieber)	< 3 Monate	++
Amöbenleberabszess	Wochen bis Monate	+
Rückfallfieberborreliosen	< 3 Wochen	+
Leptospirose	< 3 Wochen	+
Ostafrikanische Schlafkrankheit (*Trypanosoma brucei rhodesiense*-Trypanosomiasis)	< 3 Wochen	+
Amerikanische Schlafkrankheit („Chagas"; *Trypanosoma cruzi*-Trypanosomiasis)	< 3 Wochen	+
Virale hämorrhagische Fieber (VHF): Ebola, Marburg, Lassa-, Krim-Kongo hämorrhagisches Fieber, Gelbfieber	< 21 Tage < 13 Tage < 9 Tage	+

diagnosen mikroskopisch zu erkennen (z.B. Babesiose, Rückfallfieberborreliose, Leptospirose, Trypanosomiasis etc.).

Nach sicherem Ausschluss einer Malaria (tropica) stehen die zwischenzeitlich weltweit drei häufigsten Arbovirusinfektionen (Dengue, Zika und Chikungunya) im Fokus der Diagnostik, deren Symptom- und Befundmuster in *Tabelle 6* dargestellt sind, gefolgt von den Fleckfieberformen (Rickettiosen) und dem Typhus/Paratyphus.

Tab. 6: Symptom- und Befundmuster von Dengue, Zika und Chikungunya (modifiziert nach Neumayr et al. 2018)

Symptome und Befunde	Dengue	Chikungunya	Zika
Fieber	+++	+++	++
Kopfschmerzen	+++	+	+
Konjunktivitis	-	+	+++
Arthralgien	+	+++ typisch für die Erkrankung, deutscher Name: „Der gekrümmt Gehende"	++
Myalgien	++	+	+
Hautausschlag/Exanthem	+	++	+++ oft juckend
periphere Ödeme	–	–	++
abdominelle Symptomatik	+	+	+
Hämorrhagien	++	(+)	–
Kreislaufschock	++	–	–

In *Tabelle 7* sind die Expositionsrisiken und die dazugehörigen möglichen Differenzialdiagnosen febriler Erkrankungen bei Reiserückkehrerinnen und Reiserückkehrern aufgeführt, was für die strukturierte Anamnese hilfreich ist.

Tab. 7: Expositionsrisiken und mögliche Differenzialdiagnosen febriler Erkrankungen bei Reiserückkehrerinnen und Reiserückkehrern (nach Neumayr et al. 2018)

Expositionsrisiko	potenzielle Differenzialdiagnosen
Süßwasserkontakt	Leptospirose, Schistosomiasis/Bilharziose
Stiche durch blutsaugende Insekten/Arthropoden	*Stechmücken:* Malaria, Arbovirosen, Leishmaniose
	Zecken: Rickettsiosen, Zecken-Rückfallfieber, Tularämie, Ehrlichiose, Anaplasmose, Babesiose, Krim-Kongo-hämorrhagisches Fieber, Frühsommer-Meningoenzephalitis
	Milben: „Scrub Typhus" („Tsutsugamushi"-Fieber)
	Läuse: Läuse-Rückfallfieber, Bartonellose
	Flöhe: „Murine Typhus" (Rickettsiose), Pest
	Raubwanzen: „Chagas" (Amerikanische Trypanosomiasis)
	Tsetsefliegen: Schlafkrankheit (Afrikanische Trypanosomiasis)
Tierkontakt	Q-Fieber, Leptospirose, Tularämie, Bartonellose, Brucellose, Ornithose, aviäre Influenza, MERS-CoV, SARS-CoV, Tollwut, Anthrax, Ebola
Genuss unpasteurisierter Milch	Brucellose, Salmonellose, Frühsommer-Meningoenzephalitis, Tuberkulose
Verzehr roher Fische, Krabben oder Krebse	Clonorchiasis, Opisthorchiasis, Paragonimiasis
Verzehr roher Wasserpflanzen	Fasziolose
Verzehr von rohem Schweinefleisch	Trichinellose
Genuss von Caña-/Açaí-(Palm-)Saft (Brasilien); Guayaba-Saft (Venezuela); Palmwein (Kolumbien)	„Chagas"-Krankheit
Besuch von Höhlen	Histoplasmose, Marburg hämorrhagisches Fieber
ungeschützter Sexualkontakt	HIV, Hepatitis B, (Hepatitis C), Syphilis
medizinische Eingriffe, Injektionen, Infusionen	HIV, Hepatitis B, Hepatitis C, „Chagas", Leishmaniose, Syphilis HIV, Hepatitis B, Hepatitis C
Tattoos, Piercings	Hepatitis B, Hepatitis C
Aerosole (abgestandenes Wasser in Klimaanlagen, -Duschen etc.)	Legionellose („Pontiac-Fieber")

Diese knappe Übersicht zum Symptom Fieber bei Reiserückkehrerinnen und Reiserückkehrern soll lediglich erste, aber wichtige Schritte in der arbeitsmedizinischen Diagnostik aufzeigen, die selbstverständlich durch tropenmedizinische Expertise modifiziert und ergänzt werden müssen.

Abschließend sei – fast überflüssigerweise – darauf hingewiesen, dass in Zeiten der SARS-CoV-2-Pandemie auch bei allen Reiserückkehrerinnen und Reiserückkehrern mit Fieber eine entsprechende Abstrich-Diagnostik obligat ist.

Literatur

Bauer T, Otto-Knapp R, Häcker B (2019). Hot Topic Tuberkulose in Infektio Update 2019 – Handbuch Infektiologie

Bottieau E, Clerinx J, Schrooten W, Van den Enden E, Wouters R, Van Esbroeck M et al. (2006). Etiology and outcome of fever after a stay in the tropics. Arch Intern Med 166: 1642–1648

Freedman DO, Weld LH, Kozarsky PE, Fisk T, Robins R, von Sonnenburg F et al. (2006). GeoSentinel Surveillance Network. Spectrum of disease and relation to place of exposure among ill returned travelers. N Engl J Med 354: 119–130

https://www.lungenärzte-im-netz.de 10/2021

Jameson JL, Fauci AS, Kaspar DL, Hauser SL, Longo DL, Loscalzo J(Hrsg.) (2020). Harrisons Innere Medizin 20. Auflage. ABW Wissenschaftsverlag, Thieme Verlag, Stuttgart

Jensenius M, Han PV, Schlagenhauf P, Schwartz E, Parola P, Castelli F et al. (2013). GeoSentinel Surveillance Network. Acute and potentially life-threatening tropical diseases in western travelers – a GeoSentinel multicenter study, 1996–2011. Am J Trop Med Hyg 88: 397–404

Kaye P, Young H, O Sullivan I (2002). Metal fume fever: a case report and review oft the literature. In: Emerg Med J 19 (3)

Leyk D et al. (2019). Gesundheitsgefahren und Interventionen bei anstrengungsbedingter Überhitzung. Deutsches Ärzteblatt 116, 31–32

Neumayr A et al. (2018). Swiss Med Forum 18 (16): 345–354

Nowak D, Ochmann U, Mueller-Lisse UG (2021). Berufskrankheiten der Atemwege und der Lunge. Der Internist, Band 62, Heft 9

Roth, J (2006). Endogenous Antipyretics Clin Chim Acta 371: 1–2

Suarez I, Wassilew N. (2021). Erkrankung durch Mykobakterien – Tuberkulose In: Jung N. Rieg S, Lehmann C. (Hrsg.) Klinikleitfaden Infektiologie. Elsevier Verlag, München

Wilson ME, Weld LH, Boggild A, Keystone JS, Kain KC, von Sonnenburg F et al. (2007). GeoSentinel Surveillance Network. Fever in returned travelers: results from the Clin Infect Dis 44: 1560

Winkelmann G, Hawle H (1998). Fieber unbekannter Ursache. Thieme Verlag, Stuttgart

37 Trommelschlegelfinger

Irina Böckelmann und Beatrice Thielmann

Zusammenfassung

Trommelschlägelfinger oder Trommelschlegelfinger ist die medizinische Bezeichnung für die rundliche Auftreibung der terminalen Fingerendglieder durch Hyperplasie und Hypertrophie von Weichteilen und Periost unterschiedlicher Genese. Das Symptom kommt bei vielen Krankheiten vor, vor allem aber bei Lungen- und Herzerkrankungen. Für den Arbeitsmediziner ist es wichtig, bei der körperlichen Untersuchung die Trommelschlegelfinger zu erkennen und zu wissen, dass verschiedene Krankheiten mit diesem Befund vergesellschaftet sind und einer weitreichenden Differenzialdiagnostik bedarf. Bei Patienten mit der BK 4201 Exogen-allergische Alveolitis sind in fortgeschrittenen Fällen bei etwa einem Drittel der Fälle Trommelschlegelfinger und Uhrglasnägel zu dokumentieren. Auch bei Vinylchlorid-Erkrankung mit Einschränkung der Lungenfunktion können trommelschlegelähnliche kolbige Auftreibungen eines oder fast aller Finger vorkommen. Die Prognose ist abhängig von der Ursache der Erkrankung.

Dieses Kapitel beschreibt Wissenswertes zu Definition, Epidemiologie, physiologische bzw. pathophysiologische Prozesse bei der Ausbildung von Trommelschlegelfingern. Des Weiteren werden differenzialdiagnostische Erkrankungen aufgezeigt, die infolge Recherchen in Medizinischen Literaturdatenbanken als mögliche Erkrankungen mit diesem Symptom in den Studien oder in den Fallbeschreibungen beschrieben wurden.

1 Allgemeiner Teil

1.1 Definition

Trommelschlegelfinger (TSF) sind dorsale Erweiterungen der Fingerendphalangen (oder Zehen) mit hochgradiger Weichteilverdickung an der Basis des Nagelbettes als Zeichen einer chronischer Hypoxie (Patschan 2020). Sie sind häufig mit großen, konvex gewölbten Nägeln, den sog. Uhrglasnägeln, vergesellschaftet (Hansch u. Gruber 2019). Sie können ein- oder beidseitig auftreten bzw. angeboren, idiopathisch oder erworben in Sinne eines Begleitsymptoms verschiedener Erkrankungen sein.

Als Synonyme für die Trommelschlegelfinger werden Kolbenfinger, Finger des Hippokrates, Clubbing oder Digiti hippocratici genutzt. Englische Fachbegriffe lauten drumstick fingers, clubbed fingers, clubbing, digital clubbing, Hippocratic fingers.

Die ICD-10-Kodierung erfolgt als *R68.3 Trommelschlegelfinger* unter *Sonstige Allgemein-symptome* (Bundesinstitut für Arzneimittel und Medizinprodukte (BfArM) 2019). Hierunter sind auch die Uhrglasnägel aufgeführt. Die Diagnosen Angeborene Klumpfinger (Q68.1) und Angeborene Klumpnägel (Q84.6) gehören nicht dazu.

Es ist erwähnenswert, dass TSF erstmals von Hippokrates von Kos um 400 v. Chr. beschrieben wurden (Jung et al. 2010, Manger et al. 2011, Krjukow et al. 2018). Verknüpfungen vom klinischen Bild zu Trommelstöcken wurde 4 Jahrhunderte später von dem griechischen Arzt Aretaios von Kappadokien hergestellt (Krjukow et al. 2018).

Der Name für die kolbenförmige Verdickung der Endphalangen der Finger wurde durch die Ähnlichkeit mit den „Trommelstöcken" vergeben.

Gegen Ende des 19. Jahrhunderts berichteten Eugen von Bamberger und Piere Marie von seltenen Erkrankungen mit den Trommelschlegelfingern entsprechenden Fingerveränderungen in Kombination mit periostalen Proliferationen der langen Röhrenknochen bei verschiedenen Patienten und definierten das Krankheitsbild der hypertrophen Osteoarthropathie oder des Marie-Bamberger-Syndroms (HOA; hypertrophe Osteoarthropathie) (Manger et al. 2011).

1.2   Epidemiologie

Die Prävalenz der TSF als Symptom unterscheidet sich nach Erkrankungsbild. Nahezu alle Patienten mit primärer hypertropher Osteoarthropathie, einer autosomal-dominat vererbten Erkrankung der Knochen, weisen TSF auf (Poddubnyy 2020). Auch bei Menschen mit angeborenen, zyanotischen Herzfehlern (z.B. Fallot'sche Tetralogie) treten TSF schon sehr früh auf, in der Regel im Vorschulalter (Blum et al. 2016). Je nach stattgehabter Korrektur-OP und verbliebender Hypoxie können sich TSF zurückbilden oder verbleiben.

Bei anderen Erkrankungen ist die Häufigkeit von TSF als Symptom nicht sicher geklärt.

Bei 1 % aller Klinikeinweisungen auf internistischen Stationen traten TSF auf, bei fast 40 % davon war es mit einer schweren Krankheit verbunden. Allerdings wurde bei 60 % der Fälle die Genese der TSF nicht festgestellt (Vandemergel u. Renneboog 2008). Bei BK 4201 Exogen-allergische Alveolitis kommt dieses Symptom bei etwa einem Drittel der Patienten im fortgeschrittenen Stadium der Erkrankung (Nowak u. Angerer 2008) vor.

In einer Studie über Patienten mit Lungen-Tuberkulose hatten 34 % von 200 (davon 82 % HIV infiziert) TSF nach klinischen Kriterien, davon 30 % Clubbing auf der Grundlage des DPD (distaler Fingerdurchmesser)/IPD (interphalangealer Durchmesser im Bereich des Gelenk)-Verhältnisses (Ddungu et al. 2006). Das Vorhandensein von Clubbing wurde anhand klinischer Anzeichen und Messung des Verhältnisses von dem distalen und interphalangealen Durchmesser (DPD/IPD) beider Zeigefinger beurteilt: Clubbing wurde definiert als ein Verhältnis > 1,0.

Finger-Clubbing, objektiv gemessen mit dem Hyponychialwinkel, war vorhanden bei 75 von 200 (38 %) Patienten mit Morbus Crohn, 15 von 103 (15 %) mit Colitis ulcerosa und zwei von 24 (8 %) mit Proktitis (Kitis et al. 1979).

Bei der bakteriellen Endokarditis wurde die Häufigkeit des Vorkommens der TSF von 40–60 % beschrieben (Krjukow et al. 2018).

1.3 Histologische und pathophysiologische Veränderungen

1.3.1 Histologische Veränderungen

Für die TSF sind Proliferation von Bindegewebe zwischen Nagelmatrix und Endphalanx charakteristisch. Das Nagelbett ist dabei größer als 2 mm. Es zeigen sich unreife Fibroblasten, Lymphozyten und Eosinophile. Außerdem stellen sich vermehrt Bindegewebsfasern dar. Es kommt zu einer Proliferation der Gefäße (Myers u. Farquhar 2001, Manger et al. 2011).

1.3.2 Hypothesen

Nachfolgend werden verschiedene Hypothesen zur Klärung der Ausbildung von TSF dargestellt. Da es experimentelle und/oder klinische Belege für jede dieser aufgeführten Hypothesen gibt, ist es aktuell nicht möglich, eine umfassende Theorie der Pathogenese zu formulieren, die auf alle klinischen Umstände anwendbar ist. Die Genese der TSF ist hiermit bis heute nicht endgültig geklärt.

Pathophysiologisch bedingen lokale arteriovenöse Anastomosen in den Endphalangen mikrozirkulatorische Veränderungen, die zu histologischen Veränderungen führen (Jung et al. 2010). Diese Hypothese geht mit frühen Beschreibungen von Schoenmackers von 1956 einher, der postmortale-angiographische Arterienerweiterungen in den Fingerendgliedern bei Patienten mit zyanotischen Herzfehlern darstellte (Schoenmackers 1956). Andere Autoren sehen diese Anastomosen an den Finger-/Zehenendgliedern als eigentliche neurohumorale Endorgane, deren Zirkulation durch das autonome Nervensystem gesteuert wird (Gold et al. 1979).

Bei Erkrankungen wie Tumore, Entzündungen oder intrakardiale Rechts-Links-Shunts kommt es zu Veränderungen in der pulmonalen Strombahn bzw. zur Umgehung des Lungenkapillarnetzes, somit zu einer fehlenden Fragmentierung der Megakaryozyten, die aus dem Knochenmark freigesetzt werden. Somit gelangen Megakaryozyten oder -fragmente in die systemische Zirkulation, bleiben jedoch in Bereichen der Endphalangen hängen. Dort werden Zytokine freigesetzt, die wiederum zur Fibroblastenaktivierung führen. Die Hypothese ist noch nicht sicher bestätigt, da nicht alle Patienten mit Veränderungen in der pulmonalen Strombahn Trommelschlegelfinger ausbilden und diese auch bei anderen Erkrankungen, ohne Beteiligung der pulmonalen Strombahn, auftreten (Dickinson u. Martin 1987, Jung et al. 2010). Insbesondere werden auch der Platelet-derived growth factor

(PDGF), der Tumornekrosefaktor α (TNF-α) und der von-Willebrand-Faktor-Antigen diskutiert, eine Rolle bei der Bildung von TSF zu tragen (Dickinson u. Martin 1987, Petrig u. Hengstler 2003). Eine Studie konnte keinen Zusammenhang mit Wachstumshormonen bei Patienten mit Lungenkrebs finden (Yorgancioğlu et al. 1996). Nichtdestotrotz ist diese Hypothese aktuell die wohl am meisten zugesprochene.

Des Weiteren bieten folgende Ursachen Ansätze zur Erklärung der Gewebeveränderungen an: genetische Veranlagung, humoral oder vagal vermittelte neurale Mechanismen, toxische Produkte und die direkte Wirkung von Gewebehypoxie oder von zirkulierenden Vasodilatatoren (Petry 1966, Kunkel 1971, Myers u. Farquhar 2001, Salerno et al. 2010, Hartig et al. 2015).

2 Spezieller Teil

2.1 Differenzialdiagnose

Die Differenzialdiagnose von TSF ist sehr umfangreich *(Tab. 1)*. Neben kardialen, pulmonalen und rheumatologischen Erkrankungen treten TSF ferner auf infolge gastrointestinaler Störungen oder können berufsbedingt sein, zum Beispiel bei Arbeiten mit dem Pressluft-hammer (Patschan 2020). TSF können durchaus reversibel auftreten wie bspw. nach einer Lungentransplantation (Patschan 2020). Trommelschlegelähnliche kolbige Auftreibungen eines oder fast aller Finger findet man bei der Vinylchlorid-Erkrankung, die mit Einschränkung mit der Lungenfunktion einhergehen kann (Lange et al. 1974, AAMP – Österreichische Akademie für Arbeitsmedizin und Prävention 2021). Hierbei waren jedoch im Gegensatz zu „echten" TSF eine deutliche Verkürzung der Endphalangen sowie uhrglasförmige Wölbung der Nagelplatten (AAMP – Österreichische Akademie für Arbeitsmedizin und Prävention 2021) oder Osteolysen der distalen Phalangen (Wahl u. Barth 2012) zu beobachten.

Bestehen TSF und nachfolgende Symptome, desto größer ist die Wahrscheinlichkeit einer paraneoplastischen Genese (Spicknall et al. 2005, Manger et al. 2011):

- schnelles Wachstum der TSF,
- schmerzhafte Veränderungen,
- ausgeprägte unspezifische B-Symptome wie subfebrile Temperaturen, Nachtschweiß und Gewichtsverlust sowie
- stark erhöhte Entzündungsparameter wie C-reaktives Protein (CRP), Leuko- und/oder Thrombozytose.

Tab. 1: Differenzialdiagnose von Trommelschlegelfingern (fettmarkierte Begriffe haben BK-Relevanz)

Ursachen	Erkrankung
beidseitig auftretend	
kardial	• kongenitale zyanotische Herzfehler (wie z.B. Fallot-Tetralogie, Transposition der großen Gefäße) • bakterielle Endokarditis • Herzinsuffizienz • Endokarditis • Herztumoren
pulmonal	• Mukoviszidose • **Asbestose, Silikose** • **Pneumonitis** • **interstitielle Fibrose** • arteriovenöse Malformation in der Pulmonalstrombahn • Sarkoidose • **eitrige Lungenerkrankungen (Bronchiektasien, Lungenabszess, Lungentuberkulose)** • **Pleuraempyem** • **Emphysem** • **Lungen-Tuberkulose** • **Bronchialkarzinom** • **Mesotheliom**
gastrointestinal	• chronisch entzündliche Darmerkrankung (Morbus Crohn, Colitis ulcerosa) • Zöliakie • primäre biliäre Leberzirrhose • Chronische Pankreatitis • Sprue • chronische Amöbenruhr • intestinale Tuberkulose • Polyposis des Kolons • Darmkrebs • Lymphdrüsenkrebs im Bauchraum (abdomineller Morbus Hodgkin) • nasopharyngeale Tumoren
infektiös	• Parasiteninfektionen • HIV • Trichocephalosis
endokrinologisch	• Hyperthyreose, Z.n. Thyreoidektomie
orthopädisch	• chronische Osteomyelitis (mit Amyloidose)
hämatologisch/onkologisch	• Langerhans-Zell-Histiozytose • Erythrämie • POEMS-Syndrom (Variante des Multiplen Myeloms)
rheumatologisch	• hypertrophe Osteoarthropathie • Lupus erythematodes • CINCA-Syndrom (Chronisches infantiles neurologisch-kutanes, artikuläres Syndrom)
idiopathisch	

Tab. 1: Differenzialdiagnose von Trommelschlegelfingern (fettmarkierte Begriffe haben BK-Relevanz) *(Forts.)*

Ursachen	Erkrankung
einseitig auftretend	
pulmonal	• Pancoast-Tumor
angiologisch	• Aneurysma • Lymphangitis • Arteritiden • Vascular lesions
neurologisch	• Hemiplegie

Es sollte zunächst die Frage geklärt werden, ob es sich um Pseudo-TSF handeln könnte. Dabei entstehen durch ossäre Resorptionsvorgänge Verkürzungen und Verkrümmungen der Fingerendglieder. Diese können auch nur einen Fingerstrahl betreffen, wie bspw. bei Osteomen oder Pseudozysten (Spicknall et al. 2005, Manger et al. 2011). Die *Tabelle 2* stellt die Differenzialdiagnose für Pseudo-TSF dar (Spicknall et al. 2005, Manger et al. 2011).

Tab. 2: Ursachen für Pseudo-Trommelschlegelfinger

Ursache	Erkrankungen
Knochenresorptionsstörungen	• Hyperparathyreoidismus • Jüngling-Syndrom bei chronischer Sarkoidose • genetische Fingerdeformitäten • Raumforderungen wie akrale Hämangiome oder Metastasen • progressive systemische Sklerose
Andere	• Pseudozysten • Osteome • Akroosteolyse • Vinylchlorid-Erkrankung

Bei der Differenzialdiagnostik soll die Frage geklärt werden, welche Vorerkrankungen bestehen, die TSF bedingen können wie bspw. Hemiplegien und arteriovenöse Dialysefisteln. Wenn keine entsprechende Vorerkrankung besteht, können die Algorithmen zur Evaluierung von ein- oder beidseitigen TSF in Anlehnung an Spicknall et al. (2005) in den *Abbildungen 1, 2 und 3* Entscheidungshilfen bieten. Es empfiehlt sich, bei Verdachtsdiagnosen die weitere Diagnostik durch die interdiziplinäre Zusammenarbeit mit dem Haus- und/ oder Facharzt zu initiieren. Vor allem bei Verdacht auf maligne pulmonale oder hämatologische Erkrankungen soll die Diagnostik zeitnah erfolgen. Bei der idiopathischen TSF ist die Ursache nicht bekannt und ist eine Ausschlussdiagnose.

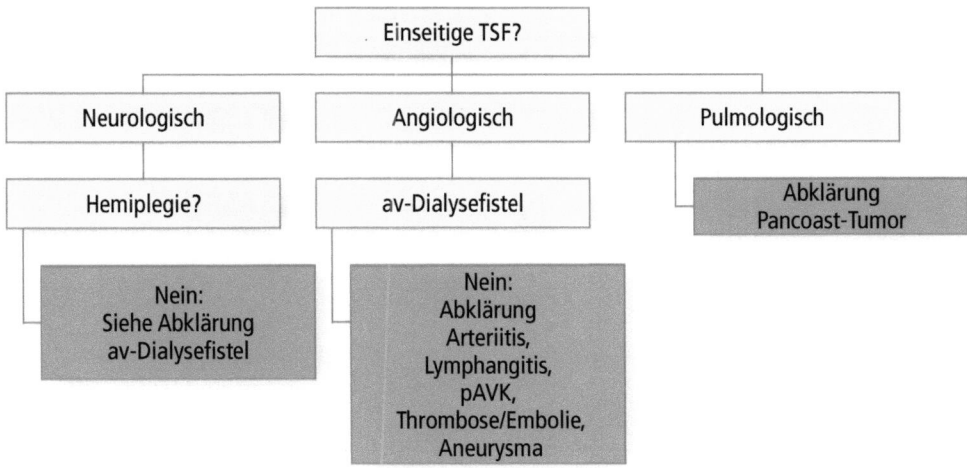

Abb. 1: Algorithmus für die Abklärung von einseitigen Trommelschlegelfingern (av = arteriovenös, pAVK = periphere arterielle Verschlusskrankheit)

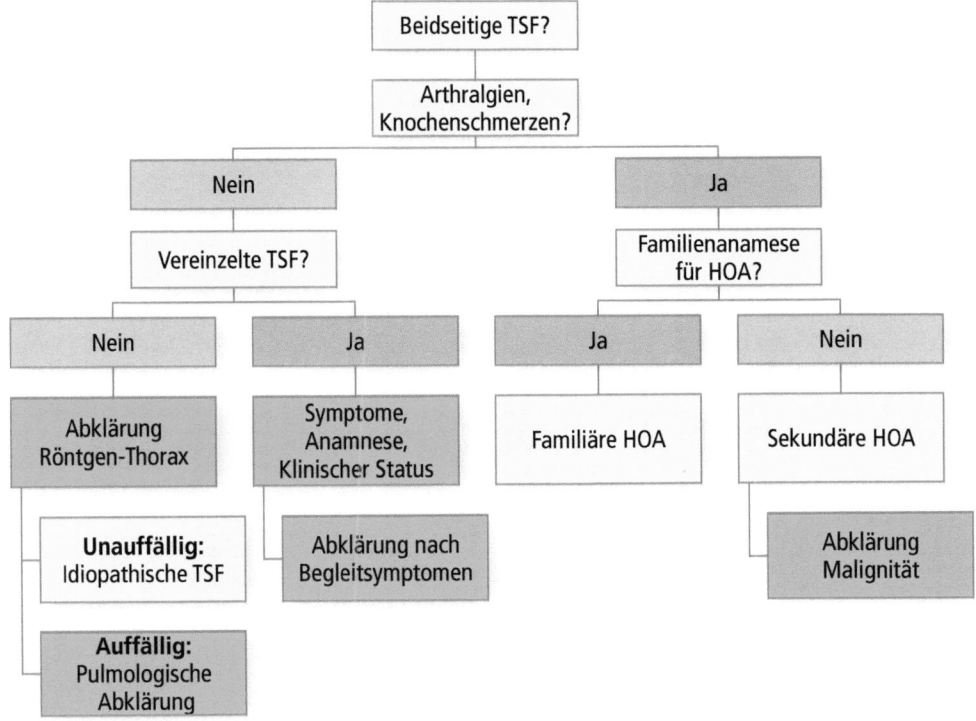

Abb. 2: Algorithmus zur Evaluierung von Trommelschlegelfingern

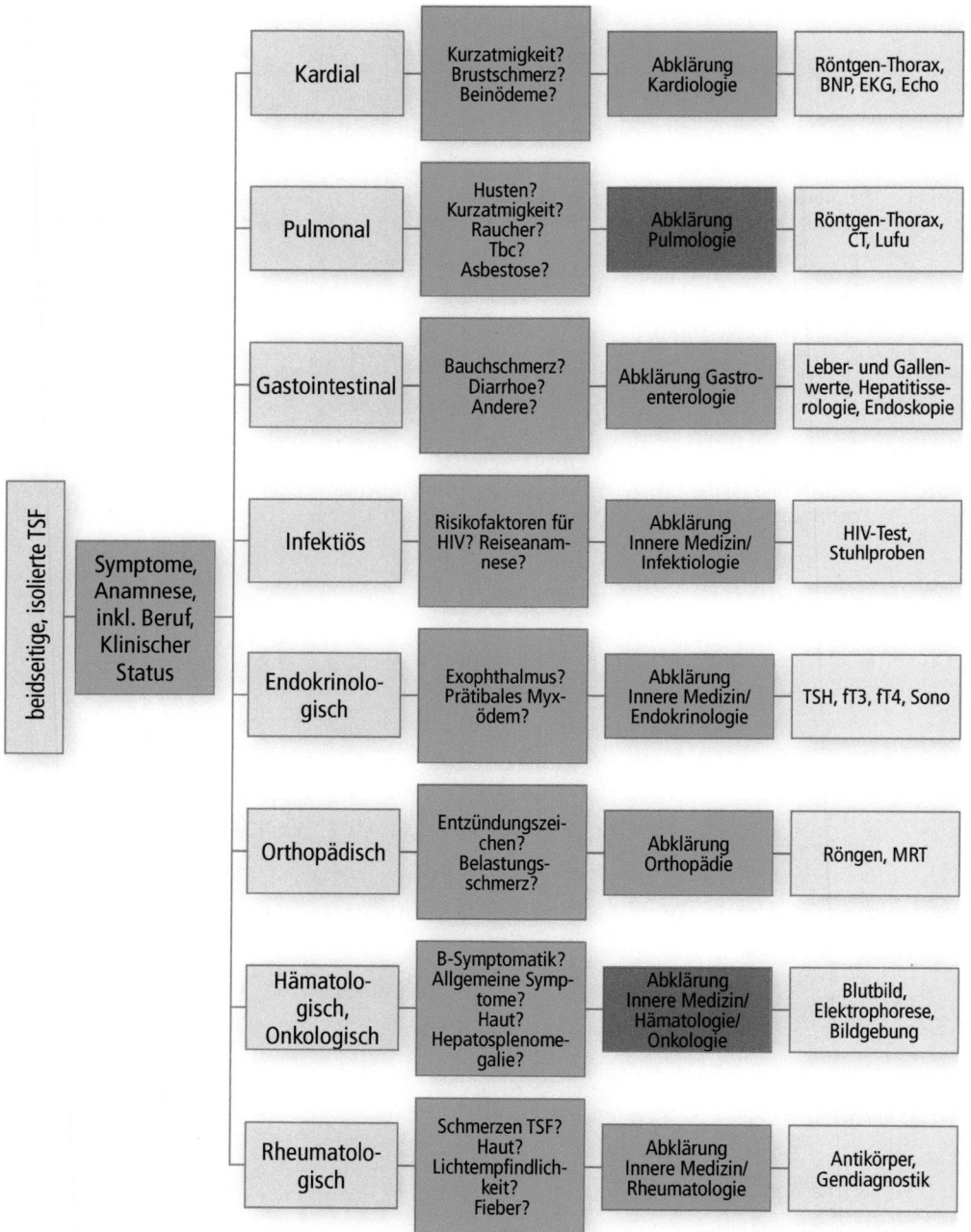

Abb. 3: Weitere Empfehlungen für die Abklärung von Trommelschlegelfingern aufgrund von bestehender Symptomatik

2.2 Blickdiagnose und diagnostische Kriterien

Die Feststellung des Befundes TSF lässt sich mittels Inspektion der Hände, ggf. Füße leicht erfassen, was in der arbeitsmedizinischen Sprechstunde gut möglich ist. Es bleibt nach wie vor eine typische Blickdiagnose, die weitere anamnestische und differenzialdiagnostische Befragungen und Untersuchungen implizieren sollte. Hier stellt der Arbeitsmediziner – unter Berücksichtigung der Dringlichkeit einer Abklärung einer paraneoplastischen Genese – eine Brücke zum Hausarzt, der das weitere Management der Diagnostik übernehmen sollte.

Es zeigt sich eine dorsale Weichteilverdickung der Endglieder, die nicht unbedingt schmerzhaft sein muss *(siehe Abb. 4–6)*.

Es gibt typische Zeichen und genaue klinische Kriterien, die auf TSF hinweisen:

* Die Uhrglasnägel sind stark konvex gewölbt *(Abb. 4)*.
* Der distale Fingerdurchmesser (DPD = distal phalangeal depth) ist größer als der interphalangeale Gelenkdurchmesser (IPD = interphalangeal depth) *(Abb. 5)*.
* Die modifizierte Profillinie nach (Lovibond 1938) ist überstumpf und größer als 180° *(Abb. 5)*.

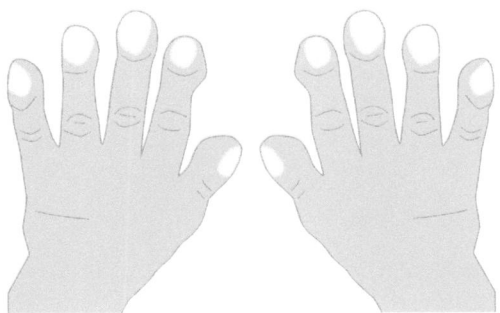

Abb. 4:   Schematische Darstellung von Trommelschlegelfingern

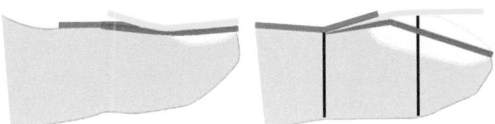

Abb. 5:   Seitliche schematische Darstellung der Endphalangen (oben normal, unten Trommelschlegelfinger und Uhrglasnagel). Legende: schwarze Linien links interphalangeale Durchmesser im Bereich des Gelenkes (IPD) und distaler Fingerdurchmesser (DPD), Norm IPD > DPD; rote Linie: hyponychialer Winkel (Speich 2012); blaue Linie: Profillinie, gelbe Linie modifizierte Profillinie nach Lovibond (Lovibond 1938), Norm < 180°

Beim Schamroth-Zeichen zeigt sich kein Spalt mehr zwischen Fingerendglied und Nagelplatte beim Zusammenhalten beider Daumenendglieder *(Abb. 6)*. Die Finger gehen schnabelartig auseinander.

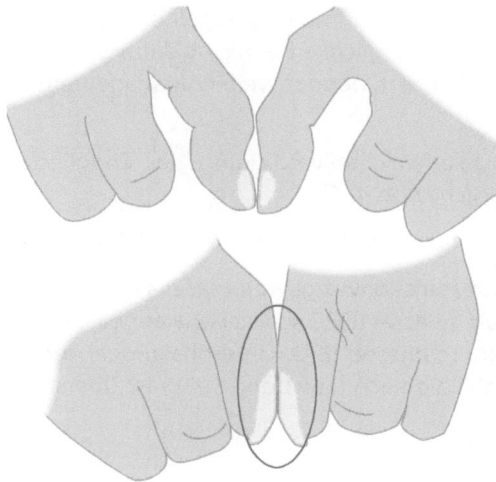

Abb. 6: Schematische Darstellung des Schamroth-Zeichens bei Trommelschlegelfingern (die Ellipse stellt dar, dass es beim Zusammenhalten beider Daumenendphalangen keinen Spalt mehr gibt wie oben (Normalfall). Die Fingernägel gehen schnabelartig auseinander.

2.3 Prognose

Trommelschlegelfinger weisen in den meisten Fällen auf eine ernsthafte Erkrankung bzw. den Übergang in einen chronischen Verlauf hin. Kenntnisse über die Differenzialdiagnostik sind bei Feststellung dieses klinischen Symptoms relevant, um die primäre Erkrankung festzustellen und zu behandeln. Die frühzeitige Diagnostik ist häufig auch prognoserelevant.

Dieses Symptom kann infolge der Behandlung der Erkrankung weniger ausgeprägt sein oder sogar nach dem erfolgreichen operativen chirurgischen Eingriff vollständig verschwinden, wenn der Prozess nur die Weichteile einbezogen hat. Hierüber berichtet eine Kasuistik einer Bronchialkarzinom-Patientin mit Raucheranamnese, bei der sich sechs Monate nach der Diagnosestellung, Behandlung mit Carboplatin und Paclitaxel und Bestrahlung die TSF zurückgebildet hatten (Ciment u. Ciment 2016). Wenn dieser Veränderungsprozess jedoch das Periost betroffen hat, ist die Prognose schlecht: dieses Symptom bleibt und ist ein Zeichen der durchgemachten Erkrankung.

Literatur

AAMP – Österreichische Akademie für Arbeitsmedizin und Prävention (2021). Basiswissen Arbeitsmedizin Handbuch für die Ausbildung, 1.th edn. facultas, Wien

Blum U, Meyer H, Beerbaum P (2016). Fallot-Tetralogie. In: Kompendium angeborene Herzfehler bei Kindern: Diagnose und Behandlung (Blum U, Meyer H, Beerbaum P eds). S. 129–139, Springer Verlag, Berlin Heidelberg

Bundesinstitut für Arzneimittel und Medizinprodukte (BfArM) (2019). DIMDI – ICD-10-GM Version 2020. (online 24 August 2021) https://www.dimdi.de/static/de/klassifikationen/icd/icd-10-gm/kode-suche/htmlgm2020/block-r50-r69.htm#R68

Ciment AJ, Ciment L (2016). Regression of Clubbing after Treatment of Lung Cancer. N Engl J Med 375: 1171. doi: 10.1056/NEJMicm1514977

Ddungu H, Johnson JL, Smieja M, Mayanja-Kizza H (2006). Digital clubbing in tuberculosis – relationship to HIV infection, extent of disease and hypoalbuminemia. BMC Infect Dis 6: 45. doi: 10.1186/1471-2334-6-45

Dickinson CJ, Martin JF (1987). Megakaryocytes and platelet clumps as the cause of finger clubbing. Lancet (London, England) 2: 1434–1435. doi: 10.1016/s0140-6736(87)91132-9

Gold AH, Bromberg BE, Herbstritt JG, Stein H (1979). Digital clubbing: a unique case and a new hypothesis. J Hand Surg Am 4: 60–66. doi: 10.1016/s0363-5023(79)80106-9

Hansch A, Gruber G (2019). Kapitel 7 – Pneumologie. In: Gruber G, Hansch A (Hrsg.) Blickdiagnosen Innere Medizin. S. 207–218. Urban u. Fischer, München

Hartig I, Matveeva I, Braun MG (2015). Bei neu aufgetretenen Trommelschlegelfingern daran denken: Marie-Bamberger-Syndrom. Z Rheumatol 74: 728–730. doi: 10.1007/s00393-015-1662-6

Jung C, Lauten A, Känel J, Figulla H-R, Ferrarl M (2010). Zeigt her eure Hände! Die Finger des Hippokrates. MMW Fortschr. Med. 152: 5. doi: 10.1007/BF03366951

Kitis G, Thompson H, Allan RN (1979). Finger clubbing in inflammatory bowel disease: its prevalence and pathogenesis. Br Med J 2: 825–828. doi:10.1136/bmj.2.6194.825

Krjukow JU, Subbotina W, Suschkowa N (2018). Variants of forms of hypertrophic osteoartropathy. (online 6 September 2021) https://s.eduherald.ru/pdf/2018/1/18002.pdf

Kunkel G (1971). Über die Bedeutung der venösen Beimischung für die Entstehung von Trommelschlegelfingern und Uhrglasnägeln. Pneumonologie 144: 273–278. doi: 10.1007/BF02088703

Lange C-E, Jühe S, Stein G, Veltman G (1974). Die sogenannte Vinylchlorid-Krankheit—eine berufsbedingte Systemsklerose? Int. Arch. Arbeitsmed 32: 1–32. doi: 10.1007/BF00539093

Lovibond JL (1938). Diagnosis of clubbed fingers. Lancet (London, England) 231: 363–364. doi: 10.1016/s0140-6736(00)93302-6

Manger B, Lindner A, Manger K, Wacker J, Schett G (2011). Hypertrophe Osteoarthropathie. Z. Rheumatol. 70: 554. doi: 10.1007/s00393-011-0813-7

Myers KA, Farquhar DRE (2001). Does This Patient Have Clubbing? JAMA 286: 341–347. doi: 10.1001/jama.286.3.341

Nowak D, Angerer P (2008). Erkrankungen durch organische Stäube. BK 4201: Exogen-allergische Alveolitis. In: Arbeitsmedizin: Handbuch für Theorie und Praxis. In: Triebig G, Kentner M, Schiele R (Hrsg.). 2., vollst. neubearb. Aufl. S. 324. Gentner, Stuttgart

Patschan S (2020). Trommelschlägelfinger. In: Harrisons Innere Medizin. In: Suttorp N, Möckel M, Siegmund B, Dietel M (Hrsg.), 20. Auflage. ABW Verlag, Berlin

Petrig C, Hengstler P (2003). Knochenschmerzen und Trommelschlegelfinger. Internist 44: 473–475. doi: 10.1007/s00108-002-0816-1

Petry H (1966). Uhrglasnägel und Trommelschlegelfinger bei Asbestose. Int. Arch. Gewerbepath. Gewerbehyg. 22: 55–59. doi: 10.1007/BF00390452

Poddubnyy D (2020). Hypertrophe Osteoarthropathie und trommelschlägelartige Verdickung der Finger und Zehen („Clubbing"). In: Suttorp N, Möckel M, Siegmund B, Dietel M (Hrsg.). Harrisons Innere Medizin, 20. Auflage. ABW Verlag, Berlin

Salerno D, Delwaide J, Detry O (2010). Digital clubbing (L'hippocratisme digital). Revue medicale de Liege 65: 88–92

Schoenmackers J (1956). Trommelschlegelfinger und-zehen bei angeborenen Herz- und Gefäßfehlern mit Blausucht. Archiv für Kreislaufforschung 24: 363–377. doi: 10.1007/BF02119183

Speich R (2012). Schlüssel zur Diagnostik in der Pneumologie. Pneumologe 9: 63–80. doi: 10.1007/s10405-011-0561-z

Spicknall KE, Zirwas MJ, English JC (2005). Clubbing: An update on diagnosis, differential diagnosis, pathophysiology, and clinical relevance. J Am Acad Dermatol 52: 1020–1028. doi: 10.1016/j.jaad.2005.01.006

Vandemergel X, Renneboog B (2008). Prevalence, aetiologies and significance of clubbing in a department of general internal medicine. Eur J Intern Med 19: 325–329. doi: 10.1016/j.ejim.2007.05.015

Wahl U, Barth J (2012). Die Vinylchloridkrankheit. Trauma Berufskrankh 14: 306–314. doi: 10.1007/s10039-011-1816-y

Yorcancioğlu A, Akin M, Demtray M, Derelt S (1996). The relationship between digital clubbing and serum growth hormone level in patients with lung cancer. Monaldi archives for chest disease, Archivio Monaldi per le malattie del torace 51: 185–187

Verzeichnisse

Verzeichnis der Autorenschaft

Aspacher, Joachim, Dr. med.
Sektionsleiter Gastroenterologie, Endokrinologie, Diabetologie
Innere Medizin Klinikum Karlsbad-Langensteinbach
Guttmannstraße 1
76307 Karlsbad-Langensteinbach

Böckelmann, Irina, Prof. Dr. med. habil.
Otto-von-Guericke-Universität Magdeburg
Bereich Arbeitsmedizin
Leipziger Straße 20
39120 Magdeburg

Chao, T. Ivo, Dr. med.
Institut für Anatomie und Zellbiologie
Universitätsmedizin Göttingen (UMG)
Kreuzbergring 36
D-37075 Göttingen

Darstein, Fabian, Dr. med.
Facharzt für Allgemeinmedizin
Weiterbildungsassistent für Arbeitsmedizin
Universitätsmedizin der Johannes Gutenberg-Universität Mainz
Institut für Lehrergesundheit (IfL) am Institut für Arbeits-, Sozial- und Umweltmedizin
Kupferbergterrasse 17–19
55116 Mainz

Deibert, Peter, Prof. Dr. med.
Leiter des Instituts für Bewegungs- und Arbeitsmedizin
Universitätsklinikum Freiburg
Hugstetter Str. 55
79106 Freiburg

Evers, Stefan, Prof. Dr. med. Dr. phil.
Klinik für Neurologie
Krankenhaus Lindenbrunn
Lindenbrunn 1
31863 Coppenbrügge

Ezzeldin, Mona
Univ.-Augenklinik Düsseldorf
Heinrich-Heine-Universität
Moorenstraße 5
40225 Düsseldorf

Frings, Andreas, PD Dr. med., MHBA FEBO
Facharzt für Augenheilkunde
Univ.-Augenklinik Düsseldorf
Heinrich-Heine-Universität
Moorenstraße 5
40225 Düsseldorf

Görtz, Rüdiger, PD Dr. med., MHBA
Gesundheitszentrum Erlangen
B.A.D. Gesundheitsvorsorge und Sicherheitstechnik GmbH
Mozartstr. 57
91052 Erlangen

Grevers, Gerhard, Prof. Dr. med.
HNO-Zentrum Starnberg
Prinzenweg 1
82319 Starnberg

Gutsmuths, Kristin
Stellv. Leitung Ernährungsteam/Ernährungsambulanz
Staatl. geprüfte Diätassistentin
Universitätsklinikum Leipzig – AöR
Klinik und Poliklinik für Endokrinologie, Nephrologie und Rheumatologie
Spezialbereich Ernährungsmedizin
Liebigstr. 20
04103 Leipzig

Güttler, Norbert, Oberstarzt Dr. med.
Zentrum für Luft- und Raumfahrtmedizin der Luftwaffe
Dezernat II 3 b Innere Medizin
Straße der Luftwaffe
82256 Fürstenfeldbruck

Hartmann, Bernd, Prof. Dr. med.
Steinbeker Grenzdamm 30d
22115 Hamburg

Hedtmann, Jörg, Dr. med.
Berufsgenossenschaft Verkehrswirtschaft Post-Logistik Telekommunikation
Leiter Geschäftsbereich Prävention
Ottenser Hauptstraße 54
22765 Hamburg

Hochgatterer, Karl, Dr. med. M.Sc.
Arbeitsmedizinisches Zentrum Perg GmbH
Bahnhofstraße 5
4320 Perg

Hupfer, Kristin, Dr. med.
Ärztin für Arbeitsmedizin, Psychiatrie und Psychotherapie
BASF SE, ESG/AP
Carl-Bosch-Straße 38
67056 Ludwigshafen

Jerosch, Jörg, Prof. Dr. med. Dr. h.c.
WGI Meerbusch
Grabenstr.11
40667 Meerbusch

John, Swen Malte, Prof. Dr. med.
Institut für interdisziplinäre Dermatologische Prävention und Rehabilitation (iDerm) und
Abteilung Dermatologie, Umweltmedizin und Gesundheitstheorie
Universität Osnabrück
Niedersächsisches Institut für Berufsdermatologie (NIB)
Am Finkenhügel 7a
49076 Osnabrück

Jukic, Jelena, Dr. med.
Universitätsklinikum Erlangen
Molekulare Neurologie
Schwabachanlage 6
91054 Erlangen

Klein-Weigel, Peter, Dr. med.
Klinik für Angiologie, Interdisziplinäres Zentrum für Gefäßmedizin
Klinikum Ernst von Bergmann
Charlottenstr. 72
14476 Potsdam

Kotschy-Lang, Nicola, Dr. med.
Fachärztin für Innere Medizin, Arbeitsmedizin und Allergologie
Schillerstr. 18A
08209 Auerbach

Kraus, Thomas, Univ.-Prof. Dr. med.
Leiter des Instituts für Arbeits-, Sozial- und Umweltmedizin
Uniklinik RWTH Aachen
Pauwelsstraße 30
52074 Aachen

Kuntz-Hehner, Stefanie, Dr. med.
Universitätsklinikum Düsseldorf
Fachärztin für Innere Medizin und Kardiologie
Psychokardiologische Grundversorgung, Weiterbildungsassistentin Arbeitsmedizin
Institut für Arbeits-, Sozial- und Umweltmedizin
Moorenstraße 5
40225 Düsseldorf

Lachenmeier, Heiner, Dr. med.
Facharzt FMH Psychiatrie & Psychotherapie
Zürichstrasse 49
CH-8910 Affoltern am Albis

Lang, Christoph J. G., Prof. Dr. med. Dipl.-Psych.
Neurologische Universitätsklinik
Schwabachanlage 6
91054 Erlangen

Lang, Jessica, Univ.-Prof. Dr. rer. soc.
Leiterin des Lehr- und Forschungsgebiets Betriebliche Gesundheitspsychologie
am Institut für Arbeits-, Sozial- und Umweltmedizin der
Uniklinik RWTH Aachen
Pauwelsstraße 30
52074 Aachen

Letzel, Stephan, Prof. Dr. med. Dipl.-Ing.
Leiter des Instituts für Arbeits-, Sozial- und Umweltmedizin der
Universitätsmedizin der Johannes-Gutenberg-Universität Mainz
Obere Zahlbacher Str. 67
55131 Mainz

Liebers, Falk, Dr. med. MSc.
Bundesanstalt für Arbeitsschutz und Arbeitsmedizin (BAuA)
Fachbereich „Arbeit und Gesundheit"
Fachgruppe „Prävention arbeitsbedingter Erkrankungen"
Nöldnerstraße 40–42
10318 Berlin

Linden, Michael, Prof. Dr. med.
Charité Universitätsmedizin Berlin
Medizinische Klinik m.S. Psychosomatik
Leiter der Forschungsgruppe Psychosomatische Rehabilitation (FPR)
Hindenburgdamm 30
12200 Berlin

Maisel, Peter, Prof. Dr. med.
Facharzt für Allgemeinmedizin
Palliativmedizin
Centrum für Allgemeinmedizin
Westfälische Wilhelms-Universität Münster
Niels-Stensen-Str. 14
48149 Münster

Michel, Olaf, Prof. Dr. med.
Afdeling dienst KNO, klin. Professor en Consulent,
Apl. Professor Universität zu Köln
Universitair Ziekenhuis Brussel
Vrije Universiteit Brussel UZ-VUB
Laarbeeklaan 101
B-1090 Brüssel

Müller, Svenja, Dr. med.
Pruritus-Sprechstunde
Klinik und Poliklinik für Dermatologie und Allergologie
Universitätsklinikum Bonn
Venusberg-Campus 1
53127 Bonn

Nowak, Dennis, Prof. Dr. med.
Leiter des Instituts und der Poliklinik für Arbeits-, Sozial- und Umweltmedizin
LMU Klinikum
Ziemssenstraße 1
80336 München

Obermeyer, Lara, Dr. med.
Institut für interdisziplinäre Dermatologische Prävention und Rehabilitation (iDerm)
Am Finkenhügel 7a
49076 Osnabrück

Panter, Wolfgang, Dr. med.
Verband Deutscher Betriebs- und Werksärzte e. V.
Friedrich-Eberle-Str. 4 a
76227 Karlsruhe

Peper, Martin, Prof. Dr. rer. medic. Dr. phil. habil.
Philipps-Universität Marburg
Fachbereich Psychologie
AE Neuropsychologie
Gutenbergstr. 18
35032 Marburg

Reiter, Rudolf, Prof. Dr. med.
Sektion für Phoniatrie und Pädaudiologie, Universitätsklinik für Hals-Nasen-Ohrenheil-
kunde, Kopf- und Halschirurgie
Universitätsklinikum Ulm
Frauensteige 12
89075 Ulm

Sammito, Stefan, Oberfeldarzt PD Dr. med. habil.
Zentrum für Luft- und Raumfahrtmedizin der Luftwaffe
Dezernat I 3 b Experimentelle flugmedizinische Forschung
Flughafenstraße 1
51147 Köln

Selig, Lars, M. Ed.
Leitung Ernährungsteam/Ernährungsambulanz
Universitätsklinikum Leipzig – AöR
Klinik und Poliklinik für Endokrinologie, Nephrologie und Rheumatologie
Spezialbereich Ernährungsmedizin
Liebigstr. 20
04103 Leipzig

Skudlik, Christoph, Prof. Dr. med.
Institut für interdisziplinäre Dermatologische Prävention und Rehabilitation (iDerm) und
Abteilung Dermatologie, Umweltmedizin und Gesundheitstheorie
Universität Osnabrück
Niedersächsisches Institut für Berufsdermatologie (NIB)
Am Finkenhügel 7a
49076 Osnabrück

Spahn, Gunter, Prof. Dr. med. habil.
Praxisklinik für Unfallchirurgie und Orthopädie Eisenach und Universitätsklinikum Jena
Sophienstraße 16
99817 Eisenach

Stadtmüller, Klaus, Dr. med.
Präsident
Schweizerische Gesellschaft für Arbeitsmedizin SGARM
Société Suisse de Médecine du Travail SSMT
Lerchenweg 9
2543 Lengnau, Schweiz

Ständer, Sonja, Univ.-Prof. Dr. med. Dr. h.c.
Leiterin Kompetenzzentrum Chronischer Pruritus (KCP)
Universitätsklinikum Münster
Von-Esmarch-Straße 58
48149 Münster

Stern, Claudia, Dr. med.
Leiterin Abteilung Klinische Luft- und Raumfahrtmedizin
Deutsches Zentrum für Luft- und Raumfahrt (DLR)
Institut für Luft- und Raumfahrtmedizin
Linder Höhe
51147 Köln

Stolz, Daiana, Univ. Prof. Dr. med. MPH FCCP FERS
Ärztliche Direktorin der Klinik für Pneumologie
Universitätsklinikum Freiburg
Killianstraße 5
79106 Freiburg

Symanzik, Cara, Dr. rer. nat.
Institut für interdisziplinäre Dermatologische Prävention und Rehabilitation (iDerm) und
Abteilung Dermatologie, Umweltmedizin und Gesundheitstheorie
Universität Osnabrück
Am Finkenhügel 7a
49076 Osnabrück

Thielmann, Beatrice, Dr. med.
Otto-von-Guericke-Universität Magdeburg
Bereich Arbeitsmedizin
Leipziger Straße 20
39120 Magdeburg

van Thriel, Christoph, PD Dr. rer. nat.
Neurotoxikologie und Chemosensorik
Leibniz-Institut für Arbeitsforschung an der TU Dortmund
Ardeystr. 67
44139 Dortmund

Wilting, Jörg, Prof. Dr. rer. nat.
Institut für Anatomie und Zellbiologie
Universitätsmedizin Göttingen (UMG)
Kreuzbergring 36
D-37075 Göttingen

Winkler, Jürgen, Prof. Dr. med.
Universitätsklinikum Erlangen
Molekulare Neurologie
Schwabachanlage 6
91054 Erlangen

Zwergal, Andreas, Univ. Prof. Dr. med.
Ludwig-Maximilians-Universität München
LMU Klinikum
Deutsches Schwindel- und Gleichgewichtszentrum (DSGZ) und
Neurologische Klinik, LMU Klinikum, München
Marchioninistr. 15
81377 München

Abkürzungsverzeichnis

AAMP	Österreichische Akademie für Arbeitsmedizin und Prävention
AAS	Akutes Aortensyndrom
ABCD	Airborne Contact Dermatitis
ACG	Akromioklavikulargelenk
ACR	American College of Rheumatology
ADHS	Aufmerksamkeitsdefizit-Hyperaktivitätsstörung
AGW	Arbeitsplatzgrenzwert
AIH	Autoimmunhepatitis
AION	Anteriore ischämische Optikusneuropathie
AJCC	American Joint Commission on Cancer
ALAT	Alanin-Aminotransferase *oder auch*
ALT	Alanin-Aminotransferase
AMA	American Medical Association
AMP	Adenosin-5-Monophosphat
AN	Anorexia nervosa
AoD	Aortendissektion
AORPP	Adult Onset Respiratory Papillomatosis
AP	Alkalische Phosphatase
ArSchG	Arbeitsschutzgesetz
ASAT	Aspartat-Aminotransferase *oder auch*
AST	Aspartat-Aminotransferase
AU	Arbeitsunfähigkeit
AV-Block	Atrioventrikulärer Block
AVWS	Auditive Verarbeitungs- und Wahrnehmungsstörung
AWMF	Arbeitsgemeinschaft der Wissenschaftlichen Medizinischen Fachgesellschaften e.V.
BAL	Bronchoalveoläre Lavage
BAT	Biologischer Arbeitsplatztoleranzwert
BAuA	Bundesanstalt für Arbeitsschutz und Arbeitsmedizin
BES	Binge-Eating-Störung
BGM	Bundesgesundheitsministerium
BIBB	Bundesinstitut für Berufsbildung
BK	Berufskrankheit
BKV	Berufskrankheiten-Verordnung

BMI	Body-Mass-Index
BN	Bulimia nervosa
BNP	Brain Natriuretic Peptide
BPPV	Benign paroxysmal positional vertigo
BSG	Blutkörperchensenkungsgeschwindigkeit
BUT	Break-up-time
BVA	Berufsverband der Augenärzte Deutschlands
cAMP	Cyclic Adenosine Monophosphate
CANVAS	Cerebellar Ataxia with Neuropathy and bilateral Vestibular Areflexia Syndrome
CGRP	Calcitonin-Gene-Related-Peptide
CI	Cochlea-Implantat
CM	Karpometakarpalgelenk
CMD	Kraniomandibuläre Dysfunktion
CMV	Cytomegalievirus
CNG-Kanal	Cyclischer Nucleotid-gesteuerter Ionenkanal
COP	Cryptogenic Organizing Pneumonia
COPD	Chronic Obstructive Pulmonary Disease
CPT	Current Perception Threshold
CRP	C-reaktives Protein
CTD	Connective Tissue Disease
CTEPH	Chronisch-thromboembolische pulmonale Hypertonie
CUELA	Computer-Unterstützte Erfassung und Langzeit-Analyse von Belastungen des Muskel-Skelett-Systems
DALY	Disability Adjusted Life Years
DAT-Scan	Dopamin-Transporter-Szintigraphie
DBN	Downbeatnystagmus
DDG	Deutsche Dermatologische Gesellschaft
DGAM	Deutsche Gesellschaft für Allgemeinmedizin und Familienmedizin e.V.
DGAUM	Deutsche Gesellschaft für Arbeitsmedizin und Umweltmedizin
DGE	Deutsche Gesellschaft für Ernährung
DGEM	Deutsche Gesellschaft für Ernährungsmedizin
DGN	Deutsche Gesellschaft für Neurologie
DGP	Deutsche Gesellschaft für Pneumologie und Beatmungsmedizin
DGPPN	Deutsche Gesellschaft für Psychiatrie, Psychotherapie und Nervenheilkunde

DIN	Deutsches Institut für Normung
DIP	Distales Interphalangealgelenk
DMKG	Deutsche Migräne- und Kopfschmerzgesellschaft
EAA	Exogen-allergische Alveolitis
EADV	European Academy of Dermatology and Venerology
EAP	Employee Assistance Program
EAST	Enzym-Allergo-Sorbent-Test
EBV	Epstein-Barr-Virus
EDF	European Dermatology Forum
ESP	Einseitige Stimmlippenparese
ESPEN	European Society for Clinical Nutrition and Metabolism
EZM	Extrazellulärmatrix
GABA	Gamma(γ)-Aminobuttersäure
GAG	Glykosaminoglykane
Gamma(γ)GT	γ-Glutamyltransferase
GdB	Grad der Behinderung
GdS	Grad der Schädigungsfolgen
GERD	Gastroesophageal Erosive Reflux Disease
GKV	Gesetzliche Krankenversicherung
GLDH	Glutamatdehydrogenase
GOT	Glutamat-Oxalacetat-Transaminase
GPCR	G-Protein-gekoppelter Rezeptor
GPT	Glutamat-Pyruvat-Transaminase
HFPEF	Herzinsuffizienz mit erhaltener Ejektionsfraktion
HFRER	Herzinsuffizienz mit reduzierter Ejektionsfraktion
HPV	Humanes Papillomavirus
HRCT	Hochauflösende Computertomographie
HRST	Herzrhythmusstörung
HSV	Herpes-simplex-Virus
HUS	Hämolytisch-urämisches Syndrom
HWS	Halswirbelsäule
IARC	International Agency for Research on Cancer
ICD	International Statistical Classification (Internationale statistische Klassifikation der Krankheiten und verwandter Gesundheitsprobleme)
ICF	Internationale Klassifikation der Funktionsfähigkeit, Behinderung und Gesundheit

ICOERD	International Classification of Occupational and Environmental Respiratory Diseases
IFA	Institut für Arbeitsschutz der Deutschen Gesetzlichen Unfallversicherung
IFN	Interferon
IfSG	Infektionsschutzgesetz
IGRA	Interferon-Gamma-Release-Assay
IHS	International Headache Society
IL	Interleukin
ILD	Interstitial Lung Disease
ILO	International Labour Organisation
INR	International Normalized Ratio
IP	Interphalangealgelenk
IPF	Idiopathic Pulmonary Fibrosis
ISO	International Standard Organisation
IZR	Interzellularraum
JAS	Job-Angst-Skala
JORPP	Juvenile Onset Respiratory Papillomatosis
KTS	Karpaltunnelsyndrom
KVT	Kognitive Verhaltenstherapie
LBS	Lange Bizepssehne
LIPCOF	Lidkantenparallele Konjunktivalfalte
LLN	Lower Limit of Normal
LPR	Laryngopharyngealer Reflux
LTA	Leistungen zur Teilhabe am Arbeitsleben
MAK	Maximale Arbeitsplatz-Konzentration
MCS	Multiple Chemical Sensitivity
MCV	Mean Corpuscular Volume
MDCT	Multidetektor Computertomographie
MdE	Minderung der Erwerbsfähigkeit
MDS	Movement Disorder Society
MEGAPHYS	Mehrstufige Gefährdungsanalyse physischer Belastungen am Arbeitsplatz
MHFA	Mental Health First Aid
MP	Metakarpophalangealgelenk
MRSA	Methicillin-resistenter Staphylococcus aureus
MVC	Monochlorethylen Vinylchlorid

NAK	Nationale Arbeitsschutzkonferenz
NASH	Nicht-alkoholische Steatohepatitis
NAT	Nukleinsäureamplifikationstechnik
NDMA-Rezeptoren	N-Methyl-D-Aspartat-Rezeptoren
NERD	Non-erosive Reflux Disease
NHH	Nasenhaupthöhlen
NMSC	Nicht-melanozytäre Hautkrebsart
NNH	Nasennebenhöhlen
NRAS	Neuroblastoma RAS-Onkogen
NSIP	Non specific interstitial Pneumonia
OAE	Otoakustische Emission
OSDI	Ocular Surface Disease Index
PAL	Physical Activity Level
pAVK	Periphere arterielle Verschlusskrankheit
PBC	Primär-biliäre Cholangitis
PEM	Post-Exertional Malaise
PG	Proteoglykan
PGE2	Prostaglandin E2
PHQ	Patient-Health Questionnaire
PHS	Periarthropathia humeroscapularis
PIP	Proximales Interphalangealgelenk
PKV	Private Krankenversicherung
PRO	Patient-Reported Outcomes
PSA	Persönliche Schutzausrüstung
PsA	Psoriasisarthritis
PSC	Primär-sklerosierende Cholangitis
PSC	Psychosocial Safety Climate
PT	Parkinson-assoziierter Tremor
PTS	Permanent Threshold Shift
PVC	Polyvinylchlorid
RA	Rheumatoide Arthritis
RAST	Radio-Allergo-Sorbent-Test
SA-Block	Sinuatrialer Block
SANS	Spaceflight-Associated Neuro-ocular Syndrome
SCG	Sternoklavikulargelenk
SED	Spezifische Erythemdosis

SHT	Schädel-Hirn-Trauma
SIP	Sekundäre Individualprävention
SLAP	Superiores Labrum von anterior nach posterior
SNEI	Suprascapular Nerve Entrapment Inferior
SNES	Suprascapular Nerve Entrapment Superior
SPECT	Singlephotonen-Emissionscomputertomographie
SPEED-Fragebogen	Standard Patient Evaluation of Eye Dryness
SSRI	Serotonin-Wiederaufnahmehemmer
STOP-Prinzip	Substitution-technische Schutzmaßnahmen-organisatorische Schutzmaßnahmen-persönliche Schutzmaßnahmen
THT	Tuberkulin-Hauttest
TIA	Transiente ischämische Attacke
TIP	Tertiäre Individualprävention
TNF	Tumornekrosefaktor
TRP	Transient-Rezeptor-Potenzial
TSF	Trommelschlegelfinger
TSH	Thyreoidea-stimulierendes Hormon
TSS	Toxic-Schock-Syndrome
TTS	Temporary Threshold Shift
TVT	Tiefe Beinvenenthrombose
UIP	Usual Interstitial Pneumonia
UPSIT	University of Pennsylvania Smell Identification Test
UVT	Unfallversicherungsträger
VC	Vinylchlorid
VCD	Vocal Cord Dysfunction
VOR	vestibulo-okulärer Reflex
VWF	Vibration (Induced) White Finger
WiFOR	Wirtschaftsforschung
YLD	Years of healthy Life lost due to Disability
ZMG	Zentraler Mustergenerator

Stichwortverzeichnis

Schuhmacher 39
Schuldwahn 603
Schulteramyotrophie, neuralgische 434
Schulterinstabilität, atraumatische 432
Schulterschmerz 417
Schultersteife, idiopathische 431
Schüttelfrost 661, 663
Schwadensehen 228
Schwankschwindel 520
Schwefeldioxid 24, 28
Schwefelkohlenstoff 184, 235, 264, 304, 500, 501, 503, 541
Schwefellost 42, 235
Schwefelsäure 632
Schwefelwasserstoff 64, 246, 304, 631
Schweißer 28
Schweißperlenverletzung 278
Schwerhörigkeit 269
Schwindel 52, 111, 117, 170, 176, 220, 257, 303, 304, 513, 538, 604, 611, 630, 653
Schwurhand 469
Sehverlust 225
Sémont-Manöver 516
Senfgas 78
Sensibilitätsstörung 481
Serotonin-Wiederaufnahmehemmer 363
Sertralin 360
Sharp-Syndrom 162
Shigellen 307, 308
Sick Building Syndrom 43, 62, 259
Siderofibrose 34, 65
Siderose 34, 230
Silikose 28, 34, 38, 44, 64, 65, 94, 96, 143, 363, 681
Silikotuberkulose 34
Siliziumdioxid, kristallines 38
Simulation 260, 281
Sinusarrest 113
Skabies 354
Sklerodermie 162, 177, 470, 476
Sklerosiphonie 93
SLAP-Läsion 430
Slipping-Rib-Syndrom 152, 154
Small vessel disease 130
Smell Diskettes Olfaction Test 243
Smiley Analog-Skala 376
Sniffin-Sticks-Test 243, 244
Sonnenstich 665

Soziophobie 158
Spannungskopfschmerz 192
Spannungspneumothorax 145
SPEED-Fragebogen 208
Spider naevi 297
Spiroergometrie 57
Spondyloarthritis, axiale 377
Spontannystagmus 523
Spontanpneumothorax 144
Sporotrichose 234
Sportler 387, 451, 520, 524, 666
Sprachaudiogramm 270
Sprachverstehen 274
Spulwurm 31
Stabsichtigkeit 221
Stechmücke 674
Steinbohrer 172
Steinschleifer 461
Stickoxid 245
Stickstoffmonoxid 195
Stimmlippenknötchen 68, 72
Stimmlippenlähmung 68, 79
Stimmlippenmalignom 78
Stimmlippennarbe 75
Stimmlippenödem 71, 76
Stimmlippenpolyp 73
Stimmlippenzyste 73
Stimmtherapie 68
Strahlendermatitis 343
Strahlen, ionisierende 39
Straßenbauer 39, 341, 460, 461
Streptomycin 245
Stress 279
Stressreduktion, achtsamkeitsbasierte 610
Stridor 53
Stromunfall 279
ST-Streckenhebungsinfarkt 121, 124, 125, 126, 128, 137
ST-Streckensenkung 124, 126
Stumpfschmerz 490
Styrol 541
Suchtmittel 606
Suizidalität 603
Sulcus-radialis-Syndrom 457
Sulcus-ulnaris-Syndrom 471
Sulcus-Zeichen 443
Suprascapular Nerve Entrapment Syndrome 435